中华医学会呼吸病学分会睡眠呼吸障碍学组 组织编写

睡眠呼吸病学

SLEEP DISORDERED BREATHING

第2版

主　　编　何权瀛　陈宝元　韩　芳

副 主 编　张希龙　王　玮　李庆云

编写秘书　董霄松　郭静静

人民卫生出版社

·北 京·

图书在版编目（CIP）数据

睡眠呼吸病学 / 中华医学会呼吸病学分会睡眠呼吸障碍学组组织编写；何权瀛，陈宝元，韩芳主编. —2版. —北京：人民卫生出版社，2022.6

ISBN 978-7-117-32881-4

Ⅰ. ①睡… Ⅱ. ①中…②何…③陈…④韩… Ⅲ. ①睡眠－呼吸困难综合征－诊疗 Ⅳ. ①R563.8

中国版本图书馆 CIP 数据核字（2022）第 028952 号

人卫智网	www.ipmph.com	医学教育、学术、考试、健康，购书智慧智能综合服务平台
人卫官网	www.pmph.com	人卫官方资讯发布平台

睡眠呼吸病学

Shuimian Huxibingxue

第 2 版

主　　编：何权瀛　陈宝元　韩　芳
出版发行：人民卫生出版社（中继线 010-59780011）
地　　址：北京市朝阳区潘家园南里 19 号
邮　　编：100021
E - mail：pmph @ pmph.com
购书热线：010-59787592　010-59787584　010-65264830
印　　刷：人卫印务（北京）有限公司
经　　销：新华书店
开　　本：889×1194　1/16　印张：36　插页：8
字　　数：1090 千字
版　　次：2009 年 6 月第 1 版　　2022 年 6 月第 2 版
印　　次：2022 年 8 月第 1 次印刷
标准书号：ISBN 978-7-117-32881-4
定　　价：179.00 元

打击盗版举报电话：010-59787491　E-mail：WQ @ pmph.com
质量问题联系电话：010-59787234　E-mail：zhiliang @ pmph.com

编者 （按姓氏笔画排序）

丁　宁（江苏省人民医院）

马　靖（北京大学第一医院）

王　玮（中国医科大学附属第一医院）

王　彦（天津医科大学总医院）

王　蓓（山西医科大学第二医院）

王建丽（北京大学第三医院）

王莞尔（北京大学国际医院）

王晓娜（北京协和医院）

王菡侨（河北医科大学第三医院）

王慧玲（邯郸市中心医院）

车大钿（上海交通大学附属儿童医院）

叶京英（北京清华长庚医院）

冯军军（北京大学国际医院）

吕云辉（云南省第一人民医院）

伊　彪（北京大学口腔医院）

刘　霖（中国人民解放军总医院第二医学中心）

刘贝贝（北京大学第三医院）

刘亚男（北京大学第一医院）

刘庆华（厦门大学附属第一医院）

刘建红（广西壮族自治区人民医院）

刘辉国（华中科技大学同济医学院附属同济医院）

闫　涵（北京大学人民医院）

闫雅茹（上海交通大学医学院附属瑞金医院）

许力月（北京大学人民医院）

许志飞（首都医科大学附属北京儿童医院）

玛依拉（新疆维吾尔自治区人民医院）

苏　梅（江苏省人民医院）

李文杨（中国医科大学附属第一医院）

李庆云（上海交通大学医学院附属瑞金医院）

李明娴（吉林大学第一医院）

李南方（新疆维吾尔自治区人民医院）

李善群（复旦大学附属中山医院）

肖　毅（北京协和医院）

吴　睿（江苏省人民医院）

何权瀛（北京大学人民医院）

何忠明（新疆克拉玛依市中心医院）

余泳波（北京大学国际医院）

张　伟（北京大学国际医院）

张　群（江苏省人民医院）

张　静（天津医科大学总医院）

张立红（北京大学人民医院）

张立强（北京大学第三医院）

张亚梅（首都医科大学附属北京儿童医院）

张秀娟（上海交通大学医学院附属瑞金医院）

张希龙（江苏省人民医院）

张晓雷（中日友好医院）

陈　琳（四川省人民医院）

陈　锐（苏州大学附属第二医院）

陈公平（福建医科大学附属第一医院）

陈宝元（天津医科大学总医院）

林兴盛（厦门大学附属第一医院）

林其昌（福建医科大学附属第一医院）

林莹妮（上海交通大学医学院附属瑞金医院）

欧　琼（广东省人民医院）

罗远明（广州医科大学附属第一医院）

罗金梅（北京协和医院）

金羚琳（江苏省人民医院）

赵　龙（北京大学人民医院）

赵　瑞（北京大学人民医院）

赵　靖（首都医科大学附属北京儿童医院）

赵智玲（首都医科大学附属北京朝阳医院）

胡　克（武汉大学人民医院）

洪　静（新疆维吾尔自治区人民医院）

莫　莉（四川大学华西医院）

翁翠莲（厦门大学附属第一医院）

高　晶（新疆维吾尔自治区人民医院）

高莹卉（北京大学国际医院）

高晓玲（山西医科大学第二医院）

高雪梅（北京大学口腔医院）

郭兮恒（首都医科大学附属北京朝阳医院）

唐　燕（山西医科大学第二医院）

唐吉友（山东省千佛山医院）

黄　龙（厦门大学附属第一医院）

黄志力（复旦大学）

曹　洁（天津医科大学总医院）

崔小川（无锡市人民医院）

梁　丽（上海交通大学医学院附属瑞金医院）

彭　喆（北京大学人民医院）

董艳彬（江苏省人民医院）

董霄松（北京大学人民医院）

韩　芳（北京大学人民医院）

蓝孝斐（上海交通大学医学院附属瑞金医院）

薛健博（北京大学人民医院）

魏翠英（内蒙古科技大学包头医学院第一附属医院）

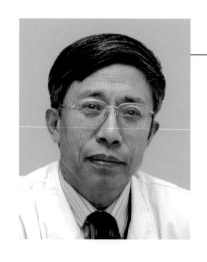

何权瀛

内科学二级教授，博士研究生导师，享受国务院政府特殊津贴专家。

曾任北京大学人民医院呼吸内科主任。兼任中国医师协会呼吸医师分会顾问，北京医师协会常务理事及呼吸内科专科医师分会会长，美国胸科医师协会（ACCP）资深会员。

担任《中华结核和呼吸杂志》与《中国呼吸与危重监护杂志》顾问、《医学与哲学》杂志编委会副主任委员、《中国社区医师》杂志名誉副总编辑，此外还担任《中华全科医师杂志》等 20 余家杂志常务编委或编委。

从医 50 余年，一直工作在临床一线。长期致力于支气管哮喘、慢性阻塞性肺疾病、睡眠呼吸暂停等疾病的防治研究；主编医学专著 14部，参编医学著作 30 余部、医学科普丛书 3 本，发表论文近 600 多篇。

先后获卫生部重大科学技术进步奖二等奖，中华医学科技奖医学科学技术奖三等奖，教育部提名国家科学技术奖自然科学奖二等奖，中华预防医学会科学技术奖三等奖。

获得国家自然科学基金资助项目 3 项，卫生部科学研究基金 3 项，高等学校博士学科点专项科研基金 1 项。担任 2021 年国家级继续医学教育项目"睡眠呼吸障碍性疾病的诊断与治疗"项目负责人。

陈宝元

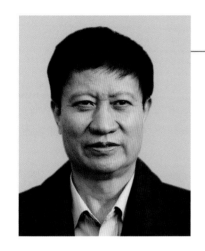

主任医师，教授，博士研究生导师。

先后任中华医学会呼吸病学分会常务委员和中华医学会呼吸病学分会睡眠呼吸疾病学组副组长与组长，中国医师协会呼吸医师分会常委，中国睡眠研究会理事，天津市医学会呼吸病学分会主任委员，中国医疗保健国际交流促进会睡眠医学分会副主任委员等学术职务。兼任中华医学会呼吸病学分会专家会员，美国胸科医师协会资深会员（FCCP）。

担任《中华结核和呼吸杂志》《国际呼吸杂志》《CHEST中文版》《中国实用内科杂志》《中国呼吸与危重监护杂志》《中华肺部疾病杂志》《中华全科医师杂志》《中华危重病急救医学》等专业期刊编委或常务编委。

长期从事睡眠呼吸疾病领域的临床和基础研究工作，组织制定国内相关领域多项临床工作指南和共识，积极推动国内睡眠呼吸疾病领域的学科建设与发展。发表科研论文400余篇，主编医学专著3部，参编医学著作10部。

主持并承担国家科技公关项目、国家自然科学基金项目、天津市科技攻关项目等12项。获天津市科学技术进步奖三等奖3次、二等奖2次。

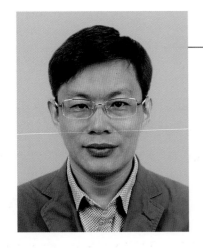

韩芳

主任医师,教授,博士研究生导师。

北京大学人民医院睡眠中心主任,北京大学睡眠研究中心主任,北京大学医学部睡眠医学中心主任。世界睡眠学会秘书长,亚洲睡眠医学会主席。

担任 *Sleep and Breathing* 副主编,《中华医学杂志》《中华结核和呼吸杂志》编委。

主要研究方向为睡眠呼吸障碍的发病机制及发作性睡病的易感遗传基因,发表学术论文 200 余篇。

主持科技部"973"计划、国际合作专项、国家自然科学基金国际合作重点项目等。

获华夏医学科技奖二等奖(2017 年)、"全国优秀科技工作者"(2016 年)、中国医师协会呼吸医师分会"优秀呼吸医师"(2020 年)等荣誉及称号。获批国家发明专利 3 项。

序

《睡眠呼吸病学》于 2009 年由人民卫生出版社出版发行，出版后深受大家欢迎，为推动我国睡眠呼吸病学的发展起到了很大作用。此后十余年，睡眠呼吸病学的各个领域均有较大进展，睡眠呼吸领域的同道与时俱进，历时三年，再次编写和出版《睡眠呼吸病学》。

初读之后，令人兴奋与欣慰，因为与第 1 版相比，再版的《睡眠呼吸病学》至少具有以下几个特点：

1．内容更丰富　总论部分增加了其他睡眠疾病的概论，使读者更全面地了解睡眠疾病；各论部分按照最新国际睡眠疾病分类对睡眠呼吸障碍进行了详尽阐述。

2．增加了深度　再版的《睡眠呼吸病学》增加了睡眠呼吸障碍基础研究方面的进展，使读者更深入地了解睡眠呼吸障碍的发病机制和研究方法。

3．提升了高度　在全面介绍国内外相关进展的基础上，专设一篇探讨睡眠呼吸病学学科建设，这是对于睡眠呼吸病学发展具有战略意义的内容。

必须承认，睡眠呼吸病学在我国的发展时间尚短，这个领域亟须深入研究，尤其是这种疾病几乎涉及临床医疗各个学科，基于当前医学科学技术的发展形势，不同学科的交叉融合将成为临床研究的重要抓手。同时，人工智能、大数据分析、基因测序等技术在医学领域的应用方兴未艾，将新技术、新方法应用于睡眠呼吸疾病的科研与临床，提升睡眠呼吸疾病的诊疗水平和推动学科发展，是当代睡眠呼吸领域临床工作者责无旁贷的任务。

莫道前程无知己，天下终有人识君。可以相信，随着科学的飞速发展，会有更多有识之士关注和研究睡眠呼吸疾病，其前景必定会更加美好和辉煌。

钟南山

2021 年 12 月

我国呼吸领域第一部《睡眠呼吸病学》于 2009 年出版，是由中华医学会呼吸病学分会睡眠呼吸疾病学组（现为睡眠呼吸障碍学组）组织邀请的 62 位多个学科的专家编写而成，全书共 7 篇 28 章 90 余万字，对于我国睡眠呼吸学科及其相关学科同道来说是一本重要的参考书。其后十多年间国内外睡眠呼吸领域的基础和临床方面都有了很大进展，为了全面反映十多年来国内外睡眠呼吸领域的新进展、进一步促进我国睡眠呼吸病学的发展，在中华医学会呼吸病学分会睡眠呼吸障碍学组的组织、倡议下，在原书基础上邀请了呼吸科及其他相关学科专家共 84 人，重新编写和出版了第 2 版《睡眠呼吸病学》。

这次再版的《睡眠呼吸病学》分总论和各论两大部分，共 11 篇 60 章，100 余万字。与第 1 版相比，再版的《睡眠呼吸病学》增添了许多新内容，包括国际最新的睡眠呼吸疾病的分类，除了常见的阻塞性睡眠呼吸暂停综合征（obstructive sleep apnea syndrome，OSAS）、中枢性睡眠呼吸暂停综合征（central sleep apnea syndrome，CSAS）外，还详细介绍了睡眠相关肺泡低通气障碍和睡眠相关低氧血症；在睡眠呼吸障碍引发全身靶器官损害中，除了介绍心脑血管疾病和代谢疾病之外，还增添了阻塞性睡眠呼吸暂停（OSA）与恶性肿瘤及眼部疾病的关系；另外专门介绍了睡眠呼吸障碍与常见呼吸疾病的关系。再版的《睡眠呼吸病学》在睡眠呼吸障碍的病因和发病机制中，新增加了慢性间歇性低氧、遗传学研究、生物学标志等内容，使得我们对于睡眠呼吸障碍的认识更加深入。此外，再版的《睡眠呼吸病学》详尽介绍了国内外相关技术的进展，如室外（或家庭）便携式睡眠呼吸暂停监测技术的应用；在治疗措施中，除原有的无创正压通气、口腔矫治器和外科手术外，还介绍了具有潜力的药物治疗、其他治疗措施和个体化治疗；在全面介绍国内外相关进展的基础上，还专设一篇探讨睡眠呼吸病学学科建设问题、患者教育及管理、远程医疗系统、分级管理乃至睡眠呼吸病学教育等具有战略意义的项目。

睡眠呼吸障碍是一种古老的疾病，然而睡眠呼吸病学却是一门十分年轻的学科，如果从 20 世纪 80 年代算起，至今也不过 40 多年。在这个领域中还有许多课题亟须研究，睡眠呼吸障碍几乎涉及临床医疗各个学科，睡眠呼吸障碍是许多重大疾病的重要、独立危险因素。希望不仅呼吸学科，同时其他学科，包括心脑血管学科、消化学科、代谢学科、神经学科、儿科、老年学科、妇产学科、肿瘤学科的同道都来关注这种疾病。不同学科之间的交叉融合部分往往是科学发展的薄弱环节，易被人们忽视，在多学科发展融合部分下功夫，常可取得突破性进展，甚至产生一些令人意想不到的效果；应当在整合医学理论指导下，多做一些多学科交叉合作科研，利用我国大数据的优势，做一些深层次的研究和前瞻性研究，通过多中心大样本研究不断推动和促进我国的睡眠呼吸病学的发展，为中国乃至世界睡眠呼吸病学做出我们应有的贡献。此外，今后应当大力加强有关睡眠呼吸障碍的科普宣传，使大家对于这种疾病的危害有更清楚的认识，尤其是应当关注睡眠呼吸障碍与道路交通安全、睡眠呼吸障碍对儿童身体和智力发育的影响等重大问题。

本书在编写过程中体例、格式、术语等力求统一，但由于编者来自不同的专业学科，其学术背景、专业技术和学术风格不同，各专业学科的习惯用法等难免有所不同；且在本书出版过程中国内外睡眠呼吸领域又有一些新的进展，书中难免会有所缺憾，因此期盼和恳请各位同道不吝赐教和指正，使本书日臻完善。

何权瀛
2021 年 12 月

目录

总论

引言　　　　睡眠呼吸医学的发展历史·······················2

第一篇
睡眠呼吸障碍基础理论

第一章　睡眠生理·······················14
　第一节　睡眠的生理特征·······················14
　第二节　睡眠的功能·······················15
　第三节　睡眠与觉醒调节机制·······················16
　第四节　总结与展望·······················20
第二章　睡眠呼吸生理·······················22
　第一节　睡眠对呼吸与呼吸中枢调节功能的影响·······················22
　第二节　无创性呼吸中枢控制功能的测定方法·······················24
　第三节　睡眠呼吸障碍患者的呼吸中枢调节功能·······················25
　第四节　认识睡眠呼吸障碍患者呼吸控制功能异常的意义·······················29
第三章　上气道解剖结构与功能·······················31
　第一节　鼻解剖结构与功能·······················31
　第二节　咽解剖结构与功能·······················34
　第三节　喉解剖结构与功能·······················40
　第四节　口腔解剖结构与功能·······················41
第四章　睡眠时的呼吸调节与呼吸肌功能·······················45
　第一节　呼吸中枢及其调控·······················45
　第二节　上气道调节肌肉的构成·······················46
　第三节　睡眠时上气道肌与上气道的功能变化·······················47
　第四节　影响上气道管腔通畅的因素·······················49
　第五节　阻塞性睡眠呼吸暂停综合征对呼吸肌的影响·······················50
　第六节　呼吸肌功能与评价·······················51

第二篇
睡眠呼吸障碍诊治技术

第五章　睡眠呼吸障碍诊断技术·······················56
　第一节　日间状态与睡眠质量评价·······················56
　第二节　睡眠呼吸障碍体格检查·······················63
　第三节　多导睡眠图监测·······················68
　第四节　家庭睡眠呼吸暂停监测·······················77
　第五节　无创二氧化碳监测技术·······················82

第六章　无创正压通气治疗应用技术···88
　　第一节　无创正压通气治疗睡眠呼吸障碍概述·····················88
　　第二节　睡眠呼吸障碍无创正压通气类型、模式和参数··········91
　　第三节　无创正压通气的适应证·······································93
　　第四节　成人睡眠呼吸障碍无创正压通气压力滴定·················97
　　第五节　睡眠呼吸障碍无创正压通气的临床应用·····················99
　　第六节　睡眠呼吸障碍无创正压通气常见问题与处理··············102

第三篇
其他睡眠疾病概论

第七章　失眠···108
第八章　异态睡眠···112
第九章　中枢性过度睡眠···116
第十章　睡眠 – 觉醒昼夜节律障碍······································121
第十一章　睡眠相关运动障碍··126
第十二章　睡眠与系统性疾病··131

各论

引言　　　　睡眠呼吸障碍的国际分类····································138

第四篇
阻塞性睡眠呼吸暂停综合征

第十三章　阻塞性睡眠呼吸暂停综合征概论·····························144
　　第一节　阻塞性睡眠呼吸暂停综合征概念与分型·················144
　　第二节　阻塞性睡眠呼吸暂停流行病学·····························146
第十四章　阻塞性睡眠呼吸暂停综合征病因与易感因素··············157
第十五章　阻塞性睡眠呼吸暂停综合征发病机制·······················166
第十六章　阻塞性睡眠呼吸暂停综合征临床表现与诊断···············171
　　第一节　阻塞性睡眠呼吸暂停综合征临床表现·····················171
　　第二节　阻塞性睡眠呼吸暂停综合征实验室检查与诊断··········178
第十七章　阻塞性睡眠呼吸暂停系统损害································183
　　第一节　阻塞性睡眠呼吸暂停与心血管系统损害·················183
　　第二节　阻塞性睡眠呼吸暂停与神经系统损害·····················209
　　第三节　阻塞性睡眠呼吸暂停与机体代谢相关损伤·················231
　　第四节　阻塞性睡眠呼吸暂停与消化系统损害·····················236
　　第五节　阻塞性睡眠呼吸暂停与泌尿生殖系统损害················252
　　第六节　阻塞性睡眠呼吸暂停与肿瘤·································263
　　第七节　阻塞性睡眠呼吸暂停与眼部疾病·····························268
　　第八节　阻塞性睡眠呼吸暂停与道路交通事故·····················273
　　第九节　睡眠呼吸障碍患者同床者的睡眠健康问题···············279

第十八章　阻塞性睡眠呼吸暂停治疗⋯⋯⋯⋯⋯⋯⋯⋯⋯283
　　第一节　阻塞性睡眠呼吸暂停总体治疗策略与展望⋯⋯⋯⋯⋯283
　　第二节　阻塞性睡眠呼吸暂停无创正压通气治疗⋯⋯⋯⋯⋯290
　　第三节　阻塞性睡眠呼吸暂停口腔矫治器治疗⋯⋯⋯⋯⋯298
　　第四节　阻塞性睡眠呼吸暂停手术治疗⋯⋯⋯⋯⋯⋯⋯305
　　第五节　阻塞性睡眠呼吸暂停药物治疗⋯⋯⋯⋯⋯⋯⋯310
　　第六节　阻塞性睡眠呼吸暂停其他治疗⋯⋯⋯⋯⋯⋯⋯316
　　第七节　阻塞性睡眠呼吸暂停亚型与个体化治疗⋯⋯⋯⋯319
第十九章　儿童阻塞性睡眠呼吸暂停⋯⋯⋯⋯⋯⋯⋯⋯⋯324
　　第一节　儿童阻塞性睡眠呼吸暂停概述⋯⋯⋯⋯⋯⋯⋯324
　　第二节　儿童阻塞性睡眠呼吸暂停临床表现与诊断⋯⋯⋯⋯325
　　第三节　儿童阻塞性睡眠呼吸暂停治疗⋯⋯⋯⋯⋯⋯⋯327
第二十章　女性阻塞性睡眠呼吸暂停⋯⋯⋯⋯⋯⋯⋯⋯⋯335
　　第一节　绝经前女性阻塞性睡眠呼吸暂停⋯⋯⋯⋯⋯⋯335
　　第二节　妊娠期女性阻塞性睡眠呼吸暂停⋯⋯⋯⋯⋯⋯336
　　第三节　绝经过渡期与绝经后女性阻塞性睡眠呼吸暂停⋯⋯338
　　第四节　女性阻塞性睡眠呼吸暂停治疗策略⋯⋯⋯⋯⋯338
第二十一章　老年阻塞性睡眠呼吸暂停⋯⋯⋯⋯⋯⋯⋯⋯341

第五篇
中枢性睡眠呼吸暂停综合征

第二十二章　中枢性睡眠呼吸暂停综合征概论⋯⋯⋯⋯⋯350
第二十三章　中枢性睡眠呼吸暂停病因与发病机制⋯⋯⋯⋯351
第二十四章　中枢性睡眠呼吸暂停临床表现与诊断⋯⋯⋯⋯357
第二十五章　中枢性睡眠呼吸暂停治疗策略与展望⋯⋯⋯⋯359
第二十六章　伴陈－施呼吸的中枢性睡眠呼吸暂停⋯⋯⋯⋯363
第二十七章　不伴陈－施呼吸的疾病致中枢性睡眠呼吸暂停⋯⋯373
第二十八章　高海拔周期性呼吸致中枢性睡眠呼吸暂停⋯⋯⋯375
第二十九章　药物或物质致中枢性睡眠呼吸暂停⋯⋯⋯⋯⋯379
第三十章　　原发性中枢性睡眠呼吸暂停⋯⋯⋯⋯⋯⋯⋯383
第三十一章　婴儿原发性中枢性睡眠呼吸暂停⋯⋯⋯⋯⋯385
第三十二章　早产儿原发性中枢性睡眠呼吸暂停⋯⋯⋯⋯388
第三十三章　治疗后中枢性睡眠呼吸暂停⋯⋯⋯⋯⋯⋯⋯392

第六篇
睡眠相关肺泡低通气障碍

第三十四章　睡眠相关肺泡低通气障碍概论⋯⋯⋯⋯⋯⋯396
第三十五章　肥胖低通气综合征⋯⋯⋯⋯⋯⋯⋯⋯⋯⋯403
第三十六章　先天性中枢性肺泡低通气综合征⋯⋯⋯⋯⋯408
第三十七章　伴下丘脑功能障碍迟发性中枢性肺泡低通气⋯⋯413
第三十八章　特发性中枢性肺泡低通气⋯⋯⋯⋯⋯⋯⋯416
第三十九章　药物或物质致睡眠相关肺泡低通气⋯⋯⋯⋯418

第四十章　疾病致睡眠相关肺泡低通气……………………………423

第一节　疾病致睡眠相关肺泡低通气概述…………………………423

第二节　慢性气道疾病与睡眠相关肺泡低通气……………………425

第三节　神经肌肉疾病与睡眠相关肺泡低通气……………………430

第四节　胸廓异常疾病与睡眠相关肺泡低通气……………………447

第七篇
睡眠相关低氧血症……………………………………………………449

第八篇
睡眠孤立症状及正常变异

第四十一章　鼾症……………………………………………………456

第四十二章　上气道阻力综合征……………………………………460

第四十三章　夜间呻吟………………………………………………463

第九篇
常见呼吸疾病与睡眠呼吸障碍

第四十四章　常见呼吸疾病与睡眠呼吸障碍概论…………………470

第四十五章　支气管哮喘与睡眠呼吸障碍…………………………472

第一节　夜间哮喘……………………………………………………472

第二节　哮喘与睡眠障碍……………………………………………475

第三节　阻塞性睡眠呼吸暂停与难治性哮喘………………………476

第四十六章　慢性阻塞性肺疾病与睡眠呼吸障碍…………………480

第四十七章　间质性肺疾病与睡眠呼吸障碍………………………483

第四十八章　慢性咳嗽与睡眠呼吸障碍……………………………488

第四十九章　肺血管病与睡眠呼吸障碍……………………………495

第五十章　肺癌与睡眠呼吸障碍……………………………………499

第五十一章　呼吸危重症与睡眠呼吸障碍…………………………503

第五十二章　肺移植与睡眠呼吸障碍………………………………512

第一节　肺移植与睡眠呼吸障碍概述………………………………512

第二节　肺移植管理与睡眠呼吸障碍………………………………512

第三节　肺移植围手术期睡眠呼吸障碍的处理……………………515

第十篇
睡眠呼吸病学学科建设

第五十三章　睡眠中心的建立和管理及人员培训…………………520

第一节　睡眠中心的建立和管理……………………………………520

第二节　睡眠医学专业人员的培养…………………………………522

第五十四章　睡眠呼吸障碍作为慢性病的管理新模式……………525

第一节　患者教育及管理……………………………………………525

第二节　远程医疗系统………………………………………………528

第三节　睡眠呼吸障碍的分级管理…………………………………532

第五十五章　睡眠及睡眠呼吸病学教育……………………………536

第十一篇
睡眠呼吸病学研究与展望

第五十六章　睡眠呼吸暂停综合征动物模型的研究进展……………542

第五十七章　慢性间歇性低氧的研究进展……………547

　第一节　慢性间歇性低氧动物模型的建立与评价……………547

　第二节　慢性间歇性低氧细胞模型的建立与评价……………549

　第三节　慢性间歇性低氧损伤机制的研究……………551

第五十八章　睡眠片段化模型及应用进展……………555

第五十九章　睡眠呼吸障碍遗传学研究……………559

第六十章　睡眠呼吸障碍生物学标志物研究进展……………564

附录　指南与共识推荐阅读……………568

总论

引言　睡眠呼吸医学的发展历史　2

第一篇　睡眠呼吸障碍基础理论　13

第二篇　睡眠呼吸障碍诊治技术　55

第三篇　其他睡眠疾病概论　107

引言　睡眠呼吸医学的发展历史

一、中医对鼾症和睡眠呼吸暂停的认识

中国古代中医学对睡眠呼吸暂停综合征的初步认识——如果从描述打鼾现象算可能从很久以前就有了，且将打鼾作为疾病的征象在中国古代医学著作中已经有了明确论述。汉代张仲景《伤寒杂病论》第六条中说："风温为病，脉阴阳俱浮，自汗出，身重，多眠睡，鼻息必鼾，语言难出。"这是由于温邪所伤，误用辛温发汗药，邪热炽盛，熏灼阳明，神明被热邪蒙蔽，失其清晰敏捷之能，故整日昏睡，热邪充斥肺胃，故鼻息必鼾，语言难出。隋·巢元方《诸病源候论·卷三十一·鼾眠候》中首次将鼾眠作为一种病症加以描述："鼾眠者，眠里喉咽间有声也。人喉咙，气上下也，气血若调，虽寤寐不妨宣畅；气有不和，则冲击咽喉而作声也。其有肥人眠作声者，但肥人气血沉厚，迫隘咽喉，涩而不利亦作声。"书中没有指出具体的治疗方法，只是对这一疾病进行了描述，提出产生睡眠打鼾的原因是气血不和。这里对打鼾作了明确的定义，一是打鼾是在睡眠中发生的；二是鼾声从喉咙发出；三是强调人的喉咙，如果气血不和，气道不畅通，气流在夜间睡眠中冲击喉咙时受到阻碍就会发生鼾声；四是指出肥胖人容易打鼾。明·龚廷贤《寿世保元》中说："盖打鼾睡者，心肺之火也。"提出用羚羊角、乌犀角磨汁加入养心汤中治之。这里明确指出鼾眠的产生与心、肺有着密切关系。清·程国彭《医学心悟》中说："鼻鼾者，鼻中发声，如鼾睡也，此为风热壅闭。鼻鸣者，鼻气不清，音响从瓮中而出也，多属风寒壅塞，须按兼症治之。"近代中医学家黄文东认为："鼾而不寐乃痰热内蕴，肺气不利，夹肝火上逆所致。"说明呼吸道阻塞是本病的关键，而情志因素的变化对其具有一定的影响。

二、病名的沿革

许多疾病的发现并不是首先来自医师们的描述，睡眠呼吸暂停综合征就是一个特例。

1836年，英国作家狄更斯（Dickens）在其小说《匹克威克外传》（*The Pickwick Papers*）中，详细描述了胖男孩 Joe 的特征：肥胖、鼾声、白昼瞌睡等。

1877年，Broadbent 对脑出血患者呼吸暂停的临床表现即有记载。

1924年，德国医师 Berger 第一次对脑的功能进行了观察。1929年，发表的 *Publication of the Discover of the Human EEG* 证明了人类脑电图的发现。

1937年，脑电图作为测量参数估量睡眠。

1953年，阿瑟林斯基和克莱特曼发现快速眼动（rapid eye movement，REM）睡眠。同年，伯韦尔（Burwell）等将嗜睡、过度肥胖、发绀、红细胞增多和肺泡通气不足（低氧血症、高碳酸血症）等一组症状群，命名为一种综合征——皮克威克综合征（Pickwickian syndrome）。

1965年，关于睡眠呼吸暂停综合征的正式报道分别发表在法国和德国的医学期刊。

1968年，依照 Rechtschaffen 和 Kales 制定的睡眠分期标准对人类睡眠阶段进行分类。

1978年，卢格雷斯（Lugaresi）等出版了专著《过度睡眠与周期性呼吸暂停》（*Hypersomnia with Periodic Apneas*）。

1979年，美国睡眠障碍联合会（American Sleep Disorders Association，ASDA）对睡眠障碍进行分类，并首次提出将睡眠呼吸暂停综合征分为阻塞性睡眠呼吸暂停综合征、中枢性睡眠呼吸暂停综合征、混合性睡眠呼吸暂停综合征和原发性打鼾等。

1992年，德国建立了睡眠研究和睡眠医学基金会（Foundation of the German Society for Sleep Research and Sleep Medicine）。

1994年，美国睡眠障碍联合会对睡眠障碍国际分类进行了修订，明确将睡眠呼吸暂停综合征作为睡眠障碍分类疾病之一。

1997年，美国睡眠障碍联合会再次对睡眠障碍进行了分类，阻塞性睡眠呼吸暂停综合征仍被列入。

1999年，美国睡眠障碍联合会更名为美国睡眠医学会（American Academy of Sleep Medicine，AASM）。

2014年，美国睡眠医学会再次对睡眠障碍进行了分类，睡眠呼吸障碍分为阻塞性睡眠呼吸暂停综合征、中枢性睡眠呼吸暂停综合征、睡眠相关肺泡低通气障碍、睡眠相关低氧血症、单独症候群与正常变异（鼾症和夜间呻吟）。

三、国内睡眠呼吸障碍领域的发展历程

睡眠呼吸暂停是一种古老的疾病，应该说自有人类以来就存在着睡眠呼吸暂停。然而在相当长的时期内人们非但不知道它是一种疾病，更不知道其对人类健康的严重危害，还误把睡眠打鼾当作睡眠质量好的标志。直到 20 世纪 70 年代人们才开始认识和重视这个问题，睡眠呼吸暂停领域和睡眠呼吸病学便应运而生。人们对睡眠呼吸暂停综合征（sleep apnea syndrome，SAS）的认识经历了漫长的过程，这里讲的 SAS 主要指阻塞性睡眠呼吸暂停综合征（obstructive sleep apnea syndrome，OSAS）。1976 年 Guilleminault 等首次提出"阻塞性睡眠呼吸暂停综合征"的概念。OSAS 的高患病率及多发合并症对健康和生命的严重威胁不断为临床和研究所证实，因而得到普遍的重视和迅速发展。国内睡眠呼吸暂停领域的发展大致经历了认识、发展和拓展等几个阶段。

（一）对 OSAS 了解和认识的起步阶段

最初是以开展初步的临床诊治工作和 OSAS 流行病学研究为主。开始阶段的工作多为个案报告和临床病例分析，诊断和治疗方法比较落后且不规范，显著制约了临床和科研工作发展。同时人们对于本病流行病学基本情况，包括患病率和高危因素等不甚清楚，尤其是许多人对本病认识还存在很多误区，特别是长期以来本病医疗保障问题一直得不到妥善解决，这些都严重地阻碍了睡眠呼吸病学的发展。在向国外学习的基础上，20 世纪 80 年代初北京协和医院黄席珍教授作为开拓者在国内首先开展 OSAS 临床工作，并建立国内首个睡眠呼吸实验室。此后，一些医院陆续建立了睡眠呼吸实验室，并在近十几年中得到迅速普及。据不完全统计，我国至少有 3 000 家医院拥有睡眠呼吸实验室或开展睡眠呼吸监测。基本形成以呼吸、耳鼻喉和口腔科为主体，包括心血管、神经、代谢等多个学科联合的 OSAS 诊治的专业队伍，担负着日常的 OSAS 临床和研究工作。

我国呼吸病学领域适应形势的需求，于 2000 年成立了中华医学会呼吸病学分会的"睡眠呼吸疾病学组"（后改名为睡眠呼吸障碍学组，本文均简称为睡眠学组）。睡眠学组成立后不久参照国外相关文献，组织制订了《阻塞性睡眠呼吸暂停低通气综合征诊治指南（草案）》，并于 2002 年发表在《中华结核和呼吸杂志》第 4 期。内容包括疾病相关术语定义、主要危险因素、临床特点、体征及常规检查项目、实验室检测方法、诊断流程、诊断（附简易诊断方法和标准）、鉴别诊断、治疗原则和方法、随访与健康教育等 12 个项目，此项指南是我国第一部有关睡眠呼吸暂停的诊断治疗规范，不仅为以后各省市进行流行病学调查、临床相关研究提供了依据和方法，同时也在很大程度上规范了国内睡眠呼吸病学的临床工作，促进了我国睡眠呼吸病学的发展和进步，截至 2021 年 7 月引用频次已达 2 690 次。2011 年下半年又对此指南进行了修订，已于 2012 年在《中华结核和呼吸杂志》第 1 期正式发表，至今引用频次已达 1 648 次，2012 年同时发表的还有《阻塞性睡眠呼吸暂停低通气综合征患者持续气道正压通气临床应用专家共识（草案）》及《对睡眠呼吸疾病实验室的建立和管理及人员培训的建议》；其中《阻塞性睡眠呼吸暂停低通气综合征患者持续气道正压通气临床应用专家共识（草案）》有效地指导了无创正压通气在阻塞性睡眠呼吸暂停低通气综合征（obstructive sleep apnea hypopnea syndrome，OSAHS）的合理应用。2015 年又制订和发表了《阻塞性睡眠呼吸暂停低通气综合征诊治指南（基层版）》。

OSAS 流行病学调查是一项十分重要的基础性研究。睡眠学组先后制订了"睡眠呼吸暂停低通气综合征流行病学调查表"和"睡眠呼吸暂停低通气综合征合并高血压调查表"，为全国各地进行相关流行病学调查提供指导和工具，到目前为止，先后有上海市、河北省承德市、吉林省、山西省、福建省、广西壮族自治区的同仁依据《阻塞性睡眠呼吸暂停低通气综合征诊治指南（草案）》制订诊断标准，采取整群分层抽样方法进行鼾症、OSAS 流行病学调查，结果显示在不同地区 OSAS 患病率具有一定差别，在 3.5%～4.81%，基本上在 4% 左右，同时摸清了影响 OSAS 发病的各种因素，包括肥胖、性别、年龄、女性绝经期、吸烟及饮酒等，这些都为 OSAS 防控决策提供科学依据，部分流行病学调查工作还涉及部分少数民族如壮族、维吾尔族、蒙古族人群 OSAS 患病情况。流行病学调查工作中还涉及一些特殊人群如老年人、女性、机动车驾驶人员和飞行员打鼾及 OSAS 患病情况，为今后进一步探讨 OSAS 与道路交通事故、航天安全提供了重要依据，具有十分重要的社会意义，填补了我国在这个领域的空白。

2006 年由睡眠学组牵头组织的国内 20 家三级甲等医院睡眠中心进行了多中心大样本有关 OSAS 与高血压关系的临床流行病学研究，结果显示了我国 OSAS 患者中高血压患病率高达 49.3%，证明了睡眠呼吸暂停与高血压关系密切，且独立于年龄、体重指数（body mass index，BMI）和高血压家族史等高血压患病危险因素。本项目共发表医学论文 14 篇，内含 SCI 论文 4 篇。这对今后进一步提高我国高血压防控水平具有重要战略意义。如能从防控 OSAS 入手，对于提高我国继发性难治性高血压治疗水平乃至整个高血压防控工作都将具有重大作用。

此外，郑洪飞等人对承德市区居民鼾症流行病学调查结果显示，承德市区居民鼾症发生率由 2002 年 28.25% 上升到 2009 年 40.16%（$P<0.01$），鼾症患者合并心脑血管病与糖尿病发生率显著高于非鼾症患者。更有意义的是，他们发现 7 年内鼾症患者病死率（9.00%）显著高于非鼾症组（3.14%）（$P<0.01$）。结果提示我们必须尽早强化对于 OSAS 的防控工作，这是一项刻不容缓的重大社会议题。

临床 OSAS 诊治工作的开展，涉及诊断方法、仪器和标准的规范，1997 年美国睡眠障碍联合会制定并发表了多导睡眠图（polysomnography，PSG）的指征，确定了睡眠监测的技术标准和关于 OSAS 症状的定义。PSG 是诊断 OSAS 的重要手段，还需要综合考虑病史、症状、体征与实验室检查等多方面资料。日间嗜睡的量化测定多采用简单易行的 Epworth 嗜睡评分，对 OSAS 诊断同样重要。由于患者越来越多，PSG 监测远不能满足临床诊断的需要，各种简易、便携和价格低，且具有足够诊断敏感性和特异性的睡眠初筛监测仪器逐步进入临床。

诊断标准也随着认识的深入和提高不断贴近临床实际需求，对 OSAS 严重程度的分级也经历了一个认识过程，最初把呼吸暂停低通气指数（apnea-hypopnea index，AHI）5~20 次/h 定为轻度、AHI>20~40 次/h 为中度、AHI>40 次/h 为重度。后来的调查发现，AHI<15 次/h 的患者已经出现心脑血管合并症，AHI>30 次/h 的患者合并症的发生率和程度已经比较严重，因此把 AHI 为 5~15 次/h 定为轻度、AHI 为>15~30 次/h 定为中度，将 AHI>30 次/h 确定为重度，这一标准直接指导美国医疗保险系统对持续气道正压通气（continuous positive airway pressure，CPAP）治疗的报销政策。

治疗问题相对复杂，不同治疗方法相继推出，各种治疗手段的不同疗效在实践中逐渐得到证实。最初治疗手段开始于气管切开和扁桃体摘除，这种治疗今天依然有效、可行，只是需要慎重选择适应证。近 30 年时间里 OSAS 治疗技术从创建到不断发展和完善，各个国家相继制定了规范化治疗指南。指南制定过程中越来越趋向于以循证医学研究结果为依据，使治疗策略更加科学，治疗技术不断更新。目前临床常用的 OSAS 治疗技术大致分为非手术治疗和手术治疗两种。非手术治疗的 CPAP 为公认的首选治疗手段，尽管存在依从性问题。自 1981 年 CPAP 问世以来，围绕 CPAP 技术改进进行了大量工作，推出了双相气道正压通气（bi-level positive airway pressure，BPAP）、自动持续气道正压通气（auto-continuous positive airway pressure，Auto-CPAP）和适应性伺服通气（adaptive servo-ventilation，ASV）等不同模式的装置。同时在压力释放模式、湿化装置和管道系统有了更适合患者需求和更高舒适度的改进。美国睡眠医学会陆续发表了应用 CAPA、BPAP 和 Auto-CPAP 的指导性文件，我国也在 2012 年发表了《阻塞性睡眠呼吸暂停低通气综合征患者持续气道正压通气临床应用专家共识（草案）》，有效指导了无创正压通气在 OSAS 治疗中的合理、科学应用。

手术治疗需要严格适应证，只适用于手术可以解除的上气道狭窄患者。随着临床和基础研究的深入，特别是 OSAS 发病机制的研究，手术治疗不但要去除上气道狭窄部分，还应保留上气道扩张肌的功能，在最初的悬雍垂（又称腭垂）腭咽成形术（uvulopalatopharyngoplasty，UPPP）基础上出现了改良保留悬雍垂的 UPPP。手术模式不断更新，包括颌面手术和手术的分期实施等，疗效得到提高。对于重度肥胖患者，胃减容术的实施取得了可靠的效果，从一个角度证实了减重对 OSAS 治疗有肯定的意义。作为 CPAP 和手术之外的另一项选择是口腔矫治器，其对降低 AHI、改善日间嗜睡和部分 OSAS 合并症有一定疗效；适用于轻中度患者、不耐受 CAPA 和不接受手术的患者。研究还发现，该治疗更适合东方或亚洲人的颌面结构。药物治疗由于缺乏科学可靠的循证医学证据尚未用于临床。

这段时期的研究工作多涉及不同诊断和治疗手段的比较性观察和分析，以及有关 OSAS 上气道发病机制的研究，发现上气道扩张肌对 OSAS 发病的重要作用。围绕恢复和改善上气道功能治疗 OSAS

进行了一些可行性探讨。OSAS 发病机制从单纯认为上气道解剖学狭窄到上气道功能的发现是一个重要的进步，对治疗策略的开拓和创新有重要意义。

（二）睡眠呼吸障碍领域的发展阶段

随着对 OSAS 全身性损害的研究深入和认识提高，逐渐认识到 OSAS 决不仅是一种上气道功能与结构异常，而是一个涉及多个系统与器官的系统性疾病。研究显示，OSAS 特有的间歇性低氧对人体的损害程度和范围远超出以往传统或经典的持续低氧模式。这种低氧模式具有变化幅度大、低氧程度高、与缺血再灌注损伤类似的特点，是导致交感神经兴奋性增强、形成全身性氧化应激和炎症反应的病理生理学基础，其损害波及全身的多个系统和器官，几乎无一幸免。

最初工作重点是 OSAS 对心血管系统的损害，涉及高血压、肺动脉高压、冠心病、心律失常和心力衰竭等，包括临床、流行病和基础研究一致认为 OSAS 与多种心血管疾病存在因果关系，两者的共患率很高。其中最具影响力的是睡眠心脏健康研究（Sleep Heart Health Study，SHHS）和威斯康星睡眠队列研究（Wisconsin Sleep Cohort Study，WSCS）。前者是一个前瞻性的人群调查，目的在于证实 OSAS 是引发心脑血管疾病的独立危险因素。研究提供达到统计学意义上的 OSAS 是心血管疾病独立危险因素。研究还证实 OSAS 患者是卫生资源的重要消耗者，<65 岁患者的医疗费用是对照组的 2.2 倍，<60 岁女性 OSAS 患者卫生资源的消耗最大。后者研究开始于 1988 年，随访时间 2 年到 10 年不等，主要是关于 OSAS 合并症的人群调查，如 2 型糖尿病、脑卒中、高血压等。为认识 OSAS 多发合并症，特别是心脑血管疾病的发生率和危害性提供可靠证据。2006 年国内 OSAS 与高血压关系的流行病学调查结果显示，OSAS 人群高血压患病率为 49.3%，患者存在显著的晨起与夜间高血压和"非杓型"与"反杓型"血压曲线的倾向。并证明了 OSAS 是引发高血压的一项独立危险因素，这对今后提高我国高血压防控水平具有重要指导意义。本项目共发表论文 14 篇，内含 SCI 论文 4 篇。2008 年美国 7 个心血管疾病相关学术组织联合发表了睡眠呼吸暂停与心血管疾病的专家共识。中华医学会心血管病学分会与呼吸病学分会也结合国内的研究结果和数据在 2010 年发表了我国的《睡眠呼吸暂停与心血管疾病专家共识》。

OSAS 对代谢的影响集中表现为胰岛素抵抗、糖尿病和血脂代谢紊乱，OSAS 与糖代谢紊乱、糖尿病密切相关，两者有很高共患率，特别在肥胖人群。资料显示，OSAS 患者中糖尿病患病率 >40%，而糖尿病患者中 OSAS 患病率可达 23% 以上。为此我们制定并发表了《阻塞性睡眠呼吸暂停与糖尿病的专家共识》。

流行病学研究显示，AHI 与缺血性脑卒中的发病密切相关，OSAS 人群发生脑卒中的概率是对照组的 4.33 倍，病死率是对照组的 1.98 倍。脑卒中患者 OSAS 发生率显著提高，且增加已有 OSAS 的严重程度。有研究证实，合并冠心病的 OSAS 患者一旦发生脑卒中，其病死率升高，为对照组的 5 倍。其后我们又制定和发表了《阻塞性睡眠呼吸暂停与卒中诊治专家共识》。

OSAS 对呼吸系统的影响与慢性阻塞性肺疾病（chronic obstructive pulmonary disease，COPD）和 OSAS 并存的"重叠综合征"密切相关。"重叠综合征"与任何单一疾病比较，其夜间低氧、日间低氧与高碳酸血症更严重，更易发生肺动脉高压并导致死亡率增加。OSAS 与哮喘相互影响，研究证实，OSAS 患者哮喘患病率为 35.1%。哮喘患者 37% 伴习惯性打鼾，40% 高度具有 OSAS 可能，OSAS 发生率与哮喘严重程度有关。OSAS 人群的胃食管反流症状发生率在 50%~76%，OSAS 还可以引发非酒精性低氧性肝损害，并且与多种恶性肿瘤发病和转移有关。

OSAS 对生殖系统的影响，表现为高概率的性功能低下、不孕或胎儿先天性异常，直接影响人类繁衍质量。妊娠可以引发 OSAS，还会使孕前已经存在的 OSAS 加重，引发妊娠高血压、先兆子痫、妊娠糖尿病等。OSAS 恶化胎儿生长发育环境，影响胎儿生长发育和出生后的健康，严重者会发生死胎。

实际上，OSAS 对机体损害远不止如此，患者日间嗜睡会导致严重的生产和交通事故，每年被夺取的生命成千上万。OSAS 还对泌尿、内分泌、神经、血液等系统造成损害。最近发现部分患者发生青光眼、视神经病变和视野缺失等眼部疾病，患者存在大脑灰质和白质稀疏与行为异常等。随着研究的深入和认识的提高，相信一些未被认识的损害还会不断地被揭示和认识。然而 OSAS 作为一个全身性损害疾病的概念是不会改变的。

2009 年睡眠学组组织了国内 62 名不同学科专家，参考国内外大量文献，结合各自临床经验编写并由人民卫生出版社出版了国内首部《睡眠呼吸病学》，全书共 7 篇，90 多万字，全面系统地介绍了睡眠呼吸病学相关基础知识、临床诊疗技术方法与科研工作进展，出版后深受好评。多年来睡眠学组通过举办学术研讨会、学习班和学术论坛等方式推广相关指南，不断促进睡眠呼吸暂停诊治规范化，培养专业技术人员，极大地促进了我国睡眠呼吸病学的健康发展，并取得了显著效果。

（三）睡眠呼吸障碍领域的拓展阶段

这是对 OSAS 领域深度思考和对未来展望的阶段。重点是探讨如何从发病机制和间歇性低氧的损伤机制创新 OSAS 治疗策略和手段，以提高 OSAS 治疗水平；如何在治疗 OSAS 同时，预防和治疗 OSAS 多发与系统性合并症。这将是今后几十年甚至更长时间 OSAS 领域的重要使命，关系到 OSAS 患者的健康和生命质量，是社会生产力的保障。

从临床角度看，目前存在的主要问题是对 OSAS 治疗缺乏更方便和有效的治疗手段，而研究治疗不能脱离疾病的发生机制。已有研究结果显示 OSAS 发病机制可以概括为：上气道解剖学狭窄、上气道扩张肌功能障碍、中枢性通气不稳定、唤醒阈值（arousal threshold）和中枢呼吸反馈的环路增益（loop gain）异常等。根据这些机制可初步将 OSAS 治疗进行分型，制定以发病机制为基础的治疗策略和手段，但是这种分型还没有被公认和普遍应用。从发病机制分析 OSAS 发生不仅仅是上气道局部因素，即使是上气道狭窄也不完全是上气道局部因素，中枢对上气道肌肉的控制、中枢对呼吸的控制起到重要作用。而中枢性因素是单纯 CPAP 和手术无法解决的，需要必要的药物干预。有报道称，心房超速起搏、白三烯调节剂和干细胞移植等措施对上气道功能改善有肯定作用，研究还在探索中。另外，还可以将肥胖与非肥胖患者、不同原因鼻道狭窄和非鼻道狭窄等患者进行疾病另一角度分型和有针对性地确定治疗手段。

OSAS 合并症的治疗比其本身治疗更为重要，临床观察发现并非治疗 OSAS 就可以治疗或治愈相应的合并症。因此治疗 OSAS 而没有解除合并症与合并症引发的严重事件，就不能算成功的治疗。在治疗 OSAS 同时必须对治疗的效果，包括合并症疗效，进行随访和观察，并采取必要的手段治疗合并症。目前对于 OSAS 合并症还没有一个科学规范的治疗策略和具体治疗措施。而合并症涉及多个系统、多种疾病和多种学科，实际的治疗实施是个非常复杂的事情。从合并症发生机制出发，抗氧化、抗炎和降低交感神经兴奋性有可能成为预防和治疗合并症的重要策略，因为这些损伤机制是全身性的，OSAS 各系统的损伤机制存在共性，损伤与这些机制直接相关。实验研究已经发现可喜的苗头，如抗氧化干预不但降低了氧化应激反应，同时还减低了系统性炎症和间歇性低氧的损害，还起到改善上气道阻塞与降低 AHI 的作用。

为了保证睡眠呼吸暂停领域的可持续发展，从政策层面需要解决的问题是 OSAS 诊断和治疗需要医疗保险部门的认可和全力支持，治疗 OSAS 的首选措施无创正压通气装置（如 CPAP）应该得到医疗保险费用的支付。应该清醒地看到，应用无创正压通气装置等措施成功治疗 OSAS 不但可以解除患者的睡眠期低氧、睡眠结构紊乱，更大的收益是预防和治疗了 OSAS 所带来的众多系统性合并症，从源头上解决了因 OSAS 引发的一系列严重危害健康的疾病导致的巨额医疗支出。因此，医疗保险科学合理地覆盖 OSAS 诊治，是医疗费用的科学利用和巨大节约。

总之，OSAS 是一个新的重要的呼吸疾病领域，其对健康和生命的危害远超出呼吸系统本身。这个领域中还有太多的领地等待开发，太多的机制和临床问题等待回答和证实。

多年来睡眠学组强调大力防控 OSAS 引起的全身损害，尤其是心脑血管疾病和糖尿病。2009 年起先后制订《睡眠呼吸暂停与心血管疾病专家共识》《阻塞性睡眠呼吸暂停与糖尿病专家共识》《阻塞性睡眠呼吸暂停相关性高血压临床诊断和治疗专家共识》《阻塞性睡眠呼吸暂停与卒中诊治专家共识》《妊娠期阻塞性睡眠呼吸暂停低通气综合征临床诊治专家共识（草案）》等。借此加强不同学科协作沟通，同时从 2005 年起积极参加长城心脏病学大会，力求促进两个学科的融合与交流。

四、全面深入学习和认识睡眠相关肺泡低通气障碍

睡眠相关肺泡低通气障碍（sleep related hypoventilation disorder，SRHD）是主要发生在睡眠期间，以

肺泡低通气为病理生理改变的一系列疾病，2014年 SRHD 作为睡眠疾病的一种新分类正式命名，并被列入第3版国际睡眠疾病分类之中。SRHD 病因复杂，包括了多种呼吸系统疾病和其他系统疾病引起睡眠呼吸障碍的多种疾病。SRHD 最初仅发生在睡眠过程中，可以是低通气疾病的早期阶段，之后逐渐发展为日间低通气疾病，甚至发生慢性呼吸衰竭。日间低通气疾病，均存在睡眠低通气，并以快速眼动睡眠期间 CO_2 潴留出现最早、程度最重。在上呼吸道感染和/或手术麻醉时 SRHD 可迅速加重并进展为急性呼吸衰竭，甚至导致患者昏迷，进而危及生命。从这个角度讲，SRHD 临床工作是呼吸衰竭诊治的前移，应尽早发现、及时治疗这类疾病，避免其进展和发生多种并发症。值得注意的是，这类疾病患者与其家属可能根本意识不到其存在，如果医师也对其缺乏充分的认识和必要的重视，发展为白天有症状，甚至呼吸衰竭则为时过晚。此外，这类疾病涉及病种较多，症状复杂，既有低氧血症又有 CO_2 潴留，涉及多种学科，因而需要相关学科的关注。

五、打造我国睡眠呼吸暂停分级医疗体系

OSAS 的诊断需要 PSG，而最常用的治疗方式为 CPAP，这说明 OSAS 的诊断和治疗独具特色，要求很高，这种特色势必会影响和束缚我国睡眠呼吸病学发展的速度和规模，致使大量的患者得不到及时的诊断和治疗，特别是基层和农村患者，严重影响他们的幸福和健康。

为了进一步提高广大医务人员与群众对于本病的认识水平，提高其诊治水平，特别是提高基层医疗单位的诊治水平，我们组织了国内部分呼吸病专家并邀请部分在基层工作的呼吸科医师共同讨论制定并发表了《成人阻塞性睡眠呼吸暂停基层诊疗指南（2018年）》（以下简称"基层版指南"），为在我国广泛实施睡眠呼吸暂停的分级医疗初步创造了良好的条件。

基层版指南共分9节，分别为 OSAS 相关术语的定义、主要危险因素、临床特点、体格检查与常规检查项目、主要实验室检测方法、诊断、鉴别诊断、主要治疗方法和健康教育。

基层版指南有以下几个特点：

1. 参加基层版指南制订的专家仍以睡眠学组部分成员为主，同时邀请了数名在基层工作多年的呼吸科医师，旨在使我们的基层版指南更符合我国基层医疗实践。

2. 考虑到基层医疗条件和基层工作的各级各类医师的专业水平，本次制定的基层版指南在 OSAS 相关术语中删除了几条基层医师比较难以理解，而且实践中可能较少应用的条目，包括呼吸相关觉醒反应、呼吸努力相关觉醒（respiratory effort-related arousals, RERAs）、呼吸紊乱指数及复杂性睡眠呼吸暂停综合征。

3. 考虑到基层医疗单位的工作条件，在"主要实验室检测方法"一节删除了嗜睡的客观评估，简化了 PSG 监测相关介绍，主要介绍了用于初筛的便携式监测（portable monitoring, PM），并将 PM 作为基层医疗单位诊断 OSAS 的主要手段。为了便于基层医师学习和应用，我们在指南附录中比较详细地介绍了 PM 应用指征、非适应证、技术要求、方法学和报告评估。有条件的医师或准备将来开展此项工作的医师可以进一步学习这部分内容。

4. 对于 OSAS 的防控而言，准确的诊断是基础。基层版指南特别强调基层医师必须强化诊断意识，并提出应当考虑到 OSAS 的近30种情况。基层医疗单位医务人员的工作不受专业分科的限制，每天接诊的患者可能患有各种疾病，其中就包括了 OSAS。所以在基层工作的医务人员对于 OSAS 的诊断既有责任，又有得天独厚的优势。关键是医务人员对于本病要有充分的认识和足够的警觉性。建议临床工作中凡是遇到以下情况时均应想到本病：高度肥胖、颈部粗短、小颌畸形和下颌后缩、咽腔狭窄或扁桃体中度以上肥大、悬雍垂粗大、严重或顽固性鼻腔阻塞、睡眠过程中反复出现中重度打鼾并有呼吸暂停、晨起口干、日间嗜睡和难以解释的疲劳、难治性高血压、夜间心绞痛、不明原因的心律失常、顽固性心力衰竭、难治性糖尿病和胰岛素抵抗、卒中、夜间癫痫发作、老年痴呆与认知功能障碍、不明原因的肾功能损害、性功能障碍、遗尿、妊娠高血压、子痫、不明原因的非酒精性肝损害、儿童身高和智力发育障碍、顽固性慢性咳嗽与咽炎、不明原因的肺动脉高压和肺源性心脏病（简称肺心病）、继发性红细胞增多症与血液黏滞度增高、难治性哮喘、不明原因的白天低氧血症及呼吸衰竭等。这是本指南的一个要点，大家应反复学习，认真体会，并能用于指导自己的医疗实践，在实践中不断丰富，使之更为全面和准确。

5. 由于大多数基层医疗单位缺乏 PSG 设备，所以此次制定的基层版指南中进一步完善了简易诊断的方法和标准。简易诊断方法和标准用于基层缺乏专门诊断仪器的单位，主要根据病史、体检、脉搏氧饱和度（SpO_2，本文简称脉氧饱和度）监测等。其诊断标准为：①至少具有 2 项主要危险因素，尤其是表现为肥胖、颈粗短或有小颌或下颌后缩，咽腔狭窄或有扁桃体Ⅱ度肥大，悬雍垂肥大或甲状腺功能减退、肢端肥大症或神经系统明显异常；②中重度打鼾（打鼾程度的评价见基层版指南"附录 2"）、夜间呼吸不规律或有屏气和憋醒（观察时间应不少于 15 分钟）；③夜间睡眠节律紊乱，特别是频繁觉醒；④日间嗜睡（Epworth 嗜睡评分 >9 分）；⑤ SpO_2 监测趋势图可见典型变化、氧饱和度下降指数（oxygen desaturation index，ODI）>10 次 /h；⑥引起 1 个或 1 个以上重要器官损害。符合以上 6 条者即可做出初步诊断，有条件的单位可进一步进行 PSG 或 PM 监测。

6. OSAS 的治疗干预是基层版指南的重点，鉴于目前国内外 OSAS 发展趋势，同时又考虑到基层的医疗条件，指南在 OSAS 治疗中将控制体重列为治疗的第一要素，为此专门参照我国的《中国成人超重和肥胖症预防控制指南（试行）》制定了以饮食控制、加强锻炼为主，辅以用药和手术治疗的全方位减重策略。考虑到基层的实际情况，我们在本指南"附录 2"中详细介绍了控制体重的相关技术。

7. 简要介绍了体位性 OSAS 和侧卧位睡眠治疗，这是基层版指南的一个亮点，区别于 2011 年版指南，在基层可能更适用些。体位性 OSAS 的定义是仰卧位 AHI/ 侧卧位 AHI≥2 者，或侧卧位时 AHI 比仰卧位时降低 50% 或更多。建议这类患者首先使用体位疗法，侧卧位 AHI 与仰卧位 AHI 相差越大疗效越好。对于这类患者首先应进行体位睡眠教育和培训，尝试教给患者一些实用办法。现已研发出多种体位治疗设备，包括颈部振动设备、体位报警器、背部网球法、背心设备、胸式抗仰卧绷带、强制侧卧睡眠装置、侧卧定位器、舒鼾枕等，其疗效还有待今后进一步观察和评估。

8. 无论是在大城市三级医院还是在基层医疗单位，无创正压通气治疗都是最重要、最基本的治疗手段，基层版指南这方面介绍得不多，因为《阻塞性睡眠呼吸暂停低通气综合征诊治指南（2011 年修订版）》对此已有比较详尽的介绍，并且同时发表了《阻塞性睡眠呼吸暂停低通气综合征患者持续气道正压通气临床应用专家共识（草案）》，可供大家参考。由于基层医疗单位既缺乏相应的治疗设备，又缺少专业技术人员的指导，所以如何在基层稳妥、安全地为 OSAS 患者进行无创正压通气治疗是我们最为关注的一个大问题，需要大家齐心协力，共同探讨、总结和提高。

9. 基层版指南的另外一个亮点是 OSAS 患者诊治的双向转诊标准。

（1）基层医疗单位向上转诊的 12 条指征，即如果遇以下情况建议向上级医院转诊以便确诊或治疗：①临床上怀疑为 OSAS 而不能确诊者；②临床上其他症状体征支持患有 OSAS，如难以解释的日间嗜睡或疲劳；③难以解释的白天低氧血症或红细胞增多症；④疑有肥胖低通气综合征；⑤高血压尤其是难治性高血压；⑥原因不明的心律失常、夜间心绞痛；⑦慢性心功能不全；⑧顽固性难治性糖尿病与胰岛素抵抗；⑨脑卒中、癫痫、老年痴呆与认知功能障碍；⑩性功能障碍；⑪晨起口干或顽固性慢性干咳；⑫需要进行无创正压通气治疗、佩戴口腔矫治器、外科手术而本单位不具备专业条件。上述这些指征不一定十分准确和全面，大家今后在实践中可以不断实践、总结和提高。

（2）三级医院向下转诊的指征：凡经三级医院确诊的 OSAS 患者，并且已经为其制订完整的、规范的治疗策略，包括有效控制体重（明确目标体重和减重措施）、戒烟、限酒，适合于 CPAP 治疗的患者经过压力滴定确定理想的压力，并购置适宜的呼吸机，即可考虑转到相应的二级甚或一级医疗单位继续治疗。需要佩戴口腔矫治器和进行外科手术的患者应与相关医疗单位联系，将患者转诊到相关单位处理。

10. OSAS 的健康教育，虽然只有短短的一段话，但是它涵盖了健康教育的方方面面。这个问题既是目前我们工作的弱点、难点，更是我们学科发展的重点，希望大家多多关注这个问题。

基层版指南在《中华全科医师杂志》上公开发表，之后睡眠学组在全国多种学术会议上宣传介绍基层版指南，并且组织专家先后到北京、河南、山西、河北巡讲，并计划进一步扩大巡讲的范围，以推动我国睡眠呼吸病学的广泛深入发展。

六、存在的差距和今后的努力方向

在睡眠呼吸医学临床和科研方面，目前存在不少差距和问题，主要表现在以下几个方面：

国内许多医院对此种疾病还缺乏认识和重视。不同国家呼吸杂志发表的论著中OSAS所占的比率可以从一个侧面反映出对此问题的重视程度。《中华结核和呼吸杂志》2000年全年发表论著214篇，其中OSAS共7篇，占3.27%。同期 *Am J Respir Care Med* 和 *Eur Respir J* 的比率分别为6.02%和8.03%。

基础研究比较薄弱。本次统计的262篇论文中基础研究论文只占3.8%，许多方面目前尚属于空白，诸如睡眠呼吸障碍的流行病学调查，至今我们尚缺少全国性OSAS患病率确切的流行病学调查资料及影响本病的因素、病因。此外，由于至今我们还没有找到理想的动物模型，因此关于发病机制的研究还受到一定的限制。

治疗方法单一。目前OSAS治疗手段比较单一，多数患者只能采用CPAP和手术治疗，缺少有效的治疗药物，而这正是患者渴求和期盼的。尽管目前我们已经具备了一些治疗OSAS的手段，如CPAP、外科手术，也积极探索新的治疗方法，但是由于前几年缺乏有关各种疗法的疗效评价、缺少循证医学依据，如何更好地掌握各种治疗方法的适应证，以及如何提高患者治疗的依从性还存在不少问题。

多学科综合科研还不够普遍，力度不大。分析结果表明，呼吸科和耳鼻喉科的研究占多数，其他学科较少，且多为相关疾病的内在特征与发病机制。已知OSAS是一种多病因，而且可以造成全身多种脏器结构和功能损害的疾病，因而需要多学科的共同参与。尽管目前已有一些学科如耳鼻喉科等参与到这个领域中来，但仍然需要更多学科参与。目前最需要心血管科和神经内科医师参与到这个领域中来。

从发表的论文可以看出，以前所采用的研究方法有很大局限性，尤其是缺少前瞻性、多中心、大样本研究，更缺少符合循证医学规则的研究。现有的研究缺乏对照，研究对象纳入、排出标准缺乏统一性，缺乏一致的疗效评价标准，因此不能对其进行荟萃分析（meta-analysis）得到更有价值的医学资料。

虽然睡眠呼吸医学在我国发展还不平衡。但随着近年推广和认识的提升，目前全国已有3 000多家医院开展了这方面的临床和科研工作，但医院分布仍不均衡，主要集中在省会大城市和沿海地区，有部分地市这方面的研究仍属于空白。展望未来，中国睡眠呼吸医学将在下列方面有所突破：

1．有关睡眠呼吸障碍的临床流行病学研究将得到加强，并得到相应的科学数据。

2．有关睡眠呼吸障碍的研究将取得突破，辅助性治疗药物将首先在局部地区得到使用，新的治疗药物研究也将取得进展。

3．加强随机对照试验（randomized control trial，RCT）研究，几年内将选择若干最重要的关键项目，设计并实施多项大样本、多中心、前瞻性的RCT研究。

4．加强多学科相互交流，形成一个多学科相互协同作战的基础和临床研究格局，加快睡眠呼吸障碍的研究步伐，取得新的研究进展。

（何权瀛　陈宝元　韩芳）

参考文献

【1】 GUILLEMINAULT C，TILKIAN A，DEMENT WC. The sleep apnea syndromes[J]. Annu Rev Med，1976，27：465-484.

【2】 Polysomnography Task Force，American Sleep Disorders Association Standards of Practice Committee. Practice parameters for the indications for polysomnography and related procedures[J]. Sleep，1997，20（6）：406-422.

【3】 Anon. Indications and standards for use of nasal continuous positive airway pressure（CPAP）in sleep apnea syndromes. American Thoracic Society. Official statement adopted March 1944[J]. Am J Respir Crit Care Med，1994，150（6 Pt 1）：1738-1745.

【4】 LITTNER M，HIRSHKOWITZ M，DAVILA D，et al. Practice parameters for the use of auto-titrating continuous positive airway pressure devices for titrating pressures and treating adult patients with obstructive sleep apnea syndrome. An American Academy of Sleep Medicine report[J]. Sleep，2002，25（2）：143-147.

【5】 ZAMARRON C，GARCIA PAZ V，RIVEIRO A. Obstructive sleep apnea syndrome is a systemic disease. Current evidence[J]. Eur J Intern Med, 2008, 19(6): 390-398.

【6】 SHAHAR E, WHITNEY CW, REDLINE S, et al. Sleep-disordered breathing and cardiovascular disease: cross-sectional results of the Sleep Heart Health Study[J]. Am J Respir Crit Care Med, 2001, 163(1): 19-25.

【7】 SOMERS VK, WHITE DP, AMIN R, et al. Sleep apnea and cardiovascular disease: an American Heart Association/American College of Cardiology Foundation Scientific Statement from the American Heart Association Council for High Blood Pressure Research Professional Education Committee, Council on Clinical Cardiology, Stroke Council, and Council on Cardiovascular Nursing. In collaboration with the National Heart, Lung, and Blood Institute National Center on Sleep Disorders Research(National Institutes of Health)[J]. Circulation, 2008, 118(10): 1080-1111.

【8】 SHAW JE, PUNJABI NM, WILDING JP, et al. Sleep-disordered breathing and type 2 diabetes: a report from the International Diabetes Federation Taskforce on Epidemiology and Prevention[J]. Diabetes Res Clin Pract, 2008, 81(1): 2-12.

【9】 ARZT M, YOUNG T, FINN L, et al. Association of sleep-disordered breathing and the occurrence of stroke[J]. Am J Respir Crit Care Med, 2005, 172(11): 1447-1451.

【10】 American Academy of Sleep Medicine. International classification of sleep disorders[M]. 3rd ed. Darien, IL: American Academy of Sleep Medicine, 2014.

【11】 何权瀛. 防治心脑血管疾病工作中应充分考虑睡眠呼吸障碍问题 [J]. 中华医学杂志, 2006, 86(41): 2897-2898.

【12】 何权瀛. 从睡眠呼吸障碍研究进展看多学科交叉的重要价值 [J]. 中国实用内科杂志, 2007, 27(16): 1247-1249.

【13】 何权瀛. 整合医学观念倡导睡眠障碍综合征的多学科协作 [J]. 中华结核和呼吸杂志, 2009, 32(10): 721-722.

【14】 何权瀛, 陈宝元. 立足基层进一步推动我国睡眠呼吸病学的发展 [J]. 中华全科医师杂志, 2015, 14(7): 489-490.

【15】 韩芳, 陈宝元. 推进睡眠低通气性疾病临床诊治工作的开展 [J]. 中华结核和呼吸杂志, 2016, 39(8): 578-579.

【16】 上海市医学会呼吸病学分会睡眠呼吸疾病学组. 上海市 30 岁以上人群阻塞性睡眠呼吸暂停低通气综合征流行病学调查 [J]. 中华结核和呼吸杂志, 2003, 26(5): 268-272.

【17】 张庆, 何权瀛, 杜秋艳, 等. 承德市区居民睡眠呼吸暂停低通气综合征患病率入户调查 [J]. 中华结核和呼吸杂志, 2003, 26(5): 273-275.

【18】 王蓓, 邢景才, 韩长旭, 等. 太原市睡眠呼吸暂停低通气综合征的流行病学调查 [J]. 中华结核和呼吸杂志, 2004, 27(11): 760-762.

【19】 李明娴, 王莹, 华树成, 等. 长春市 20 岁以上人群阻塞性睡眠呼吸暂停低通气综合征的流行病学现状调查 [J]. 中华结核和呼吸杂志, 2005, 28(12): 833-835.

【20】 刘建红, 韦彩周, 黄陆颖, 等. 广西地区打鼾及阻塞性睡眠呼吸暂停低通气综合征的流行病学调查 [J]. 中华结核和呼吸杂志, 2007, 28(2): 115-118.

【21】 林其昌, 黄建钗, 丁海波, 等. 福州市 20 岁以上人群阻塞性睡眠呼吸暂停低通气综合征的流行病学调查 [J]. 中华结核和呼吸杂志, 2009, 32(3): 193-197.

【22】 赵蕾, 郭艳英, 王坤, 等. 博尔塔拉蒙古自治州 30 岁及以上少数民族及汉族鼾症现况调查 [J]. 中华结核和呼吸杂志, 2007, 30(4): 294-297.

【23】 何忠明, 阿力旦, 韩芳, 等. 克拉玛依市区 35 岁以上汉族与维吾尔族人群鼾症流行病调查 [J]. 国际呼吸杂志, 2009, 29(21): 1317-1320.

【24】 景卫革, 张庆, 何权瀛, 等. 司机中阻塞性睡眠呼吸暂停低通气综合征的患病率调查 [J]. 中华结核和呼吸杂志, 2008, 31(9): 656-658.

【25】 王莞尔, 朱广卿, 张继东, 等. 男性飞行人员鼾症的流行病学调查 [J]. 中华结核和呼吸杂志, 2008, 31(9): 659-663.

【26】 中华医学会呼吸病学分会睡眠呼吸疾病学组. 睡眠呼吸暂停人群高血压患病率的多中心研究 [J]. 中华结核和呼吸杂志, 2007, 30(12): 894-897.

【27】 郑洪飞, 邢志俐, 杨林瀛, 等. 承德市区居民鼾症流行病学追踪调查 [J]. 中国全科医学, 2010, 13(17): 1887-1889.

【28】 邹小量, 朱胜华, 李多洛, 等. 邵阳市 20 岁以上人群阻塞性睡眠呼吸暂停低通气综合征的流行病学调查 [J]. 中国现代医学杂志, 2007, 17(8): 956-959.

【29】 何权瀛, 陈宝元. 睡眠呼吸病学 [M]. 北京: 人民卫生出版社, 2009.

【30】 中华医学会呼吸病学分会睡眠呼吸疾病学组. 阻塞性睡眠呼吸暂停低通气综合征诊治指南(草案)[J]. 中华结核和呼吸杂志, 2002, 25(4): 195-198.

【31】 中华医学会呼吸病学分会睡眠呼吸障碍学组. 阻塞性睡眠呼吸暂停低通气综合征诊治指南(2011 年修订版)[J].

中华结核和呼吸杂志, 2012, 35（1）: 9-12.

【32】 中华医学会呼吸病学分会睡眠呼吸障碍学组. 阻塞性睡眠呼吸暂停低通气综合征患者持续气道正压通气临床应用专家共识（草案）[J]. 中华结核和呼吸杂志, 2012, 35（1）: 13-18.

【33】 中华医学会呼吸病学分会, 睡眠呼吸障碍学组. 对睡眠呼吸疾病实验室的建立和管理及人员培训的建议 [J]. 中华结核和呼吸杂志, 2012, 35（1）: 19-23.

【34】 睡眠呼吸暂停与心血管疾病专家共识写作组. 睡眠呼吸暂停与心血管疾病专家共识 [J]. 中华结核和呼吸杂志, 2009, 32（11）: 812-818.

【35】 中华医学会呼吸病学分会, 中华医学会糖尿病学分会. 阻塞性睡眠呼吸暂停与糖尿病专家共识 [J]. 中华结核

和呼吸杂志, 2010, 33（5）: 326-330.

【36】 中国医师协会高血压专业委员会, 中华医学会呼吸病学分会睡眠呼吸障碍学组. 阻塞性睡眠呼吸暂停相关性高血压临床诊断和治疗专家共识 [J]. 中国呼吸与危重监护杂志, 2013, 12（5）: 435-441.

【37】 阻塞性睡眠呼吸暂停与卒中诊治专家共识组. 阻塞性睡眠呼吸暂停与卒中诊治专家共识 [J]. 中华内科杂志, 2014, 35（8）: 657-664.

【38】 阻塞性睡眠呼吸暂停低通气综合征诊治指南（基层版）写作组. 阻塞性睡眠呼吸暂停低通气综合征诊治指南（基层版）[J]. 中国呼吸与危重症监护杂志, 2015, 14（7）: 509-515.

第一篇
睡眠呼吸障碍基础理论

第一章　睡眠生理　14

第二章　睡眠呼吸生理　22

第三章　上气道解剖结构与功能　31

第四章　睡眠时的呼吸调节与呼吸肌功能　45

第一章　睡眠生理

睡眠是指机体对外界环境失去知觉与反应的一种可逆行为，是复杂的生理与行为过程。睡眠能消除疲劳、增强免疫、促进生长发育与清除脑内代谢产物，也是巩固记忆，保证思维快速反应的关键要素。本章将介绍睡眠的生理特征、睡眠的功能及睡眠与觉醒调节机制。

第一节　睡眠的生理特征

睡眠时机体对外界的反应降低，并伴有自主神经功能改变。通过观察受试者运动量及对听觉或痛觉刺激的反应强度，可简单判断睡眠深浅。1924年，德国精神病学家 Hans Berger 首次记录到人类的脑电波，使人们能通过脑电活动客观地认识睡眠。

一、脑电波类型与特征

大脑皮质电活动的发现，为睡眠医学研究奠定了基础。睡眠时脑电活动呈现周期性变化，根据睡眠脑电图（electroencephalogram，EEG），可准确、可靠地分析睡眠分期与质量，EEG 是判断睡眠 - 觉醒的最客观标准。

脑电活动以一定的节律形式表现出来，根据脑电图中各波频率与幅度的不同，可以将正常的脑电信号分为 delta（δ）、theta（θ）、alpha（α）、beta（β）与 gamma（γ）五个频率段。在不同脑区与不同状态下，脑电波有显著差别。α 波频率在 8～13Hz，在枕叶皮质最为显著。α 波在清醒、安静并闭眼时出现。β 波频率为 14～30Hz，是新皮质处于紧张活动的标志，不受睁、闭眼影响，在额叶、颞叶与中央区较显著。频率为 4～7Hz 的脑电波称为 θ 波，主要发生在儿童的顶部与颞部，健康成人脑电图中仅散在出现少量 θ 波，疲劳状态或入睡后 θ 波将增多。δ 波频率为 0.5～3Hz，常见于婴儿与成年人深睡期。δ 波在颞叶与枕叶比较明显。γ 波频率在 30～60Hz，出现于成人清醒状态。

二、睡眠 - 觉醒时相分期

1953 年，美国芝加哥大学的 Aserinsky 与 Kleitman 发现，婴儿在安静睡眠期间，出现周期性快速眼球运动，称为异相睡眠（paradoxical sleep，PS），又称快速眼动（rapid eye movement，REM）睡眠。相对应地，无快速眼球运动的睡眠，称为非快速眼动（non-rapid eye movement，NREM）睡眠。1968 年 Rechtschaffen 和 Kales（R & K）制定了睡眠 - 觉醒判断标准，根据 EEG 的频率与波幅，将成人睡眠分为 NREM 睡眠与 REM 睡眠，NREM 睡眠由浅入深又分为 1、2、3 与 4 期。2007 年，美国睡眠医学会更新了睡眠 - 觉醒判断标准，将 NREM 睡眠分为 3 期，即 N1、N2 与 N3，N3 期表示慢波睡眠，包括 R & K 定义的第 3 与 4 期睡眠。睡眠 - 觉醒各期特征如下：

觉醒：闭目安静状态下，脑电频率为 10～11Hz、20～50μV 的低幅 α 波。注意力集中或紧张状态下，呈现 15～60Hz 的 β 波，肌电活跃。

NREM 睡眠：N1 期，嗜睡期。α 波逐渐降低至消失，双侧顶部出现特征性顶尖波。受试者对周围环境的注意力减弱，持续 1～7 分钟。N2 期，浅睡期。θ 波背景上出现"纺锤波"，波幅 100～300μV，周期 100～300 毫秒，频率 12～14Hz，并出现 K- 复合波。全身肌肉张力显著降低，已经入睡，但易被唤醒。N3 期，包括中度与深度睡眠期。中度睡眠期以纺锤波为主，同时出现中或高波幅慢波（δ 波），δ 波比例在 50% 以下。肌电图呈现静息状态，睡眠程度加深。深度睡眠出现连续高幅慢波，单位时间内 δ 波比例在 50% 以上。此时肌肉张力低下，深度睡眠，难被唤醒。3 期与 4 期睡眠合称为慢波睡眠（slow wave sleep，SWS）。

REM 睡眠：脑电以低幅 θ 波为特征，眼电活动显著增强（50～60 次 /min），全身肌肉放松，呈张力弛缓状态，被唤醒后多诉在做梦。

三、成人睡眠周期

正常成人夜间睡眠时相有规律地发生转换，由 NREM 睡眠 N1 期开始，进入第一个睡眠周期，一般持续约 5 分钟。随后依次是 NREM 睡眠 N2 与 N3 期（图 1-1-1）。N3 期深睡眠持续约 1 小时，又回到浅睡，并出现第一次 REM 睡眠，完成第一个睡眠周期，历时 80～100 分钟。此后 NREM 睡眠与 REM 睡眠每隔 90 分钟交替出现，每晚有 4～6 个周期。

在整个夜间睡眠的后半程,NREM 睡眠深度逐渐降低,REM 睡眠时间延长。成人睡眠各期的时间分配为:NREM 睡眠 N1 期 5%,N2 期 50%,N3 期 20%,REM 睡眠 25%。健康成人睡眠先进入 NREM 睡眠,再到 REM 睡眠,不会直接由觉醒进入 REM 睡眠,但新生儿入睡后可先进入 REM 睡眠。从儿童至老年,慢波睡眠时间逐渐减少。

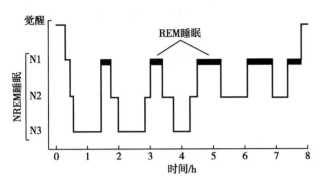

图 1-1-1 成人夜间睡眠周期模式

四、睡眠期生理变化

在睡眠期,机体生理功能发生明显变化,如感觉、运动、呼吸与心血管系统功能降低,而某些内分泌功能增强。通过睡眠恢复体力,为觉醒时活动做准备。

(一)睡眠期呼吸系统变化

睡眠可显著影响呼吸生理,包括上气道与肋间肌肉张力、呼吸幅度与频率、对缺氧与高碳酸血症的通气反应等。

呼吸节律由中枢神经系统控制,延髓呼吸神经元负责产生呼吸节律与中枢呼吸驱动。舌下神经、三叉神经与面神经支配上气道肌肉,保持气道通畅。睡眠时咽部肌肉与肋间肌活动受到抑制。颏舌肌张力在 NERM 睡眠时比觉醒期降低,在 REM 睡眠时最低。由于上气道肌张力下降,容易塌陷,在 NERM 睡眠 N2、N3 期与 REM 睡眠时吸气阻力增加,特别是 REM 睡眠时气道闭塞导致打鼾及觉醒的发生频率较高。

睡眠影响呼吸频率。在睡眠开始阶段,即 NERM 睡眠 N1 与 N2 期,出现不规则呼吸,又称为周期性呼吸,其发生频率随年龄增长而增加。二氧化碳敏感性阈值在清醒状态下较低,睡眠时升高,因此临床周期性呼吸多见于中枢性睡眠呼吸暂停患者。在慢波睡眠时呼吸频率降低,而 REM 睡眠时呼吸幅度与频率会突然变化,呼吸变得不规则。

睡眠过程中呼吸变慢、变浅,导致肺通气量下降,血氧饱和度降低,血中二氧化碳分压增高。在睡眠中男性缺氧对呼吸的刺激作用比觉醒期降低,但对女性的刺激作用不变,这可能是绝经前女性睡眠呼吸紊乱发病率较低的原因。

(二)睡眠期心血管系统功能变化

血压与心率显示出昼夜节律波动,NREM 睡眠期副交感神经占优势,从睡眠 N1 期到慢波睡眠,血压与心率逐渐下降。心排血量(又称心输出量)与外周血管阻力降低,冠状动脉的血流明显降低。REM 睡眠时,交感神经活性增强,引起心率与血压的波动,出现暂时性心率与血压增加,冠状动脉血流增加。因此,睡眠障碍可能导致心血管疾病发病率增加,心血管功能异常也可能影响睡眠,两者相互影响。

(三)睡眠期神经内分泌系统变化

有些激素的分泌受昼夜节律与睡眠 - 觉醒的影响。促肾上腺皮质激素(adrenocorticotropic hormone,ACTH)与皮质醇水平在清晨达到峰值,白天逐渐下降,在睡眠期上半夜达到最低点。促甲状腺激素(thyroid-stimulating hormone,TSH)、生长激素、催乳素水平呈现白天低、夜间高的昼夜节律。睡眠剥夺损害这些激素的昼夜节律。因此,睡眠障碍可能引起内分泌的异常,而内分泌紊乱也可能影响睡眠。

第二节 睡眠的功能

睡眠是保证机体内稳态平衡的重要因素,不仅禽类、爬行类与哺乳动物需要睡眠,低等生物果蝇甚至蠕虫都有"睡眠"样行为。睡眠能降低能量消耗、恢复体力、增强免疫力、促进脑内代谢产物排出,并与脑高级功能学习、记忆相关。

一、降低代谢与补充能量

睡眠时基础代谢率降低 10%~20%,慢波睡眠时脑血流量降低约 25%,脑的葡萄糖代谢也明显下降。睡眠时副交感神经活动占优势,合成代谢加强,以补充觉醒时消耗的能量。大脑储备的能量物质主要是糖原,人脑内糖原含量呈现昼夜节律变化,即白天低、夜间高。大脑皮质等区域的腺苷三磷酸(adenosine triphosphate,ATP)水平在自发睡眠的最初几小时逐渐升高并达到峰值。因此,充足的睡眠可补充能量,消除疲劳,恢复体力。

二、提高免疫力

在感染性疾病中,人或动物会产生嗜睡现象,睡眠有助于机体从感染中康复。感染时免疫系统产生大量细胞因子,特别是 IL-1β 与 TNF-α,都增加 NREM 睡眠量。通常用睡眠剥夺方式来研究睡眠对免疫系统的影响,长期睡眠剥夺可显著降低宿主防御能力。大鼠持续剥夺 80% 的睡眠,2～3 周后会死亡。人睡眠剥夺后,淋巴细胞 DNA 合成与吞噬细胞功能降低。然而,少量的睡眠剥夺能加强免疫。因此,睡眠是机体免疫系统发挥正常功能的基本保证。

三、清除脑内代谢产物

睡眠是大脑清除代谢产物的重要时期,良好的睡眠使头脑更清醒。大脑在觉醒状态时功能活跃,产生有毒的代谢产物。代谢产物的堆积可能诱发中枢神经系统退行性疾病。正常成人与小鼠脑脊液中 β- 淀粉样蛋白(Aβ)水平呈现昼夜节律,傍晚时最高,睡眠后 Aβ 降低。剥夺慢波睡眠导致脑脊液中 Aβ 水平升高。使用双光子显微镜发现,睡眠时脑内的细胞间隙增大,能高效清除脑内的 Aβ。因此,睡眠有利于清除脑内代谢产物,降低中枢神经系统退行性疾病的发病率。

四、加强记忆

学习记忆的过程由获得、巩固、存储与再现四个环节组成。1924 年,Jenkins 与 Dallenbach 首次报道,学习后立即睡眠有利于记忆。REM 睡眠主要与程序性记忆相关,NREM 睡眠对于空间记忆更为重要,慢波睡眠与睡眠纺锤波在运动技能的记忆中也发挥重要作用。REM 与 NREM 睡眠可能加强不同类型的记忆,或者相同类型记忆的不同阶段。

目前有两种假说解释睡眠对学习与记忆的作用,一是主动系统巩固理论(active system consolidation theory),认为睡前学习时激活的神经元在随后睡眠中选择性再活化,使记忆的内容得到巩固。功能影像技术对人脑研究发现,学习时激活的脑区在随后的 REM 睡眠中活动增强,提示睡眠与记忆巩固相关。二是突触稳态假说(synaptic homeostasis hypothesis),认为睡眠可通过突触稳态的方式促进学习记忆的过程。利用双光子显微镜在体观察发现,小鼠进行运动性训练后,与学习记忆有关的通路会出现突触棘数量增多、体积增大等现象,这些变化可能占有较多的脑空间、增加能耗,使突触传递效率下降。而睡眠期,特别是 REM 睡眠,可减少突触数量与体积,恢复突触权重(synaptic weight),保证突触稳态,增加突触传递效率。幼龄小鼠大脑皮质突触数量在觉醒期增多,睡眠时减少。但成年小鼠在睡眠 - 觉醒周期中主要改变突触权重。以上结果提示睡眠有利于大脑的学习与记忆。

第三节　睡眠与觉醒调节机制

睡眠是机体的主动生理过程,脑内存在睡眠 - 觉醒调节系统。睡眠与觉醒是通过脑内神经递质与内源性睡眠促进物质共同作用、相互影响而实现的,同时受内稳态与生物节律的调控。

一、觉醒的神经机制

目前已知脑内参与觉醒的系统包括下丘脑结节乳头核组胺能与促食欲素能、中脑蓝斑核去甲肾上腺素能、中缝核 5- 羟色胺能、腹侧被盖区多巴胺能、基底前脑胆碱能神经元。另外,网状结构上行激动系统也与脑内觉醒系统共同作用,维持觉醒。

（一）下丘脑觉醒系统

1. 结节乳头核组胺能神经元　中枢组胺能神经元的胞体集中在下丘脑后部的结节乳头核(tubero-mammillary nucleus, TMN),纤维投射到全脑。TMN 接受睡眠中枢腹外侧视前区(ventrolateral preoptic area, VLPO)发出的抑制性 γ- 氨基丁酸(γ-aminobutyric acid, GABA)能与甘丙肽(galanin)能神经纤维支配。TMN 神经元的自发性放电活动随睡眠 - 觉醒周期而发生变化,觉醒时放电频率最高,NREM 睡眠期减缓,REM 睡眠期中止。脑内组胺的释放也呈明显的睡眠 - 觉醒时相依赖性,觉醒期的释放量是睡眠期的 4 倍。脑内组胺受体主要分为 H₁、H₂、H₃ 亚型,H₁ 受体介导组胺的促觉醒作用。含有第一代 H₁ 受体阻断药的抗过敏与感冒药,主要副作用是镇静与嗜睡。美国食品药品监督管理局(Food and Drug Administration, FDA)批准的第一个用于治疗失眠的抗抑郁药多塞平(doxepin),其机制是通过阻断 H₁ 受体促进睡眠。以上提示中枢组胺是重要的促觉醒物质。

2. 促食欲素能神经元　促食欲素(orexin)又称下丘脑泌素(hypocretin),是促进摄食与觉醒的神经肽，其神经元位于下丘脑外侧与穹窿周围。大鼠促食欲素能神经元活性与脑脊液中促食欲素水平，在夜间活动期明显高于白天安静期。人与狗的促食欲素基因突变，可出现发作性睡病（narcolepsy），表现为兴奋时突发睡眠、猝倒、REM 睡眠异常等。促食欲素的促觉醒作用是通过组胺 H_1 受体介导的。

（二）中脑觉醒系统

1. 蓝斑核去甲肾上腺素能神经元 脑内去甲肾上腺素（norepinephrine，NA）主要来自中脑的蓝斑核（locus coeruleus，LC）。在觉醒期 LC 神经元放电最活跃，NREM 睡眠时减弱，REM 睡眠时停止。在慢波睡眠向觉醒转换时，LC 神经元放电出现在 EEG 去同步化之前，提示 LC 参与觉醒的启动与维持。NA 通过活化 α_1 与 β 受体发挥促觉醒效应。去甲肾上腺素能神经系统可能在紧张与精神兴奋药诱导的觉醒中发挥重要作用。

2. 中缝核 5- 羟色胺能神经元 中缝核（raphe nucleus，RN）是脑内 5- 羟色胺（5-HT）能神经元的主要部位，上行纤维主要投射至前脑与皮质，下行纤维投射到脊髓。5-HT 在脑内调控多种功能，包括睡眠 - 觉醒、认知、情绪等。电生理、神经化学、基因与药理学方法证明，5-HT 主要促进觉醒，抑制睡眠。但早期的核团毁损与神经化学研究，提出 5-HT 可启动与维持慢波睡眠。5-HT 受体有七大类与多个亚类，作用于不同受体所产生的作用不同，使 5-HT 在睡眠 - 觉醒调节中表现出复杂性。

3. 中脑多巴胺能神经元 中脑腹侧被盖区（ventral tegmental area，VTA）多巴胺能神经元投射到伏隔核，组成中脑边缘系统通路，在奖赏、厌恶与认知行为中发挥重要作用。这些动机性行为都发生在觉醒状态，提示多巴胺可能调控觉醒。特异性激活 VTA 多巴胺能神经元，可启动与维持觉醒。加强中枢多巴胺系统的药物，可促进觉醒。例如，可卡因、苯丙胺与莫达非尼。这些药物可治疗发作性睡病与多巴胺能神经元功能低下的日间嗜睡症。

（三）基底前脑觉醒系统

基底前脑胆碱能神经元接受来自脑干上行激动系统与下丘脑觉醒系统的信号，并密集投射到皮质，对维持大脑皮质兴奋性发挥重要作用。电生理研究显示，基底前脑的胆碱能神经元在觉醒与 REM 睡眠期放电增加，在 NREM 睡眠期静息。特异性活化胆碱能神经元能增加觉醒量，明显降低皮质 δ 波

幅度，提示基底前脑胆碱能神经元可能通过降低皮质 δ 波的强度，使睡眠变浅，启动与维持觉醒。

（四）其他

近年发现有些脑区的 GABA 能神经元与觉醒相关。伏隔核有两类 GABA 能投射神经元，分别表达多巴胺 D_1 受体与 D_2 受体。特异性活化 D_1 受体神经元能启动与维持觉醒。另外，激活外侧下丘脑的 GABA 能神经元也诱导觉醒。

丘脑室旁核（paraventricular thalamus，PVT）的谷氨酸能神经元密集投射到皮质与伏隔核。激活 PVT 在伏隔核的纤维末梢，能诱导动物从睡眠向觉醒转换。臂旁核（parabrachial nucleus，PBN）位于脑桥背侧部，激活 PBN 的谷氨酸能神经元，促进动物觉醒，并加速七氟烷麻醉动物的苏醒。

综上所述，众多脑区与神经递质共同参与对觉醒的调控，没有哪一个因素是绝对必要的，当某一因素的作用被去除或削弱，其他因素将很快发生代偿以维持睡眠 - 觉醒的发生。

二、NREM 睡眠的调节机制

（一）下丘脑视前区

100 多年前，von Economo 发现流行性脑炎患者，如果损伤在下丘脑后部，会出现严重的嗜睡；若在视前区（preoptic area，POA），会出现失眠。他提出下丘脑视前区含有睡眠促进神经元。另外，细胞外记录显示，POA 神经元选择性地在睡眠期活化。

（二）腹外侧视前区

腹外侧视前区（VLPO）是调控 NREM 睡眠的重要脑区。VLPO 由 GABA 能与甘丙肽神经元组成。VLPO 神经元发出的纤维投射到多个觉醒脑区，抑制觉醒脑区的活性，促进觉醒向睡眠转化。这些脑区包括基底前脑的胆碱能神经元、促食欲素能神经元、TMN 组胺能神经元、中缝核的 5-HT 能神经元与蓝斑核的 NA 能神经元等（图 1-3-1）。反之，觉醒脑区也向 VLPO 有纤维投射。这种结构上的联系导致功能上的交互抑制，启动睡眠 - 觉醒两种模式交替出现，而避免产生中间状态。

（三）视前正中核

视前正中核（median preoptic nucleus）位于下丘脑视前区，主要由 GABA 能与谷氨酸能神经元组成，主要投射至外侧下丘脑穹窿区的促食欲素能神经元与中缝核的 5-HT 能神经元。大鼠睡眠时视前正中核区的 GABA 能神经元活性升高，c-Fos 表达

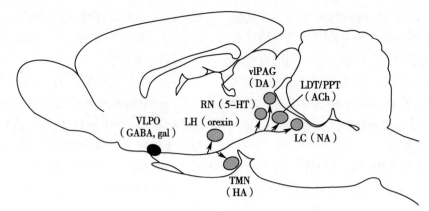

图 1-3-1　睡眠中枢腹外侧视前区纤维向觉醒系统投射模式图
VLPO，腹外侧视前区；GABA，γ- 氨基丁酸；gal，甘丙肽；LH，下丘脑泌素；orexin，促食欲素；TMN，结节乳头核；HA，组胺；RN，中缝核；5-HT，5- 羟色胺；vlPAG，腹外侧导水管周围灰质；DA，多巴胺；LDT，背外侧被盖核；PPT，脚桥被盖核；ACh，乙酰胆碱；LC，蓝斑核；NA，去甲肾上腺素。

增强。毁损大鼠视前正中核后睡眠量减少，而觉醒量增加。在视前正中核区微注射 γ- 氨基丁酸 A 型受体（GABA$_A$ 受体）激动剂会抑制视前正中核神经元活性，导致觉醒相关脑区神经元去抑制，引起觉醒。提示视前正中核区 GABA 能神经可通过抑制觉醒核团来维持睡眠。

（四）面旁区

利用化学遗传学与毁损方法在延髓的面旁区（parafacial zone，PZ）发现 NREM 睡眠活性神经元。特异性激活 PZ 的 GABA 能神经元能够增加动物的 NREM 睡眠。GABA 能神经元还可通过臂旁核谷氨酸能神经元中继，抑制上行的基底前脑 - 皮质环路，诱导睡眠。

（五）吻内侧被盖核

吻内侧被盖核（rostromedial tegmental nucleus）由 GABA 能神经元组成，向中脑多巴胺能神经元有广泛的纤维投射。激活大鼠吻内侧背盖核神经元时动物睡眠总量明显增加，睡眠深度提高。可能是吻内侧被盖核活性增高，释放 GABA，抑制多巴胺能神经元活性，促进睡眠。吻内侧被盖核是睡眠启动与维持不可或缺的核团，可能为临床治疗多巴胺能神经功能异常的失眠症提供了新思路。

（六）其他

下丘脑前部、视前区的睡眠结构与伏隔核等边缘系统存在解剖学联系。1972 年，Villablanca 等研究发现，去除动物的皮质与纹状体，完整保留低位脑干与间脑前区时，NREM 睡眠显著减少。电刺激尾壳核与额叶皮质可引发皮质同步化与睡眠。特异

性活化纹状体尾壳核或伏隔核核心区腺苷 A$_{2A}$ 受体阳性神经元，可增加 NREM 睡眠。位于下丘脑未定带（zona incerta，ZI）的 GABA 能神经元也参与睡眠调控。另外，在中脑动眼神经核周围，含有降钙素的谷氨酸能神经元促进 NREM 睡眠。

总之，NREM 睡眠促进系统主要为下丘脑腹外侧视前区、视前正中核、面旁区与吻内侧被盖核的 GABA 能神经元。GABA 受体已成为镇静催眠药与麻醉药的重要靶点。

三、快速眼动睡眠调节机制

1962 年 Jouvet 采用猫脑桥后部横断术，首次证明脑桥是产生 REM 睡眠的关键部位。在脑干与脑桥部位，鉴定出两类神经元：一类神经元的电活动在觉醒期间保持静止，而在 REM 睡眠之前与 REM 睡眠期间明显增加，称为 REM 睡眠启动（REM-on）神经元；另一类神经元则相反，称为 REM 关闭（REM-off）神经元。

Hobson 等提出了胆碱能 REM-on 与单胺能 REM-off 神经元交互作用模型，认为 REM-on 神经元对 REM-off 神经元起兴奋作用，而 REM-off 神经元对 REM-on 神经元起抑制作用。REM-on 的胆碱能神经元主要分布在脑桥 - 中脑连接部位的蓝斑下核、背外侧被盖核（laterodorsal tegmental nucleus）与脚桥被盖核（pedunculopontine tegmental nuclues，PPT）。REM-off 神经元主要是蓝斑核的 NA 能神经元与中缝核的 5-HT 能神经元，神经纤维均投射到背外侧被盖核与 PPT 的 REM-on 神经元。但是神

经化学损毁背外侧被盖核与 PPT 对 REM 睡眠影响很小，表明该模型对解释 REM 睡眠产生的机制存在不足之处。

目前认为脑干谷氨酸能神经元也参与 REM 睡眠的调控（图 1-3-2）。激活啮齿类的被盖核背外侧下部（sublaterodorsal tegmental nucleus, SLD, 相当于猫与人的蓝斑下核）的谷氨酸能神经元可促进动物从 NREM 睡眠进入 REM 睡眠。腹外侧导水管周围灰质（ventrolateral periaqueductal gray, vlPAG）GABA 能神经纤维投射到 SLD, 抑制 REM 睡眠的发生。SLD 的 REM-on 神经元不仅对 REM 睡眠有启动作用，上行纤维还可以通过丘脑板内核，引起脑电的去同步化；下行纤维兴奋延髓巨细胞核，后者经腹外侧网状脊髓束，兴奋脊髓的抑制性神经元，引起四肢肌肉松弛与肌电的完全静息。

综上所述，在 REM 睡眠发生与维持过程中，胆碱能与谷氨酸能 REM-on 神经元，NA、5-HT 能与 GABA 能 REM-off 神经元起着十分关键的作用。

四、睡眠内稳态调节

长时间觉醒会增加随后的睡眠深度，这种睡眠稳态可能是由促眠物质所介导。目前已知的内源性睡眠促进物质包括腺苷、前列腺素 D_2（prostaglandin D_2, PGD_2）与细胞因子等。

腺苷是迄今为止较有效的内源性睡眠诱导物质之一。脑室内注射微摩尔量的腺苷可诱导睡眠，且睡眠 EEG 性质与自然睡眠相似。基底前脑与大脑皮质细胞外腺苷水平随着觉醒时间的延长而升高，

在睡眠期显著降低，提示腺苷参与睡眠内稳态调节。

腺苷 A_1 及 A_{2A} 受体亚型与睡眠调节有关。腺苷 A_{2A} 受体大量表达在纹状体，激活尾壳核或伏隔核的 A_{2A} 受体阳性神经元，有效诱导睡眠。咖啡因是腺苷 A_1 与 A_{2A} 受体的非特异性拮抗剂，是咖啡与茶等提神饮料中起促觉醒作用的主要物质，咖啡因的促觉醒作用由 A_{2A} 受体所介导。

脑内 PGD_2 由前列腺素 D 合成酶催化 PGH_2 转化而成，该酶主要分布在大脑蛛网膜与脉络丛，生成的 PGD_2 在脑室系统与蛛网膜下腔中循环，与基底前脑腹内侧面的 PGD_2 受体（DP1R）结合，增加 DP1R 密集区局部细胞外腺苷水平，可能通过活化腺苷 A_{2A} 受体，将促眠信号传入并激活睡眠中枢 VLPO，抑制觉醒中枢 TMN 的组胺能神经元，诱导睡眠。

长时间觉醒使脑内神经元与神经胶质细胞释放睡眠促进物质，包括腺苷、一氧化氮、白细胞介素 -1β、肿瘤坏死因子、脑源性神经营养因子、生长激素释放激素等。这些睡眠促进物质可改变细胞内基因转录翻译的过程，调节细胞膜上谷氨酸与腺苷受体数目，影响细胞电生理特性；或直接作用于其受体，调控细胞活性，改变局部皮质脑电活动。

五、昼夜节律对睡眠 - 觉醒的调节

哺乳动物的睡眠 - 觉醒周期存在昼夜节律。视交叉上核（suprachiasmatic nucleus, SCN）是哺乳动物最重要的节律中枢，主要通过相邻核团的中继，将昼夜节律信号传递到多个睡眠 - 觉醒脑区，调控睡眠 - 觉醒的时相转换。

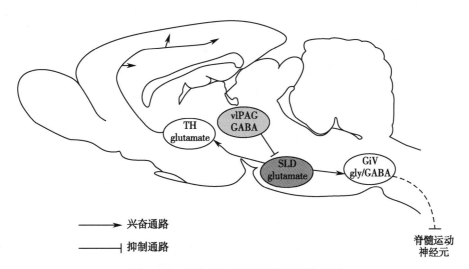

兴奋通路
抑制通路
脊髓运动神经元

图 1-3-2 调节 REM 睡眠的神经网络模型

TH，下丘脑；glutamate，谷氨酸盐；vlPAG，腹外侧导水管周围灰质；GABA，γ- 氨基丁酸；SLD，被盖核背外侧下部；GiV，巨细胞核；gly，甘氨酸。

（一）SCN 调控睡眠 - 觉醒

脑肿瘤手术患者切除 SCN 后，睡眠 - 觉醒周期与脑部温度的昼夜节律丧失。但动物切除或毁损 SCN 的实验结果不完全一致，有影响睡眠，也有不改变睡眠。提示在不同动物中生物钟对睡眠的调控方式可能存在差异。

SCN 与已知的睡眠 - 觉醒核团有广泛神经纤维联系。SCN 的小部分纤维直接投射到睡眠中枢 VLPO 与下丘脑外侧促食欲素能神经元，大部分纤维投射至下丘脑的亚室旁区（subparaventricular zone，SPZ）、室旁核（paraventricular nucleus，PVN）与背内侧核（dorsomedial nucleus，DMN）。特异性毁损位于 SCN 上方的亚室旁区腹侧或 DMN，能消除睡眠 - 觉醒节律。DMN 神经元含有谷氨酸与甲状腺素释放激素，DMN 向促食欲素能神经元投射，具有促觉醒作用。以上提示，SCN 可能通过亚室旁区与 DMN 等中继核，将昼夜节律信号传递到睡眠 - 觉醒核团。

（二）褪黑素促进睡眠

褪黑素（melatonin）是哺乳动物体内最为重要的授时因子之一，人类的褪黑素是由松果体产生的，其合成与分泌受光线与 SCN 的调节。白天体内的褪黑素含量很低，而夜间较高。给动物与人注射褪黑素，均可诱导睡眠。褪黑素受体包括 MT_1 与 MT_2，主要分布于 SCN、丘脑与海马，MT_2 在视网膜中也有分布。褪黑素可能通过 MT_2 受体调控睡眠 - 觉醒行为。褪黑素半衰期约 30 分钟，效应维持时间较短。雷美替胺是一种高选择性的褪黑素 MT_1/MT_2 受体激动剂，显著缩短患者入睡潜伏期，延长总睡眠时间。

昼夜节律紊乱可能导致睡眠障碍，如倒班工作或时区改变（jet lag），导致入睡困难与睡眠维持困难。使用褪黑素或其受体的激动药，增加早晨强光的暴露或减少夜间光照，可有效改善昼夜节律紊乱导致的睡眠障碍。

（三）照度 > 10 lx 的红光影响小鼠睡眠觉醒行为

小鼠是最常用的实验动物，当暴露在白光下，夜行性小鼠的活动度迅速降低并进入睡眠。传统观念认为，小鼠缺乏红色的色觉感知，在暗期需要光照时，常采用红光照明。研究发现，照度大于或等于 20 lx 的红光与白光一样能快速诱导小鼠睡眠。当红光照度降低到 10 lx 时红光暴露不再影响小鼠的睡眠，提示凡在夜间需要对小鼠等夜行性动物实施短期光照时，应选择照度为 10 lx 或以下的红光，既方便实验人员操作，又可避免光照对睡眠觉醒行为的影响。

第四节　总结与展望

睡眠可以恢复体力、增强免疫力、促进生长发育与巩固记忆，是机体健康的保证。睡眠剥夺作为一种较强的应激源对机体造成多方面的影响，如生理功能与情绪的改变、抵抗力下降与脑功能的损伤等。镇静催眠药虽然能改善睡眠，但长期使用可能出现耐药、依赖与停药反跳等副作用。理想的方式是重建自然睡眠 - 觉醒周期，白天尽可能暴露于自然光下，适当运动并尽量避免白天小睡。晚上调暗室内照明强度，包括计算机、电视与手机的屏幕，更好地维护睡眠健康。

睡眠与觉醒是通过脑内神经递质与内源性睡眠物质共同作用、相互影响而实现的，同时受内稳态与生物节律的调控。因此，解析睡眠 - 觉醒分子机制与神经环路将对认识睡眠障碍的发病机制、探索干预方法与确定治疗新靶点提供重要的理论依据。

（黄志力）

参考文献

【1】 STICKGOLD R. Sleep-dependent memory consolida-tion[J]. Nature, 2005, 437（7063）: 1272-1278.

【2】 TONONI G, CIRELLI C. Sleep and the price of plasticity: from synaptic and cellular homeostasis to memory consoli-dation and integration[J]. Neuron, 2014, 81（1）: 12-34.

【3】 HUANG ZL, MOCHIZUKI T, QU WM, et al. Altered sleep-wake characteristics and lack of arousal response to H3 receptor antagonist in histamine H1 receptor knockout mice[J]. Proc Natl Acad Sci USA, 2006, 103（12）: 4687-4692.

【4】 HUANG ZL, QU WM, LI WD, et al. Arousal effect of orexin A depends on activation of the histaminergic system[J]. Proc Natl Acad Sci USA, 2001, 98（17）: 9965-9970.

【5】 QU WM，HUANG ZL，XU XH，et al. Dopaminergic D_1 and D_2 receptors are essential for the arousal effect of modafinil[J]. J Neurosci，2008，28（34）：8462-8469.

【6】 HAN Y，SHI YF，XI W，et al. Selective activation of cholinergic basal forebrain neurons induces immediate sleep-wake transitions[J]. Curr Biol，2014，24（6）：693-698.

【7】 CHEN L，YIN D，WANG TX，et al. Basal forebrain cholinergic neurons primarily contribute to inhibition of electroencephalogram delta activity，rather than inducing behavioral wakefulness in mice[J]. Neuropsychopharmacology，2016，41（8）：2133-2146.

【8】 LUO YJ，LI YD，WANG L，et al. Nucleus accumbens controls wakefulness by a subpopulation of neurons expressing dopamine D_1 receptors[J]. Nat Commun，2018，9（1）：1576.

【9】 VENNER A，ANACLET C，BROADHURST RY，et al. A novel population of wake-promoting GABAergic neurons in the ventral lateral hypothalamus[J]. Curr Biol，2016，26（16）：2137-2143.

【10】 REN S，WANG Y，YUE F，et al. The paraventricular thalamus is a critical thalamic area for wakefulness[J]. Science，2018，362（6413）：429-434.

【11】 QIU MH，CHEN MC，FULLER PM，et al. Stimulation of the pontine parabrachial nucleus promotes wakefulness via extra-thalamic forebrain circuit nodes[J]. Curr Biol，2016，26（17）：2301-2312.

【12】 KAUR S，PEDERSEN NP，YOKOTA S，et al. Glutamatergic signaling from the parabrachial nucleus plays a critical role in hypercapnic arousal[J]. J Neurosci，2013，33（18）：7627-7640.

【13】 WANG TX，XIONG B，XU W，et al. Activation of parabrachial nucleus glutamatergic neurons accelerates reanimation from sevoflurane anesthesia in mice[J]. Anesthesiology，2019，130（1）：106-118.

【14】 SAPER CB，FULLER PM. Wake-sleep circuitry：an overview[J]. Curr Opin Neurobiol，2017，44：186-192.

【15】 王典茹，黄志力，曲卫敏. 视前正中核神经元调节睡眠 - 觉醒的研究进展 [J]. 复旦学报（医学版），2015，42（6）：780-785.

【16】 MCKINLEY MJ，YAO ST，USCHAKOV A，et al. The median preoptic nucleus：front and centre for the regulation of body fluid，sodium，temperature，sleep and cardiovascular homeostasis[J]. Acta Physiol（Oxf），2015，214（1）：8-32.

【17】 YANG SR，HU ZZ，LUO YJ，et al. The rostromedial tegmental nucleus is essential for non-rapid eye movement sleep[J]. PLoS Biol，2018，16（4）：e2002909.

【18】 YUAN XS，WANG L，DONG H，et al. Striatal adenosine A_{2A} receptor neurons control active-period sleep via parvalbumin neurons in external globus pallidus[J]. Elife，2017，6：e29055.

【19】 OISHI Y，XU Q，WANG L，et al. Slow-wave sleep is controlled by a subset of nucleus accumbens core neurons in mice[J]. Nat Commun，2017，8（1）：734.

【20】 ZHANG Z，ZHONG P，HU F，et al. An excitatory circuit in the perioculomotor midbrain for non-REM sleep control[J]. Cell，2019，177（5）：1293-1307.

【21】 LUPPI PH，CLEMENT O，SAPIN E，et al. Brainstem mechanisms of paradoxical（REM）sleep generation[J]. Pflugers Arch，2012，463（1）：43-52.

【22】 HUANG ZL，QU WM，EGUCHI N，et al. Adenosine A_{2A}，but not A_1，receptors mediate the arousal effect of caffeine[J]. Nat Neurosci，2005，8（7）：858-859.

【23】 HUANG ZL，URADE Y，HAYAISHI O. The role of adenosine in the regulation of sleep[J]. Curr Top Med Chem，2011，11（8）：1047-1057.

【24】 ZHANG Z，WANG HJ，WANG DR，et al. Red light at intensities above 10 lx alters sleep-wake behavior in mice[J]. Light Sci Appl，2017，6（5）：e16231.

第二章　睡眠呼吸生理

维持正常通气量需足够的潮气量与呼吸频率，即每分通气量＝潮气量×呼吸频率。呼吸控制系统任何环节的病变均可影响呼吸深度与频率，导致通气功能紊乱。临床上见到的病例多为几个环节病变同时存在，极少数情况下单纯呼吸中枢病变即可导致通气功能紊乱。狭义的呼吸控制功能障碍多指以呼吸中枢功能障碍为主者，可分为两大类：一是以呼吸节律异常为主，表现为不规则呼吸，血气波动大，例如睡眠呼吸暂停；二是以呼吸频率与/或深度异常为主，但呼吸节律尚规整，例如肺泡低通气综合征。在极端情况下如高原环境中，睡眠与呼吸调控均会发生显著改变，将在第二十八章"高海拔周期性呼吸致中枢性睡眠呼吸暂停"中论述。本文将聚焦生理睡眠状态下呼吸功能的改变与呼吸中枢调节功能异常和睡眠呼吸暂停的关系。

第一节　睡眠对呼吸与呼吸中枢调节功能的影响

一、呼吸功能的调节

呼吸系统的主要功能在于为机体提供氧气（O_2），排出二氧化碳（CO_2），并参与酸碱平衡调节。机体主要通过以下途径实现呼吸调控：一是大脑皮质参与的行为调节（behavioral control）系统；二是与低O_2、高CO_2等化学性刺激有关的代谢性调节（metabolic control）系统。完整的呼吸控制系统包括中枢控制器、感受器与效应器三个部分（图2-1-1）。中枢控制器（central controller）系指广泛分布在延髓与脑桥网状结构两侧的神经元群。延髓是呼吸节律的起源部位。脑桥参与呼吸节律的精细调节，下丘脑则与情绪变化时的呼吸模式改变有关。大脑皮质的神经活动可控制随意呼吸运动（行为调节）。与睡眠-觉醒状态相关的呼吸刺激-醒觉刺激（wakefulness stimulus）也属此环节。感受器（sensors）：代谢性调节是呼吸调控主要途径。它通过中枢（延髓腹侧）与外周化学感受器（主要为颈动脉体，主动脉体作用较弱）感受pH、动脉血二氧化碳分压（$PaCO_2$）与动脉血氧分压（PaO_2）的变化。$PaCO_2$升高可刺激呼吸中枢迅速增快，增强呼吸；而PaO_2仅在降至60mmHg（1mmHg＝0.133kPa）以下才发挥显著呼吸刺激作用。细支气管内的牵张感受器（stretch receptors）、肺部快适应感受器（rapidly adapting receptors）与J感受器也参与部分呼吸调节。其中，与上气道感受器相关反射在睡眠呼吸障碍疾病的发病机制中起重要作用。效应器（effectors）包括呼吸肌和其与呼吸中枢间信号传递的神经通路。呼吸肌包括膈肌、肋间肌和腹肌等呼吸辅助肌，膈肌担负呼吸做功的70%以上。上气道辅助肌结构与功能异常是睡眠呼吸紊乱疾病的重要机制之一。

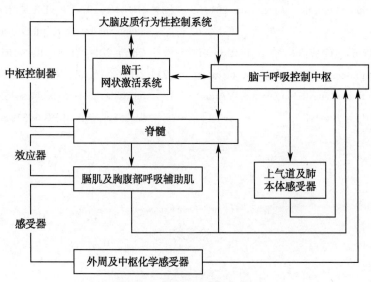

图2-1-1　呼吸控制系统示意图

二、睡眠对呼吸与呼吸调节功能的影响

睡眠对呼吸与呼吸调节功能具有重要影响（图2-1-2）。根据脑电、眼电与肌电图的变化，睡眠可分为非快速眼动（NREM）睡眠与快速眼动（REM）睡眠。NREM睡眠由浅入深又分为N1、N2、N3期三个时相。不同睡眠时相对呼吸调节功能影响不一。在NREM睡眠期，醒觉刺激等行为调节功能几乎丧失，中枢与外周化学感受器对低O_2与高CO_2敏感性显著降低，对呼吸阻力负荷增加的代偿力下降。潮气量与呼吸频率均下降，通气量减少，PaO_2下降4～8mmHg，$PaCO_2$升高4～6mmHg。在N1、N2期时，会出现周期性呼吸（periodic breathing），N3期时呼吸规整。进入REM睡眠期，通气量进一步减低，呼吸节律极不规则，呼吸频率、潮气量与血气水平波动较大，偶有短暂中枢性呼吸暂停。在此期内，大脑皮质活动活跃，行为性调节能发挥一定作用，但代谢性调节系统的敏感性与中枢对呼吸负荷增加的代偿能力进一步下降。睡眠状态下，脊髓与呼吸肌运动有关神经元活动减弱，肋间肌与上气道肌肉活动减弱，气道阻力显著增高。膈肌收缩力基本保持清醒水平，但在REM睡眠期，因发生节段性收缩，通气效率下降。

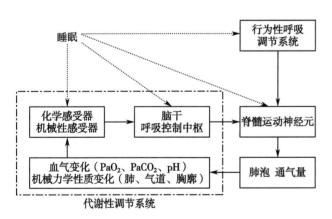

图2-1-2　睡眠对呼吸调节功能的影响

虽然膈肌是主要的呼吸肌，但辅助肌如胸廓肌、腹肌与上气道肌在呼吸中也协同活动，其中上气道肌对维持上气道通畅起重要作用。上气道肌包括颏舌肌、胸骨舌骨肌与腭帆张肌被激活时，会使胸外气道扩张或变硬以维持气道开放。人类上气道不同于其他哺乳动物的一个特点是，下咽部长且具可塌陷性。因此，上气道肌肉活动在觉醒与睡眠时对维持上气道的开放从而保证通气具有特别重要的

作用。上气道的中枢控制有以下特点：

1. 受醒觉刺激影响较大　醒觉刺激担负上呼吸道的"监护功能"（supervisory function），对保证上气道肌肉张力，维持咽气道的开放具有重要作用。一些具有镇静作用的药物可以通过抑制脑干网状结构激活而抑制上气道肌肉活动；肌电图也证实上气道扩张肌的张力性活动在睡眠时减低，在醒觉时加强；另外，不同的睡眠时相对上气道功能的影响也不同，例如在NREM睡眠期，咽部对刺激的反应性有所降低，进入REM睡眠期后，反应性会进一步降低。

2. 化学性呼吸控制中枢的作用　动物与人体试验均证实，对低O_2与高CO_2刺激敏感的化学性呼吸控制中枢同样是控制上气道肌肉活动的重要力量。低O_2与高CO_2刺激不仅可以引起膈肌活动加强，而且可以引起颏舌肌的位相性（phasic）活动加强，特别是在人体，颏舌肌的活动强度与低O_2、高CO_2刺激的强度成正比。觉醒时低O_2与高CO_2可增强颏舌肌活动，但睡眠时颏舌肌对高CO_2反应性减弱，REM睡眠时减弱更明显。不过尚未见关于人类REM睡眠期颏舌肌对CO_2反应性的研究。大鼠在NREM睡眠时，颏舌肌只对吸入高浓度CO_2（7%～9%）起反应，而横膈在吸入很低的CO_2时就有反应。在REM睡眠时，当吸入气CO_2浓度达到9%时，颏舌肌活动则完全被抑制。因此，驱动颏舌肌CO_2阈值高于觉醒状态，也显著高于膈肌。在NREM睡眠时，颏舌肌低氧反应性也减弱。

3. 其他控制机制　Breuer与Hering第一次揭示肺扩张时与容量相关的感觉信息通过缩短吸气时间抑制呼吸的神经反射。肺缩小时呼气时间则缩短。大量关于Breuer-Hering反射的研究强调它对呼吸时程的调节，这是有失偏颇的。实际上，迷走反馈也改变上气道肌肉活动形式。吸气时随肺容量增加，上气道肌肉活动被抑制；但如果没有容量相关的反馈，即使吸气时气道闭塞，上气道肌肉活动很少或根本不会被抑制，其活动更强劲。也可在横膈肌观察到相似的调节，但要弱一些。在睡眠状态的机械通气患者中可以观察到，随潮气量增加呼吸肌活动减弱。因此，当上气道出现机械负荷，或吸气、呼气受损时，Breuer-Hering反射与容量相关反馈的作用更主要表现在对呼吸肌驱动的调节，而不是呼吸时程。

中枢化学性驱动还可以通过以下途径作用于上

气道肌肉：①上气道肌肉的张力性活动（tonic activity）是维持气道张力、影响上气道口径乃至其塌陷程度的重要因素，也受中枢化学性驱动的影响。②不同的上气道肌肉受中枢化学性驱动影响的程度不同。例如，要使颏舌肌出现位相性活动加强，需要的血CO_2刺激水平要高于使膈肌活动加强所需的血CO_2刺激水平，而使环杓肌活动增强所需的血CO_2刺激水平则相反。③鼻翼肌肉的活动可以降低上气道阻力，呼吸中枢激活其活动与激活膈肌产生呼吸气流存在时间差。这个差值受化学性刺激强度的影响，在驱动能力增强时，时间差延长。

4. 上气道肌肉与呼吸泵肌肉中枢控制的差别 睡眠呼吸暂停发生与否，取决于上气道扩张的力量能否对抗吸气时膈肌等呼吸泵肌肉（pump muscles）所产生的咽腔负压，即两力是否平衡。在呼吸驱动较低的情况下，上气道肌肉与其支配者舌下神经的活动低于膈神经与呼吸泵肌肉的活动，后者占优势，气道易塌陷；当呼吸驱动升高，超过一定的阈值时，支配上气道肌肉的神经元活动与支配呼吸泵肌肉的神经元活动都增强，但前者增强的程度要高于后者增强的程度，上气道肌肉的活动占优势，咽气道扩张。也就是说，激活两组肌肉活动的呼吸驱动阈值并不相同。系列研究进一步证明，让正常人重复呼吸高氧空气造成进行性高碳酸血症，随呼吸驱动逐渐增高，上气道气流阻力进行性下降，在高驱动水平时上气道吸气肌活动增强明显，而在低驱动水平时膈肌活动增强明显，上气道活动相对受到限制。

呼吸中枢对上气道肌肉与呼吸泵肌肉活动的控制不仅在强度上有所不同，在时间上也有差别。一般来讲，上气道肌肉与其控制神经元的激活要先于膈神经与胸壁的其他呼吸肌激活。这样在呼吸负压产生之前，上气道已扩张。然而睡眠呼吸暂停患者的情况有所不同，这个时间差要受气道阻力的影响，每次呼吸暂停结束后气道阻力最低，上气道肌肉激活在前；呼吸暂停发生前气道阻力逐渐升高，时间差进行性缩短；当呼吸暂停发生时上气道肌肉激活在后；随着呼吸暂停的结束，上气道肌肉的活动在强度上要高于膈肌，在时间上早于膈肌，上气道处于开放状态。

吸气时胸廓肌收缩，同时上气道肌肉收缩以便胸外气道的跨壁负压不至于使上气道萎陷。NREM睡眠时，这些肌肉的兴奋驱动通常减弱；而在REM睡眠时，这些肌肉的活动被主动抑制。与REM睡眠相关的抑制在中轴姿势肌最明显。不管是因为胸廓肌与上气道肌的主动抑制还是兴奋驱动去除，睡眠时胸廓顺应性更大，上气道阻力增加。这些机械因素增加了呼吸功，并降低每分通气量，这一过程不依赖于中枢的呼吸驱动。

上气道活动还受其他机械因素调节，如上气道变形、吸入气流形式、空气温度及呼吸周期中特定的时相等。上气道肌肉活动在吸气时比呼气时更活跃，使上气道萎陷的跨壁负压更大。另外，与通过插管呼吸相比，通过鼻腔呼吸所需的使气道萎陷的关键压力减小（即气道不易萎陷）。在人类，气流通过鼻腔比通过口腔更有效地刺激上气道肌肉活动。所以多种刺激（高CO_2、鼻式呼吸、觉醒和气道负压等）可以补偿性地反射激活上气道肌肉以增强上气道稳定性。任何一种机制在某些程度上受损，如口式呼吸，即打呼噜、上气道气流停止、低CO_2、睡眠状态改变等，呼吸不稳定的可能性就增加。这些维持气道的机制在睡眠时可能会减弱。

第二节 无创性呼吸中枢控制功能的测定方法

呼吸功能的调控可以通过呼吸频率、潮气量、每分通气量反映，但这些指标易受肺功能、呼吸肌功能等因素的影响。膈神经电图、膈肌肌电图与跨膈压测定可以较准确地反映呼吸中枢驱动力，但具有一定的创伤性，难以在临床上普及应用。临床上常用的无创性呼吸中枢调节功能测定方法包括：①基于平静吸气0.1秒时的口腔阻断压（P0.1）来反映呼吸驱动力；②利用重复呼吸法测定呼吸中枢的低O_2与高CO_2反应性。

一、口腔阻断压（P0.1）

平静呼吸时吸气0.1秒时的口腔吸气压，因在0.1秒时的吸气不受主观因素的影响，可以代表呼吸中枢驱动的大小。测定P0.1时因气道内无气流通过，不产生流速阻力，可较准确地反映吸气驱动。又因吸气阀关闭时，肺容量无变化，可避免肺容量变化对吸气压的影响。P0.1与膈肌肌电图有很好的相关性，可基本反映平静呼吸空气时吸气驱动的大小，在某些情况下也有误差，例如肺气肿患者膈肌低平、膈肌收缩力比较小，就会使测得的P0.1偏小而低估吸气驱动力。而气道狭窄时，肺内呼吸单位吸气时间常数延长,口腔阻断压会比胸膜腔内压延迟出现,使口腔阻断压比胸膜腔内压小,测得的 P0.1 偏低。正常人 P0.1 为 (1.68 ± 0.48) cmH$_2$O(1cmH$_2$O $= 0.098$kPa)。

二、高 CO$_2$ 反应性

多采用重复呼吸法测定,保持高浓度氧吸入,以避免低氧的影响,同步测定呼气末 CO$_2$ 浓度(代表 PaCO$_2$)、每分通气量(E)、P0.1,以 E 为纵坐标,以 PaCO$_2$ 为横坐标,当达到呼气与吸气 CO$_2$ 水平平衡时,两者的关系呈直线相关,直线开始上升的位置代表 CO$_2$ 反应的阈值,坡度代表呼吸中枢对 CO$_2$ 反应的敏感性。由于 E 受呼吸流速与肺容量变化的影响,故以 P0.1 代替 E 较为可靠,以 P0.1 为纵坐标,以 PaCO$_2$ 为横坐标,可画出 CO$_2$ 反应曲线,正常人 ΔP0.1/ΔPaCO$_2$ 在 (0.42 ± 0.15) cmH$_2$O/mmHg。

镇静药、麻醉剂、β 肾上腺素受体阻滞剂均能降低 CO$_2$ 反应的敏感性与提高反应的阈值,咖啡因、氨茶碱、水杨酸、黄体酮和甲状腺素能增强 CO$_2$ 反应的敏感性与降低阈值。脑炎、延髓梗死、黏液性水肿、肥胖低通气综合征、阻塞性睡眠呼吸暂停综合征,能降低反应的敏感性。

三、低氧反应性

多采用重复呼吸法测定,保持 PaCO$_2$ 恒定,同步测定 P0.1、E 与脉氧饱和度(SpO$_2$)。从 SpO$_2$ 达到 90% 开始,降低至 70% 左右为止,以 E 为纵坐标,以 SpO$_2$ 为横坐标,可画出通气低氧反应曲线,当 SpO$_2$ 低至 90% 以下时,两者呈线性相关,如以 P0.1 为纵坐标,以 SpO$_2$ 为横坐标,则呼吸驱动低氧反应曲线应用更为普遍,因 P0.1 的测定较少受其他因素的影响,以 ΔP0.1/ΔSpO$_2$ 代表低氧反应的敏感性较准确,正常人 ΔP0.1/ΔSpO$_2$ 为 (0.19 ± 0.08) cmH$_2$O/%。低氧反应性在个体与个体之间变异范围比较大,而在某一个体,重复测定时变异范围比较小。低氧反应性降低可见于黏液性水肿、肥胖低通气综合征、阻塞性睡眠呼吸暂停综合征与用镇静剂以后。

第三节　睡眠呼吸障碍患者的呼吸中枢调节功能

睡眠呼吸障碍(sleep-related breathing disorder,SBD)是以睡眠时的呼吸功能异常为主要特征,可伴或不伴清醒状态下的呼吸异常,根据《睡眠障碍国际分类(第 3 版)》(ICSD-3)分为阻塞性睡眠呼吸暂停综合征(obstructive sleep apnea syndrome,OSAS)、中枢性睡眠呼吸暂停综合征(central sleep apnea syndrome,CSAS)、睡眠相关肺泡低通气障碍(sleep related hypoventilation disorder)、睡眠相关低氧血症(sleep related hypoxia)及单独症候群与正常变异五大类(表 2-3-1)。该分类中大多数疾病的发生均与呼吸调节功能障碍有关。

表 2-3-1　睡眠呼吸障碍的国际分类

阻塞性睡眠呼吸暂停综合征
成人阻塞性睡眠呼吸暂停
儿童阻塞性睡眠呼吸暂停
中枢性睡眠呼吸暂停(CSA)综合征
伴陈-施呼吸的 CSA
不伴陈-施呼吸的疾病致 CSA
高海拔周期性呼吸致 CSA
药物或物质致 CSA
原发性 CSA
婴儿原发性 CSA
早产儿原发性 CSA
治疗相关 CSA
睡眠相关肺泡低通气障碍
肥胖低通气综合征
先天性中枢性肺泡低通气综合征
伴下丘脑功能障碍迟发性中枢性肺泡低通气
特发性中枢性肺泡低通气
药物或物质致睡眠相关肺泡低通气
疾病致睡眠相关肺泡低通气
睡眠相关低氧血症
单独症候群与正常变异
鼾症
夜间呻吟(catathrenia)

一、中枢性睡眠呼吸暂停与呼吸调节功能异常

发生中枢性睡眠呼吸暂停(CSA)时,中枢呼吸驱动暂时丧失,气流与胸腹部的呼吸运动全部消失,胸膜腔内的负压为零。CSA 与呼吸控制功能失调的关系较为明确(图 2-3-1)。临床上引起中枢性睡眠呼吸暂停的疾病见表 2-3-2。

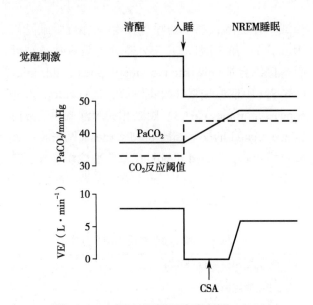

图 2-3-1　中枢性睡眠呼吸暂停的发生机制
$PaCO_2$，动脉血二氧化碳分压；VE，每分通气量；NREM，非快速眼动；CSA，中枢性睡眠呼吸暂停。

表 2-3-2　可引起中枢性睡眠呼吸暂停的疾病

呼吸驱动降低或消失

化学感受器缺陷：原发性肺泡低通气综合征

自主神经系统功能障碍：Shy-Drager 综合征、糖尿病、家族性自主神经系统功能障碍

大脑前叶病变：脑卒中、外伤、脑炎

脑干病变：脑卒中、肿瘤、脑干脑炎、多发性硬化

脊髓病变：颈髓外伤、多发性硬化、脊髓灰质炎

神经肌肉病变：膈神经病变、重症肌无力、肌肉萎缩、脊柱畸形

呼吸中枢敏感性继发性钝化

入睡、缺氧、初入高原、左心功能不全、中枢神经系统病变

气道局部反射活动对呼吸中枢驱动的抑制

咽塌陷、呛咳、刺激咽喉部

呼吸驱动消失或降低可以引起 CSA。正常人睡眠时应用人工方法造成过度通气，使其 $PaCO_2$ 较清醒时降低 3～6mmHg，即可诱发 CSA。中枢神经系统疾病如累及呼吸中枢，其睡眠时发生的呼吸紊乱以 CSA 为主。例如，脑动脉硬化、脑梗死、脑肿瘤、脑炎、脊髓灰质炎、脑出血、颅外伤等均可引起 CSA。但 CSA 患者死后尸解多无脑部组织病理的异常，大多数是由于呼吸控制功能失调导致 CSA，其中常见者是因呼吸调节不稳定所致。其他疾病

如果影响到呼吸控制的稳定性也会产生 CSA。例如陈-施呼吸（Cheyne-Stokes respiration）与周期性呼吸都是 CSA 的特殊类型，多在 NREM 睡眠 1 期、2 期出现，见于心功能不全致心脏到化学感受器的循环时间延长及初入高原后因缺氧致过度通气者，此类患者的呼吸控制功能常常不稳定。睡眠状态时呼吸中枢反应性下降也是引起 CSA 的重要机制。当患者从清醒进入睡眠状态时，呼吸中枢对高 CO_2 刺激的反应性下降，即 CO_2 刺激反应阈值升高，如果反应阈值足够高，超过血 CO_2 所能达到的最高水平，即有可能出现 CSA；随着呼吸暂停时间的延长，$PaCO_2$ 逐渐升高，达到一定水平后呼吸恢复，患者发生短暂觉醒，中枢对高 CO_2 反应的阈值随之降低，较高的血 CO_2 水平即引起过度通气，CO_2 降至较低的水平。重新入睡后再次发生 CSA，周而复始，反复循环。由此可见，睡眠时呼吸中枢对高 CO_2、低 O_2 的敏感性愈差，即其反应阈值愈高，则愈容易发生 CSA；入睡后觉醒愈多，呼吸控制功能愈不稳定，愈容易发生 CSA；在 NREM 睡眠 1 期、2 期，由于睡眠较浅，容易发生觉醒，故容易发生 CSA；随着睡眠的加深，进入 NREM 睡眠 3 期、4 期，觉醒次数减少，呼吸调节趋于稳定，CSA 次数减少。进入 REM 睡眠期，随意调节功能仍起一定作用，呼吸对化学性调节的依赖程度减轻，CSA 也有减少的趋势。此外，上气道阻力忽高忽低、肺水肿引起的传入呼吸刺激加强等，都可以引起呼吸调节不稳定而诱发 CSA。

许多反射活动可以暂时性抑制中枢呼吸驱动而引起 CSA，如肺牵张反射。近年来上气道局部反射活动在 CSA 发生中的作用颇受重视。现已证实，在睡眠时通过机械或化学的方法刺激实验动物咽喉部的感受器可抑制其呼吸；胃食管反流物刺激咽喉部是新生儿 CSA 的重要原因，可能与新生儿猝死有关。

二、阻塞性睡眠呼吸暂停与呼吸调节

（一）阻塞性睡眠呼吸暂停患者清醒状态下的呼吸调节功能

上气道的解剖狭窄是阻塞性睡眠呼吸暂停（OSA）的一个重要原因，但单纯由于上气道狭窄不能解释以下现象：为何呼吸暂停只在睡眠时发生？为何 OSA 与 CSA 常常并存？许多 OSA 患者在解除上气道解剖上的狭窄以后 OSA 依然存在；某些

患者在气管切开后由 OSA 转为 CSA。以上现象提示功能性因素在 OSA 的发病中可能起更为重要的作用，OSA 与 CSA 有着共同的发病基础。如前所述，CSA 的发生系呼吸调节功能失调所致，因此推测 OSA 的发生与呼吸中枢控制功能异常也有密切关系。清醒状态下大部分 OSA 患者的呼吸中枢对低 O_2 与高 CO_2 刺激的反应性与正常人无差异。OSA 患者的 P0.1 高于正常人。只有部分伴白天 CO_2 潴留的 OSA 患者，低 O_2 与高 CO_2 刺激的反应性降低。

（二）阻塞性睡眠呼吸暂停患者睡眠状态下的呼吸调节功能

尽管多数 OSA 患者在清醒状态下并无明显的呼吸异常，但并不能说明 OSA 的发生与呼吸调节功能异常无关。首先，清醒与睡眠是两个截然不同的生理状态，睡眠对呼吸调节功能具有重要影响；其次，呼吸暂停只在睡眠时发生，其清醒时的中枢驱动与反应性并不能代表睡眠状态下的情况。我们通过经鼻气管插管建立鼻咽通气道测定重度 OSA 患者在不同睡眠时相的呼吸驱动力与低 O_2、高 CO_2 中枢反应性。发现 OSA 患者在 NREM 睡眠 3 期、4 期，呼吸驱动力较清醒时无明显降低，上气道稳定性较其他睡眠时相好；进入 REM 与 NREM 睡眠 1 期、2 期，P0.1 明显降低，呼吸驱动减弱。这与 OSA 多在 REM 与 NREM 睡眠 1 期、2 期发生，进入 NREM 睡眠 3 期、4 期，睡眠呼吸暂停即明显减少的临床现象一致，NREM 睡眠 3 期、4 期上气道稳定性增加可能与呼吸驱动较强有关。在 NREM 与 REM 睡眠期，OSA 患者呼吸中枢的低 O_2 与高 CO_2 敏感性在各睡眠时相均降低，从清醒到入睡，OSA 患者呼吸中枢的低 O_2 与高 CO_2 敏感性降低幅度较正常人更大，呼吸中枢受抑制更为明显。特别是一些伴有白天 CO_2 潴留者，呼吸中枢对低 O_2 与高 CO_2 刺激的反应性几乎消失。

睡眠时 OSA 患者呼吸中枢调控异常的原因可能不同。有的系原发，即与遗传因素有关，有的系继发。呼吸中枢的低氧反应性可受遗传因素的影响，基因缺陷可以引起小鼠呼吸暂停。呼吸中枢反应性降低也可能继发于某些因素，例如反应钝化（初入高原者对低氧的反应性加强，久而久之，机体对低氧的环境逐渐适应，低氧反应的敏感性下降，反应阈值适应性升高，这种现象称为钝化）。经无创正压通气治疗后有所好转。

三、肺泡低通气与睡眠呼吸调节

$PaCO_2$ 是反映肺泡通气量大小的可靠指标。$PaCO_2$ 超过 45mmHg 即表示存在肺泡低通气（alveolar hypoventilation）。当 $PaCO_2$ 达到 $50\sim70$mmHg 时，与其相伴的低氧血症可导致红细胞增多、肺动脉高压、肺心病、呼吸衰竭等一系列的病理生理改变与临床症状，称为肺泡低通气综合征（alveolar hypoventilation syndrome）。几乎所有能导致明显高碳酸血症的疾病都伴有睡眠低通气。慢性肺泡低通气的病因很多（表 2-3-3），均系通过影响呼吸控制系统的一个或数个环节致肺泡低通气（表 2-3-4）。临床上，常数种机制合并存在，且互为因果。睡眠对低通气有很大影响，肺泡低通气可以只在睡眠时发生，可以伴或不伴呼吸暂停与呼吸不足，业已存在的高碳酸血症与低氧血症在睡眠尤其是 REM 睡眠时恶化。根据 ICSD-3 的分类，睡眠相关肺泡低通气障碍包括肥胖低通气综合征（obesity hypoventilation syndrome，OHS）、先天性中枢性肺泡低通气综合征（congenital central hypoventilation syndrome，CCHS）、伴下丘脑功能障碍迟发性中枢性肺泡低通气（late-onset central hypoventilation with hypothalamic dysfunction）、特发性中枢性肺泡低通气（idiopathic central alveolar hypoventilation，ICAH）、药物或物质致睡眠相关肺泡低通气和疾病致睡眠相关肺泡低通气。

脑干功能或器质性病变多引起呼吸节律改变，尤以睡眠状态下显著。单纯代谢性呼吸控制功能异常者，其化学感受器对异常血气与酸碱度变化不能感受或虽能感受但不足以刺激脑干呼吸神经元发出足够强冲动以产生足够通气量，此种患者因其行为性控制系统、传导通路与效应器官均正常，有意识深呼吸尚可使通气量达到正常。但入睡后行为性调节功能减弱或消失，低通气常加重，尤以 NREM 睡眠的 3 期降低明显。表现为原发性呼吸性酸中毒与继发性碳酸氢盐增加。此类患者称为"不愿呼吸者"（won't breathe）。呼吸驱动的减弱可以源于先天异常，也可以后天获得。某些药物、慢性缺氧、高碳酸血症、一些影响脑干或外周化学感受器的疾病均可降低中枢对化学刺激的反应性。甲状腺功能减退也可降低呼吸驱动，是一个经常被忽视的低通气病因。CCHS 是一种罕见的多发生于儿童的低通气疾病，其根本缺陷在于呼吸中枢不能对外周化学

表 2-3-3　慢性肺泡低通气的病因

机制	病因
中枢调节受抑制	
药物	麻醉剂、酒精、巴比妥类、苯二氮草类
代谢性碱中毒	
中枢性肺泡低通气	脑炎、外伤、出血、肿瘤、脑卒中、变性、神经脱髓鞘
原发性肺泡低通气	基因异常
慢性缺氧/高碳酸血症	慢性阻塞性肺疾病（COPD）、睡眠呼吸障碍、高海拔
甲状腺功能减退	
神经肌肉疾病	
脊髓损伤	
前角细胞疾病	脊髓灰质炎后综合征、肌萎缩性脊髓侧索硬化
外周神经病变	吉兰-巴雷综合征、白喉、膈神经受损
神经肌肉接头病变	重症肌无力、抗胆碱酯酶药中毒、箭毒样药物、肉毒杆菌中毒
肌病	进行性假肥大性肌营养不良（DMD）、多发性肌炎
胸廓与肺疾病	
胸壁畸形	脊柱后侧凸、纤维胸、胸廓成形术、肥胖低通气
上呼吸道阻塞	睡眠呼吸暂停、甲状腺肿、会厌炎、气管狭窄
下呼吸道阻塞	COPD、囊性纤维化

表 2-3-4　慢性肺泡低通气的发生机制

受损环节	缺陷部位或原因	主要表现
控制中枢	脑干呼吸神经元或神经网络	化学感受反射受损 睡眠呼吸紊乱
感受器	代谢性碱中毒	pH 升高
	外周化学感受器	低氧反应降低
	中枢化学感受器	高 CO_2 反应降低
效应器	神经肌肉病变	最大吸气压降低
	胸廓与肺病变	呼吸力学性质改变

感受器传入的信号进行有效整合。*PHOX2B* 基因与呼吸节律的形成有关，约 2/3 的 CCHS 患者存在这一基因的变异。这一途径可能在成人原发性肺泡低通气综合征（idiopathic alveolar hypoventilation syndrome，IAHS）的发病机制中也有一定的作用。

效应系统受损者，虽经有意识过度呼吸也不能达到正常的通气量，此类可称为不能呼吸者（can't breathe）。当患者脊髓、呼吸相关的神经、呼吸肌存在原发性损伤时，脑干呼吸中枢的调节不能完全代偿呼吸肌力量的不足，这部分患者就可能出现低通气。通常只有在膈肌功能显著受损（>80%）时才会出现明显的通气不足。REM 睡眠期间辅助呼吸肌如胸锁乳突肌张力减退，呼吸运动主要依赖膈肌，故 REM 睡眠期是这些患者最为脆弱的时候，因此，在患有神经肌肉疾病的患者中，不管是起初的夜间通气不足还是最终的白天呼吸衰竭，几乎都可以首先表现在 REM 睡眠期间。低通气从局限于 REM 睡眠到 NREM 睡眠，最终进展到白天的呼吸衰竭，其发展的快慢取决于呼吸肌受损的形式、原发疾病的进展速度、年龄、体重及是否合并急性呼吸道感染。肺、气道或胸壁病变患者，其呼吸做功增加，易发生低通气，最常见的例子就是慢性阻塞性肺疾病（COPD）。过度肥胖可作为一种机械负荷作用于呼吸系统，降低胸壁顺应性，但体重并不是肥胖低通气的唯一决定因素。大多数肥胖个体可通过呼吸驱动的代偿性增加维持正常的 $PaCO_2$ 水平，只有少部分化学反应性降低的肥胖者才会有 CO_2 潴留，不改变体重与呼吸系统的物理性质，仅单纯地增加呼吸驱动就可改善低通气。最近有研究表明，瘦素缺陷的 ob/ob 小鼠常发生低通气，其呼吸中枢对高 CO_2 的反应性在清醒与睡眠时均减弱，而且这些异常改变在小鼠肥胖之前就已存在；若给小鼠人工补充瘦素，可同时纠正低通气与对高 CO_2 的低反应性。人体研究也发现，在预测高碳酸血症方面，血中的瘦素水平与体重指数的价值相当，前者甚至更好。OSA 不仅见于大多数 OHS 患者，也可见于一些高碳酸血症者与轻度肥胖者，并且在 OSA 患者睡眠期间对其进行有效的持续气道正压通气（CPAP）治疗后，大多数白天低通气也随之缓解。睡眠期间发生的通气障碍如何导致白天的高碳酸血症目前还不得而知。一个可能的原因是慢性间歇性缺氧与高碳酸血症及睡眠剥夺相互作用使得白天的呼吸调节钝化，这一恶性循环使得呼吸中枢反应性下降，导致白天低通气。对高碳酸血症的 OSA 患者进行短时程 CPAP，可提高中枢的化学敏感性。

原发性代谢性碱中毒者，其低通气属代谢性控制系统正常代偿，故称"不应呼吸者"（shouldn't breathe）。

第四节　认识睡眠呼吸障碍患者呼吸控制功能异常的意义

一、有助于进一步理解睡眠呼吸暂停综合征的发病机制

睡眠呼吸暂停是否发生取决于维持上气道扩张的力量能否对抗膈肌与其他胸壁呼吸肌产生的吸气负压。呼吸驱动愈强,则咽扩张肌的张力愈强,在吸气时咽部肌肉愈不易塌陷,睡眠呼吸暂停愈不易发生。相对而言,上气道肌肉受呼吸驱动降低的影响较大,当呼吸驱动降低到一定水平时,在强度上,胸壁呼吸泵肌肉吸气产生的咽腔负压占优势,在时间上,咽气道肌肉的活动迟于胸壁呼吸泵肌肉,因而力的平衡被打破,发生气道关闭;而在呼吸驱动水平较高时,上气道肌肉的活动占优势,气道开放。大量研究发现睡眠呼吸暂停均发生在呼吸驱动较低时。有证据表明,当上气道顺应性增加时,不依赖吸气负压的作用,单纯呼吸驱动降低即可引起上呼吸道阻塞。呼吸中枢对低 O_2、高 CO_2 刺激敏感性的高低与睡眠呼吸暂停的结束有关,中枢反应低下者不易觉醒,睡眠呼吸暂停持续时间长。

二、有助于指导选择治疗方案与探索新的治疗途径

CPAP 可以增加咽气道内的正压,维持肌肉的张力,降低呼吸负荷,防止气道塌陷,是目前治疗 OSA 最有效、应用最普遍的方法。OSA 引起的血气与睡眠紊乱可使外周化学感受器钝化而延长呼吸暂停、加重 CO_2 潴留。积极纠正患者的低氧血症既可以预防 OSA 的相关并发症,也能够通过稳定呼吸中枢调节功能而改善病情。

悬雍垂腭咽成形术(uvulopalatopharyngoplasty, UPPP)是治疗睡眠呼吸暂停的主要手术方式之一,目的是去除上气道的解剖狭窄,但由于 UPPP 并不是针对根本发病机制的治疗方法,因而疗效有限。通过手术去除明显的上气道解剖狭窄可以扩大咽气道,降低吸气阻力负荷,在 OSA 患者的呼吸中枢对阻力负荷代偿性明显降低的情况下有利于改善病情。

吸入高 CO_2 气体,口服烟碱、乙酰唑胺及孕激素等具有呼吸兴奋作用的药物都有改善睡眠呼吸暂停的作用。寻找疗效更好、副作用小、不干扰睡眠的呼吸中枢兴奋性药物是 OSA 治疗中较有希望的发展方向之一。通过电刺激模拟呼吸驱动以增强上气道扩张肌的活动来治疗睡眠呼吸暂停从原理上讲是行得通的。已有研究发现下颌下电刺激可以在呼吸暂停发生时增强上气道肌肉张力,缩短呼吸暂停时间,但易引起觉醒、干扰睡眠,主要问题是应如何避免这些不利影响。为防止低呼吸驱动对 OSA 的不利影响,应避免饮酒、少用有呼吸抑制作用的药物;全身麻醉手术时要加强呼吸道的护理,以免发生窒息;上气道黏膜的局部麻醉可以消除一些上气道保护性反射的传入冲动而加重或诱发睡眠呼吸暂停,应予以注意。吸氧虽可在一定程度上改善 OSA 患者的睡眠缺氧,但可进一步抑制呼吸中枢驱动而加重睡眠呼吸暂停,如有必要,应在 CPAP 治疗的同时进行。

(韩芳)

参考文献

【1】 FELDMAN JL, MITCHELL GS, NATTIE EE. Breathing: rhythmicity, plasticity, chemosensitivity[J]. Annu Rev Neurosci, 2003, 26: 239-266.

【2】 FENIK VB, DAVIES RO, KUBIN L. REM sleep-like atonia of hypoglossal(XII)motoneurons is caused by loss of noradrenergic and serotonergic inputs[J]. Am J Respir Crit Care Med, 2005, 172(10): 1322-1330.

【3】 JOSEPH V, PEQUIGNOT JM, VAN REETH O. Neurochemical perspectives on the control of breathing during sleep[J]. Respir Physiol Neurobiol, 2002, 130(3): 253-263.

【4】 KRIMSKY WR, LEITER JC. Physiology of breathing and respiratory control during sleep[J]. Semin Respir Crit Care Med, 2005, 26(1): 5-12.

【5】 MORRELL MJ, DEMPSEY JA. Impact of sleep on ventilation[M]//MCNICHOLAS WT, PHILLIPSON EL. Breathing disorders in sleep. New York: WB Saunders, 2002: 3-17.

【6】 NATTIE EE. Central chemosensitivity, sleep, and wakefulness[J]. Respir Physiol, 2001, 129(1-2): 257-268.

【7】 NATTIE EE. Why do we have both peripheral and central

chemoreceptors?[J]. J Appl Physiol, 2006, 100 (1): 9-10.

【8】 PRABHAKAR NR. O_2 sensing at the mammalian carotid body: why multiple O_2 sensors and multiple transmitters?[J]. Exp Physiol, 2006, 91 (1): 17-23.

【9】 SEVERSON CA, WANG W, PIERIBONE VA, et al. Midbrain serotonergic neurons are central pH chemoreceptors[J]. Nat Neurosci, 2003, 6 (11): 1139-1140.

【10】 SOOD S, MORRISON JL, LIU H, et al. Role of endogenous serotonin in modulating genioglossus muscle activity in awake and sleeping rats[J]. Am J Respir Crit Care Med, 2005, 172 (10): 1338-1347.

【11】 HAN F. Sleep disorders: hypoventilation[M]//LAURENT GJ, SHAPIRO SD. Encyclopedia of respiratory medicine. Oxford: Elsevier Limited, UK, 2006: 85-90.

【12】 HAN F, Chen EZ, WEI HL, et al. Treatment effects on carbon dioxide retention in patients with obstructive sleep apnea hypopnea syndrome[J]. Chest, 2001, 119 (6): 1814-1819.

【13】 American Academy of Sleep Medicine. International classification of sleep disorders[M]. 3rd ed. Darien, IL: American Academy of Sleep Medicine, 2014.

2

第三章 上气道解剖结构与功能

在认识阻塞性睡眠呼吸暂停综合征（OSAS）之前，上气道的呼吸功能调节并未得到应有的关注，特别是对睡眠状态下上气道的调节与呼吸功能的关系的认识并不清楚。上气道从解剖学角度讲与上呼吸道重叠，从功能上讲更多的是注重它的通气功能。上气道是指声门以上的气道，由鼻、咽、喉三部分组成。研究认为，人类语言功能进化过程中，由于需要咽部活动参与，造成舌骨硬性支持减弱。这就使得人类咽部气道主要依靠软组织与扩张肌的张力来保持呼吸的畅通。咽部气道畅通需要该部位解剖结构与肌肉兴奋活动共同参与。上气道的解剖学结构与生理功能对维持人的正常呼吸，特别是维持夜间正常的通气功能至关重要。当上气道任何部位解剖与功能异常影响人体与外界的正常通气时，尤其是睡眠状态的通气时，便造成与上气道相关的睡眠呼吸异常或睡眠相关性呼吸疾病。

从解剖学角度看，上气道有三个部位容易发生狭窄与阻塞，即鼻与鼻咽、口咽与软腭水平及舌根水平。鼻与鼻咽为上气道的重要组成部分，鼻与鼻咽解剖异常如鼻中隔偏曲、鼻息肉、鼻甲肥大、鼻炎、鼻腔肿瘤、腺样体肥大与咽部肿瘤等常可引起上气道阻力的增加而容易引发阻塞性睡眠呼吸暂停（OSA）与低通气发生。颌面结构异常，如上、下颌后缩，舌骨下移、软腭低、悬雍垂与舌体肥大、扁桃体肥大，以及会厌后肿瘤、喉部或颈椎畸形同样会导致睡眠中上气道通气功能的异常。另外，肥胖所致颈部咽腔狭小，多种原因导致咽部肌肉张力减低亦是引起 OSA 与低通气的原因。因此了解上气道的解剖与功能，特别是咽部肌肉的功能对认识 OSA 的发病机制是非常必要的。

第一节 鼻解剖结构与功能

鼻（nose）由外鼻、鼻腔与鼻窦三部分构成。外鼻位于面部中央，由额骨发育而成。外鼻的形状呈锥形，下宽上窄，三角的底部称为鼻底。外鼻与额部相连的部分为鼻根，下端突起部分为鼻尖。外鼻正中部位的突起为鼻梁，鼻梁的两侧为鼻背，鼻背下方的半圆形膨隆为鼻翼。鼻腔为一顶窄底宽的狭

长腔隙，鼻腔的上、后、旁由左右成对的鼻窦环绕，与颅前窝、颅中窝、口腔与眼眶紧密毗邻，仅由一层薄骨板相互隔开。鼻窦开口于鼻腔，两者黏膜互相移行连为一整体。鼻中隔前下方的游离缘称为鼻小柱，鼻小柱将鼻腔分为左右两侧对称的鼻孔。鼻中隔将鼻分为左右两腔，每侧鼻腔包括鼻前庭与固有鼻腔两部分。鼻前庭位于鼻腔最前部，富有皮脂腺与汗腺，长有鼻毛。固有鼻腔也称鼻腔，有内、外、顶、底四壁。外壁有突出于鼻腔的三个骨质鼻甲。各鼻甲下方的空隙称为鼻道，即上、中、下鼻道。各鼻甲内侧面与鼻中隔之间的空隙称为总鼻道。鼻腔黏膜分为嗅区黏膜与呼吸区黏膜两部分。鼻腔表面均由呼吸区黏膜覆盖，黏膜内有丰富的静脉丛，具有灵活的舒缩性，能迅速改变其充血状态，为调节空气温度与湿度的主要部分，鼻的呼吸功能主要由鼻腔来完成。鼻窦为鼻腔周围颅骨内含气的空腔，按其所在颅骨命名为额窦、筛窦、上颌窦与蝶窦共 4 对。

一、鼻腔

鼻腔（nasal cavity）为一顶窄底宽的狭长腔隙，前起前鼻孔，后止于后鼻孔，与鼻咽部相通。由鼻中隔分隔为左右两腔，每侧鼻腔包括鼻前庭与固有鼻腔两部分。

（一）鼻前庭

鼻前庭（nasal vestibule）位于鼻腔最前部，由皮肤覆盖，富有皮脂腺与汗腺，长有鼻毛，鼻前庭皮肤与固有鼻腔黏膜交界处称为鼻阈。

（二）鼻的骨性支架

鼻上有额骨鼻突与鼻骨，两侧有上颌骨额突与腭骨突，共同围成梨状孔。鼻的下部有软骨支架，借致密结缔组织附着于梨状孔边缘，各软骨之间也有结缔组织相连系。外鼻由下列软骨构成支架：①上侧鼻软骨，又称侧鼻软骨，左右各一，呈三角形，与鼻骨、上颌骨额突共同形成鼻根与鼻背的支架。②鼻中隔软骨，呈四方形，构成鼻中隔的主要部分。前上缘与鼻骨构成鼻梁的支架。③下侧鼻软骨，又名大翼软骨，左右各一，呈马蹄形。各有两脚，左右侧的两个内侧脚相遇中线，并将鼻中隔软

骨的前下缘夹于中间,共同形成鼻小柱的支架。外侧脚呈片状,为鼻翼主要支架。鼻翼之外下部虽无软骨,但有致密纤维组织形成支架,有一定支撑作用。④小翼软骨,为形态与数目不一的小软骨,位于下侧鼻软骨与上颌骨梨状孔之间。⑤籽状软骨,较小翼软骨为小,形状数目不一,位于上侧鼻软骨与下侧鼻软骨间。

(三)固有鼻腔

固有鼻腔通称鼻腔,有内、外、顶、底4壁。

1. 内壁　即鼻中隔(nasal septum),由鼻中隔软骨(septal cartilage)、筛骨正中板,又称筛骨垂直板(perpendicular plate of ethmoid bone)与犁骨(vomer)组成。软骨膜与骨膜表面覆有黏膜,鼻中隔前下部黏膜内血管丰富,由鼻腭、筛前、上唇与腭大动脉支密切吻合形成毛细血管网称为利特尔区(Little area)。此处黏膜较薄,血管浅表,黏膜与软骨膜相接紧密,血管破裂后不易收缩,且位置又靠前,是鼻出血最易发生的部位。

2. 外壁　鼻腔外壁表现极不规则,有突出于鼻腔的三个骨质鼻甲(conchaeturbinate),分别称上、中、下鼻甲。各鼻甲下方的腔隙称为鼻道,即上、中、下鼻道。各鼻甲内侧面与鼻中隔之间的空隙称为总鼻道(common meatus)。上、中两鼻甲与鼻中隔之间的腔隙称嗅裂或嗅沟(olfactory sulcus)(图3-1-1)。

(1)上鼻甲(superior turbinate):位于鼻腔外壁的后上部,位置最高、体积最小,因前下方有中鼻甲遮挡,前鼻镜检查不易窥见。上鼻甲后上方为蝶筛隐窝(sphenoethmoid recess),蝶窦开口于此。

(2)上鼻道(superior meatus):内有后组筛窦开口。

(3)中鼻甲(middle turbinate):系筛骨的突出部,中鼻甲内常有筛窦气房生长,使鼻腔上部缩窄。

中鼻甲前端外上方的鼻腔侧壁有小丘状隆起称为鼻丘,是三叉神经、嗅神经所形成的丰富反射区。

(4)中鼻道(middle meatus):外壁有两个隆起,后上方为筛窦的大气房名筛泡,筛泡前下方有一弧形嵴状隆起名钩突,筛泡、钩突之间有一半月形裂隙,称为半月裂孔,其外方有一弧形沟称筛漏斗,额窦多开口于半月裂孔的前上部,其后为前组筛窦开口,最后为上颌窦开口。

(5)下鼻甲(inferior turbinate):为一独立骨片,附着于上颌骨内壁,前端距前鼻孔约2cm,后端距咽鼓管口约1cm,为鼻甲中体积最大者,约与鼻底同长,故下鼻甲肿大时易致鼻塞或影响鼓管的通气引流。

(6)下鼻道(inferior meatus):前上方有鼻泪管开口,其外段近下鼻甲附着处骨壁较薄,是上颌窦穿刺的最佳进针部位。

3. 顶壁　呈狭小拱形,前部为额骨鼻突与鼻骨构成。中部是分隔颅前窝与鼻腔的筛板(cribriform plate),此板薄而脆,并有多个细孔,呈筛状,嗅神经经此穿过进入颅前窝。

4. 底壁　即硬腭,与口腔相隔,前3/4由上颌骨腭突构成,后1/4由腭骨水平部构成,两侧部于中线相接,形成上颌骨鼻嵴,与犁骨下缘相接,底壁前方近鼻中隔处各有一切牙管开口,腭大动、静脉与腭前神经由此通过。

(四)鼻腔黏膜

鼻腔黏膜按其组织学构造与生理功能不同,分为嗅区黏膜与呼吸区黏膜两部分。

1. 嗅区黏膜　分布于上鼻甲及部分中鼻甲内侧面与相对应的鼻中隔部分,为假复层无纤毛柱状上皮,由嗅细胞、支持细胞、基底细胞组成。其固有层内含分泌浆液的嗅腺,以溶解有气味物质微粒,

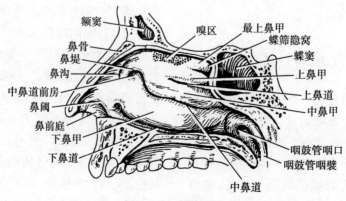

图3-1-1　鼻腔外壁

产生嗅觉。嗅细胞为双极神经细胞，其中央轴突汇集多数嗅细胞嗅丝，穿过筛板达嗅球，周围轴突突出上皮表面，成为细长的嗅毛。

2. 呼吸区黏膜　除嗅区外，鼻腔各处均由呼吸区黏膜覆盖，该区黏膜属复层或假复层柱状纤毛上皮，其纤毛的运动方向主要由前向后朝鼻咽部。黏膜内含有丰富的浆液腺、黏液腺与杯状细胞，能产生大量分泌物，使黏膜表面覆有一层随纤毛运动不断向后移动的黏液毯（mucous blanket）。黏膜内有丰富的静脉丛，构成海绵状组织，具有灵活的舒缩性，能迅速改变其充血状态，为调节空气温度与湿度的主要部分。下鼻甲的黏膜最厚，对鼻腔的生理功能甚为重要，故手术时不宜过多去除。

二、鼻窦

鼻窦（nasal sinuses）为鼻腔周围颅骨含气空腔，按其所在颅骨命名为额窦、筛窦、上颌窦与蝶窦4对。各鼻窦的发育进度不一致，初生儿只有上颌窦与筛窦，到3岁时额窦与蝶窦才开始出现，各鼻窦形状和大小随着年龄、性别与发育状况而有所不同。

临床上按其解剖部位与窦口所在位置，将鼻窦分为前、后两组。前组鼻窦包括上颌窦、前组筛窦与额窦，其窦口均在中鼻道。后组鼻窦包括后组筛窦与蝶窦，前者窦口在上鼻道，后者窦口在蝶筛隐窝（图3-1-2）。

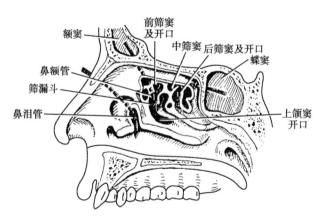

图3-1-2　鼻窦开口（上鼻甲、中鼻甲、下鼻甲及筛骨迷路内侧壁切除）

（一）上颌窦

上颌窦（maxillary sinus）在上颌骨体内，为鼻窦中最大者，容积15～30ml，形似横置的锥体，锥体之底即上颌窦内侧壁，锥体尖部在上颌骨颧突处。顶壁为眶底，有眶下神经与血管的骨管通过。前壁中央最薄并略凹陷称"尖牙窝"，上颌窦手术多经此

进入，尖牙窝上方有眶下孔，为眶下神经与血管通过之处。后外壁与翼腭窝相隔，上颌窦肿瘤破坏此壁侵入翼内肌时可致张口困难。内壁为鼻腔外侧壁的一部分，后上方有上颌窦窦口通入中鼻道，下鼻甲附着处骨质薄，经此行上颌窦穿刺术。底壁为牙槽突，常低于鼻腔底部，与上颌第二前磨牙和第一、二磨牙根部以菲薄骨板相隔。

（二）筛窦

筛窦（ethmoid sinus）位于鼻腔外上方与眼眶内壁之间的筛骨内，呈蜂房状小气房，每侧10个左右，气房大小、排列与伸展范围极不规则，两侧常不对称，有筛迷路之称。筛窦以中鼻甲附着缘为界，位于其前下者为前组筛窦，开口于中鼻道。中鼻甲后上者为后组筛窦，开口于上鼻道，实际上前、后组筛窦很难截然分开。筛窦顶壁位于筛板之外侧，为颅前窝底部。底壁前部是上颌窦上壁的内侧缘，后部是腭骨的眶突。外壁菲薄如纸，为眶内侧壁的纸样板。

（三）额窦

额窦（frontal sinus）位于额骨内，其大小、形状极不一致，有时可一侧或两侧未发育。额窦的前壁为额骨外板，较坚厚，内含骨髓，后壁为额骨内板，较薄，与额叶硬脑膜相邻，有导血管穿过此壁入硬脑膜下腔，故额窦感染可经此引起鼻源性颅内并发症。底壁为眶顶与前组筛窦之顶，其内侧相当于眶顶的内上角，骨质甚薄，急性额窦炎时该处有明显压痛，额窦囊肿破坏此壁可使眼球向外、向下方移位。额窦开口于窦底内侧，经鼻额管通入中鼻道前端。内壁为分隔两侧额窦的额窦中隔，上段常偏曲。

（四）蝶窦

蝶窦（sphenoid sinus）位于蝶骨体内，形状大小不一。由蝶窦中隔分为左右两侧，两侧常不对称。顶壁与颅前窝、颅中窝相隔，顶壁凹陷形成蝶鞍底部。外侧壁有视神经压迹与颈内动脉、三叉神经上颌动脉、三叉神经上颌支压迹。后壁为蝶骨体。前壁与筛骨垂直板、犁骨后缘相接。下壁即后鼻孔与鼻咽顶。蝶窦开口位于前壁上方，通过蝶筛隐窝。

三、鼻与鼻窦的血管

（一）动脉

鼻腔的动脉主要来自颈内动脉的眼动脉与颈外动脉的上颌动脉。

1. 眼动脉分支　眼动脉（ophthalmic artery）伴

3

视神经由视神经孔入眶后，分支经筛前孔与筛后孔入鼻腔。

（1）筛前动脉（anterior ethmoid artery）：穿筛前孔后，经眶颅管迂回颅内，在经鸡冠前端两旁小孔进入鼻腔。血供鼻腔外侧壁的前部、鼻中隔的前上部、额窦与前组筛窦。

（2）筛后动脉（posterior ethmoid artery）：经筛后孔入鼻腔。血供鼻腔外侧壁的后上部、鼻中隔后上部，以及后组筛窦，并与蝶腭动脉吻合成丛。

2. 颌内动脉（internal maxillary artery）分支　颌内动脉即上颌动脉。位于面侧深区，颈外动脉的中末支。于下颌骨髁状突颈部的内后方处起始，并列于颌内静脉上方前行，经髁状突颈的深面前行至颞下窝，通常在翼外肌下头的浅面，行向前上，穿翼外肌上、下两头之间，经翼突上颌裂进入翼腭窝。依据颌内动脉与骨、肌关系，将其分为三段，即下颌段、翼肌段与翼腭段。翼腭段为颌内动脉的末端，自翼外肌两头之间，经翼上颌裂进入翼腭窝，分成两个终支，即腭降动脉与蝶腭动脉。

与鼻部有关的分支如下：

（1）蝶腭动脉（sphenopalatine artery）：为供应鼻腔血运的主要动脉，经蝶腭孔入鼻腔后，分为鼻后外侧动脉、鼻后中隔动脉和上牙槽后动脉。①鼻后外侧动脉（lateral posterior nasal artery）：供应鼻腔外侧壁的大部分（后部与下部）、鼻腔底、额窦、筛窦与上颌窦。有分支与筛后动脉吻合，另有分支行于鼻道外侧壁上。②鼻后中隔动脉（posterior nasal septal artery）：又称鼻后内侧动脉，横过蝶窦前、下壁交界处到达鼻中隔，供应鼻中隔的大部分（后部与下部）。其中较粗的一支为鼻腭动脉（nasopalatine artery），在鼻中隔前下部与筛前动脉和筛后动脉的鼻中隔支、上唇动脉的中隔支与腭大动脉吻合，在黏膜下层构成网状血管丛，此动脉丛称利特尔区（Little area），为鼻出血最常见部位。③上牙槽后动脉（posterior superior alveolar artery）：从颌内动脉发出数支，经上颌骨后外侧壁上的牙槽管，分布于上颌骨后部，有小分支入上颌窦。

（2）眶下动脉（infraorbital artery）：与眶下神经伴行，经眶下管出眶下孔，有分支供应鼻腔外侧壁前段与上颌窦上前壁。

（3）腭大动脉（greater palatine artery）：从翼腭管内的腭降动脉分出，出腭大孔，向前与鼻腭动脉吻合。

（二）静脉

鼻腔静脉有多条回流通路，前部血液回流至面静脉、面总静脉至颈内静脉；下部与后部回流至蝶腭静脉、翼丛，翼丛部分血液回流至颅内海绵窦，一部分血液回流上颌静脉（颌内静脉）后至颈内、颈外静脉；上部静脉回流至筛前静脉、筛后静脉后，通过眼上静脉到颅内海绵窦。上颌窦静脉血回流至蝶腭静脉与眼下静脉。筛窦静脉血注入筛前静脉、筛后静脉，部分进入颅内硬脑膜、嗅球与额叶的静脉。额窦血液至筛静脉，也可通过颅骨板障静脉回流至硬脑膜静脉，达上矢状窦。静脉血回流至蝶腭静脉与海绵窦。

四、鼻的神经分布

（一）嗅神经

嗅神经由鼻腔嗅区黏膜内的嗅细胞神经纤维集合而成，通过筛板达嗅球，嗅神经由管状鞘膜所包围，此管状鞘膜与硬脑膜相连，因此嗅黏膜受到损伤与感染，细菌即可经嗅神经鞘膜感染到颅内，引起鼻源性颅内并发症。

（二）感觉神经

感觉神经来自三叉神经的第一支（眼神经）与第二支（上颌神经）的分支。眼神经经鼻睫神经分出筛前神经，分布于鼻中隔与鼻腔外侧壁的前部。上颌神经在翼腭窝形成蝶腭神经节，分出鼻后上神经与鼻后下神经，前者分布于鼻中甲以上部分的鼻腔与鼻窦，后者分布于中鼻道以下的鼻腔。上颌神经还分出上牙槽神经后支与眶下神经，前者分布于上颌窦与牙槽，后者分布于鼻前庭、鼻底与下鼻道前段。

（三）自主神经

自主神经包括交感神经与副交感神经。交感神经纤维使鼻黏膜血管收缩，分泌液减少，由来自颈内动脉交感神经丛的岩深神经、翼管神经、蝶腭神经节分布于鼻腔内的血管与分泌腺。副交感神经纤维使鼻黏膜血管扩张，分泌液增多，由来自面神经分出的岩浅大神经与翼管神经到蝶腭神经节，节后纤维再分布到鼻腔内。

第二节　咽解剖结构与功能

咽是消化管道上端扩大的部分，是消化与呼吸共用的通道。位于第一至第六颈椎前方，上端起于颅底。咽部呈上宽下窄、前后椭圆形的漏斗形肌性管道，长 10～14cm。其内腔被称为咽腔。咽腔的前壁不完整，自上而下与鼻腔、口腔、喉腔相通。咽腔后壁平坦，借疏松结缔组织连于上 6 个颈椎体前面的椎前筋膜，该种连接有利于咽壁肌肉的活动。咽的两个侧壁与颈部大血管、甲状腺侧叶相邻。同时咽又是一个具有多种功能的通道，主要包括吞咽、发音与呼吸功能。咽腔的功能是靠咽部肌肉群的协同活动来完成的，这种活动对它的呼吸功能尤为重要。咽腔是由鼻咽、口咽、喉咽三部分或鼻咽、腭咽、口咽与咽下部四个解剖部分构成的，这些部分的肌肉形成咽部的侧壁、后壁与前壁（图 3-2-1）。

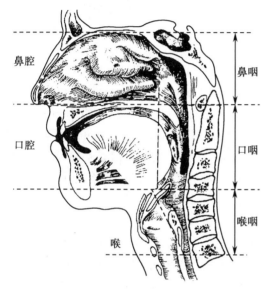

图 3-2-1 咽的分段解剖结构

一、鼻咽部（上咽部）

鼻咽部（上咽部）（nasopharynx）在鼻腔的后方，颅底至软腭游离缘水平面以上的部分称鼻咽，顶部略呈拱顶状向后下呈斜面，由蝶骨体、枕骨底所构成。在顶壁与后壁交界处的淋巴组织称增殖体或咽扁桃体、腺样，鼻咽前方与后鼻孔、鼻中隔后缘相连。后壁约在相当于第一、二颈椎水平与口咽部后壁相连续，统称为咽后壁。鼻咽的左右两侧下鼻甲后端约 1cm 处有一漏斗状开口为咽鼓管咽口，此口的前、上、后缘有由咽鼓管软骨末端形成的唇状隆起称咽鼓管隆突，亦称咽鼓管圆枕。在咽鼓管隆突后上方有一深窝称咽陷窝，是鼻咽癌好发部位。咽鼓管咽口周围有丰富的淋巴组织称咽鼓管扁桃体。

二、口咽部

口咽部（oropharynx）为软腭游离缘平面至会

厌上缘部分，后壁相当于第三颈椎的前面，黏膜上有散在的淋巴滤泡，前方借咽峡与口腔相通，向下连通喉咽部。咽峡系悬雍垂与软腭的游离缘，两侧由腭舌弓与腭咽弓构成，下端由舌背构成。腭舌弓（咽前柱）与腭咽弓（咽后柱）间的深窝称扁桃体窝，内有腭扁桃体。咽峡的前下部为舌根，上有舌扁桃体。在腭咽弓的后方，有纵行束状淋巴组织称咽侧索（图 3-2-2）。

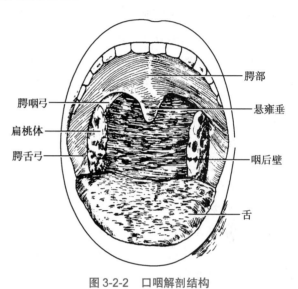

图 3-2-2 口咽解剖结构

三、咽淋巴环

咽部有丰富的淋巴组织，主要有腺样体、咽鼓管扁桃体、咽侧索、咽后壁淋巴滤泡、腭扁桃体与舌扁桃体，这些淋巴组织在黏膜下由淋巴管相连，构成咽淋巴环的内环，此环输出之淋巴管与颈淋巴结又互相连系交通则称外环，内环与外环统称为咽淋巴环。

（一）内环淋巴

内环淋巴主要由咽扁桃体（腺样体）、咽鼓管扁桃体、腭扁桃体、咽侧索、咽后壁淋巴滤泡与舌扁桃体构成。在儿童，腺样体、咽鼓管扁桃体、腭扁桃体、咽侧索的增生往往造成呼吸道不畅、睡眠打鼾，严重者引起睡眠呼吸暂停低通气综合征。成人舌扁桃体淋巴滤泡增生、舌后坠是睡眠呼吸暂停综合征舌根平面狭窄的原因。

1. 咽扁桃体（pharyngeal tonsil） 又称腺样体（adenoid），位于鼻咽顶与后壁交界处，表面不平，有 5～6 条纵形沟隙。居中者沟隙最深，其下端有时可见胚胎期残留的凹陷，称咽囊（pharyngeal bursa）。腺样体出生时即存在，3～6 岁增生达最高峰，10 岁后可退化。但也有见成人后腺样体仍肥大引起睡眠呼吸障碍者。临床上根据头颅侧位片，将腺样体肥大分为4度：腺样体阻塞后鼻孔≤25%为1度肿大，26%～50%为2度肿大，51%～75%为3度肿大，76%～100%为4度肿大。

2. 腭扁桃体（palatine tonsil） 俗称扁桃体，位于两侧腭舌弓与腭咽弓围成的三角形扁桃体窝内，为一对呈卵圆形的淋巴上皮器官，可分为上下两极与内外两面。扁桃体位于咽部两侧腭舌弓与腭咽弓间的扁桃体窝中，左右各一，表面有10～20个内陷的扁桃体隐窝（tonsillar crypt）。隐窝深入扁桃体内成为管状或分支状盲管，深浅不一，常有食物残渣与细菌存留而形成感染的"病灶"。扁桃体除内侧面外，其余均为结缔组织所形成的被膜覆盖。外侧面与咽腱膜、咽上缩肌相邻，咽腱膜与被膜之间有疏松结缔组织，形成扁桃体周围间隙。扁桃体上部有一大而深的隐窝称扁桃体上隐窝，其盲端可深达扁桃体被膜，炎症时可经此穿破被膜进入扁桃体上窝，而形成扁桃体周围脓肿。扁桃体的上下各有一黏膜皱襞，上方位于腭舌弓与腭咽弓交接处称半月状皱襞（semilunar fold）。下部由腭舌弓向后下覆盖于扁桃体前下部者称三角皱襞（triangular fold）。扁桃体外侧面为结缔组织所形成的扁桃体被膜，此被膜与扁桃体窝外壁的咽上缩肌附着不紧，在其上部有许多疏松结缔组织，故手术时此处较易剥离。扁桃体的血管均来自颈外动脉分支，上部由上腭降动脉供给，近舌根处由舌背动脉供给，外侧面由面动脉的扁桃体支、腭升动脉与咽升动脉供给。扁桃体输出淋巴液汇入下颌角下的颈深淋巴结，扁桃体急性炎症时此淋巴结常肿大。扁桃体的神经，上端来自蝶腭神经节的腭后支，下端来自舌咽神经的分支。

（二）外环淋巴

外环淋巴接受内环淋巴回流，主要由咽后淋巴结、下颌角淋巴结、颌下淋巴结与颏下淋巴结构成。

四、喉咽部

喉咽部（下咽部）（hypopharynx）上起自会厌软骨上缘以下部分，下止于环状软骨下缘平面，连通食管，该处有环咽肌环绕，前方为喉，两侧构会厌皱襞的外下方各有一深窝为梨状窝，此窝前壁黏膜下有喉上神经内支经此入喉。两梨状窝之间，环状软骨板后方有环后隙与食管入口相通，当吞咽时梨状窝呈漏斗形张开，食物经环后隙入食管。在舌根与会厌软骨之间的正中有舌会厌韧带相连系。韧带两侧为会厌谷，常为异物存留的部位。

五、咽的血管与神经

咽的动脉供应来自颈外动脉分支。该动脉包括咽升动脉、甲状腺上动脉、腭升动脉、腭降动脉与舌背动脉。咽部的静脉血液回流至咽静脉丛与翼丛，流经面静脉，汇入颈内静脉。咽部的神经为舌咽神经、迷走神经与交感神经干的颈上神经节所构成的咽丛（pharyngeal plexus），司咽部的感觉与肌肉的运动。腭帆张肌受三叉神经下颌神经肌支支配。鼻咽上部感觉由三叉神经上颌神经支配。

六、咽筋膜间隙

（一）咽后间隙

咽后间隙（retropharyngeal space）位于椎前筋膜与颊咽筋膜之间，内有疏松结缔组织与淋巴组织。上起颅底枕骨部，下达第一、二胸椎平面，可通入食管后的纵隔，在正中由于咽缝前后壁连接较紧，将咽后间隙分为左右各一，鼻、鼻窦与咽部的淋巴都汇入其中。

（二）咽旁间隙

咽旁间隙（parapharyngeal space）亦称咽上颌间隙，位于咽后间隙两侧，左右各一，呈三角形漏斗状，内含疏松结缔组织，上界为颅底，下达舌骨大角处，后壁为椎前筋膜，内壁为颊咽筋膜、咽上缩肌，与扁桃体窝相隔，外侧壁为上颌骨升支内壁与其附着的翼内肌与腮腺包囊。茎突与其附着肌肉将此间隙分为茎突前隙与茎突后隙两部分，前者较小，内侧与扁桃体窝仅隔一咽上缩肌，故扁桃体的炎症常扩散至此间隙；茎突后隙较大，其内有颈内动脉、颈内静脉、舌咽神经、迷走神经、舌下神经、副神经与交感神经等穿过，内有颈深淋巴结上群，因此咽部感染，可以从颈深淋巴结向此隙蔓延。

七、咽部肌肉与功能

咽腔是一个由肌肉围成的腔道，咽部的肌肉为骨骼肌，包括缩咽肌与提咽肌。缩咽肌包括上、中、下三部分，呈叠瓦状排列，咽上缩肌、咽中缩肌与咽下缩肌依次上下排列，分别被下一缩肌部分覆盖。上、中、下咽部缩肌构成了咽部的侧壁与后壁，软腭与舌根构成咽腔的前壁。提咽肌位于缩咽肌的深部，起于茎突、咽鼓管软骨与软腭，止于咽壁与甲状

3

软骨的上缘。提咽肌收缩时上提咽与喉部，舌根后压，会厌封闭喉口，起到保护气管、防止食物进入与完成吞咽动作的作用（图3-2-3）。

　　近年研究发现与呼吸功能相关的咽部肌肉至少有22块。根据呼吸时不同肌肉对咽部气道开放的作用不同，咽部肌肉被分成三组，它们分别与舌骨、软腭及舌体的活动有关（图3-2-4）。其中影响舌骨位置的有舌骨上肌群与舌骨下肌群。舌骨上肌群包括颏舌骨肌、二腹肌、茎突舌骨肌、下颌舌骨肌，舌骨下肌群包括肩胛舌骨肌、胸骨舌骨肌、胸骨甲状肌、甲状舌骨肌。与软腭活动相关的腭帆提肌、腭帆张肌、腭咽肌、腭舌肌与悬雍垂肌等，以及与咽腔后侧壁位置、张力相关的肌肉，这些肌肉被称为吸气相肌肉。其中腭帆提肌（levator veli palatini）位于鼻后孔外侧，呈长圆形，起自颞骨岩部下面、咽鼓管软骨部附近的骨面，行向下前内，在腭咽肌两束之间分散地止于腭腱膜的上面，并在正中面与对侧同名肌融合。其作用为上提软腭。腭帆张肌（tensor veli palatini）为三角形的薄肌，位于腭帆提肌的外侧。起自翼内板的基部与咽鼓管软骨附近的骨面，在翼内肌与翼内板之间行向下，其纤维汇聚成一小腱，绕过翼内板之翼突钩，通过颊肌起点处裂缝，几

乎呈直角地转向中线，止于腭腱膜与腭骨水平部横嵴之后的下面。腭咽肌（palatopharyngeal muscle）位于甲状软骨后缘与咽侧壁，斜行上内，止于硬腭后缘与腭腱膜。该肌在软腭内被腭帆提肌分成内、外两束。内侧束较薄，行及软腭后缘；外侧束粗大，越过中线与对侧相交。腭咽肌表面覆以黏膜，构成腭咽弓。腭咽肌的作用是两侧共同收缩时，可下降软腭与上提咽喉，两侧腭咽弓接近。腭舌肌（palatoglossus muscle）起于舌侧，止于腭腱膜。覆以黏膜形成腭舌弓。其作用为下降腭帆、上提舌根与缩小咽门。悬雍垂肌（uvulae muscle）起自腭骨鼻后棘与腭腱膜，行向下，止于悬雍垂的黏膜下。其作用是牵拉悬雍垂向上使悬雍垂偏向本侧。腭帆张肌收缩可起到张开咽鼓管与紧张腭帆的作用。腭帆提肌与悬雍垂肌的作用为上提腭帆，腭舌肌可下降腭帆与缩窄咽峡，腭咽肌的作用为帮助两侧腭咽弓靠近与咽喉上提。影响舌体活动的肌肉主要有舌肌，舌肌亦为骨骼肌，分舌内肌（intrinsic lingual muscle）与舌外肌（extrinsic lingual muscle）。舌内肌的起、止点均在舌内，有纵肌、横肌与垂直肌，收缩时，可改变舌的形态。舌外肌起于舌周围各骨，止于舌内，舌体外部的肌肉包括舌伸肌（颏舌肌与颏舌骨

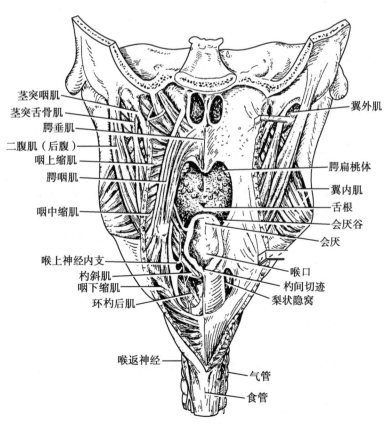

图3-2-3　咽肌解剖结构（切开咽喉壁）

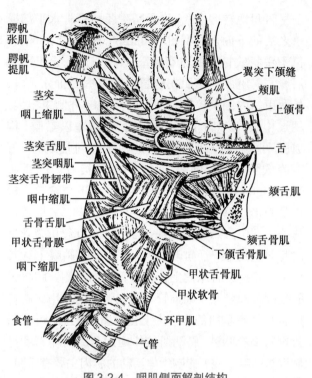

图 3-2-4　咽肌侧面解剖结构

图中标注：
腭帆张肌
腭帆提肌
茎突
咽上缩肌
茎突舌肌
茎突咽肌
茎突舌骨韧带
咽中缩肌
舌骨舌肌
甲状舌骨膜
咽下缩肌
食管

翼突下颌缝
颊肌
上颌骨
舌
颏舌肌
颏舌骨肌
下颌舌骨肌
甲状舌骨肌
甲状软骨
环甲肌
气管

肌）与缩肌（舌骨舌肌与茎突舌肌）等，收缩时可改变舌的位置。其中以颏舌肌在临床上较为重要，是一对强而有力的肌肉，起自下颌体后面的颏棘，肌纤维呈扇形向后下方分散，止于舌正中线两侧。两侧颏舌肌同时收缩，拉舌向前下方，即伸舌，单侧收缩可使舌尖伸向对侧。

许多咽部肌肉，如翼内肌、腭帆张肌、颏舌肌、颏舌骨肌与茎突舌肌在吸气时发生与吸气时相相关的协同收缩使咽腔趋于开放。这些肌肉的收缩促进软腭、下颌骨、舌体与舌骨向腹侧移动。颏舌肌在咽腔开放过程中对维持舌体与软腭的大小及位置十分重要，因为它们是可以阻塞咽部气道的高度可移动结构，极易造成咽部气道阻塞。吸气相软腭水平的腭帆张肌、腭咽肌、咽与喉的肌肉及悬雍垂的肌性部分等作用是完成经鼻或经口的呼吸动作。此时颏舌肌与颏舌骨肌起到向前推舌的作用，以增加咽部的前后径线。围绕咽部气道肌肉收缩在扩张气道的同时还可以使气道壁紧张度增强。而单块肌肉收缩可以增大紧张特定咽部区域的张力，如腭帆张肌的收缩可能增加咽部气道开口处的紧张度，颏舌肌的活动可以增加咽部中间区域的紧张度，而舌骨肌肉的活动可以提高下咽部的紧张度，并且向前牵拉会厌。平静呼吸的吸气相，咽部结构被低于大气压的腔内压力向内拖拽并且由于气道向胸腔内位移而

使得拖拽方向朝向尾侧，呼气相这些结构回到其静息位置。口腔关闭用鼻呼吸时，表面张力帮助维持软腭与舌体基底并置，并促进舌体与固有口腔黏膜的接触。舌体基底与口腔大小相关，并且可以向后侧位移，从而进入咽部空间。口腔开放对于咽部气道开放具有拮抗作用，口腔开放会潜在地使得气道不稳定，这是因为口腔开放会使舌体与软腭的黏膜附着部游离度增加，使舌体在下颌骨处附着点向背部移动，从而使得柔软的舌体与软腭向背部移动而危及咽部气道。尽管如此，下颌骨尾侧位移可以通过对扁桃弓牵引力的增加而促进腭咽开放。前部与后部扁桃弓形成腭弓的一部分并且对软腭有一个系绳样作用。随着咬合的开放，扁桃弓将向尾侧与腹侧牵拉软腭。

咽部肌肉在协同收缩与分别收缩时将产生不同的作用，典型的例子是舌骨肌肉的同时收缩。人类的舌骨与任何其他的骨性或软骨性的结构无任何连接，因此相对柔软的腹侧咽壁的位置由众多附着于这个浮动的骨性结构上的肌肉决定。这些肌肉的收缩将牵拉舌骨向嘴与腹侧移动。起源于胸骨的胸骨舌骨肌与起源于甲状软骨的甲状软骨肌也插入舌骨，而且将之向尾侧方向牵拉。随着这些肌肉的同时收缩，对舌骨合力的方向是尾侧与腹侧，这种合力使得腹侧咽壁外移并促进咽部气道开放。

任何一块咽部肌肉的活动不仅依赖于其他肌肉是否同时兴奋，还依赖于活动时其精确解剖学排列。研究发现，特定咽部肌肉对于气道可以有不同的机械作用，这依赖于它活动时气道的大小。咽腔容量较大时咽部缩肌的活动趋向于收缩气道，而容量较小时咽部缩肌的活动将扩张气道。特定的肌肉产生不同的机械作用可能与肌肉纤维的方向随着气道大小与形状的变化不同有关。如口腔开放时，促进气道开放的咽部扩张肌肉兴奋性会明显受到影响，这是由于其腹侧附着点的背向移动，减小了颏舌肌与颏舌骨肌的长度。特定水平传出神经活动所引发的肌肉力量会由此而减少，同样颈部弯曲会改变舌骨的位置。这种改变会影响舌骨许多肌肉的解剖关系，使得合力的方向更加趋向于尾侧。相对于呼吸时相肌肉的激活时机，在决定激活所产生的机械效果上有所不同。咽缩肌在某些条件下于呼气相显示时相性活动，而于其他条件下在吸气相变为时相性活动。这可以帮助解释咽部肌肉是如何能在呼吸、吞咽与发音这些不同的功能中发挥作用的。另

外,咽部结构有很强的不一致性。目前我们仍然缺乏咽部肌肉活性变化对于咽部气道某一特殊区域的机械效果的研究结果。对 OSAS 患者睡眠时咽部气道的纤维光学观察提示咽部至少有一个特定位置发生狭窄与阻塞。这个特定的阻塞位置无疑是由局部气道机械因素造成的。咽部骨骼肌可根据自身纤维束的收缩动力学与组织化学成分特点进行分类。动物实验与人体试验表明,咽部气道的肌肉主要是由具有相对较高反应性 ATP 酶的 II 型纤维所组成。上气道扩张肌群通常比膈肌能更快地产生收缩与进入半松弛期,它们也能产生相对较高水平的促肌肉疲乏的力。

八、咽部肌肉的调节机制

咽部肌肉受中枢呼吸运动神经元的控制,研究证明该神经元存在于脑干不同区域。咽部肌肉收缩具有时相性与非时相性两种。与吸气、呼气相配合的收缩为时相性收缩,此种咽肌的时相性收缩先于膈肌的收缩。非时相性收缩肌也被称为张力性或体位性肌肉,如腭帆张肌,这种咽肌在吸与呼的整个过程中都维持一定的张力,对于吸气与呼气相维持上气道的开放是重要的。它们不是由中枢呼吸神经元直接控制,而是由张力与体位相关神经元控制的,它们的活动没有明显的呼吸周期性。呼气相上气道腔内压变成正压,咽部扩张肌的活动明显减弱,但此时依然保持一定张力,以维持呼吸相上气道的开放。吸气相及张力性咽部扩张肌的活动与几种不同的刺激有关,化学刺激如氧分压下降与二氧化碳分压升高,而这种活性在平静呼吸条件下是缺如的。高碳酸血症与低氧血症对舌部伸肌与缩肌的时相性吸气活性均有促进作用。同时动脉血中二氧化碳水平的周期性变化可以导致咽部气道作用力量的失衡并倾向于关闭咽腔。动物实验与人体试验都已证实增加上气道负压会引起咽部扩张肌收缩活动显著增强。这种神经反射是通过气道压力感受器的反射完成的,其中咽部扩张肌的活动主要靠胸内负压刺激启动与维持。分布于咽部肌肉的脑干运动神经元接受来自脑干呼吸网络的泵前输入。许多咽部肌肉显示出与呼吸同步的自发与时相性的活性,这一点在咽部扩张肌上表现得尤为突出。在一定条件下,咽部扩张肌通常显示出吸气爆发活性与呼气张力活性。酒精、睡眠剥夺、麻醉与镇静催眠药物抑制呼吸相咽部肌肉的激活。

呼吸调节相关咽部气道运动神经元活性的附加因素包括本体感受反馈、化学驱动与状态变化。来自胸腔与上气道受体的反馈可以调节对咽部肌肉的运动输出。动物 NREM 睡眠期与全身麻醉状态下,吸气时通过阻塞气管而造成迷走神经介导时相性容量反馈的减弱,会立即导致对许多上气道与胸壁吸气泵肌肉运动输出的大幅增加。在自主呼吸气管造口动物模型中,如果将负压导入孤立密闭的上气道也会引起神经介导的上气道肌肉激活。由于上气道的局部麻醉可以使这个反应失活,推测调节这个反射活动的上气道受体分布于气道壁表面。大部分上气道呼吸相关传入神经分布于气管上部并由喉上神经内支传导。来自上气道的本体感受信息也由舌咽神经与三叉神经传导。胸内与上气道本体感受信息均可以减少对于胸部吸气肌肉的运动输出,从而减少阻塞部位以下腔内的负压。上气道与呼吸泵肌肉的反射效应对睡眠时上气道开放的维持是一种强有力的保护机制。理想状态下,上气道阻塞将引发上气道与胸壁感受器介导的咽部肌肉神经反射激活,并且通过扩大与紧张咽部来代偿气道阻力的增加。气道内负压是驱使上气道闭合或塌陷的主要压力,咽部扩张肌的收缩可以有效地对抗吸气相胸膜腔内负压引起的塌陷作用。

与呼吸相关的咽部肌肉活性通常在高碳酸血症或低氧血症条件下表现出来,而这种活性在平静呼吸条件下是缺如的。近来对于舌部伸肌与缩肌的研究表明咽部拮抗肌肉同时激活可以促进咽部气道的开放。高碳酸血症与低氧血症对舌部伸肌与缩肌的时相性吸气活性均有促进作用,这些肌肉同时激活使咽部气道紧张从而免于塌陷。对于低碳酸血症上气道与膈运动神经元反应不同。上气道运动神经元的激活较之呼吸泵肌肉有更高的 CO_2 阈值。给气管切开且迷走神经离断的麻醉动物以被动低通气,时相性上气道运动神经元活性先于膈神经活性消失。而当 CO_2 水平上升时膈神经的时相活性首先恢复。这样,对于上气道运动神经元活性激活的、围绕着 CO_2 阈值的、动脉血 CO_2 的周期性变化可以导致对咽部气道作用力量的失平衡从而倾向于关闭。

九、咽部肌肉活动的影响因素

咽部活动的影响因素众多,包括睡眠、咽部组织压、体位、咽部组织的血流灌注与肺容量等。首先是睡眠的影响，正常人睡眠开始时出现短暂颏舌肌活力下降，一段时间后颏舌肌活力恢复。正常人NREM时相咽部肌肉的活力仍高于清醒时。主要是睡眠时上气道阻力增加，而睡眠时对阻力增加的反应能力下降。正常人在NREM睡眠时通气降低，上气道阻力增加，颏舌肌活力增大。睡眠时咽扩张肌群表现不一，某些肌活力消失如腭帆张肌，导致阻力增加与通气降低，而其他肌群如颏舌肌对CO_2反应增高。睡眠状态咽部肌肉的综合表现是扩张能力降低，气道阻力增高，最终显示通气能力与通气量减低。其次是上气道组织压的影响，当上气道的组织压超过气管内压时可影响咽部呼吸的通畅。如肥胖者仰卧位时重力因素导致组织压升高，使管腔易于塌陷。而侧位睡眠时或坐起则明显减少。体位对咽部肌肉的活动也有明确的影响，当人体从直立位转向平卧位时会引起上气道阻力增加，直接影响呼吸。平卧位时，功能残气量、补呼气量与潮气量均减少。肺容量减少导致上气道直径减少与阻力增加。而平卧位时软腭、悬雍垂、会厌向后移向咽后壁，舌截面积、悬雍垂宽度与软腭厚度均增加。这些由于体位改变所致的解剖结构变化，均可增加上气道阻力，主要与重力有关，而并非肌肉功能改变所致。上气道组织的血流灌注是一个动态过程，变化很快，可导致咽部解剖结构的改变。缓慢过度灌注或中心静脉压升高可引起上气道水肿，管壁张力受到影响。另外肺容量亦可影响上气道的大小与塌陷性，高肺容量时上气道管径增大。肥胖者特别是处于仰卧位时，其呼气末肺容量接近残气量，对上气道直径影响很大。肺容量对上气道畅通的作用是气管对咽部气管牵拉的结果。如低肺容量时牵拉作用减少，气道顺应性大，易于塌陷，而牵拉力大则气道硬度增加，不易塌陷。

第三节 喉解剖结构与功能

喉是下呼吸道门户，上通喉咽，下接气管，喉上端为会厌上缘，下端为环状软骨下缘，下端为环状软骨下缘，约相当于第六颈椎下缘平面。喉是由软骨、肌肉、韧带、纤维组织与黏膜等构成的一个锥形管腔状器官，前面有皮肤、筋膜与肌肉覆盖。喉的支架由软骨构成，有会厌软骨、甲状软骨、环状软骨、杓状软骨、小角软骨与楔状软骨。喉腔由于声带的分隔，可分成声门上区、声门区与声门下区3部分。支配喉的神经有喉上神经与喉返神经，两者均为迷走神经的分支。

一、喉软骨

喉的支架由软骨构成，有会厌软骨、甲状软骨、环状软骨、杓状软骨、小角软骨与楔状软骨。前3个为单一软骨，后3个为成对，其中小角与楔状软骨很小。

二、喉肌

喉肌分为内、外两组，喉外肌将喉与周围的结构相连，其作用是使喉体上升或下降，同时使喉固定。喉内肌依其功能分成4组，其中环杓后肌使声门张开、环杓侧肌与杓肌使声门关闭、环甲肌与甲杓肌使声带紧张与松弛、杓会厌肌与甲状会厌肌负责会厌活动（图3-3-1和图3-3-2）。

三、喉腔

由于声带的分隔，喉腔可分成声门上区、声门区与声门下区3部分。声门上区位于声带上缘以上，其上口通喉咽部，呈三角形，称喉入口。室带

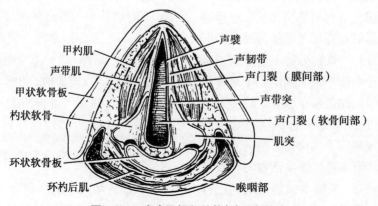

图 3-3-1 喉内肌解剖结构（水平切面）

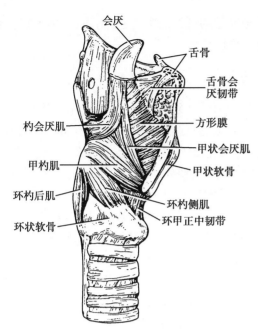

图 3-3-2　喉内肌解剖结构（侧面）

亦称为假声带,左右各一,与声带平行,由黏膜、室韧带与甲杓肌组成,外观呈淡红色。喉室位于室带与声带间,开口呈椭圆形的腔隙,其前端向上向外延展成一小憩室,名喉室小囊,或喉室附部。此处有黏液腺分泌黏液,润滑声带。声门区位于声带之间。声带位于室带下方,左右各一,由声韧带、肌肉、黏膜组成,在间接喉镜下声带呈白色带状,边缘整齐,由于其后端附着于杓状软骨的声带突,故可随声带突的运动而张开或闭合。声带张开时呈一个等腰三角形的裂隙,称为声门裂,简称声门。空气由此进出,亦为喉最窄处。声门裂前端称前连合。声门下区为声带下缘以下至环状软骨下缘以上的喉腔,该腔上小下大。此区黏膜组织结构疏松,炎症时容易发生水肿,常引起喉阻塞。

四、喉神经

喉神经分喉上神经与喉返神经。两者均为迷走神经的分支。喉上神经在相当于舌骨大角平面处分为内、外两支,外支属运动神经,支配环甲肌,但也有感觉神经纤维分布在声门下区。内支在喉上动脉穿入甲状舌骨膜处的后上方穿过甲状舌骨膜,分布于声带以上区域的黏膜,主要是感觉神经,另有小部分运动纤维分布于杓肌。喉返神经是迷走神经进入胸腔后分出的,左右两侧路径不同。右侧在锁骨下动脉之前离开迷走神经,绕经该动脉下后方,再折向上行,沿气管与食管间所成之沟,直到环甲关

节的后方进入喉内。左侧的径路较长,在迷走神经经过主动脉后离开迷走神经,绕主动脉弓之下、之后上行,沿与右侧相似的途径进入喉内。喉返神经主要是运动神经,支配除环甲肌以外的喉内各肌。但亦有感觉支分布于声门下区的黏膜。在喉返神经的径路上,侵犯与压迫神经的各种病变都可引起声带麻痹,由于左侧喉返神经较右侧长,故临床上左侧声带发生麻痹的机会较右侧为多。

第四节　口腔解剖结构与功能

口腔是消化管的起始部,其前壁为上、下唇,侧壁为颊,上壁为腭,下壁为口腔底。口腔向前经口唇围成的口裂通向外界,向后经咽峡与咽相连。整个口腔经上、下牙弓(包括牙槽突与牙列)与牙龈分为前外侧部的口腔前庭(oral vestibule)与后内侧部的固有口腔(oral cavity proper)。前者是上、下唇,颊、上、下牙弓与牙龈之间的狭窄空隙;后者位于上、下牙弓与牙龈围成的空间,其顶为腭底,由黏膜、肌与皮肤组成(图3-4-1)。

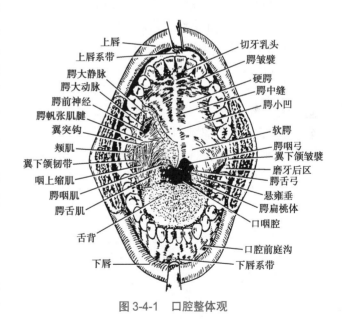

图 3-4-1　口腔整体观

一、口唇与颊

口唇分为上唇与下唇,外为皮肤,中间为口轮匝肌,内面为黏膜。口唇的游离缘是皮肤与黏膜形成的唇红,其内无黏液腺,但含有皮脂腺。唇红是体表毛细血管最丰富的部位之一,呈红色,但缺氧时则呈绛紫色,临床称为发绀。在上唇外面中线处

有一纵行前沟称人中,为人类所特有。在上唇的外面两侧与颊部交界处,各有一浅沟称鼻唇沟。口裂两侧、上下唇结合处为口角,口角约平对第一磨牙。在上下唇内面正中线上,分别有上、下唇系带从口腔连于牙龈基部。颊是口腔的两侧壁,其构造与唇相似,即由黏膜、颊肌和皮肤构成。在上颌第二磨牙牙冠相对的颊黏膜上有腮腺管乳头,其上有腮腺管的开口。

二、腭

腭(palate)是口腔的上壁,分割鼻腔与口腔。腭分硬腭与软腭两部分。硬腭(hard palate)位于腭的前 2/3,主要由骨腭(由上颌骨的腭突与腭骨的水平板构成)表面覆以黏膜构成。黏膜厚而致密,与骨膜紧密相贴。软腭位于腭的后 1/3,主要由肌、肌腱与黏膜构成。软腭的前份呈水平状,后份斜向后下称腭帆。腭帆后缘游离,其中部有垂向下方的突起称腭垂或悬雍垂。自腭帆两侧各向下方分出两条黏膜皱襞,前方的一对为腭舌弓,延续于舌根的外侧,后方的一对为腭咽弓,向下延至咽侧壁。两弓间的三角形凹陷区为扁桃体窝,窝内容纳腭扁桃体。悬雍垂、腭帆游离缘、两侧的腭舌弓与舌根共同围成咽峡,它是口腔与咽之间的狭窄部,也是两者的分界。软腭在静止状态时垂向下方,当吞咽或说话时,软腭上提,贴近后壁,从而将鼻咽与口咽隔离开来。

软腭肌均为骨骼肌,有腭帆张肌、腭帆提肌、悬雍垂肌、腭舌肌与腭咽肌(图3-4-2)。软腭肌的神经支配:除腭帆张肌受下颌神经支配外,其他腭肌由

副神经脑根的纤维支配,这些纤维经迷走神经或舌咽神经到达咽丛。

三、舌

舌(tongue)邻近口腔底,其基本结构是骨骼肌与表面覆盖的黏膜。舌具有协助咀嚼与吞咽食物、感受味觉与辅助发音的功能。

(一)舌的形态

舌分舌体与舌根两部分,两者之间在舌背以向前开放的"V"字形的界沟为界(图3-4-3)。舌体占舌的前 2/3,为界沟之前可游离活动的部分,其前端为舌尖。界沟的尖端处有一凹陷舌盲孔,是胚胎时期甲状舌管的遗迹。舌根占舌的后 1/3,以舌肌固定于舌骨与下颌骨等处。舌根的背面朝后对向咽部,延续至会厌的腹侧面。

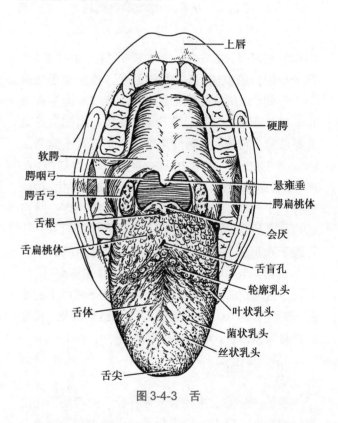

图 3-4-3　舌

(二)舌黏膜

舌体背面黏膜呈淡红色,其表面可见许多小突起,统称为舌乳头。舌乳头分为丝状乳头、菌状乳头、叶状乳头与轮廓乳头 4 种。丝状乳头,数目最多,体积最小,呈白色,遍布于舌背前 2/3;菌状乳头稍大于丝状乳头,数目较少,呈红色,散在于丝状乳头之间,多见于舌尖与舌侧缘;叶状乳头位于舌侧缘的后部,腭舌弓的前方,每侧为 4～8 条并列的

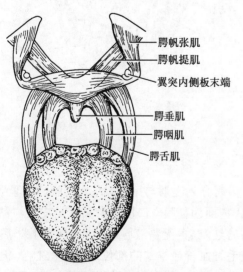

图 3-4-2　腭肌模式图

叶片形的黏膜皱襞，小儿较清楚；轮廓乳头，体积最大，7～11 个，排列于界沟前方，其中央隆起，周围有环状沟。轮廓乳头、菌状乳头、叶状乳头及软腭、会厌等处的黏膜上皮中含有味蕾，为味觉感受器，具有感受酸、甜、苦、咸等味觉功能。由于丝状乳头中无味蕾，故只有一般感觉，而无味觉功能。舌根背面黏膜表面，可见由淋巴组织组成的大小不等的球状隆起称舌扁桃体。舌下面黏膜在舌的正中线上，形成一黏膜皱襞，向下连于口腔底前部称舌系带。在舌系带根部的两侧各有一小黏膜隆起称为舌下阜，其上有下颌下腺管与舌下腺大管的开口。由舌下阜向口底后外侧延续的带状黏膜皱襞称舌下襞，其深面藏有舌下腺。舌下腺小管开口于舌下襞表面。

（三）舌肌

舌肌亦为骨骼肌，分舌内肌与舌外肌，有关舌肌的解剖已在前面介绍。

（四）舌的血管与神经支配

舌的主要血液供应来自舌动脉，舌动脉起于颈外动脉前壁，先行向内上，继而转向前下，在舌骨舌肌的覆盖下，水平行向前，迂回行抵舌尖。以舌骨舌肌为标志将舌动脉分为三段，第一段为舌动脉起始至舌骨舌肌后缘，呈弓形上行，浅面有舌下神经跨越，内侧邻咽缩肌，该段位于颈动脉三角内。第二段位于舌骨舌肌深面，动脉沿舌骨上缘行进，深面邻接咽缩肌，该段分出 2～3 支舌背动脉，从舌根两侧上升至舌背，分细支至舌黏膜、腭舌弓、腭扁桃体、软腭与会厌等处。另外，该段动脉还分出一细支称舌骨支，沿舌骨上缘向内侧行走，并与对侧同名动脉分支吻合。第三段为舌动脉的终末支，称舌深动脉，舌深动脉在颏舌肌外侧时与舌神经伴行，直达舌系带两侧的黏膜深面。舌深动脉在舌骨舌肌前缘分出一支舌下动脉，经颏舌肌、颏舌骨肌与舌下腺之间前行，分支供应舌下腺、舌肌、口底与下颌前部舌侧牙龈等处，终支与对侧同名动脉吻合。舌下动脉在行进中位于下颌舌骨肌上方，并发出穿支与该肌下方的颏下动脉吻合。

舌内血管网：舌动脉分支进入舌体内后，分出长支与短支。短支主要形成舌肌内的微动脉与毛细血管网。微动脉在舌肌内分层交叉排列，并与肌纤

维方向一致，除了在舌尖有血管吻合外，舌肌内微动脉左右侧以舌中隔为界互不交通。长支则行抵舌黏膜下呈树枝状分支，其分支吻合成黏膜下动脉网，并跨越舌界沟与舌正中沟连成一个整体，使两侧的舌动脉终末支充分吻合交通。实验灌注显示，黏膜下动脉网分为三组，即腹侧动脉网、背侧动脉网与舌根动脉网。三组动脉网在形态上与血管直径上存在明显差别。舌背黏膜下动脉网发出细支进入舌黏膜，再在黏膜中形成毛细血管网，以舌乳头为轴心，形成丝状乳头毛细血管丛、菌状乳头毛细血管丛与轮廓乳头毛细血管丛，但在叶状乳头只形成毛细血管网，而且较稀疏。

舌的静脉回流有两条途径：①舌背静脉收集舌背及其两侧的静脉血，其静脉干与同名动脉伴行，行于颏舌肌与舌骨舌肌之间，至舌骨大角附近注入颈内静脉。②舌深静脉起于舌尖，向后行于舌腹黏膜深面。舌体抬起，在舌系带的两侧黏膜上映出的浅蓝色结构，即为舌深静脉。舌深静脉行至舌骨舌肌前缘时，与舌下静脉汇合，伴行于舌下神经下方，经舌骨舌肌浅面，向后注入面总静脉或舌静脉。

舌的运动神经除了腭舌肌由迷走神经的咽丛发出的舌支支配外，其他舌内肌与舌外肌均由舌下神经支配。舌下神经走行至下颌角高度时，呈弓状弯曲向前跨过枕动脉浅面，此处接纳迷走神经的舌支。舌下神经继而横过颈外动脉与舌动脉浅面，行至茎突舌骨肌与舌骨舌肌、下颌舌骨肌之间，同时发出分支支配茎突舌骨肌与舌骨舌肌。当舌下神经行至颏舌肌外侧，则分成终支至舌内肌与舌外肌。舌的感觉分为一般感觉与味觉。舌前 2/3 一般感觉与味觉均由舌神经调控，味觉的神经纤维来自面神经的鼓索。舌神经行于翼外肌与腭帆张肌之间时，鼓索神经加入其中。舌神经行至翼内肌前下缘时，紧邻下颌第三磨牙远中与舌侧黏膜深面，在拔除下颌阻生齿时易伤及该神经。舌神经行至口底颏舌肌外侧时，与舌深动脉的分支伴行，穿过舌肌达舌尖与舌体的黏膜。舌后 1/3 两侧的一般感觉与味觉，由舌咽神经分出的舌支调控，而靠近中部则由迷走神经的会厌支调控。

（陈宝元）

参考文献

【1】 柏树令,应大军.系统解剖学[M].北京:人民卫生出版社,2001:142-150,120-122.

【2】 孔维佳,王斌全.耳鼻咽喉科学[M].北京:人民卫生出版社,2002:5-7,115-118.

【3】 刘丽庭,陈国华,李莉.现代鼻科学[M].北京:中国中医药出版社,2005:2-29.

【4】 孔维佳,周梁,许庚.耳鼻咽喉头颈外科学[M].北京:人民卫生出版社,2005.

第四章 睡眠时的呼吸调节与呼吸肌功能

第一节 呼吸中枢及其调控

呼吸的动力来自呼吸肌，呼吸肌受呼吸中枢调控，实现吸入氧气与排出二氧化碳，维持机体正常的代谢功能与内环境稳定。呼吸中枢位于脊髓、延髓、脑桥、高位脑干与皮质。各个部位的呼吸中枢相互协调，维持正常的呼吸功能（见文末彩图4-1-1）。例如运动时机体代谢增高，呼吸频率常加深加快，维持生理需要，呼吸的基本节律主要在延髓形成，这一产生基本节律部位称为延髓节律区。它由延髓背内侧的背侧呼吸组与延髓腹外侧的腹侧呼吸组组成。动物实验研究显示，腹侧呼吸组控制呼吸的基本节律，而背侧呼吸组则接收整合来自化学感受器的信号并传递到腹侧呼吸组，控制呼吸频率与幅度，维持内环境稳定。延髓所产生的呼吸基本节律受到脑干、长吸式中枢与呼吸调节中枢的控制。除了非自主呼吸外，在一些情况下，如自主用力吸气、唱歌时自主呼吸受皮质的调控。

呼吸节律与呼吸努力受本体感受器与牵张感受器特别是化学感受器等反馈调节。刺激化学感受器

的物质主要有 O_2、H^+、CO_2。化学感受器分为中枢与外周化学感受器。外周化学感受器分布于颈动脉体与主动脉体。外周化学感受器受刺激后，分别通过窦神经（颈动脉体）与迷走神经（主动脉体）传入延髓，改变呼吸的频率与节律。血氧分压下降、CO_2分压增高及 H^+ 浓度增高都是外周化学感受器的刺激剂，而且上述3种不同的刺激剂具有协同作用。

中枢化学感受器除了主要存在于延髓的中枢化学感受器，也存在于其他部位包括斜方体、孤束核、蓝斑和下丘脑等。中枢化学感受器主要对 H^+ 与 CO_2 变化产生反应。H^+ 是中枢化学感受器的直接刺激剂，CO_2 需通过血脑屏障，然后转化为 H^+ 再刺激中枢化学感受器。虽然如此，由于 H^+ 不容易透过血脑屏障，而 CO_2 容易渗透进脑对呼吸中枢起作用，所以在呼吸中枢调节方面，外周血 CO_2 浓度变化比 H^+ 更主要。由于 CO_2 对呼吸中枢的刺激是通过 H^+，而肾脏对酸碱的调节作用与 HCO_3^- 可通过渗透方式进入中枢，造成 CO_2 对呼吸的调节具有耐受适应现象。中枢化学感受器对 CO_2 改变比外周化学感受器敏感。有研究显示，2mmHg 的 CO_2 分压变化可引起中枢化学感受器反应，而引起外周化学

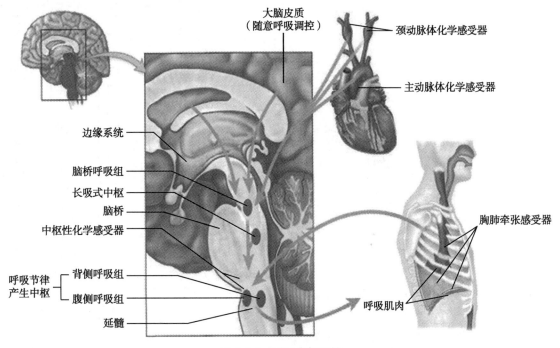

图 4-1-1 呼吸中枢调控

感受器反应的临界 CO_2 分压可高达 10mmHg。在清醒状态下正常人每分通气量或膈肌肌电与吸入气 CO_2 浓度呈正相关。例如，我们的研究发现，CO_2 重复呼吸试验时 CO_2 与膈肌肌电、每分通气量呈显著正相关，由多导食管电极记录的膈肌肌电幅度随呼气末 CO_2 浓度增高而增高，两者的相关系数 r 可达 0.93（图 4-1-2）。

氧气对呼吸的调控主要通过外周化学感受器，通常在氧分压低于 80mmHg 才出现通气反应。由此可推测，正常生理状态下的呼吸调节并不是血氧变化所致。然而在疾病状态下如 OSA 患者夜间缺氧、肥胖低通气综合征、慢性心力衰竭、严重慢阻肺患者（特别是运动时），由于这时氧分压下降明显，可激发缺氧性通气反应，引起呼吸频率增快、潮气量增高、每分通气量增加。与 CO_2 刺激呼吸中枢相反，缺氧对中枢的直接作用是抑制。通常情况下缺氧对外周化学感受器的刺激作用远强于对中枢的直接抑制作用，缺氧对机体的整体反应常表现为呼吸加深加快。在极度缺氧状态下，缺氧对呼吸中枢的直接抑制超过了对外周化学感受器的刺激，这时机体对缺氧的反应可表现为呼吸抑制，甚至使呼吸停止。除了上述呼吸调节机制外，尚有肺牵张反射，它是由于肺过度扩张或萎缩，刺激位于气管与支气管内的牵张感受器，防止肺的过度扩张或萎缩。

第二节　上气道调节肌肉的构成

上气道是一个肌性结构，由 24 对骨骼肌组成，其中有 10 块肌肉被认为与咽腔扩张有关。上气道扩张肌分为 4 类：①调节软腭的肌肉，如鼻翼肌、腭帆张肌和腭帆提肌；②调节舌位置的肌肉，如颏舌肌、颏舌骨肌、茎突舌肌、舌骨舌肌；③调节舌骨位置的肌肉，如舌骨舌肌、颏舌肌、二腹肌、胸骨舌肌和颏舌骨肌；④调节咽后侧壁的肌肉，如腭舌肌、咽上缩肌、咽中缩肌和咽下缩肌。上气道肌也可根据其活动的时相分为两种：一种叫作位相性肌，主要在吸气相活动，如颏舌肌；另一种叫张力性肌，这种肌肉在整个呼吸周期包括吸气与呼气阶段都保持张力，如腭帆张肌。上气道扩张肌具有扩张上气道、防止咽壁塌陷和稳定咽腔的作用（图 4-2-1）。

目前普遍认为睡眠时出现的上气道狭窄是 OSA 发生的基础，呼吸暂停与低通气的发生与睡眠时上气道肌肉活动减弱及功能异常有关。但是上气道肌群复杂，具有吞咽、发音与呼吸功能，许多相关的

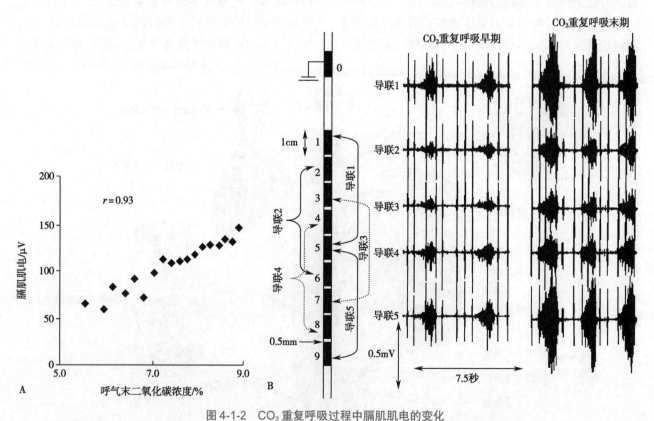

图 4-1-2　CO_2 重复呼吸过程中膈肌肌电的变化

A. 膈肌肌电在 CO_2 重复呼吸过程中的变化；B. 多功能呼吸中枢驱动检测管示意图和膈肌肌电在 CO_2 重复呼吸过程中的变化

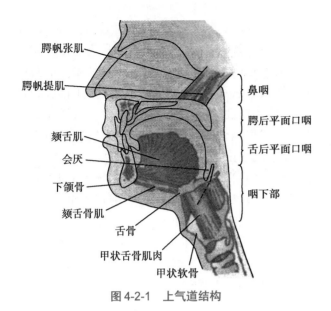

腭帆张肌

腭帆提肌

鼻咽

腭后平面口咽

颏舌肌

会厌

舌后平面口咽

下颌骨

咽下部

颏舌骨肌

舌骨

甲状舌骨肌肉

甲状软骨

图 4-2-1　上气道结构

肌肉功能，特别是其在 OSA 发生、发展中的作用尚不完全清楚。研究发现，不同的咽壁肌肉收缩具有协同作用或对抗作用，例如腭帆提肌与咽上缩肌收缩可使腭后平面的气道变窄，而腭咽肌与舌咽肌收缩则可扩大气道；伸舌肌（颏舌肌与颏舌骨肌）具有伸舌、扩大咽腔的作用，而缩舌肌（舌骨舌肌与茎突舌骨肌）收缩则具有缩舌作用。如果伸舌肌与缩舌肌共同作用则具有稳定咽壁、保持上气道通畅的作用。颈部弯曲，改变了舌骨的位置，改变了原有附着在舌骨的肌群的相互关系，使原来 4 块肌肉（胸骨舌骨肌、甲状舌骨肌、颏舌肌、颏舌骨肌）共同收缩产生的向前向尾端的收缩变成以向尾端为主，不利于上气道的扩张。一些肌肉在不同状态下具有不同的功能，例如位于咽侧壁与后壁的咽上缩肌、咽中缩肌与咽下缩肌的活动与气流量有关。当咽部气流量大时表现为收缩作用，气流量小时表现为弛张作用。另外，与其他骨骼肌相同，咽部肌肉收缩的力量与收缩时的初长度有关。肌肉的初长度增加，收缩力量增强；初长度缩短，收缩力量减弱。例如张口时颏舌肌、颏舌骨肌的初长度变短，此时刺激这些肌肉，肌力可减低。

第三节　睡眠时上气道肌与上气道的功能变化

由清醒转为睡眠时机体代谢降低，对 O_2 的需求量有所下降，CO_2 产生也相应减少。这时呼吸中枢输出到咽肌的中枢冲动也减少，使上气道扩张肌

活动减弱，导致上气道易于塌陷，上气道横截面积减小，气道阻力增高。但是睡眠时上气道阻力增高造成的通气下降程度大于机体代谢变化幅度，因此可造成血 CO_2 浓度轻度增高。正常清醒状态下机体对 CO_2 反应敏感，例如当 CO_2 升高时可同时刺激膈肌与上气道扩张肌，使通气增加，维持机体正常的血 CO_2 浓度。然而睡眠时呼吸中枢对 CO_2 刺激的反应性下降，容易造成高碳酸血症。所以睡眠状态下呼吸系统并不是简单的休息状态，而是多因素参与的一个复杂过程。

上气道肌活动减弱可能与呼吸中枢调控有关。睡眠时支配上气道肌的中枢活动减弱。动物研究显示，在 NREM 睡眠期机体对高 CO_2 与低 O_2 引起的通气反应均受到抑制，且呼吸中枢对化学刺激引起的通气反应在 REM 睡眠期下降更为明显。睡眠状态下位于延髓的呼吸中枢放电频率降低，多种上气道肌包括相位性肌肉（如颏舌肌）与非相位性肌肉（如腭帆张肌）的活动均降低。由于睡眠时大脑皮质对呼吸中枢的刺激几乎消失，呼吸的调节主要依赖 CO_2 浓度变化。当血 CO_2 浓度下降到一定程度，则可抑制呼吸，表现为中枢性呼吸暂停。睡眠时上气道肌与上气道功能变化主要表现在以下几个方面。

一、对呼吸负荷的反应

正常情况下当机体遇到额外的呼吸阻力时呼吸中枢活动会自动增高，呼吸肌收缩力量增强，胸膜腔内负压增加，以克服阻力，维持正常的肺通气，避免低氧血症与高碳酸血症。然而由于睡眠时机体对呼吸阻力负荷的反应性降低，如果在 NREM 睡眠期施加一定的呼吸阻力可迅速引起潮气量下降，每分通气量减少，血 CO_2 浓度轻度升高。研究发现，在阻塞性睡眠呼吸暂停事件发生时，虽然暂停末期的呼吸中枢驱动有所增加，但呼吸暂停事件时的膈肌肌电远远小于微觉醒期。同样，阻塞性睡眠低通气事件发生时，膈肌肌电小于清醒状态（图 4-3-1）。由于睡眠呼吸暂停事件伴随上气道阻力增高，暂停或低通气事件发生时膈肌肌电并没有伴随气道阻力的增高而增大，进一步说明睡眠时呼吸中枢对呼吸阻力增高的反应性下降。

二、上气道面积变化

睡眠时上气道面积受上气道扩张肌力量的影响，并取决于上气道扩张肌力量与上气道负压之间

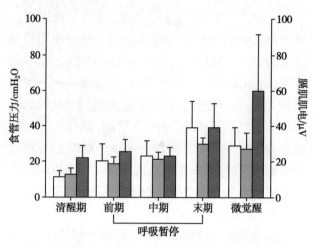

图 4-3-1 食管压力和膈肌肌电在清醒期、呼吸暂停和微觉醒状态下的变化

的平衡。通过鼻咽镜检查发现睡眠时咽腔缩小，腭咽后与舌咽后两个平面比清醒时缩小约 30%。咽腔的缩小主要与咽壁扩张肌活动减弱有关。研究发现，由于睡眠时咽腔扩张肌活动减少，咽腔于 NREM 睡眠期就出现缩小，并在 REM 睡眠期进一步缩小。当睡眠时上气道扩张肌力量减弱，不能对抗促使气道塌陷的上气道负压时，上气道变窄甚至闭塞。如果上气道负压减小，例如通过 CPAP 治疗使上气道变为正压，上气道扩张肌力量大于塌陷的力量，则上气道扩张伴随上气道面积增大。上气道扩张与塌陷两种力量之间的平衡受呼吸中枢的调节。当 CO_2 浓度增高时可刺激外周与中枢化学感受器，通过呼吸中枢使输出到上气道扩张肌的冲动增加，扩张力量增大。与此同时，CO_2 浓度增高也使呼吸中枢输出到呼吸肌如膈肌的力量增加，胸膜腔内负压增大。当胸膜腔内负压增大后又可通过外周机械感受器传入中枢，使呼吸中枢输出到上气道扩张肌的冲动增加，维持上气道的通畅。

三、咽壁的顺应性与塌陷性

咽壁是由肌肉与其他组织形成的软性结构，其大小随咽腔内压而变化。吸气时咽腔负压可使咽壁塌陷，咽腔缩小，而呼气时则因咽腔正压而使其相对扩大。咽壁的这种可变性可通过顺应性来描述。顺应性是指单位压力变化下咽腔截面积的改变。通过 CT 或鼻咽镜观察发现，正常人与 OSAS 患者在清醒状态下咽腔大小相对恒定，然而进入睡眠状态后，由于上气道扩张肌活动减弱，咽腔截面积随呼吸而变化，表现为咽腔截面积在吸气时变小，并在

吸气终末达到最小。顺应性可以通过对上气道施加不同压力来测定，例如改变 CPAP 压力测量不同压力下的咽腔截面积。研究显示，OSAS 患者的咽壁顺应性大于正常人，NREM 睡眠期部分咽腔（如腭平面）的顺应性比清醒时增高。研究上气道功能时常常引用塌陷性这一指标。研究上气道的塌陷性模型常用 Starling 阻力模型（图 4-3-2）。在假定条件下，当一个具有塌陷性的管道内压处于某一压力时出现管道闭塞，而大于这一压力则管道完全开放，这一压力称为临界压（critical pressure，Pcrit）。这一模型的最大气流取决于塌陷部分的压力与其上段的阻力。进行 Pcrit 研究时常可通过在鼻腔施加一个负压（例如通过鼻罩连接一个负压机）引起气流受限，如果这一负压进一步增大则可导致上气道关闭并出现气流停止（图 4-3-3）。通过逐渐降低 CPAP 压力，使其产生气流受限，建立气道压力与气流的相关曲线，把开始使气流停止的鼻罩压当作 Pcrit。男性 Pcrit 大于女性且随 BMI 而增高。Pcrit 也受体位的影响，平卧位 Pcrit 比侧卧位高，与 OSAS 好发于平卧位这一临床现象一致。研究发现，Pcrit 随着

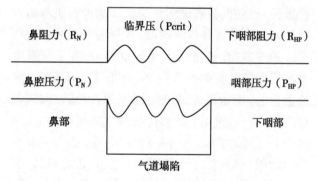

图 4-3-2 上气道 Starling 阻力模型

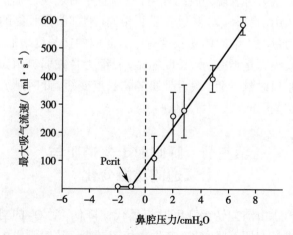

图 4-3-3 OSAS 患者发生阻塞性呼吸暂停时鼻压力与最大吸气流速的关系

上气道阻塞的加重而增加,例如从正常、单纯打鼾、阻塞性低通气直到阻塞性睡眠呼吸暂停变化过程中,Pcrit 不断增高。有研究显示,正常人的 Pcrit 为 $-6.5cmH_2O$,低通气时是 $-1.6cmH_2O$,而 OSAS 患者是 $2.5cmH_2O$。高碳酸血症可降低塌陷性,然而低氧血症并不影响上气道的塌陷性。增大肺容量与增加气管的牵引可降低 Pcrit,降低塌陷性。

四、上气道阻力

上气道阻力可以通过下列公示计算: $R = \Delta P/V$,R 是气道阻力,ΔP = 下咽腔压 - 上气道开口压,V = 流速。由于上气道开口压为大气压,可设为零,故 R = 下咽腔压 /V。在进行临床研究工作时,上气道阻力常用压力 - 流速曲线表达,并以斜率作为上气道阻力的指标。上气道阻力增高时斜率降低。睡眠时上气道阻力增高与上气道扩张肌活动下降有关,不过出现流速受限时斜率则不能准确反映上气道阻力。睡眠时上气道阻力增高可导致低通气。由于上气道的阻力需要检测下咽腔压,而准确并可靠地测量下咽腔压并不容易。一个粗略评价上气道阻力增高的方法是观察是否有鼾声,鼾声常代表上气道阻力增高(图 4-3-4)。另一个对上气道阻力进行定性的方法是观察鼻压力气流,如果出现吸气时间延长,吸气出现平台则提示上气道阻力增加(图 4-3-5)。更精确的半定量方法可通过记录吸气食管压与吸气流速计算。正常吸入气体的动力为吸气肌收缩产生的胸膜腔内负压,所以吸气时总阻力(R)可表述为 R = 胸膜腔内压 / 气流。由于胸膜腔内压与食管压几乎相等,上述总吸气阻力可表述为 R = 食管压(Pes)/ 气流。如果假定从清醒进入睡眠时的呼吸阻力变化主要发生于上气道,则总阻力的变化代表上气道阻力的变化。假定清醒与睡眠状态下的

呼吸频率变化不大,则可进一步简化为 R = Pes/ 潮气量(V_T)。由于膈肌肌电代表呼吸中枢驱动,在肺容量不变的情况下,膈肌肌电与食管压呈高度正相关。当假定进入睡眠后的呼吸阻力增高主要来自上气道,而下呼吸道、肺与胸廓阻力无明显变化,这时上气道阻力的变化可表述为 R = EMG/V_T(EMG 为膈肌肌电),研究发现上气道阻力从正常到低通气再到呼吸暂停的阻塞程度变化中,上气道阻力逐渐增大。

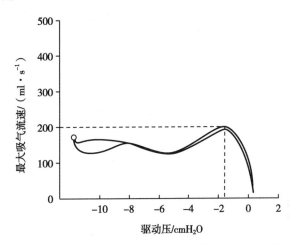

图 4-3-5　呼吸努力增加,但最大流速不变,提示上气道阻力增高

第四节　影响上气道管腔通畅的因素

一、上气道肌

上气道肌具有吞咽、呼吸和发音的功能。上气道管壁的张力有赖于上气道肌功能。研究发现,正常人上气道扩张肌的肌电活动比吸气肌电早出现 200 毫秒。上气道位相性肌肉活动出现在咽腔负压前,有利于对抗咽腔负压所造成的管壁塌陷。OSA

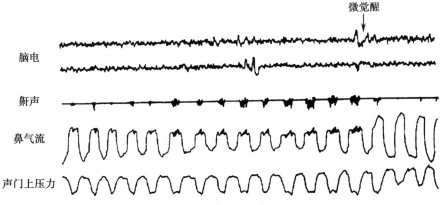

图 4-3-4　呼吸努力增加伴随打鼾

患者的上气道扩张肌活动出现延迟，使咽壁更容易塌陷。

实际上，我们应该认识到，包括颏舌肌在内的上气道肌活动与上气道功能的关系尚不完全清楚。动物实验显示，刺激上气道肌可使分离的咽腔截面积增大。有学者对气管切开患者进行了上气道面积与颏舌肌之间关系的研究，发现在无压力与气流干扰的情况下，颏舌肌的电活动与舌咽部气道横截面积相关，即颏舌肌电活动越强，咽部气道截面积越大。研究显示，电刺激颏舌肌可使上气道阻力降低。这些结果说明上气道肌功能可影响咽腔。另外，其他因素也可使上气道扩张，例如通过提高肺容量可扩大腭咽平面，降低上气道阻力，同时抑制颏舌肌肌电。刺激舌下神经会使咽腔扩大，增加最大吸气流速，降低 OSA 患者的呼吸暂停低通气指数（AHI）。我们曾利用电刺激舌下神经治疗 OSA，发现电刺激舌下神经可有效减低 AHI。

二、咽腔内压

咽腔内负压是造成咽腔阻塞的一个重要因素。吸气时呼吸肌收缩产生胸膜腔负压，传到咽腔引起咽腔内负压，增加了咽腔的塌陷性，造成上气道阻塞，气流受限。所以吸气肌的力量直接影响咽腔内压力。在物理上，当气流通过一条管道时压力下降是因克服气流遇到的阻力所致。另外，压力下降也可因管腔变小伴随气流加速引起能量消耗而致，这一现象又称为 Bernoulli 效应。吸气时气流从鼻开始到咽部，气流上游管道的阻力直接影响下游管腔内压。当呼吸肌收缩产生咽腔负压时，咽腔与鼻孔之间存在压差产生流入气流。鼻腔特别是有过敏性鼻炎者，鼻甲肥大时有较高的阻力。由于鼻腔阻力造成气流经过鼻腔后压力下降，使咽腔内压力进一步下降。类似的情况也可在咽腔内发生，例如咽腔的腭后平面出现阻塞，会使腭咽平面下的压力进一步下降，从而进一步加重咽壁的塌陷性。当咽腔狭窄时，通过 Bernoulli 效应可进一步加重狭窄平面下的气道阻塞。当咽腔在舌平面出现阻塞时，通过舌平面的气流速度会相应加快，腔内压进一步下降，增加上气道的塌陷性。

三、其他因素

有学者提出即使没有上气道肌活动，上气道本身也具有一定的抗塌陷性，例如在全麻并用肌松药使上气道肌松弛时，咽腔可保持不塌陷。通过肌松药松弛的上气道其 Pcrit 是负压，表明即使上气道肌活动停止，大气压下的正常咽腔并不塌陷。咽腔也与肺容量大小有关。增大肺容量可通过牵拉气管与上气道，增加上气道的通畅性；反之，降低肺的充盈量则增加上气道的塌陷性。CPAP 有效治疗 OSA 的次要机制就与增加肺容量有关。另外，表面黏力也会影响咽腔的通畅性。表面黏力是指管腔内壁之间的黏力，它的存在可使一个闭合的气道重新打开变得更难，由于 OSA 患者伴有打鼾，可造成管壁内层的机械损伤，可使表面黏力的作用更加突出。相反，表面润滑剂则可降低上气道阻力，降低 AHI，所以表面黏力也是造成管壁塌陷的一个重要因素。

第五节　阻塞性睡眠呼吸暂停综合征对呼吸肌的影响

关于阻塞性睡眠呼吸暂停综合征（OSAS）病理生理变化的呼吸动力肌肉研究相对较少。在 OSAS 的发病机制中一个重要的学说是上气道的畅通是吸气肌收缩产生的上气道负压与上气道扩张肌力量之间的平衡。呼吸动力减少可造成低通气伴随缺 O_2 与 CO_2 潴留，因此不可能通过减少吸气动力方式维持上气道的畅通。上气道负压与上气道扩张肌力量之间的动态平衡主要通过改变上气道扩张肌力量取得。有学者推测 OSAS 患者经过一夜反复发生的呼吸暂停，会出现膈肌疲劳。然而多项研究显示，即使重度 OSAS 患者也未发现呼吸肌疲劳。正如咽腔压受气道阻力与气流速度的影响，食管压也受上气道阻力与气流的影响。在上气道完全阻塞与气流完全停止时，胸膜腔内压不需要克服阻塞平面以上的上气道阻力，也不消耗因产生气流而需要的能量，因而相同的用力程度或同样的呼吸中枢驱动产生的胸膜腔内负压更大，导致食管内负压也增加。所以如果存在上气道阻力变化与气流变化等干扰情况，食管压并不能准确反映呼吸努力程度。近来，膈肌肌电被认为是反映呼吸用力与呼吸中枢驱动输出的可靠指标。我们的研究显示，在呼吸暂停时膈肌肌电活动比事件前后的活动弱，提示在呼吸事件发生时从中枢传到膈肌的呼吸驱动减少（图 4-5-1）。有些研究也显示在阻塞性睡眠呼吸暂停发作时膈肌肌电与颏舌肌肌电同时减小。

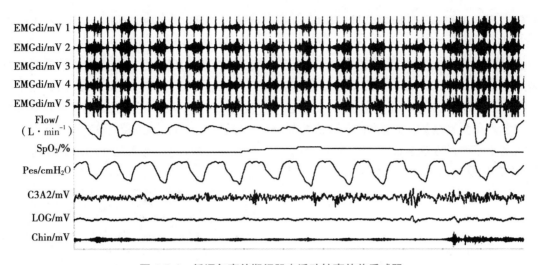

图 4-5-1　低通气事件期间肌电活动较事件前后减弱

EMGdi，膈肌肌电；Flow，气流；SpO₂，脉氧饱和度；Pes，食管压；C3A2，脑电；LOG，眼电；Chin，下颌肌电。

OSAS 上气道阻塞后重新打开的机制尚不明确。许多学者认为上气道的开放与微觉醒有关，理由是绝大多数的睡眠呼吸事件伴有微觉醒。近年来微觉醒的产生机制成为热门研究课题。一些研究显示，微觉醒的出现可能与胸膜腔内负压过大和呼吸肌收缩接近发生疲劳的水平有关。

睡眠时正常通气功能的维持依赖于肺与上气道机械感受器，特别是外周与中枢化学感受器。睡眠时中枢对低氧血症与高 CO_2 反应性下降可造成低通气。由于睡眠时通气调节主要依赖中枢对化学感受器的反应，血 CO_2 浓度轻度下降即可导致中枢性呼吸暂停。上气道扩张肌对维持上气道通畅、防止塌陷有极其重要的作用。阻塞性呼吸暂停的发生可能与上气道的解剖狭窄、上气道扩张肌的活动减弱有关。上气道扩张肌功能与活动异常可导致上气道临界压增大、上气道壁塌陷性增大和上气道阻力增高。

第六节　呼吸肌功能与评价

呼吸肌包括膈肌、肋间肌与辅助呼吸肌如胸锁乳突肌、斜角肌和腹肌，其中膈肌是主要的呼吸肌。正常的呼吸肌功能是保证正常通气、维持内环境稳定的基础。由于呼吸肌有较大的贮备功能，早期或轻度的呼吸肌功能受损可能无症状，或只有在强烈运动时或睡眠时才有不适，容易误诊忽视。严重的呼吸肌功能异常可表现为通气功能障碍与Ⅱ型呼吸衰竭。一个有呼吸肌功能受损的患者如果白天清醒

状态下已有缺氧与 CO_2 潴留，进入睡眠状态后由于呼吸中枢驱动下降与上气道阻力增高，缺氧与 CO_2 潴留将进一步加重。由于 REM 睡眠期的正常通气功能主要靠膈肌活动维持，如果有单侧或双侧膈肌功能受损，患者常常难于维持 REM 睡眠，频繁觉醒甚至不能平卧。

呼吸肌功能异常，既可以由原发性呼吸肌无力、疲劳引起，也可以由神经肌肉疾病所致。累及呼吸肌的神经肌肉疾病常有重症肌无力、吉兰-巴雷综合征、运动神经元疾病及进行性肌营养不良。当上述全身性肌肉疾病累及呼吸肌时可出现呼吸困难，甚至呼吸衰竭。由于呼吸肌功能受损的表现不具有特异性，诊断呼吸肌功能常需做特异性的相关检查，例如反映胸膜腔内压的食管压（esophageal pressure，Pes）测定、跨膈压（transdiaphragmatic pressure，Pdi）测定与膈肌肌电（diaphragm electromyogram，EMGdi）检测。

Pes、Pdi 与 EMGdi 可在自主呼吸的条件下测定，也可利用刺激膈神经诱导颤搐性食管压（twitch esophageal pressure，TwPes）、颤搐性跨膈压（twitch transdiaphragmatic pressure，TwPdi）与膈肌复合肌肉动作电位（compound muscle action potential，CMAP）测定。Pes 的测定常需要经鼻放置食管囊管于食管，一般把囊放置于食管的中下 1/3 段，囊内注入少量气体，然后连接压力传感器检测，可以记录安静状态下与最大用力时 Pes。在睡眠医学领域，Pes 常作为诊断呼吸努力的金标准。然而，我们与国际上其他研究团队的研究结果显示，食管压不仅

4

受气流与气道阻力的影响，也受肺容量的影响，在解释 Pes 结果时应给予注意。

Pdi 是在同时记录 Pes 与胃压（gastric pressure, Pga）的基础上计算得出，即 Pdi＝Pga－Pes。所以测量 Pdi 时需要在检测 Pes 的基础上测量 Pga。Pga 也需在胃中放置一条囊管测量。一般情况下，吸气时膈肌收缩往尾端移动。胸腔内 Pes 下降，腹压增高，Pga 增大。Pdi 是反映膈肌功能的特异性指标。例如膈肌麻痹时，Pdi 显著下降，正常最大 Pdi 值为成人男性 >100cmH$_2$O，女性 >70cmH$_2$O。由于 Pdi 是胃压与食管压之差，影响 Pes 的因素也可影响 Pdi。正常平静呼吸时的压力变化见图 4-6-1。肌麻痹时或严重肺气肿患者在平静呼吸时可出现所谓反常呼吸现象，表现为吸气时胃压不仅不增大反而减少。

处理进行量化。临床科研上为了对膈肌功能进行综合评价，常同时测量 Pes、Pga、Pdi 与膈肌肌电。近年来，我们研发了一条多功能呼吸信号检测导管（图 4-6-2），它可同时记录 Pes、Pga、Pdi 与多导膈肌肌电，患者不必为检测膈肌功能而在食管内放置多条导管，既增加了监测的舒适度，也改进了检查的准确性。目前，这一导管已在国际上得到广泛使用。

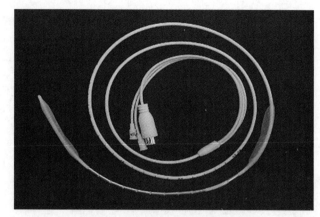

图 4-6-2 多功能呼吸信号检测导管

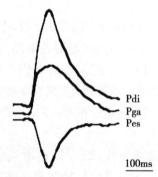

Pdi
Pga
Pes

100ms

图 4-6-1 正常吸气时食管压（Pes）、胃压（Pga）和跨膈压（Pdi）

除了上述机械评价外，膈肌功能评价常用膈肌肌电，记录安静或最大用力吸气时的膈肌肌电。通过在膈肌内或膈肌周围放置电极，再通过放大滤波然后将信号记录于电脑。膈肌肌电常通过均方根

最大用力吸气时呼吸肌功能检测有赖于患者的用力，一些患者可能不理解或用力不当，造成所测指标异常。为了排除用力依赖性的膈肌功能检查方法的缺点，有时需要通过膈神经刺激记录 TwPdi 与 CMAP。TwPdi 的正常值为 >18cmH$_2$O，单侧 TwPdi >8cmH$_2$O。最大刺激下的正常 CMAP 幅度常常 >0.89mV，而膈神经传导时间为 6～10 毫秒。

（罗远明）

参考文献

【1】 LUO YM, LYALL RA, HARRIS ML, et al. Quantification of the esophageal diaphragm EMG with magnetic phrenic nerve stimulation[J]. Am J Respir Crit Care Med, 1999, 160（5 Pt 1）: 1629-1634.

【2】 LUO YM, MOXHAM J, POLKEY MI. Diaphragm electromyography using an oesophageal catheter: current concepts[J]. Clin Sci（Lond）, 2008, 115（8）: 233-244.

【3】 LUO YM, TANG J, JOLLEY C, et al. Distinguishing obstructive from central sleep apnea events: diaphragm EMG and esophageal pressure compared[J]. Chest, 2009, 135（5）: 1133-1141.

【4】 LUO YM, HE BT, WU YX, et al. Neural respiratory drive and ventilation in patients with chronic obstructive pulmonary disease during sleep[J]. Am J Respir Crit Care Med, 2014, 190（2）: 227-229.

【5】 LUO YM, WU HD, TANG J, et al. Neural respiratory drive during apnoeic events in obstructive sleep apnoea[J]. Eur Respir J, 2008, 31（3）: 650-657.

【6】 XIAO SC, HE BT, STEIER J, et al. Neural respiratory drive and arousal in patients with obstructive sleep apnea hypopnea[J]. Sleep, 2015, 38（6）: 941-949.

【7】 HE BT, LU G, XIAO SC, et al. Coexistence of OSA may

compensate for sleep related reduction in neural respiratory drive in patients with COPD[J]. Thorax, 2017, 72（3）: 256-262.

【8】 CARNEY PR, BERRY RB, GEYER JD. Clinical sleep medicine[M]. 2nd ed. Philadelphia: Lippincott Williams &

Wilkins, 2012.

【9】 KRYGER M, ROTH T, DEMEN WC. Principles and practice of sleep medicine[M]. 6th ed. Philadelphia: Elsevier, 2017.

4

第二篇

睡眠呼吸障碍诊治技术

第五章　睡眠呼吸障碍诊断技术　56

第六章　无创正压通气治疗应用技术　88

第五章 睡眠呼吸障碍诊断技术

第一节 日间状态与睡眠质量评价

睡眠是人类生命活动中不同心理生理现象往复循环的主动过程，不是简单的觉醒状态终结的被动过程。睡眠呼吸障碍在普通人群中患病率高，患者会出现睡眠紊乱，觉醒增多，睡眠片段化，部分患者还会伴有其他睡眠障碍，包括失眠、睡眠-觉醒节律障碍、夜惊、梦魇等，从而使患者睡眠质量下降，且往往伴随日间嗜睡的表现，导致学习、工作效率下降，严重影响患者的生活质量。标准疾病诊断有赖于多导睡眠图（polysomnogram，PSG）监测，但费时耗力，且资源有限，一些问卷可用于筛查与术前初步评估。

一、睡眠呼吸障碍筛查相关问卷

睡眠呼吸障碍（sleep-related breathing disorder，SBD）相关筛查与初步问卷评估使用最广泛的是Berlin问卷，对其敏感性与特异性的国内外研究很多得到验证。在此问卷基础上形成的STOP-Bang问卷更简单易行，质量也得到验证。

（一）Berlin问卷

1999年Netzer等最初在普通门诊患者中应用Berlin问卷（表5-1-1）来筛查OSAS患者，在标准为AHI>5次/h、AHI>15次/h和AHI>30次/h时，Berlin问卷的敏感度分别为86%、54%和17%，特异度分别为77%、97%和97%。此后Berlin问卷被广泛应用在不同的人群中，包括睡眠门诊、外科手术患者、心脏病患者、卒中和老年人等人群中筛查OSAS，也被许多国家翻译成不同的版本进行验证。Ahmadi等的回顾性研究结果表明，应用Berlin问卷在睡眠门诊中筛查OSAS，分别以呼吸紊乱指数（respiratory disturbance index，RDI）>5次/h、RDI>15次/h和RDI>30次/h为标准，其敏感度分别为68%、62%与57%，特异度分别为49%、43%与41%，他们认为由于敏感度与特异度均不高，不适于在睡眠门诊中筛查OSAS。而Chung等在术前患者中应用Berlin问卷筛查OSAS，在AHI>5次/h、AHI>15次/h、AHI>30次/h时，敏感度分别

为68.9%、78.6%与87.2%，特异度分别为56.4%、50.5%与46.4%。国内研究报道，在疑诊OSAS患者中应用Berlin问卷筛查OSAS，其敏感度为71%，特异度为72%，当将Berlin问卷进行修改后，以BMI>25kg/m²或高血压为参照时，敏感度为87%，特异度为56%。Berlin问卷对于诊断OSAS的敏感度与特异度一般，仍然具有局限性。近年来，荟萃分析应用诊断比值比（diagnostic odds ratio，DOR）来比较OSAS的各种预测模型与问卷的准确性，结果表明Berlin问卷在筛查问卷中诊断OSAS的准确性最高，DOR值为117.78，而STOP-Bang问卷诊断OSAS的DOR仅为6.59。尽管上述结果表明Berlin问卷比STOP-Bang问卷在诊断OSAS的预测作用中准确性更高，而且Berlin问卷已经在不同的人群中验证，但是许多对于Berlin问卷的评价不一，并且由于问卷项目与评分方法复杂，所以Berlin问卷临床应用有一定的局限性。

（二）STOP-Bang问卷

STOP-Bang问卷（表5-1-2）设计简单，只有8项问题，易于记忆，可操作性强，而且答案均为二分类项目，受试者容易接受。研究结果表明，91.2%～91.5%的受试者都能完成问卷的所有项目。STOP-Bang问卷具有良好的敏感度。Chung等共收集了2 467份拟行手术患者的STOP-Bang问卷，并与标准的PSG比较，结果表明，STOP问卷在标准为AHI>5次/h、AHI>15次/h和AHI>30次/h时的敏感度分别为65.6%、74.3%与79.5%，而STOP-Bang问卷的敏感度则增加至83.6%、92.9%与100.0%。该前瞻性研究采取了盲法，避免了偏倚，所有的PSG均由资深的睡眠技师分析，并由睡眠专家审核，结果可靠。Ong等在睡眠门诊中应用STOP-Bang问卷验证其在亚洲人中筛查OSAS的效度，发现在AHI≥5次/h、AHI≥15次/h、AHI≥30次/h时，STOP-Bang的敏感度分别为84.7%、91.1%与95.4%，特异度分别为52.6%、40.4%与35.0%，而且即使将BMI的阈值改为30kg/m²，并不显著改变STOP-Bang问卷的效度。STOP-Bang问卷可以对OSAS的不同严重程度有着良好的预测作用，还可以对严重程度进行分层。Farney等的研究应用成

表 5-1-1 Berlin 问卷

第 1 类问题	第 2 类问题
1. 您是否打鼾？	6. 您是否经常感到醒后疲倦或疲劳？
A. 是*	A. 几乎每天*
B. 否	B. 3～4 次 / 周*
C. 不知道	C. 1～2 次 / 周
如果打鼾：	D. 1～2 次 / 月
2. 您的鼾声是	E. 从不或几乎没有
A. 比呼吸声音略大	7. 您在清醒时会感觉疲倦，或不如以前吗？
B. 同说话声音一样大	A. 几乎每天*
C. 比说话声音大*	B. 3～4 次 / 周*
D. 非常响亮，在隔壁房间也能听到*	C. 1～2 次 / 周
3. 您打鼾的频率是	D. 1～2 次 / 月
A. 几乎每天*	E. 从不或几乎没有
B. 3～4 次 / 周*	8. 你开车时有没有打瞌睡或睡着？
C. 1～2 次 / 周	A. 有*
D. 1～2 次 / 月	B. 没有
E. 从不或几乎没有	如果有的话
4. 您的鼾声会打扰他人吗？	9. 您发生这种情况的频率如何呢？
A. 是*	A. 几乎每天
B. 否	B. 3～4 次 / 周
C. 不知道	C. 1～2 次 / 周
5. 有人注意到您睡眠中呼吸停止吗？	D. 1～2 次 / 月
A. 几乎每天*	第 3 类问题
B. 3～4 次 / 周*	10. 您有高血压吗？
C. 1～2 次 / 周	A. 是*
D. 1～2 次 / 月	B. 否
E. 从不或几乎没有	C. 不知道
	11. 您体重指数[体重(kg)/ 身高(m)²]大于 30kg/m² 吗？
	A. 是*
	B. 否

注：带 * 选项为阳性选项。评分标准：如果第 1 类问题中有两个或两个以上的阳性结果，那么第 1 类问题结果为阳性；如果第 2 类问题中有两个或两个以上的阳性结果，那么第 2 类问题结果为阳性；如果第 3 类问题中有一个或一个以上的阳性结果，那么第 3 类问题结果为阳性。OSA 高风险：两个或两个以上类别结果为阳性；OSA 低风险：只有一个或没有类别结果阳性。

比例优势回归模型的统计学方法，在睡眠中心的患者中回顾性分析 STOP-Bang 问卷在预测 OSAS 严重程度中的作用，发现随着 STOP-Bang 问卷评分的增高（0～8 分），重度 OSAS 的可能性从 4.4% 升至 81.9%，而 AHI 正常的可能性则从 52.1% 下降至 1.1%，3 分或 3 分以上则提示可能为重度 OSAS。Chung 等发现 STOP-Bang 问卷评分为 5 分时，中重度 OSAS 与重度 OSAS 的 OR 分别为 4.8 与 10.4，而评分为 6 分时，两者的 OR 分别为 6.3 与 11.6；评分为 7～8 分时，中重度 OSAS 与重度 OSAS 的 OR 分别为 6.9 与 14.9。当 STOP-Bang 问卷评分从 3 分增加至 8 分时，中重度 OSAS 的可能性从 36% 增高至 60%。STOP-Bang 问卷 5～8 分可以识别中重度 OSAS。STOP-Bang 问卷与其他问卷相比，具有更好的预测作用。Ramachandran 与 Josephs 的荟萃分析应用 DOR 来比较 OSAS 的各种预测模型与问卷的准确性，其中 Berlin 问卷准确性最高，而 ESS 准确性最差；STOP 问卷简单，对于诊断 OSAS 预测性差；但是 STOP-Bang 问卷预测重度 OSAS 的 DOR 为 141.5，而 Berlin 问卷预测重度 OSAS 的 DOR 为

22.8，表明 STOP-Bang 问卷比其他问卷对重度的 OSAS 有着更好的预测作用，是筛查重度 OSAS 的好方法。Silva 等应用美国睡眠心脏健康研究（Sleep Heart Health Study，SHHS）人群数据库，回顾性地分析了 4 770 例已行 PSG 的受试者，并应用他们的临床资料得出相应的 ESS 分数、四变量筛查工具（four-variable screening tool）、STOP 问卷与 STOP-Bang 问卷结果。结果表明，STOP-Bang 问卷在预测中重度与重度 OSAS 方面均较其他问卷有着更高

表 5-1-2　STOP-Bang 问卷

---

1. 打鼾（snoring）
   您打鼾声音大吗？（比说话的声音大或关上门仍能听到）
   是
   否

2. 疲劳（tired）
   您白天经常感到疲劳、乏力或者昏昏欲睡吗？
   是
   否

3. 观察（observed）
   有没有人观察到您在睡眠时出现呼吸暂停？
   是
   否

4. 血压（blood pressure）
   您曾经或正在接受高血压治疗吗？
   是
   否

5. 体重指数（BMI）
   您的 BMI＞35kg/m² 吗？
   是
   否

6. 年龄（age）
   您的年龄超过 50 岁吗？
   是
   否

7. 颈围（neck circumference）
   您的颈围＞40cm 吗？
   是
   否

8. 性别（gender）
   您的性别是男性吗？
   是
   否

注：OSA 高风险，指 3 个或以上的项目为阳性；OSA 低风险，指阳性项目少于 3 个。

的敏感度，分别为 87.0% 与 70.4%，而 STOP 问卷的敏感度分别是 62.0% 与 68.8%。Chung 等的研究结果表明，STOP-Bang 比 Berlin 问卷有更好的敏感度与阴性预测值，而且与其他问卷比较，具有更高的应答率。STOP-Bang 问卷已经在术前患者中广泛应用，并发现与术中风险及术后并发症相关。Vasu 等在术前患者中应用 STOP-Bang 问卷进行 OSAS 筛查，发现高危 OSAS（19.6%）比低危 OSAS（1.3%）患者术后并发症发生率更高，而且经过多变量分析后发现，高危 OSAS 与术后并发症有关。另外，Cot 等在 231 例拟行静脉麻醉下经内镜逆行胆胰管成像（endoscopic retrograde cholangiopancreatography，ERCP）与超声内镜的患者中应用 STOP-Bang 问卷筛查 OSAS 的结果也表明，高危 OSAS 患者比低危 OSAS 患者术中低氧发生率更高，需要更多的气道保护措施（如抬高下颌、面罩通气或气管插管）。MeCormaek 等在急性心肌梗死患者中应用 STOP-Bang 问卷筛查 OSAHS，发现 74% 为 OSAHS 高危患者，这一结果与经 PSG 证实的急性心肌梗死患者中 OSAHS 的患病率一致，提示 STOP-Bang 问卷在人群中应用的潜在作用。自从 STOP-Bang 问卷研发以来，由于其简单易行，可操作性强，具有良好的敏感度，而且对于预测重度 OSAHS 作用显著，已经日益受到医师的重视。目前的研究结果表明，STOP-Bang 问卷在术前筛查 OSAHS，并且更好地评估手术风险方面有着重要的价值，而在其他的人群中筛查 OSAHS 的作用值得进一步深入研究。

二、睡眠质量的评价

睡眠质量的评价分为主观与客观，主观评价睡眠质量的量表国内多采用匹兹堡睡眠质量指数（Pittsburgh sleep quality index，PSQI）与睡眠状况自评量表。客观的检查包括 PSG 与多次睡眠潜伏时间试验（multiple sleep latency test，MSLT）。

（一）匹兹堡睡眠质量指数

PSQI 是 1989 年由匹兹堡大学 Buysse 等编制，操作简便，能较全面地反映患者的睡眠质量，被广泛用于睡眠质量评价的临床与基础研究。其不仅适用于睡眠障碍、精神障碍和睡眠质量的评价与疗效观察，也适用于一般人群睡眠质量的调查研究，甚至作为睡眠质量与心身健康相关研究的评定工具。PSQI 已被广泛应用并翻译成符合各国国情的版本，研究发现其敏感度 89.6%，特异度 86.5%。国内学

者刘贤臣于 1996 年将其译成中文版本并对 793 名不同组别人群（包括 112 名正常成人，560 名学生，45 名失眠症患者，39 名抑郁症患者，37 名神经症患者）进行研究，发现灵敏度高达 98.3%，特异度亦可达 90.2%，从而被广泛应用。

中文版 PSQI（表 5-1-3）由 19 个自评与 5 个他评条目构成，其中参与计分的为 18 个自评条目，包括睡眠质量、入睡时间、睡眠时间、睡眠效率、睡眠障碍、催眠药物的应用与对日间功能的影响等 7 个成分，每个成分按 0～3 等级计分，各成分得分的总和即为 PSQI 总分，其总分介于 0 到 21 之间，当 PSQI > 8 时，可判断有睡眠质量问题，PSQI 分值越高，表示睡眠质量越差。

（二）睡眠状况自评量表

睡眠状况自评量表（self-rating scale of sleep，SRSS）由李建明教授编制，并在全国协作组制定出中国常模（标准）。此量表适用于筛选不同人群中有睡眠障碍者，也可用于睡眠障碍者治疗前后疗效研究，其信度 $r = 0.641\ 8$；效度 $r = 0.562\ 5$，P 值均小于 0.000 1。国内多名医务工作者，如高金红与刘峥孜等人均曾应用此量表评价 OSAS 患者的睡眠质量，但目前临床评价睡眠质量仍以 PSQI 为主。

SRSS（表 5-1-4）共有 10 个问题，即 10 个项目，每个项目分 5 级评分（1～5），评分愈高，说明睡眠问题愈严重。患者需要在 20 分钟之内完成这 10 个问题，通过是否出现睡眠时间不足、睡眠质量不高、睡眠不足或觉醒不够、睡眠时间、入睡困难、睡眠不稳、早醒、多梦或梦魇及夜惊、服药情况与睡眠态度、失眠后的生理心理反应 10 种症状评价患者的睡眠情况，此量表最低分为 10 分（基本无睡眠问题），最高分为 50 分（最严重）。总分数愈高，说明睡眠障碍愈重、愈多。

表 5-1-3　中文版 PSQI

（一）下面一些问题是关于您最近 1 个月的睡眠状况，请您填写或选择最符合您近 1 个月实际情况的答案

　　1. 近 1 个月，晚上上床睡觉通常是_____点钟

　　2. 近 1 个月，从上床到入睡通常需要_____分钟

　　3. 近 1 个月，通常早上_____点起床

　　4. 近 1 个月，每夜通常实际睡眠_____小时（不等于卧床时间）

（二）对下列问题请选择 1 个最适合您的答案，在每题下的（1）（2）（3）（4）上打一个 √

近 1 个月来因下列情况影响睡眠而烦恼	（1）无	（2）<1 次 / 周	（3）1～2 次 / 周	（4）>3 次 / 周
入睡困难（30 分钟内不能入睡）				
夜间易醒或早醒				
夜间去厕所				
呼吸不畅				
咳嗽或鼾声高				
感觉冷				
感觉热				
做恶梦				
疼痛不适				
常感到困倦				
服用安眠药的情况				
其他影响睡眠的事情				
近 1 个月来的睡眠质量	（1）很好	（2）较好	（3）较差	（4）很差
近 1 个月来做事的精力不足	（1）没有	（2）偶尔有	（3）有时有	（4）经常有

表 5-1-4　睡眠状况自评量表（SRSS）

姓名：	性别：	年龄：	职业：

根据您近1个月内的情况回答以下10个问题,并在最符合自己的每个问题上选择一个答案(√)

1. 您觉得平时睡眠足够吗？	①睡眠过多了　②睡眠正好　③睡眠欠一些　④睡眠不够　⑤睡眠时间远远不够
2. 您在睡眠后是否已觉得充分休息过了？	①觉得充分休息过了　②觉得休息过了　③觉得休息了一点　④不觉得休息了　⑤觉得一点儿也没休息
3. 您晚上已睡过觉,白天是否打瞌睡？	①0～5日　②很少(6～12日)　③有时(13～18日)　④经常(19～24日)　⑤总是(25～31日)
4. 您平均每个晚上大约能睡几小时？	①≥9小时　②7～8小时　③5～6小时　④3～4小时　⑤1～2小时
5. 您是否有入睡困难？	①0～5日　②很少(6～12日)　③有时(13～18日)　④经常(19～24日)　⑤总是(25～31日)
6. 您入睡后中间是否易醒？	①0～5日　②很少(6～12日)　③有时(13～18日)　④经常(19～24日)　⑤总是(25～31日)
7. 您在醒后是否难于再入睡？	①0～5日　②很少(6～12日)　③有时(13～18日)　④经常(19～24日)　⑤总是(25～31日)
8. 您是否多梦或常被恶梦惊醒？	①0～5日　②很少(6～12日)　③有时(13～18日)　④经常(19～24日)　⑤总是(25～31日)
9. 为了睡眠,您是否吃安眠药？	①0～5日　②很少(6～12日)　③有时(13～18日)　④经常(19～24日)　⑤总是(25～31日)
10. 您失眠后心情(心境)如何？	①无不适　②无所谓　③有时心烦、急躁　④心慌、气短　⑤乏力、没精神、做事效率低

三、日间状态的评价

临床上日间状态的评价主要以评估日间嗜睡为主。日间嗜睡是指睡眠障碍患者,尤其是 OSAS 患者,在白天特别是安静环境下,经常困乏嗜睡,并不分场合时机表现出不同程度、不能自主控制且难以抗拒的睡眠倾向。轻者仅表现为日间的疲劳或困倦,可以在阅读、坐车或开会时出现嗜睡,重者在谈话甚至驾车中可突然入睡发生交通事故,危及生命。国内外研究发现,引起 OSAS 患者日间嗜睡的主要原因是睡眠片段化、夜间的低氧血症与睡眠结构紊乱,导致睡眠片段化增加,从而加重日间嗜睡。日间嗜睡不仅降低患者的生活质量,同时也危害了其身心健康,因此对日间嗜睡评估非常重要。

临床上对于嗜睡程度的评价可分为主观与客观,主观评价主要有 Epworth 嗜睡量表(Epworth sleepiness scale, ESS)与斯坦福嗜睡量表(Stanford sleepiness score, SSS);客观评价包括多次睡眠潜伏时间试验(multiple sleep latency test, MSLT)、清醒维持试验(maintenance of wakefulness test, MWT)与简化后的牛津睡眠抵抗(Oxford sleep resistance,

OSLER)试验。目前临床上常用的为主观的 ESS 与客观的 MSLT。

(一)主观 ESS

Epworth 嗜睡量表(ESS,表 5-1-5)是 1990 年澳大利亚墨尔本 Epworth 医院的睡眠研究中心设计的调查问卷表,因其方便、快捷、省时的优势而受临床青睐。其通过患者在 8 种情形下有无瞌睡可能性的主观判断,计算出得分来评估患者日常生活不同情况下嗜睡程度,国外学者 Johns 曾提出嗜睡评分 <5 分则为正常,5～10 分为轻度,11～15 分为中度,16～24 分为重度嗜睡。ESS 曾一度被国内外认同可作为 OSAS 患者的初筛问卷,2000 年 Chung 将 ESS 译为适用于中国人群的版本,国内外包括中国、美国、巴西、克罗地亚、土耳其等在内的多个研究都曾将 PSG 诊断作为标准,进行对于 ESS 的评价。研究证明,当以 AHI≥5 次/h 为诊断标准时,ESS 的敏感度波动于 26%～94%,特异度在 50%～89%,而准确度则为 47%～74%。随着 PSG 的普及,ESS 不再作为 OSAS 患者的初筛问卷,除了作为白日嗜睡的评价,ESS 目前更多用于联合其他问卷量表辅助 PSG 进行 OSAS 患者的相关诊断与治

疗前后的疗效对比等。例如 ESS 辅助便携式睡眠监测诊断 OSAS，ESS 结合夜间脉氧饱和度监测在心血管疾病中筛查 OSAS，ESS 联合 Zung 氏抑郁自评量表（Zung self-rating depression scale，ZSDS）等进行无创机械通气的疗效评估，Cho 等人应用 ESS 联合 PSQI 等量表对已通过 PSG 监测明确诊断的 OSAS 患者合并失眠的情况进行研究等。

表 5-1-5　Epworth 嗜睡量表

在以下情况有无瞌睡的可能性	从不（0分）	很少（1分）	有时（2分）	经常（3分）
坐着阅读时				
看电视时				
在公共场所坐着不动时（如在剧场或开会）				
长时间坐车，中间不休息（超过1小时）				
坐着与人谈话时				
饭后休息时（未饮酒时）				
开车等红绿灯时				
下午静卧休息时				

（二）客观 MSLT

MSLT 是在 20 世纪 70 年代后期由 Carskadon 等设计的用于测量嗜睡与清醒水平的一种生理学方法。通过让患者白日进行一系列小睡来客观判断其白日嗜睡程度的检查方法。每 2 小时测试 1 次，每次小睡持续 30 分钟，计算患者入睡的平均潜伏时间与异常 REM 睡眠出现的次数，睡眠潜伏时间 <5 分钟者为嗜睡，5~10 分钟者为可疑嗜睡，>10 分钟者为正常。Li 等人研究发现 ESS 与 MSLT 的可信度相同，Werli 等人发现对于治疗后残余嗜睡的患者 MSLT 有明显升高。国内唐向东教授曾应用 MSLT 客观地评价白日嗜睡与高血压的关系。

（三）日间嗜睡的机制

关于 OSAS 患者日间嗜睡的原因目前并不确切，许多研究认为可能产生日间嗜睡的主要原因有睡眠片段化、睡眠结构紊乱、睡眠剥夺、生物节律紊乱、药物影响、中枢神经系统病变、夜间低氧血症与高碳酸血症等。多数学者的研究主要集中在睡眠片段化、睡眠结构紊乱与低氧血症。

1. 睡眠片段化与睡眠结构紊乱　睡眠片段化是指在睡眠中呼吸暂停终止处反复发生短暂的脑电微觉醒（arousal）。反复的微觉醒破坏了睡眠的连续性，导致睡眠结构紊乱，使患者的睡眠经常处于浅睡（N1 期、N2 期）阶段，而深睡（N3 期）阶段减少，睡眠片段化造成了睡眠结构的紊乱。浅睡眠增加、深睡眠减少，干扰了睡眠恢复体力的功能，进而引起日间嗜睡，伴随睡眠片段化的日间嗜睡增加可解释为部分睡眠剥夺的结果。睡眠片段化的判定方法包括利用传统的人工脑电图、计算机自动分析与体动、自主活动等非脑电指标评判微觉醒。美国睡眠疾病协会将微觉醒定义为睡眠过程中持续 3 秒以上的脑电频率改变，包括 θ 波、α 波与 / 或频率 >16Hz 的非纺锤波，与 REM 睡眠时肌电（EMG）振幅的增加。

对于 OSAS 患者，呼吸恢复之前常常有一个短暂的觉醒，它具有双重意义，一方面觉醒对恢复上气道开放起到保护性反射作用，因而防止了更严重的窒息；另一方面反复脑电觉醒导致睡眠片段化与慢波睡眠的缺失，这是 OSAS 最严重的症状之过度日间嗜睡的主要决定因素。Lesley 的小组研究 41 名从鼾症到重度 OSAS 患者的睡眠片段化各项指标与主观、客观日间嗜睡的关系，结果显示睡眠片段化的脑电指标与主观、客观日间嗜睡密切相关。另有研究发现，睡眠呼吸暂停患者与呼吸紊乱相关的微觉醒及通过 MSLT 测量的日间睡眠潜伏期密切相关。Miliauskas 对 108 例 OSAS 患者进行了 ESS 与体重、AHI、慢波睡眠时间、平均血氧饱和度指数与微觉醒的相关分析，探讨引起患者日间嗜睡的因素，发现只有微觉醒在对日间嗜睡因素的多元回归分析中有明显的统计学意义。Chervin 等发现睡眠呼吸紊乱的患者呼吸周期相关脑电的变化可反映许多吸气微觉醒，通过 MSLT 可预测第 2 日嗜睡，而低通气、AHI、最低脉氧饱和度不能预测第 2 日嗜睡。Zucconi 发现 OSAS 与单纯鼾症患者微觉醒是决定嗜睡危险的最好变量。Martin 等应用非呼吸刺激诱导正常人睡眠时脑电短暂的觉醒，受试者可表现出重度日间嗜睡。2006 年我们曾对 74 例鼾症及 OSAS 患者进行呼吸相关觉醒指数与日间嗜睡关系的研究，发现经多元线性回归与相关分析，呼吸紊乱相关觉醒指数与 ESS 评分呈显著正相关，与睡眠潜伏期呈显著等级负相关。提示日间嗜睡是由觉醒导致的睡眠片段化引起的。

2. 夜间低氧　我们曾对 921 例确诊 SAHS 的患者日间嗜睡产生的原因进行了探讨，发现 SAHS 患者日间嗜睡的程度与睡眠呼吸紊乱的程度、夜间低氧的程度相关，而与睡眠结构并没有显著相关性，这与 Kapur 报道相近。

而对于低氧血症，Colt 学者也有不同的观点，其小组对 7 例 OSAS 患者在 3 个条件下进行研究：①基础 PSG；②经鼻 CPAP 纠正呼吸暂停、睡眠片段化与低氧血症；③经鼻 CPAP 纠正呼吸暂停、睡眠片段化同时暴露于 100% 氯气中诱导反复的低氧血症。发现与基础 PSG 相比，两种实验性治疗都有睡眠潜伏期延长，在低氧与非低氧条件下经鼻 CPAP 获得的平均 MSLT 评分无统计学意义。该研究结论为睡眠期间血氧饱和度的急性间断性降低，但缺乏明显睡眠片段化不导致日间嗜睡增加。如果说单纯低氧血症导致日间嗜睡，那也可能是间接被睡眠片段化所诱导。可见睡眠片段化与夜间低氧并非相互独立，而是相互联系共同造成日间嗜睡。

四、睡眠质量与日间状态的关系

OSAS 患者的生活质量明显低下，睡眠质量下降，且表现为较明显的睡眠障碍。其反复觉醒造成睡眠片段化、睡眠结构紊乱，浅睡眠增多，深睡眠减少，睡眠有效率下降，从而导致白日嗜睡、乏力、记忆力下降、活动减少，认知功能异常与精神障碍，可表现为抑郁、焦虑等。国外学者 Peppard 与 Lavie 等人就揭示出睡眠与抑郁呈正相关的事实，国内学者同样在中国人群中证实了 OSAS 的睡眠质量与情绪之间有着密切的联系，戴艳梅通过对 OSAS 患者进行的四种量表包括症状自评量表（SCI-90）、康奈尔医学指数（CMI）（精神症状维度）、汉密顿焦虑量表（HAMA）、汉密顿抑郁量表（HRSD）的评价，孙晋渊等通过研究 280 例中重度 OSAS 患者 ESS、PSQI 与 ZSDS 三者之间的关系发现：OSAS 患者往往会出现日间嗜睡与夜间睡眠质量下降伴行而生，因而造成学习、工作效率与生活质量的下降，继而出现并加重焦虑与抑郁的产生。因此临床上多把对两者的评价结合起来，能更好地通过患者的精神状态间接评价 OSAS 患者的严重程度。

（肖毅　罗金梅　曹洁）

参考文献

【1】 CHUNG F, ELSAID H. Screening for obstructive sleep apnea before surgery: why is it important?[J]. Curr Opin Anaesthesiol, 2009, 22（3）: 405-411.

【2】 CHUNG F, YEGNESWARAN B, LIAO P, et al. STOP questionnaire: a tool to screen patients for obstructive sleep apnea[J]. Anesthesiology, 2008, 108（5）: 812-821.

【3】 NETZER NC, STOOHS RA, NETZER CM, et al. Using the Berlin questionnaire to identify patients at risk for the sleep apnea syndrome[J]. Ann Intern Med, 1999, 131（7）: 485-491.

【4】 RAMACHANDRAN SK, JOSEPHS LA. A meta-analysis of clinical screening tests for obstructive sleep apnea[J]. Anesthesiology, 2009, 110（4）: 928-939.

【5】 CHUNG F, SUBRAMANYAM R, LIAO P, et al. High STOP-Bang score indicates a high probability of obstructive sleep apnoea[J]. Br J Anaesth, 2012, 108（5）: 768-775.

【6】 FARNEY RJ, WALKER BS, FARNEY RM, et al. The STOP-Bang equivalent model and prediction of severity of obstructive sleep apnea: relation to polysomnographic measurements of the apnea/hypopnea index[J]. J Clin Sleep Med, 2011, 7（5）: 459-465.

【7】 COTÉ GA, HOVIS CE, HOVIS RM, et al. A screening instrument for sleep apnea predicts airway maneuvers in patients undergoing advanced endoscopic procedures[J]. Clin Gastroenterol Hepatol, 2010, 8（8）: 660-665.

【8】 何权瀛，陈宝元. 睡眠呼吸病学 [M]. 北京：人民卫生出版社，2009.

【9】 RICHARD BB. 睡眠医学基础 [M]. 高和，译. 北京：人民军医出版社，2014.

【10】 MICHAEL JS. 睡眠医学：理论与实践 [M]. 张秀华，韩芳，译. 北京：人民卫生出版社，2010.

【11】 中华医学会呼吸病学分会睡眠呼吸障碍学组. 阻塞性睡眠呼吸暂停低通气综合征诊治指南（2011 年修订版）[J]. 中华结核和呼吸杂志，2012，35（1）: 9-12.

【12】 刘贤臣，唐茂芹，胡蕾，等. 匹兹堡睡眠质量指数的信度和效度研究 [J]. 中华精神科杂志，1996，29（2）: 103-107.

【13】 BERTOLAZI AN, FAGONDES SC, HOFF LS, et al. Validation of the Brazilian Portuguese version of the Pittsburgh sleep quality index[J]. Sleep Med, 2011, 12（1）: 70-75.

【14】 SCARLATA S, PEDONE C, CURCIO G, et al. Pre-polysomnographic assessment using the Pittsburgh sleep quality index questionnaire is not useful in identifying people at higher risk for obstructive sleep apnea[J]. J Med Screen, 2013, 20 (4): 220-226.

【15】王彦, 陈宝元, 曹洁. 阻塞性睡眠呼吸暂停综合征患者日间嗜睡的机制 [J]. 国际呼吸杂志, 2004, 24 (4): 195-197.

【16】彭莉莉, 李进让, 孙建军, 等. Epworth 嗜睡量表简体中文版信度和效度评价 [J]. 中华耳鼻咽喉头颈外科杂志, 2011, 46 (1): 44-49.

【17】CHUNG K. Use of the Epworth sleepiness scale in Chinese patients with obstructive sleep apnea and normal hospital employees[J]. J Psychosom Res, 2002, 49 (5): 367-372.

【18】JOORABBAF SM, SHABANY M, SADEGHNIIAT KH, et al. Relationship between sleep quality, obstructive sleep apnea and sleepiness during day with related factors in professional drivers.[J]. Acta Med Iran, 2017, 55 (11): 690-695.

【19】王小轶, 徐文, 杨庆文, 等. Epworth 嗜睡量表联合家庭便携式睡眠监测诊断成人阻塞性睡眠呼吸暂停综合征 [J]. 中国耳鼻咽喉头颈外科, 2017, 24 (8): 417-421.

【20】黄祥亚, 何添标, 唐妍, 等. Epworth 嗜睡量表联合家庭便携式睡眠监测对成人阻塞性睡眠呼吸暂停综合征的诊断价值 [J]. 中国实用医药, 2018, 13 (12): 13-16.

【21】李桃美, 任蓉, 谭璐, 等. 阻塞性睡眠呼吸暂停综合征患者主客观嗜睡的一致性 [J]. 中华医学杂志, 2017, 97 (12): 906-910.

【22】曹洁, 王娟, 陈宝元. 睡眠呼吸暂停低通气综合征患者日间嗜睡的相关因素分析 [J]. 天津医药, 2007, 35 (11): 851-852.

第二节　睡眠呼吸障碍体格检查

对有睡眠呼吸症状的患者采集病史后, 临床医师会对疾病方向形成初步判断, 并根据初步印象进行全面而有重点的体格检查。认真体检是对睡眠呼吸障碍患者进行全面评估的关键且必要的步骤, 不仅可以提供阐明病因与病理生理的重要线索, 还可以指导医师选择合适的诊断性检查、分析需要处理的合并症并最终做出治疗决策。对于接受外科治疗的睡眠呼吸暂停患者, 体检也是预后监测的重要部分。

睡眠呼吸障碍不仅包括阻塞性睡眠呼吸暂停综合征 (OSAS) 与中枢性睡眠呼吸暂停综合征 (CSAS), 还包括睡眠相关肺泡低通气等疾病, 进行体格检查时不仅应常规检查上气道骨性结构与软组织, 还应关注可能存在的全身或局部疾病相关的体征, 以便进行病因与 / 或合并症评估。

一、一般检查

观察面容、体态, 通过交流粗评神经精神状态, 重点关注与甲状腺功能减退及其他内分泌疾病相关的特殊面容、影响上气道开放的颌面结构异常或畸形, 关注心、脑、肾合并症相关的体征与神经系统功能异常。

当疑诊睡眠相关肺泡低通气疾病时, 需要在查体中寻找与病因相关的线索, 如特殊面型、骨骼结构、神志状态及肢体肌肉力量等, 还需要观察口唇发绀、杵状指、结膜充血、水肿等与低氧、二氧化碳潴留有关的体征。

二、相关测量

(一) 主要测量内容

血压、身高、体重、体重指数 (BMI) 与颈围的常规记录是 OSAS 患者或高危人群检查的关键。建议记录就诊时的诊室血压、监测当晚睡前与清晨醒后的即刻血压。不同的睡眠中心或实验室可以因地制宜地设置测量参数。

已知 OSAS 与中心性肥胖有关, 而超重、肥胖、中心性肥胖均与 OSAS 患者心血管疾病、代谢紊乱等许多慢性疾病风险增加有关。需要指出的是, BMI = 体重 (kg) / 身高 (m)^2, 我国成人 BMI 分类标准与世界卫生组织 (World Health Organization, WHO)、亚洲标准不同, 即体重过低 (BMI < 18.5kg/m^2)、体重正常 (BMI: 18.5～23.9kg/m^2)、超重 (BMI: 24.0～27.9kg/m^2) 及肥胖 (BMI≥28kg/m^2)。还可测量并记录腰围、臀围, 我国成年男性腰围≥85cm、女性腰围≥80cm 提示腹部脂肪蓄积, 我国成年男性腰臀比 > 0.9、女性 > 0.8 为中心性肥胖。

进行围度测量时, 应使用没有弹性、最小刻度为 1mm 的软尺, 读数精确到 1mm。具体方法如下:

1. **颈围**　测量甲状软骨上方水平的颈部周径。
2. **腰围**　让受试者直立, 两脚分开 30～40cm, 软尺放在右侧腋中线胯骨上缘与第 12 肋骨下缘连线的中点 (通常是腰部的天然最窄部位), 沿水平方向围绕腹部 1 周, 紧贴而不压迫皮肤, 在正常呼气末测量腰围的长度。

3. 臀围 测量臀部的最大周径。

（二）临床实践中的经验总结

人体测量学数据在预测 OSAS 风险与心血管风险方面的意义已经得到公认，但近年来持续有研究报告新的结果，说明这些经典参数仍然需要得到睡眠中心的充分重视与利用。

在预测 OSAS 方面存在性别差异。回顾性研究显示，西方人中，颈围≥43.2cm、BMI≥38kg/m² 与 ESS 评分≥13 分都是男性中重度 OSAS 的独立预测因子，而年龄≥50 岁、颈围≥36.8cm 与晨起头痛是女性中重度 OSAS 的独立预测因子。队列研究显示，在 BMI＞40kg/m² 的女性中，颈围是与所有心血管代谢危险因素（HOMA 法胰岛素抵抗指数、AHI、甘油三酯/高密度脂蛋白的对数值、谷草转氨酶、谷丙转氨酶、γ-谷氨酰转肽酶等）相关性最好的指标，腰围、颈围与高血压、糖尿病、OSAS 显著相关，BMI 仅与 OSAS 相关，而腰臀比仅与高血压、糖尿病相关。人体测量学数据的意义可能存在种族差异，我国许多学者也从不同角度进行了相关总结，但目前已发表研究的样本量偏小，还需进一步分析。一项对 1 110 例成年男性的分析显示，BMI≥23kg/m²、颈围≥35cm、腰围≥85cm 可作为筛查我国成年男性 OSAS 的参考标准，灵敏度约 90%，漏诊率约 10%。

三、上气道体格检查

睡眠呼吸障碍中所说的上气道，通常是指从鼻开始到喉（或气管）以上的呼吸道，颌面骨骼结构决定上气道基本构架，其周围的软组织结构与上气道开放程度密切相关，具体机制详见第三章"上气道解剖结构与功能"。因此，对上气道相关骨骼与软组织结构的全面检查十分重要，不仅可以帮助临床医师预测 OSAS 可能性，还可以帮助进行治疗方法选择与预测疗效。并且在体格检查结果描述中尽量使用定量或半定量方式描述体检结果，可以更好地进行比较与评估。

（一）上气道体格检查方法

上气道体格检查主要包括颈围（见前述）、口腔颌面、鼻部、咽部等，下面分别介绍适合大多数睡眠呼吸医师操作的查体方法，专科检查将在转诊后由专科医师完成。

1. 颌面骨性结构 依靠牙齿咬合面与软组织标志进行颌面结构的检查，可以估计骨性结构的位置，

寻找气道狭窄的区域，并指导进一步检查与治疗。

（1）上下颌位置：患者取直立位，头部保持法兰克福水平位（Frankfurt horizontal position，耳屏、同侧眼眶下缘连线与地面保持水平）。

（2）上颌后缩：鼻中隔下点（上唇与鼻中隔下端的交点）位于鼻根点（鼻根部最深的凹陷点）垂线之后。

（3）下颌后缩：自下唇红缘至颏作一条垂线，软组织颏前点（颏部向前最突出的点）在此线后 2mm 以后（图 5-2-1），也有学者使用后缩 5mm 以上的标准。

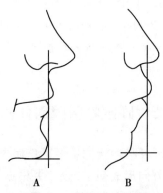

图 5-2-1 颌面关系示意图
A. 正常颌面关系；B. 下颌后缩。

2. 牙齿咬合关系 初诊时还可通过查体进行简单的咬合关系评价，这将有利于进一步检查与治疗。使用以下分类方法（罗马数字不代表严重程度，仅代表分类）：Ⅰ级，正颌关系或正常咬合；Ⅱ级，可能的下颌后缩或过咬合（小下颌导致）；Ⅲ级，可能的下颌前突（大下颌骨或上颌骨后移导致）；另一种情况为全部或部分无齿（图 5-2-2）。

3. 鼻 鼻腔是否通畅不仅与 OSAS 病因有关，也影响经鼻 CPAP 治疗的成功率与长期顺应性。鼻腔检查主要是寻找引起鼻阻塞的解剖异常，可为先天、创伤、感染甚至新生物等原因。

检查时患者坐位，头轻度后仰，可借助鼻镜进行，注意观察是否存在鼻外形狭窄、鼻中隔偏曲、鼻甲肥大、鼻息肉或其他异常改变，是否有鼻炎引起的黏膜水肿或分泌物等，这些异常会引起鼻腔狭窄、气流受限而导致打鼾与呼吸暂停。

4. 口咽腔 口咽腔主要由舌根、咽侧壁、扁桃体、硬腭、软腭和悬雍垂围成，它们的绝对大小因人而异，并且在口腔内很难精确测量。OSAS 患者睡眠中上气道阻塞最常发生在口咽部（软腭后部与

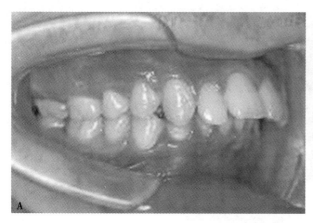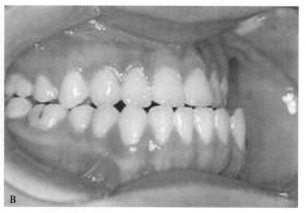

图 5-2-2　Ⅱ级咬合（A）与Ⅲ级咬合（B）

舌后部），仔细进行口咽部检查对于病因评估至关重要。

检查时，患者取直立位，张口至最大，舌放松，使用压舌板进行后咽部直视检查。只有在不能充分观察时才需借助发声来评价悬雍垂真实大小、软腭与咽侧壁扁桃体周围组织。

（1）软腭：常见的软腭异常可以描述为"低位、肥厚、蹼状（腭咽弓朦肿）、前位或后位"等。

（2）悬雍垂：常见的悬雍垂异常描述可以是"过长（>1.5cm）、过粗（>1.0cm）、肥厚、嵌入软腭内"等。

（3）侧咽壁：侧咽壁本身结构异常可能出现咽皱襞与咽侧索冗赘，而两侧侧咽壁间距通常代表口咽腔的"宽度"（开阔程度）。可半定量分为 4 级（图 5-2-3）：Ⅰ级，腭咽弓与舌在边缘交叉；Ⅱ级，腭咽弓与舌在≥25% 直径处交叉；Ⅲ级，腭咽弓与舌在≥50% 直径处交叉；Ⅳ级，腭咽弓与舌在≥75% 直径处交叉。一般认为Ⅲ、Ⅳ级为咽侧壁狭窄。

（4）扁桃体：扁桃体大小也影响口咽腔的宽度。其大小可半定量分为 5 级（图 5-2-4）：0 级，扁桃体切除；Ⅰ级，在扁桃体隐窝内；Ⅱ级，扁桃体延伸到

腭弓；Ⅲ级，扁桃体超出腭弓但未达中线；Ⅳ级，扁桃体达到中线。一般认为Ⅲ、Ⅳ级为扁桃体增大，会导致口咽横径的狭窄。

（5）舌：舌体肥大甚至巨舌在肥胖者或唐氏综合征患者中多见，它可在仰卧位睡眠时下坠导致上气道堵塞。虽然 OSAS 患者常见舌体、舌根肥大，但目前没有证据显示舌体或舌根肥大与 OSAS 严重程度相关。舌的大小很难精确计量，可嘱患者将舌在下齿水平放松，若舌位于下齿咬合面水平或以下，可认为舌体大小正常；若舌体超出这一平面则视为舌体增大。或更简单粗测，若伸舌边缘可见齿痕，也提示舌体肥大。

（6）口咽腔软组织相对位置：软腭、舌根、扁桃体在查体时不易评价，而实际上它们的相对位置真正决定了口咽部通畅程度，所以相对位置的半定量评价对临床十分有益。

目前应用比较广泛的是改良的 Mallampati 评分（MMC），来源于 Mallampati 气道分类方法，最初用来评价肥大的舌体在口腔中的相对位置，以此预测气管插管困难程度。Friedman 等加以修改，用以

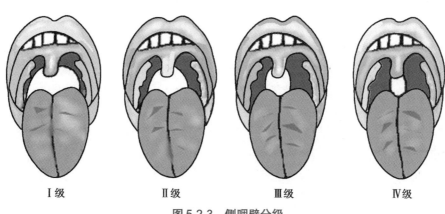

Ⅰ级　　　　　　Ⅱ级　　　　　　Ⅲ级　　　　　　Ⅳ级

图 5-2-3　侧咽壁分级

5

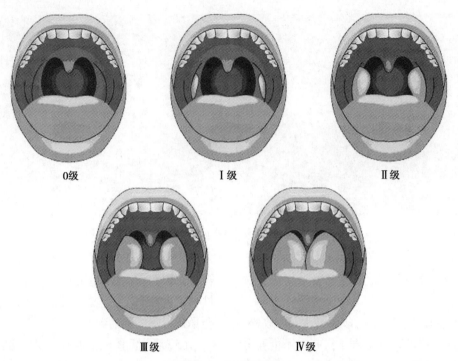

图 5-2-4　扁桃体分级

半定量评价 OSAS 患者软腭与舌根的相对位置，主要关注口咽腔的高度。后来为了更进一步体现舌、软腭的相对位置，Friedman 又将评分进一步调整，Ⅱa 为悬雍垂大部分可见，扁桃体部分可见，Ⅱb 为软腭全部可见，Ⅲ级为可见部分软腭，Ⅰ级与Ⅳ级不变。但因为这一分类方法临床研究较少，我们仍介绍临床总结较多、与 MMC 基本一致的早期版本。

检查时患者取直立位，张口，舌放松于口腔内，具体标准如下（图 5-2-5）：Ⅰ级，扁桃体、悬雍垂完全可见；Ⅱ级，悬雍垂可见，扁桃体部分可见；Ⅲ级，软、硬腭可见，悬雍垂部分可见；Ⅳ级，仅硬腭可见。一般认为，Ⅲ、Ⅳ级代表软腭相对位置低。

（二）上气道体格检查的临床实践总结

上气道系统查体帮助医师发现睡眠呼吸障碍患者上气道解剖异常，预测 OSAS 风险，决定进一步检查，做出治疗决策。以上半定量评估系统，还有助于将患者分类总结。

上气道解剖学异常，尤其是鼻中隔偏曲与舌体肥大，是正常体重打鼾者罹患 OSAS 的主要危险因素，而肥胖打鼾者 OSAS 患病风险与软腭肥厚有关。因此，正常体重打鼾者尤其需要接受彻底的上气道检查。

OSAS 患者比非习惯性打鼾者有更多上气道解剖异常，包括体重更大、更多见高位硬腭与鼻阻塞、软腭更低（MMC 评分Ⅲ级与Ⅳ级占 78.8%）、扁桃体更大。并且成人 OSAS 患者与儿童显著不同的是，成人常见鼻中隔偏曲与鼻甲肥大造成的鼻阻塞（64%），扁桃体肥大相对少见（14.4%）。所以，一定要注意检查成人 OSAS 患者的鼻腔症状与体征，积极治疗鼻阻塞，帮助改善 OSAS 症状，并有利于患

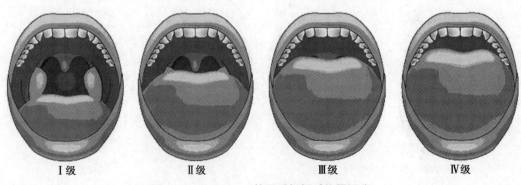

图 5-2-5　Friedman 软腭舌根相对位置评分

者接受经鼻 CPAP 治疗。

上气道解剖异常与 OSAS 病情也有一定的相关性。BMI 与 MMC、OSAS 患者 AHI 呈正相关。MMC 是 OSAS 严重程度的独立危险因素，MMC 每增加 1 级，患病风险增加 2 倍，AHI 增加 5 次 /h 以上；这些结果独立于 30 多个反映气道解剖学、体型、症状与病史的其他参数，具有统计学意义。

上气道检查还有助于选择手术适应证并预测手术成功率与预后。这些简单易行的初步评价将十分有利于我们对患者进行正确分类与转诊，减少过度手术治疗或上气道因素造成的 CPAP 治疗失败，最终使患者受益。Friedman 等综合 Friedman 软腭位置（Friedman palate position，FPP）评分、扁桃体分级与 BMI 制定改良的 Friedman 分级系统（modified Friedman staging system）（表 5-2-1），用以指导手术治疗，Ⅰ级手术成功率 80.6%，Ⅲ级仅 8.1%。在另一项研究中，类似的解剖学分级方法（FPP、扁桃体分级、BMI 与颌面畸形）比 AHI 更能有效预测悬雍垂腭咽成形术的预后，其中 FPP 与扁桃体大小对手术成功有预测意义，并且与术后 AHI 的改善显著相关。

表 5-2-1　改良的 Friedman 分级系统

分级	FPP	扁桃体大小	BMI/（kg·m^{-2}）
Ⅰ级	1	3, 4	<40
	2	3, 4	<40
Ⅱ级	1, 2	1, 2	<40
	3, 4	3, 4	<40
Ⅲ级	3	0, 1, 2	<40
	4	0, 1, 2	<40
Ⅳ级	1, 2, 3, 4	0, 1, 2, 3, 4	>40

注：所有患者合并显著颌面或其他解剖异常。表中 0～4 分别为咽部查体时所获得的相应评级。

总之，对睡眠呼吸障碍患者进行系统完善的体格检查，尤其是对 OSAS 患者的上气道全面评估，有利于预测疾病风险、寻找病因、帮助治疗决策与合理转诊、帮助预测与评估疗效。建议临床医师使用半定量评价的方式，便于进行程度分类。未来还需要更多的临床总结与研究探讨睡眠呼吸障碍体格检查对于诊断、治疗的意义。

（马靖）

参考文献

【1】 国际生命科学学会中国办事处中国肥胖问题工作组. 中国成人体质指数分类的推荐意见简介 [J]. 中华预防医学杂志，2001，35（5）：349-350.

【2】 中国肥胖问题工作组数据汇总分析协作组. 我国成人体重指数和腰围对相关疾病危险因素异常的预测价值：适宜体重指数和腰围切点的研究 [J]. 中华流行病学杂志，2002，23（1）：5-10.

【3】 EARL DE，LAKHANI SS，LORIAUX DB，et al. Predictors of moderate to severe obstructive sleep apnea: identification of sex differences[J]. Sleep Breath，2019，23（4）：1151-1158.

【4】 BOREL AL，COUMES S，RECHE F，et al. Waist, neck circumferences, waist-to-hip ratio: which is the best cardiometabolic risk marker in women with severe obesity? The SOON cohort[J]. PLoS One，2018，13（11）：e0206617.

【5】 王艳姣，杨宇，刘幼硕，等. 不同肥胖参数预测成年男性阻塞性睡眠呼吸暂停低通气综合征的准确性评价 [J]. 中华流行病学杂志，2007，28（10）：1021-1025.

【6】 RIDLEY MB. Aesthetic facial proportions[M]//PAPEL ID，NACHLIS NE. Facial plastic and reconstructive surgery. St.Louis: Mosby-Year Book，1992：106.

【7】 SCHELLENBERG JB，MAISLIN G，SCHWAB RJ. Physical findings and the risk for obstructive sleep apnea[J]. Am J Respir Crit Care Med，2000，162（2 Pt 1）：740-748.

【8】 ZONATO AI，BITTENCOURT LR，MARTINHO FL，et al. Association of systematic head and neck physical examination with severity of obstructive sleep apnea-hypopnea syndrome[J]. Laryngoscope，2003，113（6）：973-980.

【9】 TSAI WH，REMMERS JE，BRANT R，et al. A decision rule for diagnostic testing in obstructive sleep apnea[J]. Am J Respir Crit Care Med，2003，167（10）：1427-1432.

【10】 FRIEDMAN M，TANYERI H，LAROSA M，et al. Clinical predictors of obstructive sleep apnea[J]. Laryngoscope，1999，109（12）：1901-1907.

【11】 GOLDBERG AN，SCHWAB RJ. Identifying the patient with sleep apnea. Upper airway assessment and physical examination[J]. Otolaryngol Clin North Am，1998，31（6）：919-930.

【12】 FRIEDMAN M，SALAPATAS AM，BONZELAAR LB. Updated Friedman staging system for obstructive sleep

5

apnea[J]. Adv Otorhinolaryngol, 2017, 80: 41-48.

【13】MARCHIONI D, GHIDINI A, DALLARI S, et al. The normal-weight snorer: polysomnographic study and correlation with upper airway morphological alterations[J]. Ann Otol Rhinol Laryngol, 2005, 114（2）: 144-146.

【14】ZONATO AI, MARTINHO FL, BITTENCOURT LR, et al. Head and neck physical examination: comparison between nonapneic and obstructive sleep apnea patients[J]. Laryngoscope, 2005, 115（6）: 1030-1034.

【15】NUCKTON TJ, GLIDDEN DV, BROWNER WS, et al. Physical examination: Mallampati score as an independent predictor of obstructive sleep apnea[J]. Sleep, 2006, 29（7）: 903-908.

【16】FRIEDMAN M, IBRAHIM H, JOSEPH NJ. Staging of obstructive sleep apnea/hypopnea syndrome: a guide to appropriate treatment[J]. Laryngoscope, 2004, 114（3）: 454-459.

【17】LI HY, WANG PC, LEE LA, et al. Prediction of uvulopalatopharyngoplasty outcome: anatomy-based staging system versus severity-based staging system[J]. Sleep, 2006, 29（12）: 1537-1541.

第三节　多导睡眠图监测

多导睡眠图（polysomnography, PSG）监测是持续同步采集、记录、分析睡眠期间多项参数，进行睡眠医学研究与睡眠疾病诊断的技术。

本节仅论述成人 PSG 相关内容，儿童、婴儿睡眠分期与呼吸事件判读可参考《美国睡眠医学会睡眠分期及其相关事件判读手册》。

一、PSG 技术与数据规范

PSG 常规记录脑电图（electroencephalogram, EEG）、眼动电图（electrooculogram, EOG）、肌电图（electromyogram, EMG）、心电图（electrocardiogram, ECG）、呼吸气流、胸腹运动、脉氧饱和度、鼾声与体位等，还可记录外接设备，如经皮二氧化碳、呼气末二氧化碳、食管压力与无创正压通气压力滴定等。

常规 PSG 记录技术与数据规范如下：

1. 检测并记录电极阻抗　EEG、EOG 与下颌 EMG 的电极阻抗应≤5kΩ，下肢 EMG 电极阻抗≤10kΩ。PSG 记录开始与结束前检测并记录电极阻抗，出现伪迹时应及时检测电极阻抗。

2. 最低数字分辨率　为 12bit。

3. 采样频率与滤波　参见《美国睡眠医学会睡眠分期及其相关事件判读手册》推荐的各通道采样频率与滤波设置（表 5-3-1）。

表 5-3-1　常规 PSG 记录各通道采样频率与滤波设置

常规 PSG 监测项目	理想采样率 /Hz	最低采样率 /Hz	低频滤波 /Hz	高频滤 /Hz
EEG	500	200	0.3	35
EOG	500	200	0.3	35
EMG	500	200	10	100
ECG	500	200	0.3	70
口鼻温度气流	100	25	0.1	15
鼻压力气流	100	25	直流或≤0.03	100
正压通气气流	100	25	直流	直流
胸腹运动	100	25	0.1	15
呼气末二氧化碳分压	100	25	—	—
脉氧饱和度	25	10	—	—
经皮二氧化碳分压	25	10	—	—
鼾声	500	200	10	100
体位	1	1	—	—

注：表中"—"代表该导联不需要滤波设置。

二、传感器（电极）

1. EEG电极与导联　EEG电极位置根据国际10-20系统确定。主要标记点包括鼻根、枕骨隆突与耳前点。根据电极置于脑部的英文单词首字母与附加数字或字母命名EEG电极。下标偶数或奇数分别指头部右侧或左侧，下标z指头部中线。M1与M2电极分别置于左、右乳突。

推荐EEG导联为F4-M1、C4-M1与O2-M1。推荐EEG导联的备用电极置于F3、C3、O1与M2，如果监测中推荐电极出现故障，可以F3-M2、C3-M2与O1-M2显示。

睡眠分期至少需要额部、中央部、枕部3组EEG导联。如果监测中M1出现故障，应改换M2作为参考电极。

2. EOG电极与导联　推荐EOG导联为E1-M2与E2-M2。E1置于左外眦下、外各1cm处，E2置于右外眦上、外各1cm处。

如果M2参考电极出现故障，E1与E2应以M1作为参考电极。

3. 下颌EMG电极与导联　标准下颌EMG导联为Chin2-ChinZ或Chin1-ChinZ。ChinZ置于下颌骨前缘中线上1cm。Chin2置于下颌骨前缘下2cm、中线向右2cm。Chin1置于下颌骨前缘下2cm、中线向左2cm。

Chin2-ChinZ与Chin1-ChinZ互为备用。如果监测中ChinZ电极出现故障，尽可能重置。否则，Chin2与Chin1电极互为参考组成Chin2-Chin1导联。

4. 呼吸气流传感器　口鼻温度传感器与鼻压力传感器置于鼻孔与口唇前方，避免顶端紧贴皮肤黏膜。

诊断中应用口鼻温度传感器判定呼吸暂停，当其出现故障或信号不可信时，应用鼻压力传感器、呼吸感应体积描记（respiratory inductance plethysmography，RIP）胸腹信号之和替代。诊断中应用鼻压力传感器判定低通气，当其出现故障或信号不可信时，应用口鼻温度传感器替代。正压通气（positive airway pressure，PAP）压力滴定中应用PAP气流信号判定呼吸暂停与低通气。

5. 呼吸努力传感器　推荐应用胸腹RIP监测呼吸努力。胸RIP带在双乳头（女性可置于双乳上方）水平经腋下环绕，腹RIP带于脐水平环绕。

6. 脉氧饱和度传感器　脉氧探头通常置于指端或耳垂。

7. 鼾声传感器　麦克风、压电传感器置于颈部喉结旁。

8. 二氧化碳分压监测　经皮二氧化碳分压（partial pressure of carbon dioxide，PCO_2）电极膜置于前臂内侧或前胸等处。呼气末PCO_2侧流取样管置于鼻腔内。

诊断中应用动脉PCO_2、经皮PCO_2或呼气末PCO_2监测睡眠通气不足。压力滴定中应用动脉PCO_2或经皮PCO_2监测睡眠通气不足。

三、判读

《美国睡眠医学会睡眠分期及其相关事件判读手册》是规范PSG、分析睡眠分期、判读相关事件与解释报告的技术指南。要求技术员整夜值守，监测前后定标，人工判读睡眠分期、觉醒、心脏、运动与呼吸事件，若应用计算机辅助判读必须复核修正。

（一）睡眠分期

1. 睡眠分期基本规则

（1）成人睡眠分期术语：W期，清醒期；N1期，非快速眼动1期；N2期，非快速眼动2期；N3期，非快速眼动3期；R期，快速眼动期。

（2）判读基本原则：以30秒为一帧依次判读睡眠分期。每帧必须判定一个分期。一帧中并存两个或多个期的特征，以所占比例最大的那一期为此帧的睡眠分期。一帧中并存3个或3个以上分期的特征时，如果大部分满足N1、N2、N3与R期的标准，此帧判读为睡眠期，以睡眠期中比例最大的那一期为此帧的睡眠期。

（3）EEG频率：慢波活动频率$0.5\sim2Hz$，额部导联峰-峰波幅$>75\mu V$。Delta（δ）波频率$0\sim3.99Hz$。Theta（θ）波频率$4\sim7.99Hz$。Alpha（α）波频率$8\sim13Hz$。Beta（β）波频率$>13Hz$。

2. 常见EEG、EOG与EMG表现　见图5-3-1和图5-3-2。

（1）α节律：闭眼时枕部导联记录到的$8\sim13Hz$连续正弦EEG波，睁眼时衰减。

（2）低波幅混合频率波：主要为$4\sim7Hz$的低波幅波。

（3）顶尖波：最大波幅在中央区，突现于背景波之上，持续时间<0.5秒的尖形波。

（4）K复合波：明晰负相尖波之后紧随正相波凸现于背景EEG中，持续时间≥0.5秒，通常最大波幅在额部导联。

5

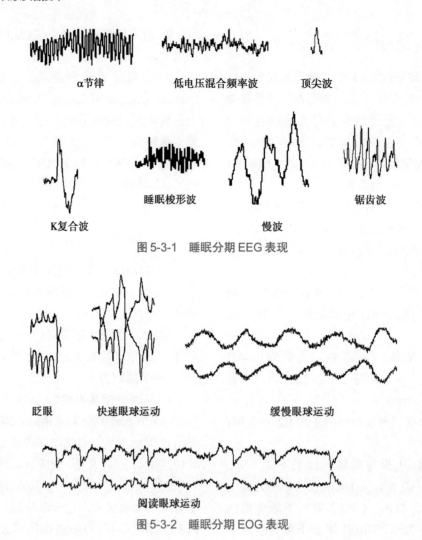

α节律　　　　　低电压混合频率波　　　顶尖波

睡眠梭形波　　　　　　　　　　　锯齿波

K复合波　　　　　　　　　　　　慢波

图 5-3-1　睡眠分期 EEG 表现

眨眼　　快速眼球运动　　　　　缓慢眼球运动

阅读眼球运动

图 5-3-2　睡眠分期 EOG 表现

（5）睡眠梭形波：频率 11～16Hz（通常 12～14Hz），持续时间≥0.5 秒，明显可辨成串的正弦波，最大波幅在中央导联。

（6）慢波：在额部导联（F4-M1 或 F3-M2）测量到频率 0.5～2Hz、峰 - 峰波幅＞75μV 的波。

（7）锯齿波：连续尖锐或三角形形成锯齿状、2～6Hz 的 EEG 波，最大波幅在中央导联。

（8）眨眼：清醒时随着眼睛睁闭而出现的频率 0.5～2Hz 共轭垂直眼球运动。

（9）阅读眼球运动：阅读时出现由缓慢眼球运动紧随着反向快速眼球运动所组成的连续共轭眼球运动。

（10）快速眼球运动：共轭、不规则、波峰锐利、起始偏转时间通常＜500 毫秒的眼球运动。

（11）缓慢眼球运动：共轭、相对规则、正弦波形、起始偏转时间通常＞500 毫秒的眼球运动。

（12）低下颌 EMG：下颌 EMG 低于其他睡眠期，通常为整个记录中的最低水平。

（13）短暂肌电活动：短暂、不规则、突发、持续＜0.25 秒的 EMG 活动，突出于低 EMG 之上，可出现在下颌与胫前肌 EMG 导联。

3. 睡眠起始　除 W 期以外任何睡眠期的第一帧。

4. 分期规则

（1）W 期：闭眼产生 α 节律者，枕部 α 节律超过一帧的 50%，判读为 W 期（见文末彩图 5-3-3）。

（2）N1 期：产生 α 节律者，α 节律减弱被低波幅混合频率波取代并超过一帧的 50%，判读为 N1 期（见文末彩图 5-3-4）。

（3）N2 期：如果一帧的前半帧或其前一帧的后半帧存在 K 复合波或 / 与睡眠梭形波，且不满足 N3 期标准，判读为 N2 期起始（见文末彩图 5-3-5）。K 复合波或 / 与睡眠梭形波之后数帧，存在低波幅混合频率波而无 K 复合波、睡眠梭形波或觉醒，继续判读为 N2 期。

（4）N3 期：无论年龄，慢波占一帧的 20% 或以上，判读为 N3 期（见文末彩图 5-3-6）。

（5）R 期：一帧出现低波幅混合频率 EEG，无 K 复合波或睡眠梭形波，其大部分为低下颌 EMG，并同时出现快速眼球运动，判读为 R 期（明确 R 期）

（见文末彩图 5-3-7）。明确 R 期之后的一帧或数帧，存在低波幅混合频率 EEG、低下颌 EMG，无快速眼球运动、K 复合波、睡眠梭形波与觉醒，继续判读为 R 期。

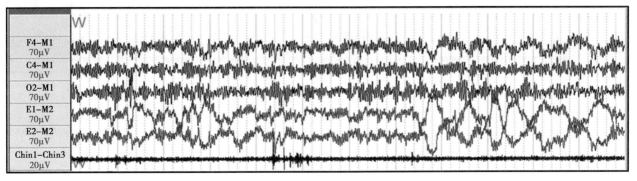

图 5-3-3　W 期

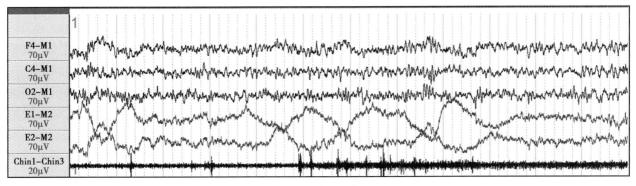

图 5-3-4　N1 期

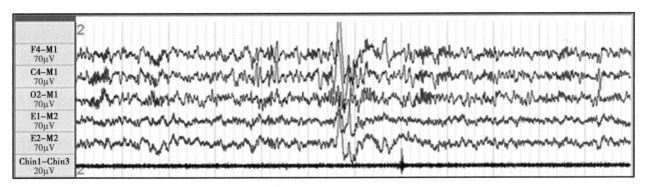

图 5-3-5　N2 期

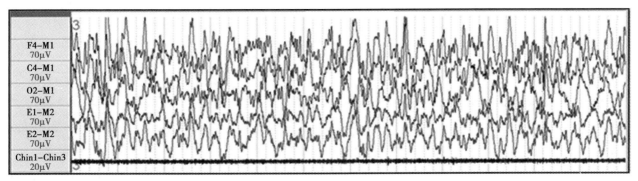

图 5-3-6　N3 期

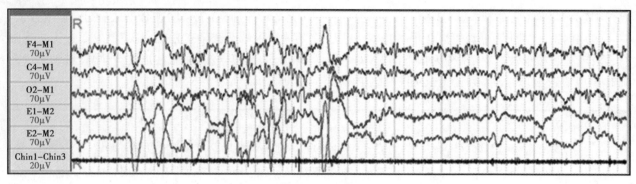

图 5-3-7　R 期

（二）呼吸事件

1. 呼吸暂停　同时满足下列 2 个标准判读为一次呼吸暂停。

（1）诊断监测中口鼻温度传感器或替代传感器，或滴定中 PAP 气流探测的呼吸信号波幅下降≥事件前基线水平的 90%。

（2）信号下降≥事件前基线水平 90% 所持续时间≥10 秒。

呼吸暂停事件分为 3 种类型：

（1）阻塞性呼吸暂停：事件满足呼吸暂停的标准，并且在整个呼吸气流停止期间存在持续或增加的吸气努力（见文末彩图 5-3-8）。

（2）中枢性呼吸暂停：事件满足呼吸暂停的标准，并且在整个呼吸气流停止期间不存在吸气努力（见文末彩图 5-3-9）。

（3）混合性呼吸暂停：事件满足呼吸暂停的标准，并且事件开始部分不存在吸气努力，而事件后一部分出现吸气努力（见文末彩图 5-3-10）。

2. 低通气　同时满足下列 3 个标准判读为一次低通气（见文末彩图 5-3-11）。

（1）诊断监测中鼻压力传感器或替代传感器，或滴定中 PAP 气流探测的呼吸信号波幅下降≥事件前基线水平的 30%。

（2）信号下降≥事件前基线水平 30% 所持续时间≥10 秒。

（3）氧饱和度较事件前基础值降低≥3%，或事件伴觉醒。

3. 呼吸努力相关觉醒　呼吸努力相关觉醒（respiratory effort-related arousals，RERAs）出现一段持续≥10 秒的呼吸，特征为呼吸努力增加，或诊断监测中鼻压力或滴定中 PAP 气流吸气波形扁平，并由此导致觉醒，而这段呼吸既不满足呼吸暂停也不满足低通气的标准则判读为一次呼吸努力相关觉醒。

4. 睡眠通气不足　满足下列任一标准判读为一次睡眠通气不足。

（1）睡眠期间动脉 $PaCO_2$（或替代监测）升高 >55mmHg，持续≥10 分钟。

（2）睡眠期间动脉 $PaCO_2$（或替代监测）与仰卧清醒状态时数值比较增高≥10mmHg，超过 50mmHg，持续≥10 分钟。

5. 陈 - 施呼吸　同时满足下列 2 个标准判读为陈 - 施呼吸（见文末彩图 5-3-12）。

（1）≥3 次连续事件，表现为中枢性呼吸暂停与 / 或中枢性低通气，以呼吸波幅逐渐上升、逐渐下降的变化相间隔，周期长度≥40 秒。

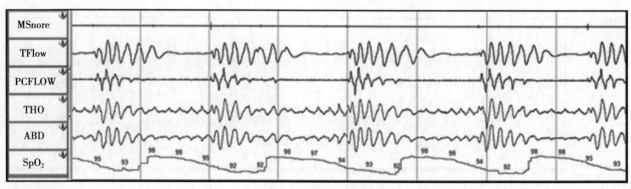

图 5-3-8　阻塞性呼吸暂停

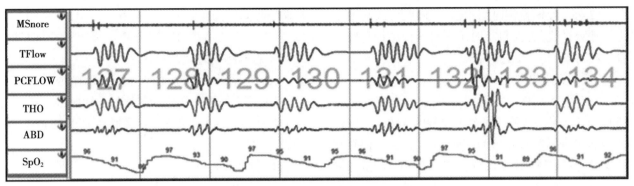

图 5-3-9　中枢性呼吸暂停

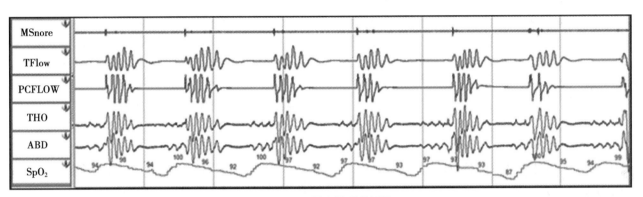

图 5-3-10　混合性呼吸暂停

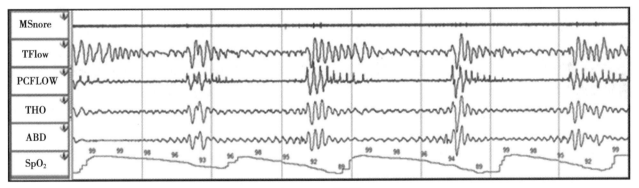

图 5-3-11　低通气

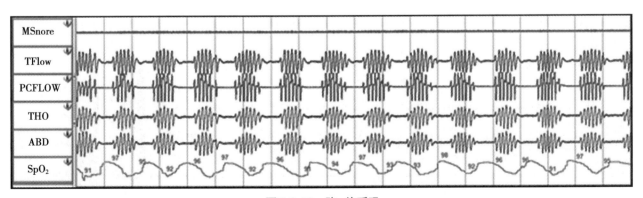

图 5-3-12　陈-施呼吸

（2）≥2 小时监测时间中出现逐渐上升、逐渐下降的呼吸模式，并且每小时睡眠时间内中枢性呼吸暂停与 / 或中枢性低通气≥5 次。

（三）觉醒事件

N1 期、N2 期、N3 期或 R 期睡眠中突然发生 EEG 频率变化，出现持续至少 3 秒的 α、θ 与 / 或超过 16Hz（非睡眠梭形波）的脑电波，并且此前存在至少 10 秒稳定睡眠，判读为觉醒。R 期觉醒要求同时存在持续至少 1 秒下颌肌电波幅增加（见文末彩图 5-3-13）。

（四）心脏事件与运动事件

必须判读心脏事件与运动事件。心脏事件主要判读心率与心律失常。运动事件判读规则参考《美国睡眠医学会睡眠分期及其相关事件判读手册》。

四、报告

PSG 诊断报告至少包括但不局限于以下项目：

1. 个人信息 姓名、性别、年龄、出生日期、ID 号、身高、体重、体重指数、睡前血压、醒后血压、主诉或疾病与近期用药等。

2. 监测信息 监测日期、报告编号、申请医师、监测技术员、分析技师与报告医师。

3. 睡眠分期

（1）关灯时间（时：分）：监测起始时间。患者尝试开始入睡设定关灯时间。

（2）开灯时间（时：分）：监测结束时间。患者自然醒来或被唤醒设定开灯时间。

（3）总睡眠时间（total sleep time，TST；分钟）：关灯至开灯时间内实际睡眠时间之和。

（4）总记录时间（分钟）：关灯至开灯的时间。

（5）睡眠潜伏时间（分钟）：关灯至第一帧任何睡眠期的时间。

（6）R 期潜伏时间（分钟）：睡眠开始至第一帧 R 期的时间。

（7）入睡后清醒时间（分钟）：睡眠开始至开灯之间所有清醒期时间之和。

（8）睡眠效率（%）：TST 占总记录时间的百分比。

（9）各期时间（分钟）：各睡眠分期所占时间。

（10）各睡眠期百分比：各睡眠期时间占 TST 的百分比。

4. 觉醒事件

（1）觉醒次数：觉醒次数之和。

（2）觉醒指数：平均每小时睡眠时间内觉醒次数。

5. 心脏事件

（1）睡眠平均心率：睡眠期间心率的平均值。

（2）睡眠最快心率：睡眠期间心率的最高值。

（3）记录期间最快心率：记录期间心率的最高值。

（4）心动过缓：6 岁至成人睡眠期心率持续小于 40 次 /min 并超过 30 秒。报告最慢心率。

（5）心脏停搏：6 岁至成人心脏停止跳动大于 3 秒。报告最长停搏时间。

（6）睡眠期窦性心动过速：成人睡眠期间窦性心律，心率持续大于 90 次 /min 并超过 30 秒。报告最快心率。

（7）窄复合波心动过速：至少连续 3 个心脏搏动，频率大于 100 次 /min，QRS 波持续时间小于 120 毫秒。报告最快心率。

（8）宽复合波心动过速：至少连续 3 个心脏搏动，频率大于 100 次 /min，QRS 波持续时间大于或等于 120 毫秒。报告最快心率。

（9）心房颤动：心室节律绝对不齐，正常 P 波被形态、大小与间期不等的快速颤动波取代。

（10）报告能够确定的其他心律失常：如心脏传导阻滞、异位心律等。

6. 运动事件

（1）睡眠期周期性肢体运动次数：睡眠期间周

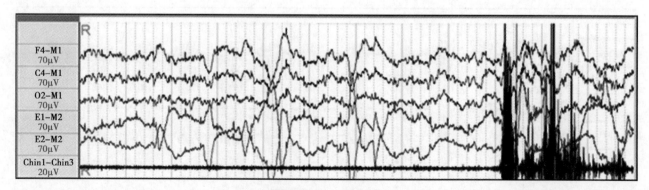

图 5-3-13　R 期觉醒

期性肢体运动次数之和。

（2）睡眠期觉醒相关周期性肢体运动次数：睡眠期间觉醒相关的周期性肢体运动次数之和。

（3）睡眠期周期性肢体运动指数：平均每小时睡眠时间内周期性肢体运动次数。

（4）觉醒相关周期性肢体运动指数：平均每小时睡眠时间内觉醒期相关周期性肢体运动次数。

7. 呼吸事件

（1）阻塞性呼吸暂停次数：睡眠期间阻塞性呼吸暂停次数之和。

（2）混合性呼吸暂停次数：睡眠期间混合性呼吸暂停次数之和。

（3）中枢性呼吸暂停次数：睡眠期间中枢性呼吸暂停次数之和。

（4）低通气次数：睡眠期间低通气次数之和。

（5）呼吸暂停低通气次数：睡眠期间呼吸暂停（阻塞性、混合性、中枢性）次数与低通气次数之和。

（6）呼吸暂停指数：平均每小时睡眠时间内呼吸暂停次数。

（7）低通气指数：平均每小时睡眠时间内低通气次数。

（8）呼吸暂停低通气指数（apnea-hypopnea index，AHI）：平均每小时睡眠时间内呼吸暂停与低通气次数。

（9）呼吸努力相关觉醒次数：睡眠期间呼吸努力相关觉醒次数之和。

（10）呼吸努力相关觉醒指数：平均每小时睡眠时间内呼吸努力相关觉醒次数。

（11）呼吸紊乱指数（respiratory disturbance index，RDI）：平均每小时睡眠时间内呼吸暂停、低通气与呼吸努力相关觉醒次数。

（12）脉氧饱和度下降≥3% 次数：睡眠期间脉氧饱和度下降≥3% 次数之和。

（13）脉氧饱和度下降指数（oxygen desaturation index，ODI，简称氧减指数）：平均每小时睡眠时间内脉氧饱和度下降≥3% 次数。

（14）脉氧饱和度平均值：清醒与睡眠期的平均脉氧饱和度。

（15）睡眠最低脉氧饱和度：睡眠期间脉氧饱和度的最低值。

（16）诊断监测期间出现通气不足。

（17）PAP 滴定期间出现通气不足。

（18）成人出现陈 - 施呼吸。

（19）报告陈 - 施呼吸持续时间（绝对值或占 TST 的百分比）或陈 - 施呼吸事件次数。

（20）儿童出现周期性呼吸。

8. 概括总结

（1）记录监测类型：根据临床或研究需要选择不同记录导联组合即监测类型。

（2）设备、软件、分析方式与判读规则：应说明所使用的设备类型、自动分析软件的名称与自动分析后是否进行人工核准修改、人工睡眠分期的依据与标准等。

（3）信号质量与值守：如果电极/传感器脱落、导联信号失真或 PSG 系统故障，报告中应当具体说明电极导联名称、故障起止时间、可能原因、处理措施与对判读的影响。

（4）睡眠诊断相关发现：就可能的诊断进行描述，为临床诊治提供最具价值的信息。

（5）EEG 异常：如果出现癫痫棘波、药物梭形波、α-δ 睡眠等应报告。

（6）ECG 异常：报告呼吸事件对心率与心律的影响，描述异常变化。

（7）行为观察：任何异常与典型行为都应记录，如喘息、喊叫、呻吟、抽搐、行走、排尿与坐位睡眠等。特殊身体、心理状态与精神、情绪反应也应说明。如果监测期间必须氧疗，应记录氧流量与时间。

五、应用

（一）应用形式

1. 常规诊断监测　应用 PSG 进行整夜监测明确睡眠呼吸障碍的诊断与分型。

2. 多次睡眠潜伏时间试验　多次睡眠潜伏时间试验（multiple sleep latency test，MSLT）由 5 次间隔 2 小时的小睡机会组成，可客观测定入睡倾向与出现睡眠起始快速眼球运动期可能性的检查，是临床与科研中评价嗜睡程度最常用的方法。

3. 清醒维持试验　清醒维持试验（maintenance of wakefulness test，MWT）由 4 次间隔 2 小时的 40 分钟小试验组成，是客观评价特定时间内维持清醒能力的技术。

4. PSG 下 PAP 滴定　技术员根据 PSG 中出现的阻塞性呼吸事件逐步调整 PAP 压力，实验室技术员整夜值守 PSG 下的 PAP 滴定是确定气道正压治疗压力的标准方法。

5. 分段诊断滴定　技术员应用 PSG 前半夜进

行诊断,后半夜调整 PAP 压力。

6. 其他 外接设备可进行经皮 PCO_2 或呼气末 PCO_2 监测、食管 pH 测定、睡眠相关阴茎勃起功能试验。通过同步视音频观察睡眠中刻板或复杂行为动作与异常发声等。

（二）适应证

PSG 适应证包括但不仅限于如下疾病与情况:

1. 睡眠呼吸障碍

（1）通过判读、统计睡眠呼吸暂停与低通气事件的类型（阻塞性、中枢性或混合性）及指数,诊断阻塞性或中枢性睡眠呼吸暂停综合征,并评估其严重程度。

（2）结合动脉血气分析、经皮 PCO_2 或呼气末 PCO_2 监测,诊断睡眠通气不足疾病。

（3）观察夜间脉氧饱和度≤88%（成人）或≤90%（儿童）并至少持续 5 分钟,诊断睡眠期低氧血症。

（4）根据 PSG 音频出现异常声音,确定打鼾、夜间呻吟与喉鸣。

（5）其他症状体征提示可能罹患睡眠呼吸障碍,如不能以原发疾病解释的日间过度嗜睡、日间低氧、红细胞增多、清晨或难治性高血压、肺动脉高压、原因不明的夜间心律失常或心绞痛、晨起口干或顽固性慢性干咳等应进行 PSG。

（6）确诊高血压、冠心病、充血性心力衰竭、心房颤动、脑卒中、短暂性脑缺血发作、2 型糖尿病、甲状腺功能减退、肢端肥大症、胃食管反流、神经肌肉疾病与性功能障碍的患者易并发睡眠呼吸障碍,应进行 PSG。

（7）鉴别伴随 OSAS 的其他睡眠疾病如发作性睡病、不宁腿综合征与快速眼球运动睡眠行为异常等。

（8）OSAS 或鼾症的术前评估。

（9）OSAS 患者可进行 PSG 人工压力滴定或分段诊断滴定。

（10）复查随访:高度疑似睡眠呼吸障碍,而家庭睡眠呼吸暂停监测或首次 PSG 结果阴性者应复查 PSG。PAP 治疗后,体重 ±10% 或效果不佳或症状复发应复查 PSG。

2. 中枢性嗜睡疾病

（1）结合 MSLT 对可疑发作性睡病、特发性过度睡眠等进行诊断与鉴别诊断。

（2）进行 MWT 以评估嗜睡患者治疗后维持清醒的能力。

3. 异态睡眠、睡眠癫痫与其他夜间发作性疾病 临床症状不典型、致伤与常规治疗无效的可疑异态睡眠或行为异常,如快速眼球运动睡眠行为异常、觉醒障碍、梦魇、磨牙、睡眠癫痫等应进行扩展双侧 EEG、相关 EMG 与同步视音频的 PSG。技术员整夜值守,观察记录,必要时给予处理。

4. 睡眠相关运动障碍

（1）周期性肢体运动障碍:须通过 PSG 诊断,除左右胫骨前肌导联外还应增加上肢导联,必要时进行多夜 PSG。

（2）不宁腿综合征:依靠临床症状诊断,尽管 PSG 并非不宁腿综合征的常规评价方法,但 PSG 能够显示睡眠潜伏时间延长、觉醒指数增高等与不宁腿综合征一致的睡眠结构改变。

5. 失眠与精神疾病相关睡眠障碍 失眠与精神疾病相关睡眠障碍无须常规进行 PSG。但对于临床症状不典型、存在暴力危险行为或药物与行为治疗失败的患者,特别是怀疑存在影响睡眠的其他睡眠疾病,如睡眠呼吸障碍、周期性肢体运动障碍与异态睡眠等应进行 PSG。

6. 神经肌肉疾病与代谢疾病 存在睡眠相关症状而临床不能确诊的神经肌肉疾病与代谢疾病患者应进行增加相关 EMG、同步视音频并且技术员整夜值守的 PSG。

（三）非应用指征

除非怀疑合并睡眠呼吸障碍,否则以哮喘、慢性肺疾病与低氧为唯一或主要临床表现者无需 PSG 评价。

诊断明确、无伤害行为的非快速眼球运动相关异态睡眠与非夜间癫痫不必进行 PSG。

（王莞尔 冯军军）

参考文献

【1】 BERRY RB, ALBERTARIO CL, HARDING SM, et al. The AASM manual for the scoring of sleep and associated events: rules, terminology and technical specifications. Version 2.5[M]. Darien, IL: American Academy of Sleep Medicine, 2018: 8-61.

【2】 American Academy of Sleep Medicine. A technologist's

handbook: understanding and implementing the aasm manual for the scoring of sleep and associated events: rules, terminology and technical specifications[M]. Darien, IL: American Academy of Sleep Medicine, 2017: 2-86.

【3】 American Academy of Sleep Medicine. International classification of sleep disorders[M]. 3rd ed. Darien, IL: American Academy of Sleep Medicine, 2014: 246.

【4】 EPSTEIN LJ, KRISTO D, STROLLO PJ, et al. Clinical guideline for the evaluation, management and long-term care of obstructive sleep apnea in adults[J]. J Clin Sleep Med, 2009, 5(3): 263-276.

【5】 KAPUR VK, AUCKLEY DH, CHOWDHURI S, et al. Clinical practice guideline for diagnostic testing for adult obstructive sleep apnea: an American Academy of Sleep Medicine clinical practice guideline[J]. J Clin Sleep Med, 2017, 13(3): 479-504.

第四节　家庭睡眠呼吸暂停监测

一、概述

家庭睡眠呼吸暂停监测(home sleep apnea testing, HSAT)也称为家庭睡眠监测、便携式监测(portable monitoring, PM)、睡眠中心外或中心外(out of center, OOC)监测,通常是指监测睡眠中呼吸气流、呼吸努力、脉氧饱和度、脉(心)率与/或体位,方便移动至睡眠室外评估睡眠呼吸暂停的技术。应用外周动脉张力技术的 HSAT 对于诊断阻塞性睡眠呼吸暂停(OSA)的价值已得到认可。本节仅论述包含呼吸气流与呼吸努力的 HSAT。

HSAT 对成人 OSA 的诊断具有高度敏感性与特异性,在符合应用指征的基础上可以有效满足临床应用。相对于实验室标准 PSG,HSAT 导联较少,无须技术员值守,以其经济、简便与易用等优势成为 PSG 的替代与补充。

二、组成与分级

(一)家庭睡眠呼吸暂停监测

家庭睡眠呼吸暂停监测由传感器、主机与数据下载系统组成。

(二)分级

1. 传统分级　1994 年美国睡眠障碍联合会提出根据所监测参数或导联,以及是否值守将 PSG 分为 4 级(表 5-4-1)。2～4 级为 PM,临床最常用的为 3 级监测。

2. SCOPER 分级　2011 年美国睡眠医学会建议根据监测睡眠、心脏、脉氧饱和度、体位、呼吸努力与呼吸气流参数的性能或模式评价 OOC 监测,提出 SCOPER 分级(表 5-4-2)。

表 5-4-1　PSG 分级

监测指标	1级	2级	3级	4级
EEG	+	+	−	−
EOG	+	+	−	−
下颌 EMG	+	+	−	−
ECG	+	+	+	−
呼吸气流	+	+	+	−
呼吸努力	+	+	+	−
脉氧饱和度	+	+	+	+
体位	+	+	+	−
胫前肌 EMG	+	+	−	−
技术员值守干预	+	−	−	−

注: EEG,脑电图; EOG,眼动电图; EMG,肌电图; ECG,心电图。

三、基本要求与技术规范

(一)基本要求

1. 通过国家药监局注册。

2. 每一组件具有独立标识。

3. 能够记录脉氧饱和度与心率。

4. 在回顾、人工判读或自动判读后修改编辑时能够显示原始数据。

5. 能够以监测时间(monitoring time, MT)计算的呼吸事件指数(respiratory event index, REI)替代由 PSG 确定的 AHI。

(二)传感器技术规范

HSAT 所用传感器应与 PSG 所用传感器的技术参数一致。

1. 推荐以口鼻温度气流传感器、鼻压力传感器、RIP 之和或 RIP 气流确定呼吸事件。至少需要一个气流传感器,理想情况是同时应用口鼻温度传感器与鼻压力传感器记录气流。

表 5-4-2　SCOPER 分级

睡眠	心脏	脉氧饱和度	体位	呼吸努力	呼吸气流
S_1-3 导（额、中央与枕部）EEG、EOG 与下颌 EMG	C_1- 超过 1 个 ECG 导联导出心脏事件	O_1- 符合推荐采样频率（指端或耳部）的监测	P_1- 视频或视觉观察	E_1-2 条呼吸感应体积描记带	R_1- 鼻压力与温度传感器
S_2- 少于 3 导 EEG，有或无 EOG 与下颌 EMG	C_2- 外周动脉张力测量	O_{1x}- 不符合推荐采样频率或未说明采样频率（指端或耳部）的监测	P_2- 非视觉观察	E_2-1 条呼吸感应体积描记带	R_2- 鼻压力传感器
S_3- 替代睡眠监测，如体动仪	C_3- 标准 ECG 测量（1 个导联）	O_2- 其他部位（如前额）的监测		E_3- 导出呼吸努力（如额静脉压）	R_3- 温度传感器
S_4- 其他睡眠监测	C_4- 脉搏（通常由氧饱和度）导出	O_3- 其他氧饱和度监测		E_4- 其他呼吸努力监测（包括压电带）	R_4- 呼气末二氧化碳监测
	C_5- 其他心脏监测				R_5- 其他呼吸气流监测

注：S，睡眠；C，心脏；O，脉氧饱和度；P，体位；E，呼吸努力；R，呼吸气流；不能测定某参数则在相应英文字母后标记"0"，不明确监测信号级别时标记"x"。

2. 推荐应用胸部与腹部两条 RIP 带监测呼吸努力，也可接受一条胸部或腹部 RIP 带。

3. 应用脉氧饱和度仪监测脉氧饱和度，应与 PSG 脉氧饱和度仪同样标准。

四、判读

根据最新版《美国睡眠医学会睡眠分期及其相关事件判读手册》判读呼吸事件，判读标准与 PSG 判读标准一致。不能依赖自动判读，必须人工复核修正。

（一）呼吸暂停判读标准

1. 推荐或替代气流传感器信号峰值较事件前基线值下降≥90%，并且信号下降≥90% 所持续时间≥10 秒，判读为一次呼吸暂停

2. 如果满足呼吸暂停的标准，并且在整个气流缺失期间存在持续或增加的吸气努力，判读为阻塞性呼吸暂停（见文末彩图 5-4-1）。

3. 如果满足呼吸暂停的标准，并且在整个气流缺失期间不存在吸气努力，判读为中枢性呼吸暂停（见文末彩图 5-4-2）。

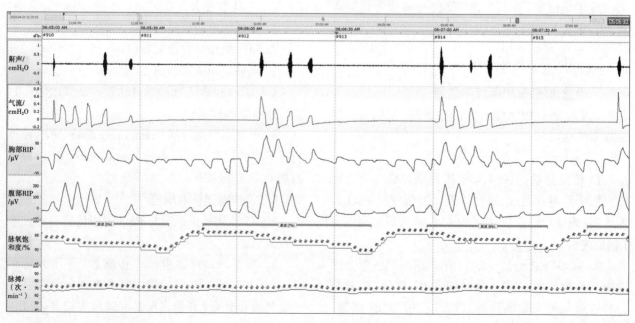

图 5-4-1　阻塞性呼吸暂停

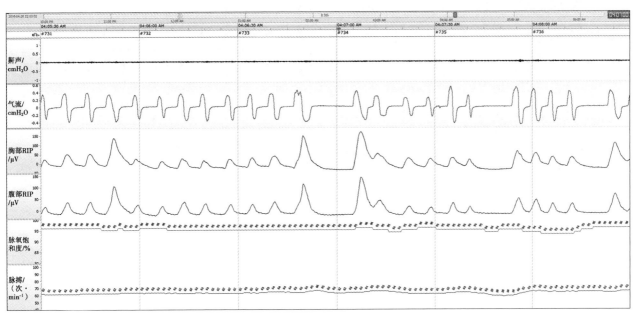

图 5-4-2　中枢性呼吸暂停

4. 如果满足呼吸暂停的标准，并且在整个事件前部分不存在吸气努力而事件后部分恢复吸气努力，判读为混合性呼吸暂停（见文末彩图 5-4-3）。

（二）低通气判读标准

推荐或替代气流传感器信号峰值较事件前基线值下降≥30%，并且信号下降≥30% 所持续的时间≥10 秒，由此导致氧饱和度较事件前基线值降低≥3% 则判读为一次低通气（见文末彩图 5-4-4）。

五、报告

（一）HSAT 报告生成步骤

1. 应用符合技术参数要求的 HSAT 仪器，并按照标准规范采集数据。

2. 睡眠技术员下载数据，软件自动分析后技术员判读、修正并综合描述。

3. 睡眠医师结合病史与临床表现复核审签。

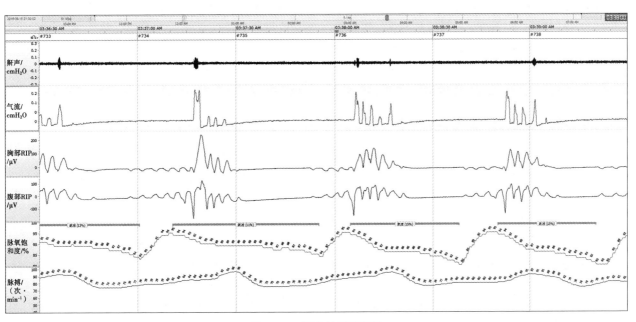

图 5-4-3　混合性呼吸暂停

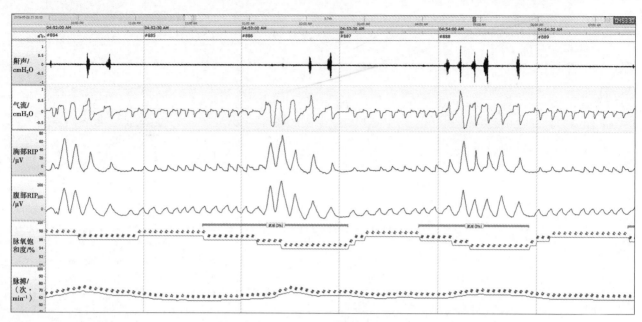

图 5-4-4　低通气

（二）HSAT 报告内容

通常 HSAT 未记录睡眠数据，仅报告睡眠呼吸事件。至少包括但不局限于以下项目：

1. 个人信息　姓名、性别、年龄、出生日期、ID号、身高、体重、体重指数、主诉或疾病与近期用药等。

2. 监测信息　监测日期、报告编号、申请医师、分析技师与报告医师。

3. 记录参数与事件

（1）记录开始时间（时：分）。

（2）记录结束时间（时：分）。

（3）总记录时间（分钟）包括清醒与伪迹时间。

（4）监测时间（MT，分钟）用于计算呼吸事件指数的时间。MT = 总记录时间－伪迹时间－清醒时间。伪迹时间通过体动仪、体位传感器、呼吸波形或患者记录来确定。

（5）心率包括平均心率、最快心率与最慢心率。

（6）呼吸事件次数包括阻塞性、中枢性、混合性呼吸暂停次数与低通气次数。

（7）呼吸事件指数（REI）：根据 MT 计算 REI，REI = 呼吸事件次数 × 60/MT。

（8）仰卧位与非仰卧位 REI。

（9）中枢性呼吸暂停指数 = 中枢性呼吸暂停次数 × 60/MT。

（10）脉氧饱和度：至少报告下列三个参数之一。

1）≥3% 脉氧饱和度降低指数为≥3% 脉氧饱和度降低次数 × 60/MT。

2）脉氧饱和度平均值、最大值与最小值。

3）脉氧饱和度≤88% 或其他阈值时间的百分比。

（11）出现陈 - 施呼吸。

4. 小结

（1）出具报告日期。

（2）说明监测技术：判读所遵循的标准或睡眠中心的规定与程序。如出现技术故障需重复监测。

（3）说明应用 REI 还是 AHI。

（4）监测结果是否支持 OSA 的诊断。如果可确定为 OSA，应报告严重程度。如果监测未能诊断，建议进行 PSG。

（5）医师签名盖章，证明已回顾、核实原始数据。

（6）提出符合临床实践指南或专家共识的管理治疗建议。

六、应用

（一）监测前评估

必须在睡眠医师指导下，在全面睡眠评估的基础上应用 HSAT。应综合考虑 OSA 的临床特征，进行 HSAT 应用前的病情评估。评估医师还应为患者选择最适宜的 HSAT，能够预估 HSAT 的结果，监督指导 HSAT 的实施与解释出现误差的原因。

（二）应用指征

1. 诊断　高度怀疑为中重度 OSA 的患者，或者行动不便、安全问题、严重疾病而无法进行实验室 PSG 的 OSA 患者可选择 HSAT 进行诊断。

2. 复查　曾经 PSG 确诊 OSA 而未治疗的患者，打鼾、呼吸暂停或日间嗜睡症状加重可行 HSAT 复查。

3. 术前评估　OSA 与鼾症术前评估。

4. 随访　口腔矫治器、上气道手术或减重治疗后 OSA 患者的评估。

（三）HSAT 非应用指征

1. 诊断　合并其他严重疾病（中重度肺部疾病、神经肌肉疾病与充血性心力衰竭等）的 OSA 患者，怀疑合并其他睡眠疾病（中枢性睡眠呼吸暂停、周期性肢体运动障碍、失眠、异态睡眠、昼夜节律障碍与发作性睡病）的 OSA 患者不推荐应用 HSAT 诊断。老年人疑诊 OSA 时应谨慎使用 HSAT 诊断。

2. 确诊　预先评估为轻度 OSA 的患者，或只出现单一症状的患者不建议应用 HSAT 确诊。肥胖低通气综合征、清醒时血氧饱和度降低或二氧化碳分压增高、长期或大量服用毒麻药与长期氧疗的患者不能应用 HSAT 诊断。

3. 筛查　无症状人群的 OSA 不建议应用 HSAT 筛查。

（四）HSAT 的操作程序与步骤

1. 核对医嘱，复习病历，确认研究类型。

2. 检测 HSAT 仪器，查看电池电量，必要时添加扩展导联。

3. 接待患者，说明 HSAT 应用方法与注意事项，指导填写夜间情况观察表。门诊患者签订 HSAT 租用手续与责任合同。

4. 示范或为患者佩戴传感器，鼻压力与口鼻温度气流传感器置于鼻孔下与唇边；胸腹带分别置于双侧乳头上腋下与脐水平；脉氧探头光源对准甲床，使用胶带固定时不宜缠绕过紧。

5. 设置自动或手动开关 HSAT。示范或开启 HSAT 并开始记录。

6. 监测至次晨记录结束，摘除传感器。患者填写夜间情况观察表，将 HSAT 送回睡眠中心。

7. 丢弃使用过的一次性物品，清洁消毒可重复使用的传感器。

8. 下载、判读并修改数据，出具报告。

（五）注意事项

1. HSAT 传感器越多，可得到的信息就越多，自行佩戴也就越困难。要在获取信息与安置难易之间权衡，以最大化保证准确与简便。

2. HSAT 摘除后，患者立即回顾性填写一个简单的夜间情况观察表，其中包括估计的入睡时间、早晨醒来时间、睡眠中特殊事件（如清醒、阅读、排便、下床等）发生的时间与次数、自估总睡眠时间与平时睡眠的比较等。

3. 使用交流电源须配置稳压装置以防电压波动损坏 HSAT 与丢失数据。使用直流电池其充电电源应方便有效，保证电池可持续记录至少 20 小时。

4. HSAT 应能够自动判读、统计、查找事件与伪迹并容易编辑。

5. HSAT 应容易清洗，便于重新组装。

七、评价

（一）准确性

以 3 级 HSAT 为例讨论 HSAT 的准确性。

1. HSAT 的准确性主要取决于计算参数。许多因素可以导致 PSG 生成的 AHI 与 HSAT 生成的 REI 不一致。其一，PSG 以总睡眠时间为单位时间计算 AHI。而 HSAT 以 MT 计算 REI。通常 MT 大于总睡眠时间，即使判读的呼吸事件次数相同，REI 也会小于 AHI。如果患者在监测过程中长时间处于清醒状态，则检查结果可能低估其睡眠呼吸暂停的程度。其二，HSAT 无法判读伴觉醒的低通气与呼吸努力相关觉醒，REI 将小于 AHI。这两个原因都将导致漏诊 OSA 并低估其严重程度。

2. 选择合适的患者是保证准确性的前提。高度疑诊 OSA 的人群中，HSAT 阳性预测值高，阴性预测值低。

3. 或许应用 HSAT 时较 PSG 时仰卧睡眠时间更短，可能影响体位相关 OSA 的 REI 或 AHI。

4. 呼吸气流传感器的性能影响呼吸事件的判读。HSAT 中呼吸努力记录带的松弛、移动与错位都会干扰呼吸暂停的分型（阻塞性、中枢性或混合性）。

5. 技术人员专业水平、实施程序、操作方法及判读标准与 HSAT 准确性密切相关。

（二）优势

与睡眠实验室 PSG 相比，HSAT 具有一定优势。

1. 方便　可以在一切不具备标准 PSG 检查条件的医院、疗养院、普通病房、监护室、宾馆与家中进行 HSAT。

2. 简单　HSAT 的传感器比 PSG 减少，易于佩戴，分析也相对简单。

3. 适宜　家中进行 HSAT 对睡眠干扰小，更符合患者平时实际睡眠状况，因而也更易接受。

4. 经济　HSAT 价格相对低廉，人力投入较少，医疗成本低。

（三）缺憾

1. 误差　在睡眠实验室以外进行的 HSAT，夜间如果出现仪器故障、传感器脱落、患者或家人误操作等问题不能及时解决，会造成监测数据丢失，失败率高，准确性低。

2. 局限　3 级 HSAT 仅限于睡眠呼吸暂停的诊断，对于其他睡眠疾病无应用价值。即使是诊断 OSA，也可能低估病情的严重程度，且无法评价不同睡眠期与不同体位下（部分仪器）REI 的差异。

3. 安全　在患者家中进行 HSAT 存在仪器故障、用电安全与卫生消毒等问题，可能造成医疗纠纷，需有健全完善的相关规章制度加以保障。

4. 损失　带出睡眠实验室的 HSAT 可能被丢失或损坏。

总之，应在掌握 PSG 的基础上在具有睡眠医学实践经验的医师指导下应用 HSAT。须了解所使用的局限性，密切结合临床，记住：不是 HSAT 而是睡眠医师应用 HSAT 进行诊断。

（王莞尔）

参考文献

【1】 KRYGER MH, ROTH T, DEMENT WC. Principles and practice of sleep medicine[M]. 6th ed. Philadelphia, PA: Elsevier, 2017: 1610-1614.

【2】 BERRY RB, ALBERTARIO CL, HARDING SM, et al. The AASM manual for the scoring of sleep and associated events: rules, terminology and technical specifications. Version 2.5[M]. Darien, IL: Aerican Academy of Sleep Medicine, 2018: 66-71.

【3】 FERBER R, MILLMAN R, COPPOLA M, et al. Portable recording in the assessment of obstructive sleep apnea. ASDA standards of practice[J]. Sleep, 1994, 17(4): 378-392.

【4】 COLLOP NA, TRACY SL, KAPUR V, et al. Obstructive sleep apnea devices for out-of-center(OOC)testing: technology evaluation[J]. J Clin Sleep Med, 2011, 7(5): 531-548.

【5】 COLLOP NA, ANDERSON WM, BOEHLECKE B, et al. Clinical guidelines for the use of unattended portable monitors in the diagnosis of obstructive sleep apnea in adult patients[J]. J Clin Sleep Med, 2007, 3(7): 737-747.

【6】 KAPUR VK, AUCKLEY DH, CHOWDHURI S, et al. Clinical practice guideline for diagnostic testing for adult obstructive sleep apnea: an American Academy of Sleep Medicine clinical practice guideline[J]. J Clin Sleep Med, 2017, 13(3): 479-504.

第五节　无创二氧化碳监测技术

睡眠呼吸障碍包括各类复杂的睡眠呼吸障碍，仅通过病史与临床症状往往难以明确诊断。PSG 作为目前诊断睡眠疾病的"金标准"，可翔实记录睡眠过程，对评估睡眠中病理生理变化有重要意义。但传统的多导睡眠监测仅通过呼吸气流、胸腹运动与脉氧饱和度来评估睡眠中通气情况，存在一定的局限性。阻塞性睡眠呼吸暂停综合征作为最常见的睡眠疾病往往伴随夜间低通气，因缺乏对二氧化碳水平的监测，往往低估或忽略了夜间高碳酸血症的诊断。

通常评估成人的 CO_2 水平是通过动脉或毛细血管血气取样完成的。而动脉血气（arterial blood gases，ABG）穿刺会干扰睡眠，同时给患者带来疼痛与穿刺相关风险，且不能连续反映整夜睡眠中 CO_2 动态变化。在探索无创监测睡眠 CO_2 技术的过程中，诞生了经皮 CO_2 监测（transcutaneous carbon dioxide monitoring，$TcCO_2$）与呼气末 CO_2 监测（end-tidal carbon dioxide monitoring，$EtCO_2$）。

一、背景介绍

人类对于 CO_2 监测的研究始于 170 余年前。1851 年 Von Gerlach 开拓性地发现皮肤存在"呼吸"，观察到马、狗与人均存在跨皮肤氧交换。19 世纪 40 年代 Abernathy 首次证实 CO_2 可通过皮肤弥散。20 世纪 50 年代丹麦暴发了脊髓灰质炎大流行，许多呼吸衰竭的患者需要呼吸机辅助通气，但当时尚无有效监测气体交换的技术，无法动态观察患者通气情况变化及时调整呼吸机参数以指导治疗方案。丹麦科学家 Ibsen 与 Astrup 于 1954 年合作发明了世界上第一台血气机"Astrup Apparatus E50101"。在1954 年 Clark 首次应用电化学探头发明了经皮血氧探头。在此研究基础上，1958 年 Stow 与 Severinghaus 发明了第一个可在皮肤上直接测量 CO_2 的电极。19 世纪 70 年代早期诞生了世界上首部可用于临床的经皮 CO_2 监测设备。20 世纪 80 年代起经皮 CO_2 监测设备开始投入商业使用，在国外逐步应用于新生儿病房、重症监护室患者的呼吸监测。在国内逐渐在睡眠中心、重症监护室展开应用。

二、睡眠中的 CO_2 变化

人体通过呼吸与体液调节维持酸碱代谢平衡，血液中 CO_2 与碳酸氢盐浓度是维持 pH 相对稳定的重要因素。CO_2 的变化过程是复杂的，可受多种因素影响，包括基础代谢水平、心血管系统与呼吸系统的疾病，如常见的慢性阻塞性肺疾病（chronic obstructive pulmonary disease，COPD）和慢性肾功能不全等。这些呼吸循环的改变会导致 CO_2 水平的显著改变，将引起神经内分泌与体液调节的一系列代偿变化。

睡眠中 CO_2 变化不仅与基础疾病相关，还受睡眠分期的影响。根据睡眠监测中眼电是否出现周期性的快速眼球运动（rapid eye movement，REM）将整夜睡眠分为快速眼动睡眠期（REM 睡眠期）与非快速眼动睡眠期（NREM 睡眠期）。在 REM 睡眠期，呼吸生理不稳定，肌张力明显减弱甚至消失，脑神经元活动增强，做梦增加，自主神经系统的功能活动不稳定，呼吸浅快而不规则，心率加快，血压波动。在 REM 睡眠期更易出现睡眠低通气、呼吸暂停等睡眠事件。通过睡眠监测中呼吸气流与脉氧饱和度的变化判定呼吸事件。在呼吸事件中往往伴有 CO_2 的变化。

美国睡眠医学会（AASM）指南提出成人睡眠肺泡低通气诊断标准：动脉血 CO_2 分压（$PaCO_2$）（或其他替代监测方法：经皮 CO_2 测定或呼气末 CO_2 测定）上升至 >55mmHg，并持续超过 10 分钟；或 $PaCO_2$（或其他替代方法）在睡眠期（与清醒期仰卧位相比）上升 >10mmHg 并达到 50mmHg 以上，并持续超过 10 分钟。AASM 将儿童低通气定义为 $PaCO_2$ >50mmHg（动脉血或其他替代 CO_2 监测方法），至少占总睡眠时间的 25%。目前美国儿科学会建议将儿童 CO_2 监测作为标准监测之一，但在成人 PSG 监测中仅作为可选项目之一。事实上成人中合并 COPD 等慢性疾病导致夜间高碳酸血症的患者更多。

三、CO_2 监测的意义

研究高碳酸血症导致的病理生理影响由来已久。近年研究发现成人夜间低通气导致 CO_2 升高是睡眠呼吸障碍的独立死亡预测因素。Brillante 等人对 396 例睡眠呼吸障碍患者进行了 17 年随访。结果发现若早晚血气中 $PaCO_2$ 的差值（$\Delta PaCO_2$）>7mmHg，且伴有夜间低氧血症（PaO_2 <65mmHg），则可成为独立于年龄、其他共患疾病与呼吸系统疾病的影响死亡率的独立危险因素，因此评估睡眠中的 CO_2 是非常有必要的。

在儿童中，根据目前 AASM 指南的定义，约 16.52% 的儿童在 PSG 监测过程中发现睡眠低通气。此外，研究发现儿童睡眠期间的低通气与 AHI 相关性较差，而传统儿童睡眠呼吸暂停的一线治疗——腺扁桃体切除术后可能无法完全解决睡眠低通气的问题。若在 PSG 期间未能测量 CO_2，临床医师可能面临着严重睡眠呼吸障碍诊断不足的风险，并错失了早期干预的机会。因此，无论患者年龄，在睡眠监测中进行持续 CO_2 监测是对传统呼吸气流、脉氧监测的补充，作为独立的呼吸睡眠监测参数，为临床医师评估睡眠呼吸障碍提供了额外的信息，可进一步完善诊疗。

近年一些研究进一步从细胞分子水平探索了日间高碳酸血症的危害。Doerr 等利用过度通气制造小鼠的肺损伤模型，研究应用荧光标记技术发现，高碳酸血症组其细胞修复能力明显减低。另有研究证实 CO_2 升高通过激活一系列细胞因子导致肺泡上皮 Na^+-K^+-ATP 酶调控失调，进而损害血管内皮屏障，影响肺水肿的消退。

四、CO_2 监测技术

获得 CO_2 分压的方法多种多样，依据是否需要穿刺采血，分为有创监测与无创监测两大类，每种方法各有特点与优缺点。有创 CO_2 监测主要指动脉血气分析。而无创 CO_2 监测最常用的方式有 $EtCO_2$ 与 $TcCO_2$。与 ABG 相比，使用无创方法评估 $PaCO_2$ 有许多优点，包括减少穿刺并发症与持续评估 $PaCO_2$ 水平。不同 CO_2 监测方式如下，其优缺点可参见表 5-5-1。

1. 动脉血气分析　ABG 是监测并评价 $PaCO_2$

5

表 5-5-1　不同 CO_2 监测方式优缺点对比

CO_2 监测方式	优点	缺点
动脉血气分析	1. 准确,是监测 CO_2 水平的金标准	1. 有创性操作,因疼痛与操作等原因将干扰睡眠,不适合动态监测 CO_2
	2. 能检测多项指标,如 pH、PaO_2、$PaCO_2$、HCO_3^- 与离子水平	2. 对操作者的技能要求水平高
		3. 仅代表抽血气时某个时间点的 CO_2 水平
呼气末 CO_2 监测	1. 无创伤,可连续动态监测,不干扰睡眠	1. 可识别较长时间的呼吸暂停,对持续时间较短的呼吸暂停显示不佳
	2. 与呼吸的关系密切,随每次呼吸运动展示相应波形曲线	2. 在张口呼吸与通气功能障碍的患者中应用受限
	3. 在麻醉科应用广泛,临床经验丰富	3. 在呼吸睡眠领域研究尚少
经皮 CO_2 监测	1. 无创伤,可连续动态监测,不干扰睡眠	1. 达到稳定水平的时间需 3~5 分钟;每次重新测定时需要一段时间来重新定标
	2. 当有张口呼吸与肺部疾病时仍可探测 CO_2 水平	2. 对于严重高碳酸血症的患者($PaCO_2 > 60mmHg$),$TcCO_2$ 与 $PaCO_2$ 一致性降低
	3. 佩戴简单方便(不需面罩)	3. 当探头脱落或松动时会导致 CO_2 数值降低

的金标准,但动脉穿刺需要技术熟练的医护人员进行操作,以保证穿刺成功与样品的准确性,但穿刺操作本身还是存在一定风险。ABG 的主要限制之一是穿刺过程中的疼痛及可能出现的并发症,包括出血、血管痉挛、神经损伤与可能出现一次穿刺不成功、需反复操作等。此外,对于夜间睡眠监测,考虑到患者在穿刺过程中很可能会因疼痛觉醒,短暂呼吸频率增快引起过度通气,血气中 $PaCO_2$ 可能并不能代表患者睡眠中 CO_2 水平。而且临床医师应了解 ABG 提供的血气数据仅代表穿刺时某个时间点患者的血气情况,若不能在多个时间反复留取血气分析,就不可能评估包括 $PaCO_2$ 在内的数值变化趋势;即使在睡眠期间多次留取血气,夜间测血气往往由于操作与疼痛干扰睡眠,造成患者觉醒或一过性过度通气,也无法真实准确展示患者整夜 CO_2 变化。这些局限性限制了 ABG 在睡眠实验室 PSG 监测中的应用。在儿科,ABG 取样通常也仅限于儿科重症监护室,由于婴幼儿皮肤菲薄,往往通过毛细血管动脉化的方式替代常规动脉血气分析。而在儿科睡眠实验室,也很少进行动脉血气分析,$PaCO_2$ 通过非侵入性的无创技术进行评估,这不仅避免了穿刺并发症,而且可提供患者更全面的通气情况信息。

2. 呼气末 CO_2 监测(EtCO$_2$)　EtCO$_2$ 装置可采集患者呼出的空气样本,对 CO_2 进行连续呼吸分析(见文末彩图 5-5-1)。EtCO$_2$ 监测需要连接密闭呼吸管路进行测定。目前有两种主要的 EtCO$_2$ 分析方法,一种是经主鼻导管,另一种是从侧鼻导管持续测定呼出气体的方法。不同厂商生产的各类 EtCO$_2$ 监测设备均配有特定的呼出气测量管,但目前尚无法解决如何避免在张口呼吸期间的测量误差。EtCO$_2$ 与患者呼吸之间的同步性较好,伴随每个呼吸周期均可显示 CO_2 变化曲线,可直观动态观察 CO_2 变化趋势。考虑到 EtCO$_2$ 监测可形象展示与 $PaCO_2$ 相关的呼吸变异情况,它可以与鼻气流传感器一起作为短时间低通气的标志。且设备安装简便,通过短期培训睡眠中心技师可完成操作。在国内外均有睡眠实验室尝试将 EtCO$_2$ 用于整夜睡眠监测。EtCO$_2$ 对于 ABG 与胸腹带探头不能明确的低通气起到补充作用。EtCO$_2$ 作为一项比较成熟的无

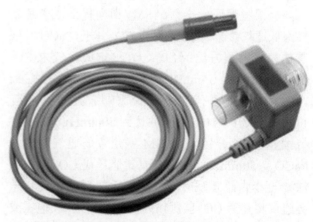

图 5-5-1　EtCO$_2$ 设备展示

创 CO_2 监测技术,在麻醉科已有广泛应用,积累了丰富的循证医学证据,对在睡眠医学中的应用有重要的借鉴意义。

尽管 $EtCO_2$ 有一系列的优点,但已有研究证据表明 $EtCO_2$ 存在局限性,不建议作为评估 $PaCO_2$ 的单独标准。$EtCO_2$ 监测可识别较长时间的呼吸暂停,但对评估短时间的低通气效果不佳,在患者张口呼吸或采样管阻塞时可出现信号不准确。$EtCO_2$ 在特定的患者群体中与 ABG 的相关性欠佳,如 COPD、肥胖或急性呼吸道疾病患者,而肥胖患者常合并 OSAS。通常认为 $EtCO_2$ 略微低估 $PaCO_2$,这种现象主要由无效腔通气导致,在 COPD 等通气功能障碍与潮气量降低的危重症患者中可能出现 $EtCO_2$ 无法达到平台而出现 $PEtCO_2$ 与 $PaCO_2$ 之间误差增大。考虑到 $EtCO_2$ 监测在肥胖与 COPD 患者中的准确性降低,建议作为成人 PSG 诊断睡眠低通气的补充工具。

3. 经皮 CO_2 监测($TcCO_2$)　$TcCO_2$ 通过贴在皮肤上的探头加热局部皮肤,使皮下毛细血管微动脉化,并促进 CO_2 透过皮肤弥散(见文末彩图 5-5-2)。CO_2 在真皮结构中溶解,与含有溶液的电解质发生反应,产生可测量的 pH 变化,通过皮肤电极进行分析。利用电化学原理,通过内部的电解液溶解 CO_2 后 pH 的变化而监测组织中 CO_2 浓度。化学反应公式如下:

$$H_2O + CO_2 \rightleftharpoons H_2CO_3 \rightleftharpoons H^+ + HCO_3^-$$

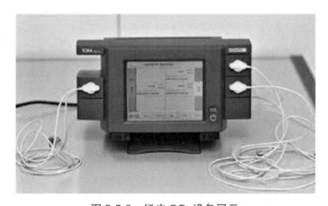

图 5-5-2　经皮 CO_2 设备展示

但是由于 $TcCO_2$ 方法的固有特点,$TcCO_2$ 数值不会随着每次呼吸而迅速变化;但却适于观察 $PaCO_2$ 变化的总体趋势。通常 $TcCO_2$ 的测量值要比 ABG 高 3～5mmHg,因为施加在皮肤上的热量会导致局部的高代谢状态,导致在电解质溶液中检测到的局部 CO_2 产量增加。

对比 $EtCO_2$,$TcCO_2$ 与 ABG 有很好的相关性,由于传感器配置与探测方式的区别,$TcCO_2$ 的信号也更加稳定。Kelly 与 Klim 等在一项应用无创通气的成人急性呼吸衰竭研究中发现,在分析 $PaCO_2$ 时,$TcCO_2$ 与 ABG 之间的平均差异为 6.1mmHg。然而,随着 $PaCO_2$ 水平的升高,尤其是患者 CO_2 水平超过 60mmHg 时,$TcCO_2$ 与 ABG 的一致性会降低。其他研究也发现了类似的差异,在一组有自主呼吸的气管切开患者的研究中发现 $TcCO_2$ 与 ABG 之间的一致性(6.8mmHg±7.2mmHg)。国内在睡眠呼吸暂停患者中发现 $TcCO_2$ 与 ABG 有密切相关性。

对最近文献的更有针对性的综述进一步支持使用 $TcCO_2$ 作为 ABG 的替代监测。$TcCO_2$ 与 ABG 之间的一致性已经在需要机械通气的 ICU 患者、病情稳定的慢性高碳酸血症患者、慢性呼吸衰竭需要接受无创通气治疗的患者中得到研究证实。综合在上述患者的研究结果,考虑 $TcCO_2$ 适合替代 $PaCO_2$ 进行无创动态监测,在目前的无创 CO_2 监测设备中 $PaCO_2$ 误差较小,监测数据较稳定。

值得注意的是,$TcCO_2$ 膜初次使用时需要 3～5 分钟的稳定时间,与患者的局部皮肤情况与电极加热温度相关,每 6 小时设备需重新定标一次,在监测初期达稳态之前与重新定标期间,无法反映 CO_2 的变化。$PaCO_2$ 的任何变化都不会立即被 $TcCO_2$ 反映出来,但该技术适合动态监测患者 CO_2 的变化趋势。$TcCO_2$ 监测的另一个监测相关不良反应是长时间佩戴加热电极可能造成皮肤烫伤。一般情况下,厂家建议每 4 小时重新定位一次皮肤电极,以防止热损伤与探头移位造成信号不佳与信号漂移。有研究证实整夜睡眠监测中行 $TcCO_2$ 监测,将探头设定为 43℃,无明显不良反应发生,$TcCO_2$ 与 ABG 有很好的相关性。电极位置有耳垂、胸部(第 2 右肋间隙、锁骨中线)、手臂(左下 1/3)等,均显示与动脉血气有良好的相关性。

五、进一步思考

经皮 CO_2 分压长时间监测其数据漂移与监测起始时的稳定时间延迟曾是限制该项技术广泛应用的技术瓶颈。数据漂移是指在既往研究中发现,当对患者进行长时间 $TcCO_2$,如整夜睡眠监测过程中,出现经皮 CO_2 分压与动脉血气中 $PaCO_2$ 差值逐渐增大的现象。同时 $TcCO_2$ 因其自身的技术特点,在监测起始阶段,需要数分钟时间达到稳定数值,存在一定的延迟性。关于这两个问题 Storre 等人专门做了关于 TcCO$_2$ 在无创呼吸起始阶段的监测研究。在对 10 名高碳酸血症患者行无创正压通气（non-invasive positive ventilation，NIPV）治疗至少 4 小时，从治疗起始阶段开始每 10 分钟监测一次血气，共留取 TcCO$_2$ 测量的 CO$_2$ 分压（PtcCO$_2$）与血气动脉所得的 CO$_2$ 分压（PaCO$_2$）对应数据 250 组。统计结果显示 PtcCO$_2$ 与 PaCO$_2$ 的相关性在监测 2 分钟后便可较准确预测 PaCO$_2$ 数值，在监测 5 分钟后与 PaCO$_2$ 同步，证实 PtcCO$_2$ 与 PaCO$_2$ 有良好的一致性，可满足临床需求。

尽管 TcCO$_2$ 技术展现出了良好的应用前景，但是仍然存在许多问题亟待解决。目前关于 TcCO$_2$ 技术的研究样本量均较少，难以实现不同临床特征患者的分组分析，缺乏大规模、多中心、随机、对照研究，应争取积累更多循证医学证据。暂无关于该项技术的行业技术标准与应用指南，亟待完善。该项技术在国内尚处于起步阶段，临床上尚未广泛推广，尤其在成人呼吸睡眠领域有待进一步探索。

而 EtCO$_2$ 也尝试应用于呼吸睡眠领域，包括无创通气患者的夜间 CO$_2$ 监测。未来期待更多的临床数据支持。

六、总结

PSG 过程中的 CO$_2$ 监测是一个经常被忽视的重要参数；然而它提供了关于患者呼吸状况的重要信息，包括是否存在睡眠低通气。如果没有持续的 CO$_2$ 监测，往往会忽略或低估患者睡眠低通气与高碳酸血症的情况。传统睡眠监测技术中，包括 ABG 在内的有创性操作来评估 PaCO$_2$；而随着技术进步已可通过 TcCO$_2$ 与 EtCO$_2$ 无创持续地评估 CO$_2$ 情况。目前已有研究明确支持 TcCO$_2$ 可作为无创的 PaCO$_2$ 的替代监测方式，这种方式安全有效，可降低临床留取动脉血气的风险与成本，并对患者整夜睡眠期间的 CO$_2$ 持续评估，为诊断睡眠低通气提供支持。目前已有研究与文献提示需慎重选择 EtCO$_2$ 作为一种单独的方法来评估未选择人群中的 PaCO$_2$，特别是 COPD 患者与潮气量较小的人群，包括新生儿。尽管 EtCO$_2$ 用来替代 PaCO$_2$ 存在一定局限性，但是这项监测有独特的优势，包括能够分析 CO$_2$ 的呼吸变异性，关于这方面研究有待进一步探索。

无创 CO$_2$ 监测作为儿科 PSG 必备监测项目已被指南认可，现有研究与文献亦支持其有效性与准确性。但在成人患者中，尽管目前有证据表明高碳酸血症可作为影响死亡率的独立危险因素，但关于睡眠监测中行经皮 CO$_2$ 的文献尚少。因此，在无创 CO$_2$ 监测的有效性与安全性得到充分认可的前提下，可借鉴儿科的应用经验，将该技术更多地推广到成人患者中，并成为睡眠呼吸监测的必要设备。

（赵龙　刘亚男）

参考文献

【1】 BROMLEY I. Transcutaneous monitoring-understanding the principles[J]. Infant，2008，4（3）：95-98.

【2】 BRILLANTE R，LAKS L，COSSA G，et al. An overnight increase in CO$_2$ predicts mortality in sleep disordered breathing[J]. Respirology，2012，17（6）：933-939.

【3】 PAUTRAT J，KHIRANI S，BOULE M，et al. Carbon dioxide levels during polygraphy in children with sleep-disordered breathing[J]. Sleep Breathing，2015，19（1）：149-157.

【4】 DOERR C H，GAJIC O，BERRIOS J C，et al. Hypercapnic acidosis impairs plasma membrane wound resealing in ventilator-injured lungs[J]. Am J Respir Critical Care Med，2005，171（12）：1371-1377.

【5】 BRIVA A，VADÁSZ I，LECUONA E，et al. High CO$_2$ levels impair alveolar epithelial function independently of pH[J]. PLoS One，2007，2：e1238.

【6】 JANSSENS J P，BOREL J C，PEPIN J L，et al. Nocturnal monitoring of home noninvasive ventilation: the contribution of simple tools such as pulse oximetry, capnography, built-in ventilator software and autonomic markers of sleep fragmentation[J]. Thorax，2011，66（5）：438-445.

【7】 YOSEFY C，HAY E，NASRI Y，et al. End tidal carbon dioxide as a predictor of the arterial PCO$_2$ in the emergency department setting[J]. Emerg Med J，2004，21（5）：557-559.

【8】 SPELTEN O，FIEDLER F，SCHIER R，et al. Transcutaneous PtcCO$_2$ measurement in combination with arterial blood gas analysis provides superior accuracy and reliability in ICU patients[J]. J Clin Monit Comput，2017，31（1）：153-158.

【9】 DZIEWAS R, HOPMANN B, HUMPERT M, et al. Capnography screening for sleep apnea in patients with acute stroke[J]. Neurol Res, 2005, 27(1): 83-87.

【10】 EBERHARD P. The design, use, and results of transcutaneous carbon dioxide analysis: current and future directions[J]. Anesth Analg, 2007, 105(6 Suppl): S48-S52.

【11】 刘亚男, 董霄松, 李静, 等. 经皮 CO_2 分压监测在睡眠呼吸障碍性疾病中的应用价值 [J]. 中华医学杂志, 2014, 94(6): 408-411.

【12】 STIEGLITZ S, MATTHES S, PRIEGNITZ C, et al. Comparison of transcutaneous and capillary measurement of PCO_2 in hypercapnic subjects[J]. Respir Care, 2016, 61(1): 98-105.

【13】 AARRESTAD S, TOLLEFSEN E, KLEIVEN AL, et al. Validity of transcutaneous PCO_2 in monitoring chronic hypoventilation treated with noninvasive ventilation[J]. Respir Med, 2016, 112: 112-118.

【14】 JANSSENS JP, PERRIN E, BENNANI I, et al. Is continuous transcutaneous monitoring of PCO_2 ($TcPCO_2$) over 8 h reliable in adults?[J]. Respir Med, 2001, 95(5): 331-335.

【15】 STORRE JH, STEURER B, KABITZ HJ, et al. Transcutaneous PCO_2 monitoring during initiation of noninvasive ventilation[J]. Chest, 2007, 132(6): 1810-1816.

5

第六章　无创正压通气治疗应用技术

第一节　无创正压通气治疗睡眠呼吸障碍概述

无创正压通气（non-invasive positive ventilation，NIPV）是指无须建立人工气道（如气管插管与气管切开等），在上气道结构与功能保持完整的情况下实施气道内正压通气。NIPV 包括持续气道正压通气（continuous positive airway pressure，CPAP）、双相气道正压通气（bi-level positive airway pressure，BPAP）与自动持续气道正压通气（auto-continuous positive airway pressure，Auto-CPAP）等多种通气模式，是各类睡眠呼吸障碍（sleep-related breathing disorder，SBD）的最主要治疗手段之一。

NIPV 用于治疗阻塞性睡眠呼吸暂停综合征（OSAS）已有近 40 年的历史。澳大利亚科学家 Sullivan 于 1981 年首次报道了将 CPAP 成功应用于重度 OSAS 患者的治疗，有效消除了患者睡眠时上气道阻塞与睡眠片段化，从而开启了使用简便而有效的 CPAP 治疗 OSAS 的先河。之后，CPAP 技术的不断发展，使治疗的有效性与舒适性不断提高，1985 年以后随着人机连接界面的不断改进，CPAP 应用得到推广。1991 年美国匹兹堡大学 Sanders 教授研发的 BPAP 呼吸机问世，能够有效提供通气支持并改善 CO_2 潴留，拓展了 NIPV 的应用领域。1993 年可随着上气道阻力变化自动调节呼吸机压力的 Auto-CPAP 应用于临床，大大提高了患者的舒适度。近年来，随着计算机与自动控制技术的发展，在以上基本模式的基础上，新的无创通气技术相继问世，在提高使用舒适度、增加长期依从性与开拓适应证等方面取得了重要进展。

一、NIPV 工作模式与治疗原理

1. 固定压力的持续气道正压通气（CPAP）　固定压力的 CPAP 是最早发明并应用于临床治疗阻塞性睡眠呼吸暂停（OSA）的基础模式，其治疗原理是在自然呼吸状态下，吸气相与呼气相持续输送一定的正压，在整个呼吸周期内持续提供一定的生理性正压，形成"气体支架"，逆转咽气道的跨

壁压压力梯度从而防止气道塌陷。CPAP 通过多种机制起作用，如 CPAP 能增加气道容积与气道面积，减轻因长期的振动与气道关闭所致的咽侧壁肥厚与咽部组织水肿，从而减少上呼吸道阻力；刺激上气道周围软组织，使其张力增加；增加功能残气量（functional residual capacity，FRC），通过胸壁迷走神经反射增加上呼吸道开放肌群的作用；长期应用可恢复化学感受器的敏感性，使 CO_2 反应曲线左移，改善患者的呼吸调节功能；通过刺激上气道黏膜压力感受器，稳定上气道，防止咽气道塌陷，从而消除下气道反射性收缩。另外，有学者认为 CPAP 维持上气道开放是通过增加呼气末肺容积这一反射实现的。还有认为 CPAP 可抑制上气道舒张肌的肌电活动。CPAP 是中重度 OSA 的首选治疗，除 OSA 外，CPAP 也可用于治疗伴陈 - 施呼吸的 CSA（central sleep apnea with Cheyne-Stokes respiration，CSR-CSA）、某些肥胖低通气综合征（obesity hypoventilation syndrome，OHS）、部分 OSA 合并慢性阻塞性肺疾病（简称慢阻肺）即重叠综合征与治疗相关 CSA 的患者。

2. 自动持续气道正压通气（Auto-CPAP）　Auto-CPAP 呼吸功能自动感知上气道阻力、气体流量、鼾声与气流震动等的变化，由内置计算机系统针对每一个呼吸暂停或低通气事件，自动实施调整并输出足以消除低通气与呼吸事件的最低有效治疗压力。Auto-CPAP 模式适用于不能耐受 CPAP 的 OSA 患者，体位、不同睡眠期呼吸事件变异、饮酒与药物等导致呼吸状态不稳定的 OSA 患者，与部分围手术期患者。需要注意的是，此模式不推荐用于 OSA 伴有心肺疾病或与阻塞事件无关的夜间低氧的治疗。也不推荐用于伴有合并症的 OSA 患者 CPAP 自我压力滴定。

3. 双相气道正压通气（BPAP）　BPAP 可分别设定吸气相压力（inspiratory positive airway pressure，IPAP）与呼气相压力（expiratory positive airway pressure，EPAP），实现压力随呼气与吸气时相自动转换。在吸气相采用尽量小的吸气流量触发预置的 IPAP 可避免吸气相气道内压力下降，EPAP 可防止呼气相发生上气道陷闭。IPAP 与 EPAP 之间的压力

差即压力支持是保证足够潮气量的基础,扩大压力差可增强吸气支持与肺泡通气量,降低 CO_2 水平,同时减轻呼吸肌负荷。EPAP 可维持上气道开放,消除阻塞性睡眠呼吸暂停,增加功能残气量,防止肺泡萎陷。由于呼气相压力低于吸气相压力,减少了呼气压力过大所引起的呼气肌活动增强带来的不适感,更符合自然呼吸生理过程,增加治疗依从性。

BPAP 可提供 3 种通气治疗模式:①双相气道正压通气自主触发模式(bi-level positive airway pressure in the spontaneous mode,BPAP-S),患者自主呼吸触发 IPAP 与 EPAP 的转换。②双相气道正压通气自主触发时间控制模式(bi-level positive airway pressure in the spontaneous-timed mode,BPAP-ST),即在自主触发的基础上加入备用呼吸频率。患者可自主触发 IPAP/EPAP 的转换,如果在一定的时间内无自主呼吸,呼吸机将按照预设的备用呼吸频率补足呼吸频率。BPAP-ST 除设置压力外,还应设置等于或稍低于睡眠中自主呼吸频率的备用呼吸频率与适当的吸气压力上升时间。③双相气道正压通气时间控制模式(bi-level positive airway pressure in the timed mode,BPAP-T),该模式需设置呼吸频率与 IPAP 时间(或吸呼比)与吸气、呼气压力水平。无论患者呼吸状况如何,呼吸机均以固定的呼吸频率、吸呼比或固定的 IPAP/EPAP 切换时间输送压力。BPAP 可用于 OSA 的治疗,但其更重要的应用指征是慢性肺泡低通气。该类患者常伴 CO_2 潴留,尤以睡眠时为重。OSA 患者应用 BPAP 与 CPAP 治疗的依从性并无明显差异。对于某些 CPAP 治疗失败者可试用 BPAP。具体而言,BPAP-S 通常用于 CPAP 滴定中压力 ≥15cmH$_2$O 仍不能有效消除阻塞性呼吸事件,或不能耐受高 CPAP 而出现严重呼气困难、吞气与窒息感的 OSA 患者。BPAP-ST 主要用于限制性胸廓疾病、神经肌肉疾病与 OHS 患者,或因呼吸中枢驱动减低需要辅助通气的患者,合并日间呼吸衰竭的慢阻肺患者。也可用于中枢性睡眠呼吸暂停综合征(CSAS),特别是伴 CO_2 升高的 CSAS 与治疗后 CSAS 患者。但无论哪一类型的 CSAS,首先应治疗基础病。BPAP-S 已达到最大压力支持(或最大耐受度)而未能维持足够通气或仍然存在呼吸肌疲劳时可以应用 BPAP-ST,但呼吸支持频率的设定应避免影响人机同步性。BPAP-T 单一,单独应用机会不多,但对可能出现呼吸骤停而又不能长期插管进行机械通气(如急

性进展性神经肌肉疾病)患者提供有限的保护。

此外,自动双相气道正压通气(auto bi-level positive airway pressure,Auto-BPAP)可以根据睡眠中出现的各种呼吸事件,在所设置的 EPAP 与 IPAP 范围内分别自动调整 EPAP 与 IPAP,以保持气道开放。需设置最大 IPAP、最小 EPAP、最大与最小压力支持或固定压力支持。压力敏感者或对 CPAP 与 Auto-CPAP 的高压力不耐受者可能从 Auto-BPAP 中获益。使用 Auto-BPAP 的依从性与 CPAP 相似。与 Auto-CPAP 相比,如果吸气治疗压力相同,Auto-BPAP 的呼气压力降低,还可能提高舒适度。

4. 适应性伺服通气(ASV) ASV 是替代常规 CPAP 的一种新方法,可自动动态调节压力工作范围。通过机内设置的气道内自动跟踪反馈系统,根据发生通气的变化,自动适应性按需调节通气量与必要时自动发放正压通气,使患者的通气频率与潮气量始终处于平稳的规律状态,从而使睡眠期间歇性低氧与血气波动消失。以之前动态时间内每分通气量或峰流速的 90% 为目标通气量,实时自动调整压力支持(pressure support,PS)以达到目标通气量。当通气与气流降低时 PS 增加,而通气与气流升高时 PS 减少,具有稳定通气的作用。需设置最大与最小 EPAP、最大与最小 PS、固定或自动备用呼吸频率。EPAP 保持气道开放以消除阻塞性呼吸暂停,PS 在最大与最小之间与气流自动匹配以稳定通气,防止过度通气与低碳酸血症导致的中枢性呼吸暂停。ASV 提供一个与正常呼吸类似的平滑压力波形,保证了压力支持与患者自己固有的呼吸速率与气流模式同步。同时所提供的恒定的低正压值,有助于降低肺部充血、水肿,从而消除突发性夜间呼吸困难。适应证包括 CSR-CSA 治疗后 CSA 或与此有关的 CPAP 治疗后残余嗜睡及阿片类诱导的呼吸控制失调,而用于治疗射血分数 <45% 的充血性心力衰竭合并 CSA 患者目前尚存争议。

5. 平均容量保证压力支持 平均容量保证压力支持(average volume assured pressure support,AVAPS)模式采用双重控制原理,呼吸机可自动调整吸气压力以保证所预设潮气量。此技术可根据实际潮气量的大小来调整呼吸机吸气压力与吸气流速变化,当估算呼出潮气量或肺泡通气量低于目标潮气量或肺泡通气量时,则提高压力支持,反之降低压力支持。实现以最低气道压达到目标潮气量,需设定理想体重下的目标潮气量或减去解剖无

6

效腔(由身高估算)而得出的肺泡通气量,还需设置 EPAP、最大与最小 IPAP、备用呼吸频率与 IPAP 时间或最小与最大 PS、智能备用呼吸频率。适应证包括重度 OHS、重症 COPD、COPD 合并 OSAS,以及其他睡眠低通气疾病如神经肌肉疾病、胸廓畸形所致限制性低通气等。

6. 自动三水平呼吸模式　自动三水平(auto-trilevel)呼吸模式是在双水平模式基础上的改进,呼气相前期输送压力相对较低的 EPAP,呼气末适当提高 EPAP,形成 IPAP、EPAP 及呼气末 EPAP(EEPAP)三个水平压力。可以较低的呼气初期 EPAP 保证 CO_2 排出,而以稍高的呼气后期 EEPAP 防止呼气末气道塌陷引起的呼吸暂停。需设置最大、最小 EEPAP,最小与最大压力支持及备用呼吸频率。适应证包括伴高碳酸血症的 OSAS、COPD、OSA-COPD 重叠综合征及 OHS。

二、用于睡眠呼吸障碍治疗 NIPV 呼吸机的特性

治疗睡眠呼吸障碍的呼吸机主要在夜间睡眠时使用,所以应满足一些特殊的要求,以 OSAS 治疗的 CPAP 呼吸机为例,具体如下:

1. 漏气与压力补偿功能　因在睡眠过程中 CPAP 呼吸机易发生漏气而采取一定技术对漏气进行补偿;部分机型还具有高原压力补偿系统即保证在高原低气压状态下提供有效治疗压力。

2. 恒温湿化功能　CPAP 呼吸机配备恒温湿化设备,发送相对湿度较高的气体可降低 OSAS 患者较高的鼻阻力、减少咽部的充血与干燥不适,使患者更易于接受,提高治疗依从性。

3. 压力缓升功能　为避免呼吸机开始工作即使患者感觉压力过高而影响正常入睡等问题,因此一般设有压力缓升功能。虽然在压力缓升阶段压力较低达不到有效治疗,但是可使患者很快进入入睡状态。当然也存在不利的一面,如患者可能在压力缓升过程中已入睡,而治疗压力尚未达到有效治疗压,这段时间患者仍可发生短暂的不同程度的低氧血症。因此,临床医师应根据患者情况决定达到有效治疗压力之前所需要压力缓升的时间长短。

4. 压力稳定性的保持功能　CPAP 呼吸机压力的维持依靠其涡轮叶片的转速,部分机型含有压力传感系统,在呼气相涡轮叶片转速减慢,吸气相转速增加,从而很好地维持面罩内治疗压力不变,不受呼吸影响,从而起到更好的治疗效果并增加舒适度。

5. 数据存储功能　大部分呼吸机配有主要数据的智能存储卡,可在特定的时间内或连续 24 小时跟踪 CPAP 的使用模式与压力状况,以便随访治疗压力与应用情况。

6. 压力释放功能　不同厂家的产品对比有不同的叫法(C-Flex/EPR),这一技术的发展是基于下述现象,即气道塌陷导致的呼吸暂停、低通气均发生在吸气相,在呼气相初始阶段不需要较大的气道压力,根据此机制设计了压力释放功能。由一个数字化自动传感器控制,通过高度敏感的传感器跟踪每一次的呼吸运动,在呼气运动开始时触发传感器并适度降低呼气时压力,并在呼气结束前恢复到原来的治疗压力。呼吸机可根据不同的呼气气流触发三种不同的速度进行压力释放,提供较低的呼气初始压力,减少呼气时的做功,甚至在面罩漏气时也能根据患者的需要提供合适的压力释放。该种呼吸机减少了 CPAP 的不良反应与并发症,提高了患者的舒适度与治疗依从性。A-Flex 是 C-Flex 的改进,其通过调节适配整个呼吸循环的压力输出量,来获得更舒适的呼吸体验。但 A-Flex 在呼气开始即可开始进行压力释放,同时在呼气与吸气之间进行平稳缓和压力过渡,使呼吸更加舒畅。A-Flex 采用的是经临床验证的自动式 CPAP 算法程序,可根据睡眠中患者的治疗需求做出响应。A-Flex 同样可避免固定压力 CPAP 的压力过高带来的副作用。Bi-Flex 则是应用于 BPAP 的策略。

此外,这类呼吸机大多采用体积小、噪声低、直流电支持的高流量低压力系统,并具备自动调节压力与压力释放的功能,还有低压、高压、平均面罩压力、高泄漏、电路完整性与电源故障等报警。近年来该方面的功能正在逐步完善。

(李庆云)

参考文献

【1】　American Academy of Sleep Medicine. International classification of sleep disorders[M]. 3rd ed. Darien, IL: American Academy of Sleep Medicine, 2014.

【2】　赵忠新. 睡眠医学 [M]. 北京:人民卫生出版社, 2016.

【3】 KRYGER M，ROTH T，DEMENT W. Principles and practice of sleep medicine[M]. 6th ed. Philadelphia，PA：Elsevier，2017.

【4】 中国医师协会睡眠医学专业委员会. 成人阻塞性睡眠呼吸暂停多学科诊疗指南 [J]. 中华医学杂志，2018，98（24）：1902-1914.

【5】 中华医学会呼吸病学分会睡眠呼吸障碍学组. 睡眠呼吸疾病无创正压通气临床应用专家共识（草案）[J]. 中华结核和呼吸杂志，2017，40（9）：667-677.

【6】 中华医学会呼吸病学分会睡眠呼吸障碍学组. 家庭无创正压通气临床应用技术专家共识 [J]. 中华结核和呼吸杂志，2017，40（7）：481-493.

【7】 MCKIM DA，ROAD J，AVENDANO M，et al. Home mechanical ventilation：a Canadian Thoracic Society clinical practice guideline[J]. Can Respir J，2011，18（4）：197-215.

【8】 KAMPELMACHER MJ. Non-invasive home mechanical ventilation：qualification，initiation，and monitoring[J]. Pneumonol Alergol Pol，2012，80（5）：482-488.

【9】 JOHNSON KG，JOHNSON DC. Treatment of sleep-disordered breathing with positive airway pressure devices：technology update[J]. Med Devices（Auckl），2015，23（8）：425-437.

【10】 SHARMA SK，KATOCH VM，MOHAN A，et al. Consensus & evidence-based INOSA Guidelines 2014[J]. Indian J Med Res，2014，140（3）：451-468.

【11】 SCHWAB RJ，BADR SM，EPSTEIN LJ，et al. An official American Thoracic Society statement：continuous positive airway pressure adherence tracking systems. The optimal monitoring strategies and outcome measures in adults[J]. Am J Respir Crit Care Med，2013，188（5）：613-620.

【12】 李庆云，周剑平. 关注持续气道正压呼吸机依从性自动跟踪系统 [J]. 中华结核和呼吸杂志，2015，38（10）：786-787.

【13】 LI QY，BERRY RB，GOETTING MG，et al. Detection of upper airway status and respiratory events by a current generation positive airway pressure device[J]. Sleep，2015，38（4）：597-605.

【14】 中华医学会呼吸病学分会睡眠呼吸障碍学组. 阻塞性睡眠呼吸暂停低通气综合征诊治指南（2011 年修订版）[J]. 中华结核和呼吸杂志，2012，35（1）：9-12.

【15】 中华医学会呼吸病学分会睡眠呼吸障碍学组. 阻塞性睡眠呼吸暂停低通气综合征患者持续气道正压通气临床应用专家共识（草案）[J]. 中华结核和呼吸杂志，2012，35（1）：13-18.

第二节　睡眠呼吸障碍无创正压通气类型、模式和参数

选择合适的 NIPV 类型、模式与参数是治疗成败的关键。

一、持续气道正压通气（continuous positive airway pressure，CPAP）

呼吸机在吸气与呼气时持续输送单一正压，维持上气道开放。CPAP 是最早研发并应用于临床治疗 OSAS 的 NIPV，简单易用、相对价廉，目前仍然是大多数 OSAS 患者的首选治疗模式。但其不能根据患者的需要自动调整压力水平，无压力支持（pressure support，PS），从而无法保证潮气量与排出 CO_2。

CPAP 需设置一个固定压力，通常在 $4\sim20cmH_2O$ 范围进行选择。

二、自动持续气道正压通气（auto-continuous positive airway pressure，Auto-CPAP）

呼吸机内置软件系统根据探测到的气流量、波形、震动与 / 或气道阻力等变化，在预设的最高与最低压力之间，自动实时调整并输送消除阻塞性呼吸事件的最低有效治疗压力。Auto-CPAP 可随不同阻塞性呼吸事件的性质与严重程度而自动调整压力，避免整夜持续高压力，从而降低平均治疗压。Auto-CPAP 可能存在因漏气补偿而导致过度升压或无法准确判断中枢性或阻塞性呼吸事件而造成滴定中压力调整错误；还可能因对气道阻塞或低通气反应缓慢或失当而出现治疗压力不足。Auto-CPAP 与 CPAP 治疗的长期依从性差不多，但部分患者对 Auto-CPAP 的耐受性更好，接受度更高。

Auto-CPAP 需设置最高与最低压力，通常在 $4\sim20cmH_2O$ 范围选择。

三、双相气道正压通气（bi-level positive airway pressure，BPAP）

呼吸机在吸气相与呼气相分别予以吸气相压力（IPAP）与呼气相压力（EPAP），解除上气道阻塞与塌陷。IPAP 与 EPAP 之间的压力差即 PS（PS=IPAP-EPAP），IPAP 在吸气相维持足够的 PS，是保证足够潮气量的基础，通过提高 IPAP 可增强 PS 与肺泡通气量，从而降低 CO_2 水平，同时减轻呼吸肌负荷。EPAP 在呼气相维持上气道开放，消除阻塞性呼吸暂停，增加功能残气量，防止肺泡萎陷。应用 BPAP 可降低平均治疗压力，提高舒适度，对于某些 CPAP 治疗失败者可试用 BPAP。OSAS 患者使用 BPAP 与 CPAP 治疗依从性并无明显差异。

BPAP 可提供 3 种通气模式，各模式特点详见本章第一节相关介绍。

（1）双相气道正压通气自主触发模式（bi-level positive airway pressure in the spontaneous mode，BPAP-S）：BPAP-S 需在治疗前分别设置 IPAP 与 EPAP，在压力滴定时分别调整 IPAP 与 EPAP。

（2）双相气道正压通气自主触发时间控制模式（bi-level positive airway pressure in the spontaneous-timed mode，BPAP-ST）：BPAP-ST 除设置 IPAP 与 EPAP 外，还应设置稍低于睡眠中自主呼吸频率的备用呼吸频率与合适的吸气压力上升时间。

（3）双相气道正压通气时间控制模式（bi-level positive airway pressure in the timed mode，BPAP-T）：BPAP-T 需设置 IPAP、EPAP、呼吸频率与 IPAP 时间或吸呼比。

四、自动双相气道正压通气（auto bilevel positive airway pressure，Auto-BPAP）

呼吸机内置软件根据探测到的阻塞性呼吸事件，在所设置的最大 IPAP、最小 EPAP、最大与最小 PS 或固定 PS 范围内，根据睡眠中出现的阻塞性呼吸事件，分别自动调整 IPAP 与 EPAP 以保持气道开放。压力敏感者或对 CPAP 与 Auto-CPAP 的高压力不耐受者可能从中获益，使用 Auto-BPAP 的依从性与 CPAP 相似。

Auto-BPAP 需设置最大 IPAP、最小 EPAP、最大与最小 PS 或固定 PS。

五、适应性伺服通气（adaptive servo ventilation，ASV）

经典的工作模式是以之前一定动态时间内平均峰流速或 90% 的平均通气量为目标，实时自动调整 PS 以达到目标通气量。当通气与气流降低时 PS 增加，通气与气流升高时 PS 减小，具有稳定通气的作用。PS 在最大、最小之间与气流自动适应，使不稳定的呼吸幅度与节律趋于稳定，避免过度通气与低碳酸血症导致的中枢性呼吸暂停。EPAP 则保持气道开放，消除阻塞性呼吸暂停。ASV 的优势在于稳定通气，在治疗 CSAS 与治疗相关 CSA 方面，与 BPAP-ST 相比可进一步降低 AHI。

ASV 需设置固定 EPAP 或最大与最小 EPAP、最大与最小 PS、IPAP 时间与备用呼吸频率。新型 ASV 具有自动调整参数的功能。

六、容量保证压力支持（volume-assured pressure support，VAPS）

通过自动调整 IPAP 改变 PS，保证达到目标潮气量或肺泡通气量。当潮气量或肺泡通气量低于目标值时则提高 PS，反之则降低 PS。优势是无论患者的呼吸努力、气道阻力与肺顺应性怎样变化均可保证目标潮气量。与 BPAP-ST 相比，VAPS 可进一步提高有效通气量、降低 $PaCO_2$，从而改善 CO_2 潴留。

VAPS 需设置目标潮气量或肺泡通气量，设置 EPAP、最大与最小 IPAP、备用呼吸频率、IPAP 时间或最小与最大 PS。新型 VAPS 具有自动调整参数的功能。

（高莹卉　王莞尔）

参考文献

【1】 中华医学会呼吸病学分会睡眠呼吸障碍学组. 家庭无创正压通气临床应用技术专家共识 [J]. 中华结核和呼吸杂志，2017，40（7）：481-493.

【2】 中华医学会呼吸病学分会睡眠呼吸障碍学组. 睡眠呼吸疾病无创正压通气临床应用专家共识 [J]. 中华结核和呼吸杂志，2017，40（9）：667-677.

【3】 QASEEM A, HOLTY JE, OWENS DK, et al. Management of obstructive sleep apnea in adults: a clinical practice guideline from the American College of Physicians[J]. Ann Intern Med，2013，159（7）：471-483.

【4】 BERRY RB，CHEDIAK A，BROWN LK，et al. Best clinical practices for the sleep center adjustment of noninvasive positive pressure ventilation（NPPV）in stable chronic

alveolar hypoventilation syndromes[J]. J Clin Sleep Med，2010，6（5）：491-509.

【5】 BERRY RB，WAGNER MH. Sleep medicine pearls[M]. 3rd ed. Philadelphia，PA：Elsevier Saunders，2014：399-409.

第三节　无创正压通气的适应证

睡眠呼吸障碍包括阻塞性睡眠呼吸暂停综合征（obstructive sleep apnea syndrome，OSAS）、中枢性睡眠呼吸暂停综合征（central sleep apnea syndrome，CSAS）、睡眠相关肺泡低通气障碍（sleep related hypoventilation disorder）、睡眠相关低氧血症（sleep related hypoxemia disorder）、单独症候群与正常变异（isolated symptom and normal variant）五大类。这五大类疾病，特别是前三类疾病在病理生理机制与临床表现方面有许多共同之处，NIPV 是最主要的治疗手段；睡眠相关低氧血症、单独症候群与正常变异的治疗稍有不同，具体详见各论相关章节。本节论述前三类疾病的相关适应证与研究进展。

一、阻塞性睡眠呼吸暂停综合征

CPAP 治疗可消除睡眠期低氧，纠正睡眠结构紊乱，提高睡眠质量与生活质量，降低相关合并症发生率与病死率。适应证：①中、重度的 OSAS；② OSAS 伴有认知障碍、日间嗜睡及合并高血压与其他心脑血管疾病等；③ OSAS 合并严重的心肺疾病而不能耐受手术治疗者；④重度 OSAS 行外科治疗的围手术期应用；⑤不愿接受手术治疗，或手术与其他治疗无效者；⑥虽然为轻度患者（AHI＜15次/h），但伴随明显其他症状，如认知障碍、日间嗜睡、抑郁或合并高血压与其他心脑血管疾病者。

需要注意的是，NIPV 治疗的疗效很大程度上决定于患者呼吸状态的稳定性与机器性能（如反应的敏感性等）。正如前述，不同呼吸机之间的性能差别很大，其适用范围也有所不同。绝大多数符合适应证的患者宜采用 CPAP 模式；BPAP 也可应用于上述情况，但主要用于低通气的治疗，如肥胖低通气综合征、重叠综合征、体位性睡眠呼吸暂停、REM 睡眠期呼吸暂停，以及所需治疗压力＞15cmH$_2$O 者。Auto-CPAP、A-Flex/C-Flex 则更多用于以下情况：CPAP 或 BPAP 治疗压力过高难以调节；不能耐受

较大治疗压力的中、重度 OSAS；中、重度 OSAS 患者 CPAP 治疗压力滴定；BPAP 治疗中需要较高呼气压的患者。另外，ASV 则用于充血性心力衰竭（congestive heart failure，CHF）引起的陈 - 施呼吸与中枢性睡眠呼吸暂停及混合性睡眠呼吸暂停等。

模式选择原则为 CPAP 首选，包括合并心功能不全者；Auto-CPAP 适用于 CPAP 不耐受者，体位、不同睡眠期变异、饮酒与药物等导致呼吸暂停状态不稳定的 OSAS 患者等。BPAP 适用于治疗压力超过 15cmH$_2$O，或者不能接受或不适应 CPAP 者，以及合并 COPD 或肥胖低通气综合征的患者。

二、中枢性睡眠呼吸暂停综合征

中枢性睡眠呼吸暂停综合征（CSAS）可分为高碳酸血症型与非高碳酸血症型。NIPV 治疗可降低 CSAS 事件，改善夜间低氧血症，增加左心室射血分数（left ventricular ejection fraction，LVEF），减少瓣膜反流，纠正通气血流比失衡，增加肺泡 - 动脉血氧分压差，以及降低夜间与日间的交感神经活性，提高生活质量。模式选择原则为 CPAP 用于 CHF 合并 CSAS（伴陈 - 施呼吸的 CSAS）、终末期肾功能不全患者在透析与夜间透析过程中及原发性 CSAS；BPAP（S/ST）用于 CHF 合并 CSAS、治疗相关 CSAS 与其他类型 CSAS；而 ASV 主用于治疗 CHF 合并 CSAS 与其他类型 CSAS。

1. 高碳酸血症型 CSAS　应用无创通气的适应证包括：①临床诊断为高碳酸血症型 CSAS 或已经诊断先天性中枢性肺泡低通气综合征；②已经进行了所有其他适宜治疗；③清醒时 PaCO$_2$＞45mmHg；④ NREM 或 REM 睡眠时的低通气（SpO$_2$ 持续降低，如 SpO$_2$＜88% 持续 5 分钟或 TcCO$_2$/EtCO$_2$ 峰值≥8mmHg 高于清醒时的静息值，或者 PCO$_2$ 峰值＞50mmHg 持续时间超过总睡眠时间的 50%）；⑤存在睡眠呼吸障碍相关症状或存在继发于低氧血症的肺动脉高压或心力衰竭或红细胞增多症等；⑥ PSG 显示中枢性事件，合并 CO$_2$ 增高。应用前应进行 PSG 监测下压力滴定，并同步监测 CO$_2$ 变化：①单

纯夜间通气不足时推荐使用 BPAP 呼吸机。②由于缺少呼吸努力，需设置足够的吸气时间，以防止无效定时呼吸。在正常肺功能与肺动力学情况下，应以吸呼比接近 1∶2 作为起始点。③滴定测量 IPAP 与 EPAP 的差值并结合选择的备用呼吸频率以满足足够减轻低通气的需求。④设定备用呼吸频率，让患者舒适的同时在足够时间内保证充足的通气压力。⑤氧疗仅用于由结构性肺病引起的低氧血症，或单纯 NIPV 不能改善的严重低氧血症。注意避免氧疗导致的高碳酸血症加重。

2. 非高碳酸血症型 CSAS　主要见于慢性 CHF 合并 CSAS。适应证包括：①应用超声心动图或门控心血池扫描记录左右心室功能来诊断心力衰竭或提供基线参考。同时应监测动脉血气记录 $PaCO_2$。②对合并 CSAS 的心力衰竭患者，一线治疗策略为最优化的心力衰竭治疗方案。③符合 CSAS 的诊断，包括睡眠呼吸障碍症状（如频繁觉醒、打鼾、窒息、憋醒、觉醒口干、觉醒呼吸困难或者目击的呼吸暂停）或睡眠质量受损的症状（如日间嗜睡、觉醒时头痛或意识不清、疲劳、认知受损、短时记忆受损、易激惹、焦虑或抑郁），以及 PSG 睡眠监测显示 CSAS 或陈-施呼吸。④虽然 CSAS 的应用标准尚未明确，但心力衰竭患者（LVEF < 45%）在全夜诊断性睡眠呼吸监测下的 AHI > 15 次 /h，同时至少 50% 为中枢性，应考虑治疗。⑤初始 CPAP（伴或不伴吸氧）治疗一段时间后不能充分改善 CSAS 或 LVEF 症状，或者患者不能适应 CPAP 治疗可考虑 ASV。当患者用 CPAP 治疗一段时间内持续出现 CSAS，且吸氧无效时应考虑应用 ASV 治疗。但需注意 LVEF < 45% 非 CSAS 获益人群。

注意事项：①治疗前应首先进行 CPAP 滴定（伴或不伴吸氧），必要时应用 ASV 滴定；②在 CSR-CSAS 合并心力衰竭的患者需要逐渐升高 CPAP 压力水平以达到 10～12cmH₂O，而不仅仅是单夜滴定达到简单地消除中枢性事件的目的；③伴有低碳酸血症者不推荐使用 BPAP，因为压力支持会使 $PaCO_2$ 产生更大的波动，进一步导致通气反应紊乱。

三、睡眠相关肺泡低通气障碍

（一）适应证

睡眠低通气的诊断标准为 $PaCO_2$（或其他替代监测方法：经皮 CO_2 测定或潮气末 CO_2 测定）上升至 > 55mmHg 并持续超过 10 分钟；或 $PaCO_2$（或其他替代法）睡眠期（与清醒期仰卧位相比）上升幅度 > 10mmHg 并达到 50mmHg 以上且持续超过 10 分钟。睡眠过程中发生低通气的病因包括中枢神经系统驱动力减弱、呼吸肌群功能障碍、肥胖对肺功能影响不良、通气 - 灌注失衡与呼吸系统神经肌肉调节功能失调及睡眠呼吸障碍等。其中最多见的是睡眠呼吸障碍，除 OSAS 外，还包括其他类型睡眠低通气疾病，如肥胖低通气综合征、遗传性肺泡低通气综合征及继发性低通气综合征等。NIPV 治疗可取得如下临床获益：改善气体交换、稳定与减缓对呼吸功能产生不良影响的原发疾病的进展及改善慢性低通气的症状。

通气模式选择，轻症患者可选择 CPAP；多推荐应用 BPAP（S/ST）：应用 CPAP 时低氧持续存在与 CO_2 持续增高。S（无后备频率）：存在清醒期低通气（动脉血气分析、潮气末或经皮 CO_2 测试，显示 $PaCO_2 \geq$ 45mmHg）；睡眠期 $PaCO_2$ 升高 ≥ 7mmHg 或动脉血氧饱和度（SaO_2）≤ 88% 并 ≥ 5 分钟（夜间 PSG 记录持续 2 小时以上）且 AHI < 5 次 /h；ST（有后备频率）：应用无后备频率通气 $PaCO_2$ 升高 ≥ 7mmHg；或 $SaO_2 \leq$ 88% 并 ≥ 5 分钟（夜间 PSG 记录持续 2 小时以上）。对于重度患者还可选择平均容量保证压力支持（AVAPS）模式。此类患者必要时需要氧疗配合。氧疗指征为清醒状态脉氧饱和度（SpO_2）< 88% 或睡眠过程中最佳的通气支持治疗状态，SpO_2 < 90% 的时间在 5 分钟或更长。给氧开始的流量为 1L/min，之后每 5 分钟增加 1L/min，直至 SpO_2 > 90%。

（二）临床应用进展

1. 肥胖低通气综合征　肥胖低通气综合征（obesity hypoventilation syndrome，OHS）是指肥胖人群中发生的低通气、日间高碳酸血症（$PaCO_2$ > 45mmHg）等临床特征的疾病，并除外其他原因。OHS 常与 OSA 合并存在，但与 OSA 不同的是，OHS 夜间通常表现为持续低氧而非间歇性低氧。肥胖是 OHS 与 OSA 的独立危险因素，因此绝大多数 OHS 患者伴有 OSA 的典型临床症状，但仍有 10% 的 OHS 患者 AHI < 5 次 /h，因此 OSA 并非 OHS 发生的必要条件。肥胖低通气在肥胖人群中较常见但不易被察觉。随着肥胖人群的日益增多，OHS 患者与单纯肥胖患者相比病死率明显升高，因此 OHS 逐渐成为重要的临床问题。

OHS 患者的 CPAP 治疗：OHS 患者常表现为休

息状态下的低氧血症、高碳酸血症、高度嗜睡、肺动脉高压与慢性右心衰竭。目前临床上首选通过鼻罩或面罩进行无创通气治疗。夜间 CPAP 治疗可以纠正 OHS 患者的日间与夜间低氧血症及高碳酸血症，改善睡眠片段化，使呼吸肌群得到休息，并降低肺动脉高压与改善右心室功能。改善症状减轻白天的嗜睡，增加活动能力，缓解晨起头痛与肺动脉高压的症状。在 CPAP 治疗中应注意维持适当的每分通气量以保证正常的 $PaCO_2$。对于严重高碳酸血症患者，每分通气量应该通过数夜的调节，逐渐增加，避免 $PaCO_2$ 下降过快而造成碱中毒。CPAP 治疗失败的患者可以考虑使用 BPAP。有研究显示，与 CPAP 相比，使用 BPAP 的 OHS 患者 $PaCO_2$ 下降更明显，但是并未发现 BPAP 能进一步提高氧合、睡眠质量与生活质量。最近一种新的通气技术——平均容量保证压力支持（average volume assured pressure support，AVAPS）可对 OHS 患者身体姿态的改变提供补偿，确保平均潮气量。然而该类患者的治疗依从性也很差，一项研究发现 31% 的重度肥胖患者有日间低通气（平均 $PaCO_2 = 52mmHg$），但是仅 13% 的 OHS 患者接受夜间 CPAP 治疗。

另外，CPAP 可应用于减重手术的围手术期与序贯治疗，因为肥胖是造成 OHS 的主要原因，且患者体重减轻的程度与睡眠呼吸紊乱和日间高碳酸血症水平相关，因此减重手术逐渐成了重要治疗之一。但是 OHS 患者减重手术的危险性较大，因此术前应进行 CPAP 治疗，部分患者术后也需要应用。

需要注意的是，尽管 CPAP 治疗能使 OHS 患者受益，但其中 50% 需要在 NIPV 治疗时额外提供氧气。

2. 先天性肺泡低通气综合征　先天性肺泡低通气综合征包括原发性肺泡低通气综合征（idio-pathic alveolar hypoventilation syndrome，IAHS）或称先天性中枢性肺泡低通气综合征（congenital central hypoventilation syndrome，CCHS）、Chiari Ⅱ 畸形（Chiari type Ⅱ malformation，CMⅡ）及普拉德-威利综合征（Prader-Willi syndrome，PWS）等，虽然这类疾病发生率低，但对儿童与其家庭带来很大影响。对此类患儿应当避免使呼吸调控减弱的相关因素，例如代谢性碱中毒能够降低中枢性呼吸的驱动力，保持体内氯离子的水平，有助于维持体内 pH 的稳定与避免碱中毒。此外，长期应用如阿片类、苯二氮䓬类中枢神经系统抑制剂应避免或减量。单纯

氧疗并不能解决高碳酸血症的问题，因此并不能完全解决问题。另外，在麻醉过程中或麻醉结束后，需要密切观察通气状态决定是否需要进一步通气支持治疗，包括经口鼻面罩的无创通气替代，BPAP 同步模式更有利于通气改善。

（1）原发性肺泡低通气综合征（IAHS/CCHS）：又称 Ondine's curse 综合征，估算其患病率为 1/200 000。CCHS 与自主神经功能不全有关，包括网状核与其附近的神经元、疑核、舌下神经核及迷走神经背侧运动核神经元减少，弓形核缺失等。由于脑干神经元与呼吸感受器功能障碍，导致睡眠期通气功能下降，临床表现为高碳酸血症与低氧血症。其特征为清醒与睡眠时均有肺泡低通气，对高碳酸血症与低氧血症的敏感性与反应性均较差，清醒时呼吸（通气）不足，在睡眠时呼吸更为浅表甚至完全呼吸暂停。其发病机制未明，患者虽无肺、胸廓与神经系统病变，但中枢化学感受器对高 CO_2 反应明显减弱或消失，大部分患者外周化学感受器的低氧反应敏感性也降低。可能与遗传有关，涉及 *PHOX2B* 基因突变，少数具有家族发病倾向。由于气短症状不明显，多数患者在低通气引发的并发症很明显时才引起重视。不明原因的 HCO_3^- 升高是诊断线索之一。长时间屏气后并无气短感觉也提示代谢性呼吸调节功能受损。其诊断关键在于必须排除其他原因引起的继发性低通气，尤其是神经肌肉疾病。此类患者表现为夜间睡眠期的低通气与中枢性睡眠呼吸暂停，CPAP 治疗取得一定疗效。然而针对幼年患者来说，通过气管切开应用正压通气方式保证夜间通气比起使用面罩更加可靠。通常可在日间封闭气管切开口，从而不影响正常生活。如果 CCHS 患儿能很好地保持夜间通气与气管切开口的管理，则可以存活至成年。

（2）Chiari Ⅱ 畸形（CMⅡ）：CMⅡ 患病率约为 8.4/100 000，确切机制尚未明了，通常在年幼时即出现中枢性低通气的症状。这类患者的特征性影像表现为颅后窝窄小，伴有脑干、第四脑室与小脑蚓部落入上颈椎管。CMⅡ 患者颅后窝与脑室的结构畸形影响了脑部的发育；小脑与延髓疝的形成则阻碍了脑脊液的回流，导致脑积水的发生；枕骨大孔疝的形成会造成对脑干的牵拉损伤。上述均影响呼吸调节功能，导致不同程度的中枢性低通气。另外，中枢化学感受器对高 CO_2 与低氧的敏感性降低，也可部分解释低通气的发生。CMⅡ 患者睡眠

6

过程中也可发生阻塞性呼吸暂停、中枢性呼吸暂停与／或中枢性低通气。呼吸兴奋剂、氧疗、NIPV、气管切开术及正压通气对CMⅡ患者呼吸障碍治疗的成功率各有差异。其中病情最重者可伴自主呼吸消失，则需要进行辅助通气以维持呼吸。需要注意的是，如果CMⅡ患者伴有与脊髓脊膜突出或脑水肿相关的神经损伤，即使应用了机械通气治疗预后也不理想，因此实施长期机械通气时需权衡治疗益处与经济负担的关系。

（3）普拉德-威利综合征（PWS）：PWS发生的概率是1/15 000～1/12 000，其主要病理生理基础为下丘脑功能的异常，通常表现为摄食过度、肥胖、性腺功能减退、神经发育迟缓与睡眠紊乱，还可出现呼吸调节异常的表现。研究证实，不管肥胖与否，大多数PWS患者存在CO_2通气反应异常，外周化学感受器对低氧刺激的敏感性降低，进而导致低通气。此外，PWS患者因肥胖、小颌畸形、鼻咽腔变小与咽部肌肉张力减退使其合并OSAS的可能性增加，也是发生低通气的原因之一。PWS的治疗重点是治疗睡眠呼吸障碍与控制肥胖。针对睡眠呼吸障碍，可行扁桃体与腺样体切除术、氧疗与无创机械通气治疗；对于病情十分严重者需行气管切开。

（4）软骨发育不全：软骨发育不全（achondroplasia）患病率为1/77 000～1/15 000，是由于基因突变或者环境影响而导致的长骨生长板增殖缺陷，主要表现为四肢短小、头颅较大、前额突出与塌鼻梁，是最常见的一种侏儒症。尽管比较少见，但由于颅骨畸形造成的脑干损伤导致的低通气成为影响患儿健康的重要因素。很多软骨发育不全患儿表现为夜间低氧、低通气与呼吸暂停，虽然可能增加病死率，但在临床上还是容易被忽视。软骨发育不全合并睡眠呼吸紊乱，常与面中部发育不全、颈静脉孔狭窄导致的脑积水与上气道阻塞等有关。软骨发育不全合并低通气的患者首先要进行疾病严重性的评估，行脑部与颈髓的影像学检查进行评估，如果有异常发现需要进行脑室腹膜分流术，在进行手术前可进行辅助通气防止急性事件的发生。针对夜间睡眠呼吸紊乱，可应用CPAP治疗。

（5）利氏病（Leigh disease）：又称亚急性坏死性脑脊髓病（subacute necrotizing encephalomyelopathy），属遗传性神经退行性病变，主要表现为脑干功能的进行性退化。国外数据显示其患病率大约为1/5 000。利氏病患者常有线粒体呼吸链功能异常。

利氏病伴随的症状常包括自主神经失调、呕吐、行为退化、呼吸暂停与肺泡低通气。部分病例低通气先于其他症状出现。脑干功能退化常见的症状为眼球震颤、眼球异常运动、瞳孔大小的改变与睡眠觉醒节律紊乱等，脑干部CT与MRI有助于诊断。目前尚无有效的治疗手段，但是有创／无创辅助通气可改善低通气。

（6）ROHHAD综合征：ROHHAD综合征（rapid onset obesity with hypothalamic dysfunction, hypoventilation, and autonomic dysregulation），即快速肥胖伴下丘脑功能异常、低通气与自主神经功能失调综合征。该病非常少见，迄今全球只有34例报告，临床特征表现为快速发生的肥胖与低通气，好发年龄10岁以内。其病因未明，最初认为是CCHS的一种形式，但因为后来发现这类患者并没有*PHOX2B*基因突变，因此被认为是独立的临床病症。Ize-Ludlow等对15名ROHHAD患者追踪研究，有9例（60%）发生过心跳呼吸骤停。在这9例中有4例在心跳呼吸骤停之前有过呼吸控制异常，表现为2例患儿睡眠时血氧饱和度下降，1例清醒时发绀发作，1例发生阻塞性呼吸暂停。这些表现均发生在心跳呼吸骤停前数日至数月期间。15例均有肺泡换气不足，其中8例出现阻塞性睡眠呼吸暂停，2例发生于中枢性通气不足之前。7例（47%）患儿需要接受24h/d的人工通气，其余患儿需在睡眠过程中接受呼吸支持。呼吸支持为：7例（47%）行气管插管机械通气，8例（53%）行BPAP面罩通气。需要接受24小时人工通气的患者，其呼吸系统表现出现更早，中位年龄为3.8岁；而仅在睡眠过程中需要呼吸支持的患儿，中位年龄为7.8岁（$P=0.03$）。

临床一旦疑诊ROHHAD，应积极评估患儿的呼吸功能，将患儿带至儿科呼吸生理实验室以接受清醒与睡眠状态下的呼吸功能综合检测，以尽早明确诊断。一旦确诊，则需每3～6个月进行复查，确保患儿在清醒与睡眠状态下维持最佳通气与氧合，目标为血氧饱和度≥95%，呼气末二氧化碳值为35～45mmHg。除尽早给予通气支持外，还应保证家庭护理（需接受专业培训），连续的脉搏血氧测定、睡眠中及清醒时呼气末二氧化碳的测定并密切随访。

（7）家族性自主神经功能障碍：家族性自主神经功能障碍（familial dysautonomia, FD）综合征又名赖利-戴综合征（Riley-Day syndrome），几乎全部发生于 Ashkenazic 地区的犹太人，系常染色体隐性遗传疾病，确切病因不明。临床以神经功能障碍特别是自主神经失调为特征，表现为直立性低血压、不明原因出汗与发热、皮疹与皮色异常及行为方式改变等。尽管已发现 FD 的突变基因 *IKBKAP*，但其确切功能尚未阐明。此外，FD 患者在清醒时与睡眠时发生猝死的可能性分别为 32% 与 68%。这些猝死的患者并非死于肺部感染，提示可能由自主神经异常导致心肺调节改变引起。FD 患者中呼吸系统疾病与异常通气的发生率很高，在低氧时通气会减少，而心率与血压无变，随着 FD 患儿严重憋气发作的次数增加，可导致发绀、晕厥与去大脑僵直。目前尚无明确的治疗方法，仅限于辅助治疗。FD 患者对低氧的刺激无反应，因此在氧分压下降的情况下不会代偿性地增加通气量，尤其是在夜间由于自主神经紊乱造成的低通气可造成患者猝死，因此夜间可给予氧疗或 CPAP 等治疗。

3. 继发性中枢性肺泡低通气综合征　脑部相关区域损伤的患者也会发生中枢性肺泡低通气，如脑部肿瘤、中枢神经系统感染、头部创伤、先天脑血管畸形（动静脉畸形，动脉瘤破裂）、神经手术的损伤与脑部的放射伤等，称为继发性中枢性肺泡低通气综合征。这些疾病可造成呼吸中枢不同程度的损伤，严重者发生呼吸衰竭。此外，大脑皮质损伤则引起呼吸肌张力减退与麻痹，从而使低通气进一步加重。对儿童来说，成神经管细胞瘤、星形细胞瘤、室管膜细胞瘤均可能导致患儿呼吸功能紊乱。因此，需要机械通气辅助治疗。随着中枢神经系统肿瘤患者的生存期延长，继发性中枢性肺泡低通气综合征患者相应增加，可选择性合理应用无创通气治疗。

（李庆云）

第四节　成人睡眠呼吸障碍无创正压通气压力滴定

应用 NIPV 前需进行压力滴定。

一、成人阻塞性睡眠呼吸暂停（OSA）压力滴定

（一）概念

压力滴定是指通过逐渐调整压力，确定维持上气道开放所需最低有效治疗压力的技术。该压力应可以消除所有睡眠期与各种睡眠体位下的呼吸暂停、低通气、呼吸努力相关觉醒（respiratory effort-related arousals，RERAs）与鼾声，并维持整夜睡眠中氧饱和度在正常水平，恢复正常睡眠结构。

技术人员整夜值守进行 PSG 下人工压力滴定是确定最适压力的标准程序。重度 OSA 患者还可以实施分段压力滴定，即同一夜的前半夜进行 PSG 诊断，后半夜进行压力滴定。非 PSG 下的 Auto-CPAP 压力滴定可用于无严重合并症的中重度 OSA 患者。

（二）压力滴定前准备

1. 应详细询问患者的病史，评价有无合并症，认真回顾多导睡眠图，必要时进行胸部影像学、肺功能与动脉血气分析检查。

2. 对患者进行有关 OSA、家庭 NIPV 治疗的教育。

3. 帮助患者试戴面罩、适应压力。面罩应达到最大的舒适性与最小的漏气量。滴定期间，当观察到任何明显的非故意漏气或患者感觉面罩不适，应当调整或更换面罩。

4. 根据患者具体情况选择适宜的 NIPV、确定初始治疗模式与压力。

（三）人工压力滴定

人工压力滴定通常是指在睡眠实验室应用 PSG 下 CPAP、BPAP 或多模式压力滴定设备，根据睡眠期间出现的阻塞性呼吸事件逐步调整压力的技术，可以为设定长期使用 CPAP 时的固定压力、使用 BPAP 时的 IPAP 与 EPAP 提供依据。

1. CPAP 滴定适应证与原则

（1）适应证：适用于中重度 OSA 患者或伴有明显症状（日间嗜睡、认知障碍、抑郁及失眠等），或并发某些疾病（原发性高血压、冠心病、脑血管疾病及糖尿病等）的 OSA 患者。

（2）滴定原则：起始 CPAP 设置为 $4cmH_2O$，对于 BMI 较高或再次滴定者可适当提高起始 CPAP。最高 CPAP 为 $20cmH_2O$。间隔至少 5 分钟（重度或阻塞性呼吸事件频发可适当缩短间隔时间）出现至少 2 次阻塞性呼吸暂停，或至少 3 次低通气，或至少 5 次 RERAs，应当升高 CPAP $1\sim2.5cmH_2O$。出现至少 3 分钟明确而响亮的鼾声，可以升高 CPAP $1\sim2.5cmH_2O$。直到 CPAP 升至消除了所有阻塞性呼吸事件，且仰卧 REM 睡眠持续 ≥15 分钟。如果滴定期间患者醒来诉压力过高难以耐受，则降低 CPAP 重新开始滴定。在阻塞性呼吸事件控制后还

6

可试探性升高 CPAP $1\sim2cmH_2O$。原则上 CPAP 升至 $15cmH_2O$，最高达 $18cmH_2O$ 仍存在阻塞性呼吸事件者可转换为 BPAP。

2. BPAP 滴定适应证与原则

（1）适应证：适用于难以耐受 CPAP 或 CPAP 升至 $15\sim18cmH_2O$ 仍存在阻塞性呼吸事件，或 CO_2 潴留明显者。

（2）滴定原则：起始 IPAP 与 EPAP 分别设置为 $8cmH_2O$ 与 $4cmH_2O$，BMI 较高或再次滴定者可适当调高起始 IPAP 与 EPAP。推荐 IPAP-EPAP 差为 $4\sim10cmH_2O$，最高 IPAP 为 $30cmH_2O$。必要时开启加温湿化。间隔至少 5 分钟（重度或阻塞性呼吸事件频发则可适当缩短间隔时间）出现至少 2 次阻塞性呼吸暂停，应当至少升高 IPAP 与 EPAP 各 $1cmH_2O$。出现至少 3 次低通气，或至少 5 次 RERAs，应当升高 IPAP $1cmH_2O$。出现至少 3 分钟明确而响亮的鼾声，可以升高 IPAP $1cmH_2O$。直到 IPAP 与/或 EPAP 升至消除了所有阻塞性呼吸事件，且仰卧 REM 睡眠持续≥15 分钟。如果滴定期间患者醒来诉压力过高难以耐受，则降低 IPAP 与 EPAP 重新滴定。在阻塞性呼吸事件控制后还可试探性升高 IPAP $1\sim2cmH_2O$。

3. 分段诊断滴定适应证与原则

（1）适应证：适用于存在明显 OSA 临床表现且急需进行治疗的患者，或前半夜监测显示阻塞性呼吸事件持续时间过长、引发严重低氧的患者。

（2）滴定原则：PSG 证实前半夜睡眠时间至少 2 小时且 AHI>40 次/h，后半夜滴定时间 >3 小时。调压原则与整夜压力滴定原则一致，可 <5 分钟升压一次或每次升高压力 $2\sim2.5cmH_2O$。如果滴定未能达到足够的时间或未能消除仰卧位与/或 REM 睡眠中的呼吸事件，应重新进行整夜压力滴定。

4. 人工压力滴定目标　消除呼吸事件，使呼吸紊乱指数（respiratory disturbance index，RDI）降低，最好 <5 次/h，最低氧饱和度 >90%，无觉醒与/或清醒，漏气在可接受范围内。

5. 压力滴定报告

（1）数据列表显示不同压力下的记录时间、NREM 睡眠时间、REM 睡眠时间与仰卧 REM 睡眠时间；阻塞性呼吸暂停、中枢性呼吸暂停、混合性呼吸暂停、低通气、RERAs 的次数与指数；最低氧饱和度与平均氧饱和度。

（2）趋势图可直观体现压力变化与呼吸事件、氧饱和度及体位的对应关系。

（3）文字概述应简述临床诊断、滴定模式、升压原则、最适压力下的 RDI、最低氧饱和度、漏气、夜尿、滴定过程中的特殊情况，以及晨起反应，如头晕、头痛、眼干、口干、腹胀等。

（4）压力滴定后出具治疗处方，包括呼吸机类型、通气模式、CPAP 或 IPAP/EPAP 压力、备用呼吸频率与面罩。如果同时进行氧疗，则说明吸氧浓度、持续时间等。

（四）Auto-CPAP 自动压力滴定

1. 适应证　Auto-CPAP 滴定适用于单纯中重度成人 OSA。不适于充血性心力衰竭、合并肺部疾病如慢性阻塞性肺疾病、非 OSA 所致夜间低氧血症、软腭手术后无鼾声、中枢性睡眠呼吸暂停综合征、肥胖低通气综合征、神经肌肉疾病与长期氧疗的患者。

2. 设置与建议　自动滴定需设置允许变化的压力范围，最高压力可设为 $20cmH_2O$，最低初始压力可设为 $4cmH_2O$，AHI 较高或肥胖者最低初始压力应提高至 $6\sim10cmH_2O$。理想地应连续滴定 3 夜，并保证至少 1 夜记录到超过 6 小时的有效数据，且漏气量在允许范围内。通过回放 Auto-CPAP 使用时间、残存 AHI 与漏气量等数据确定自动压力滴定是否合格。

3. 处方压力　选择 Auto-CPAP 滴定的 90% 或 95% 分位数压力或在此基础上增加 $1\sim2cmH_2O$ 的压力作为长期 CPAP 治疗的处方压力。

（五）重复人工压力滴定指征

1. 在所选择的压力下，整夜 RDI≥10 次/h，最低氧饱和度 <90%，睡眠持续时间 <15 分钟，无仰卧 REM 睡眠，频繁出现觉醒与清醒。

2. 治疗模式由 CPAP 转换为 BPAP。

3. 分段压力滴定时间 <3 小时，或未消除仰卧 REM 睡眠的阻塞性呼吸事件。

4. 两次自动压力滴定均未成功，或自动压力滴定 AHI 无明显降低，或 Auto-CPAP 治疗后症状无改善，或疗效欠佳。

5. 治疗过程中症状明显加重或体重增减超过 10%，而调整压力后症状未能改善。

是否进行重复人工压力滴定应根据患者的具体情况综合考虑。对于病情严重、RDI 过高或合并肺泡低通气的患者，即使未达到最佳效果，也并非需要立即重复压力滴定，可以观察并随访后再行决定。

二、睡眠通气不足压力滴定

（一）概念与目的

NIPV 压力滴定旨在保持气道开放的同时提供通气支持，滴定 IPAP 与 EPAP 以消除阻塞性呼吸事件，调整压力支持（PS）来增加通气量。在睡眠实验室 PSG 下进行整夜压力滴定是确定睡眠通气不足最适治疗压力的推荐方法。NIPV 治疗目标应个体化，通常包括改善通气、促进 CO_2 排出，防止发生或加重睡眠呼吸紊乱，缓解呼吸肌疲劳，改善睡眠质量。

（二）适应证

NIPV 用于治疗睡眠通气不足疾病，包括肥胖低通气综合征、慢性阻塞性肺疾病、神经肌肉疾病、限制性胸廓疾病等导致的肺泡低通气与中枢性肺泡低通气。

（三）一般建议

NIPV 滴定前的准备工作与 OSA 压力滴定前的准备工作相同。重要的是确认患者能够在睡眠中持续触发 NIPV，如果存在膈肌功能减弱，需采用 BPAP-ST。为保证能够顺利触发与切换，应尽可能将面罩漏气量降至最小，并调整触发灵敏度。

（四）滴定设备

要求具备标准 PSG 系统及与之连接的各种模式 BPAP 呼吸机或多模式压力滴定系统，能够监测气流、潮气量、呼吸频率、漏气与压力水平。需要外接经皮 CO_2 监测。应配备各种类型与大小的面罩、氧疗与加温湿化设备。

（五）滴定原则

推荐起始 IPAP 为 $8cmH_2O$，EPAP 为 $4cmH_2O$，最高 IPAP 可达 $30cmH_2O$ 甚至更高。根据患者舒适感调整压力释放、压力上升时间、最大或最小 IPAP 时间。间隔至少 5 分钟，如出现阻塞性呼吸暂停、低通气、RERAs 与鼾声，升高 IPAP 与 / 或 EPAP（同 BPAP 滴定原则）。间隔至少 5 分钟，潮气量低于 $6\sim8ml/kg$ 或同时氧饱和度低于 90%，升高 PS $1\sim2cmH_2O$。间隔至少 10 分钟，PCO_2 较清醒时增高 $\geq10mmHg$ 或存在呼吸肌疲劳，升高 PS 至少 $1\sim2cmH_2O$。

（六）治疗处方

治疗处方应包括呼吸机类型、治疗模式、压力水平、其他参数数值（延时升压、呼气压力释放、备用呼吸频率、吸气压力上升时间等）、推荐面罩、氧疗方式与浓度等。

（王莞尔　余泳波）

参考文献

【1】 中华医学会呼吸病学分会睡眠呼吸障碍学组. 家庭无创正压通气临床应用技术专家共识 [J]. 中华结核和呼吸杂志，2017，40（7）：481-493.

【2】 KUSHIDA CA, CHEDIAK A, BERRY RB, et al. Clinical guidelines for the manual titration of positive airway pressure in patients with obstructive sleep apnea[J]. J Clin Sleep Med，2008，4（2）：157-171.

【3】 MORGENTHALER TI, AURORA RN, BROWN T, et al. Practice parameters for the use of autotitrating continuous positive airway pressure devices for titrating pressures and treating adult patients with obstructive sleep apnea syndrome: an update for 2007. An American Academy of Sleep Medicine report[J]. Sleep, 2008, 31（1）: 141-147.

【4】 BERRY RB, CHEDIAK A, BROWN LK, et al. Best clinical practices for the sleep center adjustment of noninvasive positive pressure ventilation（NPPV）in stable chronic alveolar hypoventilation syndromes[J]. J Clin Sleep Med，2010，6（5）：491-509.

第五节　睡眠呼吸障碍无创正压通气的临床应用

睡眠呼吸障碍无创正压通气（NIPV）的应用需要遵循原则，执行流程。

一、应用流程

睡眠呼吸障碍 NIPV 治疗流程见图 6-5-1。

（一）明确诊断

根据临床表现、查体发现与相应实验室检查，特别是 PSG，必要时增加二氧化碳监测来确定诊断，并评价其严重程度与是否存在合并症。

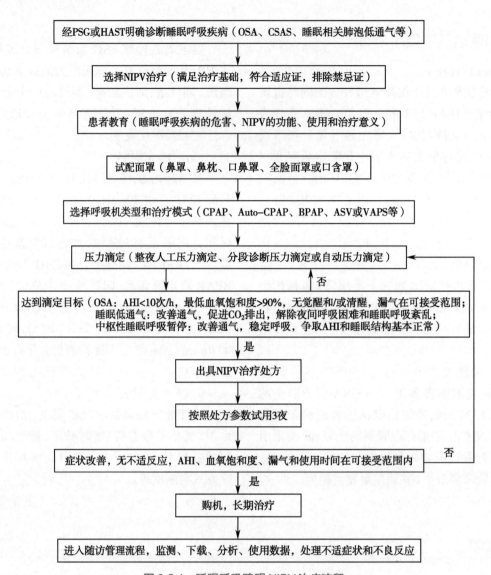

图 6-5-1 睡眠呼吸障碍 NIPV 治疗流程

PSG，多导睡眠图；HAST，家庭睡眠呼吸暂停监测；OSA，阻塞性睡眠呼吸暂停；CSAS，中枢性睡眠呼吸暂停综合征；NIPV，无创正压通气；CPAP，持续气道正压通气；Auto-CPAP，自动持续气道正压通气；BPAP，双相气道正压通气；ASV，适应性伺服通气；VAPS，容量保证压力支持；AHI，呼吸暂停低通气指数。

（二）符合适应证，排除禁忌证

NIPV 治疗适应证与禁忌证详见本章第三节。值得注意的是，没有绝对禁忌证，应当根据当时病情，权衡利弊，做出最适选择。

（三）患者教育

NIPV 治疗需要患者的理解配合，并且强调患者的舒适度与依从性。对患者进行宣教可以消除漠视或恐惧，提高治疗效果。内容如下：

1. 技术员自我介绍和睡眠实验室的联系方式。

2. 睡眠呼吸障碍的危害。

3. 家庭 NIPV 的功能与应用必要性，强调长期坚持治疗的意义。

4. 使用过程中可能存在的问题与解决措施。

5. NIPV 组件与操作，如面罩佩戴与摘除、呼吸机开启与关停、使用注意事项、加温湿化调整、呼吸机清洁保养等。

6. 定期下载数据与随访的途径。

以上部分教育内容可能同压力滴定前教育条目有所重叠，酌情删减。

（四）试配面罩

根据患者面部情况、皮肤敏感性、生活习性和个人偏好，结合治疗模式与压力水平选择鼻罩、鼻枕、口鼻罩或口含罩，应达到最大舒适度、最小漏气量、最佳安全性与最方便使用的目标。应用 NIPV 治疗时首选鼻罩或鼻枕。患者充分试戴的体验是可靠的方法。

（五）选择呼吸机类型与治疗模式

根据患者情况和 NIPV 性能，选择呼吸机类型与最初治疗模式，在后续压力滴定的过程中可能需要更改模式或调整参数。治疗模式与选择详见本章第二节与第三节。

（六）压力滴定

由于病情、体质与模式的差异，要求 NIPV 治疗个体化，每个应用 NIPV 的患者都应进行压力滴定。整夜 PSG 下人工压力滴定是标准而且可靠的滴定方式，是睡眠通气不足患者的最佳选择。以连续 3 夜自动压力滴定的平均值作为 OSA 处方压力可能更接近实际最适压力。无论是进行人工压力滴定还是自动压力滴定，必须充分考虑病情，而不能仅仅依赖报告数值确定处方压力。压力滴定详见本章第四节。

（七）出具 NIPV 治疗处方

根据压力滴定结果出具 NIPV 治疗处方。

二、随访管理

加强对长期家庭 NIPV 治疗者的跟踪随访管理是发挥最大疗效、改善患者远期预后的重要保障。由经培训的专业人员对 NIPV 治疗依从性、有效性与安全性进行临床观察随访。

（一）随访时间

建议治疗后第 1 周、第 1 个月与第 3 个月及时随访，这对于今后能够坚持治疗非常重要。每半年或 1 年进行规律随访。患者出现不适症状与不良反应时，应不定时及时按需随访。

（二）随访形式

可采取医师或技师与患者面对面访谈、电话问询、填写问卷等形式了解治疗的主观感受，通过下载治疗数据评价客观疗效。强大的远程医疗系统可方便、快捷、有效地实现管理、指导与干预。

（三）访谈内容

主要询问原有症状如打鼾、呼吸困难、口干、夜尿、头痛、失眠的改善程度；相关疾病如高血压、心力衰竭、心律失常、糖尿病的控制情况；生活质量如认知功能、记忆力、性功能与肥胖患者体重的变化；治疗不良或不适反应；患者自我评价的睡眠质量；患者与配偶满意度等。

（四）监测数据

必须了解的信息包括 AHI 与不同类型呼吸事件指数、潮气量、漏气情况、每夜使用时间与长期使用时间。

（五）干预处理

如果监测指标或症状提示 NIPV 治疗的长期依从性与有效性没有达到预期目标，须努力解决存在的问题，酌情调整压力，配换面罩，必要时重新进行人工压力滴定。NIPV 治疗的常见问题与处理详见本章第六节。

（六）治疗依从性

治疗依从性良好定义为 1 个月时间内至少 70% 夜晚使用时间 >4 小时。日间嗜睡明显、病情严重（AHI 更高）、氧饱和度降低指数高、治疗反应良好与治疗之初更易耐受呼吸机有助于提高依从性。对 OSA 危害认识不足、焦虑抑郁、配偶干预、鼻塞与治疗压力设置不合适可影响依从性。NIPV 治疗前、治疗中对患者与配偶的全面完善教育、选择合适的治疗模式与面罩、理想的压力滴定结果与合适的参数设置、早期与规律地主动随访、及时干预处理不良反应与不适感觉可提高治疗依从性。

（王莞尔　张伟）

参考文献

【1】中华医学会呼吸病学分会睡眠呼吸障碍学组. 家庭无创正压通气临床应用技术专家共识 [J]. 中华结核和呼吸杂志, 2017, 40（7）: 481-493.

【2】中华医学会呼吸病学分会睡眠呼吸障碍学组. 睡眠呼吸疾病无创正压通气临床应用专家共识 [J]. 中华结核和呼吸杂志, 2017, 40（9）: 667-677.

【3】PATIL SP, AYAPPA IA, CAPLES SM, et al. Treatment of adult obstructive sleep apnea with positive airway pressure: an American Academy of Sleep Medicine clinical practice guideline[J]. J Clin Sleep Med, 2019, 15（2）: 335-343.

【4】SCHWAB RJ, BADR SM, ETEIN LJ, et al. An official American Thoracic Society statement: continuous positive airway pressure adherence tracking systems. The optimal monitoring strategies and outcome measures in adults[J]. Am J Respir Crit Care Med, 2013, 188（5）: 613-620.

第六节 睡眠呼吸障碍无创正压通气常见问题与处理

无创正压通气（NIPV）治疗中会出现各种不良反应，其发生率为 5%～15%，这些不良反应多是短暂的、可逆的，但将影响治疗效果与患者的依从性，及早发现、及时处理是保证 NIPV 治疗成功的重要环节。根据其与 NIPV 治疗时间的关系，可分别见于短期与长期治疗过程中。

一、短期应用 NIPV 治疗的常见问题与处理

（一）常见问题

NIPV 治疗无创伤，简便易行，无严重副作用。综合文献报道，在睡眠呼吸障碍（SBD）患者存在以下疾病时使用 CPAP 呼吸机要慎重：①胸部 CT 或 X 线检查发现有肺大疱，有自发破裂的可能；②存在气胸或纵隔气肿；③血压明显降低，休克未得到纠正；④颅内积气或脑脊液漏；⑤在急性中耳炎期间应避免应用 NIPV，待感染好转后可继续应用。其他副作用见表 6-6-1，对这些副作用及时处理后并不影响患者的长期应用。

表 6-6-1 无创正压通气治疗的副作用

副作用的类别	副作用
鼻	鼻炎
	鼻充血
	口鼻干燥
	鼻出血
鼻罩相关性	皮肤破溃、皮疹
	漏气导致的结膜炎
气流相关性	胸部不适
	吞气
	耳膜不适
	呼气费力
	幽闭恐惧
	气胸（罕见）
	颅内积气（罕见）
其他	噪声
	影响家人
	不方便

（二）处理

1. 帮助患者树立信心 SBD 的 NIPV 治疗需要长期坚持，医师应该耐心向患者讲解睡眠呼吸暂停的有关知识，取得患者与家属的配合，树立成功治疗的信心。

2. 第一夜治疗效果不理想并不意味着治疗失败 由于不少 SBD 患者的记忆力、理解力减退，即使在有经验的医师的严格指导下，一般也需经过 3 个晚上甚至更长时间的试用与摸索才能较深地体会到治疗的效果。缩短这一时间的关键在于患者、家属与医师密切配合，及时解决使用过程中出现的问题。加强患者之间的交流也可以帮助患者树立战胜疾病的信心，获得有益的经验。

3. 在 NIPV 治疗的初期会出现睡眠反跳 OSAS 患者在最常用的 CPAP 治疗初期，重症患者会出现 REM 睡眠期与 NREM 3 期睡眠异常增多，即睡眠反跳，一般持续 1 周左右。睡眠反跳具有重要意义，因为在 REM 睡眠期，患者对多种刺激的反应能力下降，很难觉醒，如果 CPAP 的压力不够，还可能出现呼吸道的不全阻塞，导致肺泡低通气（hypoventilation），引起程度严重、持续时间长的缺氧。所以在治疗的初期应严密观察，设定足够克服 REM 睡眠期呼吸道阻塞的 CPAP 压力，这对保证患者的生命安全十分重要。

4. 人机连接界面相关的不良反应 这是临床最常见的问题，可以导致以下不适：

（1）眼干甚至结膜炎：多为鼻罩或口鼻罩上方漏气直接刺激眼睛所致，应选择合适的人机连接界面并强调上下平衡适度。

（2）皮肤压痕、破损与不适感：在应用 CPAP 的初期，不少 SBD 患者因头带或侧带过紧、气体刺激而出现面部压痕或皮肤发红，起床后数小时可自行消退，需对称调整头带，以侧带两侧各可容纳一指为宜，也可尝试更换不同大小或类型的人机连接界面如鼻枕，还可以使用皮肤保护垫或贴膜。若皮肤破溃或过敏严重可暂停 NIPV 治疗。

（3）人机连接界面移位：多由佩戴过松引起，可适当调紧头带、侧带或加用额垫，还可通过减小头部与枕间摩擦阻力来防止移位。

5. 口干 SBD 患者在治疗前大多有口干，治疗后自然消失。如不消失，可能与设定的 CPAP 压力不够或过高等因素有关，须重新设定。治疗后出现口干最主要原因是鼻充血、压力设置过高过低或习惯性张口呼吸引起的经口漏气。应首先治疗鼻塞、提高加温湿化程度，还可调整压力或使用呼气

压力释放技术。习惯性张口呼吸多见于老年、卒中后或佩戴义齿的患者，可加用下颌托带，少数情况下可换用口鼻罩。

6. 鼻部症状

（1）鼻充血、鼻塞：鼻黏膜充血、水肿导致鼻塞是 NIPV 治疗中常见的副作用。大多数 OSAS 患者最初的鼻充血是自限性的，约 10% 的患者在应用 CPAP 6 个月后会感到不同程度的鼻塞。鼻部症状的出现有许多原因。首先，CPAP 可能增加鼻黏膜压力感受器的敏感性，导致血管扩张与黏液分泌增加。在某些患者中，由于多年经口呼吸掩盖了过敏性鼻炎的症状，而通过 CPAP 治疗重建了经鼻呼吸通路，从而使过敏性鼻炎症状显露出来。在另一些患者中，鼻息肉与鼻中隔偏曲导致的鼻部固定阻塞可能引起症状出现。发生经口漏气时由于鼻黏膜直接暴露于更高的气流中，相对降低了湿化程度，也会导致鼻内阻力增加。可通过开启或提高加温湿化来缓解，还可经鼻吸入糖皮质激素、使用抗过敏药物、鼻腔生理盐水冲洗、更换为口鼻罩或调整治疗压力而改善。可以短期使用局部缩血管剂。

（2）鼻出血、鼻黏膜干燥和疼痛：可经鼻腔喷吸生理盐水，应用或提高加温湿化程度。

（3）鼻炎、流涕：可经鼻吸入糖皮质激素或溴化异丙托品有助于消除 CPAP 引起的流涕。

7. T-ECSA　治疗后出现的 CSA（treatment emergent CSA，T-ECSA）是指诊断时 PSG 显示以阻塞性呼吸事件为主且呼吸暂停低通气指数≥5 次/h，而使用非备用呼吸频率 NIPV 后基本消除了阻塞性呼吸事件，但出现或持续存在中枢性呼吸暂停或中枢性低通气，中枢性呼吸事件≥总呼吸事件的 50%，并且中枢性呼吸暂停与中枢性低通气指数≥5 次/h。大部分患者继续使用 CPAP 治疗后中枢性呼吸暂停得以清除。若经 CPAP 治疗中枢性呼吸事件仍持续存在且指数较高、睡眠质量差，可以考虑改换 ASV，也可尝试 CPAP 结合氧疗。

8. 其他

（1）幽闭恐惧症：患者佩戴人机连接界面后立即感觉窒息、呼吸不畅与莫名恐惧，通过解释疏导、习服适应、使用鼻枕与开启延时升压可能改善，必要时可以短期服用镇静药物。

（2）吞气、腹胀：首先要查明原因，如使用口鼻罩时有无鼻塞。使用 BPAP、开放呼气压力释放或适当降低治疗压力可以改善症状。必要时可采取半卧位、口服活性炭或促进肠蠕动药物等措施。

（3）睡眠中无意识摘除人机连接界面而中断治疗：多与压力过低相关，也不能除外压力过高，还可能由人机连接界面不合适、鼻塞、大量漏气所致，应视具体情况予以处理。

（4）胸部隐痛：推测与呼吸机治疗过程中压力升高、胸廓扩张相关，多为自限性。需排除气胸等严重并发症。

（5）压力不耐受：可表现为呼气费力，相应对策包括设置延时升压、开放呼气压力释放、改换为 BPAP 或 Auto-CPAP 治疗模式，还可以采取抬高床头、侧卧睡眠与控制体重等辅助措施。

（6）噪声影响睡眠：可换用低噪声呼吸机，睡眠中佩戴耳塞或将呼吸机置于双耳水平之下。

（7）入睡困难：除设置延时升压功能外，还可使用短效镇静促眠药物。

（8）上呼吸道、中耳或鼻窦感染：建议感染被控制之前暂停使用呼吸机。如果感染期间继续使用呼吸机治疗，则应更频繁地清洗面罩与管路，并且最好选用口鼻罩，以保障疗效。

（9）残留嗜睡：应首先排除可能的原因，如压力不足、依从性不佳、睡眠时间不足、合并其他睡眠疾病如发作性睡病等，也可在医师指导下服用莫达非尼等促醒药物。

（10）某些颅脑外科手术后、面部外伤与术后患者应遵医嘱选择是否应用 NIPV 治疗。

9. 初始治疗失败的处理　绝大多数 SBD 患者能够耐受 NIPV 治疗，在睡眠实验室试机的成功率达 95% 以上。因为患者原因而引起治疗失败的可能性不大，患者开始治疗后遇到问题，医师和技师没有及时随诊，因而不能得到及时处理，是导致治疗失败的主要原因，临床工作中要注意避免。在确定 OSAS 患者是否能耐受 NIPV 治疗之前，要积极寻找治疗失败的原因。可能的原因包括：① NIPV 使用不熟练或错误；②压力设定不当；③诊断是否正确；④机器性能不好，鼻罩大小或结构不合理；⑤是否合并其他睡眠障碍性疾病；⑥是否饮酒或有未治疗的鼻部疾病。

对真正的 CPAP 治疗失败者考虑采取以下措施：①换用更舒适的 BPAP 呼吸机与智能型 CPAP 呼吸机；②颌骨手术、悬雍垂腭咽成形术（UPPP），甚至气管造口术；③佩戴口腔矫治器。

二、长期应用 NIPV 过程中的副作用

NIPV 只是一种支持治疗手段，并不能治愈 SBD，所以 NIPV 治疗是长期的，其疗效与不良反应需要临床医师定期随访加以观察，以提高患者的依从性。长期应用 NIPV 过程中的副作用往往与压力、气流及面罩 - 鼻界面有关。

尽管 NIPV 副作用对依从性的影响目前还存在争议，但不断改进的仪器、技术无疑可以提高其接受程度，进而改善使用情况。首先，鼻罩的舒适度直接影响 NIPV 的接受程度，对于有鼻罩恐惧症的患者可以选择鼻枕式连接方式，如果与鼻孔接合紧密，鼻塞与鼻罩的压力对依从性没有显著差异。改进湿化装置有助于提高依从性。研究表明，使用恒温湿化装置可以减少使用 NIPV 所导致的上气道不适等副作用，睡醒后患者感觉更加清醒，患者对 NIPV 满意度增加，而显著提高依从性。新模式如 Auto-CPAP 的应用可提高压力滴定的准确性，也使家庭调压成为可能。有限的研究显示，在随访的 8 个月中经 Auto-CPAP 调定的压力比较稳定 [初滴定时 $(9.9\pm0.4)\,cmH_2O$，第 3 个月时 $(10.6\pm0.4)\,cmH_2O$，第 8 个月时 $(9.7\pm0.5)\,cmH_2O$，无显著差异]，患者的依从性好 [运行时间分别为第 3 个月 $(5.69\pm0.12)\,h/$ 夜，第 8 个月 $(5.72\pm0.11)\,h/$ 夜]。

长期应用 NIPV 的主要不良反应仍然是鼻充血、界面与压力气流相关这几方面的问题，严重并发症少见。

1. 界面问题 在 CPAP 应用之初，鼻罩是专门定制的。但是到了 20 世纪 80 年代中期，出现了新型的塑胶成型面罩，使其使用更加方便。由于鼻罩的舒适程度对于 CPAP 的接受程度与依从性起着关键性的作用，面罩制造工艺的迅速改善就显得十分重要。不合适的面罩会产生漏气，随之而来的压力下降会导致 SBD 与睡眠片段化的持续存在。漏气经常会导致各种各样的不舒适。如果漏出的气体直接吹向眼睛，将会导致结膜炎。面罩不合适可能导致的问题还包括鼻梁皮肤损伤，甚或溃疡。

尽管不断有新型面罩问世，少数研究比较了不同面罩类型。据介绍，更新一代的面罩似乎可以减少由于面罩不合适导致的问题。但是也有部分患者不论应用哪种面罩，都会在使用 CPAP 时出现幽闭恐惧症。修改界面处方，改用更少密封的鼻塞或鼻枕替代鼻面罩可能会改善这一问题。但鼻塞可能引起鼻孔的不舒适，并且目前尚缺乏长期应用的资料。新型界面的发明是为了解决与面罩相关的问题，但对于某些患者，特别是病情较轻的年轻患者，不管应用何种界面，应用 NIPV 后的美观问题妨碍了 NIPV 的临床应用。

2. 压力水平与气流问题 尚没有确切的临床证据证实压力会影响其依从性。一些 OSAS 患者在 CPAP 治疗之初会感到呼气时阻力增加或吹入鼻腔的压力过高。对于这些患者，可以考虑应用有延时功能的 CPAP 呼吸机。延时意味着 CPAP 压力经过一段时间（通常是 5~30 分钟）逐步升高至理想的水平。目前已完成的研究均显示延时功能可以改善 CPAP 的接受性与依从性，但是有趣的是已经有关于"延时滥用"的报道，即持续应用延时功能可能导致患者睡眠呼吸暂停的治疗不足。还有一些患者会出现吞气、腹胀等情况，首先要查明原因，如使用口鼻罩时有无鼻塞；适当降低治疗压力可能改善症状，必要时重新进行压力滴定，腹胀严重患者不适合应用 Auto-CPAP 治疗。

另外的替代方法是 BPAP 系统，这种系统可以分别调节吸气相与呼气相的气道正压，从而降低平均气道压力与呼气时的阻力。同样，目前并不清楚这种装置是否改善正压通气治疗的依从性。有限的资料显示应用双水平装置并不影响 SBD 患者应用正压通气治疗的时间，但同时这项研究显示出 BPAP 的中途退出率更高。有些临床工作者认为患有肺或胸壁疾病的患者诊断 SBD 后可能更容易接受双水平的压力，但是这并未经过系统的研究。对这些患者来说 CPAP 可能导致过度充气与气短的感觉，同时他们可能抱怨呼气十分困难。近来，一种更新型的 NIPV 已经面世，它具有调节呼气时压力时间的功能，但是目前尚无证据表明应用这种机器可以提高患者的依从性。

患者有时会发现 NIPV 产生的气体过暖或过冷，同床者可能会感到冷空气从机器呼气阀吹到身体上。如果将机器从地板移至床头桌，卧室加温与将管路置于地毯下都不能改善这种情况，那么在回路中另外加用加温湿化器可能会有一定帮助。由于发动机特性的原因，噪声或噪声变化可能也是智能型 CPAP 的一个问题，所以同床者常提到的另一个问题是 NIPV 呼吸机产生的噪声太大了，将机器从床旁移开或将其置入衣柜中可能解决这些问题。有时可能需要加长管路，如果应用非标准的管道，重

新检查压力就显得十分重要。

通常上述不良反应可以通过药物与技术改进加以克服。NIPV 的接受性比较令人满意，但长期依从性并不理想，多数研究结果为 40%～80%。提高依从性的重要方法之一就是医师的密切随访与观察，特别是患者开始家庭治疗的前 3 个月是随访患者、提高其依从性的重要时期。家庭支持对于患者接受与坚持 NIPV 治疗十分重要。

（韩芳 董霄松）

参考文献

【1】 中华医学会呼吸病学分会睡眠呼吸障碍学组. 阻塞性睡眠呼吸暂停低通气综合征患者持续气道正压通气临床应用专家共识（草案）[J]. 中华结核和呼吸杂志，2012，35（1）：13-18.

【2】 STORRE JH, SEUTHE B, FIECHTER R, et al. Average volume-assured pressure support in obesity hypoventilation: A randomized crossover trial[J]. Chest, 2006, 130（3）: 815-821.

【3】 American Academy of Sleep Medicine. Treatment-emergent central sleep apnea[M]//International classification of sleep disorders. 3rd ed. Darien, IL: American Academy of Sleep Medicine, 2014: 102-107.

【4】 JAVAHE S, SMITH J, CHUNG E. The prevalence and natural history of complex sleep apnea[J]. J Clin Sleep Med, 2009, 5（3）: 205-211.

【5】 CASSEL W, CANISIUS S, BECKER HF, et al. A prospective polysomnographic study on the evolution of complex sleep apnoea[J]. Eur Respir J, 2011, 38（2）: 329-337.

【6】 TRIMBLE MO, ZUMSTEIN RA. Developing and maintaining therapeutic compliance[M] // Mattice C, Bmoks R, Lee-Chiong T. Fundamentals of sleep technology. 2nd ed. Philadelphia: Lippincott Williams & Wilkins, 2011: 421-435.

6

第三篇
其他睡眠疾病概论

第七章　失眠　108

第八章　异态睡眠　112

第九章　中枢性过度睡眠　116

第十章　睡眠－觉醒昼夜节律障碍　121

第十一章　睡眠相关运动障碍　126

第十二章　睡眠与系统性疾病　131

第七章　失眠

一、概述

失眠是一种普遍症状，常与其他疾病如精神疾病共存。本章总结了有关失眠的特征、诊断与治疗。失眠的特点是入睡困难或维持睡眠困难而引起心理与/或身体功能受损。失眠的病因尚不清楚，心理、行为与生物因素等都可引起失眠，失眠的诊断主要依靠临床病史，也可以通过睡眠日记与其他自我报告问卷进行补充。苯二氮䓬类受体激动剂与认知行为疗法被认为有助于治疗失眠症，其他药物（例如镇静抗抑郁药、非处方药）的有效性与安全性尚未得到充分评估。苯二氮䓬类受体激动剂主要用于治疗急性失眠，认知行为治疗是慢性失眠的一线疗法，昼夜节律紊乱表现为失眠，可以通过时间疗法来调整，主要改善白天功能。

二、失眠的流行病学与病理生理

研究表明，失眠很常见。成年人间歇性失眠症状超过 50%，慢性失眠症也很常见，成年人中发生率为 5%～10%，女性更常见，并随着年龄的增长而增加。大多数患者的失眠会持续存在，通常需要长期跟踪与反复评估。失眠可引起精神疾病，是抑郁症的主要危险因素。

广义的失眠有几种亚型，多种病理生理机制共同发挥作用。某些机制对诊断与治疗都有影响，如昼夜节律异常可能造成失眠，疼痛或夜尿同样会引起失眠，有时失眠症状可能是一种偶然现象。例如，主诉为"我无法入睡"时，可能是内源性的（例如睡眠延迟综合征）或外源性（轮班工作）的症状，也可能与睡眠卫生习惯不良有关，例如不适当使用咖啡因及生物效应（药代动力学）等。尽管人们已经揭示了许多关于睡眠神经生理与影像学方面的内容，但很难阐明慢性失眠的病理生理过程，客观脑电图（EEG）可以了解睡眠情况，慢性失眠引起的睡眠不足与睡眠剥夺不同，慢性失眠没有日间嗜睡情况，而在睡眠剥夺中很容易出现。

失眠的因素：失眠的发病主要有生物学基础与人格因素。生物学基础主要是遗传因素，比如你家族成员中有失眠情况，那么你患失眠的可能性就会

高一些，更主要的素质因素即人格特征，大多数失眠患者存在"不安全感"，常表现为做事过分认真、追求完美，过度在意别人的评价与感受，极度关注自我、斤斤计较，疑心大、思虑多等。失眠的遗传因素无法避免，但人格因素可以调整。失眠诱发因素，比如查出身体疾病后出现担心害怕的情绪；人际关系冲突导致生气、愤怒及怨恨等情绪；亲人去世引起悲伤痛苦；投资失败而沮丧恐惧；等等。失眠的维持因素是指失眠以后患者所采用的不良应对策，如晚上提前上床睡觉、早晨推迟起床时间、白天过多补觉或午睡、饮酒助眠等。这些不良应对策略会导致失眠持续发展、迁延不愈，甚至出现焦虑表现，严重者会发展为抑郁症，表现为心情烦躁、兴趣丧失、精力减退，甚至轻生等。许多慢性疾病与睡眠障碍有关（表 7-0-1），如呼吸系统疾病（哮喘、肺功能不全）、其他不适（如慢性疼痛、胃食管反流）或多种因素（癌症、糖尿病）的综合作用，神经系统疾病与失眠值得关注，这有助于白天神经功能障碍的评价。药物因素如使用兴奋剂与糖皮质激素，抗抑郁药与某些 β 受体阻滞剂。此外，睡眠质量与环境有关。

表 7-0-1　失眠常见的合并症

系统疾病	病症与症状
心血管系统	充血性心力衰竭、呼吸困难及心律失常
消化系统	反流性食管炎、消化性溃疡病、胆石症、结肠炎及肠易激综合征
内分泌系统	甲状腺功能减退症、甲状腺功能亢进症及糖尿病
泌尿生殖系统	尿失禁、良性前列腺肥大、夜尿、遗尿和间质性膀胱炎
肌肉骨骼类	风湿性关节炎、骨关节炎、纤维肌痛、干燥综合征、脊柱后凸
神经系统	脑卒中、痴呆、帕金森病、癫痫症、头痛症、创伤性脑损伤及外周神经病、神经肌肉疾病
呼吸系统	慢性阻塞性肺疾病、肺气肿、哮喘和喉痉挛
生殖系统	妊娠、更年期、月经周期变化
睡眠障碍	阻塞性睡眠呼吸暂停综合征、中枢性睡眠呼吸暂停综合征、不宁腿综合征及周期性肢体运动障碍

昼夜节律紊乱与失眠：昼夜节律异常是导致失眠的重要因素，昼夜节律提前的患者（"百灵鸟"型）往往年纪大，难以入睡，早醒，重新入睡困难。而昼夜节律延迟的患者（"猫头鹰"型）年龄偏小，夜间难以睡眠，白天睡眠增多，倒班的人可能会遇到困难，发生入睡或维持睡眠困难。"失眠"是一种昼夜节律紊乱的症状而不是原发疾病，有 5% 的慢性失眠病例，常常出现主观感觉与睡眠客观测量不匹配的情况，机制不清。自我报告睡眠 - 觉醒时间受许多因素的影响，短睡眠是一种重要亚型，精神病通常与失眠有关的风险并存。此外，某些睡眠习惯可能导致失眠（例如较多的咖啡或午睡），甚至永久性失眠。临床上发现许多原发性失眠患者病史可以追溯到童年，评估慢性失眠时既要考虑患者夜间的情况，也要了解白天活动情况，这一点对评估干预治疗措施很重要，没有详细的日记跟踪来评估治疗反应可能很困难。

三、慢性失眠的亚型

导致失眠的最常见原因是睡眠障碍，也被称为"原发性失眠"或"非器质性失眠"。Spielman 提出了"3P"模型，即失眠有三个方面的因素：素质因素（predisposing factors）、诱发因素和维持因素。临床上影响睡眠的因素分为两部分：间接对睡眠产生影响的非睡眠因素和直接相关的睡眠因素，两种情况可以相互影响，相互作用。非睡眠因素包括医学并发症（见表 7-0-1），例如慢性疼痛可以直接影响睡眠，睡眠剥夺会降低疼痛阈值，精神合并症往往与睡眠障碍紧密相关。《柳叶刀精神病学》一项来自荷兰的睡眠研究，通过对 2 224 名参与者问卷分析，确定了五种新型失眠障碍亚型：高度痛苦、中度痛苦但对奖励敏感（即对愉快情绪的反应）、中度痛苦与对奖励不敏感、对轻微苦恼的高反应性（对他们的环境与生活事件），以及对轻微苦恼的低反应性。这五种失眠类型在入睡困难与早醒等方面没有差别。Blanken 及其同事通过对几十份性格特征问卷进行评估，失眠亚型可以通过观察患者性格特征来区分，1 型的人在痛苦的特征上得分很高，比如神经质、情绪低落或紧张；2 型与 3 型的人经历痛苦较少，他们对奖励的敏感度高低反应不一；4 型与 5 型的人经历的痛苦更少，他们对生活压力的反应有所不同。虽然我们认为失眠是一种疾病，但它实际上代表了五种不同的类型，不同类型的失眠患者发生

抑郁症的风险不同，临床分型有助于识别失眠的潜在原因，有助于开展个性化治疗，早期对抑郁症风险高的患者进行预防与治疗。

四、失眠的客观评价

慢性失眠症伴其他睡眠障碍时需要行 PSG 测试。慢性失眠症通常合并阻塞性睡眠呼吸暂停（obstructive sleep apnea，OSA）与周期性肢体运动障碍（periodic limb movements disorder，PLMD）。研究表明，OSA 与慢性失眠常重叠存在，一些失眠患者中没有 OSA 的典型临床特征，提示失眠本身可能是 OSA 的一种表现，治疗失眠可能会改善 OSA 的日间功能。使用治疗失眠的药物可能会掩盖甚至加剧与心血管相关的合并症，例如许多抗抑郁药与不宁腿综合征和 PLMD 有关；镇静药物，特别是苯二氮䓬类药物可能会加剧 OSA。高血压、肥胖、糖尿病、心脏病和脑血管疾病都与失眠有关。

美国睡眠医学会（AASM）建议家庭测试仅适用于高风险 OSA 病例，如果 OSA 合并失眠，可进行家庭监测，家庭监测可能存在对 OSA 严重程度低估的情况。此外，家庭监测没有检测 PLMD，可以使用其他测试，例如，活动记录仪通常是一种佩戴在手腕上进行运动检测的方法，这种技术可以提供重要的诊断依据，当疑似 PLMD 时，血液检查可以检测血清铁蛋白，脑成像监测可以排除中枢神经系统的情况。

总之，评估失眠从病史开始，找到引起失眠的原因。慢性失眠是多因素的，评估各种引起失眠因素的作用，有助于选择治疗。睡眠日记也是主要评估内容，如小睡习惯、使用咖啡因或酒精、睡眠 - 觉醒时间不规律或其他因素等。

五、治疗

（一）非药物治疗

对于许多慢性失眠患者，标准治疗是失眠认知行为疗法（cognitive behavioral therapy for insomnia，CBT-I）。认知行为疗法可以用于希望停用慢性催眠处方药的患者，可以作为非处方药改善睡眠的补救措施。单独使用抗组胺药苯海拉明或与镇痛药联合使用，副作用有晨起嗜睡和老年人记忆减退等。此外，中草药如缬草根、含 5- 羟色氨酸（5-HTP）的加纳籽与洋甘菊等也可用于治疗失眠。时间疗法主要针对有明显昼夜节律紊乱的患者，如延迟或晚睡，

7

对于延迟睡眠障碍患者，服用褪黑素可以调节昼夜节律系统。此外，睡眠时应保持黑暗环境，例如使用遮光面具或眼罩，醒来后暴露于 30 分钟自然光或人造光照射下，睡眠时区逐渐转移，以后每隔一晚照射 30 分钟。

（二）药物治疗

如果考虑药物治疗，建议短期使用，要关注自然病史、药物的持续时间等。美国食品药品监督管理局（FDA）批准的药物包括某些苯二氮䓬类药物（替马西泮、氟西泮、艾司唑仑和劳拉西泮）、非苯二氮䓬类（z- 药物：唑吡坦、扎来普隆、佐匹克隆和右佐匹克隆）、食欲素受体拮抗剂苏沃雷生、镇静抗抑郁药多塞平与拉米替隆。与镇静剂相关的其他药物也可用于失眠症，包括传统的苯二氮䓬类药物、曲唑酮、米氮平、可乐定、精神抑制药与加巴喷丁。AASM 建议以苯二氮䓬类或拉米替隆作为一线用药，镇静抗抑郁药被认为是二线用药，如果治疗不成功，可以考虑非苯二氮䓬类 z- 药物与镇静抗抑郁药的组合。评估失眠患者强调日间功能改善至关重要，不仅关注晚上的情况，对于每位患者的失眠风险 - 收益进行讨论，报告包括跌倒、认知和第二天早上驾驶甚至死亡风险等。从药代动力学角度来看，首选短效药物，避免使用可能加重其他合并症的药物，例如苯二氮䓬类药物可能会恶化 OSA，掩盖失眠症状；镇静抗抑郁药可能会使腿部不安与周期性肢体运动加重。要特别关注神经系统疾病患者或老年人使用抗胆碱活性药物，某些神经系统功能障碍可能与苯二氮䓬类药物及抗胆碱药物有关（包括镇静抗组胺药等），三环类抗抑郁药等合用加巴喷丁对疼痛患者可能有益。总之，评估药物的有效性与不利因素至关重要，避免长期使用药物。美国 FDA 批准的用于治疗失眠症的药物见表 7-0-2。

六、总结

失眠可能单独存在，也可能有合并症与 / 或精神疾病，有时表现为一种疾病，有时表现为症状。失眠是可以治疗的，重点应放在非药物疗法。失眠是多因素的，个性化管理尤为重要。明确失眠亚型有助于选择治疗方法，客观监测与间接通过风险 - 收益平衡评估有助于治疗决策的选择。神经生理学

表 7-0-2　美国 FDA 批准用于治疗失眠症的药物

药物	持续时间	常用催眠剂量	老年人剂量
苯二氮䓬类受体激动剂			
右佐匹克隆（dexzopiclone）	中	1～3mg	1～2mg
扎来普隆（zaleplon）	超短	10～20mg	5mg
唑吡坦			
- 立即释放（Ambien）	短	男：5～10mg，女：5mg	5mg
- 缓释（Ambien CR）	短	男：6.25～12.5mg，女：6.25mg	6.25mg
- 舌下（Edluar）	短	男：5～10mg，女：5mg	5mg
- 舌下（Intermezzo）	超短	男：3.5mg，女：1.75mg	1.75mg
- 口服喷雾剂（Zolpimist）	短	男：5～10mg，女：5mg	5mg
苯二氮䓬类			
艾司唑仑（estazolam）	中	1～2mg	0.5～1mg
氟西泮（flurazepam）	长	15～30mg	15mg
替马西泮（temazepam）	中	15～30mg	7.5～15mg
三唑仑（triazolam）	短	0.125～0.25mg	0.125～0.25mg
褪黑素受体激动剂			
雷米替胺（ramelteon）	短	8mg	8mg
三环类抗抑郁药			
多塞平（doxepin）	长	6mg	3mg
食欲素受体拮抗剂			
苏沃雷生（suvorexant）	中	10～20mg	10～20mg

的高级分析可以帮助我们评估功能障碍。通过表型识别挑选对患者有用的非药物治疗。催眠药的风险不容忽视，需要持续进行风险 - 效益评估，实现日间功能的改善。随着家庭睡眠监控技术的发展，可结合主、客观因素对失眠这种综合表型复杂的疾病进行管理。

（何忠明）

参考文献

【1】 ELLIS JG, PERLIS ML, NEALE LF, et al. The natural history of insomnia: focus on prevalence and incidence of acute insomnia[J]. J Psychiatr Res, 2012, 46（10）: 1278-1285.

【2】 BLANKEN TF, BENJAMINS JS, BORSBOOM D, et al. Insomnia disorder subtypes derived from life history and traits of affect and personality[J]. Lancet Psychiatry, 2019, 6（2）: 151-163.

【3】 MORIN CM, LEBLANC M, DALEY M, et al. Epidemiology of insomnia: prevalence, self-help treatments, consultations, and determinants of help-seeking behaviors[J]. Sleep Med, 2006, 7（2）: 123-130.

【4】 SHOCHAT T, UMPHRESS J, ISRAEL AG, et al. Insomnia in primary carepatients[J]. Sleep, 1999, 22（Suppl 2）: S359-S365.

【5】 ALATTAR M, HARRINGTON JJ, MITCHELL CM, et al. Sleep problems in primary care: a North Carolina Family Practice Research Network（NC-FP-RN）study[J]. J Am Board Fam Med, 2007, 20（4）: 365-374.

【6】 COOK JM, MARSHALL R, MASCI C, et al. Physicians' perspectives on prescribing benzodiazepines for older adults: a qualitative study[J]. J Gen Intern Med, 2007, 22（3）: 303-307.

【7】 ANTHIERENS S, HABRAKEN H, PETROVIC M, et al. The lesser evil? Initiating a benzodiazepine prescription in general practice: a qualitative study on GPs' perspectives[J]. Scand J Prim Health Care, 2007, 25（4）: 214-219.

【8】 KRYSTAL AD, SORSCHER AJ. Recognizing and managing insomnia in primary care and specialty settings[J]. J Clin Psychiatry, 2016, 77（4）: e471.

【9】 LEIGH JP. Employee and job attributes as predictors of absenteeism in a national sample of workers: the importance of health and dangerous working conditions[J]. Soc Sci Med, 1991, 33（2）: 127-137.

【10】 WALSH JK. Clinical and socioeconomic correlates of insomnia[J]. J Clin Psychiatry, 2004, 65（S8）: 13-19.

【11】 EDWARDS RR, ALMEIDA DM, KLICK B, et al. Duration of sleep contributes to next-day pain report in the general population[J]. Pain, 2008, 137（1）: 202-207.

【12】 American Academy Of Sleep Medicine. International classification of sleep disorders[M]. 3rd ed. Darien, IL: American Academy of Sleep Medicine, 2014.

【13】 SCHUTTE-RODIN S, BROCH L, BUYSSE D, et al. Clinical guideline for the evaluation and management of chronic insomnia in adults[J]. J Clin Sleep Med, 2008, 4（5）: 487-504.

【14】 FOLEY DJ, MONJAN A, SIMONSICK EM, et al. Incidence and remission of insomnia among elderly adults: an epidemiologic study of 6, 800 persons over three years[J]. Sleep, 1999, 22（Suppl 2）: S366-S372.

【15】 MORIN CM, BOOTZIN RR, BUYSSE DJ, et al. Psychological and behavioral treatment of insomnia: update of the recent evidence（1998-2004）[J]. Sleep, 2006, 29（11）: 1398-1414.

【16】 VINCENT N, LEWYCKY S. Logging on for better sleep: RCT of the effectiveness of online treatment for insomnia[J]. Sleep, 2009, 32（6）: 807-815.

【17】 MENDELSON WB, ROTH T, CASSELLA J, et al. The treatment of chronic insomnia: drug indications, chronic use and abuse liability. Summary of a 2001 new clinical drug evaluation unit meeting symposium[J]. Sleep Med Rev, 2004, 8（1）: 7-17.

【18】 BERTISCH SM, HERZIG SJ, WINKELMAN JW, et al. National use of prescription medications for insomnia: NHANES 1999-2010[J]. Sleep, 2014, 37（2）: 343-349.

7

第八章　异态睡眠

异态睡眠是指发生在睡眠期间的异常行为，由睡眠状态不稳定引起。其中一些是良性的，而另一部分可能提示潜在神经退行性变。本章简要阐述异态睡眠的临床特征、流行病学与病理生理学。

一、概述

"异态睡眠"一词源于希腊语 prefix "para"（意思是旁边）与拉丁名词"somnus"（意思是睡眠）。在临床方面，"异态睡眠"是指睡眠期间的异常行为，包括异常运动、行为与感官体验。过多的运动与异常运动行为（如果存在）会对患者或床伴产生不利影响，导致睡眠片段化，产生社会心理影响，甚至受伤。一般来说，大多数异态睡眠在儿童中更常见，随着年龄的增长逐渐减少。据报道大约 4% 的成年人患有异态睡眠，在精神疾病中也更常见。其他风险因素包括睡眠障碍、躯体并发症与药物滥用等，主要根据它们的睡眠状态进行分类，异态睡眠的国际分类见表 8-0-1。

表 8-0-1　异态睡眠的国际分类

1. 非快速眼动睡眠觉醒障碍
 　a. 觉醒障碍
 　b. 梦游病
 　c. 睡眠惊恐
2. 与快速眼动睡眠相关的异态睡眠
 　a. 快速眼动睡眠行为障碍
 　b. 复发性孤立性睡眠麻痹
 　c. 梦魇
3. 其他异态睡眠
 　a. 睡眠相关的解离性疾病
 　b. 睡眠遗尿
 　c. 夜间呻吟
 　d. 爆炸头综合征
 　e. 睡眠相关幻觉
 　f. 睡眠相关饮食障碍
4. 异态睡眠，未分型
5. 药物或物质使用致异态睡眠
6. 疾病致异态睡眠

睡眠有三种状态：清醒、NREM 睡眠与 REM 睡眠。

NREM 睡眠依次分为三个阶段（N1、N2 与 N3），从一种行为状态到另一种行为状态的转换不是简单快速切换，存在各种神经功能的重组与转变，这些组合可能导致不稳定状态，从中唤醒可以引起睡眠的异常行为，也有人认为与运动中枢传入有关。大多数 NREM 期异态睡眠是由 N3 引起的，任何引起 NREM 睡眠片段化的情况（如疼痛状况、不宁腿综合征、周期性肢体运动和睡眠呼吸障碍等）都会增加异态睡眠的风险。此外，睡眠剥夺与镇静药物也是引起异态睡眠的风险因素。某些人类白细胞抗原（HLA）基因型如 HLA DQB1*05:01 与 HLA DQB1*04 基因被认为是发生异态睡眠的危险因素，异态睡眠患者的一级亲属具有较高的患病率。

异态睡眠反复发生于 NREM 睡眠期。临床上 NREM 睡眠期的异态睡眠包括梦游、睡眠恐惧、觉醒障碍与睡眠相关的饮食异常。他们通常在慢波睡眠中出现，但也可能来自 N2 期睡眠，前半夜更频繁，常见于儿童。导致睡眠中断的因素（例如疼痛、不宁腿综合征和睡眠呼吸暂停）可引起异态睡眠。睡眠剥夺与镇静药物也可以影响正常睡眠觉醒。睡眠 - 觉醒调节发育不成熟可能是儿童患病率高的原因，研究表明 NREM 患病率与异常的等位基因 HLA DQB1*05:01 及 HLA DQB1*04 高表达有关。

（一）梦游

梦游主要表现形式是睡眠 - 觉醒障碍。Stallman 等系统评价了 51 项不同的研究，梦游的患病率为 6.9%（95%CI 为 4.6%～10.3%），童年与成年之间没有显著差别。父母一方有梦游史的孩子中患病率达 47.4%，父母双方有梦游史的孩子患病率高达 61.5%。患者表现为漫无目的的徘徊、驾驶汽车、小便、赤身裸体等行为。成人梦游常与其他疾病相关，如睡眠呼吸暂停、不宁腿综合征与使用催眠药物。多种药物，如苯二氮䓬类受体激动剂、抗抑郁药（阿米替林、帕罗西汀、米氮平、安非他酮）、抗精神病药（奥氮平、奎硫平），抗高血压药（普萘洛尔、美托洛尔）、氟喹诺酮类、孟鲁司特及托吡酯等可能诱导梦游的发生。

（二）睡眠惊恐

睡眠惊恐包括强烈恐惧的情节，伴非常响亮

的尖叫声与哭泣声,自主神经兴奋导致心率、呼吸增快,瞳孔扩张与出汗,睡眠惊恐典型持续时间为3~5分钟。儿童睡眠惊恐的流行情况差异很大,从14.7%到56%不等,后期明显好转,成年人的睡眠惊恐比较罕见,可能与药物或精神疾病有关。

(三)觉醒障碍

觉醒障碍是 NREM 睡眠的唤醒障碍所致,觉醒障碍在儿童中更常见,患病率高达17%,通常很短暂,持续几分钟,有时可能会延长,尤其是使用镇静剂催眠疗法。有觉醒障碍的人表现出对外部刺激的反应减弱,并有部分或完全失忆的情况。

(四)睡眠相关的饮食障碍

睡眠相关的饮食障碍(sleep-related eating disorder,SRED)在女性中更为常见,其特征是出现在 NREM 睡眠的部分唤醒期,表现为反复发作的暴饮暴食,患者表现出对高碳水化合物与其他特殊的不可食用物品的偏爱,包括生肉、宠物食品等,不良后果包括体重增加、糖尿病恶化等。唑吡坦是诱导 SRED 最常见药物。其他一些因素如戒烟、饮酒和急性应激也与 SRED 有关。治疗应该首先去除药物因素,如催眠药与治疗其他睡眠障碍的药物,可用于治疗 SRED 的药物包括多巴胺激动剂与托吡酯。

(五)性行为异常

性行为异常是指与睡眠有关的异常性行为,在《睡眠障碍国际分类(第3版)》(ICSD-3)分类中它被归为 NREM 异态睡眠亚型中慢波睡眠觉醒相关性行为异常,年轻男性更常见。据报道,性行为异常包括性交、性交未遂、手淫、性行为及性发声等。夜间癫痫发作、选择性 5-羟色胺再摄取抑制剂(SSRI)与普拉克索等药物可能是性行为异常的原因之一,氯硝西泮可能对两种情况都有帮助。

(六)REM 期异态睡眠

最常见的是快速眼动睡眠行为障碍(rapid eye movement sleep behavior disorder,RBD),是一种发生在 REM 睡眠中的睡眠行为异常,发作时丧失正常 REM 睡眠伴有肌张力降低,而代以与梦境一致的运动活动,常伴有精神压抑、过度饮酒、脑血管疾病与神经系统疾病等,可见于任何年龄。

RBD 临床表现为 REM 睡眠期出现的各种不自主运动或行为异常,多为猛烈粗暴动作,如拳打脚踢、翻滚喊叫、打人和性攻击等,半数患者还会出现颜面、口周与肢体的不自主运动,并伴有生动的

梦境,常会引起自残或伤及同睡者,可持续几秒到数分钟,多在入睡90分钟后与睡眠近结束时发生。暴力行为与暴力的梦境内容相符,有的患者醒后可以想起与发作有关的梦境。

RBD 在帕金森病(Parkinson disease,PD)患者中发病率为25%~50%,在多系统萎缩与痴呆等其他神经退行性疾病中频繁发生。约40%特发性 RBD 患者在10年内发生 PD,2/3 的 RBD 在20年内发生 PD。继发性 RBD 也可见于脑桥感染、戒酒、使用药物(SSRI、选择性 5-羟色胺与去甲肾上腺素再摄取抑制剂、三环类抗抑郁药、单胺氧化酶抑制剂)、1型发作性睡病,以及其他神经退行性变如额颞痴呆、阿尔茨海默病。RBD 患者早期可能有轻微的低振幅肢体运动,有些患者伴有发声,这些行为可能有明显暴力倾向,可以造成撕裂伤,夜间从床上跌落。RBD 通常不会导致严重的睡眠中断,夜间 REM 睡眠与儿童发作性睡病密切相关。

(七)梦魇紊乱

梦魇紊乱的特点是噩梦反复发作,产生令人不安的心理体验。噩梦主要发生在 REM 睡眠期并导致觉醒。噩梦的内容通常是令人痛苦的各种情绪,包括焦虑、恐惧、愤怒、尴尬与厌恶。梦魇在儿童中很常见,常见于创伤后患者,童年的噩梦通常可以自行缓解或消失。

(八)复发性孤立性睡瘫

睡瘫的主要特征是在清醒期间无法活动,大多数情况下睡瘫是孤立的、散发的,一般人群中大约有7%报告至少发生过一次睡瘫。有时睡瘫可能与感觉呼吸困难、产生幻觉有关。孤立的睡瘫是良性的,睡瘫可以发生在入睡期(入睡前麻痹)或醒来时(醒后麻痹),在某些情况下,睡瘫的诱因包括睡眠剥夺与合并睡眠呼吸暂停,虽然睡瘫是一个良性问题,但它可能引起对睡眠的严重恐惧,经常性的孤立性睡眠麻痹(recurrent isolated sleep paralysis,RISP)可能是一个更合适的术语。

(九)睡眠遗尿症

睡眠遗尿症(sleep enuresis,SE)的特点是反复发作,至少3个月内在睡眠期间无意识排尿,大量夜尿产生,夜间膀胱过度活动与难以从睡梦中唤醒可以引起 SE。SE 在儿童中发生率为15%~20%,原发性 SE 出现无意识排尿,每周至少发生2次,原发性 SE 多由心理因素引起,继发性 SE 可能与孩子经历了重大社会心理压力有关,也与慢性便秘有

关，原发性 SE 的儿童有来自直属亲属与其他亲属的遗传因素。

（十）睡眠相关幻觉

睡眠开始或从睡眠中醒来时发生的幻觉，可以是幻视、幻听与幻触。入睡时发生幻觉被称为"入睡前幻觉"，觉醒时发生称为"醒后幻觉"，睡眠相关幻觉与其他异态睡眠还包括睡眠梦语或梦游，发作性睡病患者中发病率高于普通人，在年轻人中更常见，并多见于妇女。酒精、情绪障碍、失眠与吸毒可能与入睡前幻觉有关，幻觉也可见于帕金森病、中脑与间脑病变。

（十一）爆炸头综合征

爆炸头综合征（exploding head syndrome，EHS）是一种疾病，患者经历突然噪声或爆炸感会导致觉醒伴恐惧感。EHS 最初由作者 Pearce 发现并命名。EHS 期间发出声音多种多样，包括猛烈的爆炸、关门声、嗡嗡声、附近的雷声和鞭子的声音等，一些患者出现视觉症状，如闪光、感受高温、上腹胀气感从下半身上升到头部。

EHS 应与头痛综合征鉴别，如丛集性头痛、霹雳性头痛、紧张性头痛。EHS 使用氟桂利嗪、硝苯地平、氯米帕明、托吡酯与卡马西平等药物治疗效果有限，减少压力与焦虑有助于缓解。

（十二）梦呓

梦呓非常普遍，患病率高达 66%，可以发生在 REM 与 NREM 睡眠之间，会经常大声扰乱睡眠伴侣或室友。

（十三）夜间呻吟

夜间呻吟是另一种与睡眠有关的现象，1983 年由 De Roeck 等人首次报道，睡眠期间出现大声呻吟。最初它被分类在 ICSD-2 异态睡眠中，后来被列入 ICSD-3 中的呼吸系统疾病，此类患者的 PSG 应结合视频并考虑增加脑电图与肌电信号通道。

异态睡眠有不同表型，发生于不同年龄，并非所有的夜间异常行为都是异态睡眠，应与其他疾病在夜间发生相鉴别。比如睡眠期间可以出现颞叶、额叶的癫痫发作，这种夜间癫痫发作易与异态睡眠相混淆。创伤后应激障碍与夜间活动等心理 / 精神疾病惊恐发作也容易误诊为异态睡眠。

二、治疗

异态睡眠在儿童中更常见，临床医师需要结合病史与检查来确定有无其他睡眠障碍，如睡眠相关的呼吸紊乱、周期性肢体运动等。一些药物（非苯二氮䓬类药物、抗抑郁药和抗精神病药）与各种异态睡眠之间有一定的因果关系，应仔细评估 RBD 患者风险并采取避免伤害、保证安全的措施。首先要保证睡眠环境安全，例如在床上放置软垫，使用枕头，尽量减少跌落，与床伴保持距离，去除尖锐与潜在有害物体等，避免与患者睡在同一张床上，门床或警报可以防止患者在睡眠中的异常行为。RBD 的药物治疗包括氯硝西泮与褪黑素，其他有效药物包括普拉克索、左旋多巴、卡马西平与丙米嗪。

关于异态睡眠的发病机制研究了几十年。多数异态睡眠是良性的，尽管有多种药物与非药物治疗策略，但仍然没有标准的指南，睡眠医师应注意区分异态睡眠与夜间癫痫发作，理解异态睡眠与其临床意义很重要。

（何忠明）

参考文献

【1】 OHAYON MM，GUILLEMINAULT C，PRIEST RG. Night terrors，sleep walking，and confusional arousals in the general population: their frequency and relationship to other sleep and mental disorders[J]. J Clin Psychiatry，1999，60（4）：268-276.

【2】 WATERS F，MORETTO U，DANG-VU TT. Psychiatric illness and parasomnias: a systematic review[J]. Curr Psychiatry Rep，2017，19（7）：37.

【3】 DE LECEA L，KILDUFF T，PEYRON C，et al. The hypocretins: hypothalamus specific peptides with neuro excitatory activity[J]. Proc Natl Acad Sci USA，1998，95（1）：322-327.

【4】 MAHOWALD MW，BORNEMANN MC，SCHENCK CH. Parasomnias[J]. Semin Neurol，2004，24（3）：283-292.

【5】 HEIDBREDER A，FRAUSCHER B，MITTERLING T，et al. Not only sleepwalking but NREM parasomnia irrespective of the type is associated with HLA DQB1*05:01[J]. J Clin Sleep Med，2016，12（4）：565-570.

【6】 LICIS A，DESRUISSEAU D，YAMADA K，et al. Novel genetic findings in an extended family pedigree with sleepwalking[J]. Neurology, 2011, 76(1): 49-52.

【7】 PETIT D, PENNESTRI MH, PAQUET J, et al. Childhood sleep walking and sleep terrors: a longitudinal study of prevalence and familial aggregation[J]. JAMA Pediatrics, 2015, 169(7): 653-658.

【8】 American Academy of Sleep Medicine. International classification of sleep disorders[M]. 3rd ed. Darien, IL: American Academy of Sleep Medicine, 2014.

【9】 STALLMAN HM, KOHLER M, WHITE J. Medication induced sleepwalking: a systematic review[J]. Sleep Med Rev, 2017, 37: 105-113.

【10】 WILLS L, GARCIA J. Parasomnias[J]. CNS drugs, 2002, 16(12): 803-810.

【11】 INOUE Y. Sleep-related eating disorder and its associated conditions[J]. Psychiatry Clin Neurosci, 2015, 69(6): 309-320.

【12】 ARINO H, IRANZO A, GAIG C, et al. Sex somnia: parasomnia associated with sexual behaviour during sleep[J]. Neurología(English Edition), 2014, 29(3): 146-152.

【13】 BIN-HASAN S, VIDENOVIC A, MASKI K. Nocturnal REM sleep without atonia is a diagnostic biomarker of pediatric narcolepsy[J]. J Clin Sleep Med, 2018, 14(2): 245-252.

【14】 SHARPLESS BA, BARBER JP. Lifetime prevalence rates of sleep paralysis: a systematic review[J]. Sleep Med Rev, 2011, 15(5): 311-315.

【15】 PEARCE J. Exploding head syndrome[J]. Lancet, 1988, 332(8605): 270-271.

【16】 SABATER L, GAIG C, GELPI E, et al. A novel non-rapid-eye movement and rapid-eye-movement parasomnia with sleep breathing disorder associated with antibodies to IgLON5: a case series, characterization of the antigen, and post-mortem study[J]. Lancet Neurol, 2014, 13(6): 575-586.

【17】 ARKIN AM, TOTH MF, BAKER J, et al. The frequency of sleep talking in the laboratory among chronic sleep talkers and good dream recallers[J]. J Nerv Ment Dis, 1970, 151(6): 369-374.

【18】 BJOR VATN B, GRØNLI J, PALLESEN S. Prevalence of different parasomnias in the general population[J]. Sleep Med, 2010, 11(10): 1031-1034.

8

第九章　中枢性过度睡眠

一、概述

中枢性过度睡眠（hypersomnias of central origin）是由中枢神经系统功能障碍引起的以过度睡眠为特点的一类疾病。这种过度睡眠不是由睡眠呼吸障碍、昼夜节律紊乱或者其他引起夜间睡眠紊乱的因素引起。即使有些患者存在夜间睡眠障碍，但其日间嗜睡的程度无法用夜间睡眠障碍解释。日间过度嗜睡（excessive daytime sleepiness，EDS）是中枢性睡眠过度的主要特征，被定义为在一日中主要醒着的时候无法保持清醒与警觉，导致对睡眠无法抑制的需求，或无意中陷入困倦或睡眠。EDS 会对患者的生活产生严重影响，正确诊断、适当的治疗与管理才能改善患者的生活质量。EDS 通常是一个慢性症状，必须出现至少 3 个月才能考虑诊断。睡眠需求因人而异，不同年龄的人群睡眠时间也存在差异，美国国家睡眠基金会（National Sleep Foundation）根据不同年龄段的人群提供了一个正常睡眠时间的参考（表 9-0-1）。

表 9-0-1　美国国家睡眠基金会推荐的不同年龄段
人群特定睡眠需求

不同年龄段的人群	睡眠时间 /h
新生儿（0~2 个月）	12~18
婴儿（3~12 个月）	14~15
幼儿（1~3 岁）	12~14
学龄前（3~5 岁）	11~13
学龄儿童（5~10 岁）	10~11
青少年（10~17 岁）	8.5~9.25
成年	7~9

目前，临床上嗜睡程度的常用评价方法有 Epworth 嗜睡量表（ESS）与多次睡眠潜伏时间试验（MSLT）。此外，多导睡眠图（PSG）、清醒维持试验（MWT）等也常用于评估这类疾病。《睡眠障碍国际分类（第 3 版）》（ICSD-3）中将中枢性过度睡眠分为 8 类（表 9-0-2）。

表 9-0-2　中枢性过度睡眠分类

1 型发作性睡病（又名：下丘脑分泌素缺乏综合征，发作性睡病猝倒型）
2 型发作性睡病（又名：不伴猝倒的发作性睡病）
特发性过度睡眠（idiopahtic hypersomnolence，IH）
克莱恩 - 莱文（Kleine-Levin）综合征
疾病致过度睡眠
药物致过度睡眠
精神疾病相关过度睡眠
睡眠不足综合征

二、发作性睡病

发作性睡病是一种影响清醒与睡眠调节的慢性疾病，危害较大。但发病机制尚不明确。研究发现，发作性睡病患者大多存在脑脊液下丘脑分泌素 -1 减低或消失，而这一现象源于下丘脑中产生下丘脑分泌素的细胞缺失。

发作性睡病的患病率为 1/2 000 左右，男女相当，60%~70% 患者有典型的猝倒发作。《睡眠障碍国际分类（第 3 版）》中将发作性睡病分为 1 型发作性睡病与 2 型发作性睡病。

（一）1 型发作性睡病

1 型发作性睡病又名下丘脑分泌素缺乏综合征、发作性睡病猝倒型。据估计，该病患病率为 0.02%~0.067%，多为特发性与散发性，继发性与家族性少见。发病年龄呈双峰分布，高峰在 15 岁左右与 30~40 岁。由于临床医师对该病缺乏足够认识，常导致误诊或在发病数年后才得以诊断。诊断的延误会导致对患者管理不佳，增加心理社会影响。

1. 病因与病理生理学　病因尚不完全明确，目前认为主要与下丘脑中分泌下丘脑分泌素的神经元缺失，导致下丘脑分泌素水平下降有关。HLA DQB1*0602 也被证实与发病密切相关，提示可能存在潜在的自身免疫机制。

2. 临床特点　1 型发作性睡病的典型症状包括日间过度嗜睡、猝倒、入睡前幻觉与睡瘫，被称为"四联症"。

（1）日间过度嗜睡：通常是发作性睡病的先兆

特征，表现为无意中或毫无前驱症状下产生不可抗拒的想睡觉的冲动，可持续几秒到几分钟，被称为睡眠发作（sleep attack）。久坐与单调无聊的环境下可能更易诱发或加重。

（2）猝倒：表现为对称性的肌肉张力突然、不自主的丧失或减弱，一般持续时间短暂（几秒到几分钟），偶有罕见的持续性发作。发作期间意识清楚。通常由强烈的情绪因素所诱发，多为积极的情绪，如大笑、喜悦、兴奋及惊讶等。严重的发作可表现为全身肌肉弛缓而导致跌倒、受伤，轻微的肌肉无力可表现为说话含混不清、张口吐舌、步态不稳、屈膝、下巴下垂及点头等。

（3）睡瘫（sleep paralysis）：表现为睡眠 - 清醒转换期间出现的一过性随意肌不能活动的现象。患者能够完全意识到周围环境，但无法移动。通常可持续几分钟。约 2/3 的发作性睡病患者可出现睡瘫，但不具有特征性，健康人群中也可出现，尤其在睡眠不足的情况下。

（4）入睡前幻觉（hypnagogic hallucination）：约 2/3 的发作性睡病患者会出现入睡前幻觉，表现为生动的梦幻般的感受，常常是视觉、听觉与触觉体验联合存在，一般发生在从清醒到睡眠的过渡时期。必须排除潜在的精神疾病产生的幻觉。

（5）其他症状：除上述典型症状外，发作性睡病患者常会伴随其他相关症状，如夜间睡眠紊乱、睡眠片段化等，也可与其他睡眠疾病，如睡眠呼吸障碍、REM 睡眠行为障碍（RBD）、周期性肢体运动障碍合并存在，临床上需加强鉴别。

3. 诊断标准 参照《睡眠障碍国际分类（第 3 版）》，满足以下 A 与 B：

A. 每日出现难以克制的困倦或非预期的白日入睡至少持续 3 个月。

B. 出现下列 1 或 2 项：

（1）猝倒与依照标准技术流程进行的 MSLT 显示平均睡眠潜伏时间≤8 分钟，出现两次或两次以上的睡眠起始快速眼动期（sleep onset REM period, SOREMP）。前夜 PSG 中 SOREMP（睡眠起始 15 分钟内出现的快速眼球运动期）可以替代 MSLT 中的一次 SOREMP。

（2）经免疫反应测定的脑脊液下丘脑分泌素 -1 浓度≤110pg/ml，或小于以同一标准检验正常者平均值的 1/3。

注：①幼儿发作性睡病有时表现为夜间睡眠时

间过长或先前已消失的白天小睡重新出现；②如临床高度疑诊 1 型发作性睡病，但未满足 B（1）中提出的 MSLT 标准，可考虑重复进行 MSLT。

4. 治疗 目前发作性睡病的治疗主要是对症治疗，重点针对患者的生活产生严重危害的症状，包括日间过度嗜睡与猝倒。

轻度的日间过度嗜睡可通过调整生活习惯来改善，例如充足的睡眠时间、良好的睡眠习惯及安排白天小睡等。大多数患者还需进一步药物治疗，主要包括促醒药与中枢刺激药。莫达非尼是一种促进觉醒的药物，安全性好，并能提高多巴胺与其他单胺类药物的浓度，是发作性睡病的一线治疗。增加多巴胺受体活性的拟交感刺激剂（如哌甲酯和苯丙胺等）在发作性睡病的日间嗜睡中应用广泛，常见的副作用有易怒、食欲减退、失眠、成瘾性与耐受性，但发作性睡病患者成瘾率较低。

抗猝倒的药物主要有氯米帕明（可能具有抗胆碱副作用）、文拉法辛（选择性 5- 羟色胺与去甲肾上腺素再摄取抑制剂）与氟西汀（选择性 5- 羟色胺再摄取抑制剂），后两种药物的不良反应较少。其他药物包括瑞博西汀与托莫西汀（去甲肾上腺素再摄取抑制剂）。最近，替洛利生（pitolisant）也被证明对猝倒有效。

对传统治疗效果不佳或不能耐受药物不良反应者，可考虑选择羟丁酸钠。其作用包括以下几个方面：减少猝倒发作的频率与强度，改善 EDS，减少夜间醒来。它是唯一经美国食品药品监督管理局（FDA）认可治疗猝倒的药物。猝倒的治疗对睡瘫与入睡前幻觉也有效。

发作性睡病患者夜间睡眠紊乱的治疗需权衡其增加 EDS 的风险。常用的药物包括苯二氮䓬类药物（氯硝西泮）、相关的安眠药（唑吡坦和佐匹克隆）与普加巴林。羟丁酸钠也能改善这些患者的夜间睡眠。

根据美国 FDA 建议，上述药物用于治疗孕期发作性睡病时为 C 类（不能排除风险），根据欧洲药物管理局（EMA）的建议，这些药物在怀孕与哺乳期间不推荐应用。

（二）2 型发作性睡病

2 型发作性睡病又名不伴猝倒的发作性睡病。临床特征是日间过度嗜睡与 PSG 或 MSLT 出现异常 REM 睡眠。约 30% 患者可出现反复发作的入睡前幻觉与睡瘫，但不伴猝倒。白天小睡后可恢复精神。部分患者可能出现频繁觉醒导致的睡眠片段化。

2 型发作性睡病的患病率与发病机制尚不清楚。多数在青春期起病，家族遗传倾向不明显。约 10% 的患者在病程中可能出现猝倒发作而诊断为 1 型发作性睡病。脑脊液下丘脑分泌素 -1 水平下降，但明显高于 1 型发作性睡病。

诊断标准参照《睡眠障碍国际分类（第 3 版）》，满足以下标准 A～E：

A．每日出现难以克制的困倦欲睡或非预期的白天入睡，并至少持续 3 个月。

B．依照标准技术流程进行的 MSLT 显示，平均睡眠潜伏时间≤8 分钟，出现两次或两次以上的 SOREMP。前夜 PSG 中 SOREMP 可以替代 MSLT 中的一次 SOREMP。

C．无猝倒。

D．未检测脑脊液下丘脑分泌素 -1，或经免疫反应测定的脑脊液下丘脑分泌素 -1 浓度 >110pg/ml，或大于以同一标准检验正常者平均值的 1/3。

E．嗜睡症状与 / 或 MSLT 结果不能以其他原因，如睡眠不足、阻塞性睡眠呼吸暂停、睡眠时相延迟、药物或物质应用或撤除解释。

治疗：针对 1 型发作性睡病的 EDS 与夜间睡眠紊乱的治疗，也适用于 2 型发作性睡病。

三、特发性过度睡眠

特发性过度睡眠（idiopahtic hypersomnolence，IH）又称特发性嗜睡。患病率不详，有报道约为 0.003 5%，好发于青春期或 20 岁左右，平均发病年龄在 16.6～21.2 岁，女性患病率略高。具有一定的家族易感性。

（一）病理生理学

病因与发病机制尚不明确。目前认为褪黑素分泌异常与昼夜节律系统在发病中有一定作用。

（二）临床特点

IH 患者的特征表现为"醉酒式睡眠"或"睡眠惯性"，是指患者从夜间睡眠或小睡中醒来时难以清醒，或难以达到完全清醒，并可能伴随无意识行为、易激惹与意识模糊。PSG 提示睡眠潜伏期缩短伴总睡眠时间延长，睡眠效率增高。但夜间 REM 潜伏期与 REM 睡眠时间是正常的。此外，还可出现一些自主神经功能障碍的症状（如四肢厥冷、心悸和直立性低血压等）、入睡前幻觉与睡瘫。

（三）诊断标准

诊断标准参照《睡眠障碍国际分类（第 3 版）》，必须满足以下标准：

1．每日出现难以克制的困倦欲睡或非预期的白日入睡，并持续至少 3 个月。

2．无猝倒。

3．标准的 MSLT 显示，SOREMP 少于 2 次，或前夜 PSG 中 REM 潜伏时间≤15 分钟时，MSLT 无 SOREMP。

4．至少出现以下现象之一

A. MSLT 显示平均睡眠潜伏时间≤8 分钟。

B. 24 小时 PSG（纠正慢性睡眠剥夺后进行）显示 24 小时内睡眠时间≥660 分钟（典型为 12～14 小时），或通过手腕式体动记录仪结合睡眠日记（平均至少 7 日的非限制睡眠）加以证实。

5．应排除睡眠不足综合征，如需要，可通过延长夜间卧床时间观察嗜睡有无改善，或经至少 1 周的体动记录仪证实。

6．嗜睡与 / 或 MSLT 结果不能以其他原因（如睡眠不足、阻塞性睡眠呼吸暂停、睡眠时相延迟、药物或物质应用或撤除）而解释。

IH 的诊断是排除性的，排除其他可造成类似症状的疾病至关重要。前夜的 PSG 中显示高睡眠效率（>90%）支持诊断。如果患者的平均睡眠潜伏期与总睡眠时间存在差异（前者大于 8 分钟，后者小于 660 分钟，反之亦然），应慎重考虑 IH 的诊断。必要时可重复 MSLT。

（四）治疗

IH 患者的 EDS 治疗与发作性睡病相似，大多数情况下可选择莫达非尼作为刺激物治疗。但部分患者的醉酒式睡眠仍会持续。有研究显示某些 γ- 氨基丁酸 A 型受体（GABA$_A$ 受体）调节剂，如 pitolisant 对 IH 有治疗作用，克拉霉素与氟马西尼等可以减少 IH 患者的 EDS。此外，使用褪黑素可减少 EDS，改善醉酒式睡眠，缩短睡眠时间。在一项前瞻性研究中，低剂量的左甲状腺素对 EDS 的治疗有效。

四、克莱恩 - 莱文综合征

克莱恩 - 莱文综合征（Kleine-Levin syndrome，KLS）主要特征是周期性、可逆性的嗜睡伴认知、精神与行为异常。患病率为每百万人中 1～5 例，以男性为主，通常出现在青春期，5% 的病例有家族史。

（一）病理生理学

病因尚未确定。有研究认为，炎症与自身免疫性因素可能在发病中起作用，但尚缺乏有力证据。可能的诱因包括上呼吸道感染、发热、酒精、压力、脑外伤、疫苗与某些麻醉药物等。脑脊液下丘脑分泌素-1通常在正常范围内，发作期间可出现低水平。有研究提示，KLS可能与自主神经功能异常（心率或血压降低）有关。关于脑成像技术的研究提示，间脑与皮质区的低灌注与代谢异常可能与KLS有关。

（二）临床特点

主要临床症状为发作期间出现强烈的疲劳与不可抗拒的休息需求，表现为嗜睡、行动迟缓、语无伦次与健忘。如果在发作期间没有受到足够的刺激，他们可能每天睡眠超过15小时。在一项79例患者的研究中，95%～100%的受试者出现认知障碍、感知改变与饮食行为紊乱。多表现为脱抑制行为，如暴饮暴食、性欲亢进、幼稚行为、易怒等。也可伴随一些自主神经功能异常的表现，如脸红、出汗、呼吸急促、心动过速及低血压等。

大多数的发作是突然开始的，可持续数周，发作间期功能状态正常。发作频率随时间的推移而降低，直到症状自发消退，中位病程为13～14年。长时间发作（＞1个月）提示预后较差，发作时症状更为严重，存在更多的后遗症状（如焦虑、抑郁与发作后健忘等）。

（三）诊断标准

诊断标准参照《睡眠障碍国际分类（第3版）》，必须满足以下标准：

1. 患者至少经历2次过度嗜睡与睡眠期的反复发作，每次持续2日至5周。

2. 通常这种反复发作超过1次/年，或至少18个月一次。

3. 两次发作间期，患者警觉性、认知功能、行为与情绪正常。

4. 发作期间患者必须至少出现以下一项症状

A. 认知功能障碍。

B. 感知改变。

C. 饮食异常（厌食或贪食）。

D. 无节制行为（如性欲亢进）。

5. 嗜睡与相关症状不能以其他睡眠疾病或神经、精神疾病与毒品、药物或物质应用解释。

（四）治疗

少数药物在预防发作方面有一定作用，如锂剂、卡马西平、丙戊酸、拉莫三嗪与某些抗抑郁药，金刚烷胺可能有助于终止发作，莫达非尼等可能有助于改善睡意。

五、睡眠不足综合征

睡眠不足综合征是一种因睡眠不足而导致EDS的状态。发病率尚不清楚，可发生于任何年龄与性别，青壮年多见。

主要症状包括EDS、无意识的小睡和注意力涣散等。

PSG或MSLT检查可能会出现睡眠潜伏期缩短与SOREMP，需与发作性睡病鉴别。高睡眠效率与慢波睡眠的增加可能与睡眠剥夺的反弹效应有关。体动记录仪通常显示不规则的睡眠习惯与睡眠时间不足。延长睡眠时间是最快速有效的改善睡眠不足导致嗜睡的方法。

六、其他原因引起的中枢性过度睡眠

多种疾病、药物或物质应用、精神疾病等因素均可引起过度睡眠。目前普遍公认的疾病包括帕金森病、创伤后嗜睡、某些遗传性疾病（如 Niemann-Pick 病 C 型、强直性肌营养不良）、中枢神经系统损伤和代谢性脑病引起的内分泌失调（如甲状腺功能减退）等。促进觉醒的神经元活动减少与睡眠诱导传递抑制的解除可能与发病相关。

过度嗜睡在精神疾病中尤为普遍，高达75%的重度抑郁症患者患有嗜睡，也常见于双相情感障碍与季节性情感障碍。大约25%的精神病性嗜睡患者MSLT的平均睡眠潜伏期低于8分钟。

另外，一些药物与物质可能是EDS的原因（尤其是老年人），如催眠、镇静药物、多巴胺药物和酒精等。

总之，中枢性过度睡眠包括多种情况，其共同特征是过度嗜睡，会对患者的生活质量产生极大影响。由于目前的诊断工具大多是非特异性的，许多诊断仍然是排除性的。临床表现的多变性与缺乏明确的标记物导致临床医师在鉴别诊断过程中面临极大的挑战，尚需进一步研究来探讨更为准确的诊断方法与有效的治疗手段。

（王慧玲）

9

参考文献

【1】 American Academy of Sleep Medicine. International classification of sleep disorders[M]. 3rd ed. Darien, IL: American Academy of Sleep Medicine, 2014.

【2】 RIPLEY BN, OVEREEM S, FUJIKI N, et al. CSF hypocretin/orexin levels in narcolepsy and other neurological conditions[J]. Neurology, 2001, 57(12): 2253-2258.

【3】 THANNICKAL T, MOORE RY, NIENBUS R, et al. Reduced number of hypocretin neurons in human narcolepsy[J]. Neuron, 2000, 27(3): 469-474.

【4】 OHAYON MM. Epidemiology of narcolepsy[M]// BASSETTI C, BILLIARD M, MIGNOT E. Narcolepsy and hypersomnia. New York: Informa Healthcare, 2007: 125-132.

【5】 BASSETTI C, DOGAS R, PEIGNEUX P. Sleep medicine textbook[M]. Regensburg: European Sleep Research Society, 2014.

【6】 SZAKACS Z, DAUVILLIERS Y, MIKHAYLOV V, et al. Safety and efficacy of pitolisant on cataplexy in patients with narcolepsy: a randomised, double-blind, placebo-controlled trial[J]. Lancet Neurol, 2017, 16(3): 200-207.

【7】 ABAD VC, GUILLEMINAULT C. New developments in the management of narcolepsy[J]. Nat Sci Sleep, 2017, 9: 39-57.

【8】 BLACK J, PARDI D, HORNFELDT CS, et al. The nightly use of sodium oxybate is associated with a reduction in nocturnal sleep disruption: a double-blind, placebo-controlled study in patients with narcolepsy[J]. J Clin Sleep Med, 2010, 6(6): 596-602.

【9】 BILLIARD M, DAUVILLIERS Y. Idiopathic hypersomnia[J]. Sleep Med Rev, 2001, 5(5): 349-358.

【10】 ALI M, AUGER RR, SLOCUMB NL, et al. Idiopathic hypersomnia: clinical features and response to treatment[J]. J Clin Sleep Med, 2009, 5(6): 562-568.

【11】 MALHOTRA S, KUSHIDA CA. Primary hypersomnias of central origin[J]. Continuum(Minneap Minn), 2013, 19(1 Sleep Disorders): 67-85.

【12】 DRAKATOS P, LESCHZINER GD. Update on hypersomnias of central origin[J]. Curr Opin Pulm Med, 2014, 20(6): 572-580.

【13】 VERNET C, ARNULF I. Idiopathic hypersomnia with and without long sleep time: a controlled series of 75 patients[J]. Sleep, 2009, 32(6): 753-759.

【14】 TROTTI LM, SAINI P, BLIWISE DL, et al. Clarithromycin in γ-aminobutyric acid-related hypersomnolence: a randomized, crossover trial[J]. Ann Neurol, 2015, 78(3): 454-465.

【15】 TROTTI LM, SAINI P, KOOLA C, et al. Flumazenil for the treatment of refractory hypersomnolence: clinical experience with 153 patients[J]. J Clin Sleep Med, 2016, 12(10): 1389-1394.

【16】 MONTPLAISIR J, FANTINI L. Idiopathic hypersomnia: a diagnostic dilemma. A commentary of "idiopathic hypersomnia"(M. Billiard and Y. Dauvilliers)[J]. Sleep Med Rev, 2001, 5(5): 361-362.

【17】 SHINNO H, ISHIKAWA I, YAMANAKA M, et al. Effect of levothyroxine on prolonged nocturnal sleep time and excessive daytime somnolence in patients with idiopathic hypersomnia[J]. Sleep Med, 2011, 12(6): 578-583.

【18】 ARNULF I, LIN L, GADOTH N, et al. Kleine-Levin syndrome: a systematic study of 108 patients[J]. Ann Neurol, 2008, 63(4): 482-493.

【19】 WANG JY, HAN F, DONG SX, et al. Cerebrospinal fluid orexin A levels and autonomic function in Kleine-Levin syndrome[J]. Sleep, 2016, 39(4): 855-860.

【20】 KAS A, LAVAULT S, HABERT MO, et al. Feeling unreal: a functional imaging study in patients with Kleine-Levin syndrome[J]. Brain, 2014, 137(Pt 7): 2077-2087.

【21】 DE OLIVEIRA MM, CONTI C, PRADO GF. Pharmacological treatment for Kleine-Levin syndrome[J]. Cochrane Database Syst Rev, 2016, 2016(5): CD006685.

第十章　睡眠－觉醒昼夜节律障碍

一、概述

昼夜节律（circadian rhythm）一词源于拉丁语"circa dies"，意思是"大约一天"，是内源性的、在24小时内发生的行为或生理上的振荡。人类平均昼夜节律周期约为24.2小时，个体差异较大。昼夜节律调控点主要是位于下丘脑前端的视交叉上核，以略长于24小时为周期的自主振荡调控着核心体温、睡眠－觉醒倾向与某些激素的分泌节律。为了维持自身昼夜节律与自然界明暗周期同步，机体需要通过某些外界刺激来引导昼夜节律，较时钟时间轻度前移，以校正略超过24小时的内源性时相延迟趋势，而光暗周期就是主要的外界刺激因子。许多对机体健康至关重要的过程都受到包括睡眠－觉醒节律在内的昼夜节律系统的强烈影响。

睡眠－觉醒昼夜节律障碍（circadian rhythm sleep-wake disorder，CRSWD）的特征是持续或反复出现的睡眠障碍模式，主要与昼夜节律系统的改变或影响睡眠时间与睡眠持续时间的外源性因素之间的失调有关。《睡眠障碍国际分类（第3版）》中对CRSWD的定义为：由昼夜时间保持系统（circadian time-keeping system）、昼夜节律引导机制（entrainment mechanisms）改变，或内源性昼夜节律与外部环境错位导致的疾病。昼夜节律系统与外部环境之间的失调会对机体生理功能、整体健康与疾病易感性产生显著影响，导致代谢紊乱、冠心病、癌症、精神疾病与其他慢性病的风险增加。睡眠－觉醒周期紊乱是CRSWD的主要临床特征，常见症状可表现为入睡困难、睡眠维持困难与过度嗜睡，并进一步影响其他健康问题，损害社会功能、工作、学习与安全。

二、分类

根据引起CRSWD的因素可将其大致分为外源性与内源性两大类。外源性CRSWD是由外部环境因素介导的对正常运转昼夜节律系统的干扰，包括时差反应障碍与倒班工作障碍。内源性CRSWD则是由于自身内在调节昼夜节律的生理系统异常而削弱了对外界环境改变的调控能力，导致了疾病的发展。包括睡眠－觉醒时相延迟障碍（delayed sleep-wake phase disorder，DSWPD）、睡眠－觉醒时相前移障碍（advanced sleep-wake phase disorder，ASWPD）、无规律型睡眠－觉醒节律障碍（irregular sleep-wake rhythm disorder，ISWRD）、非24小时睡眠－觉醒节律障碍（non-24-hour sleep-wake rhythm disorder，N24SWRD）。此外，还有一些患者，症状满足CRSWD的特征，但不符合某一具体类型，称为未分类的睡眠－觉醒昼夜节律障碍。

三、评估方法

1. 睡眠日记　睡眠日记是一种自我报告的方法，通常由患者在家完成，用于评估患者自然条件下的睡眠－觉醒昼夜节律。睡眠日记的最短记录时间是7日，通常建议延长到14日，以便提供更准确可靠的评估结果。在评估昼夜节律之前，必须核实患者最近是否穿越时区旅行，或工作时间延长，还应询问每天暴露在阳光下的时间、吃饭时间和一日内活动的时间。在昼夜节律分析中，还应记录不上学或不工作时的睡眠时间。睡眠－觉醒节律记录的最佳时间是在假期/节假日，如果不可能，报告应该包括至少2个周末。

2. 昼夜节律问卷调查　时型评定问卷是由患者自行完成的自我评定问卷，可用于对昼夜节律的快速（10分钟内）初步评估。推荐使用的临床问卷包括清晨型－夜晚型问卷（morningness-eveningness questionnaire，MEQ）与慕尼黑作息类型问卷等，有助于评估作息类型、晚睡晚起型或早睡早起型的程度。

3. 活动记录仪　通过评估休息与活动的节律来评估昼夜节律。它是一个配备了运动与光传感器的手表状设备，通常放置在非惯用手的手腕上。可测定以下参数：躺在床上的时间、睡眠延迟时间、总睡眠时间、睡眠效率、入睡后清醒的时间、早上最后的觉醒时间等。它还可记录白天的小睡与身体活动、光暴露的时间与强度。一般来说，活动记录仪与睡眠日记一起用于CRSWD的诊断，分别以客观与主观的方式来评价昼夜节律的改变。

4. 昼夜节律时相的标志　测定最低核心体温

10

（minimum of the core body temperature，CBTmin）与暗光褪黑素初始释放时间（dim light melatonin onset，DLMO）有助于评价个体昼夜节律与外界环境（即自然时间）的相应关系，可以客观地评价昼夜节律。CBTmin 出现在自然睡眠后清醒之前 2～3 小时（清晨 4—5 时），DLMO 出现在睡眠起始之前 2～3 小时。进食、活动、睡眠等因素均可影响 CBTmin 出现的时点，测定 CBTmin 较为复杂，故测定 DLMO 更为常用。

四、不同类型 CRSWD 的诊断

1. 睡眠 - 觉醒时相延迟障碍（DSWPD） 为最常见的 CRSWD，多见于青少年。临床特征是患者常主诉不能在常规或社会认可的时间入睡，表现为入睡困难性失眠，但一旦入睡，睡眠持续时间正常，但由于需要上学或上班，他们必须比自己渴望清醒的时间起得早，因此常会出现早晨难以醒来，白天出现困倦或嗜睡。

诊断标准需满足以下（1）～（5）：

（1）主睡眠时段相对于期待或需要的睡眠 - 觉醒时间显著延迟；在期待或需要的时间内难以入睡或难以保持清醒。

（2）症状至少出现 3 个月。

（3）如果患者能根据个人意愿安排作息时间，其睡眠质量与年龄对应的睡眠持续时间可得到改善，但 24 小时睡眠 - 觉醒模式仍显现时相延迟。

（4）记录至少 7 日（最好 14 日）睡眠日记，尽可能同时进行体动记录仪监测，提示习惯睡眠时段延迟。监测时间应包括工作 / 上学日与休息日。

（5）睡眠障碍不能以其他疾病、药物或物质应用解释。

2. 睡眠 - 觉醒时相前移障碍（ASWPD） 相对少见，患者最常见的主诉是早醒，表现为清晨能保持清醒，但难以维持睡眠。典型的非年龄性的 ASWPD 罕见，通常与衰老有关。

诊断标准需满足以下（1）～（5）：

（1）主睡眠时段相对于期待或需要的睡眠 - 觉醒时间出现前移（时间提早），长期或反复出现难以保持清醒至所需或期望的常规就寝时间，并且不能睡至所需或期望的常规起床时间。

（2）症状存在至少 3 个月。

（3）当患者能够根据内在生物钟睡眠时，其睡眠质量与睡眠持续时间相应改善，伴主睡眠时段前移。

（4）至少记录 7 日（最好 14 日）睡眠日记，尽可能同时进行体动记录仪监测，提示习惯睡眠时段呈固定前移。监测期间应包括工作 / 上学日与休息日。

（5）睡眠障碍不能以其他疾病、药物或物质应用解释。

3. 无规律型睡眠 - 觉醒节律障碍（ISWPD） 特征是缺乏清楚明确的睡眠与清醒昼夜节律。典型表现是睡眠期与清醒期分散于每一日的 24 小时中。

诊断标准需满足以下（1）～（4）：

（1）患者报告长期或反复出现 24 小时内无规律的睡眠与清醒，主要表现为在预期睡眠时段（通常在晚上）出现失眠症状，或白天出现嗜睡，或两者兼有。

（2）症状存在至少 3 个月。

（3）至少记录 7 日（最好 14 日）睡眠日记，尽可能同时进行体动记录仪监测，提示 24 小时内主睡眠时段消失，并出现多次无规律的睡眠片段化（至少 3 次）。

（4）睡眠障碍不能以其他疾病、药物或物质应用解释。

4. 非 24 小时睡眠 - 觉醒节律障碍（N24SWRD） 特征是睡眠起始时间每日逐渐延迟，患者出现失眠、清晨早醒、白天困倦等症状的时间取决于体内昼夜节律与外部时间的关系。当昼夜节律与常规睡眠清醒时间不同步时，这些症状即出现。昼夜节律时相与正常睡眠 - 清醒周期一致时可无症状。每天睡眠期固定后移 1～2 小时。

诊断标准需满足以下（1）～（4）：

（1）有失眠与 / 或白日过度嗜睡病史，与无症状期交替出现，由于 24 小时明暗周期与无引导的内源性睡眠 - 清醒昼夜节律之间失调所致。

（2）症状存在至少 3 个月。

（3）至少 14 日的睡眠日记与体动记录仪监测显示，每日睡眠 - 清醒模式典型延迟，昼夜节律周期通常超过 24 小时，盲人的监测时间最好更长一些。

（4）睡眠障碍不能以其他疾病、药物或物质应用解释。

5. 倒班工作障碍 特征是由于反复出现工作时间与常规睡眠时间重叠而引起暂时性嗜睡或失眠。倒班工作的反常睡眠时间可造成昼夜节律应激，但其正常与病理界限仍不清楚。

诊断标准需满足以下（1）～（4）：

（1）失眠与 / 或嗜睡，伴总睡眠时间减少，与工

作日程经常性占用常规睡眠时间有关。

（2）症状存在至少 3 个月，与倒班工作日程有关。

（3）至少 14 日的睡眠日记（包括工作日与休息日）与体动记录仪监测显示睡眠 - 清醒睡眠紊乱。

（4）睡眠与 / 或清醒紊乱不能以其他疾病、睡眠卫生不良、药物或物质应用解释。

6. 时差障碍　特点是到达一个新时区时，体内昼夜节律（内源性生物钟）不能快速转换，与外部时钟时间（睡眠 - 清醒模式）出现短暂不同步，而出现睡眠紊乱与 / 或日间功能障碍的症状。

诊断标准需满足以下（1）～（3）：

（1）有失眠与 / 或白日过度嗜睡的主诉，伴总睡眠时间减少，与跨越至少 2 个时区相关。

（2）飞行后 1～2 日内，存在相关日间功能损害、全身不适或躯体症状（例如胃肠道紊乱）。

（3）睡眠障碍不能以其他疾病、药物或物质应用解释。

7. 未分类的睡眠 - 清醒昼夜节律障碍　特点是具有 CRSWD 的症状，但不符合上述某一具体类型。主要是由于潜在的内科、神经科、精神疾病诱发或导致的昼夜 - 清醒模式的改变。患者可出现夜间睡眠紊乱与白日嗜睡等多种症状。至少 7 日（最好 14 日）的睡眠日记与体动记录仪监测显示，睡眠起始与终止时间相对于常规时间呈延迟、前移、无规律或非 24 小时节律。

五、治疗

CRSWD 治疗包括光照治疗、行为干预与褪黑素药物治疗，不同治疗方法可以单独或联合使用。

由于明暗刺激是同步昼夜节律的主要因素，因此光照治疗对 CRSWD 效果显著。行为干预也被用于 CRSWD 的治疗，干预措施包括计划用餐时间、社交活动，睡眠与午睡时间等。缺乏行为干预会很大程度降低褪黑素与光照对昼夜节律的作用。此外，用于治疗失眠症的一些认知行为疗法，如睡眠限制、刺激控制、认知重组、放松技巧和睡眠卫生，在 CRSWD 的治疗中也可能有益。

对昼夜节律相关生物标志物的研究确定了最佳褪黑素与 / 或光照治疗时机。研究表明，当褪黑素、光照治疗与 DLMO 发生一致且核心体温最低时，相移最大。当没有关于昼夜节律生物标志物的数据时，应在睡眠日记基础上确定休息日睡眠中点（midpoint of sleep on free days, MSF）时间来推定。

通常 DLMO 比 MSF 时间早 6～7 小时，而最低核心体温发生在 MSF 时间后、觉醒时间前约 3 小时。

如果患者起床时间不规律，建议将起床时间正常化，并在工作日与休息日遵循相同的起床时间。在正常起床时间前至少 10 小时使用褪黑素，在正常睡眠时段的最后 2 小时使用光照疗法，相位前移最明显；在正常睡眠时段的前半部分使用光照疗法，最后 2 小时给予褪黑素，相位延迟最显著。

1. 光照疗法　被认为是治疗季节性情感障碍（seasonal affective disorder, SAD）的首选方法，常用于治疗昼夜节律障碍。在即将起床时，尤其是睡眠的最后 2 小时使用明亮的光照，会导致昼夜节律时相提前，在晚上使用光照会导致昼夜节律时相延迟。

光照疗法的治疗效果取决于光的强度与暴露时间。光强度用勒克斯（lx）表示。早上最好使用强度较高的光（通常为 10 000lx, 30 分钟）；晚上使用强度较低的光，曝光时间较长（如 2 500lx, 120 分钟）。疗程通常持续 2～4 周。一般推荐使用明亮的白光。

有些研究发现光照中蓝光似乎比白光更有效。但其安全性较低，被称为"蓝光危害"。因此，必须严格遵守有关蓝光强度的规范。

光照疗法较为安全且普遍耐受良好，但仍存在一些副作用，包括疲劳、眼睛刺激、视物模糊、头痛、焦虑、恶心和困倦等，这些症状通常较轻微。但有报道显示，在接受选择性 5- 羟色胺再摄取抑制剂（SSRI）治疗的患者中，光照疗法可能会诱发躁狂症状及 5- 羟色胺类副作用。此外，对于某些眼疾与视力障碍患者，光照疗法是相对禁忌证。

2. 褪黑素治疗　人类的褪黑素主要在松果体中产生，并立即释放到脑脊液与血液中，随血液循环到达靶组织，通过特定受体发挥其生物活性。褪黑素的分泌按昼夜节律产生，夜间（黑暗期）分泌水平高，白天低，因此得名"黑暗荷尔蒙"。人体在标准光照条件下，褪黑素的分泌通常在晚上 21—22 时、凌晨 2—4 时达到最大血药浓度（成人 60～70pg/ml），早上 7—9 时明显减少。

在许多脊椎动物中，褪黑素在调节昼夜节律中起着重要作用，且较少受到身体活动、睡眠、进餐时间或压力等因素的影响。但可能受到光照条件、持续炎症的影响。褪黑素参与昼夜节律的同步，包括睡眠倾向与核心体温。正常情况下，睡眠通常在夜间褪黑素分泌开始后 1～2 小时开始，在褪黑素分泌最低前 1～2 小时结束。在夜间血浆褪黑素水平极低的情况下,核心体温节律幅度降低,睡眠质量恶化。

人体褪黑素合成的昼夜节律随年龄的增长而减弱,尤其是在 55 岁以后。此外,在阿尔茨海默病患者中,褪黑素节律的幅度有所下降,不仅夜间激素的分泌较低,而且白天会升高。疾病的发展可以加剧这些变化,提示老年人某些重要生理功能昼夜节律紊乱(如睡眠-觉醒节律异常)可能与褪黑素分泌节律性减弱有关。相反的褪黑素节律(白天高,晚上低)与睡眠-觉醒昼夜节律障碍相关。某些药物的使用(如选择性 5-羟色胺再摄取抑制剂的抗抑郁药)、夜间曝光(例如夜班人员)、恒定光强条件、快速穿越时区(洲际航班)等因素可以引起褪黑素合成与分泌的改变。此外,盲人由于无法感知光作为主时钟的同步器,褪黑素的合成与释放出现非 24 小时的节律变化。这些障碍通常涉及睡眠-觉醒昼夜节律过程中的不规则性,因此针对褪黑素的治疗方法可用于 CRSWD 的时间生物学治疗。

对于即时释放褪黑素的治疗,正确的应用时间尤为重要。口服褪黑素后 40 分钟内达到最大血药浓度,半衰期为 30～50 分钟。在昼夜节律障碍的治疗中,褪黑素的应用常与光照疗法相结合,在适当的时间切断内源性激素的生物合成。我们认为,在昼夜节律紊乱的治疗中,即时释放的褪黑素更有效,因为它可在预期的时间达到最大的血药浓度,引起昼夜节律的变化与/或同步。

根据临床试验结果,褪黑素对于 DSWPD、N24SWD 与 ISWRD 的治疗推荐开始剂量为 5mg,治疗 6～12 周后,患者睡眠节律得到改善,可将剂量从 5mg 降至 0.5～3mg。必要时 6～12 周的高剂量褪黑素周期可以一年重复几次。但应尽量避免连续几个月服用高剂量的褪黑素,因其可能对性激素产生影响。此外,只有在 MSF 之前至少 6 小时服用褪黑素,才能使用大剂量(最高 5～10mg)。如果褪黑素的给药时间仅比 MSF 稍早,例如,ASWPD 患者、夜班工作障碍患者或时区变化期间,建议低剂量(0.5～1mg)。

褪黑素被认为是一种安全的药物,在 CRSWD 的时间生物学治疗中,褪黑素最严重的副作用是使用时间不当会加重睡眠障碍,例如导致嗜睡与驾驶能力受损。褪黑素可能的副作用有头痛、头晕、恶心和嗜睡。由于褪黑素对性激素分泌有抑制作用,不应超过最大推荐剂量(10mg/d)。高剂量(5～10mg)可用于短期干预,最长可达几周。症状改善后剂量必须减少(0.5～3mg),并逐步停用。如果 CRSWD 复发,可以每隔几个月重复使用褪黑素治疗,疗程为几周。使用褪黑素的禁忌证包括摄入过量的镇静剂、怀孕或哺乳、癫痫、华法林治疗。最近,外源性褪黑素对葡萄糖耐受性的影响受到关注。Rubio-Sastre 等人的研究显示,5mg 外源性褪黑素可严重损害糖耐量。随着对服用褪黑素后潜在代谢后果的研究不断深入,我们必须权衡与 CRSWD 自身相关的昼夜节律失调可能带来的代谢后果。

(王慧玲)

参考文献

【1】 DIJK DJ, LOCKLEY SW. Integration of human sleep-wake regulation and circadian rhythmicity[J]. J Appl Physiol, 2002, 92(2): 852-862.

【2】 CZEISLER CA, ALLAN JS, STROGATZ SH, et al. Bright light resets the human circadian pacemaker independent of the timing of the sleep-wake cycle[J]. Science, 1986, 233(4764): 667-671.

【3】 BARON KG, REID KJ. Circadian misalignment and health[J]. Int Rev Psychiatry, 2014, 26(2): 139-154.

【4】 SACK RL, AUCKLEY D, AUGER RR, et al. Circadian rhythm sleep disorders: part I, basic principles, shift work and jet lag disorders. An American Academy of Sleep Medicine review[J]. Sleep, 2007, 30(11): 1460-1483.

【5】 SACK RL, AUCKLEY D, AUGER RR, et al. Circadian rhythm sleep disorders: part II, advanced sleep phase disorder, delayed sleep phase disorder, free-running disorder, and irregular sleep-wake rhythm. An American Academy of Sleep Medicine review[J]. Sleep, 2007, 30(11): 1484-1501.

【6】 CARNEY CE, BUYSSE DJ, ANCOLI-ISRAEL S, et al. The consensus sleep diary: standardizing prospective sleep self-monitoring[J]. Sleep, 2012, 35(2): 287-302.

【7】 DUY JF, DIJK DJ. Getting through to circadian oscillators: why use constant routines?[J]. J Biol Rhythms, 2002, 17(1): 4-13.

【8】 AUGER RR, BURGESS HJ, EMENS JS, et al. Clinical

practice guideline for the treatment of intrinsic circadian rhythm sleep-wake disorders: advanced sleep- wake phase disorder(ASWPD), delayed sleep-wake phase disorder(DSWPD), non-24-hour sleep-wake rhythm disorder(N24SWD), and irregular sleep-wake rhythm disorder(ISWRD). An update for 2015: An American Academy of Sleep Medicine clinical practice guideline[J]. J Clin Sleep Med, 2015, 11(10): 1199-1236.

【9】 QASEEM A, KANSAGARA D, FORCIEA MA, et al. Management of chronic insomnia disorder in adults: a clinical practice guideline from the American College of Physicians[J]. Ann Intern Med, 2016, 165(2): 125-133.

【10】 PANDI-PERUMAL SR, SMITS M, SPENCE W, et al. Dim light melatonin onset(DLMO): a tool for the analysis of circadian phase in human sleep and chronobiological disorders[J]. Prog Neuropsychopharmacol Biol Psychiatry, 2007, 31(1): 1-11.

【11】 SWIECICKI L, SZAFRANSKI T. Side effects after phototherapy implementation in addition to uoxetine or sertraline treatment: a report of two cases[J]. World J Biol Psychiatry, 2002, 3(2): 109-111.

【12】 EMENS JS, BURGESS HJ. Effect of light and melatonin and other melatonin receptor agonists on human circadian physiology[J]. Sleep Med Clin, 2015, 10(4): 435-453.

【13】 ZAWILSKA JB, SKENE DJ, ARENDT J. Physiology and pharmacology of melatonin in relation to biological rhythms[J]. Pharmacol Rep, 2009, 61(3): 383-410.

【14】 DUY JF, Zitting KM, Chinoy ED. Aging and circadian rhythms[J]. Sleep Med Clin, 2015, 10(4): 423-434.

【15】 POISSON A, NICOLAS A, COCHAT P, et al. Behavioral disturbance and treatment strategies in Smith-Magenis syndrome[J]. Orphanet J Rare Dis, 2015, 10: 111.

【16】 UCHIYAMA M, LOCKLEY SW. Non-24-hour sleep-wake rhythm disorder in sighted and blind patients[J]. Sleep Med Clin, 2015, 10(4): 495-516.

【17】 ANDERSEN LP, WERNER MU, ROSENKILDE MM, et al. Pharmacokinetics of oral and intravenous melatonin in healthy volunteers[J]. BMC Pharmacol Toxicol, 2016, 17: 8.

10

第十一章 睡眠相关运动障碍

睡眠相关运动障碍包括不宁腿综合征、周期性肢体运动障碍、睡眠相关下肢痛性痉挛、睡眠相关磨牙、睡眠相关节律性运动障碍、药物或物质致睡眠相关运动障碍、躯体状况致运动障碍等，本章将主要对不宁腿综合征与睡眠相关节律性运动障碍进行概述。

一、不宁腿综合征

不宁腿综合征（restless legs syndrome，RLS）又称 Ekbom 综合征，是一种影响睡眠与休息的慢性神经系统疾病。1685 年，英国解剖学家与内科医师 Thomas 爵士首次描述了这种情况。1944 年，瑞典内科医师 Ekbom 描述了 RLS 的所有临床特征，并创造了 RLS 这个术语。临床表现为单侧或双侧肢体不可抑制的活动为特征，常伴有感觉异常。能够引起患者睡眠障碍、抑郁症与焦虑症的患病率增高及心血管疾病的风险增加，生活质量受到严重影响。

（一）流行病学与分类

RLS 的患病率具有人种、性别和年龄差异。亚洲人群患病率较低，为 0.1%～3.9%；欧洲与北美国家患病率为 3.9%～18.8%；我国大陆尚无数据，我国台湾地区报道为 1.57%；男女比例约为 1∶2；随年龄增长，患病率增加。亚洲人群患病率较低可能源于种族、环境差异或医学原因。

按照发病年龄，RLS 可分为两类：早发性（<45 岁）与迟发性（>45 岁）。早发性 RLS 发病高峰期为 20～40 岁，疾病进展缓慢，多为家族性；迟发性 RLS 可能进展迅速，少数为家族性，多见于其他疾病共病，尤其是铁缺乏。

按照发病的病因，RLS 可分为原发性与继发性两种。前者原因不明，部分具有家族遗传性。后者可见于尿毒症、缺铁性贫血、叶酸与维生素 B_{12} 缺乏、妊娠、干燥综合征、帕金森病、小纤维神经病、多灶性神经病、腓骨肌萎缩症、代谢病与药物所致（如三环类抗抑郁剂、H 受体阻滞剂、镇静剂）等。

按照发病状态，分为间歇性与慢性持续性两种。间歇性 RLS 是指症状在未治疗情况下，在过去 1 年中，平均每周发生少于 2 次，至少有 5 次终身事件。慢性持续性 RLS 是指在过去 1 年中，症状在未治疗情况下平均每周至少发生 2 次。

（二）病因与发病机制

原发性 RLS 表现为明显的家族性，约 63% 的患者有家族病史，尤其是早期发病的原发性 RLS，通常表现为常染色体显性遗传模式。主要易感基因分别位于 12q、4q 与 9q。全基因组关联分析（genome-wide association study，GWAS）已经鉴定的与 RLS 密切相关的 6 个不同的基因具有单核苷酸多态性，即 *BTBD9*、*MEIS1*、*PTPRD*、*MAP2K5*、*SKOR1* 与 *TOX*，其中 *MEIS1* 与 RLS 关联最为密切，这 6 个基因组位点的变异只占 RLS 遗传易感性的很小一部分，很可能还有其他基因参与其中。继发性不宁腿综合征的病因包括：①营养缺乏，如缺铁性贫血、叶酸缺乏、维生素 B_{12} 缺乏等；②继发于某种疾病，如周围神经病、慢性肾衰竭、腰骶椎根性神经病、糖尿病、脊髓病、帕金森病、胃部分切除术后、肿瘤、慢性阻塞性肺疾病和淀粉样变性等；③妊娠；④继发于免疫系统疾病，如类风湿关节炎、甲状腺功能减退、干燥综合征和巨球蛋白血症等；⑤下肢血管疾病，如周围血管微栓塞和下肢动脉粥样硬化；⑥药物与化学物质影响，如咖啡、酒精、三环类抗抑郁药、H_2 受体阻断药、镇静催眠药及停用血管扩张药后等。

RLS 的发病机制尚不明确。现有研究提示可能与下述机制有关：①中枢神经系统异常。丘脑结构改变、长期慢性传入冲动增加可能与 RLS 的发病机制有关。②多巴胺系统功能异常。③铁缺乏。妊娠期妇女因缺铁而所致 RLS 发病率上升。④中枢神经系统阿片系统功能异常。⑤下肢局部血液循环障碍。⑥周围神经病变。

（三）临床表现

RLS 主要表现为夜间睡眠或安静时出现双侧下肢难以忍受的不适感、蚁走感、刺痛感与蠕动感等，迫使患者改变体位不停走动，一夜数次，按摩或捶打后症状方可缓解。由于患者睡眠质量下降，常呈现入睡困难、易醒或早醒，日间过度嗜睡，记忆力减退与精力不集中等症状；可伴有烦躁不安，剧烈运动后下肢乏力与疲劳感，而神经系统检查多无阳性体征。上述特征不能用其他疾病或者行为解释

（如肌痛、静脉栓塞、腿部水肿、关节炎、腿部抽筋、位置不适与习惯性的足底叩击）。

（四）诊断与鉴别诊断

诊断包括必需依据与支持依据。

必需依据包括 4 条：①因腿部不适引发的腿部活动。患者腿部常有难以描述的不适感，如蠕动、蚁走、瘙痒、烧灼和触电感等；感觉异常位于肢体深部，多数以累及下肢为主，单侧或双侧，半数患者也可累及上肢。活动后上述症状可以缓解。②静息后（坐与躺）可使症状出现或加重。③持续活动可使症状部分或全部缓解。④夜间症状加重。典型者在 23 时至次日凌晨 4 时最为严重，早晨 6 时至中午 12 时症状最轻。以上这些临床表现不能单纯由另一个疾病或现象解释。

支持依据包括 3 条：① RLS 阳性家族史；②周期性肢体运动；③多巴胺药物治疗有效。

儿童 RLS 与成人患者相同，多呈间歇性发作，由于语言表达困难，常易被误诊为疼痛。由于患儿睡眠时间明显减少，可导致精神运动发育损害，表现为注意力与行为异常。

国际不宁腿综合征评分量表常用于 RLS 研究。

鉴别诊断包括：①静坐不能，无昼夜规律与家族史，不影响睡眠；②多发性周围神经病，较少出现坐立不安，运动后症状无改善，无明显昼夜规律；③下肢动脉缺血性病变，常于运动后加重，休息后缓解，血管检查有助于鉴别；④夜间腿肌痛性痉挛，发病更突然，以单侧肢体受累为主，发病时可触及肌肉挛缩。

（五）睡眠监测特点

RLS 的严重程度、健康状态都与睡眠障碍相关。RLS 患者睡眠数量与质量降低，睡眠的潜伏期延长，唤醒指数增高。

（六）治疗

1. 一般治疗 戒烟酒，作息规律，睡前洗热水澡或肢体按摩，适度活动，避免过度运动。去除各种继发性 RLS 的病因，停用可诱发 RLS 的药物或食物，如多巴胺受体阻滞剂、镇静剂、三环类抗抑郁药物、抗组胺药物苯海拉明等。

2. 药物治疗

（1）复方左旋多巴制剂（多巴丝肼、卡左双多巴控释片）：A 级证据。适用于轻症 RLS 患者。间歇出现 RLS 的患者可临时性应用复方多巴制剂。左旋多巴一般不超过 200mg。优点是出现多巴胺副作用（恶心、头昏、头痛和嗜睡等）较少，缺点是长期使用后容易出现 RLS 症状恶化，故一般不适用于每天都出现症状的患者。

（2）多巴胺受体激动剂：麦角类的受体激动剂（溴隐亭、培高利特等）因出现导致心脏瓣膜病与纤维化综合征的风险，已经逐步被非麦角类多巴胺受体激动剂（普拉克索、罗匹尼罗及吡贝地尔等）取代。缓释剂或者经皮贴剂可维持 24 小时缓慢持续释放，有可能减少症状恶化的风险。

（3）加巴喷丁：A 级证据。疗效好，与罗匹尼罗相当。耐受性较好，但在高龄患者中要注意镇静、共济失调等副作用。

（4）镇静剂：氯硝西泮尚无循证医学的证据，但在部分患者中有良好的疗效。

（5）阿片类药物：相对于多巴胺药物，证据较少。但多数专家认为阿片类药物治疗 RLS 有效，且成瘾风险小，包括羟考酮（B 级证据，5～20mg/d）、氢可酮（5～20mg/d）、可待因、丙氧芬，以及曲马多（C 级证据，100～400mg/d）。长期应用需要监测呼吸系统，可能出现镇静、尿潴留或便秘的副作用。

RLS 药物治疗选择流程见图 11-0-1。

治疗中需要注意：如果缺铁则需要补铁（血清铁蛋白 <45μg/L 提示需要补铁，两餐间服用硫酸亚铁 325mg 与维生素 C 250～500mg，每天 3 次，孕妇常需同时补充叶酸），可无须服用多巴胺药物；间歇性 RLS 可在症状预计出现前临时服用治疗药物；频发（每天都出现）RLS 需要每天用药；顽固性 RLS 可换用另一种多巴胺受体激动剂，阿片类或加巴喷丁，或添加另一类药物到多巴胺受体激动剂，也可考虑"假日疗法"。

二、睡眠相关节律性运动障碍

（一）概述

睡眠相关节律性运动障碍（sleep related rhythmic movement disorder，SRMD）是指重复、刻板与节律性的大组肌群（尤其是头与颈部）的运动，多发生在入睡时与睡眠中，少数发生在早晨将醒时。主要在幼童期发病。青春期起病或复发的，称为迟发型或晚发型 SRMD。青年期与成年期单纯发病者较少，多伴其他神经精神疾病。亦有部分儿童期发生的 SRMD 可持续至成年期。男女患病率没有差异，但在成年患者中男性占优势。常被误诊为癫痫等其他发作性疾病。

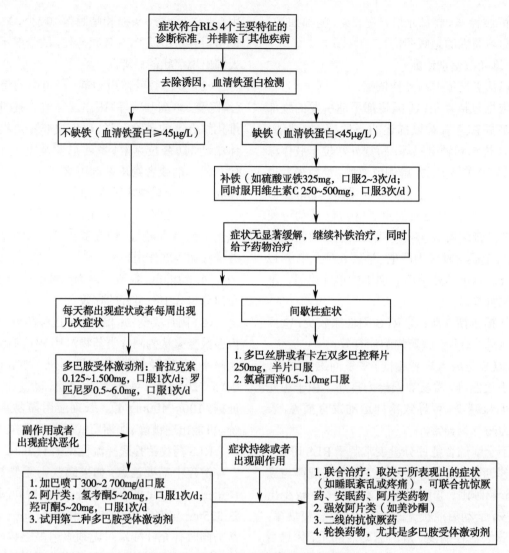

图 11-0-1　RLS 药物治疗选择流程

（二）病因与发病机制

SRMD 的病因尚不清楚，发病机制尚有争议。有人认为可能是一种生理现象，并且有益于促进运动方面发育；另一种理论认为 SRMD 是儿童期用来安慰入睡与夜间觉醒的一种习惯行为，但 SRMD 也可能是一种病理现象。对单卵双生子与其家系的研究提示，SRMD 可能与遗传有关。SRMD 的发生也可能是运动相关皮质下、脑干、脊髓等组织结构、神经递质和信号调控异常导致。个别报道 SRMD 患者有头部外伤与疱疹性脑炎病史，推测其发病可能与发热损害中枢的某些与运动相关的结构有关。成年期 SRMD 患者男性居多，推测可能与雄激素水平有关。总之 SRMD 的确切病因与机制尚待进一步研究。

（三）临床表现

SRMD 是指大组肌群的反复节律性刻板运动，主要发生于开始睡眠或睡眠中任何阶段，偶见于清醒时，也可发生于清醒向睡眠的过渡阶段。临床主要表现为撞击头部、晃动头部或躯体摆动，也可累及四肢，有 1 种或以上动作形式，其中最常见的症状为撞头，或用手与膝盖协同做翻滚动作，把头顶或额部撞向床头或墙壁。发作时患者可发出响亮的嗡嗡声或吟唱声。这些发作形式可单一重复出现，也可以多种形式转换或者同时出现。动作频率为 0.5～2.0Hz，每次发作持续数分钟至 20 分钟，每晚发作数次至数十次。发作时不易唤醒，发作过后继续睡眠，醒后通常不能回忆发病经过。

SRMD 可引起入睡性失眠，由于剧烈的碰撞导致颈动脉夹层、视网膜出血，头部创伤等并发症，或者干扰他人睡眠。青春期与成年患者可同时伴有 RLS、阻塞性睡眠呼吸暂停、焦虑、抑郁与白天瞌睡。

（四）睡眠监测特点

视频 PSG 显示节律运动可发生在睡眠的各个阶段，有 REM 睡眠期与 NREM 睡眠期，其中以 NREM 2 期最多见。也有报道称在慢波睡眠期发作。PSG 监测数据发现，睡眠效率降低，睡眠结构 NREM 1 期增加而 2 期减少，慢波睡眠明显减少；REM 睡眠期比例明显增加，而潜伏期缩短，全夜觉醒次数与觉醒指数较高。REM 睡眠期肌张力弛缓消失，伴随下颌肌电增加。

（五）诊断与鉴别诊断

绝大多数患者是足月顺产，个别有早产史，但发育过程良好。少数成年患者存在精神异常与认知缺陷。少数患者脑电图检查提示非特异性改变，可以有发作间期的棘、尖波出现。脑部 CT、MRI 与核素成像检查结果均无异常。血液生化指标检查均正常。夜间视频 PSG 监测对诊断具有重要意义。诊断依据：①表现为大组肌群反复性、刻板性、节律性动作；②动作与睡眠显著相关，可发生于小睡或入睡前，也可发生于入睡时（困倦）或睡眠中；③此

种行为导致的严重后果至少包含以下情况中的 1 种：妨碍正常睡眠、严重日间功能障碍、在无防范措施情况下可能造成自身损伤。该节律运动无法用其他运动障碍或癫痫解释；如果没有造成临床后果，只能认为是睡眠相关节律性运动，不能诊断为 SRMD。同时需排除夜间磨牙症、吮拇癖、不宁腿综合征（RLS）、静坐不能、抽动秽语综合征与癫痫。

（六）治疗

绝大多数 SRMD 始发于婴幼儿期，并且在 4 岁以后逐渐自行缓解，故发作少者不需治疗。对于发作频繁者或者伴随 RLS、焦虑、抑郁、白日嗜睡、易激惹、注意力不集中与睡眠质量差者，应给予适当治疗。低剂量的氯硝西泮（0.5～1.0mg 睡前口服）有较好的效果，多数病例当天即显效。其他方案还有小剂量氯硝西泮联合多巴胺受体激动剂、采用三环类抗抑郁药丙米嗪、多巴胺受体拮抗剂氟哌啶醇与匹莫齐特、选择性 5- 羟色胺再摄取抑制剂西酞普兰等均有报道。

（魏翠英）

参考文献

【1】 GARCIA-MALO C，WANNER V，MIRANDA C，et al. Quantitative transcranial sonography of the substantia nigra as a predictor of therapeutic response to intravenous iron therapy in restless legs syndrome[J]. Sleep Med, 2020, 66: 123-129.

【2】 TULLY PJ，KURTH T，ELBAZ A，et al. Convergence of psychiatric symptoms and restless legs syndrome: a cross-sectional study in an elderly French population[J]. J Psychosom Res, 2020, 128: 109884.

【3】 LEE YS，KU J，KIM KT，et al. Resting-state connectivity and the effects of treatment in restless legs syndrome[J]. Sleep Med, 2020, 67: 33-38.

【4】 CHA KS，KIM TJ，JUN JS，et al. Impaired slow oscillation, sleep spindle, and slow oscillation-spindle coordination in patients with idiopathic restless legs syndrome[J]. Sleep Med, 2020, 66: 139-147.

【5】 GHORAYEB I. Idiopathic restless legs syndrome treatment: Progress and pitfalls?[J]. Adv Pharmacol, 2019, 84: 207-235.

【6】 WANNER V，GARCIA MALO C，ROMERO S，et al. Non-dopaminergic vs. dopaminergic treatment options in restless legs syndrome[J]. Adv Pharmacol, 2019, 84: 187-205.

【7】 KIM TJ，YOON JE，PARK JA，et al. Prevalence and characteristics of restless legs syndrome in korean adults: a study in two independent samples of the general population[J]. Neuroepidemiology, 2019, 52（3/4）: 193-204.

【8】 KOHNEN R，MARTINEZ-MARTIN P，BENES H，et al. Rating of daytime and nighttime symptoms in RLS: validation of the RLS-6 scale of restless legs syndrome/ Willis-Ekbom disease[J]. Sleep Med, 2016, 20: 116-122.

【9】 HENING WA. Current guidelines and standards of practice for restless legs syndrome[J]. Am J Med, 2007, 120（1）: S22-S27.

【10】 ALLEN RP. Minimal clinically significant change for the international restless legs syndrome study group rating scale in clinical trials is a score of 3[J]. Sleep Med, 2013, 14（11）: 1229.

【11】 HAYWOOD PM，HILL CM. Rhythmic movement disorder: managing the child who head-bangs to get to sleep[J]. Paediatr Child Health, 2012, 22（5）: 207-210.

【12】 GWYTHER AR，WALTERS AS，HILL CM. Rhythmic

movement disorder in childhood: an Integrative review[J]. Sleep Med Rev, 2017, 35(8): 62-75.

【13】VETRUGNO R, MONTAGNA P. Sleep-to-wake transition movement disorders[J]. Sleep Med, 2011, 12(Sl2): 11-16.

【14】杜亨, 夏运风, 陈泽君. 尿毒症患者不宁腿综合征研究进展[J]. 西部医学, 2017, 29(8): 1180-1184.

【15】王磊, 肖海兵, 严丹, 等. 普拉克索治疗不宁腿综合征的

Meta 分析[J]. 中华神经科杂志, 2012, 45(3): 182-187.

【16】李靖, 胡兰靛, 王维郡, 等. 家族性不宁腿综合征候选基因的连锁分析[J]. 遗传学报, 2003, 30(4): 325-329.

【17】侯月, 黄朝阳, 王玉平, 等. 罕见的成人睡眠相关节律性运动障碍一例并文献复习[J]. 中国现代神经疾病杂志, 2017, 17(9): 665-670.

【18】孙一鸣, 王翠, 尹文超. 睡眠相关的节律性运动障碍[J]. 中国神经免疫学与神经病学杂志, 2018, 25(5): 359-362.

11

第十二章　睡眠与系统性疾病

多种内科疾病合并睡眠紊乱。本章将回顾各类内科疾病致睡眠障碍的临床特点，包括胃食管反流（gastroesophageal reflux，GER）、肾脏疾病、感染性疾病、糖尿病、内分泌疾病、纤维肌痛综合征、慢性疼痛综合征及常见影响睡眠的药物等。

一、睡眠与胃食管反流

（一）概述

人群中睡眠相关 GER 的发生率为 10%。症状表现为伴胃部烧灼或反流的觉醒，无明显原因的白天过度睡眠，易被漏诊。食管胃酸结合 PSG 监测可用于诊断睡眠相关 GER。睡眠相关 GER 也能导致睡眠相关喉痉挛，使哮喘的气道反应性恶化，在阻塞性睡眠呼吸暂停综合征（OSAS）患者中常见。睡眠相关 GER 的治疗包括保守治疗、体位治疗和减重。质子泵抑制剂有强效的抑酸作用，须饭前服用。胃底折叠术后可能仍然需要抗反流药物治疗。持续气道正压通气（CPAP）治疗可以改善 OSAS 患者的 GER 症状与减少食管胃酸接触时间。

（二）机制

睡眠能够影响食管功能。食管生理功能的改变发生在从清醒 - 睡眠、睡眠 - 清醒、一个睡眠期 - 另一个睡眠期的交替过程中。

1. 清醒与微觉醒时移行性食管下括约肌松弛是睡眠相关 GER 最基本的机制。

2. 睡眠阶段，食管胃酸清除时间明显延长。

3. 睡眠阶段无唾液分泌，降低了中和反流胃酸的能力。

4. 当 GER 发生时，睡眠使胃酸在食管的迁移易化。

（三）临床表现

睡眠相关 GER 可以表现为 GER、哮喘和喉炎。另外，OSAS 患者 GER 症状往往更严重。

1. **睡眠相关 GER**　睡眠紊乱患者 GER 很见，可能促进 Barrett 食管的形成。表现为多次觉醒、胃部灼热、口苦、呛咳等。还有些患者仅表现为原因不明的日间嗜睡。诊断方法：食管 pH 测定同时结合多导睡眠仪监测，观察睡眠事件与 GER 一致性。但不作为诊断睡眠相关 GER 的必要条件。

2. **睡眠相关哮喘**　近 50% 的 GER 患者表现为哮喘。睡眠期的 GER 可能改变了气道的反应性。GER 发生期间，呼吸阻力是增加的。

3. **睡眠相关喉痉挛**　GER 是其原因之一，夜间突然憋醒的患者伴有喘鸣与窒息感。表现为紧张焦虑、心动过速、濒死感、残留声嘶。易被误诊为 OSA、癫痫等。

4. **OSAS**　睡眠期 GER 与 OSAS 也相关。夜间 GER 症状者 16% 伴打鼾，而无夜间 GER 症状者仅 5% 伴打鼾。

（四）治疗

1. **纠正不良的生活方式**　避免高脂、酒精等饮食。避免服用钙通道阻滞剂、茶碱类等药物。戒烟、减重等有利于 GER。

2. **体位治疗**　床头侧抬高 15cm 或高枕、左侧卧位可改善睡眠相关 GER 的症状。

3. **药物治疗**　包括 H_2 受体拮抗剂、质子泵抑制剂、促动力药物治疗。

4. **抗反流外科治疗**　胃底折叠术（开腹或腹腔镜）成功率为 80%～90%，但须常规抗反流药物治疗。

5. **CPAP 治疗**　可以降低睡眠相关 GER。

二、肾病患者的睡眠紊乱

（一）概述

肾病患者的睡眠紊乱很常见。透析肾病患者中，80% 伴睡眠不良，许多患者白天打盹超过 1 小时。睡眠相关的症状让患者非常易激惹并影响其生活质量（quality of life，QOL）。

（二）临床表现

1. **OSAS**　约 73% 的慢性肾病患者合并 OSAS。腹膜透析合并 OSAS 的患者睡眠片段化与低氧血症更严重。可能机制如下：

（1）尿毒素积聚影响睡眠期中枢神经系统对上气道肌肉的调节。

（2）水肿与容量负荷增加促进了上气道的塌陷。

（3）代谢性酸中毒所致的低碳酸血症改变了呼吸暂停的阈值，促成不稳定的呼吸模式。

（4）蛋白代谢：如富含支链氨基酸的食物可降低呼吸暂停指数。

(5)年龄：年长者多发。

2. RLS 与周期性肢体运动障碍（PLMD） 在肾病患者中高发（见本篇第十一章 RLS 部分）。

3. 白天过度睡眠 原因包括尿毒症脑病、甲状旁腺激素分泌过多、神经传导水平改变。透析打乱清醒 - 睡眠的自然节律。多尿期肾病患者，多尿也会干扰患者的睡眠。

（三）治疗

1. 一般治疗。

2. 失眠症的药物治疗，如苯二氮䓬类和抗抑郁药物等。

3. 充分透析或者肾移植有助于改善尿毒症患者的睡眠状况。

4. 积极治疗并发症有益于改善睡眠质量。

5. 合并 OSAS 时，早期、积极 CPAP 治疗可改善肾病患者的生活质量。

三、感染性疾病患者的睡眠

（一）HIV 感染患者的睡眠问题

HIV 感染的患者存在如日间嗜睡、入睡困难等多种睡眠问题。感染继发性病变会干扰睡眠，常规抗 HIV 的药物对睡眠也会有影响。

治疗：培养良好的睡眠卫生，避免饮酒与其他影响睡眠的物质，积极检查与治疗睡眠紊乱。

（二）其他感染性疾病患者的睡眠问题

巨细胞病毒感染、单核细胞增多症等患者在感染急性期会感觉疲乏不适，可能会发展为慢性倦怠、白天打盹等。

四、睡眠与糖尿病

（一）概述

糖尿病患者中 52.0%～77.4% 存在睡眠问题，包括失眠、早醒、OSAS 和 RLS 等，其中 OSAS 是糖尿病患者最常见的睡眠障碍疾病。早诊断、早治疗，可提高共病患者的生活质量与劳动能力。

（二）机制

OSAS 患者反复间歇性低氧与睡眠片段化直接影响细胞内线粒体的有氧代谢，使糖异生增多，β 细胞凋亡增加，β 细胞功能损害，胰岛素与其受体亲和力下降，外围组织葡萄糖摄取能力下降，从而使血糖升高。其次，通过激活交感神经系统、下丘脑 - 垂体 - 肾上腺轴，影响下丘脑 - 垂体 - 生长激素轴、下丘脑 - 垂体 - 性腺轴而影响维持糖稳态的多种内分

泌激素，影响糖代谢。另外，OSAS 患者体内增高的炎症状态、氧化应激、脂肪因子异常均是糖代谢异常的重要原因。反过来，糖尿病患者并发的肥胖、微血管病变、周围神经病变、高血糖对呼吸中枢的损害可能是导致 OSAS 发生、加重的原因。未来需要进一步研究阐述两者间相关的机制。

（三）临床表现

OSAS 合并糖尿病的患者，OSAS 越严重，血糖控制越差；严重 OSAS 较非 OSAS 的糖尿病患者，微血管并发症、周围神经病变、大血管病变患病率越高，越严重。两病共病患者心脑血管卒中风险增高。

（四）治疗

对 OSAS 患者进行代谢指标的筛查，早诊断、早治疗，改善患者的生活质量与劳动能力。

1. 生活方式改变 减重、避免服用镇静药物以减轻上气道的塌陷。

2. 降糖治疗 强化降糖治疗能有效改善 OSAS 患者睡眠呼吸紊乱，尤其是肥胖患者，但对于降糖治疗前后患者 AHI 无明显改善。伴发 OSA 的 2 型糖尿病患者血糖波动会加剧，应用降糖药时要注意避免低血糖，尤其是夜间低血糖的发生，对于夜间缺氧较严重 OSAS 并 2 型糖尿病患者要警惕双胍类药物的副作用。

3. CPAP 治疗 特别是中重度 OSAS，CPAP 治疗为首选。

五、睡眠与内分泌异常

内分泌疾病如甲状腺功能亢进症（简称甲亢）、甲状腺功能减退症（简称甲减）、肢端肥大症、库欣综合征等均会发生睡眠改变。

1. 甲减患者常见睡眠呼吸暂停 甲减患者 OSAS 高发的可能机制：组织黏液性肿导致上气道腔径缩小，上气道肌力降低，中枢对上气道肌肉的驱动减弱。甲减对睡眠的另一个影响是 delta 睡眠百分比减少，日间嗜睡常见。

2. 甲亢患者多失眠 甲亢对睡眠结构的影响研究结果有分歧。治疗甲亢可以使失眠改善。

3. 肢端肥大症患者的睡眠障碍 由于生长激素过度分泌，常常并发睡眠呼吸暂停。可能的机制包括肢端肥大患者舌体增大、上气道肌肉肥大和呼吸中枢异常。

4. 肾上腺皮质激素过度分泌性疾病 如库欣综合征，约30% 合并 OSAS。

12

六、睡眠与纤维肌痛综合征

（一）概述

美国风湿病学会定义的纤维肌痛综合征（fibromyalgia syndrome，FS）为至少3个月广泛性肌肉、骨骼疼痛，双侧性、在腰上下，包括轴与其他11～18处敏感部位疼痛。人群患病率约3%，30～50岁好发，女性多见。起始因素包括感染、创伤、情感创伤与紧张。睡眠加重，休息可改善。

（二）机制

本病的机制尚不清楚。文献报道与睡眠障碍、神经递质分泌异常及免疫紊乱有关。

（三）临床表现

多见于女性，好发于25～45岁。临床表现为下述4组症状：①全身广泛疼痛是共同症状。疼痛以中轴骨骼（颈、胸椎、下背部）与肩胛带、骨盆带等处为常见。存在广泛的压痛点，呈对称性分布，患者比正常人对"按压"的反应显著，其他部位则无区别。②特征性症状，如睡眠障碍、疲劳与晨僵。③常见症状，如麻木与肿胀。④混合症状，如同时患有某种风湿病。

（四）诊断与鉴别诊断

1. 诊断　自20世纪70年代Smythe首次提出纤维肌痛综合征诊断标准以来，相继许多诊断标准问世。目前最广泛使用的是1990年纤维肌痛综合征的分类标准，同时具备下述2个特征，可诊断纤维肌痛综合征：①持续3个月以上的全身性疼痛。身体的左、右侧，腰上、下部与中轴骨骼等部位同时疼痛。②用拇指按压（按压力约为4kg）18个（9对）压痛点中至少有11个疼痛。分别是枕骨下肌肉附着处；斜方肌上缘中点；第5至第7颈椎横突间隙的前面；冈上肌起始部，肩胛棘上方近内侧缘；肱骨外上髁远端2cm处；第二肋骨与软骨交界处，恰在交界处外侧上缘；臀外上象限，臀前皱襞处；大粗隆后方；膝内侧脂肪垫关节褶皱线的近侧。

该标准所强调的纤维肌痛综合征与其他类似疾病的区别是没有包括如疲劳、睡眠障碍、晨僵等。这个标准不能区分原发性纤维肌痛综合征与继发性纤维肌痛综合征，诊断时要除外继发性纤维肌痛综合征。

2. 鉴别诊断　需与以下疾病鉴别：

（1）精神性风湿痛：多带感情色彩的症状。疼痛定位模糊，变化多端，无解剖基础，不受天气或活动的影响。

（2）慢性疲劳综合征：表现为疲劳、乏力，但缺少基础病因。低热、咽炎、颈或腋下淋巴结肿大，测定抗EB病毒包膜抗原抗体IgM，有助于鉴别两者。

（3）风湿性多肌痛：血沉（即红细胞沉降率）快，多见于60岁以上老人，滑膜活检示炎性改变，对激素敏感。

（4）类风湿关节炎：疼痛多分布于腕、手指与足趾等部位，有关节肿胀的客观证据，晨僵时间长，类风湿因子阳性、血沉增快、关节X线片改变。

（5）肌筋膜痛综合征：亦称局限性纤维炎，按压压痛点伴有其他部位放射为特征。

（五）治疗

治疗包括教育、药理学干预（包括抗抑郁药、苯二氮䓬类与非苯二氮䓬类安眠药、止痛药、肌松药）、非药理学干预（包括锻炼、认知行为治疗、生物反馈、催眠疗法，甚至针灸治疗）。纤维肌痛综合征多伴有OSAS、PLMD、RLS与睡眠延迟，应予检查与治疗。心理健康专家评估也是必要的。非药物治疗包括保证良好的睡眠卫生，如规律作息、环境安静、戒烟酒、舒展性练习与运动锻炼等。

七、睡眠与慢性疼痛综合征

慢性疼痛也会干扰睡眠，导致入睡困难、睡眠效能降低，失眠常见，可伴有紧张、抑郁和焦虑等。PSG监测发现sigma节律显著减少，枕区delta节律、枕区与中央区alpha节律、beta激动次数均增加。治疗包括药物的、心理的及行为等综合措施。

八、慢性疲劳综合征

慢性疲劳综合征（chronic fatigue syndrome，CFS）由不同成分组成，定义为：疲乏至少6个月；除体力过劳之外，未发现引起疲倦的其他潜在原因；CFS患者有共同的睡眠主诉，包括入睡困难、睡眠维持困难。对49名CFS患者与20名对照者的PSG研究发现，CFS患者4期睡眠减少、睡眠片段化显著、睡眠效率降低及入睡困难。Watson等报告了患与不患CFS的单卵双生子有关失眠的主客观参数。有趣的是，尽管CFS患者报告的8条失眠参数不同于睡眠不良更常见外，失眠的PSG客观参数在两组间非常相似。这些数据支持下述观点，即CFS患者的失眠可能源于对睡眠状态的知觉错误。与前述的其他疾病一样，CFS患者应该筛查潜在的睡眠紊乱，及时治疗。

九、药物对睡眠与觉醒的影响

这部分将简要复习内科常用处方与非处方药物对睡眠的影响。精神类药物与抗癫痫药在第七章中有部分介绍。

1. 降压药物

（1）β肾上腺素受体阻滞剂：常见症状有疲倦、失眠、梦魇、生动的梦境、意识错乱与抑郁等，老年、青少年多见。与年龄、健康状况、药物剂量、血浆胆固醇水平、血浆药物浓度与对β₂受体或5-HT受体的相对亲和力等有关。

（2）α₂受体激动剂：可乐定与甲基多巴最常见的副作用为镇静作用、失眠与梦魇。甲基多巴还与记忆损害有关。

（3）β、α₁受体阻滞剂：卡维地洛、拉贝洛尔可引起嗜睡与疲倦，偶有失眠。

（4）其他降压药：α受体阻滞剂哌唑嗪、特拉唑嗪偶有引起暂时性嗜睡的报道。钙通道阻滞剂、血管紧张素转换酶抑制剂与血管紧张素受体阻滞剂、血管扩张剂对睡眠几乎没有影响。选择合适的时间使用利尿剂亦不会影响睡眠。

2. 抗心律失常药　常见副作用为疲倦，其中尤其以Ⅱ类药物（β受体阻滞剂）多见。失眠与做梦异常也有报道。

3. 降脂药　降脂药物对睡眠与觉醒的作用各不相同，从无影响到失眠、疲倦到嗜睡，没有共同的表现。

4. 抗组胺药

（1）H₁受体拮抗剂：第一代H₁受体拮抗剂是亲脂性的，能透过血脑屏障，能拮抗毒蕈碱胆碱受体与α肾上腺素受体。第二代H₁受体拮抗剂家族庞大，是亲水性的，不易透过血脑屏障。第一代H₁受体拮抗剂主要的副作用是镇静，第二代H₁受体拮抗剂镇静副作用明显减弱。西替利嗪是羟嗪（抗焦虑药）的代谢产物，高剂量可能会引起镇静、对酒精有协同作用。第二代H₁受体拮抗剂的副作用轻微，而第一代H₁受体拮抗剂副作用相当强，苯丙烯啶的危险性是最高的。长期使用可能对镇静耐受。

（2）H₂受体拮抗剂：这类药物不易通过血脑屏障，几乎不影响中枢神经系统。但少数敏感个体可能会出现失眠、嗜睡。西咪替丁可能通过减慢苯二氮䓬类的清除，升高茶碱、卡马西平、β肾上腺素受体阻滞剂的水平而影响睡眠。肾功能不全的患者，可能表现为头颈痛、嗜睡和意识混乱等。

5. 茶碱　常见的副作用为睡眠紊乱，这与咖啡因的化学性能相关，其夜间吸收低于白天并受食物的影响显著。但是如果患者的呼吸功能得以改善，睡眠反而改善。

6. 皮质激素　睡眠紊乱常见，表现为觉醒增加。PSG显示REM睡眠减少，2期睡眠少量增加。皮质醇可能增加delta睡眠，但地塞米松不会。

7. 减充血药　伪麻黄碱、N-甲基麻黄碱、去甲麻黄碱和麻黄碱，前几种与麻黄碱有相似的药理学特性，可引起失眠，但作用弱。

（魏翠英）

参考文献

【1】OZTÜRK O，OZTÜRK L，OZDOGAN A，et al. Variables affecting the occurrence of gastroesophageal reflux in obstructive sleep apnea patients[J]. Eur Arch Otorhinolaryngol，2004，261（4）：229-232.

【2】JANSON C，GISLASON T，DE BACKER W，et al. Prevalence of sleep disturbances among young adults in three European countries[J]. Sleep，1995，18（7）：589-597.

【3】SCHERER JS，COMBS SA，BRENNAN F. Sleep disorders, restless legs syndrome, and uremic pruritus: diagnosis and treatment of common symptoms in dialysis patients[J]. Am J Kidney dis，2017，69（1）：117-128.

【4】SIM JJ，RASGON SA，DEROSE SF. Review article: managing sleep apnoea in kidney diseases[J]. Nephrology（Carlton），2010，15（2）：146-152.

【5】SEETHO IW，WILDING JP. Sleep-disordered breathing, type 2 diabetes and the metabolic syndrome[J]. Chron Respir Dis，2014，11（4）：257-275.

【6】AHMAD S，GUPTA M，GUPTA R，et al. Prevalence and correlates of insomnia and obstructive sleep apnea in chronic kidney disease[J]. N Am J Med Sci，2013，5（11）：641-646.

【7】KOGA S，IKEDA S，YASUNAGA T，et al. Effects of nasal continuous positive airway pressure on the glomerular filtration rate in patients with obstructive sleep apnea syndrome[J]. Intern Med，2013，52（3）：345-349.

【8】 LAABAN JP，DAENEN S，LÉGER D，et al. Prevalence and predictive factors of sleep apnoea syndrome in type 2 diabetic patients[J]. Diabetes Metab，2009，35（5）：372-377.

【9】 陈伟，姬秋和.《中国糖尿病医学营养治疗指南》的更新与发展 [J]. 中华糖尿病杂志，2015，7（2）：65-67.

【10】 CHEN L，PEI JH，CHEN HM. Effects of continuous positive airway pressure treatment on glycaemic control and insulin sensitivity in patients with obstructive sleep apnoea and type 2 diabetes：a meta-analysis[J]. Arch Med Sci，2014，10（4）：637-642.

【11】 KAHAL H，KYROU I，TAHRANI AA，et al. Obstructive sleep apnoea and polycystic ovary syndrome：a comprehensive review of clinical interactions and underlying pathophysiology[J]. Clin Endocrinol，2017，87（4）：313-319.

【12】 BAHAMMAM SA，SHARIF MM，JAMMAH AA，et al. Prevalence of thyroid disease in patients with obstructive sleep apnea[J]. Respir Med，2011，105（11）：1755-1760.

【13】 TAKEUCHI S，KITAMURA T，OHBUCHI T，et al. Erratum to：relationship between sleep apnea and thyroid function[J]. Sleep Breath，2015，19（2）：751.

【14】 沈红健. 纤维肌痛症相关性睡眠障碍的研究进展 [J]. 中国临床神经科学，2012，20（3）：329-332.

12

各论

引言　睡眠呼吸障碍的国际分类　138

第四篇　阻塞性睡眠呼吸暂停综合征　143

第五篇　中枢性睡眠呼吸暂停综合征　349

第六篇　睡眠相关肺泡低通气障碍　395

第七篇　睡眠相关低氧血症　449

第八篇　睡眠孤立症状及正常变异　455

第九篇　常见呼吸疾病与睡眠呼吸障碍　469

第十篇　睡眠呼吸病学学科建设　519

第十一篇　睡眠呼吸病学研究与展望　541

引言　睡眠呼吸障碍的国际分类

正常人从清醒状态进入睡眠期,呼吸中枢对化学、机械与皮质冲动传入反应性降低,化学敏感性下降,且呼吸肌感受到呼吸中枢的传出冲动也减少,引起肺泡通气量减少,伴动脉血二氧化碳分压($PaCO_2$)轻度增高($2\sim8mmHg$),尤其进入快速眼动(rapid eye movement,REM)睡眠后,上述呼吸生理变化更加明显,但机体仍能维持正常呼吸生理稳态,不会发生显著通气下降与/或低氧血症。然而,若存在上气道结构异常、呼吸中枢调控不稳定,以及化学感受器或机械性刺激感受器的反应性下降与觉醒阈值改变,会导致睡眠期间呼吸节律与通气量的改变加重,甚至引起严重低氧血症与/或高碳酸血症。可表现不同程度的睡眠呼吸障碍。

美国睡眠医学会(AASM)颁布的《睡眠障碍国际分类(第3版)》(international classification of sleep disorders-3,ICSD-3)明确了定义与分类。睡眠呼吸障碍(sleep-related breathing disorder,SBD)是一组以睡眠期出现呼吸异常为主要特征的睡眠疾病,可伴或不伴清醒期呼吸异常,包括阻塞性睡眠呼吸暂停综合征(OSAS)、中枢性睡眠呼吸暂停综合征(CSAS)、睡眠相关肺泡低通气障碍、睡眠相关低氧血症、单独症候群与正常变异五大类(具体分类详见第二章第三节)。其中,OSAS是最常见的SBD,同时应重视其他疾病的诊断与鉴别诊断。需要注意的是,大部分患者临床表现同时符合两个或以上疾病的诊断标准,且疾病的不同阶段诊断可能发生改变。

一、阻塞性睡眠呼吸暂停综合征

OSAS可分为成人型与儿童型。成人OSAS诊断标准包括打鼾、日间嗜睡等相关症状,且多导睡眠图(polysomnography,PSG)显示阻塞性呼吸事件(阻塞性与混合性呼吸暂停/低通气/呼吸努力相关觉醒)指数≥5次/h;或虽无症状,但PSG显示阻塞性呼吸事件≥15次/h,亦可诊断。ICSD-3首次推荐中心外睡眠监测(out-of-center sleep test,OCST)作为成人OSAS诊断的手段之一,但不适用于儿童OSAS。OSAS可单独或合并其他类型SBD,当并存时容易被忽略,尤其在肥胖低通气综合征患者中,有80%~90%合并OSAS,应注意不能漏诊。

儿童OSAS存在打鼾、睡眠期出现屏气、反常呼吸或呼吸暂停、日间嗜睡、多动、行为或学习障碍等表现,同时PSG监测发现阻塞性或混合性呼吸暂停/低通气事件≥1次/h。值得注意的是,儿童症状性SBD经PSG监测若发现睡眠期$PaCO_2>50mmHg$占总睡眠时间的25%以上提示已符合儿童睡眠相关肺泡低通气诊断标准之一,此时除了明确睡眠低通气的具体分类,还应进一步观察血二氧化碳升高事件与阻塞性呼吸事件(打鼾或吸气相鼻内压降低或胸腹矛盾运动)的相关性,若PSG明确存在阻塞性睡眠呼吸事件,则还应附加诊断儿童OSAS。

此外,上气道阻力综合征(upper airway resistance syndrome,UARS)亦属于OSAS范畴,有人认为是OSAS病理变化的早期阶段,因而不出现呼吸暂停与明显血氧降低,其呼吸暂停低通气指数(apnea hypopnea index,AHI)<5次/h,是PSG监测过程中最易被忽视的疾病之一,其主要病理生理特点表现为睡眠期上气道阻力异常增高所致的频繁呼吸努力相关觉醒(respiratory effort-related arousals,RERAs),须同时行食管压力检测以明确诊断。

二、中枢性睡眠呼吸暂停综合征

CSAS以睡眠期呼吸努力减弱或消失所致呼吸气流降低或中断为主要特征,可呈现周期性或间断性变化,伴或不伴OSAS。CSAS的诊断应符合以下标准:存在睡眠呼吸暂停、嗜睡等相关症状或具有特征性病史;PSG诊断或持续气道正压通气(continuous positive airway pressure,CPAP)滴定期间发现中枢性呼吸暂停/低通气指数≥5次/h,且中枢性呼吸事件占所有呼吸暂停低通气事件的50%以上。具体分类如下:①伴陈-施呼吸的CSA(CSA with Cheyne-Stokes respiration,CSR-CSA);②不伴陈-施呼吸的疾病致CSA(central apnea due to a medical disorder without Cheyne-Stokes respiration);③高海拔周期性呼吸致CSA(CSA due to high altitude periodic breathing,CSA-HAPB);④药物或物质致CSA(CSA due to a medication or substance);⑤原发性CSA(primary CSA,PCSA);⑥婴儿原发性CSA(primary CSA of infancy,PCSAI);⑦早产儿

原发性 CSA（primary CSA of prematurity, PCSAP）；⑧治疗相关 CSA（treatment-emergent CSA）。

CSR-CSA 是 CSAS 分类中病情最复杂且呼吸模式最具特征性的睡眠障碍，在普通人群中患病率低，但在慢性心力衰竭患者中则相当高，且两次中枢性睡眠呼吸暂停事件之间特征性地出现逐升-逐降交替变化的呼吸模式，即陈-施呼吸，其一次循环长度大于 40 秒（以 45～60 秒常见）。目前认为心力衰竭患者发生 CSA 的机制包括 $PaCO_2$ 降低、动脉循环时间延长与功能残气量降低等，且 CSA 可能会通过增加心力衰竭患者心肌耗氧，同时减少氧供导致病情进一步加重。

对于不伴陈-施呼吸 CSA，应根据特征性病史与呼吸模式进行分析。①疾病所致 CSA 不伴陈-施呼吸：基础疾病大多为血管性、肿瘤性、退行性变、脱髓鞘性或创伤性损伤所造成的不同程度的脑干功能障碍，个别患者存在突出的呼吸异常（如失调性呼吸模式，呼吸节律与呼吸幅度/潮气量绝对不规则），可合并存在睡眠相关肺泡低通气，因此需同时监测夜间 $PaCO_2$ 以防漏诊。② CSA-HAPB：近期有登高海拔地区的经历，不同于陈-施呼吸的最大特点是 CSA-HAPB 一次循环长度常小于 40 秒（以 12～20 秒常见），在总睡眠时间中所占比例可随着海拔上升而增高，中枢性呼吸事件主要出现在非快速眼动（non-rapid eye movement, NREM）睡眠期。③药物或物质致 CSA：有阿片类或其他呼吸抑制剂使用史，尤其是长效阿片类药物使用持续 2 个月及以上可出现典型疾病表现，中枢性呼吸暂停指数（central apnea index, CAI）与美沙酮血药浓度显著相关，PSG 还可记录到失调性呼吸模式。④ PCSA：为排除性诊断，日间或夜间 $PaCO_2$ 监测未显示明显肺泡低通气（alveolar hypoventilation）。⑤ PCSAI 与 PCSAP 是两类发生于新生儿的 SBD，出生后即出现呼吸暂停或发绀，PSG 或 OCST 监测发现反复出现的、持续时间超过 20 秒的中枢性呼吸暂停，或周期性呼吸占总睡眠时间的 5% 或以上，可能与中枢神经系统发育不良或其他合并症/并发症（如慢性肺病、胃食管反流病等）有关，两者均为自限性疾病，预后较好，无后遗症。两者的区别在于，PCSAI 出生胎龄 ≥37 周，心率减缓罕见，常于出生即刻或出生后前几周或几个月发现，较大足月儿可能发生明显危及生命事件（apparent life-threatening event, ALTE），具体表现为中枢性或阻塞性呼吸暂停、皮肤颜色改变（发绀、苍白或偶见红斑）、肌肉张力改变、窒息或者哽噎等；PCSAP 出生胎龄 <37 周，常有心率减缓，出生后第 1 天罕见，若非则提示存在其他疾病。在排除或有效治疗其他合并症/并发症前提下，患儿 CSA 会随着中枢神经系统的进一步发育成熟而明显减轻，其中 92% 的 PCSAP 患儿呼吸暂停症状于 37 周消失，一般不超过 43 周。

治疗相关 CSA 定义为，PSG 或 OCST 确诊为 OSAS 的患者经不设置后备频率的 CPAP 治疗消除阻塞性呼吸事件后出现中枢性呼吸事件。此概念同 2006 年首次被定义并沿用至今的复杂性睡眠呼吸暂停综合征（complex sleep apnea syndrome, Comp-SAS），其发病机制主要涉及 CPAP 治疗相关的过度通气与睡眠结构紊乱：其一，CPAP 使肺总量增加，抑制肺牵张受体，减少呼吸中枢兴奋传入，且 CPAP 压力升高可使解剖无效腔内 CO_2 清除，使体内 $PaCO_2$ 水平下降至阈值水平以下时，易发生 CSA；其二，由于面罩佩戴不适、快速 CPAP 滴定、张嘴呼吸等因素，易出现夜间频繁觉醒，以致加重睡眠结构紊乱。对于 CPAP 治疗依从性好的患者，若持续存在睡眠片段化与日间嗜睡，应考虑该疾病可能。

三、睡眠相关肺泡低通气障碍

睡眠相关肺泡低通气障碍（sleep related hypoventilation disorder）是一大类疾病的总称，ICSD-3 将其定义为：成人动脉 $PaCO_2$（或其他替代法）上升至 >55mmHg 并持续超过 10 分钟，或动脉 $PaCO_2$（或其他替代法）睡眠期（与清醒期仰卧位相比）上升幅度 >10mmHg 并达到 50mmHg 以上且持续超过 10 分钟；儿童动脉 $PaCO_2$（或其他替代法）>50mmHg，占总睡眠时间的 25% 以上。其中，由于汉语均涉及"低通气"易造成误解，因此需强调此处"肺泡低通气（hypoventilation）"的概念与呼吸事件中"低通气（hypopnea）"概念的区别。后者是一种睡眠呼吸紊乱事件，定义为：成人鼻内压、鼻气流或其他低通气感应器监测到幅度较上一个事件的基础值下降 >30%，持续时间 >20 秒，血氧饱和度较基础值下降 >3% 或伴随微觉醒；儿童鼻内压、鼻气流或其他低通气感应器监测到幅度较上一个事件的基础值下降 >30%，持续时间 >2 次呼吸，血氧饱和度较基础值下降 >3% 或伴随微觉醒。

睡眠相关肺泡低通气障碍包括以下 6 类疾病：①肥胖低通气综合征（obesity hypoventilation

syndrome，OHS）；②先天性中枢性肺泡低通气综合征（congenital central hypoventilation syndrome，CCHS）；③伴下丘脑功能障碍迟发性中枢性肺泡低通气（late-onset central hypoventilation with hypothalamic dysfunction）；④特发性中枢性肺泡低通气（idiopathic central alveolar hypoventilation，ICAH）；⑤药物或物质致睡眠相关肺泡低通气（sleep related hypoventilation due to a medication or substance）；⑥疾病致睡眠相关肺泡低通气（sleep related hypoventilation due to a medical disorder）。

OHS 是 ICSD-3 新添分类，以肥胖与日间血碳酸升高（$PaCO_2 > 45mmHg$）为特点，患者常表现为日间过度嗜睡，其严重度与二氧化碳增高水平无密切相关性，在排除其他病因（如肺实质疾病、神经肌肉疾病等）引起的血碳酸增高后即可诊断。虽然 80%～90% 的 OHS 合并 OSAS，但脂肪沉积等所致的上气道阻塞不能完全解释 OHS 发病，其机制包括：由呼吸暂停/低通气事件导致的短期或通气功能下降所致的长时段高碳酸血症，在阻塞性事件间歇期不能完全代偿；高 CO_2 通气反应性钝化使高碳酸血症一直持续至清醒期，以至于出现酸中毒，CO_2 通气反应性的补偿下降；同缺氧、心力衰竭或利尿剂一样，肾脏碳酸氢盐排泄率受损也使高碳酸血症持续存在；肥胖本身也可使 CO_2 生成增加，体重增加给呼吸泵带来的额外负荷及睡眠过程中间断上气道阻塞所致的阻力负荷，导致呼吸做功增加；肺容量与呼吸力学机制改变，化学敏感性与张力敏感性的改变，以及肥胖相关的激素因素对呼吸驱动的抑制，例如，OHS 患者瘦素水平升高且存在抵抗（瘦素是呼吸刺激剂）等因素影响 CO_2 清除。可见，对于 OHS 伴 OSAS，应探究其潜在病因。

CCHS 与伴下丘脑功能障碍迟发性中枢性肺泡低通气均为罕见的通气中枢调控功能障碍性疾病，区别在于前者存在 *PHOX2B* 基因突变而后者不存在。此外，CCHS 常于出生后不久起病，但也有起病较晚的特殊案例，因此需要与伴下丘脑功能障碍迟发性中枢性肺泡低通气鉴别。伴下丘脑功能障碍迟发性中枢性肺泡低通气除了起病相对较晚，可至儿童初期才出现摄食过量与重度肥胖的先兆症状，随之出现中枢性低通气，甚至呼吸衰竭，其诱发因素常常只是麻醉或是轻度的呼吸系统疾病。伴下丘脑功能障碍迟发性中枢性肺泡低通气还可能出现下丘脑源性内分泌异常（尿崩症、抗利尿激素分泌过多、性早熟、性腺功能减退、高泌乳素血症、甲状腺功能减退、生长激素分泌减少），情绪或行为严重异常，或发生神经嵴源性肿瘤。

药物或物质致睡眠相关肺泡低通气患者长期应用某种已知能抑制呼吸驱动与/或损害呼吸肌的药物与物质，包括长效镇痛剂、麻醉、镇静复合剂与肌肉松弛药物，患者出现慢性低通气与高碳酸血症，且常伴持续性或反复发作性血氧下降，因此存在睡眠相关性低通气，有些甚至可能存在日间高碳酸血症。长期服用美沙酮者虽然可出现 CSA，但一般无或仅有轻度日间低通气。

疾病所致睡眠相关肺泡低通气患者存在上气道或肺实质性疾病、胸壁疾病、肺动脉高压、神经系统与神经肌肉疾病等基础疾病，尤其急性期可加重通气不足严重度。睡眠低通气以 REM 睡眠期最重，可伴或不伴日间高碳酸血症。患者可无症状或表现为呼吸困难、胸闷或疲乏，严重者常有红细胞增多。肺功能、放射影像、心脏超声与肺动脉导管等检查方法可用来诊断出具体呼吸系统疾病。疑诊神经系统或神经肌肉因素导致肺通气不足者，应行中枢神经系统成像或周围神经或肌肉功能检测。

ICAH 是一类不明原因的肺泡通气减少导致睡眠相关低氧血症与高碳酸血症的疾病，患者本身并无胸廓、肺、呼吸肌或神经系统病变，但中枢化学感受器对高 CO_2 反应却明显减弱或消失，大部分患者外周化学感受器的低氧反应也降低，亦属于排除诊断性疾病。

四、睡眠相关低氧血症

睡眠相关低氧血症（sleep related hypoxemia disorder）与睡眠相关肺泡低通气障碍的区别在于，睡眠相关低氧血症患者不存在 $PaCO_2$ 升高或 $PaCO_2$ 状态不明，仅表现为睡眠期间持续显著的血氧饱和度降低，成人脉氧饱和度（SpO_2）≤88%，儿童 SpO_2≤90%，脉氧饱和度下降持续时间≥5 分钟，一旦明确出现 $PaCO_2$ 增高就不属于本疾病范畴。睡眠相关低氧血症通常由于通气血流比例失调，氧分压下降，动静脉分流或上述综合因素所致，若存在上述已知病理生理原因，应明确指出。某些患者可合并 OSAS 或 CSAS，注意不能漏诊。睡眠期显著持续低氧血症不能完全由其他睡眠相关呼吸疾病（如OSAS）解释，目前认为低氧血症继发于躯体或神经系统疾病，患者可伴有日间低氧血症。

五、单独症候群与正常变异

单独症候群与正常变异（isolated symptom and normal variant）包括鼾症（snoring）与夜间呻吟（catathrenia）。单纯鼾症的患者其睡眠期内无呼吸暂停、低通气或 RERAs 事件，且不引起日间嗜睡、疲乏、夜间失眠或其他相关症状，确诊前应行 PSG 或 OCST 监测排除 OSAS。夜间呻吟典型表现为深吸气后延长的呼气相，表现为呼吸徐缓的呼吸模式，呼气相延长伴有单调的类似呻吟的声音。诊断基于临床表现与 PSG 的改变而确定，PSG 示口鼻气流暂停，胸腹带检测无胸腹运动，类似 CSAS，但通常不伴明显的血氧饱和度下降。夜间呻吟的鉴别诊断包括 SBD，如打鼾、睡眠相关性喉痉挛与中枢性睡眠呼吸暂停等，呻吟发作与梦呓或体动与精神疾病无联系。

（李庆云）

参考文献

【1】 American Academy of Sleep Medicine. International classification of sleep disorders[M]. 3rd ed. Darien, IL: American Academy of Sleep Medicine, 2014.

【2】 李庆云, 王琼. 聚焦新版睡眠相关呼吸疾病的国际分类 [J]. 中华结核和呼吸杂志, 2014, 37（12）: 883-884.

【3】 李庆云, 王琼. 关注药物性睡眠低通气 [J]. 中华结核和呼吸杂志, 2016, 39（8）: 582-583.

【4】 韩芳. 肺泡低通气及低通气综合征 [J]. 中华结核和呼吸杂志, 2015, 38（9）: 648-650.

【5】 韩芳. 先天性中枢性肺泡低通气综合征: 一种新的疾病分类 [J]. 中华结核和呼吸杂志, 2016, 39（10）: 755.

【6】 罗金梅, 肖毅. 肥胖低通气综合征: 需要早期诊断和正确的治疗 [J]. 中华结核和呼吸杂志, 2016, 39（8）: 585.

【7】 王玮. 疾病相关性睡眠低通气 [J]. 中华结核和呼吸杂志, 2016, 39（8）: 580.

【8】 许力月, 张希龙. 夜间呻吟: 一种新的睡眠呼吸障碍 [J]. 中华结核和呼吸杂志, 2015, 38（9）: 656-658.

【9】 莫冉冉, 李慧婷, 李明娴. 睡眠呻吟: 睡眠呼吸障碍老成员的新认识. 中华结核和呼吸杂志, 2018, 41（11）: 884-886.

【10】 陈永毅, 罗远明. 特发性肺泡低通气 [J]. 中华结核和呼吸杂志, 2016, 39（8）: 584.

【11】 赵忠新. 睡眠医学 [M]. 北京: 人民卫生出版社, 2016.

第四篇
阻塞性睡眠呼吸暂停综合征

第十三章　阻塞性睡眠呼吸暂停综合征概论　144

第十四章　阻塞性睡眠呼吸暂停综合征病因与易感因素　157

第十五章　阻塞性睡眠呼吸暂停综合征发病机制　166

第十六章　阻塞性睡眠呼吸暂停综合征临床表现与诊断　171

第十七章　阻塞性睡眠呼吸暂停系统损害　183

第十八章　阻塞性睡眠呼吸暂停治疗　283

第十九章　儿童阻塞性睡眠呼吸暂停　324

第二十章　女性阻塞性睡眠呼吸暂停　335

第二十一章　老年阻塞性睡眠呼吸暂停　341

第十三章　阻塞性睡眠呼吸暂停综合征概论

第一节　阻塞性睡眠呼吸暂停综合征概念与分型

千百年来，人们一直把睡眠作为最佳休息方式，打鼾被认为是"睡得香"的标志。因此，睡眠呼吸障碍（SBD）曾经是一个长时间不被认识的疾病。50 年前当睡眠呼吸暂停低通气综合征（sleep apnea hypopnea syndrome，SAHS）的第一个流行病学研究发表时，它被认为是一种罕见病。1981 年，一封给 *Lancet* 的信甚至质疑英国是否存在睡眠呼吸暂停。究其原因在于睡眠呼吸暂停多发生于夜间，而患者的功能受损与临床症状多反应在日间，患者很难将嗜睡、头痛、疲乏无力与血压升高等日间症状与夜间睡眠中的呼吸暂停相联系，因此即便是严重的患者也无从知道自己日间状态与功能受损的真正原因。

虽然长时间以来阻塞性睡眠呼吸暂停综合征（obstructive sleep apnea syndrome，OSAS）不为人们所认识，由于这种疾病特有的症状与体征，却在多种文字材料中早有记载。古希腊主管酿酒的神巴克利斯，以肥胖著称，贪睡且睡眠时鼾声如雷，频繁出现睡眠时呼吸中断，最终死于睡眠窒息。作家狄更斯在小说《匹克威克外传》中描述的一个胖男孩 Joe，他不仅肥胖，睡眠时鼾声响亮，日间嗜睡严重，其怪异的性格常成为人们的笑柄。美国南北战争时期，士兵睡眠打鼾与呼吸暂停很常见，严重影响部队的休息。为解决这一问题，打鼾士兵在睡衣背部缝一个口袋，睡觉时口袋里面放一个胶皮球，致使打鼾者不能平卧，以减轻睡眠打鼾与频繁的睡眠暂停与低通气。

中度至重度 OSAS 的发生率（AHI≥15 次 /h）>10%。患病率随年龄增长而增加。疾病本身的成本（即工作能力受限与开车时睡觉而导致的交通事故的发生率）与由此产生的并发症的成本（特别是心血管与代谢疾病）显著高于其他疾病。

睡眠呼吸事件最终都会引起睡眠中的觉醒，大脑也会对这种阵发性的呼吸努力作出反应。呼吸暂停与低通气引起的血中氧气与二氧化碳水平的往复性波动变化造成间歇性缺氧与酸中毒。其特征性病理过程可以归纳为 3 个：间歇性缺氧，睡眠片段化与呼吸努力的变化。

虽然目前 OSAS 发病原因已被较为清楚地界定，OSAS 仍然被认为是一种高度异质性的疾病。因为其严重程度（呼吸事件的种类与数量、缺氧的时间与程度等）、病史、病程与其他相关因素（发病风险与原发疾病等），使该病的临床表现存在巨大的差异。

OSAS 同时是一种非常流行的慢性疾病和多系统疾病，满足慢性疾病所有标准，即持续时间长，经常不自发地缓解，很少能完全治愈，通常与可变的危险因素和多种疾病并存相关。

OSAS 又是一种常见的疾病，疾病本身与并发症对患者的生活质量产生巨大影响与严重后果。睡眠呼吸暂停在特定人群如具有高血压、脑卒中、冠心病与心律失常、呼吸衰竭的患者中高发。高危人群包括肥胖、心力衰竭、心房颤动、高血压、2 型糖尿病、卒中、肺动脉高压、减重手术史。

OSAS 患者睡眠片段化与慢性间断性缺氧，诱导中间机制包括氧化应激、交感神经系统激活与全身炎症，这些都与心脏并发症及代谢综合征有关。目前，研究 OSAS 与心血管疾病之间的联系是临床工作者的一个具有挑战性的任务。

睡眠结构改变与脑缺氧导致患者记忆力下降、性欲减退、性格异常。睡眠呼吸暂停甚至诱发或加重骨质疏松。

随着诊断方法的改进，更多的 SBD 患者被确诊。夜间 CPAP 治疗的推出，使 OSAS 患者的预后与生活质量显著改善。科学技术的快速发展，呼吸机变得更加强大，噪声更小，使用更便捷，新开发的通气模式使治疗更加个性化，更好地适应患者的需要。

目前，某些特殊情况如儿童 OSAS、妊娠期间 OSAS、重叠与肥胖低通气综合征、接受减重手术的患者、OSAS 高度流行的群体（心血管疾病、代谢综合征等）的识别、风险分层与治疗干预等目前尚待修改与提高。

SAHS 可以表现为 OSA、中枢性睡眠呼吸暂停（central sleep apnea，CSA）与低通气，也包括增加通气反应性（如高海拔与周期性呼吸）或减少呼吸驱动（如阿片诱导睡眠呼吸暂停）所致的 SBD，以及降低神经肌肉、骨骼或慢性肺疾病每分通气量的共存或复杂的呼吸模式。

一、常见的睡眠呼吸障碍及其特征

1. 睡眠呼吸暂停（sleep-related apnea） 睡眠过程中口鼻呼吸气流消失或明显减弱（较基线幅度下降 > 90%），持续时间 ≥ 10 秒。其是由反复阶段性部分 / 全部咽腔塌陷所导致的综合征，有 3 个主要特征：间歇性低氧血症，睡眠片段化与呼吸努力的变化。

2. 阻塞性睡眠呼吸暂停（obstructive sleep apnea，OSA） 是指口鼻气流消失，胸腹式呼吸仍然存在。系因上气道阻塞而出现呼吸暂停，但是中枢神经系统呼吸驱动功能正常，继续发出呼吸运动指令兴奋呼吸肌，因此胸腹式呼吸运动仍存在。

3. 中枢性睡眠呼吸暂停（central sleep apnea，CSA） 指口鼻气流与胸腹式呼吸同时消失。由中枢神经系统功能失常引起，中枢神经不能发出有效的指令，呼吸运动消失，口鼻气流停止。

4. 混合性睡眠呼吸暂停（mixed sleep apnea，MSA） 是指 1 次呼吸暂停过程中，开始口鼻气流与胸腹式呼吸同时消失，数秒或数十秒后出现胸腹式呼吸运动，仍无口鼻气流。即在 1 次呼吸暂停过程中，先出现中枢性呼吸暂停，后出现阻塞性呼吸暂停。

5. 体位相关睡眠呼吸暂停综合征 侧卧位睡眠时 AHI 较仰卧位睡眠时降低 ≥ 50%。

6. 复杂性睡眠呼吸暂停 目前 ICSD-3 已将其划分为一种独立的疾病，即治疗相关中枢性睡眠呼吸暂停，其发生与 OSAS 正压通气的应用有关。患者经过正压通气后，阻塞性呼吸事件清除的同时残余的中枢性呼吸暂停指数 ≥ 5 次 /h，或以陈 - 施呼吸为主。

7. 慢性间歇性低氧血症（chronic intermittent hypoxia，CIH） 呼吸暂停与低通气造成的短暂性血氧降低，即每晚睡眠过程中口鼻气流较基线水平下降 > 30% 并伴 SpO_2 下降 ≥ 4%，持续时间 ≥ 10 秒；或者是口鼻气流较基线水平降低 > 50% 并伴动脉血氧饱和度（SaO_2）下降 ≥ 3%，持续时间 ≥ 10 秒与血二氧化碳水平的反复变化。

二、伴随睡眠呼吸暂停低通气出现反复觉醒与睡眠片段化

1. 呼吸相关觉醒反应 睡眠过程中由于呼吸障碍导致的觉醒，可以是较长的觉醒而使睡眠总时间缩短，也可以是频繁而短暂的微觉醒；虽然目前尚未将其计入总的醒觉时间，但频繁微觉醒可导致日间嗜睡加重。

2. 觉醒 NREM 睡眠过程中持续 3 秒以上的脑电图（electroencephalograhpy，EEG）频率改变，包括 α 波、θ 波与 / 或频率 > 16Hz 的脑电波（但不包括纺锤波）。

3. 睡眠片段化 反复觉醒导致的睡眠不连续。

上述病理性睡眠呼吸暂停低通气除了每晚发生呼吸暂停与低通气的次数多、持续时间长以外，总的呼吸暂停时间占总睡眠时间的比例增高，平均可达 40% ~ 50%，有时可高达 80%。REM 睡眠期发生呼吸暂停低通气的频度及时间与对 SaO_2 的影响明显大于 NREM 睡眠期。由于 REM 多分布于后半夜，因此后半夜的睡眠呼吸暂停低通气比前半夜更为频繁。反复发生呼吸暂停与低通气，导致睡眠不完整，频繁觉醒，所以患者几乎没有 REM 睡眠。

（李明娴）

参考文献

【1】 SHAPIRO CM，CATTERALL JR，OSWALD I，et al. Where are the British sleep apnoea patients?[J]. Lancet，1981，2（8245）：523.

【2】 中华医学会呼吸病学分会睡眠呼吸障碍学组. 阻塞性睡眠呼吸暂停低通气综合征诊治指南 [J]. 中华结核和呼吸杂志，2012，35（1）：9-12.

【3】 GENTA PR，SCHORR F，ECKERT DJ，et al. Upper airway collapsibility is associated with obesity and hyoid position[J]. Sleep，2014，37（10）：1673-1678.

【4】 NAUGHTON MT，KEE K. Sleep apnoea in heart failure：to treat or not to treat? [J]. Respirology，2017，22（2）：217-229.

【5】 BROWN DL，MCDERMOTT M，MOWLA A，et al. Brainstem infarction and sleep-disordered breathing in the basic sleep apnea study[J]. Sleep Med, 2014, 15(8): 887-891.

【6】STREHMEL R, VALO M, TEUPE C. Natriuretic peptide and high-sensitive troponin T concentrations correlate with effectiveness of short-term CPAP in patients with obstructive sleep apnea and coronary artery disease[J]. Clin Med Insights Circ Respir Pulm Med, 2016, 10: 33-39.

【7】PATINKIN ZW, FEINN R, SANTOS M. Metabolic consequences of obstructive sleep apnea in adolescents with obesity: a systematic literature review and meta-analysis[J]. Child Obes, 2017, 13(2): 102-110.

【8】VOIGHT J, AKKAYA M, SOMASUNDARAM P, et al. Risk of new-onset atrial fibrillation and stroke after radiofrequency ablation of isolated, typical atrial flutter[J]. Heart Rhythm, 2014, 11(11): 1884-1889.

【9】DEAN DA, WANG R, JACOBS DR, et al. A systematic assessment of the association of polysomnographic indices with blood pressure: the Multi-Ethnic Study of Atherosclerosis(MESA)[J]. Sleep, 2015, 38(4): 587-596.

【10】MAY AM, VAN WAGONER DR, MEHRA R. Obstructive sleep apnea and cardiac arrhythmogenesis: mechanistic insights[J]. Chest, 2017, 151(1): 225-241.

【11】UYAR M, DAVUTOGLU V. An update on cardiovascular effects of obstructive sleep apnoea syndrome[J]. Postgrad Med J, 2016, 92(1091): 540-544.

【12】MARTINEZ CERON E, CASITAS MATEOS R, GARCIA-RIO F. Sleep apnea-hypopnea syndrome and type 2 diabetes. A reciprocal relationship?[J]. Arch Bronconeumol, 2015, 51(3): 128-139.

【13】PARATI G, OCHOA JE, BILO G, et al. Obstructive sleep apnea syndrome as a cause of resistant hypertension[J].

Hypertens Res, 2014, 37(7): 601-613.

【14】DUCE B, KULKAS A, LANGTON C, et al. The AASM 2012 recommended hypopnea criteria increase the incidence obstructive of sleep apnea but not the proportion of positional obstructive sleep apnea[J]. Sleep Med, 2016, 26: 23-29.

【15】SEIXAS A, RAVENELL J, WILLIAMS NJ, et al. Uncontrolled blood pressure and risk of sleep apnea among blacks: findings from the Metabolic Syndrome Outcome(MetSO)study[J]. J Hum Hypertens, 2016, 30(3): 149-152.

【16】STONE KL, BLACKWELL TL, ANCOLI-ISRAEL S, et al. Sleep disordered breathing and risk of stroke in older community-dwelling men[J]. Sleep, 2016, 39(3): 531-540.

【17】HEINZER R, VAT S, MARQUES-VIDAL P, et al. Prevalence of sleep-disordered breathing in the general population: the HypnoLaus study[J]. Lancet Respir Med, 2015, 3(4): 310-318.

【18】OSORIO RS, GUMB T, PIRRAGLIA E, et al. Sleep-disordered breathing advances cognitive decline in the elderly[J]. Neurology, 2015, 84(19): 1964-1971.

【19】JEAN RE, GIBSON CD, JEAN RA, et al. Obstructive sleep apnea and acute respiratory failure: an analysis of mortality risk in patients with pneumonia requiring invasive mechanical ventilation[J]. J Crit Care, 2015, 30(4): 778-783.

【20】APPLETON SL, VAKULIN A, MCEVOY RD, et al. Nocturnal hypoxemia and severe obstructive sleep apnea are associated with incident type 2 diabetes in a population cohort of men[J]. J Clin Sleep Med, 2015, 11(6): 609-614.

第二节　阻塞性睡眠呼吸暂停流行病学

流行病学研究是临床医学乃至公共卫生学的基础。一种疾病的流行病学研究内容至少应当包括摸清该种疾病的患（发）病率、流行模式、易患因素与危险因素、自然病变、疾病进展规律、预后与影响预后的因素，这是制订疾病防治干预策略的基础，包括制订相应的卫生投资的依据。制订任何一种疾病，尤其是患（发）病率较高、危害大、负担重的疾病的

防治策略与诊治指南必须首先进行流行病学研究。

在30多年之前，医学文献中才开始出现有关阻塞性睡眠呼吸暂停（OSA）临床特点的描述。尽管如此，其后人们对于这种新的疾病的认识缓慢，关注不够。后来由于流行病学研究结果显示打鼾、OSA与心脏病、高血压及其他心血管疾病的关系密切，人们对于本病的兴趣随之大增。若干年之后以人群为基础的研究报告显示，本病的患病率显著增加，形势发生了急剧变化，OSA才逐渐引起健康管理系统的重视。

OSA 的诊断主要是综合完整的夜间睡眠实验室记录与日间的症状，笼统地说，SBD 多是泛指打鼾、OSA 到 OSA 合并间歇性低氧、睡眠片段化、日间严重嗜睡等各种情况。因此非常重要的是必须明确每一项研究到底是指综合征中的哪一部分。而打鼾、OSA 与阻塞性睡眠呼吸暂停综合征（OSAS）的患病率差别很大。在评估 OSA 患病率与 OSA 的后果时由于采用的方法不同，有时也会影响到相互比较的准确性。比如 SpO_2 的阈值是定义为 3% 还是 4% 作为低通气的标准则会影响到 AHI 的差异，同时也会影响到疾病严重程度的判断。认识到这些因素是非常关键的，它有助于我们理解为什么在同样的设计背景下不同的研究结果会有很大的差异。

图 13-2-1 是根据 1 299 名中年人的 AHI 资料绘制的 AHI 分布图。此前这些人当中竟无一人被诊断为睡眠呼吸暂停，其 AHI 范围为 0～84 次 /h，其中大部分 <5 次 /h。

这份资料的临床意义有两方面：一方面说明人群中确有相当数量的重度 OSAS 患者需要得到诊断与治疗，但是另一方面又存在大量轻度 OSAS 患者，对其进行诊断与治疗的投资 / 效益比如何尚不清楚，即是否需要对其进行治疗尚须进一步深入研究。此外有证据显示，OSA 疾病谱中的最轻者还应当包括十分常见的重度鼾症，而没有呼吸暂停与低通气事件者，以及发作性上气道阻力综合征患者。假如将这些情况都算作 OSA 发作人群，其疾病的负担更加难以估计。

Guileminault 等证明即使没有呼吸暂停低通气、SaO_2 下降，甚至有时在不打鼾情况下，上气道阻力

增加即可反复引起睡眠觉醒，这种睡眠觉醒实际上是机体对上气道阻塞引起的用力呼吸的代偿反应，严重打鼾所引起的胸膜腔内压变化可达 −80cmH2O（$1cmH_2O = 0.098kPa$），这远远超出可使正常人觉醒的水平（−10cmH2O）。这就意味着目前所有的有关睡眠呼吸暂停与低通气的患病率的研究没有纳入所有的病理事件，包括可引起睡眠觉醒的上气道阻塞与日间嗜睡，而目前研究所记录的只是较为严重的一部分，可能只是冰山一角，即使是最近采用最完备的 PSG 设备所检测出的 OSA 患病率的研究都没有包括无症状者。

OSA 流行病学的研究范畴包括 OSA 的危险因素与 OSA 引起的各种后果。

一、患病率

确定是否存在鼾症所采用的方法中最常用的就是问卷调查。打鼾发生率的高低与其频度等级有关。通常选用的级别为从不打鼾、经常打鼾或一周内每晚发生打鼾的次数。虽然自 2010 年以来 Medline 上发表的打鼾的文献多达 4 155 篇，但是至今仍旧没有一个大家公认的可以客观测量的指标。由于缺少一个可以客观测量打鼾的"金标准"，所以患者自报的打鼾的有效性至今仍旧是一个问题。在睡眠诊所内作为睡眠呼吸暂停标志的打鼾独立于年龄与性别。

有关打鼾发生率的研究报告中其发生率的差异很大。根据流行病学研究，其发生率在男性中为 9%～50%，女性为 4%～17%，然而很少有多中心研究报告。在由 Janson 等完成的一项研究中他们在 3

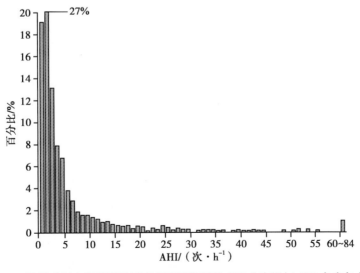

图 13-2-1 根据威斯康星睡眠队列研究资料绘制的 AHI 分布图（1 299 名中年人 AHI）

个国家使用相同的问卷,对同一频度级别,年龄与性别配对的人群中打鼾的发生率进行调查,结果非常相似。因而提示不同人群中打鼾发生率的很大差别可能主要是由于所用的方法不同。

为了确定在尚未诊断为 OSA 人群中 OSA 的患病率,通常采用两个阶段采样方法。目前常用的方法是分两步走,第一步是在一定数量人群中(样本)进行问卷调查,可以通过书信、电话,最好的方法是入户面对面调查有关 OSA 的症状,重点是夜间打鼾与否及其程度,以及日间有关嗜睡及其程度等;第二步是在此基础上对其中 - 重度打鼾者进行 PSG 监测,最后根据 AHI(≥5 次 /h)并结合日间症状,计

算 OSA 的患(发)病率。当然某些条件不具备的地区也可使用一些简易过筛检测手段,如夜间 SpO_2 监测;或在此基础上加上口鼻气流监测等。在这个过程中通常先对一个大样本参加者中的亚组进行睡眠研究,在第一种患病率调查中仅在 OSA 高危人群亚组中进行睡眠记录,这是基于下列假设:在其余的所有参加者中没有 OSA。这可能会漏掉少量 OSA(0.7%~3.3%)。最近在普通人群中 OSA 确诊的患病率情况见表 13-2-1。

正如以前所阐明的那样,由于调查中应用的研究方法不同,包括采样程序不同,检测睡眠技术不同,以及定义不同,不同研究结果之间的比较意

表 13-2-1 以人群为基础的 OSA 的患病率研究结果

第一作者	研究人群	年龄（岁）	样本数大小、性别与入选标准	AHI≥5 次 /h 男	AHI≥5 次 /h 女	AHI≥15 次 /h 男	AHI≥15 次 /h 女	OSA 男	OSA 女	方法学	低通气的定义
Young	随机抽样 3 513 名雇员,美国	30~60	男性 350 名,女性 250 名,习惯性打鼾 355 人,非习惯性打鼾随机抽样 247 人	24.0	9.0	9.0	4.0	4.0	2.0	多导睡眠图监测	可辨认的流速下降和脉氧饱和度下降≥4%
Bixler	随机抽样 4 364 名男性,美国	20~100	按年龄分成队列研究,高危危险因素个体 741 名男性	17.0	—	7.0	—	3.3	—	同上	同上
Ip	3 074 名公务员,香港,中国	30~60	男性 153 名,女性 106 名	18.8	3.7	5.3	1.2	4.1	2.1	同上	同上
Bixler	随机抽样 12 219 名女性,美国	20~100	1 000 名女性高危个体抽样	—	5.0	—	2.0	—	1.2	同上	同上
Duran	普通人群抽样,2 148 名,西班牙	30~70	男性 325 名,女性 235 名,初诊 OSA 390 人,随机抽样 170 人	26.0	28.0	14.0	7.0	3.4	3.0	同上	气流下降 50% 和脉氧饱和度下降≥4%,或脑电图显示觉醒
Udwadia	568 名男性参加医院常规健康体检,孟买,印度	35~65	男性 250 名,打鼾 171 人	19.5	—	8.4	—	7.5	—	家庭多导睡眠图监测	气流下降 50% 和脉氧饱和度下降≥4%
Kim	居民中进行的人群抽样研究,5 020 名,首尔,韩国	40~69	男性 309 名,女性 148 名,习惯性打鼾抽样	27.0	16.0	10.1	4.7	4.5	3.2	家庭或实验室多导睡眠图监测	可辨认的流速下降和脉氧饱和度下降≥4%
Sharma	2 400 名居民,德里,印度	30~60	男性 88 名,女性 63 名,习惯性打鼾 77 人,非打鼾 74 人	19.7	7.4	—	—	4.9	2.1	实验室多导睡眠图监测	气流下降 50% 和脉氧饱和度下降≥4%
Nakayama-Ashida	466 名男性雇员,大阪,日本	23~59	男性 322 名	37.4	—	15.7	—	17.6	—	3 型家庭便携式监测仪	气流下降 50% 和脉氧饱和度下降≥3%

注:表中"—"表示原文中未涉及。

义有限。然而尽管按照 AHI≥5 次 /h 为标准进行判断，睡眠呼吸暂停的患病率的范围也很大。但在不同的人群队列研究中明确的 OSA 的患病率及伴随的日间嗜睡的患病率还是相对一致的，但是 Nakayama-Ashida 的一项研究结果例外，他们的研究结果显示 OSA 的患病率成年男性为 3%～7%，成年女性为 2%～5%，其研究结果显示日本男性中 OSA 的患病率高得多，他们的研究中是用压力感受器记录患者的呼吸，氧饱和度下降的下限为 3% 作为低通气的标准。

近年来国内多省市陆续开展了关于 OSA 流行病学调查工作，其调查结果见表 13-2-2。

二、高危因素

1. 性别 研究结果反复并且一致地证实男性中 OSA 的患病率高于女性，一般人群中 OSA 男女性别之差大约为 2∶1（详见表 13-2-1），而打鼾的发生率差别不大。临床群体研究中男性优势通常更高，发生这种男性优势的原因目前还不清楚，可能的解释包括激素对上气道肌肉抵抗萎陷的能力，以及体脂分布的性别差异、咽喉部解剖学和功能差异。资料提示性激素在 OSA 发病机制中起到重要作用，因为女性绝经期后 OSA 患病率会升高，然而性激素在 OSA 发病机制中的作用尚不完全明确。

2. 年龄 已有的关于年龄对于 SBD 发病影响的流行病学资料显示打鼾、OSA 与 OSAS 之间的差别。几项以人群为基础的研究报告显示无论男性和女性，打鼾的频率都是随着年龄的增加而升高，但在 50～60 岁之后都会下降。存在睡眠呼吸暂停的情况下随着年龄的增加 OSA 患病率也会明显升高。

表 13-2-2 国内关于 OSA 患病率的流行病学调查结果

第一作者或通信作者	发表杂志	发表年份	样本数（应答人数，应答率*）	年龄	城乡	抽样方法	调查方法	诊断标准	OSA 患病率	影响因素
上海市医学会呼吸病学分会睡眠呼吸疾病学组	中华结核和呼吸杂志	2003	8 081（6 826，84.47%）	>30 岁	城市 4 区 6 个街道	整群抽样	问卷调查，之后对中重度打鼾者随机抽取 150 人进行整夜便携式多导睡眠仪监测	AHI≥5 次 /h，ESS≥9 分	3.62%	年龄、性别、月经、吸烟、饮酒
张庆	中华结核和呼吸杂志	2003	1 224（1 168，95.42%）	>30 岁	城区居民	随机整群抽样	入户调查，对≥2 级打鼾者随机抽取 200 人进行便携式多导睡眠仪监测	AHI≥5 次 /h，ESS≥9 分	4.63%	年龄、性别（司机）、吸烟、饮酒
王蓓	中华结核和呼吸杂志	2004	6 208（5 128，82.60%）	各年龄组	2 个城区 4 个小区	随机整群抽样	入户调查打鼾情况对 ESS >9 分进行 PSG 检查	AHI≥5 次 /h，ESS≥9 分	3.50%	年龄、性别、家族史、并发症
李明娴	中华结核和呼吸杂志	2005	3 960（3 648，92.12%）	≥20 岁	城区居民	整群分层随机抽样	入户调查，对≥2 级打鼾者随机抽取 200 人进行多导睡眠仪监测	AHI≥5 次 /h，ESS≥9 分	4.81%	年龄、性别、职业（司机最高）
刘建红	中华流行病学杂志	2007	11 163（10 811，96.84%）	≥14 岁	2 个城区 3 个乡村	整群抽样	问卷调查加入户调查，填写问卷，对打鼾者初筛及多导睡眠仪监测	AHI≥5 次 /h	4.30%	年龄、性别、吸烟、饮酒、BMI、睡眠体位、鼻部病变
林其昌	中华结核和呼吸杂志	2009	5 500（4 286，77.93%）	>20 岁	城市 5 个社区	随机整群抽样	入户调查对≥2 级打鼾者进行多导睡眠仪监测	AHI≥5 次 /h，ESS≥9 分	4.78%	年龄、吸烟、家族史、颈围、腰围、上气道异常

注：* 应答率＝应答人数 / 样本数。OSA，阻塞性睡眠呼吸暂停；AHI，呼吸暂停低通气指数；ESS，Epworth 嗜睡量表；BMI，体重指数。

而这一点并不能用其他危险因素如肥胖来解释。大部分睡眠呼吸暂停患病率的研究,包括人群的年龄上限多为 60 岁,当受试者年龄≥60 岁,OSA 的患病率会逐渐增高,然而这并不能反映临床上症状显著的 OSAS 真实的患病率。在一项按照两个阶段普遍随机取样的研究中(n=4 364,男性),Bixler 等发现 OSA 的患病率(AHI≥5 次/h)在 20～24 岁男性中为 7.9%,45～64 岁男性中为 18.8%,而到了 65～100 岁的男性中患病率增加到 24.8%。而在同样的队列研究中,按照睡眠疾病临床诊断标准 OSAS 的患病率随着年龄增加而升高,直到 50～60 岁,其后反而会降低。这一发现提示来自患者自报的打鼾及医师诊断的 OSAS 会显示相同的年龄分布规律,即在老年阶段其患病率反而会下降,这一点与 OSA 的年龄分布规律形成鲜明对比。还有一些研究报告显示老年人中 SBD 与死亡率/病死率关系不大或无关,这提示与中年人相比,老年人中的睡眠呼吸暂停代表一种特殊的本质。

3. 肥胖 体重过大对于打鼾与睡眠呼吸暂停是一种主要危险因素。70% 的 OSAS 患者都存在超重。虽然目前仍旧缺少随机对照研究评估减重的作用,但反复的观察结果是减重,无论是限制热量饮食,还是外科手术都可以降低疾病的严重程度。Peppard 等在 4 年研究期间,在样本数为 690 名男女人群研究中两次评估人体测量学变量与睡眠呼吸暂停,与同期体重稳定者相比,体重增加 10%,AHI 预计值增加 32%(95%CI 为 0.2～0.45),发生中重度 SBD(AHI≥15 次/h)的优势比(odds ratio,OR)增加 6 倍。而对于那些减重者来说他们观察到体重减少 10%,AHI 会降低 26%(95%CI 为 0.18～0.34)。不管开始时体重、腰围、年龄或种族,体重增加时男性的 AHI 要比女性增加得更明显。肥胖是 OSA 的易感因素,这是因为体重增加时颈部的上气道负荷更重。至于有关体型的特殊测定方法,比如颈围、腰围,与单独 BMI 相比到底哪种方法对于 SBD 是更特殊的测量指标一直存在争议。在一项人群样本研究中,女性受试者按照 BMI 分为几个亚组,结果表明颈围的增加要比单独 BMI 增加作为打鼾的危险因素作用更大。据估计,58% 的中重度 OSA 可能归因于体重指数(body mass index,BMI)≥25kg/m²,然而 OSAS 与肥胖之间存在更强烈的相关。重要的是必须牢记并非所有的肥胖或颈围大的人都会罹患睡眠呼吸暂停,同时大约 1/3 的 OSAS 患者并非肥胖。

4. 体力活动少 与大量研究探讨肥胖与睡眠呼吸暂停形成鲜明对比,很少有研究报告体力活动对于睡眠呼吸暂停的作用,仅有少数文献报告体力活动与打鼾之间的关系,但是其结果是相互矛盾的。在由 Koskenvuo 等完成的一项横断面研究显示体力活动较少的男性打鼾的发生率较高,而这并不能用年龄与肥胖来解释。Hu 等也有类似的发现,大约 73 231 名美国护士参加了此项研究,多变量分析结果显示,体力活动水平与打鼾频度之间呈现负性剂量-反应关系。与体力活动较少者相比,大部分积极参加体力活动的女性(34%)很少出现规律性打鼾。与此相反,Lindberg 的研究结果显示在他们进行的以人群为基础进行采样的前瞻性研究中共有 2 668 人参加研究,调查 10 年期间受试者发生打鼾的情况,在校正其他因素之后,体力活动减少对于打鼾并无显著影响。此外,在瑞典完成的一项人群队列研究中,女性受试者如按 BMI 分层,低水平体力活动与打鼾之间并不存在独立的关系,仅在 BMI≥30kg/m² 的肥胖女性中两者之间存在相关,因此认为体力活动对于 SBD 的作用至今尚不确定。

5. 吸烟 几项横断面流行病学研究显示吸烟与打鼾或睡眠呼吸暂停之间存在显著相关关系。可能的机制包括气道炎症、夜间尼古丁水平降低,这些都会增加睡眠的不稳定性,两者与 OSA 相关。在北欧进行的一项多中心研究显示校正年龄与 BMI 后,自己不吸烟但是每天被动吸烟的习惯性打鼾的 OR 值为 1.6(95%CI 为 1.2～2.1)。在瑞典进行的一项长程研究提示≤60 岁的男性吸烟者容易发生打鼾,但是老年人并非如此。Wetter 等发现吸烟与 AHI 之间存在剂量-反应关系,重度吸烟者危险性更大,校正各种混杂因素后先前吸烟者与打鼾、SBD 之间无关。然而时至今日吸烟可否作为 OSA 的明确危险因素仍有争议。

6. 饮酒 试验性研究提示饮酒会引起上气道肌肉收缩力降低,口咽部肌肉张力降低。实验室内的实验研究显示,饮酒会增加睡眠呼吸暂停的频度与呼吸暂停持续时间。Svensson 等发现在 BMI<20kg/m² 的女性中酒精依赖者饮酒后上气道张力降低,对于打鼾的影响更大,总之流行病学调查中分析长期饮酒与打鼾、睡眠呼吸暂停之间的关系其结果一直是相互矛盾的。

7. 地理分布与种族差异 不同出生国家或种族的 OSA 患病率的差异可能是归因于接触的外源

性危险因素与基因不同。目前认可的有关 OSA 患病率国家之间差别的唯一危险因素就是肥胖。体重的不同被认为是瑞典、以色列与英国 OSA 患病率低的一个重要原因，因为在瑞典、以色列与英国肥胖者要比美国、澳大利亚少。

Ancoli 发现与高加索人相比较，非洲裔美国人（African-Americans）AHI≥30 次 /h 的 OSA 的概率为高加索人的 2.5 倍之多。

Redline 等采用家族性研究样本结果发现在最年轻的年龄组中（3～25 岁）与高加索人一样 AHI≥5 次 /h 者竟然为非洲裔美国人两倍之多。

对一组人头面部形态进行测量以研究其与 OSA 的关系，结果提示在高加索人中骨性组织与软组织参数是 OSA 患病的重要危险因素。对于非洲裔美国人而言，只有舌头面积、软腭长度才是 OSA 患病的危险因素。一项有关 OSA 与心血管危险因子的大样本多中心流行病学研究提示不同的民族具有不同的危险因子。

8. 遗传 有关特殊的遗传综合征与 OSA 的研究甚少，日本的一项研究显示与正常对照组相比，32 例 OSAS 患者中人类白细胞抗原 -A2（HLA-A2）抗原阳性率（81%）显著高于对照组（41%）（P<0.05），提示睡眠呼吸暂停具有遗传倾向。

有报告 OSA 或 OSA 症状（习惯性打鼾）具有家族聚集倾向。Redline 等应用 PSG 监测 OSA，以 AHI≥15 次 /h 加上日间嗜睡作为 OSAS 患者第一代亲属数目的函数。与没有 OSAS 患者亲属的受试者相比，家族中有一个 OSAS 患者的受试者患 OSA 的 OR 值为对照组 1.6 倍，亲属有 2 个 OSAS 患者的受试者患 OSA 的 OR 值为对照组的 2.5 倍，有 3 个 OSAS 患者的受试者患 OSA 的 OR 值为对照组的 4.0 倍。所有的 OR 值均经过年龄、性别、种族、BMI、移居等因素校正，部分受试者已去除与种族和肥胖相关的遗传因素，作者得出结论认为大约 40% 的 OSA 的变异可通过家族因素解释。

9. 颜面部形态 头面部骨骼与软组织结构的各种异常变化也是发生 OSA 的易感因素。颜面部的危险因素可能属于内源性（先天），也可能属于外源性（后天）。中国人及其他东亚、南亚地区人群肥胖率并不高，但是其 OSA 的患病率并不低，据推测可能与上述地区人种颌面形态有关。

儿童时期扁桃体与腺样体肥大可能引起下面部与下颌异常增生（腺样体面容），这可能是儿童长大

后多发 OSA 的重要易感因素，尽管头面部异常可能是 OSA 的重要危险因素，如 50% 的肢端肥大症患者均患有 OSA，但这些只占 OSA 发病中的一小部分。

10. 鼻充血 实验研究与流行病学调查均提示夜间鼻充血，不管是由于过敏性鼻炎还是急性上呼吸道感染或解剖学改变，都与 OSA 有关。对于季节性过敏性鼻炎患者在接触过敏原时出现症状与出现症状之后患者发生 OSA 情况进行研究，发现发生过敏性鼻炎期间 AHI 增高而且呼吸暂停时间更长。两项流行病学研究结果显示慢性鼻腔充血史与打鼾之间呈显著正相关。威斯康星（Wisconsin）睡眠队列研究中观察了 4 927 例男女受试者，显示具有慢性夜间鼻充血的患者发生习惯性夜间打鼾的概率为没有鼻充血的 2.0 倍（P<0.000 1）。此外，911 例经过 PSG 监测的人群中，由于过敏原引起鼻充血者中 AHI≥15 次 /h 的是没有鼻充血的 1.8 倍（P=0.04），但是没有发现夜间测得的鼻腔阻力与 OSA 之间有关。Stradling、Crosby 在其研究中也发现鼻充血与习惯性夜间打鼾有关，但是他们也没有发现鼻充血与 OSA 有关。

三、疾病进展与预后

研究 OSA 病情进展需要有基线资料与随访工作，从中才能明确随着随访时间的变迁 OSA 状态的变化。

发病率指的是在对某种疾病具有危险性的特定人群中在单位时间内新发生这种疾病的人数，对于 OSA 而言，临床上很难准确地计算出在某个特定单位时间内新发生的 OSA 患病人数，除非原有患病人数已明确。

Wisconsin 睡眠队列研究经过 4 年与 8 年的随访，结果显示女性患者 4 年后 AHI 较基线值平均增加 1.0，8 年后增加 2.2；而男性 4 年后 AHI 平均增加 1.7，8 年后增加 5.0。8 年后 AHI≥15 次 /h 的患病率，男性增加 10%，女性增加 16%；轻度 OSA（AHI≥5 次 /h）患病率男性至少增加 23%，女性至少增加 30%。这些初步资料提示随着时间推移，OSA 有进展倾向，其病情严重程度的加重可能是相关危险因素发展的结果，如体重增加，也可能是开始时就存在的病理生理因素的自然进展。

图 13-2-2 显示睡眠队列研究中 8 年的随访结果。X 轴显示的是 AHI 基线资料，Y 轴显示的是 8

年后随访的 AHI 结果，共 200 人参加此项研究（接受过治疗的 8 人被除外）。从图中可以看出，8 年后绝大多数 AHI 倾向于增加。即这些点位于对角线的左上方，仅有少数患者的 OSA 严重度显著降低。这些资料提示，8 年内病情确实明显加重。OSA 很少会轻易地消失。

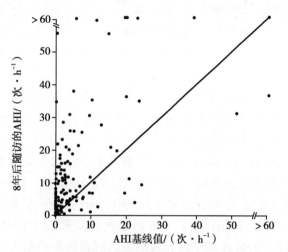

图 13-2-2　威斯康星睡眠队列研究中 8 年随访的 AHI 值与基础 AHI 值的比较（n = 192）

Lindberg 等报告了 38 例 OSAS 患者经过 10 年随访的结果，在没有经过治疗的男性患者中，10 年后平均 AHI 从 2.1 次 /h 增至 6.8 次 /h（P < 0.01），而 AHI > 5 次 /h 者所占的比例从 14% 增加到 45%。在相对较短的时间内，OSA 的严重度发生显著变化是非常重要的。因此它提示我们对 OSA 必须进行有效的干预，才能减轻或终止病情进展。此外，有关病情进展的资料，特别是那些开始没有症状的 AHI 水平较低（5～15 次 /h）的人，随着时间进展病情加重到什么程度时需要开始治疗则值得进一步研究。

四、OSA 的后果

1. 嗜睡　日间过度嗜睡是 OSA 的主要症状。多项研究证实与对照组相比，临床上确诊的 OSA 患者经过 CPAP 有效治疗后日间嗜睡症状明显改善。此外普通人群研究中也有证据表明 OSA 与打鼾是日间嗜睡的重要原因。威斯康星睡眠队列研究显示 AHI ≥ 5 次 /h 的女性中大约 23% 报告日间过度嗜睡，而不打鼾的女性中只有 10% 出现嗜睡。相对应的男性中 AHI ≥ 5 次 /h 者日间过度嗜睡的发生率为 16%，而非打鼾者日间嗜睡只占 3%。睡眠心脏健康研究（Sleep Heart Health Study，SHHS）应用 Epworth 嗜睡量表（Epworth sleepiness scale，

ESS）评分为根据，也有同样的发现。当 ESS 评分从平均 7.2 分进展到 9.3 分，AHI 从 < 5 次 /h 进展到 AHI ≥ 30 次 /h 时，日间嗜睡显著增加。无论是在老年人中还是青年人中，AHI 与日间嗜睡水平之间显著相关都是相同的，都是独立于性别、年龄与 BMI 之外。然而，OSA 与日间过度嗜睡之间的关系还没有完全搞清，通常认为日间过度嗜睡是由于夜间反复发生呼吸暂停与低通气，从而导致睡眠片段化而造成。然而试图寻找觉醒次数与嗜睡严重程度之间关系的努力屡遭失败。此外，患有其他呼吸疾病的患者中 OSA 与嗜睡之间的关系也没有更多的证据。比如慢性充血性心力衰竭患者，不管其是否存在 OSA，都会存在日间过度嗜睡。相反，其他慢性疾病如终末期肾病，或者老年人，尽管不存在 OSA，但是嗜睡却很常见。因此，在这些患者中嗜睡并不是一个可以提示 OSA 诊断的有用症状。当考虑到对于日间嗜睡的作用时，越来越多的证据提示，在不存在呼吸暂停与低通气的情况下，打鼾也与日间嗜睡相关。Young 等报告与不打鼾对照组相比，习惯性打鼾但 AHI < 5 次 /h 的人自己报告的过度嗜睡症状更为常见。Young 等还发现，AHI < 5 次 /h 的习惯性打鼾者经历的机动车事故风险与 AHI > 5 次 /h 的人相同。Gottlieb 等报告打鼾与 ESS ≥ 11 分相关。包括各种类型的呼吸障碍指数与年龄、性别、种族或 BMI 无关。Stradling 等报告随机抽取的 850 名男性受试者对于嗜睡所有问题作出肯定答复者均与自报的打鼾呈正相关。虽然睡眠呼吸暂停的严重程度（夜间 SpO_2 下降 4% 的频度）与嗜睡的 3 个问题回答显著相关，但是并不认为打鼾是一个可以提示嗜睡的重要预测指标。校正睡眠呼吸暂停后，自报打鼾者驾车时由于嗜睡发生交通事故的概率增加 5 倍。最近 Svensson 等有相同的报告，他们研究了一组来自瑞典、年龄为 20～70 岁的女性群体，她们接受了问卷调查与 PSG 监测，旨在了解睡眠呼吸暂停症状是否与 AHI 相关，而与打鼾无关，在校正了 AHI、年龄、BMI、吸烟、睡眠总时间及慢波睡眠 REM 睡眠所占比例后，习惯性打鼾者与日间过度嗜睡的几项测量指标均显著相关。AHI 为 5～15 次 /h，与日间任何症状并不独立相关，而 AHI > 15 次 /h 仅与清醒时的口干相关，所以到目前为止打鼾与睡眠之间的相关机制还不是十分清楚。总之，越来越多的证据表明，在不存在 OSA 的情况下打鼾也可以引起日间嗜睡，然而目前尚缺少标准化的可以普遍

接受的用于测量打鼾的手段，这仍是一个问题。

2. 高血压　SBD 与高血压在社会上都是很常见的，许多人同时患有这两种疾病。一些大型人群横断面研究也显示当控制多种潜在的混杂因素后，两者之间仍存在独立相关关系。一些长期纵向研究对于 SBD 对高血压的影响进行探索，结果显示男性与女性自报的打鼾可以作为发生高血压的预测因子。Peppard 等报告在为期 4 年的威斯康星睡眠队列研究随访过程中 709 例中年参加者发生高血压的 *OR* 值，全部受试者开始时均接受 PSG 监测，与非 OSA 相比，校正后的发生高血压的 *OR* 值在轻度 OSA（AHI 为 5～14.9 次 /h）中为 2.03（95%*CI* 为 1.29～3.7），而在中到重度 OSA（AHI≥15 次 /h）中 *OR* 值为 2.89（95%*CI* 为 1.46～5.64）。亚组研究对患者进行 7.2 年的随访，同时进行 24 小时动态血压监测。考虑到混杂因素，包括基线血压与睡眠呼吸暂停的进展，基线睡眠呼吸暂停严重程度与发生收缩期构型高血压的危险性之间仍存在显著的剂量 - 反应关系。一项来自人群的抽样样本结果提示，与正常体重者相比，在超重与肥胖人群中打鼾与 OSA 对于高血压的作用还是不甚明确。进一步分析显示在青年或中年人中上述关系是相对独立的，而在老年人中打鼾或 OSA 对于高血压的作用则不明确。在一项包括 6 120 名加拿大人的 SHHS 中，在 <60 岁的人群中，AHI≥15 次 /h 则是发生高血压的独立相关因素，校正后的 *OR* 值为 2.38（95%*CI* 为 1.30～4.38）。而在大于上述年龄的受试者中睡眠呼吸暂停与发生高血压之间并没有显示出显著相关关系。鉴于上述一致的阳性研究结果，认为 OSA 可以预测高血压的发生，因而建议 OSA 可作为发生高血压的独立危险因素。尽管观察性的研究提示，上述两种疾病彼此之间具有因果关系，但治疗 OSA 对于降低血压作用的有效性还不很清楚。应用 CPAP 进行干预后产生一些不同的结果，究其原因，至少部分是因为研究设计不同、随访时间长短不同。如果已经升高的血压是由于每天晚上反复发生且持续多年的呼吸暂停及间歇性低氧引起的，那么其血管的损害完全可能是持续的、永久性的，不可能依靠短时间消除呼吸暂停而获得治愈。

3. 冠心病　在心血管疾病患者中常常同时存在尚未诊断的 OSA。横断面研究显示 OSA 与冠心病，包括心肌梗死与 / 或心绞痛患病率之间强烈相关，然而已发表的研究报告中睡眠呼吸暂停都是在冠心病确诊后才进行评估的，因而有关两者因果关系的结论仍有一定局限性。一些横断面流行病学研究根据患者自报的冠心病与打鼾，或客观检查证实的 OSA 结果显示两者之间呈正相关，尽管在可信程度上要比病例对照研究差一些。Shahard 等在一项 SHHS 中纳入 6 424 人，受试者在家中接受 PSG 监测，结果证实即使校正了几种相关的混杂因素，包括高血压之后，AHI≥11 次 /h 的受试者自报的冠心病与 OSA 之间的校正 *OR* 值为 1.27。在一项前瞻性研究中在为期 7 年的随访过程中，中年 OSAS 患者中冠心病的发生率（16.2%）显著高于非 OSAS 打鼾者（5.4%）。与初级或二级预防相比应用 CPAP 有效治疗可以显著降低不良心血管事件的发生。然而，到目前为止尚缺少以人群为基础的前瞻性研究，包括用客观手段测定睡眠呼吸暂停与冠心病的发生率。

4. 心律失常　由 OSA 引起的反复发作性间歇性低氧与交感神经系统活性增强，加上胸膜腔内压波动的机械性作用机制，都可能成为心律失常发作的内在环境因素。在一组 OSAS 患者中，即使一次很小的动脉血氧饱和度降低都与夜间窦性心动过缓、室上性心动过速有关。Garrigue 等连续研究了一组安装了心脏起搏器患者，应用 PSG 监测后发现这些患者中不少于 21.4% 的人具有重度睡眠呼吸暂停（AHI>30 次 /h），因此推测用心律失常可以解释文献中报告的严重睡眠呼吸暂停与夜间致命性心血管事件之间的关系。最近日本的一项研究报告 OSAS 患者经过 CPAP 治疗后，心房颤动（简称房颤）、室性期前收缩、窦性心动过缓与窦性停搏均显著减少。临床研究结果提示 OSA 与房颤显著相关，电转复后随访结果发现没有接受治疗的 OSAS 患者房颤复发率高于对照组（82% *vs.* 42%，*P*=0.013）。在一项样本数为 3 542 例的队列研究中全部受试者年龄 <65 岁，评估其睡眠呼吸暂停水平（AHI），发现在平均 4.7 年的随访期间，肥胖与夜间氧饱和度下降程度是发生房颤的独立危险因素，而年龄 >65 岁、心力衰竭、肥胖与 OSA 都不能预示房颤的发作。最近 Mehra 等在进行一项大样本研究（*n*=2 911），受试者均居住在社区，年龄≥65 岁，男性，通过研究证实随着 SBD 严重程度增加，夜间发生房颤或心房扑动（简称房扑），以及复杂性室性异位搏动（complex ventricular ectopy，CVE）的 *OR* 值逐渐升高，在这个年龄段的研究中只有 CVE 与阻

13

塞型睡眠呼吸暂停低通气相关,而夜间房颤或房扑与中枢型睡眠低通气相关最显著。据此作者提示在老年人当中重度睡眠呼吸紊乱可能会增加复杂心律失常的发生。在一项以社区为基础进行抽样的横断面研究(SHHS)中,研究者分析了SBD与夜间心律失常之间的关系,结果显示与对照组(RDI<5次/h)相比,呼吸紊乱指数(RDI)高(RDI≥30次/h)者,心律失常发生率明显升高,严重SBD患者发生复杂性心律失常的概率是非OSA的2~4倍,即使校正了年龄、性别、BMI与冠心病患病率之后仍旧如此。发生房颤、非持续性室性心动过速与CVE的OR值更高,分别为4.02(95%CI为1.03~15.74)、3.40(95%CI为1.03~11.29)与1.74(95%CI为1.11~2.74),而在年轻人当中与年龄也呈显著相关,但睡眠呼吸暂停与CVE相关性更强。

5. 脑卒中 两个大样本前瞻性流行病学项目报告显示,自报打鼾与卒中发病之间存在独立相关关系。来自临床队列研究的资料也支持SBD与卒中发病之间存在重要的相关关系。Spriggs等对于最近发生的卒中患者随访6个月或至其死亡为止,结果发现只有既往发生的卒中与规律性打鼾这两项指标对于死亡会产生不良后果。Valham等发现即使校正各种潜在的混杂因素后,冠心病患者基线AHI与10年随访期间发生卒中之间存在明显的剂量依赖关系。此外,卒中幸存者中OSA的发生率(非CSA)还是早期死亡的重要提示因素。似乎有理由假设可以用来解释睡眠呼吸暂停患者卒中发生率的重要危险因素之一是睡眠呼吸暂停引发的高血压,但是夜间脑缺血及动脉粥样硬化风险增加也可能起到重要作用。有资料提示与高血压相比,在老年人当中OSA与卒中相关。在一项以年龄70~100岁的人群为基础的队列研究中,Munoz等进行了长达6年的长期随访,发现基线AHI≥30次/h的重度睡眠呼吸暂停患者发生缺血性卒中的危险性明显增加,校正后风险比(hazard ratio, HR)为2.52(95%CI为1.04~6.01)。

6. 糖尿病 SBD与糖尿病均有若干共同的危险因素,横断面研究结果显示普通人群中打鼾或睡眠呼吸暂停与胰岛素抵抗和/或2型糖尿病相关,且独立于肥胖与其他混杂因素之外。此外,无论男性还是女性自报的打鼾与糖尿病患病之间均存在独立相关关系。然而,长期研究结果显示仍缺少证据表明基线状态下OSA与发生糖尿病之间呈独立

相关关系,在威斯康星睡眠队列研究中,纳入1 387名AHI≥15次/h的患者,当校正了年龄、性别与体质因素后,与AHI<5次/h相比,AHI≥15次/h的人4年期间发生糖尿病的风险轻度增加(OR为1.62,95%CI为0.7~3.6)。在波士顿健康研究中也有类似的报告,即校正各种混在因素后4年随访期间基线睡眠呼吸暂停与糖尿病的发病并无显著相关关系。

7. 病死率 某些以诊所为基础的研究结果提示,OSAS患者具有很高的死亡风险,而气管切开或者CPAP治疗可以降低这种风险。心血管疾病患者,如伴有睡眠呼吸暂停,发生预后不良的风险也会增加,包括病死率增加,由于目前尚缺乏随机对照性干预研究,因而缺乏影响各种证据的可信水平,其中包括治疗依从性与治疗措施的选择,以及伴随疾病等因素。然而在一项旨在探讨OSAS病死率的研究中,其结果截然不同,某些文章报告病死率并无增加,对老年人进行前瞻性研究,结果并没有发现睡眠呼吸暂停/低通气指标与病死率相关,而在另一项研究中只在女性中发现两者显著相关,此外,Lavie等在一项前瞻性研究中发现睡眠呼吸暂停指数可以作为其后第4个或第5个10年额外死亡的预测因子,但是在老年男性中并非如此。与此相一致的是来自Uppsala(瑞典)以人群为基础的研究结果,年龄为30~69岁的男性,接受邮局问卷调查,其后随访10年,结果显示打鼾的男性日间过度嗜睡者病死率明显增加,但是校正年龄后,随着年龄增加,相应的危险因素降低,超过50岁之后这种相关关系就不再存在,在任何年龄组单独打鼾对于病死率并无影响。

最近在威斯康星睡眠队列研究及SHHS的人群队列研究中,对于OSA对死亡率的影响进行分析,结果显示随着OSA严重程度的增加,存活率下降,校正各种潜在混杂因素,包括人体测量参数合并症之后,与AHI<5次/h的对照组相比,AHI≥30次/h者校正后,全因病死率的HR为3.0(95%CI为1.4~6.3),在这两项研究中AHI与心血管疾病病死率之间的相关性也得到了类似结果。但是针对睡眠呼吸暂停进行治疗,并没有改变患者的预后与结局。然而SHHS中将6 441例受试者按照年龄与性别进行分层,仅在<70岁的男性中重度睡眠呼吸暂停患者校正后的HR仍有显著性,而在>70岁的人群中则没有出现额外死亡,在<70岁的女性中重度睡眠呼吸暂停患者减少,校正后的病死率HR值也未达到统

13

计学显著水平（*HR* 1.76，95%*CI* 为 0.77～3.95），除了 AHI 之外睡眠低通气（不包括觉醒指数）也与额外死亡显著相关。关于死亡率相关的研究见表 13-2-3。

8. OSAS 总体卫生经济负担 由于大多数 OSAS 处于尚未诊断状态，流行病学资料提示本病总体卫生经济负担可能是很巨大的，此外还涉及一个虽然 AHI 明显超标但临床上没有症状的人要不要进行治疗的问题，这是一个很大的挑战，同时 OSA 引起的多种合并症如心脑血管病也是引起死亡的重要原因。毫无疑问，3%～7% 的男性与 2%～5% 的女性符合睡眠呼吸暂停的诊断标准，为了改善其生命

质量，避免各种不良后果，因此应当给予治疗。然而，有如上述数量大约 4 倍的人群属于无症状但是 AHI>5 次 /h。已有的流行病学资料提示，不管其日间是否有症状，AHI>30 次 /h 的人，随访过程中发现病死率明显增加，因而应当给予治疗。如按发生高血压风险而言，界值可能低得多，在日间无症状的中年人中，男性中 4%，女性中 3% 的人 AHI>15 次 /h，这些人并非打鼾者。而在非睡眠习惯性打鼾者中，AHI>5 次 /h 在男女中分别为 9% 与 38%，这些人是否需要治疗都是需要进一步探讨的问题。

表 13-2-3 有关 SBD 与死亡率之间的关系——以人群为基础的研究结果

第一作者	抽样人群	随访时间 / 年	样本量	年龄 / 岁	混杂因素	SBD 的标志	校正的 *HR*（95%*CI*）	全因死亡率
Lindberg	男性，乌普萨（Uppsala），瑞典（Sweden）	10	3 100	30～69	年龄、BMI、高血压、心脏病、糖尿病	非打鼾或 EDS	1.1（0.8～1.5）	分层分析结果仅在 <60 岁的男性组中有意义
						打鼾非 EDS	1.1（0.6～1.9）	
						EDS 非打鼾	1.8（1.2～2.5）	
						打鼾和 EDS		
Young	威斯康星（Wisconsin）睡眠队列研究	18	1 522	30～60	年龄、BMI、性别	AHI 0～<5 次 /h	—	与年龄、性别或 EDS 之间没有显著性相关
						AHI 5～<15 次 /h	1.6（0.9～2.8）	
						AHI 15～<30 次 /h	1.4（0.6～3.3）	
						AHI≥30 次 /h	3.0（1.4～6.3）	
Punjab	睡眠心脏健康研究（SHHS）	8.2	6 441	平均 62.9±11.0	年龄、BMI、性别、种族、吸烟、糖尿病、血压、心血管疾病	AHI 0～<5 次 /h		分层分析结果显示校正后 *HR* 仅在 <70 岁的男性中显著相关
						AHI 5～<15 次 /h	0.93（0.80～1.08）	
						AHI 15～<30 次 /h	1.17（0.97～1.42）	
						AHI≥30 次 /h	1.46（1.14～1.86）	

注：SBD，睡眠呼吸障碍；*HR*：风险比；CI，置信区间；BMI，体重指数；EDS，日间过度嗜睡；AHI，呼吸暂停低通气指数。"—"表示原文中未涉及。

（何权瀛）

参考文献

【1】 YOUNG T，PLATA M，DEMPSEY J，et al. The occurrence of sleep-disordered breathing among middle-aged adults[J]. N Engl J Med，1993，328（17）：1230-1235.

【2】 STRADDLING JR. Sleep-related breathing disorders. Obstructive sleep apnea：definitions，epidemiology，and natural history[J]. Thorax，1995，50（6）：683-689.

【3】 BEARPARK H，ELLIOTT L，GRUNSTEIN R，et al. Snoring and sleep apnea：a population study in Australian

men[J]. Am J Respir Crit Care Med，1995，151（5）：1459-1465.

【4】 IP MS，LAM B，LAUDER IJ，et al. A community study of sleep-disordered breathing in middle-aged Chinese men in Hong Kong[J]. Chest，2001，119（1）：62-69.

【5】 DURAN J，ESNAOLA S，RUBIO R，et al. Obstructive sleep apnea-hypopnea and related clinical features in a population-based sample of subjects aged 30 to 70 yr[J].

Am J Respir Crit Care Med, 2001, 163（3 Pt 1）: 685-689.

【6】 BIXLER EO, VGONTZAS AN, LIN HM, et al. Prevalence of sleep-disordered breathing in women: effects of gender[J]. Am J Respir Crit Care Med, 2001, 163（3 Pt 1）: 608-613.

【7】 上海市医学会呼吸病分会睡眠呼吸疾病学组. 上海市30 岁以上人群阻塞性睡眠呼吸暂停低通气综合征流行病学调查 [J]. 中华结核和呼吸杂志, 2003, 26（5）: 268-272.

【8】 张庆, 何权瀛, 杜秋艳, 等. 承德市区居民睡眠呼吸暂停低通气综合征患病率入户调查 [J]. 中华结核和呼吸杂志, 2003, 26（5）: 273-275.

【9】 王蓓, 邢景才, 韩长旭, 等. 太原市睡眠呼吸暂停低通气综合征的流行病学调查 [J]. 中华结核和呼吸杂志, 2004, 27（11）: 760-762.

【10】 李明娴, 王莹, 华树成, 等. 长春市 20 岁以上人群阻塞性睡眠呼吸暂停低通气综合征流行病学现况调查 [J]. 中华结核和呼吸杂志, 2005, 28（12）: 833-835.

【11】 刘建红, 韦彩周, 黄陆颖, 等. 广西地区打鼾及阻塞性睡眠呼吸暂停低通气综合征的流行病学调查 [J]. 中华流行病学杂志, 2007, 28（2）: 115-118.

【12】 林其昌, 黄建钗, 丁海波, 等. 福州市 20 岁以上人群阻塞性睡眠呼吸暂停低通气综合征流行病学调查 [J]. 中华结核和呼吸杂志, 2009, 32（3）: 193-197.

【13】 LINDBERG E, ELMSRY A, GISLASON T, et al. Evolution of sleep apnea syndrome in sleepy snorers: a population-based prospective study[J]. Am J Respir Crit Care Med, 1999, 159（6）: 2024-2027.

【14】 REDLINE S, KUMP K, TISHLER PV, et al. Gender differences in sleep-disordered breathing in a community-based sample[J]. Am J Respir Crit Care Med, 1994, 149（3 Pt 1）: 722-726.

【15】 QUAN SF, HOWARD BV, IBER C, et al. The Sleep Heart Health Study: design, rationale, and methods[J]. Sleep, 1997, 20（12）: 1077-1085.

【16】 KRIPKE DF, ANCOLI IS, KLAUBER MR, et al. Prevalence of sleep-disordered breathing in ages 40-64 years: a population-based survey[J]. Sleep, 1997, 20（1）: 65-76.

【17】 PENDLEBURY ST, PEPIN JL, VEALE D, et al. Natural evolution of moderate sleep apnea syndrome: significant progression over a mean of 17 months[J]. Thorax, 1997, 52（10）: 872-878.

【18】 YOSHIZAWA T, AKASHIBA T, KURASHINA K, et al. Genetics and obstructive sleep apnea syndrome: a study of human leukocyte antigen（HLA）typing[J]. Intern Med, 1993, 32（2）: 94-97.

【19】 REDLINE S, TISHLER PV, TOSTERSON TD, et al. The familial aggregation of obstructive sleep apnea[J]. Am J Respir Crit Care Med, 1995, 151（3 Pt 1）: 682-687.

【20】 WETTER DW, YOUNG TB, BIDWELL TR, et al. Smoking as a risk factor for sleep-disordered breathing[J]. Arch Intern Med, 1994, 154（19）: 2219-2224.

【21】 ENRIGHT PL, NEWMAN AB, WAHL PW, et al. Prevalencc and correlates of snoring and observed apneas in 5 201 older adults[J]. Sleep, 1996, 19（7）: 531-538.

【22】 YOUNG T, FINN L, KIM H. Nasal obstruction as a risk factor for sleep-disordered breathing[J]. J Allergy Clin Immunol, 1997, 99（2）: S757-S762.

13

第十四章　阻塞性睡眠呼吸暂停综合征病因与易感因素

阻塞性睡眠呼吸暂停综合征（obstructive sleep apnea syndrome，OSAS）的病因复杂多样，至今尚未完全明确，它与呼吸、心血管、神经系统及耳鼻喉专业关系密切，其本身可以是许多疾病的原因，也可以由许多其他疾病引起。目前认为 OSAS 是一种多因素、复杂和多基因的疾病，发病机制尚不完全清楚。经过纤维内镜摄像术、CT 与 MRI 及声反射技术等研究，现认为睡眠呼吸暂停发生的关键是睡眠时在吸气负压作用下导致的上气道的部分或完全塌陷。从解剖上讲上气道包括鼻腔、咽腔与喉腔，大部分上气道有骨性或软骨性支架，然而由于咽腔同时具有进食、发声与通气的功能要求，使部分上气道具有弹性与塌陷性。吸气时，呼吸肌收缩产生胸膜腔内负压，从而在呼吸道内产生气流，当气流经过上气道狭窄管腔时，依照伯努利和文丘里原理，产生气道内负压。

正常气道吸气时产生的气道内负压，可由上气道，主要是咽气道的肌肉（称为咽扩张肌）组织张力抵抗，以保持上气道通畅与开放。上气道扩张肌群同呼吸肌的协调性、各肌肉组织收缩产生的矢量合力，以及它们收缩时长轴距离，与是否能有效平衡气道内负压有关。当气道内负压增大，或上气道肌肉组织因机械原因或神经肌肉等原因导致张力减低，不能有效平衡气道内负压时，上气道塌陷性增强，尤其是在睡眠状态下，气流经过狭窄的气道，产生组织震动而出现鼾声，甚至呼吸暂停。

一般来说，清醒与睡眠是两种截然不同的生理状态。上气道的翼状肌、腭帆张肌、颏舌肌、颏舌骨肌与胸骨舌骨肌等外展肌群都属于咽扩张肌，均接受吸气相神经控制。睡眠开始时咽部肌肉张力下降是一种正常现象，它是全身肌肉放松休息的一部分。由于睡眠时咽扩张肌张力下降，导致咽腔在吸气负压作用下变得相对狭窄，在正常人群中也是如此，甚至在上气道内产生涡流而出现轻微的鼾声，不过多数情况下上气道并未完全阻塞。但是，如果某些原因导致清醒时上气道就较狭小，睡眠时由于肌肉张力轻微下降就会加重这种狭窄的程度，引起剧烈的涡流与产生响亮的鼾声，如果狭窄程度更重，甚至会导致咽腔完全闭塞而引起呼吸暂停。有

研究发现，很多 OSAS 患者咽扩张肌在清醒时与正常人相比较，肌张力增强，可能是机体针对气道狭窄的神经肌肉代偿作用。睡眠时反射引起的这种神经肌肉的代偿作用减弱，导致扩张肌张力减小，不能平衡吸气负压，而使气道发生塌陷，下面就有关这些方面进行深入探讨。

一、鼻腔疾病

当各种鼻腔疾病导致鼻腔阻力增加、吸气负压增大时均可能是 OSAS 发病的独立危险因素，可使睡眠呼吸事件次数增多，造成睡眠片段化。这些鼻腔疾病包括鼻瓣区狭窄、鼻甲充血、鼻中隔偏曲、慢性肥厚性鼻炎、过敏性鼻炎、鼻息肉、鼻腔肿瘤等。

鼻阻塞与 OSAS 间的相互关系目前尚不十分清楚，Maria Rappai 等统计了大量文献后认为，OSAS 既可以因鼻阻塞而发生，也可因鼻阻塞而加重。正常人的鼻呼吸可以提高呼吸驱动力，也会减小正常人的上气道直径，认为任何原因导致的鼻塞都会引起人体出现睡眠相关的呼吸紊乱。尽管鼻阻塞并不总是伴有鼻塞的主观症状，但鼻阻塞会引起从鼻呼吸到张口呼吸的典型转变，而张口呼吸增加了舌体后坠的危险性，也减少了鼻气流对鼻腔气流感受器的刺激，减弱了呼吸中枢对呼吸肌的调节作用。该作者认为，伴有鼻阻塞的经口呼吸可能是最终导致 OSAS 的共同途径。鼻内孔或鼻瓣区产生的鼻阻力占整个呼吸道阻力的 40%～50%，由于鼻腔为呼吸道的门户，正常鼻阻力产生于气道开口处，有助于吸气时产生足够的胸膜腔内负压，从而使肺泡足够扩张以增加气体交换面积，也使呼气时气体在肺泡内时间延长，增加气体交换时间。由于各种原因导致的鼻呼吸阻力增大，导致呼吸功耗增加，吸气时的气道内负压增大，使上气道塌陷性增强，导致呼吸暂停与低通气。

鼻腔阻塞虽可导致气流阻力增加，但一旦气道完全阻塞，呼吸停止，呼吸暂停理应终止，呼吸困难消失，但实际上此时呼吸暂停仍然存在，提示 OSAS 的发生虽与鼻腔阻力增加有关，但并非唯一因素。有些研究发现，OSAS 患者鼻腔疾病发生率高，这些鼻腔疾病可以导致打鼾甚至鼻咽部损伤。但是，

当采取措施使鼻腔阻塞解除后，呼吸暂停发生情况减少并不明显，说明在很多情况下鼻腔病变并非OSAS的唯一因素。当然也有作者认为鼻腔功能异常在OSAS发病因素中的作用往往可能被低估。

二、咽部疾病

咽在解剖学上包括鼻咽、口咽与喉咽，现多数学者认为OSAS患者呼吸暂停的阻塞部位主要位于口咽平面，部分患者合并舌根平面的阻塞，鼻咽部阻塞相对较少见。Katsantonis等报道，70%的OSAS患者存在口咽部阻塞，20%有舌根部阻塞，10%有喉咽阻塞。导致咽腔变狭窄的疾病包括扁桃体肥大、悬雍垂过长或肥大、咽部肿瘤、咽壁肥厚水肿、咽部过多组织沉积（如肢端肥大症、黏液水肿与黏多糖增多症）等。舌部因素如巨舌症、舌甲状腺、舌下坠也可导致口咽部变狭窄。由于各种原因导致的咽腔狭窄，会使吸气负压增大，咽扩张肌功能代偿性增强以对抗这种增大的吸气负压，当这种代偿失平衡或其他原因导致咽扩张肌功能下降时即可出现上气道塌陷、呼吸暂停。颏舌肌是最大的咽扩张肌，目前的研究发现OSAS患者颏舌肌的Ⅱ型快纤维比正常人增多，而Ⅱ型纤维比Ⅰ型纤维更易疲劳。当CPAP治疗后纤维比例得到一定程度恢复。

（一）扁桃体、腺样体肥大

扁桃体、腺样体肥大是儿童OSAS最常见的病因。有研究者分析MRI的检查结果时发现，患有OSAS的患儿均存在扁桃体肥大与淋巴组织增生，而无OSAS的患儿则没有这种情况，他们比较18个患有OSAS的患儿与18个无睡眠呼吸障碍的儿童上呼吸道结构，发现OSAS患儿的上呼吸道比健康儿童明显狭窄，患儿的淋巴组织肥大超过55%，扁桃体增殖超过58%。不过，在另一方面，有人认为过大的扁桃体与淋巴组织虽是造成OSAS患者呼吸道阻塞的一个主要因素，但与呼吸暂停次数却无直接关联。如Brooks等通过颈侧位X线片分析了33例OSAS患儿，认为腺样体肥大不增加呼吸暂停的次数，但与呼吸暂停持续时间及最低血氧饱和度有关，主要影响儿童OSAS的严重程度。他们在研究中用腺样体与鼻咽部口径的比值（adenoidal naso-pharyngea ratio，AN）来表示腺样体的相对大小，发现91%患儿AN高于正常值，其中48%患儿比正常值高出2个标准差以上。Jain等利用鼻咽侧位X线片与PSG分析40例需行腺样体扁桃体手术的儿童，他们以腺样体最肥厚处至枕骨基底部距离与腭骨鼻棘至蝶骨枕骨连接处前下缘距离之比来表示腺样体相对大小，也发现腺样体相对大小与OSAS严重程度显著相关。

（二）舌体肥大

舌体宽度大于50mm，或自然张嘴时无法窥及软腭下缘，或舌体高于下列牙齿高度，可诊断为舌体肥大。舌体肥大也可由先天性淋巴管瘤、血管瘤等引起。肥胖患者常伴有舌体肥大，也多见于唐氏综合征（Down syndrome）患者。舌体肥大可引起口咽部气道狭窄，与OSAS关系尤其密切。

（三）口咽腔狭小

导致口咽腔狭小的疾病除了舌体肥大外，还有咽侧壁肥厚、水肿等。悬雍垂肥大可表现为悬雍垂过长或粗大，自然张口时悬雍垂与舌根相接触。可能的原因包括长期慢性炎症刺激引起的增生、先天性发育异常、悬雍垂良性肿瘤等。软腭过长与松弛也可以引起口咽阻塞，很多患者可以观察到睡眠后软腭水肿，可能与打鼾引起的损伤有关。水肿是OSAS患者口咽腔狭窄的重要原因，少量液体的聚集即可导致患者上气道软组织明显水肿，改变体位如抬高床头或使用皮球绑在患者背后强制侧卧，可观察到患者气道水肿减轻，阻塞情况改善。

（四）喉咽疾病

由于舌骨与喉软骨的支架作用，喉咽发生气道塌陷与阻塞相对少见，但喉咽部疾病如会厌囊肿或其他良性肿瘤、声门上水肿也可引起喉咽气道狭窄。舌根淋巴组织增生、舌根良性肿瘤或舌甲状腺、舌甲囊肿等可以引起喉咽水平的阻塞。

三、颅面发育异常

在与OSAS发病有关的异常的颌面部骨性结构与形态中，最典型的情况是如下颌后缩或小下颌畸形可以明显减少咽气道体积，导致上气道易塌陷性增强。有研究认为颅面畸形是OSAS发生的独立于其他因素的高危险因素。Lowe等报道，下颌后缩畸形患者常发生重度OSAS。

除此之外，其他OSAS患者牙颌颅面结构特点包括下面几种情况：①颅底短，前颅底呈轻度逆时针旋转；②上颌后缩，长度正常；③下颌短，下颌与颏部明显后缩；④下颌后缩率为70.5%；⑤前面高与后面高之比、下颌平面角较大；⑥上切牙突矩与倾斜较小，下切牙突矩与倾斜度较大，前牙覆𬌗覆盖较大。

不过也有研究者发现，虽然这些颌面部的变化也可导致咽腔体积的改变，但有时这种变化并不明显。如有研究者发现，OSAS 者与正常对照者比，颌面部结构的差异可以有多种，但其改变的程度并不显著，如某些患者的下颌骨较短、上颌骨发育不完善。但有人认为也许正是这种细微的差别导致了咽腔初始体积的变化，从而导致部分患者出现睡眠呼吸暂停。

OSAS 患者的这种颌面部结构的差异可能是遗传的也可能是后天获得的。有证据显示遗传可能是独立于肥胖之外的危险因素，遗传对 OSAS 的影响很可能就是通过改变颌面部结构与形态而发挥作用的。另一方面，也有证据显示后天获得性因素也起着重要的作用。如婴幼儿时期鼻腔阻塞与反复经口呼吸可以延缓下颌骨发育，严重时甚至影响上颌骨的发育，而出现耳鼻喉科所谓的"腺样体面容"。有趣的是，腺样体面容的颌面部结构形态类似于 OSAS 的颌面部特征，典型者包括上唇短厚翘起、下颌骨下垂、鼻唇沟消失、硬腭高拱、牙齿排列不整齐、上切牙突出、咬合不良。

并非所有的颌面部结构改变均是 OSAS 的原因。也有作者认为反复夜间呼吸暂停可以导致颌面部骨性结构改变，某些组织结构如软腭与舌骨在 OSAS 时改变更明显，如严重的鼾症患者由于反复夜间呼吸暂停可导致软腭肿胀。另外 OSAS 患者舌骨下移也可能是一个适应性改变的结果，它可使舌根下拉，以减轻舌后咽腔的狭窄。这也许可以解释为什么有些耳鼻喉科手术虽能纠正这些异常，但对睡眠呼吸暂停的效果却并不理想。然而，也有些继发性后果又可进一步加重咽腔狭窄程度，如舌体肥大。

在许多患者，肥胖与颌面部形态结构的改变一起发生进而导致睡眠呼吸暂停的发生，它们单独作用时不一定会发生睡眠呼吸障碍，但结合在一起就可导致 OSAS，这也解释了为什么许多患者虽然在较早时期就有颌面部结构异常，但仅在某个时期才发生睡眠呼吸暂停。

四、肥胖

肥胖，作为富裕社会的一种常见疾病，患病率日趋增多。近期数据表明，在美国，体重超重人数占总人数 66.2%，肥胖患者达 32.9%。我国 18 岁及以上成人超重率为 30.1%，肥胖率为 11.9%。肥胖相关性疾病，如心脑血管病、高血压、糖尿病等已受到人们重视。肥胖与 OSAS 的关联性更高，50%～80% 的肥胖者患有 OSAS，而 60%～90% 的成年 OSAS 患者超重。威斯康星睡眠队列研究发现 4 年内体重增长量是 OSAS 进展的重要标志。体重增长 10% 可引起 AHI 增长 32%，并可导致中重度 OSAS 发生率增长 6 倍。在另外一个多中心研究中也发现中老年美国人，5 年内体重每增长 10kg 会使男性与女性 AHI 增加 15 次 /h 的可能性分别增长 5.2 倍与 2.5 倍。故人们认为肥胖是 OSAS 发病的独立危险因素。

肥胖导致 OSAS 有多种因素，其中之一是肥胖可导致气道脂肪过度堆积与颈部脂肪压迫，肥胖伴 OSAS 患者多有颈粗短。研究表明，OSAS 患者颈围与 BMI 关系密切，并呈正相关（$r = 0.66, P < 0.005$），且颈围的大小也与 AHI 呈正相关，患者舌与软腭的长度、大小、厚度与宽度均随 BMI 增大而增大。另外的研究也表明肥胖伴 OSAS 者颈部脂肪容积比对照组大，而且脂肪主要聚集在颈前外侧部。OSAS 患者 AHI 的大小不仅与 BMI 及颈围有关，而且与咽中区宽度、咽周径大小有密切关系，咽远侧周径的大小是 AHI 的独立危险因素。

同样肥胖程度的患者，颈围大小并不相同，肥胖伴 OSAS 者颈围更大。一项样本为 670 例的研究表明，OSAS 患者的 BMI、颈围、腹围比无呼吸暂停者大，但 BMI 大小相等的 OSAS 者，其腹围无差别，而颈围在 OSAS 伴肥胖者中明显增大（$P < 0.001$）。因此，颈围大小可能是呼吸暂停与打鼾的决定因素之一。肥胖患者颈部、咽部、舌与腭部等上气道堆积更多的脂肪，使上气道变窄，仰卧位睡眠时咽部脂肪下坠与颈部脂肪的压迫，使狭窄的上气道进一步塌陷闭塞，导致呼吸暂停低通气的发生。但是，为什么同等程度肥胖患者上气道与颈部脂肪含量不同，而肥胖伴 OSAS 患者却在此部位堆积更多的脂肪，这种脂肪的选择性分布机制何在，这些问题有待进一步研究，尤其是上半身躯干部肥胖，如颈部过多脂肪沉积，可压迫咽腔，使之容积变小。曾有研究者采用颈部 MRI 扫描检查发现，如与体重正常的对照者比，OSAS 患者颈部脂肪大多沉积较明显，尤其是皮下组织中脂肪较多。与无睡眠呼吸障碍的单纯肥胖者比，颈部与咽周脂肪垫过多可能是气道

狭窄的重要原因。多数研究发现，颈围是肥胖者出现 OSAS 的一个较重要的预测因子，而且进一步研究还发现，减重治疗后 OSAS 的改善也与颈部脂肪沉积减少有关，如有作者研究发现减重后 OSAS 改善程度与颈围减少程度的相关性优于与 BMI 的相关性。

另外，肥胖患者可伴有上气道结构改变。对肥胖伴 OSAS 患者的上气道结构研究发现，肥胖伴有 OSAS 者存在上气道结构异常。Mortimore 等对肥胖伴或不伴 OSAS 者行上气道 MRI 检查，结果无论伴或不伴 OSAS 的肥胖患者，均有上气道横截面积缩小，但以肥胖伴 OSAS 者缩小更明显，其最小横截面积位于舌根后与软腭后，且脂肪主要堆积在颈前外侧处。肥胖伴 OSAS 患者上气道横截面积缩小，可能与患者舌头、软腭长度及宽度增大有关。肥胖伴 OSAS 者，立位与仰卧位时上气道宽度有差别，仰卧位时上气道变窄。但是，肥胖伴 OSAS 者与 OSAS 无肥胖者的上气道骨性结构测量结果比较，两者并无区别。因此，肥胖者伴 OSAS 上气道结构改变主要由于上气道脂肪的过度聚积，软组织体积增大所致，这种改变对呼吸暂停低通气的发生发展起重要作用。此外，对习惯性打鼾者咽部肌纤维分析结果表明，习惯性打鼾者较非习惯性打鼾者咽部 IIa 型肌纤维明显增加。因此，肥胖者肌纤维的改变可能是引起气道狭窄、致 OSAS 发生的另一个原因。

肥胖者腹部内脏脂肪往往过多聚积，如上所述，同样程度肥胖者，颈围大小并不相同，肥胖伴 OSAS 者颈围更大，说明肥胖伴 OSAS 者体内存在脂肪的不同局部分布。Shinohara 等对 37 名原发性肥胖患者进行研究表明，27 名肥胖患者确诊伴 OSAS，再进行腹部内脏脂肪面积分析，结果肥胖伴 OSAS 患者内脏脂肪总面积及内脏脂肪面积与总体脂肪面积之比均比不伴 OSAS 者显著增大，并且内脏脂肪面积的大小与 AHI 呈正相关，内脏脂肪面积越大，越易发生 OSAS 且 OSAS 越严重。可能是内脏脂肪过多聚积，上顶横膈，影响横膈运动，妨碍上气道与肺脏的伸展而致 OSAS。因此，内脏脂肪过多聚积可能也是肥胖患者伴发 OSAS 的另一重要危险因素。

肥胖时还可能伴有神经内分泌异常，肥胖患者的许多临床表现与神经内分泌异常有关，如性激素代谢异常可引起肥胖。不同表型肥胖患者体内性激素浓度与种类不同，上身肥胖多见于男性与部分女性，其体内含有较多的雄激素与游离雄激素及游离雌激素 E_2，而下身肥胖者多见于女性，体内以雌激素 E_1 与性激素结合球蛋白（sex hormone-binding globulin，SHBG）较多，上身肥胖者更易患 OSAS。这可能解释了为何男性 OSAS 发病率高于女性，但性激素在其中起何作用，有待深入探讨。另有研究表明，胰岛素与瘦素代谢紊乱可能与睡眠呼吸暂停有关。瘦素是脂肪细胞分泌的一种循环激素，具有调节体重等作用，肥胖患者血清瘦素浓度较高，可能是由于瘦素难以通过血脑屏障到达下丘脑起作用或存在受体后缺陷等其他机制。新近研究表明，人体血清瘦素浓度具有昼夜节律变化。睡眠是瘦素浓度变化的生理调节因素，正常睡眠后，凌晨血清瘦素浓度最高，上午 7 时瘦素水平最低，如果夜间不休息，如肥胖伴 OSAS 患者夜间睡眠障碍，次晨血清瘦素浓度比正常睡眠者显著增高。研究表明，调整 BMI 与年龄后，OSAS 患者循环瘦素水平明显高于不缺氧的对照者，并且瘦素水平高低与 OSAS 疾病的严重程度呈正相关。此外，肥胖患者的瘦素不仅影响其总体脂肪水平，而且还影响脂肪的分布，特别是外周脂肪分布，这与肥胖伴 OSAS 者体内脂肪的不同局部分布是否有内在的联系，也有待进一步阐明。已有研究表明，肥胖伴 OSAS 患者行经鼻 CPAP 或减重治疗后，血清瘦素浓度明显下降。

此外，严重肥胖者常有肺泡低通气，导致 CO_2 潴留，呼吸中枢对缺氧敏感性下降，呼吸中枢的驱动性降低，也会加重呼吸暂停与低通气的发生。有部分 OSAS 患者行气管切开后解除了上气道梗阻因素仍会发生呼吸暂停与低通气。因此，肥胖者发生 OSAS 的机制，目前尚未完全阐明，约半数 OSAS 患者并无肥胖，而肥胖者中大部分无 OSAS，故肥胖者发生 OSAS 除以上原因外，可能还有更复杂的机制，有待进一步研究。

五、内分泌疾病

（一）甲状腺功能减退症

甲状腺功能减退症与 OSAS 同为临床上常见的疾病，两者在临床表现上有很多相同之处，如日间嗜睡、精神差、肥胖等，故较早就有人提出两者之间可能有一定的联系。但两者之间的关系迄今为止尚不明确，有报道发现甲状腺功能减退症患者并发睡眠呼吸暂停低通气综合征（SAHS）的发生率为

25% 左右。甲状腺功能减退症导致 SAHS 的机制包括上气道黏蛋白的沉积、上气道周围组织神经输出降低、肥胖、通气控制异常等。甲状腺功能减退时的全身黏液水肿，在上呼吸道表现得尤为明显，可表现为舌体肥大，悬雍垂、软腭与舌根松弛，造成口咽部狭窄、气道阻塞。同时黏液水肿时咽肌慢而持续地收缩，颏舌肌肥大但张力下降，导致吸气时不能对抗气道负压致使咽壁塌陷。甲状腺功能减退症患者中 OSAS 发生率虽高，但在 OSAS 患者中甲状腺功能减退症的发生率并没有预想的高。最近一个研究发现在 336 例经 PSG 监测诊断为 SAHS 的患者中，仅 4 例经甲状腺功能检查诊断为亚临床型甲状腺功能减退症，占被检查人数的 1.4%。Winkelman 等也发现在临床确诊为 SAHS 患者中仅 2.9% 的患者伴有甲状腺功能减退症。不过也有作者有不同的发现，Popovici 等在 53 例经 PSG 检查诊断为 OSAS 患者，经甲状腺功能检查发现有 6 例（11%）伴有甲状腺功能减退症。虽然有关资料数据不一，但多数作者认为对 SAHS 患者行常规甲状腺功能检查并无必要，除非有下列情况：①睡眠呼吸障碍的程度不足以解释患者嗜睡的程度；②采用如 CPAP 等有效治疗手段而患者嗜睡等症状改善不满意者；③体检怀疑或提示有甲状腺功能减退者。对于甲状腺功能减退症合并 OSAS 的患者，必须首先治疗原发病以解除病因。

（二）肢端肥大症

早在 1896 年 Roxburgh 等就报道了肢端肥大症患者部分有日间嗜睡、睡眠时打鼾等特征，但当时未受重视。后来还有一些散在的报道，但常被认为是伴发一种少见疾病的表现。目前有关的研究发现 17%~60% 的肢端肥大症患者伴有 SAHS，呼吸暂停的类型不仅有阻塞性，而且有中枢性。此类患者多数睡眠时鼾声明显。据 Grunstein 等报道，在 20 例诊断为肢端肥大症的患者中 12 例发现有 SAHS（60%），其中 5 例是由于诊断为 SAHS 进一步检查才发现有肢端肥大症的。尽管阻塞性呼吸暂停者占 2/3，但有 1/3 的 SAHS 患者为中枢性呼吸暂停，说明肢端肥大症还可能影响呼吸中枢。随后的研究进一步发现肢端肥大症患者伴中枢性呼吸暂停，呼吸中枢对 CO_2 通气反应异常，而阻塞性呼吸暂停者正常。中枢性呼吸暂停者血中生长激素（growth hormone，GH）与胰岛素样生长因子（insulin-like growth factor-1，IGF-1）水平较阻塞性呼吸暂停者

高，增强的通气反应与增高的激素水平及肢端肥大症并发的中枢性呼吸暂停有关。肢端肥大症导致 OSAS 原因尚不十分清楚，一般认为肢端肥大症患者主要表现为肢体远端部位骨与软组织肥大，这种肥大同样也可见于口咽部肌肉组织与结缔组织，导致上气道解剖异常，在吸气负压作用下出现塌陷，从而引起呼吸暂停。

（三）糖尿病

糖尿病的发病率与 OSAS 的发病率均很高，两者多伴有肥胖，临床上两者经常共同存在，研究发现 SAHS 患者糖尿病患病率较普通人群明显增加，而在糖尿病患者中 SAHS 的发病率是普通人群的 3~4 倍。许多研究发现糖尿病可加重睡眠呼吸暂停病情的严重程度。动物实验发现胰岛素抵抗与通气反应降低相关，胰岛素治疗后通气反应恢复，但这是否是糖尿病加重或导致 OSAS 的原因尚不确切。Brooks 等发现在 1 型糖尿病患者中发生睡眠呼吸紊乱的比例较高，并认为可能与糖尿病导致的神经病变有关。但 Catterll 的研究却没有发现这种相关性。有人观察了 289 例 OSAS 患者，即使血糖在正常范围，空腹与基础胰岛素水平也是增高的，AHI > 22.8 次 /h 的患者胰岛素水平与血糖水平明显高于 AHI < 22.8 次 /h 的 OSAS 患者。有作者认为低氧血症不仅减少了胰岛素的分泌，也降低了组织对胰岛素的敏感性，出现胰岛素抵抗状态，此种胰岛素抵抗状态多伴发高血糖。呼吸暂停时低氧血症与高碳酸血症刺激化学感受器，儿茶酚胺类物质增多，也加重了糖代谢紊乱。国内也有作者观察了糖尿病合并睡眠呼吸紊乱的情况，发现糖尿病患者约 48% 合并睡眠呼吸紊乱，往往同时有中枢性与阻塞性呼吸暂停，有的以中枢性为主，可能与糖尿病并发血管和神经病变损害了呼吸中枢和呼吸肌有关。

（四）库欣综合征

库欣综合征患者常有睡眠呼吸障碍。Shipley 等曾对 22 例库欣综合征患者进行睡眠监测，其中 17 例为垂体促肾上腺皮质激素（adrenocorticotropic hormone，ACTH）依赖性库欣病，5 例为肾上腺瘤所致的库欣病。病例组与对照组在性别、年龄上具有可比性。结果发现 7 例（32%）患轻度睡眠呼吸暂停综合征，4 例（18%）为中度。而且伴睡眠呼吸障碍的库欣病患者日间嗜睡更明显。不伴睡眠呼吸障碍者的脑电图检查也发现与正常对照组有显著差异，表现为睡眠片段化，多数患者在 REM 睡眠间期明

14

显缩短，REM 密度明显增加。

总之，从上述有关报道可以看出，OSAS 与内分泌疾病之间存在一定的关系，但有关流行病学资料尚不充分，具体机制也不十分清楚，需进一步研究。

六、神经肌肉疾病或呼吸中枢调节异常

神经肌肉系统的任何损害导致舌、咽与喉部肌肉功能降低，足以影响到上气道阻力者，都有可能导致 OSAS。如有文献报道运动神经元病、肌肉营养不良、强直性肌营养不良（myotonic dystrophy，MD）与阿诺德 - 基亚里畸形（Arnold-Chiari malformation）均发现可伴有 OSAS。Gibbs 等进行的一项有关强直性肌营养不良 1 型（MD1）患者日间嗜睡原因的回顾性调查结果显示：在 13 例经过多次睡眠潜伏时间试验（multiple sleep latency test，MSLT）评估的 MD1 患者中，12 例平均睡眠潜伏期缩短，8 例睡眠中出现发作性 REM 睡眠，5 例出现病理性 REM 睡眠。客观检查提示 MD1 患者确实存在过度嗜睡，病理性 REM 睡眠可能是日间过度睡眠的重要组成部分。Avanzini 为 1 例先天性强直性肌营养不良患儿进行 PSG 监测，发现患者存在混合性睡眠呼吸暂停。Camu 观察到肌萎缩侧索硬化（amyotrophic lateral sclerosis，ALS）患者的睡眠呼吸暂停以中枢性为主。在较长的第一阶段睡眠中有间断性睡眠，并且整个的睡眠持续时间缩短。ALS 患者 REM 睡眠期伴有明显的组织缺氧，且 REM 睡眠期缩短，间断性睡眠增加。一些研究还证实尽管 ALS 病程早期日间肺功能正常，夜间仍可出现通气不足。Gajdos 与 QueraSalva 发现重症肌无力患者的呼吸暂停与低通气并非以阻塞性为主，主要发生在 REM 睡眠期，常伴低氧血症。此外，Yasaki 等观察到 Alpers/Leigh 综合征重叠的患者主要表现为类似于长吸式呼吸的呼吸困难。总之，大部分神经肌肉疾病患者存在呼吸肌无力、睡眠呼吸障碍与夜间低氧血症，在 REM 睡眠期最为严重。患者睡眠时频繁觉醒，存在睡眠片段化，睡眠效率降低，深睡眠与 REM 睡眠显著缩短甚至消失，总睡眠时间缩短。

OSAS 还可发生于 CSAS 患者，如在慢性左心衰竭伴有 CSA 时，呼吸中枢对上气道肌肉与膈肌均无驱动，当中枢型呼吸暂停（central apnea，CA）致使 CO_2 水平上升到一定程度时，呼吸驱动恢复，膈肌的活动可能会强于或先于咽扩张肌，从而可以出现 1~2 个呼吸周期的阻塞型呼吸暂停（obstructive apnea，OA）。有人据此认为睡眠时呼吸中枢不稳定可能是导致 OSAS 的病理机制之一，但也有人持不同意见，如有作者发现虽然睡眠时呼吸中枢可能存在不稳定的可能，但为什么 OSAS 的上气道阻塞一旦解除，睡眠呼吸紊乱就立刻恢复正常？这就说明至少呼吸中枢的不稳定性不是 OSA 发生的主要原因。还有作者以口腔阻断压（P0.1）作为指标，检测 OSAS 患者呼吸中枢在清醒与睡眠时对低氧与 CO_2 潴留的反应性，结果发现清醒时，大部分 OSAS 患者的呼吸中枢对低氧与高 CO_2 刺激的反应与正常人没有明显差异，部分伴日间 CO_2 潴留患者的中枢敏感性有所降低。在 NREM 睡眠的 1、2 期与 REM 睡眠时，P0.1 明显降低，呼吸驱动明显减弱；特别是伴有日间 CO_2 潴留的患者，呼吸中枢对低氧与高 CO_2 刺激的反应几乎消失。而进入 3、4 期睡眠后 P0.1 有所恢复，呼吸调节趋于稳定。消除 OSA 后，P0.1、肌电活动与呼吸中枢的敏感性均可恢复正常。提示呼吸中枢反应性增高是继发于 OSA 引起的低氧、高 CO_2 与睡眠紊乱，而并非 OSA 的始动因素。

七、饮酒、吸烟或服用有关药物

（一）饮酒与吸烟

饮酒可影响夜间呼吸暂停的发生。每升血液的酒精含量超过 100g，人的呼吸中枢对缺氧与高 CO_2 刺激的敏感性就下降达一半以上；超过 350g，血中的 CO_2 就会明显上升，通气量明显下降。慢性酒精中毒的患者，清醒状态下的呼吸就会不规律，偶尔还出现呼吸停止。睡眠状态下酒精对呼吸的抑制作用更明显。许多研究发现，睡前饮酒确实可以使单纯性打鼾者出现呼吸暂停或使睡眠呼吸暂停综合征患者的病情加重，尤其是老年人，呼吸功能更容易受到酒精的抑制。饮酒后打鼾可能与肌肉张力受抑制有关，它同时也不可避免地抑制气道扩张肌的张力；另一方面酒精能抑制中枢唤醒机制，延长呼吸暂停时间，因此，不难理解部分单纯性打鼾或轻度 OSAS 患者饮酒后病情会明显加重。吸烟对睡眠呼吸暂停也有一定影响，其具体机制尚不明确，可能与吸烟导致的上气道炎症、鼻阻塞、气道感觉下降、觉醒阈下降、觉醒次数增加有关。

（二）镇静安眠类药物

清醒状态下，常规剂量的安眠药对正常人呼吸的影响微乎其微，但对慢性支气管炎、肺气肿的患者，尤其是出现呼吸衰竭后，静脉注射 10mg 的地西

泮，就有可能严重抑制呼吸功能，加重病情；睡眠状态下，镇静催眠药可以降低上呼吸道肌肉的张力，抑制呼吸中枢的控制功能，从而增加 OSAS 患者呼吸暂停的频率，延长呼吸暂停时间。临床上经常发现因睡眠不好而被误诊为神经官能症或失眠的患者服用安眠药后，呼吸暂停与睡眠紊乱反而加重的情况。

（三）麻醉药

正常人在全身麻醉时，如果头部或颈部的位置不合适，会出现呼吸暂停，尤以肥胖者受到的影响最大。OSAS 患者多有上气道狭窄，即使咽喉部黏膜表面局部麻醉，也有引起窒息的危险，静脉或吸入全身麻醉药物对呼吸的抑制作用就更明显了。术前进行气管插管或气管切开可有效预防麻醉或手术过程中出现窒息，手术后也要多加小心，加强上呼吸道的护理，如减轻局部黏膜的水肿、头后仰、侧卧、防止舌根后坠是降低窒息危险的重要措施。

（四）雄性激素

睾酮是一种男性激素，在男性体内的含量远远大于女性体内的含量，应用它来治疗血液等系统的某些疾病时，部分患者睡眠时可发生呼吸暂停。另外，睾酮还可以影响睡眠结构。然而，睡眠呼吸暂停患者的睾酮含量减低，可能因为睡眠剥夺与睡眠片段化所致。由于雄激素可以加重睡眠呼吸暂停，这也可能是人体的一种适应调节机制。使用 CPAP 等有效治疗后睡眠呼吸暂停患者睾酮的含量升高。

（五）抗高血压药物

几乎所有抗高血压的药物都会影响睡眠，如普萘洛尔、哌唑嗪、氢氯噻嗪、肼屈嗪、硝苯地平、卡托普利等。有报道，普萘洛尔使 2 名睡眠呼吸暂停综合征患者的窒息加重。另一种现在应用较少的降压药物 α- 甲基多巴可以直接抑制上呼吸道肌肉的活动而加重睡眠呼吸暂停。虽然目前已经明确睡眠呼吸暂停综合征与高血压的发生密切相关，但究竟降压治疗会对患者的呼吸暂停有多大影响尚无明确定论。

八、种族与遗传因素

OSAS 患病率在不同种族具有不同的分布，这可能与不同种族具有不同的颜面结构、不同的饮食与生活习惯、遗传等因素有关。如有作者曾比较了年龄、性别与 BMI 相匹配的亚洲人与高加索人的 PSG 监测结果，结果发现在年龄、性别与 BMI 等三

项因素相匹配的情况下，亚洲人比高加索人有更多的重度 OSAS 患者，回归分析也发现种族是独立于年龄、性别与 BMI 之外的危险因素。同样的结果也见于亚洲人与白种人的比较。此外，青少年、老年人群中，白种人 OSAS 的患病率低于黑种人。

除种族因素外，遗传也与 OSAS 的发生密切相关。美国、芬兰、丹麦、冰岛、英国与以色列的研究均发现无论是 OSAS 的症状还是 AHI 均存在明显的家族聚集现象，其中报道当有一位直系亲属为鼾症者时，鼾症的发病危险性增加了 3 倍，当父母亲均为鼾症者时鼾症的发病危险性增加了 4 倍。OSAS 的一级直系亲属患 OSAS 的概率增加了 1 倍。在美国通过对 AHI 的持续跟踪检测，也发现了类似的家族聚集状况，只是在校正了 BMI 后发生率稍有降低。总之，大量的遗传流行病学调查资料均显示了 OSAS 的发生与家族有关。然而目前尚未发现与 OSAS 遗传相关确切的基因位点，OSAS 的可遗传性可能因为其易患因素如代谢异常（肥胖等）、颜面部结构、通气控制机制、某些疾病（先天性痴呆等）都与遗传相关，也不能完全排除家庭成员间共同的生活习惯（如饮酒）因素的影响。

九、性别、年龄因素

OSAS 患病率具有明显的年龄与性别特征。从性别上讲，OSAS 明显以男性为主，门诊男女患者之比为 8∶1，女性患者多发生在绝经后。绝经前发病者常较肥胖。女性育龄期 OSAS 患者不仅少见，如育龄期女性患病率仅 0.6%，而且程度也低于男性，多数研究者认为原因是多方面的，除可能与肥胖或身体脂肪分布不同有关外，有人认为可能与上气道结构及呼吸力学差异或呼吸控制不同有关，其中女性激素可能是一个重要因素，有研究发现绝经期女性 OSAS 患病率为 2.7%，而用激素替代治疗后则降为 0.5%，但是有关女性激素是如何起保护作用方面的研究迄今为止未得出一致结论。但也有研究发现性别因素在 OSAS 发生中并不重要，男女性 OSAS 患病率差别不大，虽然就诊的患者以男性为多，但可能是女性症状不典型或轻微而影响她们的就诊。

OSAS 几乎可以发生在所有年龄组，但以中年组最为常见。尽管清醒时男性咽腔随年龄而增大，但上气道阻力随年龄增加而增高。最近的调查发现，打鼾与睡眠呼吸暂停在老年人中十分常见，几

乎一半的老年人在睡眠时出现呼吸紊乱，不过需要注意的是，老年人 OSAS 发病率虽然增高，但重症者却较少，其可能原因：重度患者寿命较短，在老年人中少见；老年期由于组织松弛、肌张力减退，导致咽壁松弛、塌陷而引起 OSAS。但此时咽周软组织也有所减少，因而减轻上气道狭窄的程度。

总之，OSAS 的病因尚未完全明确，本文所述多数是参与或使之加重的因素。睡眠呼吸暂停的发生往往是多种因素综合作用的结果，所以临床治疗也须强调综合治疗。

（刘辉国）

参考文献

【1】AL-ALAWI A, MULGREW A, TENCH E, et al. Prevalence, risk factors and impact on daytime sleepiness and hypertension of periodic leg movements with arousals in patients with obstructive sleep apnea[J]. J Clin Sleep Med, 2006, 2(3): 281-287.

【2】MCARDLE N, HILLMAN D, BEILIN L, et al. Metabolic risk factors for vascular disease in obstructive sleep apnea: a matched controlled study[J]. Am J Respir Crit Care Med, 2007, 175(2): 190-195.

【3】OLSON LJ, SOMERS VK. Modulation of cardiovascular risk factors by obstructive sleep apnea[J]. Chest, 2006, 129(2): 218-220.

【4】PATEL SR. Shared genetic risk factors for obstructive sleep apnea and obesity[J]. J Appl Physiol, 2005, 99(4): 1600-1606.

【5】SCHWAB RJ, PASIRSTEIN M, PIERSON R, et al. Identification of upper airway anatomic risk factors for obstructive sleep apnea with volumetric magnetic resonance imaging[J]. Am J Respir Crit Care Med, 2003, 168(5): 522-350.

【6】SCHAFER H, PAULEIT D, SUDHOP T, et al. Body fat distribution, serum leptin, and cardiovascular risk factors in men with obstructive sleep apnea[J]. Chest, 2002, 122(3): 829-839.

【7】IP MS, LAM KS, HO C, et al. Serum leptin and vascular risk factors in obstructive sleep apnea[J]. Chest, 2000, 118(3): 580-586.

【8】ALWANI A, RUBINSTEIN I. The nose and obstructive sleep apnea[J]. Curr Opin Pulm Med, 1998, 4(6): 361-362.

【9】IIDA-KONDO C, YOSHINO N, KURABAYASHI T, et al. Comparison of tongue volume/oral cavity volume ratio between obstructive sleep apnea syndrome patients and normal adults using magnetic resonance imaging[J]. J Med Dent Sci, 2006, 53(2): 119-126.

【10】HIDAKA H, KATAKAMI H, MIYAZONO Y, et al. MRI findings in the hypopharynx and the larynx of a patient with acromegaly associated with severe obstructive sleep apnea syndrome[J]. Endocr J, 1999, 46: S105-S108.

【11】GILLESPIE MB, FLINT PW, SMITH PL, et al. Diagnosis and treatment of obstructive sleep apnea of the larynx[J]. Arch Otolaryngol Head Neck Surg, 1995, 121(3): 335-339.

【12】MADANI M, MADANI F. The pandemic of obesity and its relationship to sleep apnea[J]. Atlas Oral Maxillofac Surg Clin North Am, 2007, 15(2): 81-88.

【13】RUDNICK EF, MITCHELL RB. Behavior and obstructive sleep apnea in children: is obesity a factor? [J]. Laryngoscope, 2007, 117(8): 1463-1466.

【14】LAM YY, CHAN EY, NG DK, et al. The correlation among obesity, apnea-hypopnea index, and tonsil size in children[J]. Chest, 2006, 130(6): 1751-1756.

【15】HOU HM, HAGG U, SAM K, et al. Dentofacial characteristics of Chinese obstructive sleep apnea patients in relation to obesity and severity[J]. Angle Orthod, 2006, 76(6): 962-969.

【16】MISIOLEK M, MAREK B, NAMYSLOWSKI G, et al. Sleep apnea syndrome and snoring in patients with hypothyroidism with relation to overweight[J]. J Physiol Pharmacol, 2007, 58 Suppl 1: 77-85.

【17】BOTTINI P, TANTUCCI C. Sleep apnea syndrome in endocrine diseases[J]. Respiration, 2003, 70(3): 320-327.

【18】SKJODT NM, ATKAR R, EASTON PA. Screening for hypothyroidism in sleep apnea[J]. Am J Respir Crit Care Med, 1999, 160(2): 732-735.

【19】WILHELM CP, DESHAZO RD, TAMANNA S, et al. The nose, upper airway, and obstructive sleep apnea[J]. Ann Allergy Asthma Immunol, 2015, 115(2): 96-102.

【20】KRYGER M, ROTH T, DEMENT W. Principles and

practices of sleep medicine[M]. 5th ed. Missouri: Elsevier, 2011.

【21】American Academy of Sleep Medicine. International classification of sleep disorders[M]. 3rd ed. Darien: American Academy of Sleep Medicine, 2014.

【22】JORDAN AS, MCSHARRY DG, MALHOTRA A. Adult obstructive sleep apnoea[J]. Lancet, 2014, 383（9918）: 736-747.

【23】AURORA RN, PUNJABI NM. Obstructive sleep apnoea and type 2 diabetes mellitus: a bidirectional association[J]. Lancet Respir Med, 2013, 1（4）: 329-338.

14

第十五章　阻塞性睡眠呼吸暂停综合征发病机制

阻塞性睡眠呼吸暂停综合征（OSAS）患者睡眠期上气道反复阻塞的发生原因尚未完全阐明。但通常认为 OSAS 的发病机制既有解剖因素又有神经调控异常的原因参与，既有局部的异常又有全身因素的参与，同时也有性别、年龄等因素的影响。近年研究还提示睡眠期体液从下肢向头颈部转移的机制参与了 OSAS 的发病，也有较多研究显示 OSAS 是一个具有很强遗传背景的疾病。通常情况下了解 OSAS 的发病机制需要明确为什么神经或解剖异常会导致咽腔的完全陷闭或固定狭窄，各种解剖或神经紊乱与上气道阻塞与狭窄部位之间关系如何，咽腔不同部位的区域性机制特点是什么，一个部位的改变是如何影响其他部位行为等一系列问题。

一、OSAS 的上气道解剖异常相关因素

研究已确认部分 OSAS 患者存在颌面部结构异常，同时还可能存在一些其他的病理生理特点。上气道影像与内镜研究表明 OSAS 患者的上气道无论在清醒时或睡眠中与正常人群相比腔道狭小。MRI 的容积测定提示多数堆积的软组织并非全是脂肪沉积，而这些软组织使得 OSAS 患者的上气道狭窄易于塌陷，CT 与 MRI 等影像学观察发现，OSAS 患者咽部口径与容积均小于对照组。理论上讲上气道任何部位的狭窄都可以导致睡眠呼吸暂停，如鼻腔肿瘤、鼻甲肥大、鼻中隔偏曲、扁桃体肥大、软腭肥大下垂、舌体肥大等。而临床研究发现咽部是上气道阻塞的好发部位，可以单独发生在咽部的一个水平或同时发生在两个以上水平。上气道塌陷部位会随睡眠的不同分期与睡眠时不同体位而发生变化，并非恒定。对咽腔形态学的研究还证实咽部气道以后前方向为长轴的椭圆形者比长轴方向在侧位时易于发生睡眠呼吸暂停。肥胖与 OSAS 发生密切相关，主要是脂肪在咽部气道周围的沉积形成对气道的挤压。咽部脂肪的多少与患者呼吸暂停的严重程度相关。上气道狭窄的直接影响是气道内气流的加速与跨腔压的增加，构成上气道闭合与塌陷的力学基础。面部结构异常在 OSAS 的发病原因中占有重要的地位。小下颌或下颌后缩在 OSAS 患者中颇为常见，下颌后缩直接影响咽部的正常开放与开放的径线，导致上气道通气不通畅与睡眠中的阻塞与呼吸暂停。下颌后缩的形成有家族性先天性因素，也与后天婴幼儿阶段因鼻道阻塞或慢性鼻炎有关。有学者提倡 OSAS 的预防与治疗应该从儿童做起。

在考虑气道大小时还需考虑到气道的形状，它也是上气道塌陷的重要因素。有研究指出正常人的气道形态呈水平椭圆形，而 OSAS 患者咽部气道呈前后径椭圆形。扩咽肌主要作用在前后方向上，在同等面积时扩咽肌对横径方向的扩张能力受限，造成易于塌陷。睡眠中咽腔阻塞时分为原发性狭窄与继发性狭窄。Morrison 等人利用内镜检查方法评价被动（继发性）咽腔狭窄的机制。对患者咽腔的三个部位进行检查：软腭咽部（从硬腭水平到软腭的游离缘），口咽部（从软腭的游离缘到会厌顶部）及喉咽部（从会厌顶部至声带处）。64 例 OSAS 患者中，47 例（73%）患者有超过一个区域的被动咽腔狭窄，而其中 81% 的患者被证实有原发性软腭咽部狭窄，一半的患者有继发性口咽与喉咽部狭窄。软腭咽部是 OSAS 患者咽腔最常见的狭窄部位。这一区域的固定阻塞是由于吸气努力使腔内压下降导致舌体向背侧运动所致。软腭咽部水平狭窄以侧壁运动而非后壁运动为特征。舌与悬雍垂的向后运动会引起口咽部狭窄。因为吸气时口咽部压力下降，虽然口咽部的顺应性相对较低，但腭咽部的阻塞与狭窄仍会引起上气道阻塞狭窄。舌推动软腭与会厌向背侧移动会导致腭咽与喉咽狭窄。目前单纯性口咽部阻塞尚未证实，舌的向后移动似乎是考察咽腔各部分相互依赖性的关键因素。OSAS 患者中喉咽的原发性狭窄相对不常见，可能是由于与其他部位相比，这个区域的顺应性相对较低。

许多确凿的数据支持解剖学假说，这些观察发现 OSAS 与肥胖、扁桃体肿大及颜面部畸形有关。减重、扁桃体切除术或纠正骨畸型可以改善睡眠呼吸暂停，表明这些异常在疾病的发生与持续中起着重要作用。Isono 等人提出更多直接证据，对睡眠呼吸障碍患者实施麻醉，在其麻痹状态下用电子内镜检查，并与正常人群对比。根据呼吸紊乱指数将睡眠呼吸紊乱患者分为两组，这两组患者与正常人

相比闭合压力均增高。虽然两组患者中软腭咽部的最大面积均低于正常个体，但口咽部面积明显异于常人的仅见于睡眠呼吸障碍更严重的患者。这些结果显示睡眠呼吸障碍患者的软腭、咽部与口咽部解剖不同于与其年龄、体重、性别分别相匹配的正常个体，这就强有力地支持了解剖学假说，表明独立于神经因素外，结构异常在睡眠呼吸紊乱发病机制中起着重要的作用。

二、上气道塌陷的神经肌肉因素

OSAS 的发病均与上气道塌陷有关，但上气道塌陷的机制是复杂与多因素的。当睡眠期上气道扩张肌张力显著减退时有多种因素可影响到上气道的稳定性并引起其陷闭。清醒期由于支配上气道扩张肌的神经张力较高，可以有效防止上气道狭窄或塌陷。然而在进入睡眠后支配上气道扩张肌的神经张力明显减退，这本身就会促使上气道变窄甚至塌陷，尤其是并存某些上气道解剖与功能异常时更是如此。这些异常包括了睡眠期各种原因引起的上气道体积缩小、咽部塌陷性增高、吸气相与呼气相上气道阻力增高、咽部肌张力与上气道防御反射能力减弱，后者可由于支配咽部的神经张力明显减弱或咽部神经病变所致。

由于发现在 OSAS 中常存在神经肌肉反应异常，因此有观点认为咽部神经病变可能参与了上气道塌陷的发作，虽然确切机制尚未完全阐明。咽部神经病变的定义为咽部感觉神经功能障碍，使得咽部的保护性反射功能减弱，参与了咽部塌陷的发生。造成这种神经病变的原因被认为是长期重度打鼾与相关的咽部振动性损伤使得舌下神经末梢产生了结构上的重塑。咽部神经的这些变化甚至可以是广泛性的神经病变，有时确与 OSAS 相关，而且有报道与重度 OSAS 患者夜间低氧血症的严重程度有关。

此外，神经介质对上气道肌肉也具有重要影响。上气道通畅与睡眠状态的关系提示对上气道扩张神经元存在神经化学调控。其中 5- 羟色胺（5-HT）被认为是上气道肌肉活力的重要介质，它具有双重作用。在睡眠时下调咽肌活动，是扩张肌活力减低的原因。现在认识到 5-HT 是其他系统骨骼肌活力的调节剂（不包括上气道）。它可兴奋舌下神经元，通过舌下神经运动核团控制颏舌肌活动。神经元冲动的释放与睡眠状态有关，在 REM 时相释放

最少。在特定的动物模型上研究中枢 5-HT 的物质转运，Rose 等发现对猫脑干 5-HT 受体的刺激可使舌下神经活性活化，因而具有潜在的维持上气道开放的作用。Nakano 等证实利坦色林（ritanserin）可导致阻塞性睡眠呼吸紊乱动物上气道扩张肌张力下降，比膈肌的活性降低程度更为严重，且伴有 SaO_2 下降与上气道塌陷，而对于呼吸正常的大鼠应用相同剂量的利坦色林则表现为舌下肌群与膈肌的反应性增强。这些可以反映 5-HT 参与气道狭窄的神经适应机制，即在间歇性低氧环境下动物呼吸驱动的易化增加，变为 5-HT 依赖性。

然而 5-HT 受体药理特性复杂。从分子结构与药理学特性角度分析，大多数哺乳动物体内 5-HT 受体可分为至少 14 个亚型。与利坦色林的作用相反，$5-HT_3$ 受体拮抗剂昂丹司琼（ondansetron）可以减少英国牧羊犬在 REM 时相睡眠呼吸紊乱的发生，而且可以使正常大鼠呼吸驱动增加并使麻醉状态中的大鼠舌下肌活性增强，减少 REM 睡眠期呼吸暂停的发生，同时证实这一效应不可能是由舌下运动神经元直接介导，而是由外周的神经节起作用。因此，特定 5-HT 受体亚型对上气道肌群作用的影响尚需进一步研究。

此外，瘦素作为一种代谢激素参与了上气道神经肌肉调控，在肥胖者中，瘦素水平改变与其相关的脂肪分布异常及 OSAS 易感性增高有关。

三、OSAS 发病的体液转移机制

已发现在心力衰竭、肾衰竭与下肢静脉功能不全而致下肢明显水肿者中，可能发生夜间体液从下肢向颈部转移，参与了上气道塌陷的发作。一般情况下，长时间直立位会因为重力作用而使体液在下肢聚集，对于正常人来说聚集在下肢的体液会因肌肉的收缩作用得以消除。但久站或久坐者这种肌肉的收缩作用会减弱，因此，体液聚集在下肢的量会随着久站或久坐时间的增加而增加。以往研究认为当从直立或坐位转为平卧位时，重新进入静脉系统的体液重新分布到胸部、颈部与头部，并聚于上气道软组织周围，引起上气道周围软组织压力增加，使上气道管腔内压力低于管腔外压力，导致上气道塌陷，咽部气流阻力（airflow resistance of the pharynx，Rph）升高，从而发生上气道塌陷，导致 OSAS 事件产生，且下肢体液容量的变化与颈围的增加量与 OSAS 的严重程度呈显著相关。

有研究发现心力衰竭患者体液潴留的程度明显重于普通人群，而在心力衰竭患者中 OSAS 的发病率也明显高于普通人群。这并不是一个相互无关的偶然事件，研究表明心力衰竭合并 OSAS 患者钠摄取量高于单纯心力衰竭患者，且 OSAS 的严重程度与钠摄取量相关，钠摄取量增加会增加体液潴留。因此，心力衰竭患者中 OSAS 的发生机制也涉及体液潴留与转移现象，且下肢水肿患者这种体液向颈部转移的作用会更强。

最新研究发现 OSAS 患者基础水分含量显著高于对照组人群，同时下肢体液转移量也显著增大，推测可能是 OSAS 患者基础水分含量高而导致下肢体液转移量增加。Brandly 教授最新研究发现随着下肢水分含量的减少，OSAS 患者上气道横截面积减少、上气道水分含量增加。虽然上述研究结论还有待进一步研究证实，但种种迹象已经表明体液转移可能是通过增加颈部软组织水分含量而导致颈围增加与上气道软组织肿胀进而导致上气道狭窄、上气道阻力增加，最终加重 OSAS。

四、OSAS 发病的遗传学因素

OSAS 的发病存在着明确的家族聚集性，许多研究已经显示了 OSAS 的家族聚集遗传基因成分。OSAS 在家族中反复发生也提示病因是多因素的。OSAS 相关候选基因包括了几种能影响多个遗传特性的蛋白质。这些遗传特性包括了呼吸、代谢与睡眠的表型。

研究提示 OSAS 很可能是由多基因加上环境因素及它们的交互作用引起的。临床上出现显著的睡眠相关呼吸紊乱也许就是当易感性超过一定的阈值时，上气道反复塌陷所致。对任何一个个体来说，发生 OSAS 可能就是其解剖学、生理学及环境的危险因素共同作用的结果。也许颅面结构、上气道软组织、体内脂肪分布、上气道神经控制与中枢对呼吸调节相关的遗传因素交互作用，决定 OSAS 的产生与发展。遗传上的差异可能是个体间的变异所致，即除了能影响每一特定中间特征的多种遗传病因之外，不同个体对 OSAS 产生的相对主导影响因素往往是不同的。研究 OSAS 相关的遗传学中间特征，包括肥胖、呼吸类型与呼吸调控、颅面形态结构已经在实验动物的杂交株中进行，为进一步在人体研究中发掘出候选基因提供了前景可喜的发现。

对于 OSAS 已认识到的危险因素有肥胖、男性、上气道细小与呼吸调控机制缺陷。这些特征可能与特定基因产物更加密切相关，它们更容易受到较复杂基因表型的影响，而受环境因素的影响要小些。基因可能通过至少三条中间介导病理通道增加了 OSAS 的易感性：①肥胖与代谢综合征相关表型；②颅面形态学相关表型；③呼吸调控的相关表型。此外，控制睡眠与生物钟节律基因对发生 OSAS 也很重要。

在研究 OSAS 发病相关的候选基因与生物化学标记方面，已发现影响肥胖、体内脂肪分布、颅面形态学与呼吸调控的基因是相互关联的。在豚鼠模型中已发现许多有关基因，它们可影响与 OSAS 病理生理过程相关的蛋白质或受体的表达或调节。

对一些介导 OSAS 表型的潜在候选基因的探讨中，发现以下几类基因参与了 OSAS 的发病：

1. 体内脂肪分布方面的基因 瘦素、阿黑皮素原（pro-opiomelanocortin）、促黑素（melanocortin）-3 受体、胰岛素样生长因子、腺苷脱氨酶（adenosine deaminase，ADA）、肿瘤坏死因子 -α、糖调节蛋白、刺鼠（agouti）蛋白与蛋白相关肽、β₃ 肾上腺素受体、促食欲素。

2. 呼吸调控方面的基因 RET 原癌基因（proto-oncogene）、酪氨酸激酶受体、嗜神经生长因子、内皮素 -1、内皮素 -3、瘦素、Krox-20、促食欲素。

3. 颅面结构方面的基因 Ⅰ级同源盒（class Ⅰ homeobox）基因、生长激素受体、生长因子受体、维 A 酸、内皮素 -1、Ⅰ型与Ⅱ型胶原、肿瘤坏死因子 -α。

当今随着定位克隆与使用单核苷酸多态性标记技术开展候选基因位点链失衡标绘技术的进展，对 OSAS 发病与病理生理过程的理解必将加深。

五、OSAS 上气道塌陷的其他相关因素

一些非解剖性特征在 OSAS 的发病中也起到了重要的作用。需要特别指出的是，一些与微觉醒、上气道可塌陷性及咽部神经肌肉反应性相关的机制可能参与了 OSAS 的发病，而且可能成为今后 OSAS 治疗的潜在靶点。尤其是在睡眠期的呼吸微觉醒阈值、上气道临界闭合压、咽部神经肌肉反应与环路增益均可成为 OSAS 发病的重要因素，而且这些因素对 OSAS 的表型分类十分有用。有趣的是，在一项对使用 CPAP 治疗的 36 例 OSAS 患者与 17 例对照的研究中，发现 36% 的 OSAS 患者

其睡眠期颏舌肌的反应性极低，37% 的微觉醒阈值低，36% 的环路增益值高，28% 的 OSAS 患者具备多种非解剖特征。总之，这些非解剖特征在 56% 的 OSAS 患者发病中起到重要作用。

（丁宁　张希龙）

参考文献

【1】 何权瀛，陈宝元. 睡眠呼吸病学 [M]. 北京：人民卫生出版社，2009.

【2】 丁宁，张希龙. 体液转移与睡眠呼吸暂停低通气综合征 [J]. 中华结核和呼吸杂志，2015，38（9）：686-687.

【3】 ECKERT DJ. Phenotypic approaches to obstructive sleep apnoea - new pathways for targeted therapy[J]. Sleep Med Rev，2018，37：45-59.

【4】 EDWARDS BA，ECKERT DJ，JORDAN AS. Obstructive sleep apnoea pathogenesis from mild to severe: is it all the same? [J]. Respirology，2017，22（1）：33-42.

【5】 STROHL KP，BASKIN J，LANCE C，et al. Origins of and implementation concepts for upper airway stimulation therapy for obstructive sleep apnea[J]. Respir Investig，2016，54（4）：241-249.

【6】 NEELAPU BC，KHARBANDA OP，SARDANA HK，et al. Craniofacial and upper airway morphology in adult obstructive sleep apnea patients: a systematic review and meta-analysis of cephalometric studies[J]. Sleep Med Rev，2017，31：79-90.

【7】 NOVAKOVIC D，MACKAY S. Adult obstructive sleep apnoea and the larynx[J]. Curr Opin Otolaryngol Head Neck Surg，2015，23（6）：464-469.

【8】 ÇÖRTÜK M，KIRAZ K，SÖNMEZLER A，et al. Perioperative evaluation for the patients with obstructive sleep apnea syndrome[J]. Tuberk Toraks，2015，63（1）：53-59.

【9】 MASPERO C，GIANNINI L，GALBIATI G，et al. Obstructive sleep apnea syndrome: a literature review[J]. Minerva Stomatol，2015，64（2）：97-109.

【10】 KASAI T. Sleep apnea and heart failure[J]. J Cardiol，2012，60（2）：78-85.

【11】 AZAGRA-CALERO E，ESPINAR-ESCALONA E，BARRERA-MORA JM，et al. Obstructive sleep apnea syndrome（OSA）. Review of the literature[J]. Med Oral Patol Oral Cir Bucal，2012，17（6）：e925-e929.

【12】 DYKEN ME，AFIFI AK，LIN-DYKEN DC. Sleep-related problems in neurologic diseases[J]. Chest，2012，141（2）：528-544.

【13】 ISONO S. Obesity and obstructive sleep apnoea: mechanisms for increased collapsibility of the passive pharyngeal airway[J]. Respirology，2012，17（1）：32-42.

【14】 MOHAMAD W，ISMAIL T. Obstructive sleep apnoea hypopnea syndrome-an overview[J]. Malays Fam Physician，2011，6（1）：2-6.

【15】 WHITE DP. Pathogenesis of obstructive and central sleep apnea[J]. Am J Respir Crit Care Med，2005，172（11）：1363-1370.

【16】 ECKERT DJ，WHITE DP，JORDAN AS，et al. Defining phenotype causes of obstructive sleep apnea. Identification of novel therapeutic targets[J]. Am J Crit Care Med，2013，188（8）：996-1004.

【17】 DEMPSE JA，VEASE SC，MORGAN BJ，et al. Pathophysiology of sleep apnea[J]. Physiol Rev，2010，90（1）：47-112.

【18】 LEVY P，PEPIN JL，DEMATTEIS M. Pharyngeal neuropathy in obstructive sleep apnea: where are we going?[J]. Am J Respiratory Crit Care Med，2012，185（3）：241-243.

【19】 MAYER P，MAYER P，PÉPIN JL，et al. Relationship between body mass index，age and upper airway measurements in snorers and sleep apnoea patients[J]. Eur Respir J，1996，9（9）：1801-1809.

【20】 POLOTSKY M，ELSAYED-AHMED AS，PICHARD L，et al. Effects of leptin and obesity on the upper airway function[J]. J Appl Physiol，2012，112（10）：1637-1643.

【21】 SHAPIRO SD，CHIN CH，KIRKNESS JP，et al. Leptin and the control of pharyngeal patency during sleep in severe obesity[J]. J Appl Physiol，2014，116（10）：1334-1341.

【22】 WHITE LH，BRADLEY TD. Role of nocturnal rostral fluid shift in the pathogenesis of obstructive and central sleep apnoea[J]. J Physiol，2013，591（5）：1179-1193.

【23】 SABOISKY JP，STASHUK DW，HAMILTON-WRIGHT A，et al. Neurogenic changes in the upper airway of patients with obstructive sleep apnea[J]. Am J Respir Crit Care Med，2012，185（3）：322-329.

15

【24】 SVANBORG E，CHAMPAGNE V，OFIARA L，et al. Upper airway nerve lesions in obstructive sleep apnea[J]. Am J Respir Crit Care Med，2001，164（2）：187-189.

【25】 DEMATTEIS M，PEPIN JL，JEANMART M，et al. Charcot-Marie-Tooth disease and sleep apnoea syndrome：a family study[J]. Lancet，2001，357（9252）：267-272.

【26】 CHEN H，AARAB G，DE RUITER MH，et al. Three-dimensional imaging of the upper airway anatomy in obstructive sleep apnea：a systematic review[J]. Sleep Med，2016，21：19-27.

第十六章 阻塞性睡眠呼吸暂停综合征临床表现与诊断

第一节 阻塞性睡眠呼吸暂停综合征临床表现

阻塞性睡眠呼吸暂停综合征（OSAS）患者最常见的主诉是日间嗜睡或是其同床者发现其睡眠时打鼾或呼吸暂停。日间主诉与程度个体间差异较大，部分患者睡眠时呼吸暂停非常严重，但日间嗜睡却很轻。患者的症状与 PSG 监测判断的轻重相关性较差，因此症状存在异质性，根据临床表现可分为三种亚型，即日间嗜睡型、症状轻微型与入睡困难型。不同人群所表现的症状也有差异，例如女性患者主诉疲乏多于日间嗜睡。由于日间症状可以是多种睡眠障碍的表现，因此，对于 OSAS 患者来说夜间症状比日间症状更具有特征性。此外，患者还可有心血管系统、内分泌系统与呼吸系统等并发与合并疾病的表现，并可出现神经精神症状及行为异常等。

一、症状

（一）夜间症状

1. 打鼾与呼吸暂停 几乎所有的 OSAS 患者均有打鼾，鼾声可非常响亮。典型的表现是鼾声不均匀，伴有间歇性呼吸停顿。打鼾症状一般早于日间嗜睡出现，且随着体重增加、劳累与睡前饮酒而加重。打鼾还可能引起家庭不和睦。国外一项研究显示打鼾者夫妻分住两室的比例达 46%。妊娠期女性由于膈肌位置上抬及鼻咽部水肿，打鼾的比例增加（约 30%），但明显的 OSAS 并不多见。

更多症状信息来自患者本人及其同床者的详细交谈。75% 的呼吸暂停是由其同床者发现的。呼吸中断可导致患者焦虑，许多同床者害怕患者的呼吸不能恢复需要不断摇动患者。睡眠呼吸暂停发生时可发现呼吸动度增加，呼吸暂停往往以喘息、气哽、鼻息、发声或者短暂的觉醒终止。同床者通常描述为"鼾声突然停止，继而出现明显的鼻鼾音，然后鼾声复现"。尽管部分患者会因呼吸暂停而醒来，但是大部分并不能察觉睡眠中的呼吸暂停。很少有人（特别是老年人）能感知频繁的觉醒，这些患者可能抱怨失眠或睡不醒。

2. 睡眠质量下降 大约 50% 的 OSAS 患者报告睡眠质量很差，辗转不能入睡与夜间多汗，特别是颈部与上胸壁出汗，可能与上气道阻塞时呼吸努力增加有关。单独睡眠的患者自述晨起时注意到床单蓬乱也提示睡眠不安。18%～31% 的患者自述可以感知睡眠过程中有发作性憋醒与呼吸困难。上气道阻塞发生时呼吸努力进行性增加，使胸膜腔内负压波动增加，静脉回流增加，肺动脉楔压（又称肺毛细血管楔压）增加，呼吸困难感知程度增加。由于充血性心力衰竭患者也易发生阵发性夜间呼吸困难，故鉴别心力衰竭也相当重要。当然，两者并存的机会也不少见。一般来说 OSAS 相关呼吸困难通常在清醒后马上消失，而心力衰竭致夜间出现的阵发性呼吸困难的缓解多数需要药物干预。睡眠不安还可表现为频繁翻身与抖动，肢体不自主运动如周期性肢体运动，或不自主拳打脚踢睡在身边的人。偶有患者可表现为睡眠过程中突然起身瘫倒在地或者梦游。

3. 夜尿增多或遗尿 相对常见，有研究显示 28% 患者每晚小便次数为 4～7 次。也有报道成年 OSAS 患者可出现遗尿现象，不过很少见。夜尿增多的原因可能与腹腔内压力增加、觉醒相关的意识紊乱及心房钠尿肽（atrial natriuretic peptide，ANP）的分泌增多、慢性肾功能不全等因素有关。

4. 口干与流涎 约 74% 的患者报告有口干，需要在夜间或晨起喝水。36% 出现流涎，这些症状可能与张口呼吸有关。

5. 胃食管反流 呼吸暂停与低通气过程中呼吸努力的增加使胸膜腔负压增加的同时，腹腔内压增加，导致胃食管反流。患者通常主诉反酸、烧心，睡眠过程中有食物与酸水反流入口腔，被迫醒来坐起。曾有报道反流导致喉头痉挛。

6. 睡眠磨牙 OSAS 通常与夜间睡眠过程中磨牙相关。

7. 性功能障碍 1/3 患者存在性欲减退或性无能，治疗 OSAS 后可得到改善。

8. 夜间癫痫发作 可能是睡眠呼吸暂停或睡眠相关肺泡低通气患者的临床表现之一，多由低氧诱发。睡眠呼吸暂停可加重癫痫患者的发作，治疗睡眠呼吸暂停可改善。癫痫发作本身也可引起呼吸暂停反复发生。癫痫患者中睡眠呼吸障碍的患病率高于一般人群，可能与抗癫痫药物治疗引起的体重增加，或抗癫痫药物治疗影响上气道肌肉张力或内分泌异常等因素有关，与癫痫相关的中枢机制是否影响上气道尚不清楚。抗癫痫药物治疗如丙戊酸钠等的副作用，可能诱发多囊卵巢综合征，而多囊卵巢综合征患者中 OSAS 的患病率增高。

（二）日间症状

1. 日间嗜睡或疲劳　日间嗜睡是最常见的主诉。通常可能被误认为由于疲劳与年龄增加所致，多数患者也可能认为这些症状是正常现象或没有什么治疗方法而不予重视，特别是嗜睡症状已持续较长时间的患者。事实上，日间嗜睡是需要引起关注的一个重要症状，嗜睡可以很轻微（如午后开会时打盹或偶尔小睡），也可以较重（如吃饭或讲话时入睡），或非常严重以至于造成事故（如驾驶时入睡）。一般而言，饭后即刻感到嗜睡或看电视时困倦为异常表现，睡意程度则提示睡眠剥夺或睡眠片段化，OSAS 可能为病因之一。

日间嗜睡使工作与驾车时发生事故的危险性增加，且可能危及无辜者的生命安全，因此需询问与关注生活、工作与驾车时的嗜睡情况。例如，一位老年女性在洗菜时入睡，头碰在铁盆上造成损伤后出血。驾车者偶尔会有听到后面车辆的喇叭声提示交通指示灯更换的经历，有的则需要摇低车窗或依靠咖啡以保持清醒，更有甚者在驾驶过程中有入睡的经历。在国外，部分驾驶员因为害怕其驾驶执照受到影响，即使有明显嗜睡，也否认其驾驶功能异常。日间嗜睡状态的初步评价通常使用 Epworth 嗜睡量表（ESS）（详见表 5-1-5）。

2. 认知力、注意力与个性改变　患者可能主诉在完成精细动作、注意力高度集中或进行记忆与判断时出现笨拙表现。严重时影响工作效率甚至可能被解雇。智力的损伤可通过神经心理测试检测发现。此外，患者可表现出个性的改变、侵袭性、易激惹、焦虑或抑郁等。应用 CPAP 治疗后抑郁与疲乏症状改善。

3. 头痛　大约一半的患者主诉有晨起与夜间头痛，通常表现为钝痛或非特异性头痛，可能持续 1～2 小时或需要服用镇痛药才可缓解。一项来自头痛门诊的研究发现，OSAS 是夜间与晨起头痛的主要原因。其他睡眠障碍如周期性肢体运动也可以引起头痛。

4. 口干　OSAS 患者睡眠过程中由于张口呼吸，常表现为晨起口干、口苦等症状，发生率大约为 90%。

5. 听力减退　有报道 OSAS 患者可出现听力减退，但是鼾声响度并不是造成听力减退的因素。

6. 合并症与并发症的症状　患者就诊时不可能说出所有的症状，而且大多数症状缺乏特异性，许多合并症与并发症如抑郁症与甲状腺功能减退，可以表现出相应的症状，包括乏力、怕冷与体重增加等。抑郁症患者若存在日间嗜睡，应行睡眠监测以明确是否合并 OSAS。有关甲状腺功能的检查，在一项研究中，103 例 OSAS 患者中有 3 例（2.9%）而对照组 135 例中有 1 例（0.7%）发现甲状腺功能减退，差异无显著性，因此除了 60 岁以上女性甲状腺功能减退高发人群外，无相关症状者并没有必要进行甲状腺功能检查。另外患者还可能存在心血管系统、呼吸系统与神经系统症状（详见后述）。

二、危险因素的询问与评估

在 OSAS 可疑患者就诊时，需进一步询问与判断相关危险因素，结合症状综合分析。

（一）年龄

老年人 OSAS 的患病率高于中年人。年龄 >65 岁是 OSAS 最大的危险因素之一。对年龄 >65 岁的人群可在家中进行便携式监测（portable monitor, PM），以 AHI>10 次 /h 为判定标准，其患病率是中年人的 3 倍，其中男性患病率可达 70%，女性可达 56%。睡眠心脏健康研究证实患病率在 40～60 岁年龄段逐渐增加。之后，患病率进入一个平台期。Enright 等对 65 岁以上老年人进行大样本研究，包括问卷调查、超声心动图、颈动脉超声及心电图，结果发现打鼾非常普遍，但有趣的是 75 岁以上者报告的打鼾发生率似乎有所下降，且鼾声响度、呼吸暂停、日间嗜睡与高血压或者心血管疾病的患病率无相关性。因此，老年人的睡眠呼吸障碍与青年人有所不同，可能与心血管疾病无关。当然，主诉的打鼾减少也可能与老年人中有同床者比例少或者老年人听力下降有关。

（二）性别

OSAS 患者的男女之比在人群研究中显示为 2∶1～3∶1，在临床研究中显示为 10∶1～90∶1。可见男性为危险因素，女性患病的危险因素为肥胖与绝经状态。男女患病率差别的原因可能与上气道因素及激素水平等相关。

关于上气道的大小与形状，上气道肌肉活性与呼吸驱动稳定性不同可能起一定的作用。总体来说，男性咽部长度增加使其塌陷性增大，应用阻力负荷后男性气道更易发生塌陷。不过也有研究显示上气道阻力或塌陷性并不存在性别差异。睡眠过程中上气道大小与顺应性的性别差异可与颈围的差异相关。此外，呼吸驱动下降可使上气道易塌陷或狭窄，而女性在 NREM 睡眠期发生低碳酸血症所致的呼吸暂停低通气的可能性要小。

男性性功能减退症患者予雄激素替代治疗可诱发睡眠呼吸暂停，提示睾酮本身增加男性患病的危险性。

雌性激素水平的影响：绝经后女性比绝经前女性患 OSAS 更为常见，与年龄增长、BMI 升高及激素状态相关。威斯康星睡眠队列研究还发现，调整了年龄与 BMI 后绝经后女性患病率高于绝经前女性。激素替代疗法（hormone replacement therapy，HRT）组的绝经期妇女比非 HRT 组的危险性降低。睡眠心脏健康研究分析了 50 岁以上女性，50～59 岁年龄组危险性特别高，发现接受 HRT 的女性 AHI > 15 次 /h 的患病率约为未用 HRT 者的一半。因此雌、孕激素水平降低者可能易患 OSAS。

（三）肥胖

OSAS 患病与 BMI 增加的关系毋庸置疑。研究显示 BMI 大于 $25kg/m^2$，诊断 OSAS 的敏感度为 93%，特异度为 74%。有趣的是当 BMI 达到某一个点之后，即使体重发生微小的增加或减少，便可引起相应 AHI 较大幅度地恶化或改善。对基线值 AHI < 15 次 /h 的患者进行的一项前瞻性研究显示，体重增加 10% 发生 OSAS（AHI > 15 次 /h）的危险性是体重无变化者的 6 倍，体重下降 10%～15% 对减轻 OSAS 具有显著的临床意义。

虽然体重下降可降低 AHI，但是通常不能使其降至正常水平，需联合其他治疗。有研究显示，通过减重得到改善的患者，即使体重没有反跳也出现了疾病反复，故提出脂肪分布同样为重要危险因素，部分研究提示采用颈围比单独采用 BMI 更具预测意义，向心性肥胖（脂肪主要沉积在颈部与腹部）相关性更明显，通常与代谢综合征（X 综合征）相关。

（四）饮酒

多个研究显示饮酒与睡眠呼吸紊乱相关，特别是睡觉前饮酒。饮酒可使颏舌肌与其他上气道扩张肌张力下降，进而使上气道更易塌陷而发生呼吸暂停。研究显示入睡前饮酒者打鼾、AHI 与动脉血氧饱和度下降的发生率增加。正常人摄入酒精可以使 NREM 睡眠期的觉醒时间延迟。许多阻塞性呼吸事件发生在前半夜，这时酒精水平较高。然而，有关酒精对呼吸暂停影响的研究并非总是显示呼吸暂停与低通气的持续时间延长，这可能与后半夜的酒精浓度较低或者分析时包括了所有睡眠时相的事件等有关。酒精抑制 REM 睡眠，因此，可使前半夜发生的与 REM 睡眠相关的持续时间较长的呼吸事件减少。但是，如果睡觉前饮酒，则表现为前半夜出现的呼吸事件伴更严重的氧饱和度下降且持续时间更长。

（五）种族与遗传因素

研究显示，非洲裔美国人比高加索人更易患 OSAS。亚洲人群的患病率与高加索人相似，然而亚洲肥胖人数远少于西方，推测颌面部特征为主要易患因素。不过，针对亚洲人的研究也发现 OSAS 患病率随着 BMI 增大而增加，但是相关性没有高加索人那么强。因此，亚洲人即使并不肥胖，也不能忽视对可能存在的呼吸暂停的评估。

有家族史者患睡眠呼吸障碍的风险增加 2～4 倍，一级亲属患 OSAS 发生睡眠呼吸障碍的机会是 21%～84%，而对照组仅为 10%～12%。这种遗传倾向性可能通过颜面结构的不同表现出来，当然，遗传因素也可通过肥胖、中枢调控等途径使之易患 OSAS。增加 OSAS 危险性的颜面结构包括高位且狭窄的硬腭、延长的软腭、小颌及异常的平覆𬌗，均可以通过父母遗传给孩子。这些异常随着孩子的成长逐渐表现出来，在生长发育过程中出现反复过敏与上呼吸道感染，以及张口呼吸。张口呼吸可以促进扁桃体增大，为儿童 OSAS 的常见表现。此外，颌面部的先天性异常包括马方综合征、唐氏综合征、Pierre-Robin 综合征与其他先天性颌面结构异常均是易患因素。

（六）其他

吸烟与肺容积降低是睡眠呼吸障碍的独立危险因素，吸烟导致 OSAS 与其所致的上气道炎症、睡眠觉醒异常及睡眠期尼古丁短暂戒断效应有关。而特发性肺纤维化相关的肺容积下降所致上气道牵张力下降,使患者上气道更易塌陷。

睡前服用中枢神经系统镇静剂如催眠药或镇静剂,睡眠剥夺及仰卧位休息可以促发睡眠呼吸障碍。呼吸道过敏及鼻充血可加重打鼾与睡眠呼吸暂停。自主神经系统受损(1 型糖尿病、慢性尿毒症及家族性自主神经异常)可损伤传入神经受体,使气道对异常狭窄的调节延缓,结果可导致或加重OSAS。上述因素在初始临床评价时均应包括在内。

三、相关疾病与综合征

(一)内分泌系统疾病

1. 甲状腺功能减退　甲状腺功能减退与睡眠呼吸暂停相关。尚无针对甲状腺功能减退者睡眠呼吸暂停的患病率的大样本队列研究,肥胖是显著的混杂因素。Pelttari 等研究 26 例甲状腺功能减退者与 188 例甲状腺功能正常对照者,发现 50% 甲状腺功能减退者有明显的睡眠呼吸紊乱事件,而甲状腺功能正常者仅 29%。Rajagopal 等研究了 11 例新诊断的甲状腺功能减退者,9 例有睡眠呼吸暂停。肥胖者 AHI 更高。经过 3~12 个月的甲状腺素替代治疗,AHI 明显下降(从 78 次 /h 下降到 12 次 /h),体重无变化。但是,甲状腺功能恢复正常并未使患者的睡眠呼吸暂停缓解。另外,有报道指出合并OSAS 与冠状动脉疾病而未经治疗的甲状腺功能减退的患者开始应用甲状腺素替代治疗时,即使低剂量也可导致夜间心绞痛的发生。因此,在开始低剂量逐步增加甲状腺素替代治疗时,应同时有效治疗OSAS。甲状腺素水平正常后,应复查 PSG,以确定是否需要继续治疗 OSAS(除甲状腺素替代治疗之外)。对于患 OSAS 的绝经后女性(甲状腺功能减退的高危人群)或者没有其他明确的易患因素的患者,可考虑行甲状腺功能检查。甲状腺功能减退使OSAS 加重的原因尚不清楚,可能的机制包括上气道肌肉病变、舌体黏蛋白的沉积——巨舌(症)所致的上气道狭窄,以及通气控制的异常等。

2. 肢端肥大症　生长激素过多导致的肢端肥大症与睡眠呼吸暂停相关。肢端肥大症患者中 60%~75% 患 OSAS。OSAS 的独立预测因子包括肢端肥大症活动程度增加(生长激素水平较高)、年龄增长与颈围增加等。可能的病理生理机制包括巨舌(症)与上气道肌肉群的增加。由于在肢端肥大症患者中也发现了中枢性呼吸暂停,因此中枢通气调节的变化也可能起一定的作用。Isono 研究肢端肥大症患者的咽部特征发现以舌根塌陷为主。肢端肥大症患者未合并睡眠呼吸障碍也可出现日间嗜睡,且采取针对生长激素过多的治疗可以缓解。

3. 糖尿病　在 50~59 岁的 2 型糖尿病患者中OSAS 患病率高达 17%。Fuyuno 等随机抽查了 70例 2 型糖尿病患者,其中 13 例(18.6%)患 OSAS。同样说明 2 型糖尿病患者中 OSAS 的患病率也高。有研究发现其中 BMI 与高胰岛素血症呈正相关。

(二)高血压

高血压可看作 OSAS 的临床征象之一,超过40% 的 OSAS 患者报道有高血压,而约 30% 的原发性高血压患者有不同程度的睡眠呼吸暂停。高血压与 OSAS 有共同的潜在病因(如肥胖),年龄、肥胖与睡眠呼吸暂停是高血压发生的独立与附加危险因素。研究显示治疗 OSAS 可降低患者的日间血压,因此,高血压患者需追问 OSAS 的相关症状。

OSAS 合并高血压的临床特点:①以清晨清醒时血压较高,日间与睡前血压较低,这一点与原发性高血压不同,后者清晨醒来时血压正常或稍高,日间活动后或晚间睡前血压较高。②单纯的抗高血压药物治疗效果较差,很难维持在正常范围内,血压波动性较大。24 小时动态血压监测显示夜间睡眠时血压生理性下降消失,即为非杓型或反杓型,夜间血压下降率 <10%。③可表现为一过性高血压,在夜间呼吸暂停时出现,血压高峰值出现在呼吸暂停末即将恢复通气时,且 REM 睡眠期血压增高幅度比 NREM 睡眠期明显,睡眠时相、低氧程度及睡眠呼吸暂停时间与血压的变化有相关性,表现为夜间反复发作的一过性高血压。④高血压与 OSAS 并存,一般与肥胖、高血脂、糖耐量减低及糖尿病共同存在,有学者提出,这些代谢紊乱的共同通路是胰岛素抵抗与高胰岛素血症,又称 X 综合征。⑤晨起时症状较多。⑥可出现红细胞增多症。⑦纠正睡眠呼吸障碍,血压趋于下降,降压药可停用或减量。

(三)肺动脉高压

低氧血症与酸中毒均可导致肺动脉的收缩。OSAS 患者睡眠期出现肺动脉压力升高。日间血气分析结果显示正常的 OSAS 患者日间肺动脉压力正常或轻度增高。Sajkov 报道的一组无缺氧性肺疾病的 OSAS 患者,其平均肺动脉压力达 30mmHg(正常小于 20mmHg)。受影响的患者由于心排血量增加或低氧血症其肺动脉压力升高更严重,可能肺血管床重塑起作用。研究显示 CPAP 治疗可降低 OSAS 患者日间与夜间的肺动脉压力,主要与纠正夜间低氧及降低交感神经活性等有关。此外,CPAP 治疗还可降低肺血管对低氧的反应性。

(四)心血管疾病

OSAS 与心血管疾病的关系已得到证实,包括心律失常、动脉粥样硬化、冠心病、心力衰竭等。

1. 心律失常 正常人的心率在 NREM 睡眠期低于清醒期,被认为是睡眠过程中副交感神经占优势的缘故。OSAS 患者的心率变化呈现周期性,即呼吸暂停开始时心率减慢,呼吸暂停过程中轻度增加,呼吸暂停结束后心率明显增加。尽管这一周期代表快/慢变化,但是许多患者心率通常保持在 60~100 次/min。Guilleminault 等报道 400 例睡眠呼吸暂停患者中,48% 出现不同类型的心律失常,20% 在睡眠过程中出现每分钟 2 个以上的室性期前收缩,7% 有心率小于 30 次/min 的严重窦性心动过缓,3% 患者出现不能忍受的室性心动过速,莫氏Ⅰ型与莫氏Ⅱ型二度房室传导阻滞分别为 5% 与 3%,11% 发现存在 2.5~13 秒的窦性停搏。

心率变异率:用于研究 OSAS 患者交感神经与副交感神经张力平衡的一个工具。在清醒状态下 OSAS 患者心率变异率比正常人低。推想是因为其仍然存在日间交感神经活性增高。应用 CPAP 成功治疗后,心率变异率增加,提示交感神经活性降低。Khoo 等发现 CPAP 治疗可以改善迷走神经对心率的控制,且改善程度直接与 CPAP 应用的依从性有关。

心动过缓与过速:早期的研究将呼吸暂停时心率的变缓归因于迷走神经张力增高与低氧血症。这种减缓经过应用阿托品与吸氧治疗而消失。呼吸暂停时迷走神经张力增加的机制是由于通气消失时颈动脉体接受低氧刺激所致。呼吸重新开始后,肺的扩张使迷走神经张力下降,而低氧影响的交感神经活性重新恢复(心动过速)。一项研究提示呼吸暂停对心率影响的个体差异可能缘于不同个体颈动脉体对低氧的反应性不同。睡眠呼吸暂停相关心动过速的持续时间延长与呼吸暂停后血压上升,增加了低氧条件下心肌氧的需求,易造成缺血与快速性心律失常。正常人睡眠期通常是快速性心律失常及心肌缺血发生减少的时间段。但 OSAS 患者则不具备这种保护作用。由于 OSAS 患者有夜间心动过缓与阵发性心动过速等心律失常,一个研究小组探讨了心房起搏器的作用,意想不到的是发现心脏起搏器

安装后,中枢性与阻塞性呼吸暂停均有所减少,这一作用机制尚不清楚。

室性期前收缩在 OSAS 患者中并不少见,但是在某些患者睡眠中室性期前收缩频率确实下降。Shepard 发现睡眠过程中,缺氧时 SaO_2 与室性期前收缩频率没有相关性,除非 SaO_2 低于 60%。尽管 OSAS 患者睡眠期心律失常可能不会恶化,但是未经治疗的 OSAS 可以使心律失常控制变困难。Kanagala 等发现未经治疗的 OSAS 患者在心脏复律后心房颤动的复发率高于 PSG 监测未发现睡眠呼吸暂停者。OSAS 患者接受 CPAP 治疗与降低心房颤动的复发相关。一项前瞻性研究针对 45 例新诊断的 OSAS 患者,分别于治疗前与 CPAP 治疗后 2~3 天给予 18 小时的 Holter 监测,其中 8 例有明显心律失常,包括室性心动过速、心房颤动、室上性心动过速及二度到三度房室传导阻滞,CPAP 治疗后 7 例心律失常消失。故 CPAP 治疗可以逆转房室传导阻滞。

2. 冠心病与动脉粥样硬化 睡眠心脏健康研究发现即使是较轻的睡眠呼吸暂停也使自我报告的冠心病危险性中度增加。合并未治疗的 OSAS 的冠状动脉疾病患者病死率增加。

OSAS 血液成分与炎症指标的变化可能与动脉粥样硬化或血栓形成的危险性增加有关。OSAS 患者清晨血细胞比容与纤维蛋白原水平升高,经 CPAP 治疗后降低。OSAS 患者接受 CPAP 治疗后其血管内皮生长因子、中性粒细胞计数及血小板活性均下降。目前炎症已被认为在粥样硬化与斑块破裂方面起作用。C 反应蛋白水平在 CPAP 治疗后下降。一研究发现 CPAP 治疗后瘦素水平与内脏的脂肪量下降。内脏的脂肪量增加与心血管疾病危险性增加相关。

3. 充血性心力衰竭 研究显示慢性充血性心力衰竭(congestive heart failure,CHF)患者中睡眠呼吸障碍比较普遍,因此不能认为夜间睡眠差单单继发于心力衰竭。Sin 等回顾性评价了一组有明显左心室衰竭并进行睡眠监测的患者,发现 OSAS 发生的危险因素包括男性 BMI 增加与女性年龄增加。CHF 合并 OSAS 患者,与呼吸暂停相关的胸膜腔内负压、低氧血症及交感神经张力的增加均对心室功能有负性影响。应用 CPAP 来治疗心肌病患者的 OSAS 的研究显示可以改善射血分数与症状,可能的机制是交感神经张力下降与心室后负荷降低。

（五）呼吸系统疾病

哮喘患者伴随 OSAS 时可以影响哮喘的有效控制，发生难治性哮喘的风险为对照组的 3.4 倍，慢性阻塞性肺疾病（COPD）与 OSAS 并存时称为 OSAS-COPD 重叠综合征，两者同时存在会加重夜间缺氧、肺动脉高压、二氧化碳潴留与病死率等。对于夜间反复发作或控制不佳的哮喘患者，以及夜间难以纠正的低氧血症或高碳酸血症 COPD 患者应考虑到合并睡眠呼吸暂停低通气综合征的可能。此外，OSAS 还会引起反复发作性呼吸衰竭。

（六）神经精神疾病

1. 脑血管意外　睡眠心脏健康研究显示 OSAS 使脑卒中的危险性增加。研究也证实脑梗死后不久睡眠呼吸障碍的发生率增高。需进一步明确是脑卒中后脑组织损伤导致呼吸暂停还是呼吸暂停为脑卒中的前兆。另一个主要的混杂问题是脑卒中与 OSAS 有很多重叠的危险因素。OSAS 可导致动脉粥样硬化、高血压与清晨血液浓缩，这些因素增加了脑卒中的危险性。睡眠呼吸暂停时存在颅内压（intracranial pressure，ICP）增高与脑血流供应下降。每次呼吸暂停事件均伴有 ICP 增高，ICP 增高程度似乎与呼吸暂停的时间长短相关。ICP 增高被认为是继发于呼吸事件过程中 $PaCO_2$ 增加所致的脑血管扩张、全身血压增高及中心静脉压（central venous pressure，CVP）增加。脑血流灌注与平均动脉压（mean arterial pressure，MAP）及 ICP 之差成比例，即使 MAP 也增加，ICP 增高可以减少灌注压。多普勒监测脑血流速度显示，在呼吸暂停早期流速增加，在呼吸暂停结束时流速降至低于基线水平的 25%。

无论 OSAS 在脑卒中之前还是之后发生，脑卒中合并 OSAS 是患者预后不良的标志。Good 等发现 OSAS 合并脑卒中的患者 Barthel 指数（评价脑卒中患者的日常生活状况及死亡率的多角度评价指标）低于脑卒中后无明显 OSAS 证据的患者。

2. 其他疾病　帕金森病患者可以诱发 OSAS，特别是有自主神经功能异常的患者，其机制常被认为是上气道与胸腔肌肉活动异常。对有干扰睡眠与日间嗜睡主诉的帕金森病患者应首先进行合理药物治疗，改善上气道肌肉活性，有助于降低患 OSAS 的可能。另外，帕金森病患者易患周期性肢体运动，有上述表现者应考虑行进一步的 PSG 检查。

神经肌肉疾病如脊髓灰质炎后遗症、肌营养不良与脊髓空洞症等，均可影响到颏舌肌的功能，因此，有这些基础疾病者要考虑到 OSAS 的可能。

（七）血液病

镰刀细胞急性病变时低氧加重，虽然并未发现睡眠呼吸紊乱指数与镰刀细胞性贫血严重性之间的相关性，但是针对 OSAS 的治疗可以缓解因为镰刀细胞急性变化而出现的血管闭塞性疼痛。

（八）其他疾病

如胃食管反流病、非酒精性肝损害、慢性肾功能损害等，具体可参见第十七章第四节和第五节。

四、临床评估

同其他患者一样，对怀疑有 OSAS 患者要进行全面体格检查。重点是体型与上气道初步评估（表 16-1-1）。

表 16-1-1　疑似 OSAS 患者的体格评估

评估项目	具体内容
肥胖	身高与体重（体重指数）
鼻部	是否存在阻塞或阻塞的程度（前/后鼻腔）
牙齿	牙列拥挤、多颗被拔除、深覆𬌗
腭与悬雍垂	大小，明显肿胀或水肿
咽部	大小，外观，肿胀，水肿，"赘生物"形成皱褶阻塞性结构异常，如扁桃体肿大、肿瘤
舌	大小
颈部	喉头水平的周径
声音	甚至在清醒状态下也出现吸气相"打鼾"或鼻息声
其他疾病	甲状腺功能减退症，肢端肥大症，弥漫性气道阻塞
饮酒	蜘蛛痣，呼出气有酒精气味
嗜睡	患者在候诊室里入睡
呼吸衰竭	发绀（或动脉血氧饱和度检测），红细胞增多症，扑翼性震颤
肺源性心脏病	踝水肿，颈静脉压力增高
高血压	静息血压增高

1. 肥胖与颈围　测量身高与体重并计算 BMI。测量颈围，患者取站立位，绕喉头水平一周。Katz 等研究发现 OSAS 患者颈围（43.7cm±4.5cm）高于无 OSAS 者（39.6cm±4.5cm）（P=0.000 1）。OSAS 形态测量模型研究发现颈围超过 40cm 可能是合并睡眠呼吸障碍的标志，诊断的敏感度为 61%，特异度为 93%，无性别差异。

2. 上气道评估　主要目的是检查是否存在解剖异常、睡眠期间有无潜在的气道狭窄与阻力的增加等。上气道结构的异常是存在 OSAS 的标志，且对治疗的选择也有一定指导意义，可能提示在 CPAP 治疗的同时加用其他治疗，如鼻中隔成形术或下鼻甲的射频治疗。患者检查时须采用坐位与仰卧位，因为仰卧位通常是发生打鼾与加重睡眠呼吸暂停的体位，因此更能反映患者睡眠时咽部的状态。

3. 鼻腔评估 鼻腔大小、鼻中隔和鼻孔不对称、鼻中隔偏曲、下鼻甲肥厚及鼻部外伤均可导致鼻阻塞与鼻部阻力增加。尽管对于 OSAS 来说，鼻部疾病很少作为独立的病因，但是，这些病变无疑会增加气道阻力，鼻腔阻力异常在儿童张口呼吸中起主要作用，继而影响到颜面部的发育。

4. 下颌与牙齿 检查有无下颌后缩或上下牙咬合不齐。牙齿生长在上下颌骨，因此，检查其相对位置可以区分颌骨突出、直颌与下颌后缩等异常。下颌后缩使舌根后的上气道狭窄。颅面部畸形易引起 OSAS，进而影响下颌骨的生长与发育，使上气道口径变狭窄及产生下颌后缩。牙齿咬合错位与常见重叠牙是口腔变小导致舌体位置不正的征象，张口时颞颌关节脱臼也使气道容易塌陷。询问十几岁到二十几岁时牙齿的情况，并进行牙齿检查，可以提供进一步的信息。一个人群研究显示 OSAS 与睡眠磨牙高度相关。部分容易发生气道狭窄的小下颌者的智齿需要拔除。

5. 咽喉检查 检查有无舌体肥厚，因为这是上气道狭窄或部分阻塞的另一原因。直观的检查包括观察舌体与咽后壁之间的空间大小，因为舌根区是睡眠过程中气道阻塞的主要区域之一。真正的舌体肥大与由于口腔容积较小而出现的相对的舌体较大鉴别较困难。评价悬雍垂与软腭的大小、长度与高度，这些软组织代表气道受限的另外原因。气道直径狭小使睡眠过程中更易发生坍陷。评价软腭时需要同时评价硬腭，因为早期发育过程中两者的位置相互影响，任何一点狭窄均提示睡眠过程中的狭窄与塌陷。

悬雍垂水肿与红斑可能提示由于打鼾所致的反复震动引起的损害。OSAS 患者通常可以见到软腭低垂与悬雍垂位置低下，腭后区可能是这类患者的阻塞部位。对该部位的详细检查，需要内镜与耳鼻喉科医师。需要注意扁桃体肥大与扁桃体弓的大小（有时候指局部赘生组织）。尽管有时候也可以见到成人两侧扁桃体非常大而造成明显气道狭窄与 OSAS，但是扁桃体增大对儿童上气道阻塞更为重要。

标准的口咽部临床分级，最常用的是 Mallampati 评分法。最早需张口并伸舌，新技术则只需要张口而不需要伸舌。不管采取哪种方式，均需要评价软腭的位置、悬雍垂、扁桃体及舌体。口咽部堵塞的程度可以分为 1～4 级。1 级：无阻塞，口咽部宽，悬雍垂清晰暴露在舌体上；2 级：扁桃体与悬雍垂的下段可见；3 级：口咽部可见的范围很有限，悬雍垂只能见到根部；4 级：代表口咽部明显狭窄，只能见到硬腭，因为悬雍垂已经被舌体完全遮住。3、4 级与插管困难相关，通常提示异常的小咽腔。对扁桃体也进行评估，分为 0～4 级，0 级为扁桃体完全看不到，而 4 级代表两侧增大的扁桃体连起来使口咽部完全阻塞。

Kushida 等描述有 4 种测量途径来衡量气道的狭窄：上颚的高度、上颌骨左右磨牙之间的距离、下颌骨左右磨牙之间的距离与平覆𬌗。前述 Mallampati 评分（用于评价困难气道的插管）已被用来预测 OSAS 的可能性。一般来说，气道插管越困难，患 OSAS 的可能性越大。

需要注意的是，对于 OSAS 患者来说，部分患者体格检查可以没有任何阳性发现，因此，体格检查正常并不能排除 OSAS 的存在。

（李庆云）

参考文献

【1】 中华医学会呼吸病学分会睡眠呼吸障碍学组. 阻塞性睡眠呼吸暂停低通气综合征诊治指南（2011 年修订版）[J]. 中华结核和呼吸杂志, 2012, 35（1）：9-12.

【2】 赵忠新. 睡眠医学 [M]. 北京：人民卫生出版社, 2016.

【3】 KRYGER M, ROTH T. Principles and practice of sleep medicine[M]. 6th ed. Philadelphia, PA: Elsevier, 2017.

【4】 中国医师协会睡眠医学专业委员会. 成人阻塞性睡眠呼吸暂停多学科诊疗指南 [J]. 中华医学杂志, 2018, 98（24）：1902-1914.

【5】 LIN YN, LI QY, ZHANG XJ. Interaction between smoking and obstructive sleep apnea: not just participants[J]. Chin Med J（Engl）, 2012, 125（17）：3150-3156.

【6】 李庆云, 宋爱玲. 对特发性肺纤维化合并阻塞性睡眠呼吸暂停的新认识[J]. 中华医学杂志, 2019, 99（6）：416-418.

第二节 阻塞性睡眠呼吸暂停综合征 实验室检查与诊断

一、实验室与影像学检查

1. 血细胞计数、血细胞比容与血红蛋白 特别是红细胞计数、红细胞平均体积（MCV）、平均红细胞血红蛋白浓度（MCHC），用以判断长期缺氧情况及代偿状态。

2. X 线胸片、动脉血气分析、肺功能检查 作为患者相关肺部受累、呼吸储备下降、呼吸调节功能的判断依据，以及呼吸衰竭的诊断依据。

3. 心电图、超声心动图检查 确定心脏受累、肺动脉压力等情况。

4. 鼻咽内镜、X 线头颅投影测量、鼻咽声反射等 对上气道的阻塞程度、阻塞部位及咽腔容积等进行进一步的判断（详见第五章第二节"睡眠呼吸障碍体格检查"）。

5. CT 与 MRI 检查

（1）CT 扫描较常用，可以呈现较理想的上气道管道影像，气道软组织与颅面部结构的分辨率高，可精确计算气道横截面积，对上气道形态进行定量分析，且可以同步进行 PSG 监测。存在的问题是价格较昂贵，仅为二维的横截面数据，因具有放射性而不易获得较长时间的影像记录，但是其观察上气道的塌陷性仍有一定价值。

（2）MRI 对上气道与其周围软组织（特别是脂肪组织）具有良好的分辨率，可精确测量气道容积与面积，获得三维重建图像，可以准确测量轴位、矢状位、冠状位等多方位的气道周围软组织、颅面结构等各项参数。但是其价格高、易患幽闭恐惧症、体重超过 136kg（300 磅）者及体内含有金属物体时不能进行此项检查。

6. 其他 疑有甲状腺功能减退的患者，行甲状腺功能检查有助于病因的探究。而确诊的 OSAS 患者行胰岛素释放试验，血糖、血脂及血液黏滞度的检查有助于判断靶器官受累情况及代谢异常。

二、睡眠呼吸监测

1. 整夜 PSG 监测 临床应用指征：①临床上怀疑为 OSAS 者，如睡眠打鼾、肥胖、日间嗜睡与鼻咽口腔解剖异常；②夜间支气管哮喘、肺或神经肌肉疾病影响睡眠；③难以解释的日间低氧血症或红细胞增多症；④原因不明的心律失常、夜间心绞痛、清晨高血压与肺动脉高压；⑤监测患者夜间睡眠时低氧程度，为氧疗提供客观依据；⑥明显认知障碍，夜尿多与脑部及泌尿系统疾病程度不平行者；⑦评价各种治疗手段对 OSAS 的疗效。

2. 其他睡眠呼吸监测方法 包括分段 PSG 监测、午后小睡的 PSG 监测及初筛检查等。

3. 日间嗜睡评价

（1）嗜睡的主观评价

Epworth 嗜睡量表（ESS）：主要评估患者日常生活中不同情况下的嗜睡程度，简单易行，总计分 0～24 分，正常范围在 0～9 分，>9 分则认为嗜睡。

斯坦福嗜睡量表（SSS）：采用数字化计分系统，要求患者对自己的觉醒状态进行打分，如果分数超过 3 分，则表明存在显著嗜睡与睡眠不足。现多采用 Epworth 嗜睡量表。

（2）嗜睡的客观评价

1）多次睡眠潜伏时间试验（MSLT）：对患者日间进行一系列短时睡眠监测，以评价日间嗜睡程度。MSLT 在夜间 PSG 监测结束后 1～3 小时进行，需在黑暗、安静的单人房间检查，每次记录 30 分钟，每次间隔 2 小时，共记录 5 次。检查通常在 9 时、11 时、13 时、15 时与 17 时开始。间隔期间患者应保持清醒直到下次睡眠。每次睡眠的潜伏期为熄灯时至睡眠起始。计算患者入睡的平均潜伏时间（5 次睡眠潜伏时间的均值），潜伏时间 <5 分钟者为嗜睡，5～10 分钟者为可疑嗜睡。正常成年人的平均睡眠潜伏期为 10～20 分钟。发作性睡病患者睡眠潜伏时间缩短，并有 2 次以上的 REM 睡眠发作，10%～15% 的发作性睡病合并睡眠呼吸暂停，少数严重 OSAS 患者亦可有多次睡眠潜伏时间缩短与偶见 REM 睡眠发作，其意义需结合夜间 PSG 监测结果与临床情况综合判断。正常人平均睡眠潜伏期为（11.6±0.5）分钟。

2）清醒维持试验（MWT）：可定量分析患者保持清醒状态的时间。让患者坐于暗室，尽量维持 40 分钟醒觉，每次间隔 2 小时，共测 4 次。

三、诊断流程

OSAS 的临床一般诊断流程如图 16-2-1 所示。

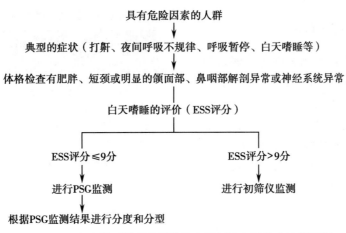

图 16-2-1 阻塞性睡眠呼吸暂停综合征(OSAS)临床诊断流程

16

四、诊断

(一)诊断标准

1. 诊断标准 主要根据病史、体征与 PSG 监测结果,临床上有典型的夜间睡眠时打鼾与呼吸不规律、日间过度嗜睡等症状,经 PSG 监测提示每夜7 小时睡眠中呼吸暂停与低通气反复发作在 30 次以上,或 AHI≥5 次 /h,日间有症状或伴有重要脏器损害,或 AHI≥15 次 /h 伴或不伴症状。

2. OSAS 病情分度 根据 AHI 与夜间血氧饱和度将 OSAS 分为轻、中、重度,见表 16-2-1。其中以 AHI 作为主要判断标准,夜间最低 SpO_2 作为参考。

表 16-2-1 OSAS 的病情分度

病情分度	AHI/(次·h^{-1})	夜间最低 SpO_2/%
轻度	5～15	85～89
中度	>15～30	80～84
重度	>30	<80

3. 全身各系统脏器影响的评估 OSAS 可能引起以下的病变或问题:①引起或加重高血压(晨起高血压);②冠心病、夜间心绞痛、心肌梗死;③夜间发生严重心律失常、室性期前收缩、心动过速、房室传导阻滞、窦性停搏;④夜间反复发作左心衰竭;⑤脑梗死、脑出血;⑥癫痫发作;⑦阿尔茨海默病;⑧精神异常,如焦虑、抑郁、语言混乱、行为怪异、性格变化、幻视、幻听;⑨肺动脉高压、肺源性心脏病;⑩呼吸衰竭;⑪夜间哮喘;⑫继发性红细胞增多、血液黏滞度增高;⑬遗尿;⑭性功能障碍,如阳

痿、性欲减退;⑮胃食管反流;⑯神经衰弱;⑰糖尿病;⑱肥胖加重;⑲小儿发育延迟;⑳重大交通事故。

(二)简易诊断方法与标准

用于基层缺乏专门诊断仪器的单位,主要根据病史、体检、血氧饱和度监测等,其诊断标准如下:

1. 至少具有 2 项主要危险因素,尤其是表现为肥胖、颈粗短,或有小颌或下颌后缩,咽腔狭窄或有扁桃体Ⅱ度及以上肥大,悬雍垂肥大,或甲状腺功能减退、肢端肥大症,或神经系统明显异常。

2. 中重度打鼾、夜间呼吸不规律,或有屏气、憋醒(观察时间应不少于 15 分钟)。

3. 夜间睡眠节律紊乱,特别是频繁觉醒。

4. 日间嗜睡(ESS 评分 >9 分)。

5. 血氧饱和度监测趋势图可见典型变化,氧饱和度下降指数 >10 次 /h。

符合以上 5 条者即可作出初步诊断,有条件的单位可进一步行 PSG 监测。

(三)阻塞部位分型

1. 中华医学会耳鼻咽喉科学会根据 OSAS 患者的阻塞部位分为四型。

Ⅰ型:狭窄部位在鼻咽以上(鼻咽、鼻腔);

Ⅱ型:狭窄部位在口咽部(腭与扁桃体水平);

Ⅲ型:狭窄部位在下咽部(舌根与会厌水平);

Ⅳ型:以上部位均有狭窄或有两个部位以上的狭窄。

2. Fujita 分型(三型)

Ⅰ型:狭窄部位在软腭水平(口咽);

Ⅱ型:狭窄部位在软腭及舌根水平(口咽与下咽);

Ⅲ型:狭窄部位在舌根、会厌水平(下咽)。

五、OSAS 的鉴别诊断

OSAS 患病率并不低，但由于呼吸暂停仅发生于睡眠中，而患者的日间症状复杂多样，缺少特异性，加之不少临床医师对此疾病的认识尚少，易造成误诊误治，应注意其鉴别诊断。

（一）鉴别诊断的疾病范畴

1.其他睡眠疾病 睡眠医学是一门新兴的边缘学科，在国际分类中睡眠障碍性疾病包括四大类共89种疾病，OSAS 只是其中较为常见的一种。临床实践中，除 OSAS 外，失眠、发作性睡病、特发性过度睡眠与周期性肢体运动障碍也可见到。美国19家睡眠中心3 970例患者最后诊断的统计情况（表16-2-2）也表明，以日间嗜睡为主要表现的其他睡眠障碍性疾病并不少见，须与 OSAS 进行鉴别诊断（表16-2-3）。目前国内的大多数睡眠中心只开展对 OSAS 的诊治，还应加强对其他睡眠障碍性疾病的认识。

2.其他睡眠呼吸障碍性疾病 睡眠呼吸障碍是一组以睡眠期出现呼吸异常为主要特征的睡眠疾病，可伴或不伴清醒期呼吸异常，除 OSAS 外，还包括 CSA、睡眠相关肺泡低通气症、睡眠相关低氧血症及单独症候群与正常变异，共五大类。临床上常见的是睡眠低通气综合征、COPD 患者的睡眠期低氧血症、神经肌肉疾病患者的睡眠通气不足、夜间哮喘等。这些患者可能并无典型的睡眠打鼾，PSG 监测也无频发的呼吸暂停，但其基本病理生理改变均为低氧、高碳酸血症与/或睡眠结构紊乱，临床后果与 OSAS 类似。此外，其与 OSAS 重叠的概率也相当高，虽然无创正压通气（NIPV）治疗对上述患者均有效，但在模式选择（BPAP 或 CPAP）、压力设定等方面均有不同。

3.其他系统疾病 OSAS 引起的动脉血气紊乱与睡眠结构破坏可引起全身多系统损害。临床实践中也发现，不少患者因 OSAS 的并发症而到相关专业门诊首诊，反复诊治效果不佳才转到睡眠中心。美国睡眠障碍联合会（American Sleep Disorders Association, ASDA）1995年的统计表明，睡眠中心多设在呼吸科，少部分在神经科与耳鼻喉科，而来自家庭与内科其他科室的就诊者高达66%，来源于呼吸科者只占6%，耳鼻喉科占20%，神经科占8%。值得注意的是，甲状腺功能减退症与肢端肥大症患者均可以睡眠打鼾为主诉而就诊，应注意病因诊

断。近年来随着介入性诊断技术的普及，OSAS 患者因夜间憋气而误认是冠心病行冠状动脉造影者不在少数。对冠状动脉造影阴性者，应怀疑 OSAS 的可能。

4.常见的鉴别诊断疾病

（1）单纯鼾症：夜间有不同程度打鼾，AHI < 5次/h，日间无症状。

（2）肥胖低通气综合征：诊断标准为 BMI > 30kg/m²，清醒时 $PaCO_2 > 45mmHg$ 即可出现明显日间嗜睡，而打鼾可能不作为基本特征，多数患者合并 OSAS。

表 16-2-2　睡眠中心疾病的构成情况

睡眠障碍性疾病	所占比例/%
阻塞性睡眠呼吸暂停综合征（OSAS）	67.8
中枢性睡眠呼吸暂停综合征（CSAS）	1.2
单纯鼾症	2.1
上气道阻力综合征（UARS）	2.3
发作性睡病	4.9
特发性过度睡眠	2.2
不宁腿综合征	3.2
周期性肢体运动障碍	2.6
精神性失眠	2.7
原发性失眠	1.5
情绪障碍	1.7
睡眠时相延迟综合征	1.0
睡眠不足	0.8
其他	6.0

表 16-2-3　OSAS 的鉴别诊断问诊要点

1.是否有短暂的脱力或猝倒（cataplexy）如摔倒、下跪等发生？ 如有，可能为发作性睡病
2.睡眠时是否打鼾？鼾声是否高低不均？ 如有，可能合并睡眠呼吸暂停
3.睡眠时是否有踢腿动作？ 如有，应怀疑周期性肢体运动障碍
4.是否有服用兴奋或镇静药物史？ 如有，考虑药物作用或成瘾
5.周末时睡眠时间是否较平时明显延长？ 如有，应怀疑平常睡眠不足

（3）中枢性睡眠呼吸暂停综合征（CSAS）：PSG证实中枢性呼吸暂停事件为主，诊断标准为中枢性AHI≥5次/h，其中中枢性呼吸事件占所有呼吸事件的50%以上。

（4）睡眠相关肺泡低通气障碍：患者PSG或中心外睡眠监测（OCST）显示反复SpO_2下降，但无明确气流阻塞，睡眠期高碳酸血症（$PaCO_2 > 55mmHg$持续10分钟以上，或较清醒平卧位上升10mmHg且$>50mmHg$）可诊断。需要注意，如果睡眠期存在明确呼吸暂停或低通气，则应诊断OSAS或在OSAS基础上增加睡眠相关肺泡低通气障碍诊断。

（5）发作性睡病：主要临床表现为难以控制的日间发作性睡眠、猝倒、睡瘫与入睡前幻觉，多在青少年起病，主要诊断依据为MSLT时出现异常始发的REM睡眠。鉴别时应注意询问发病年龄、主要症状与PSG监测结果，同时应注意该病与OSAS合并存在的可能性很大，不可漏诊。

（6）不宁腿综合征与周期性肢体运动障碍：不宁腿综合征患者日间困倦，晚间出现难以控制的肢体运动，以缓解腿部的异样不适感，安静或卧位时严重，活动时缓解，夜间入睡前加重。PSG监测能够发现肢体的运动，并对不宁腿综合征与周期性肢体运动障碍进行区别。应注意与呼吸事件相关肢体运动相鉴别，后者经CPAP治疗后常可消失。通过向患者与同室睡眠者详细询问患者睡眠病史，结合查体与PSG监测结果可鉴别。

（7）惊恐发作：夜间惊恐发作表现为睡眠中喘气与窒息的症状，与OSAS患者憋气症状类似。然而，夜间惊恐发作患者夜间PSG监测不显示OSAS特征性的低通气事件或低SpO_2模式。惊恐发作的频率较低，伴有强烈的自主觉醒，无过度困倦，OSAS患者通常无惊恐发作病史。

（8）夜间呻吟（catathrenia）：又称睡眠相关呻吟（nocturnal groaning），患者以夜间发声为主要表现，门诊常被误认为OSA；PSG显示口鼻气流消失同时无胸腹运动，但通常不伴有血氧饱和度的下降。这一点与中枢性睡眠呼吸暂停不同。

（9）药物或其他物质所致的失眠或嗜睡：物质使用与物质戒断（包括药物）可产生失眠或嗜睡。详细询问病史可确认相关的物质/药物，随诊可显示物质/药物停用后睡眠紊乱的改善。

（二）如何提高OSAS的鉴别诊断水平？

1. 加强认识，重视病史与查体　避免漏诊的关键在于普及有关知识，提高临床医师对OSAS与其他各系统疾病关系的认识。从事OSAS诊疗工作的专业医师还应全面了解其他睡眠障碍性疾病。对OSAS的诊断不能只依赖PSG监测，而忽视病史与查体的重要作用。详细的病史采集可全面了解患者的病情，估计其严重程度。例如，询问表16-2-3中的几个关键问题有助于确立初步诊断。仔细查体可以发现与OSAS有关的上气道解剖狭窄，明确其可能的病因与存在的并发症，对选择治疗方案有指导意义（表16-2-4）。

表16-2-4　引起日间嗜睡的病因

分类	疾病
内因	发作性睡病、周期性嗜睡、特发性过度睡眠、外伤后嗜睡、周期性肢体运动障碍、睡眠呼吸暂停综合征
外因	睡眠习惯不良、环境因素、睡眠不足、镇静安眠药、饮酒
生物节律紊乱	时差、倒班、睡眠不规律、睡眠时相延迟
其他	抑郁症、酒精成瘾、帕金森病

2. 睡眠呼吸监测　应用PSG进行睡眠呼吸监测不仅是诊断OSAS的主要方法，对鉴别诊断也具有重要价值。但不加选择地应用日间监测、分夜（split night）监测等不规范的诊断方法，以及片面依靠计算机自动记录与分析系统而不去密切观察患者临床表现均可造成误诊漏诊。MSLT可以客观评价患者日间嗜睡的严重程度，对明确日间嗜睡的原因有帮助。

3. 试验性无创正压通气治疗　经鼻CPAP治疗对OSA等睡眠呼吸障碍有肯定疗效，因其具有无创的特点，可作为OSA鉴别诊断的手段之一。PSG监测未见呼吸暂停而日间嗜睡明显者，应怀疑上气道阻力综合征（UARS）或其他睡眠障碍性疾病，CPAP治疗后症状明显改善支持UARS的诊断，反之考虑其他睡眠障碍性疾病；而SAHS患者经正规治疗后日间嗜睡仍未完全改善者，则有合并其他睡眠障碍性疾病的可能，须进一步评价。

（李庆云　韩芳）

参考文献

【1】 中华医学会呼吸病学分会睡眠呼吸障碍学组. 阻塞性睡眠呼吸暂停低通气综合征诊治指南（2011 年修订版）[J]. 中华结核和呼吸杂志, 2012, 35（1）: 9-12.

【2】 赵忠新. 睡眠医学 [M]. 北京: 人民卫生出版社, 2016.

【3】 KRYGER M, ROTH T. Principles and practice of sleep medicine[M]. 6th ed. Philadelphia, PA: Elsevier, 2017.

【4】 中国医师协会睡眠医学专业委员会. 成人阻塞性睡眠呼吸暂停多学科诊疗指南 [J]. 中华医学杂志, 2018, 98（24）: 1902-1914.

16

第十七章　阻塞性睡眠呼吸暂停系统损害

第一节　阻塞性睡眠呼吸暂停与心血管系统损害

一、概述

阻塞性睡眠呼吸暂停（OSA）是最常见的睡眠相关呼吸疾病，以睡眠期间上气道反复完全性或部分性塌陷为主要特征。OSA 患者更容易患心血管疾病与代谢综合征。中、重度未治疗的 OSA 患者中的心血管病患病率明显升高，严重影响患者的生活质量与生存期，同时也增加了家庭与社会的经济负担。近些年关于 OSA 与高血压、冠状动脉粥样硬化性心脏病、心房颤动与心力衰竭等心血管疾病之间关系与治疗方法方面的研究是睡眠呼吸障碍方面的研究热点与重点。

1. 发病机制　现有较公认的观点认为，OSA 患者由于上气道反复塌陷而出现反复的呼吸暂停及相伴随的呼吸努力，从而使机体出现间歇性低氧、高碳酸血症、睡眠片段化与胸膜腔内负压增加等病理生理变化。通过激活炎症通路导致血管内皮受损、脂代谢异常、胰岛素抵抗，胸膜腔内压长期反复的波动也会使胸膜腔内的大血管与心脏的结构及功能发生变化，睡眠片段化、间歇性低氧也会使患者的自主神经系统发生异常变化，这些变化都会对心血管的结构与功能造成损害，最终导致心血管疾病的发生。

近年来有很多研究集中在肠道微生物群与宿主的相互作用上，越来越多的证据表明肠道微生物群在人类健康与疾病（包括心血管疾病）中发挥重要作用，肠道微生物群生态失调与动脉粥样硬化、高血压、心力衰竭、慢性肾病、肥胖及 2 型糖尿病有关。所以部分学者提出由于 OSA 以间歇性低氧、睡眠片段化为特点，是否也会引起肠微生物群生态失衡，从而导致心血管疾病，虽然停留在设想阶段，但这也为 OSA 与其并发症的诊疗提供了新的思路。

2. OSA 的临床表型与遗传表型与心血管疾病

（1）临床表型：Zinchuk 等对 1 247 名美国退伍军人队列进行横断面与纵向分析，通过对呼吸障碍类型、自主神经功能、低氧血症程度与睡眠障碍类型这 4 个方面进行聚类分析，将 OSA 患者分为"轻度 OSA（mild）""睡眠期周期性肢体运动（PLMS）""非 REM 睡眠期相关与觉醒（NREM and arousal）""REM 睡眠期相关与低氧血症（REM and hypoxia）""低通气与低氧血症（hypopnea and hypoxia）""微觉醒与睡眠质量差（arousal and poor sleep）"与"多重严重（combined severe）"等 7 个临床表型。以短暂性脑缺血发作、脑卒中、急性冠脉综合征或死亡为终点事件，发现"睡眠期周期性肢体运动""低通气与低氧血症"与重度 OSA 患者的心血管疾病风险是明显增加的，同时他们发现与轻度 OSA 患者（AHI < 15 次 /h）相比，中重度 OSA 患者（AHI 15～< 30 次 /h，AHI≥30 次 /h）心血管疾病的风险并未升高。这说明单用 AHI 来评估预测 OSA 患者心血管疾病的风险是不合适的，我们需要总结出不同的临床表型，并针对不同的临床表型去分析患者的心血管疾病风险、指导我们的治疗才是有效的。

（2）遗传表型：基于 OSA 的一些流行病学特点，如男性患病率高于女性，REM 睡眠期与 NREM 睡眠期临床特点与病理生理机制存在差异，Chen 等通过对 19 733 名非洲、亚洲、欧洲与西班牙裔 / 拉美裔美国血统的参与者进行了全基因组关联测试，发现 17 号染色体上的 rs12936587 可以作为男性 NREM 睡眠期 AHI 值可能的数量性状基因座，此基因座与 *RAI1*、*PEMT1*、*SREBF1*、*RASD1* 基因重叠，后 3 种基因曾被报道与冠状动脉疾病、脂质代谢及以睡眠表型异常为特征的 Potocki-Lupski 综合征和 Smith-Magenis 综合征相关。随着我们对 OSA 临床表型与发病机制的深入了解，在基因水平会有更多的发现，也许我们能发现 OSA 患者不同的遗传表型，从而对今后 OSA 患者的筛查、危险分层级与精准治疗提供参考。

3. 临床表现　OSA 可以引发与加重多种心血管疾病，包括高血压、冠心病、复杂性心律失常与慢性充血性心力衰竭等，本章后面会逐一加以介绍，在此不拟详述。

4. 治疗　本病的治疗包括 CPAP、体重控制、口腔矫治器与外科治疗等，相关内容可参见第十八章。

（王晓娜　肖毅）

参考文献

【1】TANG WH, KITAI T, HAZEN SL. Gut microbiota in ardi-ovascular health and disease[J]. Circ Res, 2017, 120（7）: 1183-1196.

【2】FARRE N, FARRE R, GOZAL D. Sleep apnea morbid-ity: a consequence of microbial-immune cross-talk?[J]. Chest, 2018, 154（4）: 754-759.

【3】DURGAN DJ. Obstructive sleep apnea-induced hyperten-sion: role of the gut microbiota[J]. Curr Hypertens Rep, 2017, 19（4）: 35.

【4】ZINCHUK AV, JEON S, KOO BB, et al. Polysomno-graphic phenotypes and their cardiovascular implications in obstructive sleep apnoea[J]. Thorax, 2018, 73（5）: 472-480.

二、OSA 与冠心病

冠状动脉性心脏病，简称冠心病，又称缺血性心脏病，是指由于冠状动脉功能性改变或器质性病变引起血管腔狭窄或阻塞，导致冠状动脉血流与心肌需求之间不平衡而造成心肌缺血、缺氧或坏死的一种心脏病。冠心病是最常见的心脏病，严重危害人类健康，是慢性非传染性疾病的主要死亡原因之一。冠心病 95% 以上是由冠状动脉粥样硬化引起的，因此，从狭义上讲，冠心病指冠状动脉粥样硬化性心脏病，但从广义上讲，冠心病还包括其他冠状动脉疾病，如冠状动脉痉挛、炎症（如川崎病、系统性红斑狼疮、结节性多动脉炎、梅毒性主动脉炎）、冠状动脉栓塞及先天性畸形（先天性冠状动脉瘘、冠状动脉起源异常等）。世界卫生组织对冠心病分类如下：①原发性心脏骤停，②心绞痛，③心肌梗死，④缺血性心脏病中的心力衰竭，⑤心律失常。

冠心病的危险因素很多，包括高血压、血脂异常、糖尿病、吸烟、肥胖与超重、不平衡膳食、缺乏体力活动、年龄、遗传、性别、社会心理因素、促血栓形成状态等。近年来研究发现 OSA 与冠心病关系密切，是冠心病的危险因素之一。本章节主要讨论以冠状动脉粥样硬化性心脏病为代表的冠心病与 OSA 的关系。

（一）OSA 与冠心病的共病状况

有流行病学研究结果显示 OSA 患者冠心病的患病率为 20%～30%；另一项研究对 440 例 OSA 患者的冠心病患病率进行分析，发现经冠脉造影检查证实的冠心病患病率为 24.6%，如果加上无创方法（未行冠脉造影）诊断的冠心病，则冠心病患病率可达 33.2%。

在冠心病中 OSA 的患病率也明显升高。早年的病例对照研究显示，女性冠心病患者中 OSA（AHI≥5 次 /h）患病率为 54%，男性为 61%。Mooe 等研究显示 408 例小于 70 岁的冠心病患者中，34% 合并 OSA（以 AHI≥10 次 /h 为诊断标准）。Wali 等研究表明，156 例冠脉造影确诊的冠心病患者中睡眠问卷调查 OSA 患病率为 82%，结合 PSG 监测结果 OSA 患病率为 56.4%。Peker 等对需要入住监护病房的心绞痛或心肌梗死患者进行研究，发现其 OSA 患病率为 27.5%。近期 Medeiros 等对 214 例亚临床冠心病的中年女性行便携睡眠监测，OSA 患病率为 38.3%。一组行冠脉造影或介入治疗的稳定期冠心病患者中，中重度 OSA 患病率为 46%。而另外两组冠状动脉旁路移植术（coronary artery bypass graft, CABG）患者中，中重度 OSA 患病率为 52%～56%。Tamura 等进行的一项小样本研究发现变异型心绞痛患者中 OSA 患病率为 66.7%。国内一项研究对 178 例冠心病患者行 PSG 监测，发现 OSA（AHI≥10 次 /h）患病率为 33.6%。另一项对 231 例冠脉造影诊断的冠心病行 PSG 监测，OSA 发生率为 72.72%（AHI≥10 次 /h）。

以上可见，关于 OSA 与冠心病的流行病学研究结果有较明显的差异。究其原因可能与研究方法不同、样本量不同、人群选择不同、OSA 与冠心病的诊断方法不同都有关系。研究中 OSA 的诊断有的依据问卷调查，有的根据 PSG 结果，AHI 界定值也有≥5 次 /h 或者≥10 次 /h 两种选择；冠心病诊断也分为无创方法诊断、经冠脉造影诊断或者患者自行报告。虽然结果有差异，但无论是 OSA 患者中冠心病的患病率，还是冠心病患者中 OSA 的患病率，都远远高于普通人群，提示 OSA 与冠心病密切相关。

（二）OSA 是冠心病的独立危险因素

OSA 与冠心病共病率虽高，但想证明 OSA 是冠心病的独立危险因素，还需要回答以下问题：OSA 是否促进冠心病的发生？对于已确诊的冠心病患者，OSA 是否加速其病情进展？治疗 OSA 是否可改善冠心病患者的预后？由于 OSA 与冠心病有很多共同的易患因素，如肥胖、吸烟、年龄等，到底是 OSA 导致冠心病还是两者共同的危险因素导致两种疾病并存很难判断。此外，在 OSA 患者中冠心病、高血压、糖尿病患病率都很高，这些疾病都是慢性病，危险因素多且互相重叠，从有危险因素到出现临床症状潜伏期很长，想判断 OSA 是否为其病因有难度。

研究发现在 OSA 患者中冠心病患病率明显高于普通人群，积极治疗 OSA 可以降低这一风险。Peker 等对基线无冠心病的中年 OSA 与单纯鼾症患者随访 7 年后发现，OSA 组冠心病发病率为 16.2%，明显高于单纯鼾症组（5.4%）。在 OSA 未治疗或疗效不佳组中冠心病患病率为 24.6%，而 OSA 治疗有效组冠心病发病率为 3.9%，与单纯鼾症组相似。此研究提示 OSA 患者易患冠心病，对 OSA 进行有效治疗可以降低该风险。该作者在另一项研究中，对基线无冠心病的中年男性 OSA 患者进行 7 年随访，发现未治疗的 OSA 患者冠心病风险为 OSA 治疗组的 5.4 倍。一项前瞻性观察性研究结果显示，未接受 CPAP 治疗的 235 例重度 OSA 男性患者，致死性心血管事件（死于急性心肌梗死或死于脑卒中）与非致死性心血管事件（未致死的心肌梗死与脑卒中，CABG 手术与冠脉血流重建）发生率较未治疗的轻中度 OSA、单纯鼾症与健康对照组显著增多，而接受治疗的重度 OSA 患者中发生致死性与非致死性心血管事件的水平与单纯打鼾者、健康对照者接近。一项配对病例对照研究显示，OSA 患者冠心病风险较无 OSA 者增加 3 倍，是冠心病的独立危险因素。威斯康星睡眠队列研究对于基线无冠心病或心力衰竭的 1 131 例 OSA 患者进行长达 24 年随访观察，发现未治疗的重度 OSA 患者发生冠心病或心力衰竭的概率为非 OSA 患者的 2.6 倍。发生冠心病的概率为非 OSA 患者的 2.4 倍，但后者未达统计学意义（$P=0.06$），推测加大样本量或许可以获得阳性结果。国内一组大样本前瞻性随访研究发现，对 598 例 OSA 患者与 1 270 例非 OSA 患者随访 24 年，发现随访开始时 OSA 组与对照组冠心病患病率分别为 8.2% 与 6.8%，随访终点时 OSA 组冠心病患病率为 60.5%，明显高于对照组 30.2%，提示 OSA 可能是冠心病的独立危险因素。

合并 OSA 的冠心病患者不良事件发生率更高，经过 CPAP 治疗的 OSA 患者不良事件明显减少。

一项前瞻性队列研究对 408 例冠心病患者随访 5.1 年，发现合并 OSA 者心肌梗死、脑血管事件或死亡的相对风险增加 62%，提示 OSA 与冠心病患者远期不良预后有关。另一项研究对 54 例冠心病合并中重度 OSA 患者随访 7 年，经 CPAP 或悬雍垂腭咽成形术（UPPP）治疗的 OSA 组不良事件（心血管死亡，急性冠脉综合征，心力衰竭住院，冠脉血运重建）发生率为 24%，未治疗组发生率为 58%。一组 CABG 患者平均随访 4.5 年，纠正潜在的混杂因素如 BMI 后，未治疗的 OSA 与严重的心脑血管事件、再次血管重建、心绞痛、心房颤动等不良事件显著相关。对冠心病合并 OSA 的 281 例患者平均随访 4.1 年，发现其中重度 OSA 组死亡风险为轻中度 OSA 组的 1.72 倍。

综上所述，目前普遍认为 OSA 与冠心病的发生与发展关系密切，是冠心病的独立危险因素之一，积极有效地治疗 OSA 可以改善冠心病患者的预后。

（三）OSA 导致冠心病的可能机制

OSA 的特征是患者睡眠中反复出现上气道完全或不完全阻塞，表现为夜间频繁发作睡眠呼吸暂停或低通气，引起夜间间歇性低氧、频繁觉醒、睡眠片段化，进而导致自主神经功能紊乱、氧化应激、炎症反应、血管内皮功能受损、高凝状态与代谢异常等变化。OSA 可能通过这些途径导致动脉粥样硬化，进而促进冠心病的发生与发展。

1. 自主神经功能紊乱　交感神经活性增高被认为是 OSA 导致冠心病的关键机制之一。发生睡眠呼吸暂停时胸膜腔内负压明显增加，主动脉跨壁压发生改变，引起交感神经兴奋；而反复发生的低氧血症与持续性高碳酸血症，通过颈动脉压力感受器与外周化学感受器，也可引起交感神经兴奋。交感神经活性增加后，儿茶酚胺分泌增多，每晚反复出现这样的刺激，最后在日间的清醒状态依然存在交感神经兴奋性增高。这种自主神经功能失衡致使血管舒张作用减弱与收缩作用增强，循环阻力增加，左心室后负荷增大，心排血量减少；交感神经兴奋性增高会引起心率增快、血压增高、心肌耗氧量增加；诱发冠状动脉痉挛，冠脉供血量减少，从而诱发心肌缺血，促进冠心病的发生。

2. 氧化应激　OSA 患者睡眠中反复出现的间歇性低氧与再氧合可产生类似缺血再灌注损伤，促使白细胞活化，导致白细胞内活性氧持续过量生成，产生过多的超氧化物自由基等，导致氧化应激反应。氧化应激与脂质过氧化参与了动脉粥样硬化过程。低密度脂蛋白在体内经氧化后形成氧化性低密度脂蛋白，该物质可被巨噬细胞摄取转变为泡沫细胞，后者进而成为早期的粥样斑块；氧化应激还可影响血管内皮功能，参与炎症反应，刺激血管黏附因子水平增加，使血小板聚集，促进动脉粥样硬化的发生、发展。

3. 炎症反应　炎症反应目前已经成为 OSA 病理生理的重要组成部分。间歇性低氧血症、睡眠片段化都与炎症因子产生具有密切联系。慢性炎症在动脉粥样硬化的形成过程中起着至关重要的作用。近年研究结果显示 OSA 主要引起血浆炎症细胞因子的升高，包括细胞间黏附分子 -1（ICAM-1）、血管细胞黏附分子 -1 与 P- 选择素等，炎症介质与细胞因子如白细胞介素 -1（IL-1）、IL-6 与肿瘤坏死因子等，C 反应蛋白与基质金属蛋白酶。这些细胞因子参与内皮损伤，共同促进粥样斑块的形成与发展。

4. 血管内皮功能损害　OSA 患者内皮细胞功能障碍是促进动脉粥样硬化与随之发生的心血管事件的重要因素。OSA 通过介导氧化应激、炎症反应、交感神经活性增加等使血管内皮功能失调，一氧化氮（NO）合成减少，内皮素分泌增加。NO 下降可引起血小板聚集，白细胞黏附，组织细胞抗氧化作用减弱，自由基生成增多，血管平滑肌细胞增殖、移行，血管通透性增加及脂蛋白进入血管内皮细胞，促使内膜斑块增厚，动脉粥样硬化形成等。内皮素 -1 升高可促进心肌收缩、血管收缩、血管阻力增加、冠状动脉痉挛，此外 OSA 患者血管内皮细胞生长因子（VEGF）水平升高，可以促进血管平滑肌细胞增殖，引起血管重构、管腔狭窄，并可引起动脉粥样硬化斑块的破坏，加快动脉粥样硬化及急性冠脉综合征的发生。

5. 胸膜腔内压改变　睡眠呼吸暂停导致上气道关闭后呼吸肌用力收缩，使胸膜腔内负压降低到 $-65cmH_2O$，甚至更大。胸膜腔内负压增大致使回心血量迅速增加，引起右心室扩张、室间隔左移，从而限制左心室的充盈并降低其顺应性，因此心脏前负荷减少；胸膜腔内负压增大同时增加了左心室与主动脉的跨壁压，增加了心脏后负荷；左心室后负荷增大、前负荷减小则会影响患者的心排血量，使冠脉血流相应减少，造成心肌缺血。另外，胸膜腔

内压力反复变化、回心血量的波动可刺激颈动脉窦与主动脉体压力感受器，引起交感神经兴奋，促进冠心病的发生。

6. 血液的高黏、高凝状态与纤维溶解系统异常　OSAS 患者血液呈高黏、高凝状态，以及存在不同程度的纤溶系统异常。慢性低氧刺激肾小球旁细胞产生过量的促红细胞生成素，使红细胞生成增多；交感神经兴奋导致肾素 - 血管紧张素 - 醛固酮系统作用加强，夜尿明显增多；打鼾、张口呼吸使呼吸道水分蒸发增多；交感神经兴奋使出汗多；这些原因均使血容量减少，血液黏滞度增加，血流缓慢，易形成血栓。研究结果显示 OSA 患者处于血栓前状态，血液呈不同程度的高浓、高黏、高凝、高聚状态，主要表现为血小板黏附与聚集功能增强、血浆纤维蛋白原浓度升高、纤维溶解系统活性减弱，这些因素相互作用，促进血栓的形成与动脉粥样硬化的发展。

7. 内分泌与代谢异常　OSA 患者血浆多种炎症介质水平明显升高，可以引起胰岛素抵抗与高胰岛素血症；睡眠呼吸紊乱可影响胰腺 β 细胞功能，减弱胰岛素敏感性。高胰岛素血症可引起交感神经系统亢奋，同时使机体抗氧化能力下降，损伤内皮细胞。OSA 患者常伴有血脂异常，可诱发炎症反应与内皮损伤。这些均可促进冠心病的发生。

（四）合并 OSA 的冠心病的临床特点

尽管睡眠呼吸暂停在冠心病人群中具有很高的患病率，但不一定总能得到及时诊断。Konecny 等研究入选 798 例急性心肌梗死患者，结果显示，起始仅有 12% 的患者临床上怀疑存在睡眠呼吸暂停，但经过 PSG 监测发现 70% 的患者 AHI≥5 次 /h，41% 的患者 AHI≥15 次 /h，提示在冠心病患者中很大一部分 OSA 未能得到诊断。在冠心病患者中筛查 OSA 的主要原因是 OSA 的可治疗性，对于存在 OSA 的冠心病患者而言，CPAP 治疗有可能改善患者预后。因此，对于临床医师而言，认识到 OSA 与冠心病两者有着密切的联系，不要漏诊 OSA 与冠心病显得尤为重要。

对于确诊的 OSA 患者，尤其是中重度患者，不论是否存在冠心病症状，都应该考虑到冠心病存在的可能。应常规进一步了解有无冠心病的临床症状，进行详细体检，并根据病情需要进行心电图、心肌酶学、超声心动图、心电图运动试验、冠脉 CT、冠脉造影等检查以确定是否存在冠心病。

并非所有冠心病患者均需要筛查 OSA,如果存在目击的睡眠呼吸暂停,日间嗜睡,肥胖,或者冠心病发病年龄较轻,共患疾病(如高血糖、糖尿病、高血脂)较多,需要考虑筛查 OSA。

多项研究表明,心血管疾病包括冠心病患者合并 OSA 时日间嗜睡症状较少,心力衰竭患者中日间嗜睡症状与日间交感神经活性增加呈负相关,推测这也是冠心病患者日间嗜睡症状较少的原因。由于日间嗜睡症状较少,OSA 在冠心病患者中更难被识别出来,导致漏诊率高,因此不能因为患者无日间嗜睡症状就否认 OSA 的存在。

另外,冠心病合并 OSA 的一个特点为夜间心肌缺血非常常见,伴有夜间明显低氧血症的重度 OSA 患者尤其突出。临床可以表现为夜间心绞痛或心肌梗死,也可以表现为无症状性 ST 段改变。Hanly 等对 23 例无冠心病的重度 OSA 患者监测发现,大约 1/3 患者存在夜间 ST 段下降,经 CPAP 治疗后 ST 段下降明显改善。另一项研究也证实 OSAS 患者夜间 ST 段下降发生率明显高于单纯鼾症与健康对照组。早期研究发现,OSA 与夜间心绞痛发生有关,经 CPAP 治疗后心肌缺血时间明显下降。Mooe 等对 226 例经冠脉造影确诊的心绞痛患者进行 Holter 与睡眠监测,发现 56% 患者存在 ST 段下降,31% 患者存在夜间 ST 段下降,19% 的夜间 ST 段下降发生于睡眠呼吸暂停、低通气或氧饱和度下降 2 分钟内。Abinader 等发现,合并 OSA 的冠心病患者经 CPAP 治疗后,夜间 ST 段下降明显改善。Kuniyoshi 等分析了 92 例急性心肌梗死患者,发现 32% 的 OSA 患者出现夜间心肌梗死,对照组仅为 7%。所有发生夜间心肌梗死的患者中,91% 有 OSA。

OSA 患者容易发生夜间心肌缺血,可能的机制有夜间反复缺氧对血管内皮的损害。交感神经兴奋致使心率、血压升高,心肌耗氧量增加,血液黏滞度增加等。由于睡眠后期 REM 睡眠较多,呼吸暂停持续时间更长,低氧血症更重,更容易出现各种心血管事件。

因此,对于出现夜间反复心绞痛或出现夜间心肌梗死的患者,应高度警惕患者是否同时患有睡眠呼吸暂停,建议常规筛查有无合并 OSA。

(五)合并 OSA 的冠心病的治疗原则

对于 OSA 合并冠心病的治疗应分为两部分,一是对 OSA 的治疗,可以根据患者不同的临床表现与病情轻重采取 CPAP 治疗、口腔矫治器、耳鼻喉科或口腔颌面外科手术治疗,以及减重与危险因素控制等一般治疗,其中 CPAP 是 OSA 治疗的首选治疗方案。二是针对冠心病的治疗,包括饮食与危险因素控制、药物治疗、血运重建治疗(包括经皮冠状动脉介入治疗与冠状动脉旁路移植术)。

以往的研究表明,对于合并 OSA 的冠心病患者,CPAP 治疗可以改善患者预后。Milleron 等对合并中重度 OSA 的冠心病患者随访发现,OSA 治疗组新发心血管事件的发生率为 24%,明显低于 OSA 未治疗组(58%)。Cassar 等对 371 例合并中重度 OSA 的经皮冠状动脉介入治疗后冠心病患者随访 5 年,其中 OSA 治疗组冠心病病死率为 3%,未治疗组为 10%。一项病例对照研究随访 6 年发现,合并 OSA 的急性心肌梗死患者,经 CPAP 治疗后再次心肌梗死或血运重建的风险较未治疗 OSA 组明显降低,与未合并 OSA 的心肌梗死患者相似。另一项对合并 OSA 的经皮冠状动脉介入后的冠心病患者平均随访 4.8 年,发现经 CPAP 治疗的中重度 OSA 组需要再次血运重建的发生率明显低于未应用 CPAP 组(14.1% vs. 25.1%)。杨娟等研究发现,合并 OSA 的冠心病患者经 CPAP 治疗,心绞痛发作与心电图 ST 段下降较未治疗组有明显改善。这些研究提示在冠心病常规治疗基础上加用 CPAP 等治疗对改善冠心病患者预后可能具有一定意义。CPAP 解决了反复发作的间歇性低氧与频繁微觉醒,降低了当上气道阻塞时患者用力吸气造成的胸膜腔内压波动程度,从而减少肾上腺素分泌,降低交感神经系统兴奋性;这可能是 CPAP 改善冠心病患者预后的机制。

近年来也有研究发现,当冠心病合并日间嗜睡症状不突出的 OSA 时,CPAP 治疗并不能改善冠心病的预后。睡眠呼吸暂停心血管终点(sleep apnea cardiovascular endpoints,SAVE)研究对 2 687 例合并心脑血管疾病(其中冠心病占 50.7%)的中重度 OSA 患者进行平均 3.7 年的随访,这些患者年龄在 45~75 岁,ESS 平均为 7.3~7.5 分,研究发现与常规治疗组相比,CPAP 加常规治疗并不能预防心脑血管事件发生。另一项随机对照研究中,244 例新近血运重建的冠心病患者,伴有中重度 OSA 且无明显嗜睡症状(ESS<10 分),平均随访 57 个月,CPAP 治疗组与对照组相比,心脑血管终点事件发生率无显著差异;进一步分析显示,与未予 CPAP 治疗或者 CPAP 依从性差(<4h/夜)的患者相比,

17

CPAP 治疗依从性好的患者（≥4h/ 夜）有较好的预后。由于有很多动物实验与人体试验表明 OSA 与冠心病不良预后相关，这种可能性并不大。SAVE 研究中 CPAP 夜间治疗时间不够长，平均为 3.3 小时，小于睡眠时间的一半，可能不足以产生心血管保护作用；另外，由于 REM 睡眠期呼吸暂停与低通气发生更多，持续时间更长，低氧更明显，如果 REM 睡眠期未进行 CPAP 治疗，也有可能产生阴性结果；此外，SAVE 研究并未包括日间嗜睡的患者（ESS 评分 > 15 分）及夜间低氧血症突出的患者（$SaO_2 < 80\%$ 时间占记录时间的 10% 以上），其结论不能推广到所有合并 OSA 的冠心病患者。

总之，对于合并中重度 OSA 的冠心病患者，如果有典型日间嗜睡症状，需要 CPAP 治疗。对于伴有夜间严重低氧血症患者，不管有无日间嗜睡症状，都应该治疗。但是对于无日间嗜睡症状者，仅仅为了降低未来心血管事件风险而予 CPAP 治疗目前尚有争议，这类患者因为不能即刻感受到 CPAP 治疗的益处，可能会导致其 CPAP 治疗依从性较差，增加 CPAP 治疗时间是否可以减少未来心血管事件发生率需要进一步研究。对于临床医师来说，让患者意识到 OSA 对冠心病的危害，有需要时督促患者坚持使用 CPAP 可能对患者远期预后有益。

（王建丽）

参考文献

【1】 SCHULZ R, GREBE M, EISELE HJ, et al. Obstructive sleep apnea-related cardiovascular disease[J]. Med Klin (Munich), 2006, 101（4）: 321-327.

【2】 MOOE T, FRANKLIN KA, HOHUSTROM K, et al. Sleep-disordered breathing and coronary artery disease: long-term prognosis[J]. Am J Respir Crit Care Med, 2001, 164（10 Pt 1）: 1910-1913.

【3】 WALI SO, ALSHARIF MA, ALBANJI MH, et al. Prevalence of obstructive sleep apnea among patients with coronary artery disease in Saudi Arabia[J]. J Saudi Heart Assoc, 2015, 27（4）: 227-233.

【4】 MEDEIROS AK, COUTINHO RQ, BARROS IM, et al. Obstructive sleep apnea is independently associated with subclinical coronary atherosclerosis among middle-aged women[J]. Sleep Breath, 2017, 21（1）: 77-83.

【5】 INAMI T, SEINO Y, OTSUKA T, et al. Links between sleep disordered breathing, coronary atherosclerotic burden, and cardiac biomarkers in patients with stable coronary artery disease[J]. J Cardiol, 2012, 60（3）: 180-186.

【6】 UCHOA CH, DANZI-SOARES NJ, NUNES FS, et al. Impact of OSA on cardiovascular events after coronary artery bypass surgery[J]. Chest, 2015, 147（5）: 1352-1360.

【7】 NUNES FS, DANZI-SOARES NJ, GENTA PR, et al. Critical evaluation of screening questionnaires for obstructive sleep apnea in patients undergoing coronary artery bypass grafting and abdominal surgery[J]. Sleep Breath, 2015, 19（1）: 115-122.

【8】 TAMURA A, KAWANO Y, ANDO S, et al. Association between coronary spastic angina pectoris and obstructive sleep apnea[J]. J Cardiol, 2010, 56（2）: 240-244.

【9】 张文莉, 王士雯, 卢才义, 等. 冠心病的危险因素 - 睡眠呼吸暂停 [J]. 中国现代医学杂志, 2003, 13（17）: 4-6.

【10】 孔霖, 郭兮恒. 阻塞性睡眠呼吸暂停低通气综合征与冠状动脉病变程度的关系 [J]. 中华内科杂志, 2009, 48（8）: 638-642.

【11】 PEKER Y, CARLSON J, HEDNER J. Increased incidence of coronary artery disease in sleep apnoea: a long term follow up[J]. Eur Respir J, 2006, 28（3）: 596-602.

【12】 PEKER Y, HEDNER J, NORUM J, et al. Increased incidence of cardiovascular disease in middle-aged men with obstructive sleep apnea: a 7-year follow-up[J]. Am J Respir Crit Care Med, 2002, 166（2）: 159-165.

【13】 MARIN JM, CARRIZO SJ, VICENTE E, et al. Long-term cardiovascular outcomes in men with obstructive sleep apnoea-hypopnoea with or without treatment with continuous positive airway pressure: an observational study[J]. Lancet, 2005, 365（9464）: 1046 -1053.

【14】 HLA KM, YOUNG T, HAGEN EW, et al. Coronary heart disease incidence in sleep disordered breathing: the Wisconsin Sleep Cohort Study[J]. Sleep, 2015, 38（5）: 677-684.

【15】 王预建, 丁军, 易虹, 等. 阻塞性睡眠呼吸暂停低通气综合征与冠心病关系的随访研究 [J]. 世界睡眠医学杂志, 2015, 2（3）: 158-160.

【16】 MILLERON O, PILLIERE R, FOUCHER A, et al. Benefits of obstructive sleep apnoea treatment in coronary artery disease: a long-term follow-up study[J]. Eur Heart J, 2004, 25 (9): 728-734.

【17】WON CH, CHUN HJ, CHANDRA SM, et al. Severe obstructive sleep apnea increases mortality in patients with ischemic heart disease and myocardial injury[J]. Sleep Breath, 2013, 17 (1): 85-91.

【18】SOMERS VK, WHITE DP, AMIN R, et al. Sleep apnea and cardiovascular disease: an American Heart Association/american College of Cardiology Foundation Scientific Statement from the American Heart Association Council for High Blood Pressure Research Professional Education Committee, Council on Clinical Cardiology, Stroke Council, and Council On Cardiovascular Nursing. In collaboration with the National Heart, Lung, and Blood Institute National Center on Sleep Disorders Research (National Institutes of Health) [J]. Circulation, 2008, 118 (10): 1080-1111.

【19】睡眠呼吸暂停与心血管疾病专家共识写作组. 睡眠呼吸暂停与心血管疾病专家共识 [J]. 中华结核和呼吸杂志, 2009, 32 (11): 812-820.

【20】王雅辉, 张希龙. 睡眠呼吸暂停与冠心病 [J]. 中华全科医师杂志, 2010, 9 (3): 150-152.

【21】KONECNY T, KUNIYOSHI FH, ORBAN M, et al. Underdiagnosis of sleep apnea in patients after acute myocardial infarction[J]. J Am Coll Cardiol, 2010, 56 (9): 742-743.

【22】Montemurro LT, Floras JS, Millar PJ, et al. Inverse relationship of subjective daytime sleepiness to sympathetic activity in heart failure patients with obstructive sleep apnea[J]. Chest, 2012, 142 (5): 122-128.

【23】KUNIYOSHI FH, GARCIA-TOUCHARD A, GAMI AS, et al. Day-night variation of acute myocardial infarction in obstructive sleep apnea[J]. J Am Coll Cardiol, 2008, 52 (5): 343-346.

【24】WU X, LV S, YU X, et al. Treatment of OSA reduces the risk of repeat revascularization after percutaneous coronary intervention[J]. Chest, 2015, 147 (3): 708-718.

【25】杨娟, 卢春霞, 施亚娟. 长期无创性持续气道内正压通气治疗阻塞性睡眠呼吸暂停低通气综合征合并缺血性心脏病的临床研究 [J]. 中华临床医师杂志（电子版）, 2013, 7 (7): 4052-4054.

【26】MCEVOY RD, ANTIC NA, HEELEY E, et al. CPAP for prevention of cardiovascular events in obstructive sleep apnea[J]. N Engl J Med, 2016, 375 (10): 919-931.

【27】PEKER Y, GLANTZ H, EULENBURG C, et al. Effect of positive airway pressure on cardiovascular outcomes in coronary artery disease patients with non-sleepy obstructive sleep apnea: the RICCADSA randomized controlled trial[J]. Am J Respir Crit Care Med, 2016, 194 (5): 613-620.

三、OSA 与高血压

OSA 与高血压密切相关，在众多引起心脑血管疾病的危险因素中，OSA 患病率高，对多系统、多器官产生严重损害，高血压与 OSA 两者之间的关系日益受到人们的关注。1972 年首先发现 OSA 患者中有血压增高现象，之后来自不同人群的流行病学研究证实，高血压患者中 OSA 的患病率为 30%～50%，而 OSA 患者中高血压的检出率高达 50%～92%，远远高于普通人群高血压 11%～12% 的发生率。在 2003 年美国预防、检测、评估和治疗高血压全国联合委员会第七次报告中将 OSA 列为继发性高血压的第一位病因。2008 年美国心脏病协会 / 美国心脏病学基金会（AHA/ACCF）联合发表了《睡眠呼吸暂停与心血管疾病科学共识》，旨在促进临床医师全面深刻地认识睡眠呼吸暂停综合征与心血管病之间的关系，并呼吁开展大规模的研究。

（一）OSA 与高血压的密切关系

1972 年 Coccagna 等首先描述了 OSA 过程中急性血压升高的现象，在呼吸暂停末期收缩压与舒张压平均增高 25%。1976 年 Guilleminault 在报告中指出 OSA 患者中高血压是一个常见现象，由此提出 OSA 与高血压相关的初步概念。1979 年 Yang T 以问卷方式调查 4 972 人（其中 50% 完成整夜多导睡眠仪研究）发现，美国壮年人中 OSA 导致高血压人数达 200 万，女性达 40 万人。中年男性 OSA 的患病率（AHI 5～15 次 /h）为 15%，AHI＞15 次 /h 时为 9%。中年女性 OSA 的患病率在 AHI 5～15 次 /h 为 15%；AHI＞15 次 /h 为 4%。美国斯坦福大学对 13 057 名受试者进行的流行病学调查显示，当排除了年龄、性别、酗酒、精神紧张与心肾疾病影响后，OSA 是高血压的独立危险因素。一项 6 132 例 40 岁以上 OSA 患者的多中心调查显示，经校正其他因素后高血压的发生与睡眠呼吸暂停相关，且睡眠呼吸暂停越严重，发生高血压的危险性越大。另一项历时 4 年的研究结果显示，OSA 患者 4 年后高血压患病率明显增高，校正其基础血压、体重指数、年龄、性别、吸烟与饮酒等因素后，高血压的发生与睡眠呼吸紊乱严重程度密切相关；AHI≥15 次/h 的患者，4 年中发生高血压的危险性是无睡眠呼吸暂停人群的 3 倍。Silverberg 等的大型临床试验报道 OSA 患者患高血压的患病风险是对照组的 1.5～3.0 倍，而重度 OSA 患者患高血压的风险是轻、中度患者的 1.5 倍；OSA 患者的 AHI 越高，其血压水平亦越高，越难以控制。新疆维吾尔自治区人民医院的一组研究资料显示：BMI≥25kg/m² 的高血压患者中 42% 患有 OSA。2006 年中华医学会呼吸病学分会睡眠呼吸障碍学组的调查显示，我国 OSA 人群高血压患病率为 49.3%，是对照组的 2.2 倍。研究还显示，难治性高血压患者中有 83% 为 OSA 患者，难治性高血压与 OSA 关系更为密切。1986 年起 Kaplan 在继发性高血压杂类的病因中增加了 OSA。李南方等对住院高血压患者病因构成特点分析发现，OSA 在继发性高血压中所占比例达 51.4%。2010 年中国医师协会高血压专业委员会与中华医学会呼吸病学分会睡眠呼吸障碍学组共同颁布的《中国阻塞性睡眠呼吸暂停相关性高血压临床诊断和治疗专家共识》中将 OSA 所导致或合并的高血压称为阻塞性睡眠呼吸暂停相关性高血压。

（二）OSA 相关性高血压的临床特点

正常人在夜间睡眠时心排血量下降约 10%，体循环血压大概下降 10%～15%，其中下降最明显的是 NREM 睡眠 3 期。心排血量的下降与心率和每搏输出量下降有关。由于体循环血压下降较心排血量下降更为明显，提示在 NREM 期时血管阻力轻度下降。正常人行 24 小时动态血压结果显示夜间血压较白昼降低 10%～15%，日间血压较高，伴有双峰（6:00—8:00 与 18:00—20:00 时血压更高），20:00 后血压缓慢下降，到零点为最低谷，次日清晨血压再次急骤升高，波动曲线似长柄勺，呈"双峰一谷"。这种节律变化是机体对外界环境因素刺激与生理周期的主动调节与反馈，对保护心血管系统正常的生理功能有着重要的作用。夜间平均动脉压下降≥10%，昼夜节律正常，为杓型组；夜间平均动脉压下降＜10%，即夜间血压昼夜节律消失，为非杓型（non-dipper）组。在高血压伴鼾症患者夜间低氧血症与动态血压关系的研究中发现，高血压患者血压

增高的程度及血压昼夜节律异常与夜间低氧血症密切相关。已有研究提示，OSA 患者若 AHI 在 5～15 次/h，收缩压与舒张压平均分别升高 14/7mmHg；若 AHI 在 16～30 次/h，收缩压与舒张压平均分别升高 42/25mmHg；若 AHI＞30 次/h，收缩压与舒张压平均分别升高 84/45mmHg。OSA 患者既可以出现血压绝对水平的异常，也可以发生 24 小时血压节律改变。无论有无高血压，OSA 患者的 24 小时动态血压结果显示，其睡眠时血压均发生异常改变。OSA 患者睡眠时血压变异很大，正常时的夜间血压下降常被频繁的呼吸暂停所终止，使得血压失去正常昼夜节律变化，血压曲线为非杓型。非杓型血压在 OSA 患者中占 90%。在呼吸暂停起始阶段血压最低，接近暂停末期时开始升高，至呼吸暂停结束后达到最高水平。与发生暂停前相比，血压升高 25% 左右。Tun 等利用 24 小时动态血压监测方法对 32 例中重度 OSA 患者昼夜血压变化的研究发现，睡眠时血压反而较清醒状态下高，提示 OSA 患者血压失去了正常昼夜节律变化。Panknow 等研究结果也表明，OSA 患者夜间血压升高，昼夜曲线呈非杓型，并与 OSA 的严重程度呈正相关。Lavie 也证实 AHI 与收缩压和舒张压明显相关。新疆维吾尔自治区人民医院高血压诊断治疗研究中心研究结果显示，重度 OSA 合并高血压患者白昼平均舒张压、夜间平均舒张压高于轻、中度组，随机收缩压高于轻度组。最低血氧饱和度与 24 小时平均收缩压、白昼平均收缩压呈负相关，AHI 与随机舒张压呈正相关，提示频繁缺氧在 OSA 患者舒张压升高中的作用更为显著。根据血压昼夜节律状况进行分组，非杓型组占全部 OSA 患者的 68.3%。随着 OSA 病情的加重，血压昼夜节律消失者比例增多。杓型组最低血氧饱和度、夜间平均收缩压与舒张压明显低于非杓型组患者，提示 OSA 病情的严重程度与血压昼夜节律异常密切相关。

何权瀛等研究 OSA 患者睡前与醒后的血压变化结果发现，醒后血压升高的幅度随着 OSA 的加重而加大；非 OSA 组睡前、醒后血压无显著差异。中、重度 OSA 组的醒后血压比睡前血压上升 3～4mmHg，表明 OSA 患者的特殊睡眠状态引起了血压变化。中度以上的 OSA 合并血压升高的人数远高于现已发现的高血压人数，提醒我们在临床工作中，需关注中度以上的 OSA 人群，积极治疗可减少高血压并发症的发生。总之，OSA 患者的血压往往失去正

常的昼夜节律变化，夜间血压呈非杓型，甚至发生"反杓型"，血压水平则以舒张压增加、脉压减少为特点，往往会导致难治性高血压，其特点可概括为：

1. 夜间血压曲线呈"非杓型"，甚至发生"反杓型" OSA 患者夜间反复高血压可转变为持续 24 小时高血压。OSA 患者的血压分为 3 种：①正常血压的 OSA，24 小时内血压正常且睡眠时血压下降；②高血压合并 OSA，血压从入睡至次日清晨持续升高；③高血压合并 OSA，24 小时血压持续升高。Davies 等对 45 例 OSA 患者与正常人的 24 小时动态血压进行了对照研究，结果发现正常对照组夜间平均收缩压低于 OSA 患者，提示 OSA 患者夜间收缩压下降较少，呈非杓型血压变化曲线。Loredo 等证实了 OSA 患者夜间血压不降，中度与重度 OSA 患者中非杓型血压者高达 84%。

2. 清晨高血压 OSA 患者除了在睡眠过程中血压增高外，清醒时也出现高血压的发生率为 22%～53%，OSA 的夜间低氧与呼吸用力是导致早晨血压较夜间血压增加的独立预测因素。

3. 难治性高血压 还有报道大约 83% 的 OSA 患者表现为难治性高血压，需要多种药物足量联合使用，甚至要靠 CPAP 协助控制血压。

4. 舒张压增高 OSA 相关的高血压主要表现为舒张压增加、脉压减少的特点。呼吸暂停指数与舒张压水平呈正相关。

（三）OSA 引起高血压的机制

OSA 与高血压密切相关，且被认为是独立于年龄、体重、饮食与遗传等因素的高血压发病因素之一，是高血压发生与发展的重要危险因素，是睡眠片段化、呼吸暂停期间胸膜腔内压增高所致的机械效应、交感神经系统活动增强、血浆儿茶酚胺水平增加与低氧血症刺激血管内皮细胞释放内皮素等因素共同作用的结果。

具体机制如下：

1. 睡眠片段化 睡眠片段化是指反复觉醒导致的睡眠不连续。OSA 患者在整个呼吸暂停的过程中，出现血氧下降、二氧化碳分压增加、呼吸进一步加深加大、气道内压负值增加等，所有这些反应都会增加唤醒过程来终止呼吸暂停的继续发展。因此，患者处于呼吸暂停与呼吸过度交替状态。同时也处于睡眠与觉醒之间，患者的睡眠经常被打扰。虽然唤醒的标准在睡眠的记录上表现不一致，有时表现非常明显，有时很轻微，但如果没有唤醒的出现，没有激活上呼吸道肌肉与促进上呼吸道重新开放，以保证继续通气，将会产生更严重的低氧血症。极度低氧血症的出现不仅与最初血氧饱和度水平及血氧分压下降的速度有关，还与呼吸暂停的持续时间有关，如果呼吸暂停持续时间较长，将导致更为严重的低氧血症与高碳酸血症而危及患者生命。

有人假设引起唤醒的机制是通过上呼吸道压力感受器受刺激引起，还有人认为系低氧血症引起的颈动脉体的增大而导致，另有人认为是通过二氧化碳敏感的化学感受器介导产生唤醒。但无论通过哪一种具体途径，最终都是刺激上行性网状系统而导致唤醒。一方面，呼吸肌与气道压力感受器的传入神经冲动增加，会导致上行性网状系统被激活引起唤醒；另一方面，呼吸中枢输出量增加，会直接与上行性网状系统发生突触联系，当放电频率与幅度或输出量足够时，就会引起唤醒。动物模型试验也证实了 OSA 可引发高血压，将模型鼠暴露于间歇性低氧环境下，每晚 8 小时，持续 30～35 天。与对照组相比，血压明显增高。将狗行气管切开插管，通过运用计算机电磁阀控制模拟夜间呼吸暂停与低氧模式，连续观察 2 个月，发现狗的血压明显增高。目前多数研究显示，睡眠期间与呼吸相关的唤醒更直接的原因是用力通气，而与低氧及高碳酸等刺激关系不大。尽管这些刺激是引起用力呼吸的原因。曾有研究在整个多导联睡眠监测期间采用增加供氧的方法，以保证每次呼吸暂停末动脉血氧饱和度 > 90%，结果并没有改变呼吸暂停之后血压增高的现象，而且血压增高的程度与睡眠片段化的程度密切相关。

Ringler 等研究发现采用非呼吸的方法引起唤醒导致睡眠片段化所引起的血压增高与 OSA 所致的血压增高非常相似。Schroeder 等人在进行血管内检测时发现，在呼吸暂停发生时血管内压增高。更重要的是，在两次呼吸暂停期间血管内血压并不能恢复到正常水平，而且认为收缩压水平与呼吸暂停的时限有关。当呼吸暂停发生时引起血压增高的效果通过累积作用而最终达到持续增高的情况。Lofaso 等人认为，在非呼吸暂停的鼾症患者中，睡眠片段化与日间血压升高有着明显的关系。

对于清醒的个体，无论低氧血症还是高碳酸血症都是呼吸兴奋剂。当两者同时存在时将产生明显的呼吸兴奋作用，导致胸廓容积增大，通气增加。这种反应的敏感性不仅在 NREM 睡眠期下降，而且在 REM 睡眠期更不敏感。然而，对于 OSA 患者这种反应在睡眠的各个阶段都会引起兴奋呼吸的作用，并随着呼吸暂停的不断出现，用力呼吸呈进行性加大。

2. 胸膜腔内压增高的机械效应 引起血压增高的因素还包括肺容量与胸膜腔内压的改变。但是对于非睡眠呼吸暂停的鼾症患者来说，肺容量与胸膜腔内压的改变很微小，并不能导致明显的血流动力学改变。在睡眠呼吸暂停的患者中，尤其是对于 OSA 患者，由于上呼吸道阻塞，不能进行正常呼吸，需要增大呼吸运动，用力呼吸才能补偿呼吸道阻塞，引起呼吸不畅。但是用力呼吸必然导致胸膜腔内负压增大，严重时可达 $-90cmH_2O$，进而通过机械效应，导致室间隔偏移与左右心室的前后负荷增加，最终引起血压增高。胸膜腔内压的变化能引起动脉血压变化。呼气到吸气的过程中血压是逐渐下降的。随着呼吸加深，胸膜腔内负压逐渐加大，动脉压也进一步下降。例如在哮喘患者中，可以明显观察到由于吸气引起的血压下降。同样在睡眠呼吸暂停综合征患者中，由于呼吸道不畅，用力呼吸引起平均胸膜腔内压负值进一步加大，静脉回流增多，导致右心室舒张末期容积增大，右心室前负荷增加，同时也伴随着左心室舒张期顺应性下降，左心室前负荷增大及左心室射血分数下降。呼吸暂停结束时终末胸膜腔内负压也恢复正常，而左心室射血分数却明显增加，结果血压增高。当然在正常睡眠情况下血压也是周期性改变的，在 NREM 睡眠期血压较觉醒状态下降 5%～14%，而在 REM 睡眠期血压波动明显，并较其前的 NREM 睡眠期平均增高 5%，但仍低于日间的平均血压水平。对 OSA 患者进行的研究发现，OSA 患者血压变化表现为先下降，随着呼吸暂停的延长逐渐上升，并于呼吸恢复时达到最高峰，之后再逐渐下降的双向过程。但这一血压的急性变化过程与其当时的心脏、神经及血流动力学改变相关。血压周期性变化是在呼吸暂停所致的胸膜腔内压（与上呼吸道阻塞的程度相关）明显增加的基础上发生的，由于胸膜腔内压频繁而长期地增加，结果导致心脏结构与位置的改变（如室间隔移位），以及由于心脏回心血量增加导致的左右心室前负荷增大，都通过机械效应参与动脉血压的增高过程。

3. 交感神经系统活性增强与血浆儿茶酚胺水平增加 许多研究表明，OSA 同高血压之间的关系与交感神经活性增加、容量调节激素分泌增多有关。对于睡眠呼吸暂停患者，其交感神经活性无论在清醒还是在睡眠时都明显增高。正常人在低氧环境下，无论血碳酸是正常还是减低，都会引起心率增加，而血压变化不大。这是由于心率增加所导致的心排血量加大被低氧引起的周围血管阻力减低所平衡。但是，对于睡眠呼吸暂停综合征患者来说，由于血液中氧分压长期处于较低水平，与正常人相比患者外周化学感受器敏感性增加，同时由于患者睡眠期间不断被呼吸阻塞所唤醒，交感神经长期处于兴奋状态。不仅在睡眠期间而且在清醒状态下，患者都表现为交感神经活性增加，血浆儿茶酚胺、肾素、血管紧张素水平均增高，最终导致血管收缩，临床表现为血压升高。有人证明对于睡眠呼吸暂停综合征的患者，在经过气管造口与经鼻 CPAP 等有效治疗后，血浆儿茶酚胺水平明显下降。有资料表明 OSA 患者在呼吸暂停解除 20 分钟后，交感神经张力才逐渐恢复到正常水平。因此，目前认为在睡眠呼吸暂停的患者中，无论是交感神经活性还是血浆儿茶酚胺水平，都较正常人明显增高，其结果之一就是引起血压增高反应。

4. 容量负荷增加 OSA 患者血压节律与水平发生明显改变主要与血流动力学改变有关，其生理机制较为复杂，包括左心室负荷增加、体循环与肺循环压力升高、心排血量下降等，这些变化又与交感神经兴奋、胸膜腔内压的急剧改变、低氧血症等有关。在呼吸暂停过程中收缩压与舒张压均逐渐升高，其高峰值在呼吸暂停末与通气刚恢复时，当气流恢复 30～45 秒以后血压逐渐回落，但是往往达不到基线水平，如此周期频繁地发生，最终形成血压持续升高。OSA 患者发生低氧血症时肺血管收缩继发肺动脉高压，左心房压升高，心房钠尿肽明显增加；同时呼吸暂停、呼吸阻力增高，导致患者呼吸用力，使胸膜腔负压增加，过多的回心血量增加心脏容量负荷。由于心房舒张的反射机制与低氧血症的影响，心房钠尿肽释放增加，抑制醛固酮与肾素分泌，降低肾素 - 血管紧张素 - 醛固酮系统活性，在某种程度上是机体对容量负荷的代偿反应，OSA 患者夜间多尿，原因也就在于此。容量负荷与血压调节间存在复杂的平衡关系，压力 - 利钠机制障碍与容量失衡对 OSA 相关高血压的发生起了一定作用。除此之外，交感神经活化，促使肾小球入球动脉痉挛收缩，肾小球滤过率下降，亦使容量负荷增加,血压增高,而内皮依赖的血管舒张能力降低促使血压进一步升高。

5. 肥胖 Wilcox 等人认为血氧降低引起的血压增高反应是通过肥胖而形成的,与肥胖明显相关,并且对于这种关系的预测,腰围的测量比体重指数更敏感。向心性肥胖可以引起周围交感神经活性增高,导致高血压。对于睡眠呼吸暂停患者来说,肥胖越明显,夜间血压下降得越少,肥胖与夜间血压及夜间血压的下降都有明显的相关性。

睡眠呼吸暂停患者多数是男性肥胖患者,与低氧血症引起的通气或加压反应相比,脂肪增多的程度与夜间血压的关系更为密切。而对于体重正常、血压轻或中度增高的患者,脂肪的分布程度是影响血压的主要因素,尤其是对于睡眠期血压的影响更为明显。肥胖是通过什么机制影响血压的,目前尚不清楚。在正常人群中,睡眠能引起交感神经活性下降。临床上表现为心率下降与血压下降。然而在肥胖的人群中夜间交感神经活性没有下降,同样在患有睡眠呼吸暂停的肥胖患者中,夜间血压不下降或下降较少,影响正常血压曲线,表现为血压升高。

6. 遗传因素 国内外研究均已发现,高血压与 OSA 有家族聚集现象。遗传与人种也被证实与 OSA 及高血压有很大的相关性。在控制了年龄、性别、体重指数后发现非洲裔美国人的 OSA 患者高血压明显高于白种人。研究发现 OSA 患者中,血管紧张素转换酶(angiotensin converting enzyme, *ACE*)基因的等位基因 I 型与基因 II 型分布频率明显增多,而且与 OSA 相关的高血压也有较好的相关性。同样 DI 基因型与黑种人男性的 OSA 严重程度有较好的相关性。Pillar 等随机选择既往确诊的 OSA 患者的 45 对父母,对其大于 16 岁的子孙实施 PSF 监测,结果 105 名参加者中 47 名患有 OSA,远远高于普通人群患病率(4%),提示 OSA 可能是一种遗传疾病,遗传因素在 OSA 的发病中可能起着重要的作用。Yaoshizawa 等通过测定 32 例 OSAS 患者的 HLA-A、B、C 与 DR 抗原,发现 OSAS 患者中 HLA-A2 的抗原与正常对照组及日本人群相比较显著增加(分别是 83.1%、40.6% 与 40.7%);在 OSAS 患者中 HLA-B39 比日本人群显著增高,认为遗传因素在 OSAS 的发病中起着重要的作用;另外,新疆维吾尔自治区人民医院高血压中心的研究结果证明 OSAS 患者下气道的阻力与血液中肺泡表面活性蛋白的水平是明显减低的。

7. 年龄 老龄对心血管系统的影响,主要体现在心脏与外周循环系统反射控制机制的损害,以及血管活性物质释放量的改变方面,包括压力感受器反应性降低、主动脉僵硬度增加,以及由于 β 受体亲和力与 / 或密度下降而导致的自身刺激反应性损害等。在老化过程中这一改变将降低机体对内外环境改变时产生的血压反应性,影响血压的自稳作用。在高血压大鼠模型中,发现在持续低氧环境中,5 周龄大鼠模型的抗高血压反应几乎完整,而 7 周龄的大鼠仅有部分保护作用。人群研究发现,青年人对慢性呼吸暂停造成的持续低氧环境产生的血压升高反应要比老年人低。老年人在呼吸暂停反复发作过程中更容易发展成为高血压,并且在去除了呼吸暂停后,已升高的血压仍不易逆转为正常血压。

8. 褪黑素水平的变化 视上核的固有昼夜节律起搏点通过内分泌与自主神经机制,维持 24 小时生物节律。它通过调节不同激素的分泌使机体对休息或活动产生适应,例如早晨可的松、心率、血糖水平升高,夜间褪黑素增加。褪黑素是松果体分泌的主要激素,具有广泛的生物学作用,尤其是可以调节生物的昼夜节律,改善睡眠,抗高血压等。现有资料证实褪黑素水平与血压昼夜节律变化密切相关。急性睡眠减少 50 小时后,褪黑素水平明显代偿性增加,但长期睡眠减少使其分泌明显减少。松果体切除后褪黑素水平下降,血压升高。

9. 其他 多数报道 OSA 多发于男性、肥胖、绝经后妇女,因此雄激素可能起一定作用。其机制可能为强烈的直接收缩血管的作用,降低机体对高二氧化碳的反应,延长睡眠呼吸暂停时间,引起机体代谢紊乱,导致肥胖与上气道解剖异常等诱发 OSA 与高血压。国内研究显示,OSAS 患者环磷酸腺苷(cAMP)升高、环磷酸鸟苷(cGMP)降低、cAMP/cGMP 升高,CPAP 治疗后恢复正常,提示 cAMP、cGMP 的变化可能通过第二信使传递系统参与血压的调节。

(四)治疗 OSA 对高血压的影响

使用 OSA 模型杂种犬的研究发现,有夜间反复呼吸暂停的实验犬的日间血压较对照犬高 18%,当呼吸暂停终止 1 个月后实验犬的血压恢复正常。北京协和医院 1991 年起对 70 例重症睡眠打鼾患者进行 24 小时动态血压检测与 PSG 监测,结果 40 例确诊为 OSA,其中 20 例合并高血压,10 例高血压病史长于 OSA 的病程,40 例中 36 例的动态血压波动幅度大,睡眠时血压为非构型,有的夜间血压超过白昼血压。用缬沙坦(160mg/d)治疗 OSA 合并高血压,一组在早晨给药,一组在临睡给药,行 48 小时动态血压监测,观察到两组血压都有明显下降,日间给药组的血压下降 13.1/8.5mmHg,临睡给药组血压下降 14.7/10.3mmHg。临睡给药组中 75% 患者的夜间血压恢复为构型,日间给药组只有 24% 恢复为构型。

17 例高血压合并 OSA 患者接受经鼻 CPAP(nCPAP)治疗 8 周后昼夜血压明显下降,其中 3 例 nCPAP 治疗前后血压无变化,11 例血压得到部分改善,结论认为 OSA 是继发性高血压的原因之一,经 nCPAP 治疗纠正呼吸暂停的同时可使血压得到比较容易的控制。一项纳入 118 例患者的研究认为,对于血压正常的 OSA 患者 nCPAP 治疗后血压下降幅度较小或不下降,但有高血压的 OSA 患者血压下降明显,降低幅度 3.4/3.3mmHg。3 项评价 nCPAP 治疗 OSA 的荟萃分析显示,nCPAP 治疗时间大于 2 周后,血压下降约 2mmHg。国内关于 nCPAP 治疗 OSA 对伴有高血压患者降压效果的一致结论是 nCPAP 可以显著降低患者昼夜血压,是一种非药物治疗 OSA 的安全、有效的方法。

已经显示采用 nCPAP 对 OSA 进行有效治疗能显著与迅速地降低睡眠时血压与交感神经传导冲动。nCPAP 治疗的长期作用还不明确,因为缺少相对有力的纵向对照研究。许多早期研究缺少对照组,并且没有 24 小时动态血压记录。一项有关 nCPAP 治疗与 nCPAP 治疗不耐受的对比观察性研究发现,治疗组与非治疗组比较,高血压的新发病例数并没有明显差别。此外,血压控制良好的患者中,短期 nCPAP 治疗并不改善其血压。

最近的研究更多的是安慰剂对照研究,与安慰剂治疗或者假性 nCPAP 治疗相对比,血压正常者 nCPAP 后血压下降幅度不大或没有下降,但高血压患者血压下降显著。有 3 项研究报道,应用亚治疗量的 nCPAP(假性治疗)作为对照,其血压也会下降。与之相比,服用抗高血压药物的患者,24 小时平均血压大约下降了 2 倍(6.7/3.3mmHg),在较严重的 OSA 患者中其效果更加明显。第二项研究发现,安慰性 nCPAP 与真性 nCPAP 治疗对日间血压效果是一样的,但只有真性 nCPAP 才能降低夜间血压。第三项研究发现,治疗量的 nCPAP 可使日间血

压降低 10.3/11.2mmHg,比亚治疗量 nCPAP 血压降低得多,夜间血压降低 12.6/11.4mmHg。另一项比较 nCPAP 在高血压合并 OSA 与不合并 OSA 患者中降压效果的研究发现,nCPAP 治疗可使那些合并 OSA 患者的夜间血压下降,但对日间血压没有任何影响。一项随机的安慰剂对照研究,比较使用治疗量 nCPAP 与亚治疗量 nCPAP 治疗 1 个月后对动态血压的效果,结果表明收缩压、舒张压、白间与夜间血压均没有明显改变。

总之,nCPAP 对轻度 OSA 患者血压的影响与治疗效果是不一致的。患有较严重 OSA,难以控制的高血压,以及 nCPAP 治疗依从性更好的患者使用 nCPAP 治疗后血压下降更多。在一项研究中,血压改变可能有多种解释:nCPAP 使用时间较长,受试者血压更高,记录血压的设备对睡眠的干扰更少。在那些难治性高血压患者中,nCPAP、口腔矫治器更能有效缓解 OSA,也更能降低血压。

(五)治疗高血压对 OSA 的影响

CPAP 是有症状的 OSA 患者最有效的治疗方法,但 CPAP 治疗对降压的治疗效果众说纷纭,仍有较大的争议,似乎单纯 CPAP 治疗不足以控制血压,必须联合降压药物治疗。但 OSA 相关性高血压降压药物选择的研究证据还不足。仅有一些规模小、样本量少、统计力度不强的临床研究。据报道,可乐定可以抑制 REM 睡眠期的睡眠,因此抑制了该期呼吸暂停的发生,从而减轻夜间低氧血症。而血管紧张素转换酶抑制剂(ACEI)西拉普利在睡眠期对 AHI 没有作用,但能够降低血压。β 受体阻滞剂塞利洛尔可使日间血压下降,但对夜间血压影响相对较弱。一项比较 5 种常用的抗高血压药(阿替洛尔、氨氯地平、恩纳普利、氯沙坦、氢氯噻嗪)对血压与睡眠结构影响的研究表明对睡眠呼吸暂停的严重程度没有任何影响。虽然与其他药物比较,阿替洛尔降低夜间血压稍明显,但上述各种药物对日间血压效果都类似。因此,目前没有证据表明任何特殊的抗高血压药物能够直接减轻睡眠呼吸暂停的严重程度。最近的一篇报道表明 ACEI 可诱导咳嗽与鼻咽部炎症,可能会加重 AHI,而停药后 AHI 降低不一致。可以概括归纳如下:

1. ACEI 有小样本研究结果显示西拉普利对 OSA 合并高血压可降低诊室血压、动态血压监测(ambulatory blood pressure monitoring, ABPM)血压,尤其对夜间血压有较好效果,能够降低 REM

睡眠期与 NREM 睡眠期平均动脉压，但心率无明显变化，同时可减少呼吸紊乱指数，是较理想的降压药物。

2. 血管紧张素受体阻滞剂（ARB） 仅有 23 例 OSA 合并高血压患者的 CPAP 与缬沙坦随机交叉试验，结果显示：缬沙坦较 CPAP 降压效果更明显，CPAP 联合缬沙坦的降压效果更显著。另有结果显示缬沙坦对 OSA 合并高血压的收缩压与舒张压均有作用。

3. β受体阻滞剂 有研究发现阿替洛尔可有效降低 OSA 合并高血压的舒张压，且较氨氯地平、依那普利、氯沙坦更为有效地降低平均夜间舒张压与收缩压。夜间服用卡维地洛可以有效治疗 OSA 合并的高血压。美托洛尔、奈比洛尔、比索洛尔对 OSA 合并高血压有显著降压作用并能明显减慢心率。

4. 钙通道阻滞剂（CCB） 对 11 例 OSA 合并高血压前瞻性硝苯地平与卡维地洛的随机交叉试验结果显示：硝苯地平对血压及平均睡眠收缩压的降压作用大于卡维地洛。研究结果显示：阿替洛尔、氨氯地平、依那普利、氯沙坦均能够降低 OSA 合并的高血压，但没有显著的证据表明对 AHI 有影响。

5. 利尿剂 重度 OSA 合并高血压在原有降压药物的基础上加用螺内酯、依普利酮均可进一步降低血压的同时，能降低 OSA 的严重程度。螺内酯 + 美托拉宗可使 AHI 与血压成比例降低，同时可减少 OSA 合并高血压患者流体移位。一项荟萃分析结果显示降压药物治疗对 OSA 在一定程度上有所缓解，其中利尿剂的效果更明显。

针对 OSA 相关性高血压使用降压药物时还必须注意到：

（1）OSA 患者睡眠时经常发生心动过缓甚至心搏骤停，故选择可导致心率减慢与心脏传导阻滞作用的降压药物时须注意到这一点。

（2）可乐定这一类中枢性降压药可加重睡眠呼吸紊乱，研究证据较少，暂不宜选用。

（3）OSA 人群普遍存在高血红蛋白与高黏血症，使用利尿剂时应考虑到这一点，建议小剂量，并联合阿司匹林使用。

（4）在选择降压药物时应注意选择不具有镇静作用的药物，以免加重 OSA。

对于老年人及已有脑血管病变的 OSA 患者在降压治疗时应该严密监测血压变化，随时调整降压方案与药物剂量，尤其是对心脏、脑部血管等重要脏器的血流灌注是否均衡予以更多关注。有关睡眠与血压关系的较大型的 3 个研究：一个是 the Atherosclerosis Risk In Communities（ARIC），主要结果是认为失眠与高血压关系甚微，与死亡关系也不大；另一个是睡眠心脏健康研究（Sleep Heart Health Study，SHHS），主要结果是认为睡眠时间与高血压关系是"J"形曲线，太少睡眠与太多睡眠都与高血压有关。还有一个是日本人 Ohasama 的研究，其认为 24 小时内不同时间的高血压对脑血管病危险性不同，对于已有慢性脑缺血病变的高血压患者，在降压治疗后夜间血压恢复为构型者，再发脑卒中更多。随后几年也相继报道若治疗后夜间血压呈现为极度构型（夜间血压下降≥20%）的患者，其脑部无症状性腔隙性梗死、脑白质损害较构型患者明显，结论认为在夜间血压下降与脑部病变之间，呈"J"形曲线关系。其原因主要在于：尽管高血压可以加速脑部小动脉动脉硬化改变，表现为腔隙性梗死、皮质下小梗死灶与脑白质密度增高，但是此类患者的血管反应性降低，脑血管自动调节曲线右移，对低血压特别敏感。当血压降至过低时，供应白质、基底节、半卵圆中心质等脑皮质与脑室之间大块区域的穿支动脉发生缺血，轻度缺血引起神经元与胶质损伤，髓鞘、轴索变性反应，星形细胞增生，组织稀疏化，而严重缺血则引起脑梗死加重或复发。

（高晶　洪静　玛依拉　李南方）

参考文献

【1】GOODFRIEND TL, CALHOUN DA. Resistant hypertension, obesity, sleep apnea, and aldosterone: theory and therapy[J]. Hypertension, 2004, 43 (3): 518-524.

【2】NIETO FJ, YOUNG TB, LIND BK, et al. Association of sleep-disordered breathing, sleep apnea, and hypertension in a large community based study. Sleep Heart Health Study[J]. JAMA, 2000, 283 (14): 1829-1836.

【3】PEPPARD PE, YOUNG T, PALTA M, et al. Prospective study of the association between sleep disordered breathing and hypertension[J]. N Engl J Med, 2000, 342 (19): 1378-1384.

【4】李南方，王磊，周克明，等. 新疆维吾尔自治区人民医

17

院住院高血压患者病因构成特点 [J]. 中华心血管病杂志，2007，35（9）：865-868.

【5】OHAYON MM，GUILLEMINAULT C，PRIEST RG，et al. Is sleep disordered breathing an indepent risk factor for hypertension in the general population?[J]. J Psychosom Res，2000，48（6）：593-601.

【6】CHOBANIAN AV，BAKRIS GL，B LACK HR，et a1. Seventh report of the Joint National Committee on prevention，detection，evaluation，and treatment of high blood pressure[J]. Hypertension，2003，42（6）：1206-l252.

【7】DAVIES CW，CROSBY JH，MULLINS RL，et al. Case-control study of 24 hour ambulatory blood pressure in patients with obstructive sleep apnea and normal matched control subjects[J]. Thorax，2000，55（9）：736-740.

【8】曹梅，李南方. 高血压伴鼾症患者夜间低氧血症与动态血压关系的研究 [J]. 心血管康复医学杂志，2004，13（2）：115-117.

【9】杨琳，何权瀛，罗华等. 睡眠呼吸暂停与睡前、醒后血压变化关系的初步研究 [J]. 中国呼吸与危重监护杂志，2008，7（2）：110-115.

【10】ARIKINY A，NANFANG LI，LIANG S，et al. What can impulse oscillometry and pulmonary function testing tell us about obstructive sleep apnea: a case-control observational study?[J]. Sleep Breath，2016，20（1）：61-68.

【11】LIANG S，NANFANG L，XIAOGUANG Y，et al. Relationship between surfactant proteins B and C and obstructive sleep apnea: is serum SP-B concentration a potential biomarker of obstructive sleep apnea?[J]. Sleep Breath，2016，20（1）：25-31.

【12】BEN-DOV IZ，KARK JD，BEN-ISHAY D，et al. Predictors of all-cause mortality in clinical ambulatory monitoring: unique aspects of blood pressure during sleep[J]. Hypertension，2007，49（6）：1235-1241.

【13】DOHERTY LS，KIELY JL，SWAN V，et al. Long-term effects of nasal continuous positive airway pressure therapy on cardiovascular outcomes in sleep apnea syndrome[J]. Chest，2005，127（6）：2076-2084.

【14】BARNES M，HOUSTON D，WORSNOP CJ，et al. A randomized controlled trial of continuous positive airway pressure in mild obstructive sleep apnea[J]. Am J Respir Crit Care Med，2002，165（6）：773-780.

【15】CAMPOS-RODRIGUEZ F，GRILO-REINA A，PEREZ-RONCHEL J，et al. Effect of continuous positive airway pressure on ambulatory BP in patients with sleep apnea and hypertension: a placebo-controlled trial[J]. Chest，2006，129（6）：1459-1467.

【16】GROTE L，WUTKEWICZ K，KNAACK L，et al. Association between blood pressure reduction with antihypertensive treatment and sleep apnea activity[J]. Am J Hypertens，2000，13（12）：1280-1287.

【17】袁志明，陈宝元，王佩显，等. 血管紧张素Ⅱ与其受体在慢性间歇低氧诱发大鼠高血压病过程中的动态变化 [J]. 中华结核和呼吸杂志，2004，27（9）：577-580.

【18】FLETCHER EC，OROLINOVA N，BADER M. Blood pressure response to chronic episodic hypoxia: the renin-angiotensin system[J]. J Appl Physiol，2002，92（2）：627-633.

【19】GOODFRIEND TL，CALHOUN DA. Resistant hypertension，obesity，sleep apnea，and aldosterone: theory and therapy[J]. Hypertension，2004，43（3）：518-524.

【20】MOLLER DS，LIND P，STRUNGE B，et al. Abnormal vasoactive hormones and 24-hour blood pressure in obstructive sleep apnea[J]. Am J Hypertens，2003，16（4）：274-280.

四、OSA 与心律失常

OSA 患者睡眠中出现的呼吸暂停、低通气可通过反复低氧血症、高碳酸血症、胸膜腔内负压增加及觉醒等病理生理改变，诱发自主神经功能紊乱、交感 / 副交感神经系统失衡、血管内皮功能障碍、氧自由基与炎症细胞因子增加、血小板聚集增强与代谢紊乱等一系列反应，继而损害 OSA 患者的心血管系统。目前认为 OSA 是多种心血管疾病的独立危险因素，未接受治疗的 OSA 与心肌梗死、心源性猝死及恶性心律失常等心血管事件的增加密切相关。OSA 患者夜间可出现多种心律失常，包括窦性心动过缓、室上性心动过速、房室传导阻滞与室性心律失常等。美国睡眠心脏健康研究的结果显示，OSA 患者发生心房颤动、阵发性室性心动过速、复合性心室异搏（阵发性室性心动过速，室性期前收缩呈二联律、三联律、四联律）的危险性明显增加，重度 OSA 患者发生夜间复杂性心律失常的风险是非 OSA 患者的 2～4 倍。

（一）OSA 致心律失常的发病机制

1984 年国外学者最早报道了 OSA 患者的心率在呼吸与暂停期间所发生的周期性变化，并且证明其夜间心律失常的发生与低氧、觉醒在时间点上有着明显的对应关系。多年来许多学者就此进行了大量的临床与基础研究以探讨 OSA 与心律失常发生的潜在机制。目前国内外大部分学者认为主要有以下三方面因素参与 OSA 患者夜间出现的房性或室性心律失常（图 17-1-1）。

1. 胸膜腔内压的降低　OSA 患者在夜间睡眠时反复出现上气道塌陷、OSA 之后可出现代偿性的高通气，伴随深大呼吸使患者胸廓扩张，胸膜腔内压显著降低（达 $-80cmH_2O$），导致胸膜腔内外压力梯度增加，右心回心血量增加，继而右心负荷过重，右心代偿性增大，长期胸膜腔内压降低可通过牵拉心房、心室游离壁与胸腔内血管，引起心脏的心电重构及（机械性）结构重塑，心肌传导异质性增加，进而引发或加重房性、室性心律失常。此外，右心负荷明显增加还可以导致室间隔向左侧移位，左心排血量减少，随着呼吸暂停的结束，左心排血量恢复正常。此过程反复发生，引起心率、心肌交感与副交感神经不断变化，心脏收缩与舒张功能紊乱，心肌缺血、缺氧反复发生，更容易诱发心律失常。

2. 自主神经功能紊乱　OSA 患者夜间反复出现觉醒、间歇性低氧、氧化应激与胸膜腔内压力波动可直接或间接地影响自主神经张力，引起心率与血压反复迅速地减速、加速，心肌的需氧与供养失衡，导致交感神经、迷走神经系统的严重失衡，从而使心肌异位兴奋点的阈值降低，引发心律失常。

3. 氧化应激反应的加重　氧化应激是指由不稳定的自由基分子所导致的细胞损伤的过程。夜间反复出现间歇性低氧可诱导出现激增的氧化应激反应，其通过消耗 ATP、改变线粒体膜电位，以及细胞基质中钙离子（Ca^{2+}）、钾离子（K^+）、还原型烟酰胺腺嘌呤二核苷酸（NADH）、腺苷二磷酸（ADP）的浓度变化与三羧酸循环中间产物的浓度变化，从而增加折返性心律失常的发生。

（二）OSA 与常见的心律失常

流行病学研究结果显示，100% 的 OSA 患者睡眠时心率变异性较大，心率快 - 慢交替是 OSA 患者睡眠时最典型的心电图改变。国内有研究表明，OSA 患者合并心律失常比例高达 43.3%，主要以夜间心房颤动、窦性心动过缓、窦性停搏、室性期前收缩、房性期前收缩与室性心动过速多见。

1. OSA 与心房颤动　心房颤动是最普遍的持续性心律失常，其发生与 OSA 密切相关。流行病学资料显示 OSA 患者中夜间心房颤动的发生率为 3%～4.8%，而非 OSA 的人群中只有 0.4%～1%。美国睡眠心脏健康研究进行了一项基于社区人群的流行病学调查，发现 AHI > 30 次 /h 的 OSA 患者心房颤动发生率较非 OSA 患者增加 4 倍。此外，一些患有冠心病、心力衰竭或肥厚型心肌病等基础疾病的特殊人群，如若同时合并 OSA，其心房颤动的发生率较那些无 OSA 的患者明显增高。而与单纯肥胖的非心房颤动患者相比，OSA 患者夜间心房颤动的发生率呈 2 倍增高。

究其原因，OSA 患者中往往存在心脏电生理异常，如 P 波时限增宽、心房传导与窦房结恢复时间

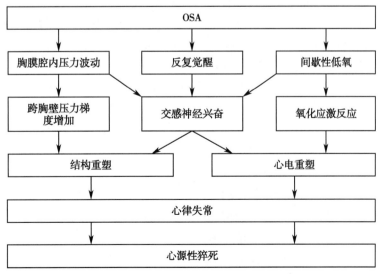

图 17-1-1　OSA 致心律失常的发病机制

延长。同时，OSA 患者心脏结构改变亦较为常见，如心房增大及心房内、心房间电传导延迟。而在心房颤动的发生发展过程中心房结构重塑与电重构发挥至关重要的作用，其中心电图的 P 波时限能最直观地反映心房传导时间。Baranchuk 等的研究发现房内阻滞的发生（即 P 波时限＞120 毫秒）与中、重度 OSA 的患病率关系密切。此外，心房颤动的发生发展与夜间低氧血症相关，有研究证实 65 岁以下的成年人中 OSA（AHI≥5 次/h）与逐渐降低的夜间血氧饱和度是心房颤动发生的独立预测因子，而夜间较低的血氧饱和度与心房颤动首次经导管射频消融手术后复发率增高有关。近期 Naruse 等的研究探讨了睡眠呼吸暂停与心房颤动术后复发的关系，对 153 例药物治疗无效的心房颤动患者进行了首次经导管射频消融手术，其中经 PSG 监测确诊为 OSA 的 116 例患者，包括 82 例接受 CPAP 治疗的患者，在平均 18 个月的随访期间，51 例患者在经导管射频消融术后心房颤动复发。多参数 Cox 回归分析结果显示：左心房容积（风险比：1.11）、伴发 OSA（风险比：2.61）、是否接受 CPAP 治疗（风险比：0.41）等因素与心房颤动的术后复发相关。同时，另一项研究结果显示合并 OSA 会使心房颤动患者经肺静脉隔离术后心房颤动的复发风险增加 261%，而接受 CPAP 治疗可以使复发风险降低 59%。尽管 OSA 患者常有体重指数较高与左心房增大等合并症，使其更容易发生心房颤动，但对相关参数进行分析与校正后认为 OSA 本身的确是心房颤动复发的一项独立预测指标。

从另一角度来看，OSA 与心房颤动有很多共同的风险因子与合并症，包括男性、高血压、充血性心力衰竭及冠心病等。因此，研究发现心房颤动患者人群中其睡眠呼吸障碍疾病的患病率高达 49%～81.4%，有日间嗜睡症状的患者占 35%，其中约 2/3 的心房颤动患者患有 OSA，且多发生于阵发性与持续性心房颤动患者。此外，有临床资料显示，部分窦房结功能异常患者采用房性超速起搏后，能明显改善 OSA 患者夜间呼吸暂停、通气不畅等临床症状。尽管产生此种治疗作用的机制尚不清楚，但 OSA 与心房颤动之间存在特殊的病理生理学相关性，则是肯定的。

2. OSA 与缓慢性心律失常　缓慢性心律失常在 OSA 患者中较为常见，国内外的资料记载其发生率为 8%～95%，这主要取决于 OSA 或夜间低氧血症的严重程度。有研究通过 PSG 监测与 24 小时心电监测，发现 AHI＜60 次/h 的 OSA 患者夜间缓慢性心律失常发生率为 8%，而 AHI＞60 次/h 的 OSA 患者中有 20% 存在夜间缓慢性心律失常。239 例 OSA 患者中有 17 例发生二至三度房室传导阻滞与超过 2 秒的窦性停搏。80% 以上的患者在睡眠呼吸暂停期间有明显窦性心动过缓，超过 50% 的重度 OSA 患者出现窦性停搏、二度房室传导阻滞。与其相比，健康老年人群（60～85 岁）中夜间心动过缓的发生率仅为 3%。即便如此，对合并严重缓慢性心律失常的重度 OSA 患者进行心脏电生理学检查，并未发现其窦房结与房室传导功能异常。

目前，OSA 患者引起缓慢性心律失常的各种原因仍在探讨中。OSA 患者睡眠期间出现呼吸暂停，可引起动脉血氧饱和度显著下降，因此认为呼吸暂停与低氧兴奋迷走神经是引起缓慢性心律失常发生率增加的主要原因。尤其在 REM 睡眠期，呼吸暂停时间更长，且血氧饱和度下降更为显著，国外已有研究发现二、三度房室传导阻滞主要发生于 REM 睡眠期，且在此期间其发生在 OSA 患者与健康老年受试者中的检出率分别为 10% 与 1%。另外，在睡眠时相由 NREM 睡眠向 REM 睡眠转换时，迷走神经活动可能导致心脏停搏与无效收缩，亦能潜在地诱发心肌缺血与心动过缓，可以发生窦性停搏、室性停搏、完全性房室传导阻滞等。国内有研究提示，REM 睡眠期有可能是 OSA 患者发生缓慢性心律失常的一个独立危险因素。而 OSA 诱发病态窦房结综合征的病因与病理机制很复杂，目前认为其主要与心脏相关组织的供血及起搏点相关细胞的老化和功能衰退有关。OSA 可以导致自主神经系统紊乱，进而影响冠状动脉与其他心脏相关血管的供血，出现相关组织的炎症反应与氧化损伤，由此影响窦房结细胞的正常生理功能，并加速其衰老。近来欧洲相关研究报道提示，已患有病态窦房结综合征的患者如同时患有 OSA，将增加其心率与心律的变异性，并对心脏起搏器的选择与安装增加难度。

另一方面，缓慢性心律失常患者中 OSA 的检出率亦有所增加，房室传导阻滞患者中高达 68% 存在睡眠呼吸暂停。此外，缓慢性心律失常患者全血黏度、血浆黏度、血细胞比容明显增高，减慢血流速度，而 OSA 合并缓慢性心律失常患者较单纯缓慢性心律失常患者的血栓发生率更高，血栓严重程度更重，所以更容易造成这类患者的心脏突发事件。

3. OSA 与室性心律失常及心源性猝死　大量

临床研究证实 OSA 与室性心律失常及心源性猝死有关。OSA 患者夜间室性期前收缩的发生率在 14%～74%，而其在一般人群中的发生率仅为 5%。早期一项基于社区人群的调查研究表明，合并 OSA 的患者短暂阵发性室性心动过速与多发室性期前收缩如二联律、三联律甚至四联律的发生率均显著增高，对糖尿病、高血压、血脂水平与心力衰竭等混杂因素进行校正后，这种差异仍然存在。

目前大多数学者认为室性异位搏动的发生与动脉血氧饱和度的降低明显相关，当动脉血氧饱和度低于 60% 时可出现频繁室性期前收缩，而当呼吸暂停终止即刻心率与血压升高之时，可发生室性异位搏动。另外，在由副交感神经兴奋为主到交感神经兴奋为主的转变过程中，亦可降低心肌异位兴奋点的阈值，引发室性异位心律。Gupta 等人发现 QRS 间期与 OSA 的严重程度（AHI）密切相关。Kilicaslan 等的研究证实，中、重度 OSA 患者中的 Tp-e 间期、Tp-e/QTc 比值，以及 Tp-e/QT 明显延长。其中，Tp-e 代表跨壁复极离散，形成 T 波终末部分"易损"窗口，电冲动可以中断 Tp-e（如 R 波在 T 波上），形成功能性跨壁折返，最终导致多形性室性心动过速与心室颤动。近期 Yamada 等对 50 例慢性心力衰竭合并睡眠呼吸障碍的患者进行动态心电图与睡眠呼吸监测，测定每 6 小时的 T 波电交替，评估其昼夜节律变化，并测定各时段的心率变异性，发现睡眠呼吸障碍可导致慢性心力衰竭患者心电活动不稳定，并增加致死性室性心律失常。一项睡眠健康调查结果显示复杂室性期前收缩与非持续性室性心动过速在 OSA 患者夜间睡眠中的发生率分别为 25% 与 5%，且这些室性心律失常与心源性猝死关系密切。Gami 等回顾分析了 112 例曾做过 PSG 检查的猝死患者的临床资料，发现 46% 的 OSA 患者死于睡眠中，无 OSA 者只有 21%，且这种死亡的时间模式与 OSA 的发病规律直接相关。此外，因室性心律失常行经导管射频消融术的患者术后若同时合并 OSA，其室性心律失常的复发率为 45%，较非 OSA 患者（6%）明显增高。

从另一角度来看，在植入型心律转复除颤器（implantable cardioverter defibrillator，ICD）患者中，睡眠呼吸障碍疾病亦十分常见，来自欧洲的多中心研究数据显示需要植入起搏器治疗的患者中 OSA 的患病率高达 59%，而 68% 的房室传导阻滞患者存在 OSA；已植入 ICD 的患者中 OSA 的患病率仍高达 14%～20%，而 51% 的 ICD 植入患者存在中枢性睡眠呼吸暂停综合征；但 OSA 是否可增加 ICD 植入患者的病死率仍饱受争议。

（三）OSA 伴心律失常的治疗

如果基础心脏传导系统正常且无甲状腺功能减退，在呼吸暂停期间发生的心律失常可通过治疗原发病——OSA 而得到改善。其中，纠正 OSA 患者的缺氧是治疗的关键，改善心脏重构、降低交感神经活性可提高该类患者并发心律失常的治疗效果。AHA/ACCF 的专家共识中建议，对于传导功能正常的 OSA 患者，治疗 OSA 应成为缓慢性心律失常一线治疗的重要部分。因此，对于 OSA 所致的心律失常的治疗应分为两部分，首先是针对原发病 OSA 的治疗（包括一般治疗、CPAP 治疗或手术治疗等）；其次是针对心律失常的治疗，如心房夺获起搏治疗（atrial overriding pacing，AOP）等。

1. 一般性治疗与医疗仪器治疗　减重、控制饮食与体重并适当运动是 OSA 重要的治疗措施，应戒酒与避免使用镇静催眠类药物，睡眠姿势由仰卧改侧卧可减轻气道阻塞，口腔矫治器可有效地前移下颌从而增加咽部上气道的横截面积，舌位置保持器可防止舌后坠，舌下神经刺激能通过刺激上气道扩张肌尤其是颏舌肌有效改善睡眠中咽腔狭窄的问题，膈肌起搏可刺激膈神经产生呼吸运动，鼻扩张器、鼻通气导管等也都尝试用于临床治疗。据报道，在紧急情况下进行气管造瘘术亦可有效救治睡眠呼吸暂停相关的严重心律失常。尽管上述方法是有效的，但长期效果尚不明确。

2. 药物治疗　孕酮（又称黄体酮）与甲羟孕酮有刺激呼吸、减轻低氧血症的作用，碳酸酐酶抑制剂（乙酰唑胺）可刺激呼吸中枢，对中枢性呼吸暂停效果较好。普罗替林、三环类抗抑郁药物可减少呼吸暂停的次数；氨茶碱可促进中枢性呼吸与增强膈肌收缩，增加低氧的换气反应，减少呼吸暂停次数与指数；给予缩血管滴鼻液，如萘甲唑啉、呋麻液滴鼻亦有一定疗效。

3. CPAP　CPAP 是目前治疗 OSA 最有效的措施，其能够较好地预防睡眠呼吸暂停，并显著减低心律失常的发生率与致死率。究其原因，考虑与 CPAP 治疗后低氧血症的纠正、睡眠结构的完善、异位搏动与交感 - 迷走神经失衡得到显著改善有关。

鉴于睡眠呼吸暂停疾病的高发与其对心血管系统潜在的巨大危害，有必要对需要安装起搏器的患者进行相关系统评价。AHA/ACCF 的专家共识中建议，对于拟进行心脏起搏治疗的缓慢性心律失常，特别是夜间心律失常为主者，如确诊为 OSA 可先进行试验性 CPAP 治疗，无效后再考虑进行起搏治疗。对存在心动过缓的 OSA 患者应用 CPAP 治疗可有效防止持续时间 > 3 秒的心脏停搏与 < 40 次 /min 的心动过缓的出现。

国外有随机对照研究显示，鉴于 OSA 与心脏复极化的异常密切相关，CPAP 治疗可有效地纠正 OSA 患者发生的这种心脏复极紊乱。Kufoy 等的研究证实一整晚的 CPAP 治疗对于重度 OSA 所引起的夜间心律失常（包括异常的心率与其变异率）有着及时疗效。一项非对照研究证实 OSA 患者在接受 CPAP 治疗后，夜间阵发性心房颤动与室上性异位搏动的发生率分别降低了 14% 与 4%。Ryan 等发现接受 CPAP 治疗 1 个月的 OSAS 患者，其夜间异位心室搏动的发生次数减少了 58%，且日间血压降低，左心室射血分数升高，考虑这种疗效与去甲肾上腺素的分泌减少有关。此外，8 周有效的 CPAP 治疗可降低以上心律失常事件的发生率，而 6 个月以上的 CPAP 治疗可使上述心律失常彻底消失。Doherty 等对 107 例未接受 CPAP 治疗与 168 例接受 CPAP 治疗的 OSA 患者进行了平均 7 年的随访研究，发现后者的心源性猝死发生率（1.9%）较前者（14.8%）明显降低。然而，Jones 等的研究发现 CPAP 治疗对于 OSAS 患者中出现的心房僵硬度（atrial stiffness）的改善疗效不佳。

4. 抗心律失常的治疗　针对存在心律失常的 OSA 患者，目前尚无确凿的证据证实 CPAP 可作为有效的治疗措施使患者恢复正常心律（即心律重塑），尤其对于 CPAP 依从性不好的患者，应该考虑额外的特殊的抗心律失常治疗。是否及何时应该启动抗心律失常治疗主要取决于其心律失常的病因与机制、患者的症状与特点及并发症情况，并应遵循国际指南（欧洲心脏病学会就心房颤动、室上性心动过速和起搏器发布了临床指南，并发表于其官网 www.escardio.org）。比如，OSA 患者中如若存在心房颤动，可能需要抗血栓、口服抗心律失常药物、心脏电复律或经导管射频消融术治疗。对于合并室性心律失常且有症状的 OSA 患者，其往往出现血流动力学不稳定并存在较高的心源性猝死的风险，因此针对这类患者应给予特殊的抗心律失常药物、植入式装置与经导管射频消融术等治疗。国外的一篇荟萃分析中评价了心房快速起搏对于 OSA 的治疗效果，发现被治疗的患者其 AHI 明显降低（至每小时发作次数 < 5 次），心房快速起搏对于 OSA 或许可作为除 CPAP 之外的另一项辅助治疗。

（王玮　李文杨）

参考文献

【1】　MEHRA R，BENJAMIN EJ，SHAHAR E，et al. Sleep Heart Health Study（SHHS）. Association of nocturnal arrhythmias with sleep-disordered breathing: the Sleep Heart Health Study[J]. Am J Respir Crit Care Med，2006，173（8）: 910-916.

【2】　ROSSI VA，STRADLING JR，KOHLER M. Effects of obstructive sleep apnoea on heart rhythm[J]. Eur Respir J，2013，41（6）: 1439-1451.

【3】　DIMITRI H，NG M，BROOKS AG，et al. Atrial remodeling in obstructive sleep apnea: implications for atrial fibrillation[J]. Heart Rhythm，2012，9（3）: 321-327.

【4】　KUFOY E，PALMA JA，LOPEZ J，et al. Changes in the heart rate variability in patients with obstructive sleep apnea and its response to acute CPAP treatment[J]. PLoS One，2012，7（3）: e33769.

【5】　SOMERS VK，WHITE DP，AMIN R，et al. Sleep apnea and cardiovascular disease: an American Heart Association / American College of Cardiology Foundation Scientific Statement from the American Heart Association Council for High Blood Pressure Research Professional Education Committee，Council on Clinical Cardiology，Stroke Council，and Council On Cardiovascular Nursing. In collaboration with the National Heart，Lung，and Blood Institute National Center on Sleep Disorders Research（National Institutes of Health）[J]. Circulation，2008，118（10）: 1080-1111.

【6】　CAMM AJ，LIP GY，DE CATERINA R，et al. Focused update of the ESC guidelines for the management of atrial fibrillation: an update of the 2010 ESC guidelines for the management of atrial fibrillation. Developed with the special contribution of the European Heart Rhythm Association[J]. Eur Heart J，2012，33（21）: 2719-2747.

五、OSA 与心力衰竭

过去 20 余年临床上对于慢性充血性心力衰竭（congestive heart failure，CHF）的治疗已取得很大进展，包括使用血管紧张素转换酶抑制剂、盐皮质激素受体拮抗剂、β 受体阻滞剂、植入型心律转复除颤器及心脏再同步化治疗等，不仅降低了患者住院率，而且提高了生命质量。尽管如此，CHF 仍然是当今世界各国导致死亡的主要疾病之一。在欧美 CHF 是 65 岁以上老年患者首位住院原因，5 年病死率高达 50%，与多种恶性肿瘤相当。例如在总人口数约 3 600 万的加拿大，每年约有 3 万人次因 CHF 住院，24% 患者 1 年内需再次住院，1 年病死率达 33%。

对于睡眠呼吸暂停综合征在 CHF 发生发展中的作用，近年来已逐渐得到重视。研究表明无论是阻塞性睡眠呼吸暂停（OSA）还是中枢性睡眠呼吸暂停（CSA）在 CHF 患者中均很常见，两者均与 CHF 密切相关。其中，CSA 常见于严重 CHF 并可加重 CHF 病理生理进程，而 OSA 也是多种心血管疾病（包括 CHF）的独立危险因素。在参与心力衰竭病程进展方面，OSA 与 CSA 有着共同的病理生理机制，包括发作性间歇性缺氧与氧化应激、心脏前后负荷增加、交感神经系统活性（sympathetic nerve activity，SNA）增强、血管内皮功能障碍等；但两者又有着不同的病理生理学、不同的血流动力学及不同的临床意义（本节不讨论 CSA 与 CHF 的相关性）。

OSA 与 CHF 的关联复杂，具有双向性，两者互相影响，形成恶性循环。前者可加剧 CHF 病理生理进程，而 CHF 本身又促进 OSA 的发生。CHF 患者睡眠呼吸暂停的高发生率与其液体负荷增加有关。患者因存在液体潴留及下肢水肿，在夜间平卧时聚积于身体下部的液体重新分布，转移到颈部与咽部软组织周围，使上气道变窄并增加其塌陷性，进而促进睡眠呼吸暂停的发生。减少 CHF 患者液体总量或使用减轻夜间液体转移的方法可降低睡眠呼吸暂停的严重程度。

（一）OSA 对心血管系统的影响

正常机体自清醒状态进入 NREM 睡眠时，副交感神经张力增加，而 SNA、心率、血压、每搏输出量、心排血量及全身血管阻力均降低，心肌工作负荷减轻。但自 NREM 睡眠进入 REM 睡眠时，心血管活性发生变化，SNA、血压及心率均增加，达到松弛觉醒状态时的水平。由于成人 NREM 占总睡眠时间 85% 左右，因此在睡眠阶段心血管系统的负荷总体上是下降的。

OSA 时反复发生的上气道阻塞导致低氧血症与高碳酸血症，胸膜腔内负压也随着呼吸努力增加而不断增加；呼吸暂停结束后的微觉醒，使咽腔扩张肌张力与呼吸气流暂时恢复。周而复始的呼吸暂停 / 低通气、胸膜腔内负压增加、觉醒 / 微觉醒对心血管系统与血流动力学产生重要影响。

1. 急性影响　无论是 OSA 呼吸暂停阶段还是通气阶段，对血流动力学与心血管自主神经活性均产生显著影响，包括心率增快、血压升高、夜间心肌氧供减少、氧耗量增加、心肌缺血、夜间肺水肿、心律失常等，直接影响左右心室的收缩与舒张功能。其中三个关键性因素是：对抗咽腔闭塞的胸膜腔内负压增加、低氧血症及睡眠中觉醒。

随着胸膜腔内负压增加，左心室跨壁压与后负荷增加，静脉回心血量也随之增多，右心室扩大，室间隔左移，左心室舒张期充盈减少；左心室后负荷增加与前负荷下降，每搏输出量降低。反复低氧血症不仅可以直接降低心肌收缩力，增强 SNA，而且可导致副交感神经与交感神经活性失平衡与多种心律失常的发生。虽然睡眠中觉醒是一种关键性保护机制，能够激活上气道扩张肌张力与终止窒息，但同时也增强 SNA。

2. 慢性影响　OSA 对心血管系统的慢性影响包括自主性心血管功能异常（SNA 增强、心率变异性降低、压力反射受损、全身性高血压）、心室肌损伤（左心室肥厚、左心室功能不全、心力衰竭）、血小板凝集性与血液凝固性增加（发生血栓栓塞性心脑血管疾病的风险性增加）。

OSA 可损害机体的心血管自主调节功能，无论在睡眠时还是清醒时均如此，表现为 SNA 增强、压力感受器敏感性下降、心率变异性降低，血压变异性增加，而经 CPAP 治疗后，无论是夜间还是日间 SNA 均下降。

OSA 患者的各种循环性激素如儿茶酚胺、肾素、醛固酮、抗利尿激素、心房钠尿肽等，均有不同程度增加，并对心血管系统产生负性影响。血管反应性异常与血管内皮功能受损（如内皮素 -1 增多）在 OSA 系统性高血压的发病机制起重要作用。反复间歇性低氧血症及心排血量急剧下降 / 升高，可导致氧自由基的产生增多，血管壁发生缺血再灌注损伤，加速或促进粥样硬化斑块形成及血管平滑肌增殖。随着病程延长，血小板聚集性、纤维蛋白原及全血黏度增加，增加发生心脑血管疾病的风险性。

已知高血压是引起左心室肥厚与左心室功能不全的最重要因素之一，且 OSA 导致或促进左心室功能不全与左心衰竭的主要机制也是全身性高血压。OSA 是引起系统性高血压的独立危险因素，主要机制包括低氧血症与氧化应激、压力感受器敏感性降低，以及觉醒反应引起 SNA 增强等。

（二）流行病学

1. OSA 患者心力衰竭发病率 流行病学资料显示 OSA 与 CHF 密切相关。一项研究显示，在 30～70 岁普通人群中以 AHI≥5 次 /h 为诊断标准，男性 OSA 发病率为 34%，女性 17%；以 AHI≥15 次 /h 为界值，男、女性发病率分别为 13% 与 6%。而美国睡眠心脏健康研究的结果显示，以 AHI≥11 次 /h 作为 OSA 诊断标准，OSA 患者发生 CHF 的风险是非 OSA 者的 2.38 倍，且独立于其他已知危险因素。OSA 是男性心力衰竭的预测因素。一项前瞻性研究对年龄≥40 岁、基础 PSG 监测时无心脏疾病的 OSA 患者随访 8 年，调整混杂因素后，发现 AHI 每增加 10 次 /h，OSA 可使男性新发心力衰竭的风险增加 1.13 倍，但不增加女性发生 CHF 的风险性。与 AHI＜5 次 /h 的男性相比，AHI＞30 次 /h 的男性中 58% 更有可能发生心力衰竭。

2. 心力衰竭患者 OSA 发病率 心力衰竭患者中不仅 OSA 发病率高，而且 OSA 可促进左心室收缩与舒张功能不全的发生。11%～37% 因左心室收缩功能不全所致 CHF 患者存在 OSA，远超过普通人群 OSA 发病率。因左心室舒张功能不全引起的急性肺水肿患者中 35% 存在 OSA。在经心脏超声诊断的左心室舒张功能不全患者中 37% 存在重度 OSA。

在不同文献中心力衰竭患者 OSA 发病率虽差异很大，但均明显高于普通人群。如以 AHI≥15 次 /h 作为标准，不同研究中 OSA 发病率在 12%～32%。普通人群发生 OSA 的危险因素如老年、男性、肥胖等，也是心力衰竭患者发生 OSA 的危险因素；但相比而言，心力衰竭患者 BMI 更低，且 BMI 与 AHI 的相关性较弱。

3. OSA 增加心力衰竭患者的死亡风险 OSA 与高血压强烈相关，前者是后者的独立危险因素，而高血压是心室肥大与心力衰竭最常见危险因素。流行病学资料显示，睡眠呼吸暂停与心力衰竭患者

预后更差有关。与无 OSA 患者相比，左心室射血分数≤45% 的 OSA 患者其病死率更高，且 OSA 独立于其他混合因素。一项以急性心力衰竭患者为对象的大型前瞻性队列研究显示，睡眠呼吸障碍（无论 CSA 还是 OSA）与心力衰竭病死率独立相关，对其他因素进行调整后的风险比分别为 1.61（CSA）与 1.53（OSA），提示存在心力衰竭的睡眠呼吸障碍可以增加患者的死亡风险。

（三）病理生理学机制

病理生理学上 OSA 与心力衰竭相互作用、相互促进（见文末彩图 17-1-2）。

1. 心力衰竭发生 OSA 的机制 上气道完全或部分塌陷是引起 OSA 的主要原因，而上气道扩张肌张力降低、上气道狭窄与更易发生塌陷是引起上气道塌陷的机制。与无 OSA 者相比，OSA 患者上气道横截面积更小、阻力更大、可塌陷性更高。相比于健康人群，OSA 患者上气道更易发生塌陷，无论是清醒状态还是睡眠状态均如此。同时，上气道周围软组织增多可促进上气道狭窄，包括脂肪或液体聚集于舌、软腭、悬雍垂与侧咽壁周围。上气道横截面积与侧咽壁厚度呈反比关系，而 OSA 患者上气道变窄主要发生于左右方向的内侧部，而并非前后方向。

近年研究表明，颈部气道周围的液体聚集在心力衰竭时 OSA 的发生中起着重要作用。颈内静脉穿行于咽部，当人体从直立位转为仰卧位时，颈内静脉的容量与压力均增加。发生心力衰竭或肾衰竭时机体的液体负荷增加，颈内静脉因高容量而明显扩张，咽侧壁外移使颈围增加，而颈围与 AHI 密切相关。颈内静脉的扩张也同时使咽腔内侧壁向中线移位，加上静脉压力增加引起的咽部黏膜水肿，两者均挤压上气道腔，缩小其横截面积。磁共振成像显示液体负荷增加的肾衰竭患者，颈内静脉容量与咽部黏膜含水量均与 AHI 相关，表明液体负荷可增加体液在上气道周围的聚集，促进上气道塌陷与 OSA 的发生。已有多项研究表明，心力衰竭患者过高的液体负荷参与 OSA 的发生，包括使颈部气道周围聚集的液体增多、咽周组织的压力增加、上气道腔横截面积与直径缩小。

2. OSA 导致心力衰竭的发病机制 前文已提到，正常机体的心血管系统在 NREM 睡眠处于较松弛状态，表现为迷走神经张力增强，SNA、心率、心排血量及全身血管阻力均降低。尽管在 REM 睡眠

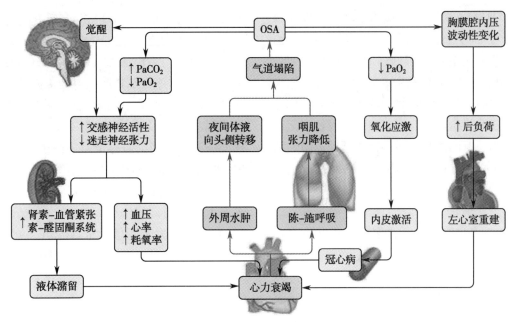

图 17-1-2　阻塞性睡眠呼吸暂停(OSA)与心力衰竭的病理生理学相关性

及自发性觉醒期间,SNA、心率与血压短暂升高,但总体上睡眠期间平均心率与血压低于清醒时。当存在睡眠呼吸事件时这种相对平静、松弛的状态被打破,产生相反的心血管结局,并促进心力衰竭的发生与发展。

CHF 是 OSA 期间所发生多种病理生理变化的结果。发生 OSA 时,为了对抗上气道塌陷,反复发生的呼吸暂停与 / 或低通气导致呼吸努力与胸膜腔内负压显著增加,左心室跨壁压(心内压与胸膜腔内压之间的压差)增加,从而使左心室后负荷与静脉回心血量增多,而后者又增加右心室前负荷,以致在心脏舒张期导致右心室扩张与室间隔左移,进一步影响左心室充盈。左心室前负荷下降与后负荷增加两者的叠加,经过数月至数年之后,可损害左心室结构与其收缩与舒张功能,降低心排血量,并最终导致 CHF。

除血流动力学发生改变外,OSA 导致或促进左心衰竭的另一重要机制是引发全身性高血压,而高血压是引起左心室肥厚、左心室收缩与舒张功能衰竭最重要的单一危险因素。

OSA 引起的低氧血症、心肌缺血与收缩功能减退,以及儿茶酚胺升高所致心肌细胞损伤或坏死,也在 CHF 的发生中起重要作用。OSA 引起的间歇性低氧与高碳酸血症刺激外周与中枢化学感受器,导致交感神经兴奋性增强。呼吸暂停结束时的觉醒进一步增强 SNA 与儿茶酚胺分泌,引起血压升高

与心率增快。间歇性低氧与 SNA 增强反复叠加的长期效应导致心肌细胞坏死 / 凋亡、心室功能日益恶化。反复发作性间歇性低氧与随后复氧可促进氧化应激与肿瘤坏死因子 -α 等多种炎症介质的释放,硝酸盐与亚硝酸盐水平降低,激活核因子 -κB 等转录因子,进而导致血管内皮损伤与功能障碍,并在 CHF 的发生中起促进作用。

（四）临床表现

存在 OSA 的 CHF 患者,在夜间睡眠时常伴随着打鼾或憋气等症状,睡眠中反复觉醒及低氧血症,在日间则表现出疲乏与嗜睡增多、认知功能损害与记忆力下降等症状,降低生活质量。

不过,尽管患者的平均睡眠时间比无心力衰竭者短 1.3 小时,但与普通 OSA 人群相比,不论患者 AHI 如何,其较少出现日间过度嗜睡,Epworth 嗜睡量表评分也更低。存在 OSA 的心力衰竭患者较少出现日间嗜睡的原因,可能与患者在睡眠与清醒期间 SNA 显著增强有关,后者可刺激脑干网状激活系统并由此减少日间嗜睡。

此外,CHF 本身也可引起活动能力下降、阵发性夜间呼吸困难等与 OSA 症状相类似的表现。

OSA 增加 CHF 患者的死亡风险。研究表明与不存在或仅有轻度睡眠呼吸暂停的心力衰竭患者相比,中、重度 OSA 但未接受治疗心力衰竭患者的全因死亡率增加约 2 倍。另一研究将心力衰竭患者分为无睡眠呼吸暂停组(AHI < 15 次 /h)与存在睡眠呼

吸暂停组（AHI≥15 次 /h），发现睡眠呼吸暂停与缺血性疾病所致心力衰竭患者的死亡风险独立相关。在缺血性疾病心力衰竭组，睡眠呼吸暂停相关死亡大多是猝死所致，提示睡眠中 SNA 增强与心律失常是导致死亡的重要因素。另一项研究对 472 例心力衰竭患者连续随访≥4 年，发现睡眠呼吸暂停无论 OSA 还是 CSA，都与发生室性心律失常的风险性增加及需要使用心律转复除颤器独立相关。

（五）诊断

对于心力衰竭患者所存在的睡眠呼吸事件需要通过整夜 PSG 来诊断。由于大多数患者并不存在日间嗜睡，通过 Epworth 嗜睡量表进行的嗜睡评估仅作为参考。

睡眠呼吸事件的判断按照通用的标准。呼吸暂停定义为口鼻气流消失、持续时间≥10 秒；低通气定义为潮气量下降≥30%，持续时间≥10 秒，并伴≥3% 血氧饱和度下降或睡眠中觉醒。由于阻塞性睡眠呼吸暂停低通气是睡眠中上呼吸道完全或部分塌陷所致，而中枢性呼吸暂停低通气是睡眠中中枢呼吸驱动停止或减弱所致，因此，以呼吸暂停事件是否存在吸气努力来判别阻塞性睡眠暂停与中枢性睡眠暂停，以低通气事件是否存在上气道气流受限来判别阻塞性低通气与中枢性低通气。以 AHI 评估睡眠呼吸障碍的严重程度，AHI＜5 次 /h 为不存在睡眠呼吸障碍，5～15 次 /h 为轻度睡眠呼吸障碍，16～30 次 /h 为中度，＞30 次 /h 为重度。

（六）治疗

对于 CHF 患者所存在的 OSA，主要治疗措施是 CPAP。CPAP 是迄今为止唯一进行过系列临床研究的治疗方法，目的是维持上气道开放。夜间使用 CPAP 可以消除 OSA、降低血压与胸膜腔内负压波动，减轻左心室后负荷，改善氧合水平，减慢心率与降低呼吸功。

对心力衰竭患者 OSA 的研究结果显示，1～3 个月 CPAP 治疗可以改善患者的左心室射血分数（left ventricle ejection fraction，LVEF）与纽约心脏协会心功能分级，降低日间血压、心率、SNA 及夜间

室性心律失常发生率。Malone 等发现，4 周 CPAP 治疗可改善存在重度 OSA 扩张型心肌病患者的 LVEF，但停用 1 周后 LVEF 仍下降。Kaneko 等研究发现，1 个月 CPAP 治疗可使 LVEF 提高 8.8%，体循环平均压下降 10mmHg。3 个月 CPAP 治疗不仅可提高存在 OSA 的 CHF 患者的 LVEF，且可使夜间尿液中儿茶酚胺排泄量下降 1/3。与固定压力 CPAP 相比，Auto-CPAP 并不具优势。

一些研究评价了 CPAP 对存在 OSA 的心力衰竭患者的远期治疗作用。其中一项研究对 51 例存在 OSA 的心力衰竭患者平均随访 2.9 年，14 例接受 CPAP 治疗，另 37 例未使用，病死率分别为 0 与 7.2/100 人年。另一项研究包括 88 例存在中重度 OSA 的心力衰竭患者，65 例使用 CPAP 治疗，23 例未使用，平均随访 2.1 年，存活率分别为 67.7% 与 21.7%（P＜0.001）。

值得关注的是，近期完成的一项国际多中心临床研究显示，虽然 CPAP 可以显著减轻 OSA 患者的打鼾与日间嗜睡，改善健康相关生活质量，但并不能预防中重度 OSA 患者心血管事件的发生。不过受试者每夜接受 CPAP 的时间＜4 小时，可能会影响研究结果。

（七）小结

CHF 患者中存在的睡眠呼吸暂停明显高于普通人群。睡眠呼吸暂停与 CHF 相互影响。OSA 不仅在发病机制上与 CHF 存在一定因果关系，且通过对心血管系统的多重影响来损害左心室功能，并最终导致 CHF。OSA 是 CHF 患者病情加剧与病死率居高不下的一个重要因素，而 CPAP 治疗可以改善 CHF 患者的心脏功能。但值得重视的是，CHF 患者 OSA 症状常被其他因素所掩盖而不被重视，以致延误诊治。因此应当提高对 CHF 患者存在 OSA 的识别，当怀疑存在 OSA 时，应及时进行夜间 PSG 监测来明确诊断。当然，应当遵循循证医学基本要求，以大样本、随机对照试验来评价不同类型气道正压通气及其他干预措施对 CHF 发病率与病死率的影响。

（胡克）

参考文献

【1】 PARATI G, LOMBARDI C, CASTAGNA F, et al. Italian Society of Cardiology（SIC）working group on heart failure members. Heart failure and sleep disorders[J]. Nat Rev Cardiol, 2016, 13（7）: 389-403.

【2】 BAUTERS F, RIETZSCHEL ER, HERTEGONNE KB, et al. The link between obstructive sleep apnea and cardiovascular disease[J]. Curr Atheroscler Rep, 2016, 18 (1): 1.

【3】 ARIKAWA T, TOYODA S, HARUYAMA A, et al. Impact of obstructive sleep apnoea on heart failure with preserved ejection fraction[J]. Heart Lung Circ, 2016, 25 (5): 435-441.

【4】 RIVAS M, RATRA A, NUGENT K. Obstructive sleep apnea and its effects on cardiovascular diseases: a narrative review[J]. Anatol J Cardiol, 2015, 15 (11): 944-950.

【5】 NELSON KA, TRUPP RJ. Sleep and heart failure[J]. Crit Care Nurs Clin North Am, 2015, 27 (4): 511-522.

【6】 JAVAHERI S, BLACKWELL T, ANCOLI-ISRAEL S, et al. Sleep-disordered breathing and incident heart failure in older men[J]. Am J Respir Crit Care Med, 2016, 193 (5): 561-568.

【7】 NAUGHTON MT. Respiratory sleep disorders in patients with congestive heart failure[J]. J Thorac Dis, 2015, 7 (8): 1298-1310.

【8】 LYONS OD, BRADLEY TD. Heart failure and dleep apnea[J]. Can J Cardiol, 2015, 31 (7): 898-908.

【9】 MCEVOY RD, ANTIC NA, HEELEY E, et al. Save investigators and coordinators. CPAP for prevention of cardiovascular events in obstructive sleep apnea[J]. N Engl J Med, 2016, 375 (10): 919-931.

17

六、OSA 与肺动脉高压

睡眠呼吸障碍（SBD）与睡眠中低氧可以引起肺血流动力学改变，早已引起内科医师的广泛关注。SBD 包括 OSA、CSA、陈 - 施呼吸及睡眠相关低通气疾病等，已成为内科常见病。

OSA 是 SBD 最常见的疾病，以反复发生的上气道完全或部分塌陷为特征，导致睡眠期间出现呼吸暂停 / 低通气与间歇性低氧。这一疾病在中年人群中的发病率为 9%～15%，男性明显高于女性。

目前认为睡眠呼吸暂停引起的血流动力学改变、交感神经兴奋、全身炎症反应与血管内皮损伤，是心血管疾病发生、发展的重要危险因素。OSA 作为一种常见病，不仅影响主动脉系统疾病的发生，而且与肺血管疾病也有着密切的联系。常见的肺血管疾病包括肺栓塞与肺动脉高压。目前对于 SBD 引起的肺动脉高压（pulmonary hypertension，PH）还缺乏确切的流行病学证据。

（一）肺动脉高压的定义

PH 是一种常见病，病因复杂，是由多种原因导致的以肺血管阻力持续性增高为特征的临床综合征，随着病情发展，常会引起右心衰竭与死亡。

目前 PH 的诊断标准为：海平面、静息状态下，右心导管测量所得平均肺动脉压（mean pulmonary artery pressure，mPAP）> 25mmHg 或者运动状态下 mPAP > 30mmHg。动脉型肺动脉高压（pulmonary arterial hypertension，PAH）是指病变直接累及肺动脉并引起肺动脉结构与功能异常的肺动脉高压，而左心房与肺静脉压力正常，主要由肺小动脉本身病变导致肺血管阻力增加，且不合并慢性呼吸系统疾病、慢性血栓栓塞性疾病与其他未知因素等导致的肺动脉高压。PAH 的血流动力学诊断标准为右心导管测量 mPAP ≥ 25mmHg，同时肺毛细血管楔压（pulmonary capillary wedge pressure，PCWP）≤ 15mmHg 与肺血管阻力 > 3Wood 单位。PH 的严重程度可根据静息 mPAP 水平分为"轻"（26～35mmHg）、"中"（36～45mmHg）、"重"（> 45mmHg）三度。超声心动图是筛查 PH 最重要的无创性检查方法，超声心动图拟诊 PH 的推荐标准为肺动脉收缩压 ≥ 40mmHg。

PH 临床分类仍延续既往五大类分类原则，并参照 2018 年第六届世界肺动脉高压大会最新内容进行修订，而 2015 年欧洲心脏病学会 / 欧洲呼吸病学会（ESC/ERS）肺动脉高压诊治指南明确指出第 3 类肺动脉高压，即呼吸系统疾病与 / 或缺氧所致肺动脉高压，包含睡眠呼吸紊乱与肥胖低通气紊乱。

肺动脉高压临床分类如下：

（1）动脉型肺动脉高压（PAH）：①特发性 PAH；②急性肺血管扩张阳性 PAH；③遗传性 PAH；④药物与毒物相关性 PAH；⑤相关因素所致 PAH，包括结缔组织病、HIV 感染、门脉高压、先天性心脏病与血吸虫病；⑥肺静脉闭塞症（PVOD）/ 肺毛细血管瘤（PCH）；⑦新生儿持续性肺动脉高压（PPHN）。

（2）左心疾病所致肺动脉高压：①射血分数保留的心力衰竭；②射血分数降低的心力衰竭；③心脏瓣膜病；④先天性毛细血管后阻塞性病变。

（3）呼吸系统疾病与 / 缺氧所致肺动脉高压：①慢性阻塞性肺疾病；②限制性肺疾病；③其他混合性限制 / 阻塞性肺疾病；④非肺部疾病所致低氧；⑤肺发育异常性疾病。

（4）肺动脉阻塞性疾病所致肺动脉高压：①慢性血栓栓塞性肺动脉高压（CTEPH）；②其他肺动脉阻塞性病变所致肺动脉高压，包括肺动脉肉瘤或血管肉瘤、其他恶性肿瘤、非恶性肿瘤、肺血管炎、先天性肺动脉狭窄与肺寄生虫病。

（5）未知因素所致肺动脉高压：①血液系统疾病；②全身性疾病；③慢性肾衰竭，纤维纵隔炎，节段性肺动脉高压；④复杂性先天性心脏病。

（二）SBD 引起肺动脉高压的发病率

早期发表的关于 OSA 患者并发肺动脉高压的文章中，由于没能控制引起肺动脉压力增高的其他心肺疾病，不同的研究中肺动脉压的测量方法与对肺动脉高压的界定不一致，且多数研究为回顾性病例研究与前瞻性队列研究，入选患者有一定的选择性偏移，因此研究具有一定的局限性。总体上来说现有资料显示睡眠呼吸暂停患者中 PAH 的发生率在 10%～79%。PAH 可以继发于 SBD 患者，但发病率较低，且 SBD 患者出现 PH 多伴随其他系统疾病，如左心系统疾病、肺部疾病、夜间低氧、肥胖。OSA 患者多引起轻度肺动脉压力升高，各研究中 mPAP 为 30mmHg。CPAP 治疗可以降低这类患者轻度升高的肺动脉压力。

部分研究针对 OSA 患者发生 PH（PAH）的易感因素进行探讨，认为 OSA 合并 PH（PAH）患者的 BMI 较无 PH 患者的高，日间低氧血症与睡眠期低氧血症是 OSA 患者发生 PH 的预测因素。2000 年 Bady 等学者关于 OSA 与 PAH 的研究中，入选 44 例 OSA 患者（AHI>5 次/h），其中 12 例 mPAP>20mmHg 且 PCWP<15mmHg，符合毛细血管前 PH，这组患者 mPAP 为（28.5±6.2）mmHg，PAH 的发生率为 27%，年龄、吸烟史、性别在 PAH 患者与非 PAH 患者中都不具有统计学差异，但 PAH 患者的 BMI 显著增高。通常 OSA 合并 PAH 的患者年龄、体重更大，肺功能更差，相比之下，AHI 的相关性不如上述指标，但夜间低氧是 OSA 患者发生 PAH 的重要因素。

2014 年 Minic 等人对 PAH 患者进行研究，发现受试者中 SBD 的发生率为 71%，其中 56% 为 OSA，44% 为 CSA，认为年龄与 ESS 评分为影响 SBD 发生的主要因素。Prisco 等人分析 28 例 PAH 患者，其中 50% 有轻度 OSA；对美国注册 Reveal 数据库的 2 438 例 PAH 患者进行分析，发现 OSA 发病率为 21%。Dumitrascu 一项前瞻性研究中共纳入 169 例 PAH 患者，应用便携式睡眠监测，发现 25% 的患者

有 SBD。不同研究之间发病率的差异可能与完成睡眠监测的患者数、监测手段、入选患者 BMI 不同有关。女性患者 SBD 发生率与男性类似，但女性肺动脉压力与肺血管阻力较男性低，运动耐量与 6 分钟步行试验（6-minute walk test，6MWD）却较差。

（三）SBD 引起肺动脉高压的机制

现有的研究认为 SBD 是发生 PH 的一种潜在的病因。发病机制包括低氧性血管收缩、伴随的血管重塑、全身炎症反应与高凝状态、交感神经兴奋、氧化应激导致血管内皮受损。Ip 等学者证实了 OSA 患者一氧化氮活性受到抑制，经 CPAP 治疗后其活性可迅速恢复，另外基因易感性也可能使 OSA 患者出现 PH。

正常睡眠期间肺动脉压（PAP）可呈现出 10～20 秒的周期性波动，收缩压与舒张压均可出现轻度升高，但也有少数资料报道 PAP 在睡眠期间与清醒时无明显差异。OSA 患者睡眠期间每一次呼吸暂停发作时 PAP 都会出现波动，并随呼吸暂停时间延长与低氧血症的加重而加大波动幅度，因此，OSA 患者睡眠期间伴随呼吸暂停的发生可反复出现一过性 PAP 升高，多种因素均可导致此血流动力学变化。随着夜间 PAP 的逐渐加重，最终可能导致日间肺动脉高压，乃至持续性 PH，其可能机制如下：

1. 间歇性低氧 动物研究已经证实间歇性低氧导致肺血管收缩，可以导致 PAH。Iwase 等人用麻醉犬类研究反复气道阻塞的效应，结果表明反复气道阻塞导致的低氧是引起 PH 的始动因素。胸膜腔内负压、通气受阻、酸中毒、高碳酸血症对 PAP 均无影响。

Bradley 等的研究表明，OSA 患者引起的单纯夜间低氧与右心衰竭无关，24 小时持续性低氧是发生右心衰竭的必要条件，该研究中持续性低氧的患者主要是由于弥漫气道阻塞与肥胖。

2. 胸膜腔内负压 尽管 Iwase 等学者的研究并没有证明胸膜腔内负压对 PAP 有影响，但是 OSA 患者反复上气道阻塞可导致胸膜腔内负压增加，增加静脉血回流，导致右心前负荷增加，这一结果可导致右心肥厚从而作用于 PAP。

3. 内皮功能 OSA 的研究中可以看到炎症介质的升高（C 反应蛋白、肿瘤坏死子-α、白细胞介素-6、白细胞介素-8、细胞间黏附分子、血管内皮黏附因子、调节素），可以损害血管内皮功能。这些炎症介质可以导致 OSA 患者心血管事件的增加。小

鼠动物研究表明慢性间歇性低氧诱导的 PH 与肺脏还原型烟酰胺腺嘌呤二核苷酸磷酸（NADPH）过氧化酶活性氧自由基有关，可以导致肺动脉重塑与 PH。

4. 其他　除了上述机制，基因易感性似乎也与 PH 的发病机制有关。Sajkov 等学者发现患有 PH 的 OSA 患者与无 PH 的 OSA 患者相比，低氧导致的与多巴酚丁胺诱导的肺动脉压力升高更加明显，上述任何机制都无法解释这一发现。

对于 PH 导致 SBD 的机制，目前倾向于体液转移，即睡眠期间下肢的液体转移至颈部，导致上气道阻塞；而肥胖患者发生 SBD 则与肺及胸壁顺应性下降增加气道阻力有关（图 17-1-3）。

（四）肺动脉高压的临床表现

PH 的症状与体征并不特异，无症状的 OSA 合并 PH 的患者所占比例并不明确。PH 早期为活动后气短、疲劳、乏力、晕厥，不典型表现可有干咳、活动后恶心、呕吐，严重时静息下可出现症状。疾病进展发生右心衰竭时可出现典型临床症状，可出现颈静脉怒张、肝大、腹水、外周水肿。但右心衰竭往往是肺动脉高压未治疗的晚期表现。早期诊断并经 CPAP 治疗的 OSA 患者是否会降低右心衰竭的发生尚不明确。

PH 的体征均与肺动脉压力高低及右心室负荷大小有关。最常见的体征是肺动脉瓣区第二心音（P_2）亢进与右心室第四心音奔马律。有严重右心室肥厚的患者可沿胸骨左缘触及抬举性搏动。可见颈动脉波动。

（五）治疗

目前关于 CPAP 治疗对 OSA 合并 PH 患者的肺血流动力学影响的研究较少，几项小样本量研究表明 CPAP 治疗可以降低 OSA 患者的肺动脉压力，但并不一定能将肺动脉压降至正常。

临床上应用 CPAP 之前，气管切开是治疗 OSA 的首选治疗方法。1987 年 Fletcher 等学者进行了一项非随机前瞻性对照研究，结果表明治疗性气管切开可以改善 OSA 患者 PAP 与右心功能。1989 年 Sforza 等学者的研究提示 OSA 患者经 CPAP 治疗 1 年后 PAP 并未发生显著改善。但后续研究均表明 CPAP 治疗可以改善 OSA 合并 PH 患者的肺血流动力学与右心功能。2002 年 Sajkov 等学者研究 CPAP 治疗对肺血流动力学的影响（采用超声多普勒方法），20 例无心脏疾病、肺脏疾病、高血压等合并症的 OSA 合并 PAH 患者，CPAP 治疗 4 个月后 PAP 由（16.8±1.2）mmHg 降至（13.9±0.6）mmHg（$P<0.05$）。总的肺血管阻力同样由（231.1±19.6）dyn·s/cm^5 降至（186.4±12.3）dyn·s/cm^5（$P<0.05$），其中 5 例 PAP 患者疗效显著。2015 年 Vitarelli 采用三维心脏超声与斑点追踪超声心动图来观察 CPAP 治疗对右心室功能的疗效。37 例 OSA 患者存在右心射血分数减低与右心不同步，其中 15 例 OSA 合并 PH 的患者经过 4 个月的 CPAP 治疗后肺动脉压力下降。

（六）预后

OSA 合并 PH 患者的预后比不合并 PH 者差。Minai 等人一项 83 例受试者的研究表明，合并 PH 的 OSA 患者的 6MWD 低于单纯的 OSA 患者（285.5±122）m $vs.$（343±213）m，$P=0.4$），第 1、4、8 年生存率分别为 93%、75% 与 43%，低于单纯 OSA 患者（分别为 100%、90% 与 76%）。目前对于 PH 合并

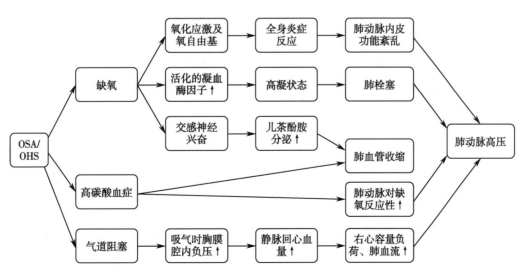

图 17-1-3　阻塞性睡眠呼吸暂停 / 肥胖低通气综合征（OSA/OHS）导致肺动脉高压的机制

SBD 患者的生存率结论尚无大规模研究。

　　基于上述讨论，由于 SBD 导致的 PH 不常见，而 PH 患者合并 SBD 较多见，我们认为对 PH 患者进行 OSA 筛查比较重要，疑似 OSA 时需进行 PSG 监测，同时针对 OSA 进行 CPAP 治疗，但对于 OSA 患者不需要常规监测肺动脉压力。由于 PH 的病因很多，SBD 对其病理生理的影响、长期预后的作用与治疗效果仍需大规模长期的研究，并应更多关注 OSA 在肺血管收缩、血管重塑、细胞和分子学水平的改变及基因易感性的研究。

（郭兮恒　赵智玲）

参考文献

【1】 中华医学会心血管病学分会肺血管病学组，中华心血管病杂志编辑委员会. 中国肺高血压诊断和治疗指南 2018[J]. 中华心血管病杂志，2018，46（12）：933-964.

【2】 GALIÈ N, HUMBERT M, VACHIERY JL, et al. 2015 ESC/ERS Guidelines for the diagnosis and treatment of pulmonary hypertension: the Joint Task Force for the Diagnosis and Treatment of Pulmonary Hypertension of the European Society of Cardiology（ESC）and the European Respiratory Society（ERS）: Endorsed by: Association for European Paediatric and Congenital Cardiology（AEPC），International Society for Heart and Lung Transplantation（ISHLT）[J]. Eur Respir J, 2015, 46（4）: 903-975.

【3】 SAJKOV D, WANG T, SAUNDERS NA, et al. Daytime pulmonary hemodynamics in patients with obstructive sleep apnea without lung disease[J]. Am J Respir Crit Care Med, 1999, 159（5 Pt 1）: 1518-1526.

【4】 BADY E, ACHKAR A, PASCAL S, et al. Pulmonary arterial hypertension in patients with sleep apnoea syndrome[J]. Thorax, 2000, 55（11）: 934-939.

【5】 MINIC M, GRANTON JT, RYAN CM. Sleep disordered breathing in group 1 pulmonary arterial hypertension[J]. J Clin Sleep Med, 2014, 10（3）: 277-283.

【6】 PRISCO DL, SICA AL, TALWAR A, et al. Correlation of pulmonary hypertension severity with metrics of comorbid sleep-disordered breathing[J]. Sleep Breath, 2011, 15（4）: 633-639.

【7】 BADESCH DB, RASKOB GE, ELLIOTT CG, et al. Pulmonary arterial hypertension: baseline characteristics from the REVEAL Registry[J]. Chest, 2010, 137（2）: 376-387.

【8】 SAJKOV D, WANG TN, BUNE AJ, et al. Continuous positive airway pressure treatment improves pulmonary hemodynamics in patients with obstructive sleep apnea[J]. Am J Respir Crit Care Med, 2002, 165（2）: 152-158.

【9】 SHAPIRO S, TRAIGER GL, TURNER M, et al. Sex differences in the diagnosis, treatment, and outcome of patients with pulmonary arterial hypertension enrolled in the registry to evaluate early and long-term pulmonary arterial hypertension disease management[J]. Chest, 2012, 141（2）: 363-373.

【10】 PRESBERG KW, DINCER HE. Pathophysiology of pulmonary hypertension due to lung disease[J]. Curr Opin Pulm Med, 2003, 9（2）: 131-138.

【11】 OHGA E, TOMITA T, WADA H, et al. Effects of obstructive sleep apnea on circulating ICAM-1, IL-8, and MCP-1[J]. J Appl Physiol, 2003, 94（1）: 179-184.

【12】 JR AC, MCCRORY D, GARCIA JG, et al. Pulmonary artery hypertension and sleep-disordered breathing: ACCP evidence-based clinical practice guidelines[J]. Chest, 2004, 126（1）: S72-S77.

【13】 IMADOJEMU VA, GLEESON K, GRAY KS, et al. Obstructive apnea during sleep is associated with peripheral vasoconstriction[J]. Am J Respir Crit Care Med, 2002, 165（1）: 61-66.

【14】 GARVEY JF, TAYLOR CT, MCNICHOLAS WT. Cardiovascular disease in obstructive sleep apnoea syndrome: the role of intermittent hypoxia and inflammation[J]. Eur Respir J, 2009, 33（5）: 1195-1205.

【15】 DYUGOVSKAYA L, LAVIE P, LAVIE L. Increased adhesion molecules expression and production of reactive oxygen species in leukocytes of sleep apnea patients[J]. Am J Respir Crit Care Med, 2002, 165（7）: 934-939.

【16】 IP MS, LAM B, CHAN LY, et al. Circulating nitric oxide is suppressed in obstructive sleep apnea and is reversed by nasal continuous positive airway pressure[J]. Am J Respir Crit Care Med, 2000, 162（6）: 2166-2171.

【17】 IWASE N, KIKUCHI Y, HIDA W, et al. Effects of

17

repetitive airway obstruction on O₂ saturation and systemic and pulmonary arterial pressure in anesthetized dogs[J]. Am Rev Respir Dis, 1992, 146(6): 1402-1410.

[18] WANG J, YU W, GAO M, et al. Impact of obstructive sleep apnea syndrome on endothelial function, arterial stiffening, and serum inflammatory markers: an updated meta-analysis and metaregression of 18 studies[J]. J Am Heart Assoc, 2015, 4(11): e002454.

[19] DAI Y, STEFANIA R, PIMON R, et al. Nocturnal rostral fluid shift: a unifying concept for the pathogenesis of obstructive and central sleep apnea in men with heart failure[J]. Circulation, 2010, 121(14): 1598-1605.

[20] NEGIN B, JONES SB, COHEN RI, et al. Respiratory restriction and elevated pleural and esophageal pressures in morbid obesity[J]. J Appl Physiol, 2010, 108(1): 212-218.

[21] SQUIER SB, PATIL SP, HARTMUT S, et al. Effect of end-expiratory lung volume on upper airway collapsibility in sleeping men and women[J]. J Appl Physiol, 2010, 109(4): 977-985.

[22] MINAI OA, BASMA R, ROOP K, et al. Frequency and impact of pulmonary hypertension in patients with obstructive sleep apnea syndrome[J]. Am J Cardiol, 2009, 104(9): 1300-1306.

17

第二节　阻塞性睡眠呼吸暂停与神经系统损害

一、OSA 与脑血管疾病

睡眠呼吸暂停是一种常见的临床综合征，很多脑血管疾病与睡眠呼吸暂停关系密切，它们互为因果，脑血管疾病可以引起或加重睡眠呼吸暂停，反之睡眠呼吸暂停也可以加重或恶化脑血管疾病，各自的治疗措施也可以影响另一种疾病的转归。它们之间的关系十分复杂，在此对脑血管疾病与睡眠呼吸障碍之间的关系进行简单介绍。

（一）脑血管疾病与睡眠呼吸障碍

脑卒中是一组严重危害人类健康的常见病、多发病，其复发率、致残率与病死率均很高。据统计美国每年罹患脑卒中的患者约 79.5 万，新发脑卒中患者约 61 万，再发脑卒中约 18.5 万人，其中 85% 的患者为缺血性脑卒中。此外每 40 秒就有 1 个新发脑卒中患者，每 4 分钟就有 1 个患者死于脑卒中。据估计到 2030 年，每年用于脑卒中治疗费用将会增加到 240 亿美元（1 美元约折合 6.5 元人民币），治疗费用将增加 129%。目前临床上常见的脑血管疾病主要以脑卒中与短暂性脑缺血发作（transient ischemic attack, TIA）为主，在全球死因调查中脑卒中居于第二位，在中国则为首位。根据我国 2017 年最新的卒中流行病学调查显示，脑卒中的患病率较 30 年前明显增加，尤以农村为著，呈现出由东北向西南梯度下降趋势。2013 年中国年龄标准化脑卒中患病率 1 114.8/10 万人，发病率 246.8/10 万人，

病死率 114.8/10 万人，幸存者中遗留不同程度残疾者占 70%～80%，由此造成的经济损失约 100 亿元人民币，这给个人、家庭及社会带来了巨大的经济与精神负担。在现存脑卒中患者中，高血压（88%）、吸烟（48%）与饮酒（44%）是最常见的危险因素，心房颤动、高血脂、糖尿病与肥胖也是重要的危险因素，严格控制这些危险因素可使脑卒中的患病率降低。近年来 OSA 已作为脑卒中可调节的危险因素，引起越来越多学者的重视。

睡眠呼吸障碍也是发病率很高的一种疾病，目前美国的调查显示，在 30～49 岁人群中，OSA 男性人群中的患病率达到 36.1%，女性人群中达到 11.4%；在 50～70 岁的老年人中，男性患病率为 60.6%，女性患病率为 36.9%。我国上海、香港地区的流行病学调查资料表明，OSA 在成年人中的患病率分别为 3.62% 与 4.1%（后者为成年男性）。反复的呼吸事件导致血氧饱和度下降、睡眠片段化、夜间频繁觉醒与日间嗜睡。已经证明未治疗的睡眠呼吸障碍可以增加脑卒中的病死率，它和其他几种导致死亡的主要疾病（包括高血压、冠心病、充血性心力衰竭）与脑卒中关系密切。脑卒中患者中睡眠呼吸暂停的发生率很高，达 50% 以上。尽管两者之间存在很多相同的危险因素，例如肥胖、高血压等，研究人员推测睡眠呼吸障碍与脑卒中之间确有直接的联系。已有研究报道，睡眠呼吸暂停与脑卒中之间是一种相互影响的关系，研究表明合并 OSA 的患者脑卒中预后不良。了解两者之间的联系可以提供一个新的预防脑卒中发生与治疗脑卒中的方法。我们复习了 1982—2016 年关于睡眠呼吸障碍与脑卒中关系的文献，现从如下几个方面介绍：①打鼾与

睡眠呼吸障碍是否是脑卒中的独立危险因素？②脑卒中患者发生睡眠呼吸障碍是否是预后不良的预测因素？③阻塞性睡眠呼吸障碍是否是夜间发生脑卒中的危险因素？④睡眠呼吸障碍与脑卒中之间可能的机制有哪些？⑤CPAP治疗能否改善合并睡眠呼吸障碍脑卒中患者的预后？

（二）打鼾与脑卒中

早期流行病学调查睡眠呼吸障碍与脑卒中的关系是从打鼾开始的。习惯性打鼾是一种常见疾病，20%～30%的成年人有打鼾症状，虽然打鼾作为OSA的一种症状，但有打鼾不一定有OSA。据统计习惯性打鼾患者在不伴有OSA的人群中，男性占40%，女性占20%。习惯性打鼾定义为每周超过3个晚上出现打鼾。近年来多项研究表明，习惯性打鼾危害人体健康，与多种心脑血管疾病的发生相关。Dongmei Li等筛选了2013年9月份之前关于打鼾与心脑血管疾病的8项研究，包括65 037名研究对象，进行了一项系统评价。结果显示，打鼾与不打鼾患者相比，发生脑卒中的相对危险度（RR）为1.26（95%CI 1.11～1.43），而男性发生脑卒中风险的RR为1.54（95%CI 1.09～2.17），女性中为1.22（95%CI 1.05～1.41），说明习惯性打鼾者发生脑卒中的危险存在性别差异，男性较女性更易发生脑卒中。由此推断出，习惯性打鼾虽然症状轻微，但却是脑卒中发生的重要危险因素。Min Li等筛选出2014年12月份之前的关于打鼾与脑卒中的6项研究，进行荟萃分析。结果显示，习惯性打鼾可增加脑卒中风险，RR为1.30（0.98～1.72），而出血性脑卒中的相对危险度较缺血性脑卒中更高。另外发现男性打鼾患者（RR 1.48）较女性（RR 1.21）更易发生脑卒中。此研究通过总结多项实验研究进一步探讨了习惯性打鼾增加脑卒中危险的可能机制，指出习惯性打鼾与高血压、颈动脉内膜中层厚度及血小板活性相关，推断习惯性打鼾可能参与动脉粥样硬化的发展过程，从而导致脑卒中的发生。另一方面，OSA患者多数都有习惯性打鼾的症状，多项研究表明OSA是脑卒中发生的独立危险因素，习惯性打鼾可能通过此路径促发脑卒中。Ye Wen等通过研究333例脑卒中患者（223例缺血性脑卒中，110例出血性脑卒中）和547例对照者睡眠习惯与脑卒中风险的相关性，得出如下结果：在调整所有混杂因素后，习惯性打鼾患者脑卒中的风险增加［优势比（OR）为4.18（95%CI 2.62～6.66）］，而出血性脑卒中

比缺血性脑卒中的风险更高。此研究进一步分析了习惯性打鼾与偶发打鼾患者发生脑卒中的危险性，结果显示在调整混杂因素后男性患病的风险（OR 2.27）小于女性患者（OR 3.68），表明习惯性打鼾较偶发打鼾在女性中更易促发脑卒中。由此，我们认为保持良好的睡眠习惯，尤其是减少睡眠过程中习惯性打鼾有利于降低脑卒中发生的风险。2015年更新的关于口腔矫治器治疗OSA与打鼾临床指南建议由睡眠医师来诊断打鼾而不是口腔科医师。此外，推荐使用口腔矫治器，主要适用于那些保守治疗（如减重、改变体位与避免饮酒等）无效及需要进一步治疗的打鼾患者。目前多项研究表明，使用口腔矫治器可以改善患者的OSA症状与打鼾，同时也提高了患者与同床者的生活质量。但是，也有一些研究未能证明打鼾是脑梗死的危险因素。Qizilbash等通过105名患者与300名对照者的观察［RR为0.68（0.36～1.24）］，未能证明打鼾是脑梗死的独立危险因素。Jennum等的一项队列研究对804名70岁以上的老年人追踪6年，发现打鼾者的脑卒中发病率略有增高［RR为1.80（1.10～3.60）］，但是在控制了心脑血管病等其他危险因素后，打鼾与缺血性心脏病、脑卒中之间无相关性。这些研究结果之所以不同可能是一些偏倚造成的。例如病例对照研究方法，因为是一种回顾性研究，会受到多种偏倚的影响。以医院为基础的病例对照研究会受到入院率的影响，而未采用盲法调查可混杂调查者的主观偏倚，过高估计打鼾与脑梗死的关系，通过患者自己报告睡眠打鼾状况的方式，对于习惯性打鼾者，可能低估其病情。队列研究是一种具前瞻性、设有同期对照的研究，其结果有重要价值，但要求两个队列的基线特征相似，具有可比性。因为上述两个队列研究的结果不同，故打鼾与脑梗死的关系仍有争议，有待多个队列研究的系统评价来证实。

（三）睡眠呼吸障碍与脑卒中

睡眠呼吸障碍是指睡眠中反复发生上气道阻塞事件，包括呼吸暂停与低通气。目前，诊断OSA的金标准是整夜PSG监测，通过整夜PSG监测可以观察到患者睡眠过程中反复出现阻塞性呼吸暂停与低通气，导致血氧饱和度下降、睡眠微觉醒、血流动力学改变等，这也是引起脑卒中发生的潜在机制。脑卒中患者睡眠呼吸障碍的发生率很高，在卒中单元中睡眠呼吸障碍大多还没有被识别与治疗。睡眠呼吸暂停的出现，尤其是OSA作为一个可改

变的危险因素与脑卒中的发生相一致。美国心脏病协会最新指南指出，对于脑卒中与 TIA 患者建议筛查及治疗睡眠呼吸暂停。最近一项包含 12 个前瞻性队列研究的荟萃分析明确了 OSA 与脑卒中之间的关系，研究涵盖了 25 760 名受试者，通过比较重度 OSA 与没有 OSA 的脑卒中患者发生死亡与未死亡事件的风险，其 RR 为 2.15（95%CI 1.42～3.24），说明重度 OSA 脑卒中患者发生死亡事件的风险更高。Kapen 等是第一个研究脑卒中患者睡眠呼吸障碍发生率的，他们观察了 47 例脑卒中患者，发现睡眠呼吸障碍发生率很高，其中 72% 的患者睡眠中呼吸紊乱指数（respiratory disturbance index，RDI）> 10 次 /h，53% 的患者睡眠中 RDI > 20 次 /h，30% 的患者睡眠中 RDI > 40 次 /h。他们发现存在阻塞性睡眠呼吸障碍的脑卒中患者年龄与体重指数更大，此研究不足之处在于未设对照组。Mohsenin 进行了第一个病例对照研究，他们对 10 例脑卒中患者行 PSG 检查，并设置对照组（年龄、体重指数、吸烟史、高血压等基线情况相似），发现脑卒中患者睡眠中 RDI 平均（52±10）次 /h，对照组（3±1）次 /h，脑卒中组睡眠中 RDI 明显高于对照组。另外脑卒中患者的睡眠结构异常，慢波睡眠与 REM 睡眠明显减少，考虑是因为睡眠呼吸紊乱导致睡眠片段化所致。Dyken 及其研究人员进行了前瞻性病例对照研究，24 例脑卒中患者中，77% 的男性患者与 64% 的女性患者都存在睡眠呼吸障碍，较年龄与性别匹配的对照组明显增多。很多相似的研究结果均证明脑卒中患者睡眠呼吸暂停的发生率非常高，但他们没能说明睡眠呼吸暂停是脑卒中的原因还是结果。Redline 等研究了 5 422 名来自不同社区的参与者，发现 OSA 能明显增加首发脑卒中的风险，男性中更显著。中重度 OSA 男性患者发生缺血性脑卒中风险增加了 3 倍，而且 AHI 从 5 次 /h 到 25 次 /h 每增加一个单位，卒中风险就增加 6%。此外，本研究还进一步探讨了心房颤动与脑卒中的关系，结果发现心房颤动同样使脑卒中发生的风险增加了 3 倍。以下一些研究更支持睡眠呼吸障碍发生在脑卒中之前，可能是导致脑卒中的原因。Bassetti 等前瞻性地调查了 128 例脑卒中或 TIA 患者，其中脑卒中患者 75 例，TIA 患者 53 例，同时设年龄、性别、体重指数相似的对照组 25 例。他们发现脑卒中患者睡眠中 RDI > 10 次 /h 的占 62.5%，而对照组中两者之间的差别具有显著的统计学意义。这个研究重要的价值是证明了卒中组

与 TIA 组睡眠呼吸暂停的严重程度是一致的。因为 TIA 组患者不发生神经功能缺损，所以睡眠呼吸暂停不仅仅是严重卒中的表现，更可能是导致脑卒中的原因；这些患者没有意识障碍，28 人病变部位在幕上，11 人在幕下，幕上组与幕下组睡眠呼吸暂停的发生率与严重程度相似，也说明睡眠呼吸暂停可能是脑卒中的原因。有证据表明 OSA 出现在脑卒中之前，这些证据包括：①与脑卒中发生的已知危险因素（肥胖、男性、高血压）相重叠；②OSA 在 TIA 患者中的患病率高；③急性脑卒中患者（无论有无 OSA）已存在解剖结构异常；④反复发作的脑卒中患者 OSA 高频发生，神经功能康复后 OSA 持续存在；⑤据流行病学与纵向研究发现，之前患有 OSA 会增加脑卒中发生的风险。一些人可能会认为脑卒中急性期内更可能是陈 - 施呼吸或中枢性睡眠呼吸障碍，但许多研究结果证明并非如此。Bassetti 第一个报道阻塞性睡眠呼吸障碍是脑卒中与 TIA 的主要类型。Ahn 等进行了一项前瞻性临床研究，发现在 239 例韩国缺血性脑卒中患者中，AHI≥10 次 /h 的 OSA 患者占了 63%。考虑到这些患者不同的脑卒中风险状况与觉醒时脑卒中事件发生增多，由此推断 OSA 是脑卒中发生的独立危险因素。Hsieh 等在一项前瞻性研究中发现，不仅觉醒时脑卒中患者有严重的 OSA，而且伴重度 OSA 与不伴 OSA 患者相比，觉醒时脑卒中风险增加了 6 倍。Wessendorf 等报道在 147 例脑卒中患者中仅有 6% 以中枢性睡眠呼吸障碍为主，其余仍以阻塞性睡眠呼吸障碍为主。Iabuz-Roszak 等对 27 例经头颅 CT 确诊的脑卒中患者，在急性期使用便携式呼吸记录装置对其进行监测，发现 59% 的患者存在睡眠呼吸暂停，平均睡眠中 RDI 是（25.8±4.9）次 /h。睡眠呼吸暂停的类型以阻塞性与混合性为主，分别占 53.3% 与 40%，中枢性仅占 6.7%。阻塞性事件发生率高证明睡眠呼吸暂停是脑卒中发生的原因，同时也证明睡眠呼吸暂停的发生与脑卒中部位无关。Parra 等研究 161 例第一次发生脑卒中的患者，包括缺血性脑卒中、出血性脑卒中与 TIA。他们使用便携式呼吸记录装置在急性期（发病后 72 小时以内）与稳定期（发病 3 个月后）进行监测。在稳定期中枢性呼吸暂停指数（central apnea index，CAI）明显降低，阻塞性呼吸暂停指数（obstructive apnea index，OAI）没有改变，他们认为脑卒中急性期的陈 - 施呼吸或中枢性睡眠呼吸障碍可能是脑卒中的结果，但阻塞性睡眠呼吸障碍的发

率与严重程度在脑卒中急性期与稳定期没有变化，说明 OSA 发生在脑卒中之前。Schulz 对 187 例 OSA 患者的回顾性分析显示，从 OSA 发展至脑卒中或 TIA 的平均时间是（41.9±11.3）个月，这项研究虽然没有对其他危险因素加以控制，但可从另一方面说明睡眠呼吸暂停发生在脑卒中之前应该对睡眠呼吸暂停进行系统诊治，以预防并发症的出现。大多数阻塞性睡眠呼吸障碍患者症状不突出，仅仅表述疲劳、工作精力不足等。美国一项超过 6 000 人的关于阻塞性睡眠呼吸障碍的流行病学调查显示，仅有小部分阻塞性睡眠呼吸障碍患者日间嗜睡，大多数患者，即使是重度睡眠呼吸障碍患者，也否认有日间嗜睡，所以同床者亲眼观察与 PSG 监测是非常重要的诊断方法。

（四）阻塞性睡眠呼吸障碍是夜间发生脑卒中的危险因素

较早时人们一直错误认为脑卒中多在夜间发生。1998 年 Elliot 对 31 项研究作了荟萃分析，他发现 49% 的脑卒中与短暂性脑缺血发生在早上 6 点至中午之间，仅有 29% 发生在半夜至早上 6 点之间。然而，近来研究显示睡眠呼吸暂停常常是夜间发生脑卒中与短暂性脑缺血发作的一个发病因素。Martinez 等前瞻性调查了 139 例脑卒中患者，在发病 72 小时内对患者进行睡眠呼吸监测，大约 60% 的患者脑卒中发生在睡眠中或清醒前的几小时内。夜间发生脑卒中的患者其睡眠中 RDI 平均为（33±19）次 /h，而日间发生脑卒中的患者睡眠中 RDI 平均为（25±18）次 /h，两组间有明显的差别。另外，夜间发生脑卒中的患者中发病前习惯性打鼾者较多，体重指数较大，颈围较粗，更易发生日间嗜睡。Iranzo 等的研究发现大约一半的脑卒中患者第一次发病在睡眠中，睡眠中 RDI 是唯一可预测睡眠相关脑卒中的独立危险因素，但相对危险度较弱。他们发现睡眠中 RDI≥25 次 /h 的患者更易在夜间发生脑卒中，而年龄、性别、体重指数、早期神经功能恶化及神经影像学等发现均与夜间发生的脑卒中无关。Gur 与 Bornstein 发现晚上 10 点至凌晨 2 点之间发生脑卒中的患者男性多，高血压与心血管病的发生率更高。睡眠中发生脑卒中的一个可能原因是睡眠中血压下降。Matz 等发现在晚上 10 点至清晨 5 点较早上 6 点至下午 2 点之间发病的脑卒中患者存在血压下降的可能性更大。此外，阻塞性睡眠呼吸障碍致夜间发生脑卒中的机制包括呼吸暂停时脑

血流量减少、心排血量减少、脑血管扩张能力减弱、血小板聚集性增加、纤溶蛋白的活性下降及交感神经活性增强等。

（五）睡眠呼吸障碍导致脑卒中的可能机制

睡眠呼吸障碍导致脑卒中发生有多种机制。睡眠呼吸暂停时反复气道闭塞可引起低氧血症、高碳酸血症、胸膜腔内压显著改变与觉醒反应。这些效应引起血液凝固性改变、血流动力学改变、高血压、氧化应激与内皮细胞功能损伤及动脉粥样硬化、交感神经兴奋性的改变。此外，近年来研究显示卵圆孔未闭（patent foramen ovale，PFO）引起右向左分流，形成矛盾栓塞，也可导致脑卒中的发生。

1. 血液凝固性改变　睡眠呼吸障碍患者血液凝固性增高可能与血液黏滞度增多、血浆纤维蛋白原浓度及血小板聚集增加有关。血浆纤维蛋白原是在肝脏合成的一种急性期蛋白，能够促进血小板聚集、损伤血管内皮细胞、加速血栓形成与动脉硬化。睡眠呼吸障碍患者清晨血浆纤维蛋白原浓度增加，纤维蛋白原水平增多与脑卒中及其他心血管事件发生有关。研究发现，OSA 严重程度与脑卒中患者的血浆纤维蛋白原含量相关。Wessendorf 设计了一个横断面研究，包括 113 例脑卒中患者，测量多导睡眠仪参数与清晨的血浆纤维蛋白原浓度。这些患者清晨血浆纤维蛋白原浓度明显增高，且血浆纤维蛋白原浓度与睡眠中 RDI（$r=0.24$，$P=0.007$）及呼吸事件平均长度呈正相关（$r=0.18$，$P=0.049$），与最低脉氧饱和度、平均脉氧饱和度呈负相关（$r=-0.41$，$P<0.001$）。Sanner 等分别测量阻塞性睡眠呼吸暂停患者 6 点、20 点与 24 点血小板对肾上腺素、腺苷二磷酸等物质的反应性，发现阻塞性睡眠呼吸暂停患者肾上腺素诱导的血小板聚集增强，而对照组轻微下降。CPAP 治疗后血小板聚集程度下降，24 点时从 64.0%±6.5% 降至 55.3%±6.7%，6 点时从 64.0%±6.5% 降至 45.8%±7.6%。Bokinsky 等推测睡眠呼吸暂停患者血小板反应性增高的机制可能是周期性低氧、高二氧化碳与儿茶酚胺的波动所致。睡眠呼吸障碍患者清晨血液黏滞度增加也与脑卒中发病有关。Nobili 等测量 OSA 患者的全血黏滞度，其结果较对照组明显增加。OSA 患者由于呼吸暂停造成低氧血症，而长期慢性缺氧可促使红细胞生成素分泌增加，引起红细胞增多，血液黏滞度增加，血流减慢。血管内皮在缺血缺氧情况下受损，血小板被激活，激活的血小板 α 颗粒与致

17

密颗粒释放的活性物质使血小板进一步聚集，随后发生纤维蛋白沉积，形成微血栓。血栓被增生的内皮细胞覆盖并进入动脉管壁，血栓中的血小板与白细胞崩解而释放出脂质，逐渐形成粥样斑块。同时，血小板的高黏附状态造成微循环瘀滞，形成微血管病变。此外，OSA 患者多合并肥胖、血脂异常与糖尿病，也加重血液高黏状态。Bagai 等设计了一个横断面研究，招募 18 岁以上受试对象，主要测量 OSA 患者与正常人血浆纤溶酶原激活物抑制剂 -1（plasminogen activator inhibitor-1，PAI-1）及组织型纤溶酶原激活剂（tissue-type plasiminogen actilyse，t-PA）的含量与活性。结果发现，调整昼夜节律后 OSA 组 PAI-1 的平均水平（21.8ng/ml）明显高于正常组（16ng/ml）（$P=0.03$）。OSA 组的 PAI-1 活性较正常组也明显升高。通过 AHI 评估 OSA 的严重性，得出 PAI-1 的活性与 OSA 严重程度密切相关（$P=0.02$），与睡眠中最小氧含量密切相关（$P=0.04$）。OSA 组 t-PA 活性较正常组明显降低。由此推断，OSA 使患者昼夜纤溶失衡，纤溶酶原激活剂抑制系统活性增高，血液易凝，从而导致心脑血管疾病的发生。OSA 经治疗后，昼夜纤溶失衡得到了改善从而减少心脑血管事件。

2. 血流动力学改变　正常人在 NREM 睡眠期脑血流量较清醒时下降 5%～28%，在 REM 睡眠期增加 4%～41%。动脉血氧分压与二氧化碳分压是调节脑血流量的主要机制。一般情况下动脉血氧分压与二氧化碳分压在睡眠中变化不大。二氧化碳分压增加与 / 或氧分压下降使大脑静脉血管扩张，从而增加脑血流量。动脉血压的快速改变通常不会明显影响脑血流量，因为脑血管具有自动调节功能。然而，阻塞性睡眠呼吸障碍患者的脑血管自动调节功能受到损害。Aaslid 第一次报道了阻塞性睡眠呼吸障碍患者脑血流量的变化。呼吸暂停时平均动脉压与脑血流速度增加，在呼吸暂停终止后 5 秒时达到最大值。在呼吸暂停终止后 20 秒时平均脑血流速度与平均动脉压较基线水平下降 25%，在呼吸暂停终止后 60 秒时返回至基线水平。脑血流量伴随动脉血压的快速变化而变化，说明阻塞性睡眠呼吸障碍患者脑血管自动调节的功能受损。反复睡眠呼吸暂停可引起颅内压增高，进而影响脑灌注，这些病理生理机制可以解释睡眠呼吸暂停时颅内压增高的原因。阻塞性睡眠呼吸暂停时胸膜腔内负压增大，导致中心静脉容量增加。中心静脉容量

增加时由于心脑之间缺乏静脉瓣，从而致颅内压增高。再者呼吸暂停终止时大幅度的血压波动也能增加颅内压。最后呼吸暂停引起的低氧、高碳酸血症可致血管扩张，导致颅内压进一步增加，颅内压增高减少脑灌注而导致脑缺血。Balfors 等在研究阻塞性睡眠呼吸暂停低通气综合征患者的脑循环时发现，呼吸暂停终止时平均动脉压与脑血流速较基线增加 $11\%\pm6\%$（$P<0.001$）与 $15\%\pm6\%$（$P<0.001$），而在呼吸暂停终止后平均动脉压与脑血流速迅速下降，较基线下降 $8\%\pm2\%$（$P<0.001$）与 $23\%\pm8\%$（$P<0.001$），60 秒之后恢复至基线水平。这种脑血流伴随动脉血压波动的现象说明阻塞性睡眠呼吸暂停低通气综合征患者的脑血管自动调节能力差，呼吸暂停终止后动脉血压与脑血流速显著降低，预示着脑缺血的发生。Placidi 等的研究发现与对照组相比，阻塞性睡眠呼吸暂停低通气综合征患者在二氧化碳增高的情况下脑血管扩张能力下降，这种扩张能力的下降也预示着脑缺血的发生，与持续的夜间二氧化碳增高导致脑血管化学感受器不敏感有关。为了满足新陈代谢的需要，脑组织高度依赖充足的脑血流量，一旦脑组织灌注不足，就会导致脑组织缺血缺氧改变。脑卒中患者脑血管反应性（即对于二氧化碳分压的变化，脑血流量作出的反应）发生改变，通过这种改变可预测颈动脉疾病患者发生脑卒中的风险。考虑到 OSA 患者反复出现夜间缺氧与间歇性的高碳酸血症，大脑的保护主要取决于脑血管的自我调节功能。脑血管自我调节能力不足会导致脑的低灌注，增加短暂性脑缺血发作与脑卒中发生的风险。大多数研究表明，在呼吸暂停过程中脑血流速度会增加，在呼吸暂停终止时经常伴随脑血流速度减慢并低于基线水平。OSA 与正常人相比较，在觉醒与睡眠过程中脑血流速度会减慢。因此，OSA 出现间歇性缺氧可能会增加脑灌注压或者剪切力，或者说这种不良的脑血管反应性可能是潜在的脑缺血损伤与脑卒中的中间调节者。此外，近年来研究显示 OSA 患者在睡眠过程中出现心房颤动（简称房颤）、心脏节律与电生理参数异常，这将增加脑卒中发病潜在风险。研究发现房颤患者发生脑卒中的风险增加了 5 倍。卒中患者中房颤占到了 15%，比不伴有房颤的患者病情重而且预后差。睡眠心脏健康研究数据表明睡眠呼吸障碍与房颤具有相关性。研究发现房颤在睡眠呼吸障碍患者中更常见（4.8% vs. 0.9%）（$P=0.003$）。睡眠呼吸障

碍患者发生房颤的风险为对照组的 4 倍（*OR* 4.02；95%*CI* 1.03～15.74）。Gami 及其研究员发现，与对照组相比房颤患者更容易患 OSA（49% *vs.* 32%，*P* = 0.000 4）。通过比较 34 例有脑卒中病史的 OSA 患者与 74 例无脑卒中病史的 OSA 患者，发现前者更容易出现房颤（50% *vs.* 10.8%，*P* < 0.01）。多项研究表明 OSA 患者由于胸膜腔内负压大幅度增加，左心室后负荷增大，舒张期充盈受限，心排血量减低，脑血流量随之下降。这种情况在凌晨 REM 睡眠期更易发生。此时 OSA 事件持续时间可达最长，引起明显低氧血症，而 REM 睡眠期又是脑部血流与氧需求量最高时期，这种供需不平衡发展到不可逆阶段时，最终导致脑部血液循环中断，发生脑卒中。脑血流下降与呼吸暂停持续时间及低氧程度有关。血流急速变化，导致血流剪切力明显改变，加速血管损害，促进脑卒中的发生。

3. 高血压 20 世纪 80 年代中期首次提出睡眠呼吸障碍是高血压的一个独立危险因素。大约有 50% 的原发性高血压患者存在睡眠呼吸障碍，同样睡眠呼吸障碍患者高血压发病率也很高。正常情况下入睡后血压平均下降 15%～20%，而阻塞性睡眠呼吸障碍患者在睡眠中血压并没有下降。研究发现，睡眠过程中出现的血压升高与大幅度波动及 OSA 相关。Ohavon 与 Bixler 等研究都证明了 OSA 是高血压的独立危险因素，在体重正常的年轻人中这种关系更加明显。为了进一步证明睡眠呼吸障碍是导致高血压的独立危险因素，威斯康星睡眠队列研究对 709 人追踪 4 年，发现在调整了其他危险因素后所得结果也证明睡眠呼吸障碍是高血压的一个独立危险因素，且睡眠呼吸障碍与高血压之间存在剂量 - 效应关系。睡眠中 RDI 在 0.1～4.9 次 /h 时相对危险度为 1.42（1.13～1.78），RDI 在 5～15 次 /h 时相对危险度为 2.03（1.29～3.17），RDI > 15 次 /h 时相对危险度为 2.89（1.46～5.64）。通过 PSG 监测显示，OSA 患者睡眠期血压失去正常昼夜节律变化，夜间睡眠过程中血压曲线呈非杓型或反杓型。多项研究发现睡眠呼吸暂停时血压波动明显，尤其是收缩压升高幅度明显大于舒张压。最近 4 项研究也表明，在控制了混杂因素（年龄、性别、体重指数、肥胖、酗酒等）后，睡眠呼吸障碍是收缩压增高的独立危险因素。阻塞性睡眠呼吸障碍的患者未经治疗以后很可能发生高血压，但睡眠呼吸障碍的程度并未加重。Lavie 等发现睡眠中 RDI 每增加一

个单位，血压升高危险性增加 1%，由此推断动脉血压升高与 OSA 严重程度之间呈剂量 - 依赖性的线性关系。经 CPAP 治疗后，OSA 患者血压下降，发生高血压的风险也降低。然而也有研究发现，高血压事件与 OSA 之间的关系并不一致，尚未证明轻度的 OSA 经 CPAP 治疗后血压下降。总之，越来越多的证据支持 OSA 是导致高血压的一个诱因。

目前很多学者认为，睡眠呼吸障碍导致高血压的机制可能与夜间间断性缺氧、交感神经活性增高、化学感受器敏感性改变及血管内皮细胞损伤有关。发生睡眠呼吸暂停或低通气时交感神经系统活性进行性增高，在睡眠呼吸暂停或低通气终止时平均动脉压水平急剧增加，可达 40mmHg。Suzuki 等发现入睡后血压不下降的患者发生脑血管病的危险性增加。Kario 等报道 98 例老年高血压患者中，他们的血压清晨明显升高，同时给患者行头颅磁共振检查，发现存在静止性多发脑梗死灶的患者较对照组明显增多。进一步研究发现 OSA 患者中急性脑卒中的发生与夜间血压存在较大的波动及持续高血压相关。另有研究显示，机体血管重塑、动脉粥样硬化及高血压都会使脑卒中发生的风险增加 3～4 倍。尤其是夜间血压急剧下降或者升高均与脑血管事件的增加有关，给予降压治疗后可明显减少卒中发生的风险。总之，上述证据有力地支持 OSA 可作为高血压的一个诱发因素，继而增加脑卒中发生的风险。

4. 氧化应激、内皮细胞功能损伤与动脉粥样硬化 OSA 导致脑血管疾病的发生与氧化应激、内皮细胞功能损伤及动脉粥样硬化有着密切的联系。

（1）氧化应激：OSA 引起脑血管病是由于间歇性缺氧使氧自由基形成与氧化应激反应增加所致。研究表明，OSA 患者反复间歇性缺氧会导致氧化应激，这将引起血管内皮的损伤与一系列炎症反应，继而增加 OSA 患者发生心血管死亡的风险。炎症反应标志物很多，包括肿瘤坏死因子、促炎核转录因子 -κB（NF-κB）、循环自由基、脂质过氧化、血管黏附分子与血管内皮生长因子。在 OSA 患者中上述标志物都会增加，导致抗氧化能力减弱。活性氧激活转录因子通过激活内皮细胞、白细胞、血小板导致动脉粥样硬化与血栓形成，从而引起炎症与免疫反应。研究表明，活性氧（reactive oxygen species，ROS）与活性氮（reactive nitrogen species，RNS）在整个生理与病理生理过程中发挥重要作

用。这些作用取决于 ROS/RNS 产生的类型、细胞内产生的位置、微环境的抗氧化活性及其浓度。低浓度时 ROS/RNS 具有调节重要血管的功能，高浓度时则会激发氧化应激，导致细胞损伤，继而引起一系列疾病。CPAP 治疗后可降低炎症反应标志物水平。另有研究发现 OSA 的严重程度与总抗氧化能力（total antioxidant capacity，TAC）呈负相关，与尿中的 8-羟基脱氧鸟苷（8-OHdG）呈正相关。TAC 以铁为介质降低抗氧化能力，作为氧化应激的一种指标。在单纯 OSA 患者中，它们负责探测与监控不平衡的氧化还原反应及 CPAP 治疗的疗效。8-OHdG 是一种敏感 DNA 损伤标志物，用以评估 DNA 的氧化损伤。最近研究表明合并急性脑卒中的 OSA 患者血浆中炎症因子（C 反应蛋白、白细胞介素 -6）水平升高，与不伴脑卒中的单纯 OSA 患者血浆中指标水平一致。以上研究表明氧化应激可能通过多种途径导致脑卒中：①因脑内抗氧化系统缺乏与氧依赖性系统较多，脑组织与脑内脉管系统很容易受到氧化应激的损伤；② ROS 的升高能够加重内皮细胞功能的损害与动脉粥样硬化的发展，导致卒中的发生进而引起神经损伤；③氧化应激可能会引起基质金属蛋白酶 -9 水平的升高，该物质与斑块破裂及卒中患者血脑屏障的损伤有关。血脑屏障对于大脑自稳态的维持至关重要，所以其损伤程度与卒中患者的预后密切相关；④氧化应激会诱导炎症细胞因子的产生，如白细胞介素 -6（IL-6），被看作是伴有 OSA 的脑卒中患者动脉粥样硬化的标志物。

（2）内皮细胞功能损伤：OSA 患者血液中内皮素水平升高、一氧化氮含量降低，这可能会导致血管功能损伤。Kato 等设计的随机对照试验研究 OSA 患者阻力血管的功能，发现输入乙酰胆碱（一种血管扩张剂，刺激内皮细胞释放一氧化氮）后，实验组患者阻力血管扩张较对照组明显迟钝，可能是血管内皮损伤的结果。血管内皮功能受损可能导致脑循环紊乱（包括脑血流与血管反应性），增加 OSA 患者罹患脑卒中的风险。另有研究表明，由于 OSA 患者间断性缺氧引起的低氧预调节可保护脑血管系统免受损伤。这种低氧预调节可能与细胞适应这种间断性缺氧环境相关。这种预调节在中重度 OSA 患者中是最有可能发生的，也是解释发生心脑血管事件后出现不同预后的原因。

（3）动脉粥样硬化：许多证据表明睡眠呼吸障碍可以直接导致动脉粥样硬化而引起脑卒中，其发病机制包括直接损伤、一氧化氮生物利用度减少、内皮素 -1 增加、氧化的低密度脂蛋白与泡沫细胞增加等。Kunz 等研究发现，IL-6 是致动脉粥样硬化的因子，同样在合并 OSA 的脑卒中患者中也会升高，并且在合并严重 OSA 的急性脑卒中患者中 IL-6 与去氧血红蛋白及去氧饱和指数相关。Medeiros 等研究中同样也发现致动脉粥样硬化因子，即 IL-6 在合并 OSA 的脑卒中患者中也升高，与氧合血红蛋白的去饱和作用和去饱和指数相关，可作为评价 CPAP 治疗效果的一项指标。OSA 患者间歇性缺氧可能会有选择地激活炎症反应与氧化应激，最终导致动脉粥样硬化与斑块破裂。若不治疗 OSA 可能会导致肿瘤坏死因子 -α 与 IL-8 水平升高，目前认为这两者是参与动脉粥样硬化过程的中间产物。另有研究表明 OSA 患者经过 4 个月的 CPAP 治疗后可减轻临床症状不明显的动脉粥样硬化。多项横断面研究中已确认并揭示 OSA 可能是动脉粥样硬化的一个独立预测因素。缺血性脑卒中后的重度 OSA 是动脉粥样硬化性动脉疾病的独立危险因素，说明 OSA 加速动脉粥样硬化的发展，与颅外动脉疾病密切相关。

5. 自主神经功能受损 正常人在睡眠中副交感神经系统活动占优势，而交感神经活动减弱。与年龄和性别匹配的对照组相比，OSA 患者无论在清醒还是睡眠状态下交感神经活性明显增强，Somers 及其研究人员发现一次呼吸事件终止时伴有觉醒反应，同时血压上升，心率加快，交感神经活性增强。REM 睡眠期与 N2 期的一次阻塞性睡眠呼吸事件后 10 秒内，交感神经系统活性明显增强，可达 246%～299%。而过度的交感神经活性增强能明显增加发生高血压、靶器官损害、心血管病与猝死的危险。OSA 患者因间歇性缺氧、反复的呼吸事件与睡眠中反复微觉醒，交感神经兴奋性增加。研究发现反复发生呼吸暂停及低通气，与严重的缺氧和高碳酸血症相关，当气道关闭时胸膜腔内负压也会增加，这些因素会驱动化学感受器，导致末梢血管的反复收缩。交感神经兴奋性最高和动脉压力最大的状态与呼吸暂停终止和睡眠微觉醒是同步的。压力感受器可能会重新调定，导致血压基线上移。交感神经过度兴奋的长期作用结果是可能会增加罹患心脑血管疾病的危险。研究发现 OSA 患者中周围与中枢化学感受器的兴奋会导致交感神经系统激活，降低反射敏感性与心率变异性,增加血压的变异度。脑内脉管系统有广泛的神经支配,交感神经兴奋性增强可能会扰乱脑的自身调节,脑血流易受脑缺血的影响。研究表明脑卒中后患者交感神经系统兴奋性增强是 12 个月时患者预后不良的独立预测因素。

6. 卵圆孔未闭(PFO) PFO 常常会导致隐源性脑卒中的发生。报道显示 OSA 中 PFO 的患病率为 26.9%~68.8%。Lau 与 Beelke 等的两项研究都表明与普通人群相比,OSA 中 PFO 患病率增加。大多数 PFO 是良性的,与分流无关。在 OSA 患者中,呼吸暂停发作时胸膜腔内负压的增大导致右心室的回心血量增加,这就造成了右向左分流。这是长期阻塞性呼吸暂停的结果,可能与夜间更严重的低血氧饱和度相关。间歇性缺氧与阻塞性事件相关,可能会引起肺血管收缩,这将急剧增加与右心室相连的肺动脉压力,从而诱发右向左分流。理论上 PFO 与 OSA 的结合通过这种潜在的右向左分流与异常栓塞,可能会增加卒中发生的风险。觉醒时脑卒中的发生与 PFO 引起的缺血性脑卒中有着独立的联系。越来越多的研究表明,重度 OSA 患者觉醒时频发脑卒中可能是由于 OSA 患者存在 PFO。

(六)睡眠呼吸障碍影响脑卒中患者预后

近年来一些研究证明脑卒中患者存在睡眠呼吸障碍可导致预后不良,包括早期的神经功能损伤加重、谵妄、抑郁、认知功能损害及住院时间与康复时间延长等。

1. 加重早期神经功能损伤 Iranzo 等通过研究睡眠呼吸障碍与脑卒中患者早期神经功能恶化及预后的关系发现 50 例患者中有 62% AHI≥10 次/h;42% AHI≥25 次/h。PSG 监测显示呼吸事件在脑卒中后平均 11 小时发生,共有 30% 的患者出现早期神经功能恶化,表明阻塞性睡眠呼吸障碍与早期神经功能恶化有关。Good 等的一项前瞻性研究发现 47 例存在阻塞性睡眠呼吸障碍的缺血性脑卒中患者 Barthel 指数(多方面评定日常活动能力量表)较对照组明显降低,而且 Barthel 指数与睡眠中 RDI 相关。3 个月与 12 个月后患者的 Barthel 指数仍低。但这项研究没能说明睡眠呼吸障碍是脑卒中预后不良的独立预测因素或仅仅是脑卒中严重的一种表现。Kaneko 等对两组脑卒中严重程度一致的患者进行观察,发现存在睡眠呼吸暂停的一组神经功能评分较另一组低,为(80.2±3.6)分,没有睡眠呼吸暂停的一组神经功能评分为(94.7±4.3)分,且存在睡眠呼吸暂停的一组康复时间延长。多元回归分析显示睡眠呼吸暂停与患者功能损害独立相关,说明睡眠呼吸暂停是脑卒中预后不良的独立预测因素。Parra 等前瞻性调查了 161 例第一次脑卒中或短暂性脑缺血发作患者,分析睡眠呼吸障碍对这些患者发病后 2 年的影响,结果显示病死率为 14%,平均年龄 72 岁,死亡患者较生存者的平均睡眠中 RDI 明显增高。应用多元统计分析得出 4 个独立预测死亡率的因素分别为年龄、平均睡眠中 RDI、大脑动脉病变及合并冠心病。其中平均睡眠中 RDI 每增加一个单位,病死率增加 5%。进一步表明睡眠呼吸障碍不仅加重脑卒中患者神经功能的损伤,而且是预测脑卒中预后不良的重要危险因素。

2. 影响脑卒中预后可能的机制 为什么伴有睡眠呼吸障碍的脑卒中患者预后不良?通常我们认为 OSA 的发生是因为上气道解剖结构异常,颅面部畸形或者肥胖可减小咽部气道口径,导致上气道塌陷。许多学者的研究证明上气道梗阻是导致脑卒中患者预后不良的重要因素。Turkington 等认为脑卒中后 24 小时内上气道梗阻会引起血流动力学波动,这种波动会对脑血流产生严重危害,加上上气道梗阻引起缺氧,损伤脑细胞而导致预后不良,体重指数与颈围是预测上气道梗阻的两个重要因素。另有研究表明,超重或肥胖导致或加重 OSA 的发生主要是由于体重增加改变了睡眠时上气道的机械学特性,其主要机制是:①增加咽旁间隙脂肪沉积,使上气道变窄;②改变维持上气道开放的神经代偿机制;③改变呼吸中枢控制的稳定性。这些机制会导致患者缺氧,引起脑细胞损伤,从而加重脑卒中病情。Turkington 的另一个研究显示,伴有上气道梗阻的脑卒中患者中 51% 血压下降超过 15mmHg,对照组仅有 6.7%,而血压显著下降则会进一步减少脑灌注。另一个重要原因就是呼吸调节系统的稳定性。当呼吸中枢驱动较低,上气道肌肉活性会相应降低,呼吸阻力增大,导致上气道塌陷,引起脑部缺氧。呼吸努力增加导致过度换气,使血液中二氧化碳分压降低,不足以驱动呼吸中枢,就会造成中枢性呼吸暂停,进一步加重脑部缺氧,增加脑卒中的发生率。研究发现觉醒状态下上气道肌肉处于激活状态使上气道始终保持开放状态,一旦睡着时肌肉活性降低,气道就会松弛塌陷,引起上气道梗阻。

研究推测由于中枢神经功能障碍导致呼吸驱动依赖的化学感受器与支配上气道的神经反射活动减弱，引起舌根松弛、后坠，以及咽喉、软腭肌肉功能失调，肌肉松弛，上气道管腔狭窄。脑卒中并发 OSA 时脉氧饱和度（SpO$_2$）降低，脑血流进一步下降是导致患者症状进一步加重、造成再次卒中或神经功能恢复不全的原因。所以应该对短暂性脑缺血发作与脑卒中患者进行睡眠呼吸障碍事件的筛查。

3. 脑卒中单元进行睡眠呼吸障碍筛查　成年人阻塞性睡眠呼吸障碍的特征是睡眠中反复出现部分或全部气道塌陷导致呼吸受阻，从而导致反复的血氧饱和度下降、睡眠片段化与日间过度嗜睡。阻塞性睡眠呼吸障碍发病率很高，但大约 80% 的患者并没有得到诊断。因为阻塞性睡眠呼吸障碍的临床表现常常是模糊不清的，许多患者主诉易疲劳、活力不足、注意力不集中，而仅有很小一部分重度阻塞性睡眠呼吸障碍患者有日间困倦的主诉，与患者同床睡觉者或家属的亲自观察是非常重要的。PSG 监测是诊断阻塞性睡眠呼吸障碍与评价疗效的金标准，美国睡眠医学会建议当怀疑患者有重度睡眠呼吸障碍而不易实施标准 PSG 监测（Ⅰ级）时，可使用便携式多导睡眠仪（美国睡眠医学会定为Ⅱ级与Ⅲ级）在家中检查。Ⅱ级睡眠呼吸紊乱检查是指具备全指标便携式多导睡眠监测，与Ⅰ级不同在于没有技术员监测记录过程。Ⅲ级睡眠呼吸紊乱检查是指改良便携式睡眠呼吸检查，只测定口鼻气流、呼吸活动、血氧饱和度，不记录脑电图、眼电图、下颌肌电图与心电图。采用Ⅱ级与Ⅲ级进行阻塞性睡眠呼吸障碍诊断与疗效评价有一定的条件限制，同时对机器的性能也有一定要求。为了将阻塞性睡眠呼吸障碍的严重程度与发生脑卒中的危险性联系起来，我们需要认识 PSG 监测中的阻塞性事件。典型的阻塞性睡眠呼吸事件表现为全部或部分的上气道梗阻，包括呼吸暂停、低通气、呼吸努力相关性脑电觉醒反应与打鼾。呼吸暂停可进一步分为中枢性睡眠呼吸暂停、阻塞性睡眠呼吸暂停与混合性睡眠呼吸暂停。在气流停止的同时，呼吸努力持续存在或增强者为阻塞性睡眠呼吸暂停（OSA）；胸腹呼吸运动同步停止的为中枢性睡眠呼吸暂停（CSA）；而开始部分呼吸努力消失，之后呼吸努力出现或不断增加的为混合性睡眠呼吸暂停。混合性睡眠呼吸暂停的原因也是上气道的梗阻，其与 OSA 意义相同。目前对于低通气与呼吸努力相关脑电觉醒反应的标准还没有统一，不同的实验室、不同的医师之间诊断标准相差很大。呼吸努力相关性脑电觉醒反应的定义差别更大，不同的传感器与仪器之间结果差别很大，识别轻微的上气道梗阻非常重要，因为轻微上气道梗阻也产生同样的危害。但是，很多临床神经病学家与神经生理学家还不了解很多脑卒中与短暂性脑缺血发作患者存在睡眠呼吸障碍，睡眠呼吸障碍在卒中单元识别率很低，治疗率也很低。对于脑卒中或短暂性脑缺血发作患者，应该常规询问患者睡眠中是否打鼾，睡醒后是否清醒，日间是否易疲劳或打盹，向同床睡眠者或家属证实患者是否存在这些症状。由于急性脑卒中患者的耐受性很差，进行 PSG 监测比较困难。Bassetti 等在急性脑卒中后平均 9 天对患者进行Ⅰ级 PSG 监测，38% 的患者不能耐受。因此，对急性脑卒中患者常规进行睡眠呼吸紊乱监测时可以考虑应用Ⅱ级与Ⅲ级睡眠呼吸检查，对卒中单元筛查出来的睡眠呼吸事件应采取积极治疗措施。

（七）睡眠呼吸暂停脑卒中患者的干预与预后

OSA 可能会增加致命或非致命心血管事件发病的危险。鉴于脑卒中患者中睡眠呼吸障碍患病率高，将 OSA 诊疗作为脑卒中一级与二级预防是非常必要的，应根据患者的具体情况实行个体化治疗方案，做到早预防、早诊断、早治疗。

1. 病因治疗　治疗引起 OSA 或使之加重的基础疾病，如甲状腺功能减退、肢端肥大症、脑垂体功能减退、淀粉样变性、声带麻痹、脊髓灰质炎后遗症或其他神经肌肉疾病、长期胃食管反流等。

2. 生活方式　改变生活方式，如加强运动、减重、体位治疗（position therapy，PT）对某些患者可以起到很好的效果。生活习惯的干预，如戒烟、酒与慎用镇静催眠药，尤其是苯二氮䓬类药物。

3. 无创机械通气治疗　包括持续气道正压通气（CPAP）、双相气道正压通气（BPAP）、自动持续气道正压通气（Auto-CPAP）、适应性伺服通气（ASV）等四种类型，对不同患者进行个体化治疗。

（1）CPAP：使睡眠结构合理，改善精神状态，减少日间过度睡眠、交通事故与心血管事件发生的风险。坚持使用 CPAP 是成功治疗 OSA 的关键因素。卒中后的 OSA 患者给予辅助呼吸治疗时要对患者进行综合评估，一定要严密观察患者意识水平的改变，注意患者是否存在咳嗽无力、吞咽困难及恶心呕吐等频发事件。近来研究发现，带有呼吸减压作用的 CPAP 治疗可减少呼气相压力，使患者呼气时阻力减少到最小，但这种调整与传统 CPAP 治疗的效果基本一样。

（2）BPAP：适用于不同吸气与呼气水平。有肺换气不足综合征与肥胖的患者或者是中枢性肺换气不足的睡眠呼吸障碍患者，BPAP 提供大于 $15cmH_2O$ 的压力治疗。如同时合并慢性阻塞性肺疾病更适用，但尚未有证据说明 BPAP 与 CPAP 相比，患者有更好的依从性或者更好的治疗效果。

（3）Auto-CPAP：是一种全自动的通气治疗，通过感知呼吸道气流与压力判断患者的需要，治疗仪自动调整 Auto-CPAP 治疗的各项参数。应用 Auto-CPAP 自动压力滴定法可改善患者对正压气道通气治疗的依从性。美国睡眠医学会指出，当 OSA 合并充血性心力衰竭、慢性阻塞性肺疾病、肺通气不足综合征、不打鼾、中枢性呼吸暂停时，不推荐使用 Auto-CPAP。Mulgrew 等研究表明，减低呼气相压力的 Auto-CPAP 治疗与常规 CPAP 治疗在降低 AHI 方面是相同的，其优点是可以提高患者的耐受性与依从性。若患者症状未见改善，则需进行实验室 PSG 监测，重新评估患者状况。

（4）ASV：是一种新的治疗方法，能够提供吸气相与呼气相正压通气。ASV 通过分析患者呼吸，在保证 3 分钟内血氧饱和度超过 90% 的情况下 ASV 会自动调整压力参数。ASV 很快被应用到合并心力衰竭的中枢性呼吸暂停与陈 - 施呼吸患者中。但目前还缺乏证据说明 ASV 治疗脑卒中患者的安全性与效果。最近研究显示缺血性、出血性脑卒中与短暂性脑缺血发作患者中 CSA 的发生率只有 7%。鉴于脑卒中患者主要发生阻塞性睡眠呼吸事件，那么 ASV 似乎并不合适。此外，与 CPAP 相比，ASV 治疗睡眠呼吸障碍花费高，这也限制了 ASV 在卒中患者中的应用。

4. 其他 对不能适应压力滴定法治疗的部分患者，提供一种可供选择的治疗方法至关重要。以下治疗手段可有效消除睡眠呼吸障碍或者最大程度减少发生心脑血管事件的危险。

（1）口腔矫治器治疗：下颌定位器（mandibular repositioning appliance，MRA）是治疗 OSA 的另一种可选择的治疗仪。由有资质的口腔专家定制而成，使舌与下颌前移，从而增加上气道横断面空间。这种治疗方法要求患者必须保留部分自己的牙齿。尽管研究尚未评估此方法在脑卒中人群中的治疗效果，但对于使用 CPAP 治疗的轻中度 OSA 患者，MRA 也是一种有效的可供选择的治疗方法。该治疗需要患者每晚都要使用此设备，能够降低重度 OSA 患者的严重程度。此方法的缺陷是可引起下颌暂时性的不适，一些患者还可出现牙齿咬合不正。随访研究建议使用 PSG 或者便携式监测仪验证其有效性。MRA 并不适用于急性期脑卒中患者，但是在 OSA 长期治疗中仍是一种可供选择的治疗手段。

（2）氧气疗法：氧气疗法（简称氧疗）也被认为是治疗 OSA 的一种可供选择的方法。此方法可改善与低通气相关的缺氧症状并提高平均血氧饱和度，同时也可改善 CSA。一些研究评估了在脑卒中急性期氧疗的疗效。Roffe 等研究住院的出血性或者缺血性脑卒中患者，24 小时内给予氧疗（2～3L/min），持续 72 小时，从神经功能缺损评分（NIHSS）可以看出，治疗组下降了 2 分，而对照组下降了 1 分。氧疗组 NIHSS 改善 ≥4 分，其评分改善比例是对照组的 2 倍。上述研究结果说明氧疗可改善脑卒中患者的神经缺失症状。对于血氧饱和度相对稳定的急性脑卒中后 OSA 患者，目前还没有对照研究来评估其神经功能的影响。最近美国心脏病协会指南指出，脑卒中后患者早期治疗包括氧疗可保证血氧饱和度超过 94%。关于脑卒中后进行氧疗的指南存在一些不确定性，需要进一步研究。

（3）上气道手术治疗：总的来说有几种治疗 OSA 的外科手术，但这些手术都未在脑卒中患者中进行。气管切开术是治疗 OSA 最有效的方法，因为此术式可开放被阻塞的气管，使得呼吸畅通。但由于术后并发症、重大医疗责任及美观问题，这个术式仅用于那些不能耐受 CPAP 治疗并且已经威胁到生命的 OSA 患者。悬雍垂腭咽成形术（uvulopalatopharyngoplasty，UPPP）与双颌前徙术（maxillomandibular advancement，MMA）是治疗 OSA 最常见的两种手术。UPPP 是将悬雍垂、部分软腭、扁桃体、口咽后部周围多余软组织切除。但是这个手术有局限性，如术后疼痛。一般来讲只有 30% 的患者感到 OSA 得到解除或者转变成轻度 OSA。MMA 比 UPPP 治疗 OSA 更有效。这个手术包括前移上下颌骨，这样可以扩大上气道的咽下部与咽喉部的面积，术后康复较 UPPP 快而且疼痛轻。据文献报道 MMA 的成功率多达 90%。治疗 OSA 的外科手术（不是指气

17

管切开术）与 CPAP 相比，AHI 下降较少，且效果不一致。这些手术不适用于脑卒中急性期，脑卒中患者也可能不会接受外科手术治疗。但中重度 OSA 与不能耐受 CPAP 治疗的患者，还是需要使用外科手术治疗。

总之，脑卒中单元中患者睡眠呼吸障碍的发生率很高，50% 以上的脑卒中与短暂性脑缺血发作患者存在睡眠呼吸障碍，而目前睡眠呼吸障碍还没有得到足够的重视，识别率还很低。患者存在的睡眠呼吸事件主要类型是阻塞性睡眠呼吸障碍而不是陈 - 施呼吸与中枢性睡眠呼吸障碍。一些脑卒中患者在急性期内可能有陈 - 施呼吸与中枢性睡眠呼吸障碍，但常常能够恢复，而阻塞性睡眠呼吸障碍不易治愈。脑干部位卒中的患者发生睡眠呼吸障碍的程度并不比其他部位脑卒中患者严重。脑卒中与短暂性脑缺血发作患者发生阻塞性睡眠呼吸障碍的程度相似，说明阻塞性睡眠呼吸障碍可能是疾病发生、发展的一个危险因素，夜间发生的脑卒中与阻塞性睡眠呼吸障碍有关。OSA 不仅是脑卒中的独立危险因素，还加重脑卒中后的脑损伤，增加预后不良风险，包括加重早期神经功能缺损、谵妄、抑郁、认知功能损害，以及住院时间与康复时间延长。因此，提高对 OSA 的重视程度，将筛查与评估是否存在睡眠呼吸障碍列为 OSA 高危人群、心脑血管病患者与糖脂代谢紊乱者的常规检查项目。做到早期干预，采取个体化措施积极治疗 OSA，对于脑卒中伴有体位性 OSA 患者可采取体位治疗，CPAP 作为 OSA 患者的一线治疗方案，做到定期随访与指导，提高患者治疗的依从性，争取每位患者达到每晚≥4 小时的治疗时间，每周 5 个晚上，以期改善患者的预后，不断提高治疗效果。在卒中单元组织建设中，建议增加睡眠呼吸监测评估与睡眠呼吸学科专家的参与。对脑卒中与短暂性脑缺血发作患者进行睡眠呼吸检测，并给予 CPAP 治疗，可以有效改善合并睡眠呼吸障碍脑卒中患者的预后。

二、OSA 与认知功能系统损害

研究表明约有 50% 的 OSA 患者合并包括高血压、冠心病、心律失常、糖脂代谢紊乱、脑卒中等多种并发症。中枢神经系统是人区别于其他物种最重要的系统，同时也是 OSA 多系统损伤的靶器官之一。除了前面谈到的 OSA 与缺血性、出血性脑卒中密切相关之外，OSA 还会导致认知功能损伤、

诱发阿尔茨海默病，与癫痫、帕金森病、睡眠运动障碍等多种神经系统疾病具有一定相关性。以下就 OSA 与除脑血管病之外的其他神经系统疾病的关系作一概述。

（一）OSA 与认知功能损伤

认知功能是指人脑加工、储存与提取信息的能力，是人在认识客观事物过程中对感觉输入信息的获取、编码、操作、提取与使用的过程，包括学习、记忆、语言、视空间、执行、注意、警觉与心理运动等多种认知功能领域。认知功能损伤使得学习、工作效率下降，影响日常生活，导致生产与交通事故的发生，给患者本人、家庭与社会造成沉重负担。

1. OSA 认知功能损伤的临床表现　早在 20 世纪 80 年代研究人员就发现，与正常对照组相比 OSA 患者中大部分存在感觉、思维、记忆、学习与 / 或交流能力受损，其后较大样本量的研究来自 Jennum 等的研究，他们对 700 余例男性进行了 PSG 检查，其中年龄在 30～60 岁确诊 OSA 的患者合并轻度认知功能损伤，其注意力缺损程度是单纯鼾症对照组的 3 倍。近年来越来越多的研究为 OSA 导致认知功能损伤提供了证据。这些研究结果表明 OSA 患者的认知功能损伤是广泛而全面的，集中表现在注意力与警觉性、学习记忆能力及执行功能等几种认知功能域。

注意力是将心理活动向一定对象的指向与集中能力。警觉是指在一段较长的时间内保持注意的能力，上述两种认知功能是目前报道最多的 OSA 认知功能损伤区域。精神运动警觉性任务（psychomotor vigilance task，PVT）常用于检测患者的持续注意与警觉功能，2010 年 Lee 等人采用该方法研究发现，OSA 患者存在注意 / 警觉能力损伤，该损伤与睡眠片段化程度、夜间氧减指数（ODI）、呼吸暂停低通气指数（AHI）、体重指数（BMI）等相关；2014 年 Batool-Anwar 等人同样采用 PVT 评估伴有肥胖的 OSA 患者，发现伴有肥胖的 OSA 患者对视觉目标的持续注意能力与反应时间较对照组明显下降，PVT 评分与 Epworth 嗜睡量表（ESS）评分呈正相关，但与夜间 AHI 无明显相关关系，推测 OSA 患者注意 / 警觉能力的损伤可能主要与患者日间嗜睡有关。以往认为，注意 / 警觉能力的损伤是导致 OSA 患者交通事故发生率增高的原因，但 2015 年 Karimi 等采用注意网络测试（atention network test，ANT）与改良的牛津睡眠抵抗测试（modified Oxford sleep resistance test)评估 114 例 OSA 患者注意能力与睡眠情况,研究发现 OSA 患者 ANT 错误率显著增高,反应时间显著延长,但 OSA 严重程度(如 AHI)与 ESS 分数并不能很好地预测 OSA 事故发生。

学习记忆能力是其他高级神经认知能力的基础,学习记忆能力受损会影响其他认知功能,造成广泛认知功能损伤。Bawden 等的研究显示,OSA 损伤记忆功能,这种损伤既包括短期记忆,也包括长期记忆。Wallace 等发表的一项荟萃分析表明,与正常对照组比较,OSA 患者存在一定程度的言语即刻回忆与言语学习能力损伤,损伤最重的是言语即刻回忆功能。Lan 等新近报道了中国香港 OSA 患者的视觉即刻与延迟回忆能力损伤,研究纳入中重度 OSA 患者(AHI≥15 次/h)与年龄、性别、受教育程度匹配的健康对照组共 55 人,结果发现,OSA 患者多项视觉空间记忆任务与听觉、视觉学习能力测试均较对照组明显受损。Landry 等人采用序贯手指敲击任务(sequential finger tapping task,SFTT),比较中重度 OSA 患者与对照组整夜睡眠前后学习能力的差异,基线测试两组间 SFTT 得分无显著差异。整晚睡眠后 OSA 组 SFTT 成绩提高不明显(1.8%),远低于对照组(15.4%)的提高程度,该研究表明夜间睡眠障碍导致 OSA 患者学习记忆功能损伤,但该研究未匹配两组间的主客观嗜睡,不能排除嗜睡对学习记忆的影响。Djonlagic 等人的另一项研究表明,匹配嗜睡程度后,OSA 人群较健康对照组整夜睡眠后学习记忆损伤仍然明显。另外,Rames 等人的研究发现,OSA 学习记忆损伤在不同性别程度不同,在低 AHI 水平女性 OSA 患者比男性 OSA 患者更易合并学习记忆障碍。

执行功能是人或动物在完成复杂任务时主要由前额叶调动的多项认知的总和,包括计划、工作记忆、精神灵活性、动作产生与监控的一系列功能。大多数研究认为 OSA 患者存在执行功能损伤,也有部分研究认为 OSA 执行功能损伤与其他多系统合并症相关。OSA 并不直接导致执行性能障碍,OSA 是否损伤执行功能目前尚无统一研究结论。早期 Verstraeten 等人注意到 OSA 患者存在执行功能损伤,损伤表现为 OSA 患者词语连线测试、数字广度试验、数字符号替代试验等执行功能测验成绩显著低于对照组,并推测损伤可能与前额叶缺氧相关。Olaithe 与 Bucks 进行的一项荟萃分析纳入了 1 010 例 OSA 患者和 551 名对照者,探讨了 OSA 对转换、

精神灵活度、更新、工作记忆、抑制能力等多项执行功能的影响。与对照组相比 OSA 患者转换与更新的能力出现轻度损伤,损伤最严重的是抑制功能。Borges 等人研究了更新、进入长期记忆的效率两项执行功能,研究纳入中到重度 OSA 患者,匹配对照组的年龄、整体智商(intelligence quotient,IQ)与受教育程度,排除高血压、糖尿病、抑郁等损伤认知的其他疾病与心理疾病,所有入选患者 BMI 在 26kg/m^2 以下,排除肥胖的影响。该研究未观察到 OSA 对上述任何一项执行功能的影响,故研究者认为,OSA 患者表现出的认知功能损伤可能与肥胖、糖尿病、高血压等其他系统合并症相关。

2. OSA 认知功能损伤的评估方法　认知功能评估传统上采用神经心理测验量表,包括单项测验量表与成套测验量表两大类。临床上往往根据研究对象、操作可行性等实际情况,联合选择多种量表进行评估,提高诊断的敏感度与特异度。由于量表会受到受试者文化程度的影响,具有一定主观性,且不同测试者所得结果也有一定波动性,故目前越来越多的研究结合神经影像学技术进行认知功能的综合评估。

针对单项认知功能的测验量表内容单一,但其灵敏度高,适合深入评估 OSA 某一领域认知功能的损伤程度。部分量表需要配合一些测量工具,现列举临床常用的单项测试量表如下:①学习记忆评估量表,如 Rey-Osterrieth 复杂图形测验(CFT)用于评估非语言记忆,费城词语学习(12 词中文版)检测即刻记忆、延迟回忆与再认记忆,快速词汇测验(RVR)主要检测语义记忆储存的功能,另有各种版本的韦氏记忆测验。②注意力与警觉性方面的常用评估工具有韦氏记忆测量的注意分试验(心智、数字广度测验、视觉记忆广度测验)、同步听觉连续加法测验、持续操作测验、数字划销测验、字母划销测验、符号数字模式测验、注意变化测验与连线测验等。其他还有语言功能常用的失语筛查测验、Boston 命名测验(BNT)、表达性词汇测验(EVT)、Peabody 图 - 词测验(PPVT)、全国成人阅读测验(NART)。③执行功能常用测验有 Stroop 词色测验,主要评估抑制能力,双任务法、词语流畅性检测用于评估工作记忆,执行性画钟作业测试用于评估计划功能,还有河内塔测验等用于检测决定与监控能力。

与单项认知功能评估量表相比,综合认知功能

评估量表涵盖多种认知功能的评估，形式多样，测查范围广泛，可较全面地反映神经认知功能情况。常用的成套测验量表主要包括：简易智力状态检查（mini-mental state examination，MMSE），涵盖记忆、执行、语言等多种认知功能评估，常用于阿尔茨海默病的筛查，对 OSA 的轻度认知功能障碍敏感性差。Mattis 痴呆评定量表（dementia rating scale，DRS），包括注意、启动与保持、概念形成、结构、记忆等方面的评估。与 MMSE 相比，该量表的评分系统比较完整、测试难度逐级提升、对认知障碍程度变化较敏感，但对于高文化水平的轻度认知功能障碍与早期痴呆的判断敏感性不佳。蒙特利尔认知评估量表（Montreal cognitive assessment，MoCA），较 MMSE、DRS 对轻度认知功能敏感性提高，覆盖包括注意、执行、语言、记忆、视空间、抽象、计算、定向等多领域认知功能，测试时间短，可用于大样本筛查。其他成套测验量表还包括神经行为认知状态检查（NCSE）、剑桥认知功能检查（CAMCOG）等。

近十年来，神经影像学技术飞速发展，磁共振、功能磁共振、磁共振波谱、弥散张量成像、基于体素的形态测量等技术的出现与进展，为我们探索 OSA 认知功能损伤及神经解剖区域的相关性提供了有力的技术支持。

基于体素的形态测量（voxel-based morphometry，VBM）是一种在体素水平对脑磁共振影像进行分析的技术，能定量计算局部灰、白质密度与体积的改变，从而精确地显示脑组织形态学变化的一种技术。Canessa 等人采用该技术分析了重度 OSA 患者与年龄、教育程度匹配的健康对照组 MRI T_1 加权灰质体积与认知功能的关系。结果发现重度 OSA 患者左侧海马、左侧后顶叶皮质及右上额叶灰质体积缩小与短期和长期语言记忆，尤其是与执行功能密切相关。另有研究发现，OSA 患者，特别是重度 OSA 患者前扣带回、海马、额叶、顶叶、颞叶皮质的灰质体积缩小，缩小的灰质体积可能是 OSA 认知功能损伤的解剖机制之一。

弥散张量成像（diffusion tensor imaging，DTI）是利用水分子随机运动的一种无创性功能性磁共振成像技术，它能够精确地显示白质纤维走行方向、纤维束密度及髓鞘厚度，认知病变早期变化，如局部神经纤维的髓鞘肿胀与变性，或是脱髓鞘改变，对水分子的弥散产生影响。DTI 发现通过对这些病理变化为认知功能损伤的诊断提供依据。

Castronovo 等人采用该方法研究发现，重度 OSA 患者注意、执行、记忆等方面出现损伤，损伤与大脑双侧顶叶和额叶的弥散程度下降有关，相应脑区的弥散程度下降代表相应部位信息处理速度下降，进一步影响上述认知功能。

采用氢质子磁共振波谱（magnetic resonance spectroscopy，MRS）可动态检测脑组织中对脑功能至关重要的多种脑代谢物，如 N- 乙酰天门冬氨酸（NAA）、谷氨酸（Glu）、胆碱（Cho）、三甲胺（TMA）、肌酐（Cr）、肌醇（MI）等。这些代谢物存在于特定的神经元、细胞膜、胶质代谢与能量代谢中，其中用于认知功能损伤患者诊断的主要指标是 NAA、MI 与 Cho。O'Donoghue 等人采用 MRS，检测重度 OSA 患者警觉、记忆、执行功能，以及 NAA/Cho、Cho/Cr 反映的额叶、海马等区域神经元代谢情况，研究发现 OSA 患者额叶神经元代谢活性明显下降，下降程度与认知功能损伤相关。国内 Zhang 等人比较重度 OSA 患者与对照组的视觉匹配任务，发现 OSA 患者前扣带回皮质、额中叶皮质与额下回皮质活性下降，但前额叶脑回活性增高。同时 OSA 患者反应时间明显下降，该研究还发现大脑活动性下降、反应时间延长与血氧饱和度小于 90% 的时间及觉醒指数相关，其他参数如呼吸暂停指数、低通气指数等均无明显相关性。研究表明夜间血氧改变、睡眠片段化与执行功能损伤密切相关。

氟 -18- 氟代脱氧葡萄糖正电子发射计算机体层显像（^{18}F-FDG PET/CT）是一种根据组织葡萄糖代谢进行影像诊断的方法。研究表明脑葡萄糖代谢活性可以作为评估神经元突触功能的指标，故脑组织 ^{18}F-FDG PET/CT 可以用于神经退行性疾病的认知功能评估方法。关于阿尔茨海默病的研究表明，阿尔茨海默病患者存在特定脑区如额叶的 ^{18}F-FDG PET/CT 代谢减低。但目前 ^{18}F-FDG PET/CT 用于 OSA 认知功能损伤诊断与评估仍较少，有待进一步研究。

其他影像学方法还有经颅多普勒超声（transcranial Doppler，TCD），通过评估患者脑局部血流变化、观察血管反应性，反映患者认知功能。有学者通过该技术观察到 OSA 患者双侧大脑中动脉脑血管反应性下降，推测其可能与认知功能障碍相关。

3. OSA 认知功能损伤的机制　目前的研究认为，OSA 的慢性间歇性低氧（chronic intermittent hypoxia，CIH）与睡眠片段化是其认知功能损伤的两个最主要的机制，但其中的详细机制仍然不明确。研究报道，OSA 的 CIH 对患者注意力、复杂问题的处理能力及短期记忆能力均有损伤作用，且损害程度与缺氧程度明显相关。动物模型研究同样观察到，CIH 大鼠空间学习能力下降。间歇性低氧（IH）通过诱导神经系统炎症反映损伤神经细胞结构功能，导致认知功能损伤。Sapin 等人比较了暴露于不同时间的 IH 环境下（1 天、6 周与 24 周）海马细胞炎症反应情况，研究发现 CIH（缺氧 6 周以上）而不是急性间歇缺氧，显著损伤大脑海马区域的小胶质细胞，增加神经细胞炎症反应相关的细胞活性物质。Smith 等人的研究同样发现了 IH 增加大鼠皮质小胶质细胞炎症基因的表达。

神经系统氧化应激水平增高是 IH 损伤认知的另一可能原因，Sale 等人研究了 OSA 认知功能损伤与氧化应激反应生物标志物间的关系，OSA 患者组的维生素 E、超氧化物歧化酶（superoxide dismutase，SOD）、维生素 B_{11} 较年龄匹配的健康对照组显著下降。OSA 组同型半胱氨酸（homocysteine）增高，同时患者注意、执行、工作记忆、词汇记忆与延迟视觉回忆较对照组显著下降。相关分析表明执行功能与维生素 E 水平显著相关。国内 He 等人的多项研究也发现 OSA 患者较对照组血清多项氧化应激指标，如丙二醛（MDA）、晚期蛋白氧化产物（AOPP）、缺血修饰白蛋白（IMA）等水平增高，血清氧化应激水平与认知功能损伤程度显著相关。Nait 等人进行的基础研究也发现，小鼠空间学习能力的损伤伴随 NADPH 氧化应激水平升高。

OSA 患者夜间频繁呼吸暂停引发微觉醒反应，造成夜间睡眠片段化。早期研究即发现，睡眠不连续造成 OSA 患者认知功能的损伤。Daurat 等人的研究发现，觉醒指数是 OSA 患者记忆、注意下降的良好预测因子。Ayalon 等的研究也证明，夜间觉醒次数与持续注意能力呈显著相关。另有动物研究发现，干扰小鼠正常睡眠，但总睡眠时间不变，小鼠空间学习、记忆、睡眠效率显著下降。

OSA 具有较强的家族聚集性，表明该疾病具有一定的遗传背景。Gottlieb 等的研究发现，OSA 患者载脂蛋白 E（apolipoprotein E，ApoE）等位基因 ε4 出现频率明显升高，提示 ApoEε4 与 OSA 间存在一定相关性。将受试者按 ApoEε4 出现与否分为两组，发现 ApoEε4 阳性组 OSA 的发生率与严重程度均增加。而 ApoEε4 基因携带可以增加患者罹患痴呆的风险。随后研究证明，OSA 认知功能损伤与 APOEε4 等位基因表达显著相关。APOEε4 等位基因同样多见于合并认知功能损伤的 OSA 患儿。目前，该基因对 OSA 患者认知功能损伤的具体机制仍不甚明了，尚待深入研究。

交感神经活性增加也被认为是 OSA 认知功能损伤的原因之一。Goya 等人检测了 OSA 患者的肌肉交感神经活性（muscle sympathetic nerve activity，MSNA）与认知功能的关系，与对照组相比，肌肉交感神经活性增强、认知功能下降，且两者具有一定相关性。Fatoll 等人的研究显示，OSA 患者大脑双侧背外侧皮质、背侧楔前叶、前扣带回皮质与尾状核活性增加，而这些核团主要负责调节交感神经活性。

4. OSA 认知功能损伤的治疗 CPAP 治疗仍然是目前 OSA 内科治疗的主要方法。研究表明整夜 CPAP 治疗对 OSA 患者日间嗜睡疗效明显，同时可以降低氧化应激与系统性炎症水平，但其对认知损伤的治疗作用尚无统一结论。多项研究发现，3～6 个月的 CPAP 治疗可以显著提高患者记忆、注意与执行能力。早期的荟萃分析发现，CPAP 治疗对包括转换、更新、抑制与反映灵活度在内的多种执行功能损伤有一定治疗作用。一项纳入 174 例中重度 OSA 患者的临床多中心研究，对比患者治疗前与 CPAP 治疗 3 个月后的主客观嗜睡情况及认知功能。研究发现 CPAP 治疗 3 个月明显改善患者主观日间嗜睡，但并未改善患者清醒维持试验成绩即客观嗜睡。有大约 20% 依从性良好（每晚 7 小时以上，至少 5d/ 周的 CPAP 治疗）的 OSA 患者仍表现出嗜睡。部分认知功能，包括语言、记忆、执行功能在 CPAP 治疗 3 个月后显著提高，但警觉功能并无明显改善。APPLES 研究纳入了 1 105 例 OSA 患者，随机分为 CPAP 治疗组与对照组，治疗组平均每人每晚 CPAP 使用时间为 4.2 小时。在研究开始后第 2 个月与第 6 个月进行随访。结果发现 2 个月的 CPAP 治疗改善了重度组 OSA 患者执行功能，但经过 6 个月的 CPAP 治疗后，其注意、记忆、精神运动功能却无明显改善，但各组患者的主客观嗜睡评分明显得到改善。研究同时分析了 OSA 患者 PSG 参数与认知功能相关性，发现前额叶功能与夜间氧减指数明显相关。CPAP 治疗通过减轻夜间缺氧、改善睡眠结构与日间嗜睡，部分改善了患者认知功能损伤。各研究报道结果的不一致性，可能与受试者样本大小、疾病严重程度、CPAP 的依从性与认知功能评测方法的多样性等多种因素有关，尚待更大样本、多中心的随机对照试验（RCT）临床研究结果。

OSA 的治疗尚缺乏十分有效的药物，部分中枢神经系统兴奋剂如莫达非尼可通过改善患者的日间嗜睡减轻部分患者由嗜睡引起的注意、警觉等认知功能下降。随机对照研究发现，对于经过 CPAP 治疗仍有残留嗜睡的 OSA 患者，莫达非尼治疗可以维持日间清醒，改善患者反应速度与警觉能力。此外，抗氧化应激药物近年来也是 OSA 治疗领域的研究热点，但目前抗氧化应激药物治疗 OSA 认知功能障碍尚缺乏相关证据。

（二）OSA 与癫痫

癫痫是脑神经元异常同步放电导致的发作性、短暂脑功能失常，是一种常见的神经科疾病，在我国其患病率约为 7%。许多研究表明 OSA 常常与癫痫有共存现象，癫痫患者会出现过多的日间睡眠、易疲劳、睡眠质量下降等，这些症状过去常常被归因于抗癫痫药物的副作用或者癫痫频繁发作所引起，而忽略了 OSA 的存在。癫痫与睡眠呼吸障碍之间的关系非常复杂，两者相互影响，互为因果。

1. OSA 与癫痫的共病及相互影响 早期研究发现，难治性癫痫患者中约有 1/3 的患者存在经 PSG 诊断的 OSA，但是否合并 OSA 与癫痫发作次数、抗癫痫药的种类、患者年龄、有无抑郁情绪无相关性。Alabri 等于 2015 年采用柏林问卷评估癫痫患者发生 OSA 的风险，研究发现癫痫患者罹患 OSA 的风险较普通人群显著增加。Shaheen 等的研究纳入癫痫患者与年龄、性别等匹配的健康对照组，发现癫痫患者中经 PSG 监测诊断 OSA 的患病率为 42.3%（11/26），较健康对照组显著增高。Jain 等发现 32 例重度癫痫患者中 OSA 患病率较轻度组（52 例）明显增高。同时服用≥1 种抗癫痫药患者与服用 1 种或未服药患者相比，OSA 患病率明显增高。另有研究表明，老年癫痫患者 OSA 患病率较青年患者更高，合并 OSA 是造成癫痫患者发作频繁、药物控制不佳的可能原因。Wyler 最早报告了 1 例难治性癫痫的患者同时合并睡眠呼吸暂停，永久性气管切开后，随着睡眠呼吸暂停的症状改善，全面强直痉挛癫痫的发作也得到控制，因此提示睡眠呼吸暂停可能会造成癫痫发作，而且更加难以控制。Li 等的研

究表明，与药物容易控制的癫痫患者相比，难治性癫痫患者中 OSA 发病率更高。Alabri 等的研究按照有无 OSA 将癫痫患者分为两组，比较两组患者癫痫发生频次，发现合并 OSA 的患者癫痫发生频次较不合并的患者增加。以上研究说明，睡眠呼吸暂停可能会促发癫痫的发生与加重，其特点是夜间发作为主，且发病年龄较晚，难治性癫痫患者中合并 OSA 的比例更高。

对合并 OSA 的癫痫患者进行 CPAP 治疗有助于患者癫痫的控制。一项回顾性研究纳入 1997—2010 年期间经 PSG 确诊的 OSA 合并癫痫患者 113 例，对这些患者进行 CPAP 治疗。研究发现 CPAP 治疗 1 年后患者癫痫发作频率明显降低。Vendrame 等 2011 年进行的回顾性研究纳入 41 例癫痫合并 OSA 的患者，CPAP 治疗 6 个月，在这期间抗癫痫药物的剂量保持不变，将这 41 例患者按照对 CPAP 的耐受程度分为耐受组（28 例）和不耐受组（13 例），结果表明耐受组使用 CPAP 使癫痫发作从每个月 1.8 次减少至每个月 1 次，而不耐受组几乎没有变化。Beran 等曾经报道了 4 例患者在经正压通气与抗癫痫药物治疗半年至 2 年后，癫痫发作减少了 50% 以上，2 例成功地撤除了抗癫痫药物而无癫痫发作。另有研究观察了 9 例患有癫痫与睡眠呼吸暂停的患儿，发现经过 12 个月睡眠呼吸暂停治疗之后，在抗癫痫药物使用剂量不变化的情况下，5 例患儿的癫痫发作频率明显下降。研究表明对于常规抗癫痫药物治疗无效的难治性癫痫患者，特别是与睡眠呼吸暂停共病的患者，使用 CPAP 治疗能够帮助有效控制癫痫发作。

2. 癫痫发作与睡眠呼吸暂停发作的鉴别 癫痫发作与睡眠呼吸暂停发作的鉴别通常是比较容易的，但有时也会存在鉴别困难。在因日间睡眠过度、可疑 OSA 及夜间发作性事件等原因而进行 PSG 监测的患者中，最常见的诊断是 OSA，其次是发作性睡病、原发性睡眠增多，以及未被确诊的夜间癫痫发作。因此有必要进行 PSG 监测与长程动态脑电图监测以进行鉴别诊断。

在睡眠中出现窒息感与从异常运动中醒来，同时表现出日间过度嗜睡，这些表现既可以是 OSA 又可以是夜间额叶癫痫的常见症状，因此，夜间记录的视频 PSG 监测对于这些患者的鉴别诊断至关重要。该技术的使用可以证实两者的共存。Oldani 曾报道了 2 例患者，既往被诊断为 OSA，在经夜间

的视频 PSG 监测之后被诊断为夜间额叶癫痫,用卡马西平治疗获得了良好的治疗效果。

癫痫发作与睡眠呼吸暂停发作鉴别中的一个复杂问题就是癫痫性睡眠呼吸暂停的诊断。Donati 等报道了 1 例新生儿期的发作,表现为呼吸暂停,但在脑电图监测过程中发现在呼吸暂停时右侧颞叶区有明确的癫痫样放电,而在应用苯巴比妥抗癫痫治疗之后呼吸暂停消失,随访 1 年患儿发育良好。说明新生儿的癫痫可以表现为单纯呼吸暂停症状。

夜间癫痫发作与睡眠呼吸暂停的临床鉴别要点在于,癫痫发作通常不仅表现为呼吸暂停,还会伴有其他症状,例如肢体强直、阵挛甚至行为异常等;而睡眠呼吸暂停最核心的症状就是呼吸暂停,尽管可以合并一些异常活动,但通常在变动体位、呼吸暂停缓解后症状消失。癫痫发作次数较少,一般每月数次,多时每夜可以数次,而睡眠呼吸暂停发作则非常频繁,每夜数十次或数百次。癫痫发作持续时间可以很长,每次发作可持续几十秒至 1~2 分钟,而睡眠呼吸暂停的持续时间通常较短,每次十余秒至数十秒。癫痫发作通常在刚入睡后的 N1 期、N2 期睡眠中发生,而睡眠呼吸障碍可以发生在睡眠中的任何一个睡眠时相中。发作间期脑电图检查在癫痫患者中可以发现癫痫样放电,而在睡眠呼吸暂停患者中则不能发现这样的变化。发作期检测可以发现癫痫发作伴随异常放电活动,而睡眠呼吸暂停患者仅表现为呼吸停止及血氧饱和度下降。当然,癫痫患者抗癫痫治疗有效,睡眠呼吸暂停患者实施机械辅助通气治疗有效。

3. OSA 与癫痫相互影响的机制 OSA 与癫痫互相影响的可能机制目前认为有以下几点:①OSA 患者在睡眠过程中出现反复咽部气道塌陷,气流下降或停止造成了低氧血症、高碳酸血症,交感神经兴奋性增强,大脑兴奋性改变,增加癫痫易感性。同时,低氧还诱发神经元细胞氧化应激与炎症反应,增加炎症介质如肿瘤坏死因子、白细胞介素等表达,而神经系统炎症反应被认为是癫痫发作的原因之一。有研究报道 1 例 54 岁老年男性,表现为夜间癫痫发作,日间嗜睡、头痛,睡眠期间 PSG 记录到 2 次呼吸暂停,持续时间 180~200 秒,血氧饱和度下降至 60% 左右,且伴随强直阵挛发作,CPAP 治疗后患者的癫痫不再发作,并且抗癫痫药物氯硝西泮与丙戊酸钠均缓慢减量至停药,规律随访患者

1 年,患者癫痫没有再发作,并且日间嗜睡、头痛明显缓解。②OSA 患者频繁的微觉醒增加大脑皮质活动,导致皮质放电增加,放电频率增高可能是诱发癫痫频繁发作的原因,CPAP 可以减少患者棘慢波的出现,从而减少癫痫发作次数、降低癫痫发生频率。睡眠纺锤波是 N2 期睡眠中的一种特征波,有研究发现与发作间期的基线水平相比,癫痫患者睡眠纺锤波的数量与功率谱在癫痫发作前显著降低,研究认为睡眠纺锤波的减少预示着将有癫痫发作。对 OSA 患者的研究也发现,OSA 夜间顶叶等脑区出现快纺锤波减少。③抗癫痫药如苯巴比妥、加巴喷丁等与一些迷走神经刺激用药会增加体重、减少呼吸驱动,减少上气道紧张度,促进 OSA 的发生。

癫痫与睡眠呼吸暂停之间的关系是十分复杂的,两者可以共存,有时两者诊断也容易混淆,呼吸暂停可诱发加重癫痫发作,这是难治性癫痫的一个原因。对于合并睡眠呼吸暂停的癫痫患者,不管是成年还是儿童,均应该积极治疗睡眠呼吸暂停,特别是对于难治性癫痫的患者更是如此,有可能在睡眠呼吸暂停得到治疗之后,癫痫发作会得到良好的控制。用于治疗癫痫的某些措施有可能导致中枢性睡眠呼吸暂停,也应予以注意。

(三)OSA 与阿尔茨海默病

阿尔茨海默病(Alzheimer's disease,AD)是一种神经系统退行性疾病,以睡眠障碍与进行性进展的认知功能损伤为主要临床表现,在老年人群中多发,是老年人最常见的神经系统退行性疾病。痴呆患者的睡眠节律与睡眠结构会表现出明显紊乱,可以表现为睡眠潜伏期延长、夜间多醒、慢波睡眠减少,总睡眠时间减少,同时可以表现为白日嗜睡增多等睡眠紊乱现象,此外,可以出现周期性激越综合征,表现为梦魇、幻觉、睡眠发作及夜间行为异常。流行病学研究表明,截至 2000 年,美国 AD 患者大约是 4 500 万人,到 2050 年这一数字可能增加至 14 000 万人。上文已提及 OSA 患者合并多种认知功能损伤,从注意、警觉到记忆与执行功能,很多研究发现,OSA 的认知功能损伤可能会从早期的轻度认知功能损伤发展为 AD。

1. OSA 与 AD 的关系 老年人中 OSA 高发,AD 也是老年人常见的神经系统退行性病变,早期认为两者是两种独立的疾病,近 10 年来研究者们观察到 OSA 与 AD 常常共存,两者之间有着密切

的联系。一项前瞻性研究发现，AD 患者合并睡眠呼吸障碍的达 42.9%，而对照组则为 4.3%，且痴呆程度与呼吸暂停指数明确相关。另一项纳入 38 例 AD 患者的研究发现，AD 患者中经 PSG 证实的睡眠呼吸障碍达到 89.5%，其中 AHI>20 次 /h 的 OSA 患者占总人数的 50%。Canessa 等新近研究采用 MMSE 量表探寻重度 OSA 患者的整体认知功能情况，研究发现重度 OSA 组与对照组 MMSE 量表成绩明显有差异，而 MMSE 评估的认知功能障碍往往提示患者进展为 AD 的风险很高。Yaffe 等针对老年女性 OSA 患者开展的一项研究纳入近 300 例老年女性 OSA 患者，平均年龄 82.3 岁，均无痴呆，OSA 为中至重度（AHI 均大于 15 次 /h），平均随访 4.7 年。研究表明这些老年女性 OSA 患者与对照组（AHI 小于 15 次 /h 并匹配其他因素）的人群相比，认知功能损伤严重，后期痴呆发病率更高，痴呆风险 OR 值 1.85（校正其他影响因素后），同时发现影响整体认知功能最显著的因素是 ODI，因此可以推测睡眠呼吸暂停可能会导致脑功能障碍。

2. OSA 促进 AD 的可能机制 OSA 认知功能损伤进展为 AD 的机制尚不明确，研究认为可能有以下几个方面：

（1）β- 淀粉样蛋白沉积假说：Aβ 蛋白沉积假说目前被广泛地接受作为 AD 最主要的发病机制。β- 淀粉样蛋白（amyloid β-protein，Aβ）是由 β- 淀粉样前体蛋白（amyloid precursor protein，APP）经 β 与 γ 分泌酶的蛋白水解作用而产生的含有 39～43 个氨基酸的多肽（分子量约 4.5kD），可由多种细胞产生，循环于血液、脑脊液与脑间质液中，大多与伴侣蛋白分子结合，少数以游离状态存在。Aβ 蛋白沉积于中枢神经系统，形成沉积斑块，引发神经毒性作用，导致中枢神经系统萎缩、退化与神经元丢失，最终导致认知损伤。OSA 的病理特征是夜间反复发生呼吸暂停与低氧血症，Sun、Guglielmotto、Ogunshola 等人的多项研究表明缺氧可上调 APP 的表达，减少 Aβ 蛋白的清除，促进 Aβ 蛋白沉积作用，并产生神经毒性反应，诱导认知障碍发生。

（2）Tau 蛋白过度磷酸化：Tau 蛋白过度磷酸化是 AD 的另一可能病理机制。微管系统是神经细胞骨架成分，可参与多种细胞功能。微管由微管蛋白与微管相关蛋白组成，Tau 蛋白是含量最高的微管相关蛋白。正常脑中 Tau 蛋白的细胞功能是与微管蛋白结合促进其聚合形成微管，与形成的微管结合维持微管稳定性，降低微管蛋白分子的解离。AD 患者脑中的 Tau 蛋白则异常过度磷酸化，每分子 Tau 蛋白可含 5～9 个磷酸基，并丧失正常生物功能。研究表明缺氧通过细胞外信号相关激酶系统，促进 Tau 蛋白磷酸化，促进神经退行性改变，这可能是 OSA 诱导 AD 的机制之一。

（3）神经系统氧化应激与炎症反应：氧化应激与炎症反应是 OSA、AD 认知功能损伤的共同机制。神经系统氧化应激与炎症反应促进、上调 Aβ 蛋白在神经系统中沉积及 Tau 蛋白磷酸化，进一步损伤皮质与海马神经元细胞，上调细胞内钙离子水平，诱导胱天蛋白酶（caspase）过表达，增多的胱天蛋白酶，如胱天蛋白酶 -3、胱天蛋白酶 -8、胱天蛋白酶 -10 诱导细胞凋亡、灰质体积萎缩，最终影响神经认知功能。国内 Wang 等人的研究发现，OSA 慢性间歇性缺氧诱导小鼠海马细胞内钙超载，胱天蛋白酶 -3 等表达增加，同时水迷宫检测的小鼠认知功能损伤明显。

睡眠呼吸暂停与 AD 有共病现象，两者均可导致以学习记忆为主的广泛认知功能损伤。间歇缺氧导致氧化应激、炎症反应与低灌注等促进 Aβ 蛋白沉积与 Tau 蛋白的过度磷酸化，可能是 OSA 促进 AD 发生发展的主要原因之一。

（四）OSA 与帕金森病

帕金森病（Parkinson's disease，PD）是一种常见的中枢神经系统退行性疾病，主要由于锥体外系中黑质 - 纹状体多巴胺能通路变性，使该通路多巴胺能与胆碱能神经功能平衡失调导致的以姿势、运动异常为主要表现的一种运动障碍性疾病，主要见于中老年患者。据统计，我国 60 岁以上人群患病率高达 2%。近年来随着对其研究的不断深入，一些非运动症状，例如神经精神症状、睡眠障碍、自主神经症状等越来越受到关注。目前研究普遍认为睡眠呼吸障碍（SBD）与 PD 之间存在相互联系，特别在晚期 PD 患者中，SBD 是至今报告的 43 种易导致 OSA 疾病之一。

PD 常与各种睡眠障碍同时存在，Noradina 等研究发现 PD 患者中 SBD 发病率为 54.6%，其中 OSA 占 90%，远高于健康对照组发病率，而老年为其共同危险因素。有观点认为睡眠呼吸暂停综合征（SAS）与 PD 病情的严重程度相关，晚期的 PD 患者中，中枢性睡眠呼吸暂停（CSA）比 OSA 更常见，甚至在觉醒状态仰卧位时即可出现陈 - 施呼吸。也有观点认为,PD 与 OSA 的发病率呈负相关,即 PD 患者中的 OSA 发病率降低。还有研究显示 OSA 与 PD 似乎并没有临床相关性,PD 组与健康对照组相比,OSA 发病率并不很高。Nomura 等也发现 PD 患者的 OSA 发病率与广大老年人群相比无差异,故目前 OSA 在 PD 中发病率是否更高、是否与疾病严重程度有关尚不清楚。

1. PD 合并 SBD 的发生机制 PD 患者合并 SBD 的发病机制、影响因素与相关因素较为复杂,相关研究还不是很清楚。有研究表明 PD 患者的肌张力障碍、呼吸肌运动障碍、中枢调节障碍、自主神经功能紊乱与服用的多巴胺药物等所导致的气道与肺部异常,可能增加了患 SBD 的风险。而 SBD 患者睡眠中睡眠干扰、反复低氧血症、CO_2 潴留与继发的自主神经功能紊乱对全身各系统包括神经系统可产生明显的损害,也可能加重了 PD 患者的病情。PD 合并 SBD 后,会带来远比 PD 本身更大的危害与生命危险,两者可能存在着相互作用,形成恶性循环。

(1)上气道肌肉组织出现锥体外系症状致上气道梗阻:PD 患者上气道肌肉组织经常会出现锥体外系症状,若足够严重会引起上气道梗阻,限制气流。锥体外系症状如不自主运动、肌张力高、运动失协调等障碍,可由 PD 本身引起或与多巴胺治疗有关,给予合理帕金森药物治疗后,患者低通气可明显减少。

(2)自主神经功能障碍:Apps 等研究发现 PD 伴自主神经功能紊乱者出现频繁的中枢性与阻塞性呼吸暂停。Diederich 等研究亦发现 PD 患者 SBD 的产生与自主神经功能紊乱和呼吸肌的运动障碍有关。PD 患者出现自主神经功能紊乱后可引起上气道肌肉张力障碍、运动不协调、收缩无力等,致上气道梗阻气流受限;还可引起上气道功能不稳定与呼吸调节障碍,这些因素均有可能参与 PD 患者 SBD 的发生。

(3)对低氧的敏感性与反应性降低:近年来研究发现多巴胺在从颈动脉体传递低氧的感觉信息到中枢神经系统过程中发挥重要作用,多巴胺是其中一重要神经递质,这种多巴胺能神经元细胞亚型位于颞骨岩部舌咽神经节。研究发现即使在 PD 的早期,PD 患者与正常人相比,对低氧的反应性降低,对呼吸困难感觉迟钝,易引起 SBD 的发生。

(4)与呼吸中枢脑干病变、睡眠中枢病变亦可能有关:这与 PD 病变除主要累及黑质多巴胺能神经元外,还可累及蓝斑、中缝核、迷走神经背核等有关。睡眠中枢病变可能引起睡眠状态下机体对低氧、二氧化碳潴留的反应性更低及对呼吸道张力的调节更差。

(5)与抗 PD 治疗有关:可能与抗 PD 药物过量、抗 PD 治疗过程中的症状波动、开关现象及因局部上气道肌肉组织对多巴胺药物的高反应性有关。有研究认为多巴胺治疗使与传递低氧信息有关的多巴胺功能过强亦可能导致通气失调。

2. PD 合并 SBD 对 PD 患者病情的影响 PD 患者出现 SBD 后不但会直接引起睡眠障碍,包括睡眠中断、夜间觉醒增加、睡眠结构紊乱、日间嗜睡、日间睡眠发作,而且 SBD 睡眠时出现的反复的低氧血症、异常碳酸血症、pH 改变与继发的自主神经功能紊乱等可对机体产生多系统的影响,目前研究已证实 SBD 是其他多种疾病,如高血压、心脑血管疾病与糖尿病等的一个重要危险因子。PD 患者合并 SBD 后还可因夜间低氧血症、呼吸暂停、心律失常等发生猝死危险与因日间嗜睡发生车祸等意外,已有证据表明 PD 患者合并 SBD 后发生夜间猝死的概率与风险大大增加。

现阶段对 PD 合并 SBD 患者认知功能变化的研究较少,对伴与不伴 SBD 的 PD 患者的记忆等认知功能的影响尚存在争议,各种观点也不是很明确。Schwalen 等认为,伴 SBD 的 PD 患者比不伴 SBD 的 PD 患者更易出现认知受损与痴呆。而另有学者认为是否合并 PD 并不对 OSA 患者的认知功能产生影响。对于 PD 与 OSA 共病对患者中枢神经功能的影响尚待进一步研究。

3. PD 合并 SBD 的诊断与治疗 PSG 是诊断 SBD 的标准检查手段,对肥胖、打鼾、晨起即有症状与白日嗜睡明显,怀疑有 SBD 与痴呆明显的 PD 患者应积极行 PSG 检查,力争早期诊断、早期治疗,以改善其预后。然而目前尚缺乏针对合并 PD 的 SBD 的特异性治疗,抗 PD 药物对合并 PD 的 SBD 究竟有无疗效,至今尚无定论。有研究者报道,使用抗 PD 药物(如左旋多巴、多巴丝肼)治疗改变了 PD 中 OSA 上气道阻塞的发生。但亦有学者认为这种呼吸障碍用药物治疗常无效,甚至有学者报道抗 PD 药物使 PD 患者的 SBD 加重的情况。依前文所述研究分析,抗 PD 治疗对 PD 患者中 SBD 的疗效不同可能与不同 PD 患者 SBD 发生机制不同(包括存在多重机制的情况）及不同 PD 患者对多巴胺药物敏感性、反应性不同有关。故对 PD 患者 SBD 的药物治疗需个体化。目前比较公认的仍是 CPAP 治疗与控制体重、戒烟酒、侧卧位睡眠等。此外，因 PD 患者易并发睡眠障碍，若严重睡眠障碍临床须使用镇静、安眠药物时，重症 OSA 的 PD 患者需 CPAP 治疗。

PD 与 SBD 均为老年常见病、多发病，老龄是其共同易感因素，PD 的肌张力障碍、呼吸肌的运动障碍、中枢调节障碍、自主神经功能紊乱与 PD 本身所引起的睡眠障碍等都有可能促成 SBD 的发生。PD 患者合并 SBD 后所造成的慢性反复缺氧与缺氧继发的多系统、器官的损害会给 PD 患者带来远比 PD 本身更大的危险。

（五）OSA 与不宁腿综合征、周期性肢体运动

1685 年英国的 Willis 首次描述了不宁腿综合征（restless legs syndrome，RLS）的临床特点，1945 年瑞典神经病学家 Ekbom 第一次对该病作了全面的描述，并将其正式命名为 RLS，也称"Ekbom 综合征"。RLS 患者由于腿部的不适感，在休息状态下加重，活动后缓解，夜间较日间加重，严重影响患者的睡眠质量，主要表现为入睡困难与睡眠维持困难，患者睡眠质量与生活质量下降，产生抑郁等负面情绪。RLS 在人群中的患病率为 5%～10%，随年龄增长患病率呈明显上升趋势，女性患者多见，患病率约为男性的 2 倍。根据有无原发疾病分为原发性 RLS 与继发性 RLS。原发性 RLS 起病年龄早，主要影响年龄 <30 岁的人群，多存在家族史；继发性 RLS 起病年龄晚，病情进展快，常见于缺铁性贫血、糖尿病、慢性肾衰竭、帕金森病、代谢病、药源性疾病（如三环类抗抑郁药、多巴胺受体阻滞剂）等。RLS 的诊断主要依靠临床表现与体格检查，最新的诊断标准是 2014 年国际 RLS 研究组提出的 RLS 诊断标准共识。

周期性肢体运动（periodic limb movements，PLM）是一种睡眠相关的运动障碍，多发生在睡眠期，以睡眠期反复出现不自主的肢体运动为特征，主要见于下肢，偶尔累及上肢，表现为单侧或双侧下肢刻板、重复地快速屈曲或伸展运动，如蹬趾伸展、足背屈、膝髋屈曲，每次持续 0.5～10 秒，间隔 5～90 秒出现一次。睡眠期周期性肢体运动（periodic limb movements of sleep，PLMS）在任何年龄均可发病，但在 40 岁前比较少见，随年龄增长患病率逐渐增高，50 岁以上人群患病率大于 30%。当 PLMS 伴有疲乏、日间嗜睡等症状时则诊断为周期性肢体运动障碍（periodic limb movement disorder，PLMD）。PLMD 常伴发于一些睡眠障碍疾病，如 RLS、睡眠相关呼吸障碍、快速眼动睡眠行为障碍（rapid eye movement sleep behavior disorder，RBD）与发作性睡病及失眠、帕金森病等。虽然 RLS 患者中有 80%～90% 伴发 PLMS，但只有 30% 的 PLMS 患者伴发 RLS，两者可能存在基因上的关联。此外，PLMS 也常伴发于糖尿病、高血压、心脏疾病、肾衰竭、周围神经病、多发性硬化等。

1. RLS、PLM 在 OSA 患者中的患病情况 RLS 在睡眠呼吸障碍，尤其在 OSA 患者中发生率较高，Lakshminarayanan 等对 OSA 患者进行问卷筛查，将 RLS 定为每周至少出现 2 次症状，发现在 OSA 患者中 RLS 的患病率约为 8.3%，远高于对照组（2.5%），但 RLS 的严重程度与 OSA 的严重程度无明显相关性。Javaheri 等对心脏移植患者进行 PSG 筛查，发现中重度 OSA 患者中高达 45% 同时合并 RLS，33% 合并 PLM。欧洲的另一项大型研究通过对 18 980 人电话调查发现 RLS 的患病率约为 5.5%，且 OSA 是 RLS 有效预测因素之一。Al-Alawi 等采用 PSG 对 OSA 患者的研究发现，25%～50% 的 OSA 患者伴 PLM。

值得注意的是，OSA 伴有的 PLMS 出现在呼吸暂停或低通气结束后 2 秒内，被认为由呼吸事件相关的觉醒导致，因此以往在判定 PLMS 时作为觉醒反应的一部分被剔除。但是这些肢体运动伴随呼吸暂停周期性出现，其在 PSG 上的表现与 PLMS 极其相似，故将其命名为呼吸相关肢体运动（respiratory related limb movement，RRLM）。它的病理生理意义尚不清楚，但越来越受到重视。RRLM 的肢体运动的计算采用的是 PLMS 的肢体运动的标准：持续时间 0.5～10 秒；肌电图（EMG）波幅较静息状态下基线增高≥8μV 或增高≥25%。唯一不同的是 RRLM 的肢体运动可以不具有周期性，也就是不需要间隔 5～90 秒，也不需要 4 个或以上连续出现。

2. RLS、PLM 在 OSA 患者中的发病机制 与健康者相比，RLS 患者的脑结构并无明显异常，但其脑组织对铁的摄取能力受损，黑质神经元铁染色阳性率明显减少。Pedroso 等研究发现，RLS 患者中脑黑质区的铁水平明显降低，其黑质部回声强度与 RLS 的严重程度呈明显负相关。Astrakas 等采用

功能磁共振成像（fMRI）研究显示，RLS 患者基底节区的铁水平明显降低，但其额背外侧皮质区的运动兴奋性增高。有研究显示，对于 RLS 患者，经过 12 周的口服铁剂治疗后，治疗组的血清铁蛋白较安慰剂组明显升高，治疗组的国际 RLS 量表评分较安慰剂组明显降低。

OSA 合并 RLS 的原因目前尚不明确，有研究者提出是否与 OSA 造成铁缺乏所致多巴胺系统异常相关，但相关研究并没有发现 OSA 与铁缺乏存在相关性，即使在少数铁缺乏的 OSA 患者中亦没有发现 RLS 的出现与 AHI 存在相关性。O'Brien 等分析 29 例女性 OSA 患者时发现其血清铁蛋白水平与 AHI 呈负相关，但整体研究却发现血清铁水平下降程度与 OSA 严重程度、过度嗜睡及 PLM 无明显相关性，但并不完全排外血清铁水平正常的情况下，脑内铁代谢异常导致 OSA 患者 PLM 的发生。此外，由于 OSA 患者存在间歇性缺氧，而间歇性缺氧可引起体内多巴胺系统异常，亦为可能机制之一。

肥胖是 RLS 在 OSA 患者中高发的原因之一，由于间歇性缺氧与睡眠片段化等因素，OSA 患者体重普遍超标（BMI>24kg/m²）。Gao 等在 2009 年完成的一项大型流行病学调查中发现，当 BMI>30kg/m² 时 RLS 的发病风险是普通人群的 1.42 倍；如果患者同时为腹型肥胖，这一风险将高达 1.60 倍。Wang 等采用正电子发射体层成像（PET）发现，与对照组相比肥胖者纹状体区的 D_2 受体明显减少。

PLMS 的发病机制尚不明确，有研究认为是随增龄相关的多巴胺能神经元功能减退。在原发性 PLMS 患者中，以整夜 PLMS 的时间间隔为横坐标绘制频率直方图，发现 PLMS 的时间结构具有典型的特征：肢体运动时间间隔的频率直方图在 20～24 秒时出现高峰，而且肢体运动的频率在午夜到凌晨 3 点达到高峰以后逐渐降低。而 RRLM 则不同，RRLM 的时间间隔更长，高峰在 40～50 秒，频率倾向于平均分布在整夜睡眠中。一些 OSA 患者在经过 CPAP 治疗后时间间隔较长的肢体运动消失，而时间间隔较短的肢体运动在 CPAP 治疗过程中仍然持续存在甚至增多。Carelli 等也发现不论是在基线水平还是经过 CPAP 治疗后，PLMS 的时间间隔都比 RRLM 短，提示 OSA 患者中时间间隔较长的肢体运动（40 秒左右）主要与 OSA 相关，而时间间隔较短的肢体运动（20 秒左右）主要与原发性 PLMS

相关。因此，一些学者认为重度 OSA 可能掩盖了 PLM 或者说是夺获了 PLM，在经过 CPAP 治疗使 OSA 得到控制后 PLM 反而变得更加明显。也有研究发现 OSA 患者肢体运动的出现与 AHI 值更高相关，认为 AHI 值越高肢体运动越容易出现，但是并不是所有重度 OSA 患者都会出现 RRLM，推测可能是某些特定人群存在相同的基因背景，导致个体典型的 PLMS 的发生，当有更强的机制同时起作用或者有更强的呼吸节律占主导时，此时就会迫使原本典型的 PLMS 与呼吸事件同步，这可能是 RRLM 的发生机制。

3. RLS、PLM 对 OSA 患者的影响 RLS 与 OSA 均可引起夜间睡眠紊乱，肢体运动过多，日间嗜睡，疲劳感。相关研究显示 RLS 是心血管疾病的高危因素之一。Yaggi 等对 3 000 例 RLS 患者与对照人群分析后，发现即使在纠正了年龄、性别、BMI、吸烟、饮酒等混杂因素后，RLS 患者，尤其是中重度患者罹患冠心病与脑血管病的风险远远高于对照组。同时 RLS 患者夜间微觉醒增多，睡眠时间减少，使得其外周交感神经活性增高，血管收缩，最终可导致高血压的发生。另一方面，大量研究已证实 OSA 是心脑血管疾病的独立危险因素，会大大提高包括冠心病、高血压、脑卒中等心脑血管疾病的发病风险。所以，当两者共同存在时患者心脑血管疾病的发病风险将进一步增加。此外，RLS 所带来的感觉障碍可使患者入睡潜伏期延长、总睡眠时间减少、微觉醒指数上升，最终影响患者睡眠质量、生活质量与社会功能。

PLMS 常伴有脑电的微觉醒（micro-arousal）或完全醒觉（wake）及皮质下短觉醒（subcortical arousal），造成睡眠片段化，严重影响睡眠质量，导致患者日间嗜睡，认知功能降低，作业能力下降等，PLMS 伴随的脑电与心率变化被认为与自主神经兴奋或刺激诱发的微觉醒及皮质下短觉醒有关，相关的心脑血管变化可能由于 PLMS 引起脑干系统的激活进而影响血管、心脏与呼吸活动。因此 PLMS 被认为可能是潜在的心血管疾病危险因素。同步监测 PLMS 与心电图、脑电图、肌电图与心率变异性的研究发现，交感神经系统激活先于肢体运动出现，在 PLMS 的发生中起主要作用。而与单次孤立性肢体运动及呼吸相关的肢体运动比较，PLMS 时的交感神经激活最为强烈。PLMS 患者存在的睡眠期反复的交感神经激活，本身就是心血管疾病的危险因素，而随交感神经反复激活而引发的波动性心率增快与血压升高，对心肌、血管的结构与功能甚至血流动力学都可以产生不利影响。伴随每次 PLM 的发生，平均心率、血压都会出现先增高后降低的变化，增高幅度可达 5%～20%，这种变化在伴有脑电觉醒时交感神经活化程度更加显著。同样 OSA 患者伴随每次呼吸暂停 / 低通气也会发生周期性交感神经活化与反复觉醒。而且 OSA 伴有 RRLM 时交感神经活化程度比不伴有 RRLM 的患者更高，在心血管疾病的发生与进展中可能起到重要作用。伴随 PLM 或 OSA 周期性出现交感神经活性增加和微觉醒导致的深睡眠减少，可使夜间血压增高，呈"非构型"改变，从而影响心脑血管疾病的发生、发展与预后。反复的血压升高、心率加快也可能通过促进氧化应激与炎症反应而增加心脑血管疾病风险。Yang 等对每次呼吸事件前后 15 个心跳的 R-R 间期进行测量，并将所有呼吸事件分成伴肢体运动与不伴肢体运动两组，比较两组呼吸事件结束前后的心率变化特点。他们发现无论呼吸事件是否伴有 RRLM 出现，心率都会出现先加快后减慢的变化（心动过速—过缓），伴有 RRLM 时最大增高幅度（约 8 次 /min）高于不伴肢体运动时的最大增高幅度（约 5 次 /min），且两组的呼吸事件特点与觉醒没有差别。Mahek 等研究不同程度 PLMS 患者心脏疾病的预后，发现周期性肢体运动指数（periodic limb movements index，PLMI）> 35 次 /h 的患者比 PLMI < 35 次 /h 的患者有更高的心血管疾病的患病率与病死率，频繁的 PLMS（PLMI > 35 次 /h）可能是重度左心室肥大的一个预测因子，且与心房颤动的进展有关。Koo 等一项基于社区人群的研究发现 PLMS 频率与心血管疾病事件相关，PLMI > 30 次 /h 与心血管疾病事件增高 25% 有关。因此，RRLM 患者伴随的 OSA 不仅会对心脑血管疾病造成影响，而且其 PLMI 本身可能也是心脑血管疾病预后的一个影响因素。Yumino 等对 218 例新发心力衰竭患者进行非选择性 PSG 监测，发现 37% 的患者 PLMI≥5 次 /h；与 PLMI < 5 次 /h 的患者相比，PLMI≥5 次 /h 的患者年龄更大，左心室射血分数（LVEF）更低，心功能分级（NYHA）更差，并具有更多的慢波睡眠与短觉醒，而 AHI、血氧水平比较无显著差异；其中 207 例（95%）经历平均 32.9 个月的随访，结果显示 PLMI≥5 次 /h 的患者死亡风险明显增加，并独立于其他危险因素之外。有研究发现 C 反应蛋白与 PLMI 呈正相关，而 C 反应蛋白作为炎症反应的指标，是心脑血管事件的一个预测因子。

通常认为 PLMS 会加重 OSA 患者的夜间睡眠结构紊乱，加重其日间嗜睡程度。然而，绝大多数研究却并没有得出相应结果。Chervin 对 1 124 例患者进行 PSG 监测，发现 PLMS 不会加重 OSA 患者的日间嗜睡；相反，部分合并 PLMS 的 OSA 患者 Epworth 嗜睡量表（ESS）评分更低。Haba-Rubio 等对患者主观嗜睡（ESS 评分）与客观嗜睡（应用多次睡眠潜伏时间试验评定）进行研究，同样发现无论在治疗前或治疗后，PLMS 既不会加重 OSA 患者主观嗜睡程度亦不会加重其客观嗜睡程度。

4. OSA 患者合并 RLS、PLM 的治疗　CPAP 治疗是目前 OSA 患者最常使用的治疗方式，它可明显缓解患者夜间间歇性缺氧、睡眠片段化，改善日间嗜睡，同时能降低 OSA 患者心血管疾病与糖尿病的发病风险。Rodrigues 等发现，CPAP 治疗合并 RLS 的 OSA 患者，能改善睡眠呼吸紊乱，提高血氧分压，可明显改善患者夜间睡眠结构与日间嗜睡程度，但改善程度比未合并 RLS 的患者小；同时，RLS 引发的微觉醒可使 OSA 患者即使在 CPAP 有效治疗后仍残存日间嗜睡与日间疲乏感，影响患者生活质量，提示 RLS 会影响 OSA 患者 CPAP 治疗的有效性。可见，对于合并 RLS 的 OSA 患者仅仅进行 CPAP 治疗是不够的。是否需要针对 RLS 进行药物治疗则主要依据患者的主观症状与 RLS 严重程度而定。如果患者 RLS 症状出现不频繁，未对患者的夜间睡眠与日常生活造成严重影响，可建议患者通过调节生活方式来缓解症状，具体包括增加运动量、减少咖啡因摄入、腿部按摩、腿部热敷或冷敷等。如患者 RLS 症状出现频繁，已对患者夜间睡眠与日常生活造成严重影响，则需配合药物治疗。根据 2016 年美国神经病学学会发布的成人 RLS 的治疗指南，RLS 的治疗首先推荐多巴胺受体激动剂，如普拉克索、罗匹尼罗、罗替戈汀贴剂，该类药物对中重度 RLS 与 PLMS 疗效明显，可以明显改善其感觉异常、降低微觉醒指数、提高睡眠效率、降低 RLS 严重程度评分，甚至可以明显提高患者的生活质量。

RLS、PLMS 在 OSA 患者中十分常见，其发病机制尚不完全清楚。RLS、PLMS 的存在会进一步降低 OSA 患者夜间睡眠质量与生活质量，加重日间嗜睡与疲劳感,增加患者心脑血管疾病的发病风险,影响 CPAP 治疗的有效性。对于 RLS、PLMS 在 OSA 患者中发病情况的了解,有助于临床医师对 OSA 患者 RLS、PLMS 的症状筛查,寻找更优化的治疗策略,提高患者的生活质量。

(唐吉友　陈锐)

参考文献

【1】吴桂贤,吴兆苏,何炳林,等. 我国 16 省市脑卒中流行病学特征 [J]. 中华医学杂志,1994,74(5):281-283.

【2】WESSENDOD TE,THILMANN AF,WANG YM,et al. Fibrinogen levels and obstructive sleep apnea in ischemic stroke[J]. Am J Respir Crit Care Med,2000,162(6):2018-2020.

【3】SUZUKI T,NAKANO H. Obstructive sleep apnea and carotid-artery intima-media thickness[J]. Sleep,2004,27(1):129-133.

【4】KERNAN WN,OVBIAGELE B,BLACK HR,et al. Guidelines for the prevention of stroke in patients with stroke and transient ischemic attack:a guideline for healthcare professionals from the American Heart Association/American Stroke Association[J]. Stroke,2014,45(7):2160-2236.

【5】CAMPOS-RODRIGUEZ F,MARTINEZ-GARCIA MA,REYES-NUNEZ N,et al. Role of sleep apnea and continuous positive airway pressure therapy in the incidence of stroke or coronary heart disease in women[J]. Am J Respir Crit Care Med,2014,189(12):1544-1550.

【6】WESSENDORF TE,WANG YM,THILMANN AF,et al. Treatment of obstructive sleep apnoea with nasal continuous positive airway pressure in stroke[J]. Eur Respir J,2001,18(4):619-622.

【7】LABUZ-ROSZAK B,TAZBIREK M. Frequency of sleep apnea syndrome in patients with acute stroke[J]. Pol Merkuriusz Lek,2004,16(96):536-538.

【8】PARRA O,ARBOIX A,BECHICH S,et al. Time course of Sleep-related breathing among patients in first-ever stroke or transient ischemic attack[J]. Am J Respir Crit Care Med,2000,161(2 Pt 1):375-380.

【9】BUCKS RS,OLAITHE M,EASTWOOD P. Neurocognitive function in obstructive sleep apnoea:a meta-review[J]. Respirology,2013,18(1):61-70.

【10】BATOOL-ANWAR S,KALES SN,PATEL SR,et al. Obstructive sleep apnea and psychomotor vigilance task performance[J]. Nat Sci Sleep,2014,23(6):65-71.

【11】VAESSEN TJA,OVEREEM S,SITSKOORN MM. Cognitive complaints in obstructive sleep apnea[J]. Sleep Med Rev,2015,19:51-58.

【12】BUBU OM,ANDRADE AG,UMASABOR-BUBU OQ,et al. Obstructive sleep apnea,cognition and Alzheimer's disease:a systematic review integrating three decades of multidisciplinary research[J]. Sleep Med Rev,2020,50:101250.

【13】HARPER RM,KUMAR R,OGREN JA,et al. Sleep-disordered breathing:effects on brain structure and function[J]. Respir Physiol Neurobiol,2013,188(3):383-391.

【14】DA SILVA-JÚNIOR FP,DO PRADO GF,BARBOSA ER,et al. Sleep disordered breathing in Parkinson's disease:A critical appraisal[J]. Sleep Med Rev,2014,18(2):173-178.

【15】MERY VP,GROS P,LAFONTAINE AL,et al. Reduced cognitive function in patients with Parkinson disease and obstructive sleep apnea[J]. Neurology,2017,88(12):1120-1128.

【16】SHARMA RA,VARGA AW,BUBU OM,et al. Obstructive sleep apnea severity affects amyloid burden in cognitively normal elderly:a longitudinal study[J]. Am J Respir Crit Care Med,2018,197(7):933-943.

【17】AL-ALAWI A,MULGREW A,TENCH E,et al. Prevalence,risk factors and impact on daytime sleepiness and hypertension of periodic leg movements with arousals in patients with obstructive sleep apnea[J]. J Clin Sleep Med,2006,2(3):281-287.

【18】ALABRI M,ALASMI A,ALSHUKAIRI A,et al. Frequency of obstructive sleep apnea syndrome among patients with epilepsy attending a tertiary neurology clinic[J]. Oman Med J,2015,30(1):31-35.

【19】VAN GOLDE EG,GUTTER T,DE WEERD AW. Sleep disturbances in people with epilepsy;prevalence,impact and treatment[J]. Sleep Med Rev,2011,15(6):357-368.

第三节　阻塞性睡眠呼吸暂停与机体代谢相关损伤

OSA 是临床上一种常见的、危害人体心血管与代谢的睡眠呼吸调节障碍性疾病。而代谢综合征（metabolic syndrome，MS）则是一组易于与 OSA 并存且常引起心血管代谢问题的疾病症候群，OSA 与 MS 在临床上关系密切，两者并存率较高。各项研究均提示 OSA 严重程度增加可引起代谢异常恶化，代谢异常会使 OSA 患者心血管疾病的风险增高。本节简述与 OSA 易并存的几种代谢障碍病变的相关性及其防治的研究进展。

一、OSA 与糖尿病

正常成人中 OSA 患病率为 2%～4%，男性多于女性。但糖尿病患者中，OSA 的患病率明显增高。Fuyuno 等随机抽查了 70 例 2 型糖尿病患者，其中 13 例被诊断为 OSA，其患病率为 18.6%，并且体重指数与高胰岛素血症呈正相关。Brooks 等报道 179 例 2 型糖尿病患者经整夜 PSG 监测，22 例诊断为 OSA，患病率为 12.3%，明显高于正常成人中的患病率。

多数学者认为肥胖是 OSA 与糖尿病共同发病的危险因素，肥胖可使胰岛素敏感性下降，合成代谢激素分泌下降，胰岛素受体数量减少，并对受体的亲和力下降，引起胰岛素抵抗，导致糖尿病，同时肥胖引起下颌与咽周脂肪沉积，上气道狭窄塌陷，以及胸腹壁脂肪增多，引起肺容量下降，共同导致睡眠呼吸暂停。

OSA 引起糖尿病的主要机制为胰岛素抵抗与胰岛 β 细胞功能缺陷。糖尿病遗传易感性高的个体，早期即存在胰岛素抵抗，受不利环境因素的影响或疾病本身的演进，胰岛素抵抗逐渐加重，胰岛素代偿性分泌增加，从而引起高胰岛素血症，导致糖耐量异常。随着病程延长，高血糖对胰岛 β 细胞的"葡萄糖毒性"作用与高游离脂肪酸对胰岛 β 细胞的"脂毒性"作用等导致胰岛 β 细胞功能紊乱。当胰岛 β 细胞功能降低到不能分泌足量胰岛素来维持正常血糖时即出现血糖升高，最终导致糖尿病。OSA 发生 2 型糖尿病的其他可能机制包括：睡眠呼吸暂停综合征（SAS）处于低氧状态时糖有氧代谢减少，无氧酵解增加，使部分丙酮酸未经氧化而还原成乳酸，后入肝脏转化成糖；反复低氧血症与高碳酸血症激活交感神经，刺激内分泌器官分泌儿茶酚胺从而使肝糖原释放增加，血糖升高，发生糖尿病等。

但近年的研究表明糖尿病也可诱发 OSA。糖尿病伴随的自主神经病变及微血管病变在 OSA 发病中起了重要作用。原发性直立性低血压（又称 Shy-Drager 综合征）患者具有严重的直立性低血压、体温调节消失、阳痿与胃肠功能异常等与糖尿病自主神经病变相同的临床症状，而在 Shy-Drager 综合征中呼吸暂停常见，且以中枢性为主，从侧面提示糖尿病自主神经病变与呼吸暂停的发生有关。

早在 1998 年，Ficker 等比较了两组糖尿病患者，其中 23 例伴有自主神经病变，25 例不伴有自主神经病变；6 例伴有自主神经病变的糖尿病患者同时患有 OSA，25 例不伴有自主神经病变的糖尿病患者无一人患 OSA。这些提示 OSA 的发生可能与自主神经病变有关。Wanke 等报道伴有自主神经病变的糖尿病患者对高氧高碳酸血症所产生的通气反应较正常人低，而在不伴有自主神经病变的糖尿病患者中这一反应正常，也提示自主神经病变参与了 OSA 的发病。McGue 等研究了链脲霉素诱导的糖尿病小鼠胸骨舌骨肌的收缩功能，发现其收缩动力学没有改变，因此认为糖尿病与 OSA 的关系不是因为糖尿病影响了上呼吸道肌肉的收缩与电生理性质。Resnick 等在一个大样本的研究中发现糖尿病组与非糖尿病组的每分钟睡眠呼吸紊乱次数（包括阻塞性与中枢性）有明显差异，但校正肥胖与其他危险因素后，糖尿病与呼吸紊乱的相关性明显减低，而且在两组间阻塞性呼吸紊乱次数没有差异，提示肥胖在其中起了重要作用。此外他们发现周期性呼吸紊乱（陈 - 施呼吸）在两组间有明显差异，校正了混淆因素后，这种差异仍有统计学意义，提示糖尿病导致的自主神经病变可能参与了这种中枢性呼吸紊乱。通常认为上呼吸道开放是由上呼吸道肌肉产生的舒张力量与膈肌产生的收缩力量决定的。资料显示糖尿病患者在生理刺激条件下脑运动神经中枢对上呼吸道舒张肌肉的控制受损，而 OSA 患者在睡眠中上呼吸道出现间歇性塌陷，所以这可能是 OSA 在糖尿病患者中发病率增高的原因之一。

目前认为 2 型糖尿病患者 OSA 患病率高的原因可能是：① 2 型糖尿病患者多较肥胖，颈围增大，过多的脂肪在上气道壁后堆积，使上气道变窄导致 OSA；② 2 型糖尿病患者多发生微小血管病变与末梢神经病变，引起上气道、咽部肌肉运动不协调，肌肉松弛而导致 OSA；③老年 2 型糖尿病患者多伴有脑动脉硬化症，脑细胞缺氧，造成呼吸中枢损伤，进一步影响呼吸功能及与咽喉活动有关的脑干损害。

二、OSA 与脂代谢紊乱

OSA 患者多有肥胖，其体重指数（BMI）常明显增加，而肥胖则与高血脂有着明显的关系。OSA 患者的 β- 脂蛋白（β-LP）、总胆固醇（TC）、甘油三酯（TG）、低密度脂蛋白（LDL）、极低密度脂蛋白（VLDL）与载脂蛋白 B（ApoB）常明显增高，而高密度脂蛋白（HDL）、载脂蛋白 A（ApoA）下降。OSA 患者血脂代谢紊乱的可能因素有如下几点：①由于 OSA 患者多有日间嗜睡，日间的活动量减少，平均睡眠时间明显增加，活动量相对减少，能量消耗降低，糖转化成脂肪增多。②由于睡眠时反复的呼吸暂停与低通气所致的缺氧，使得机体处于交感神经周期性兴奋状态，脂肪动员增加。也有可能使血脂增加。③ OSA 患者性激素紊乱使脂质代谢异常、脂库增加。④ OSA 患者多有肥胖、体重明显增加，使体内血脂明显增加，另外由于 OSA 患者常合并糖尿病也加重其脂代谢紊乱。⑤ OSA 患者的脂蛋白受体异常引起机体脂代谢紊乱。

OSA 患者的有效治疗方法之一是减重，体重下降可以有效降低睡眠中 RDI，而减重本身对降低血脂有肯定疗效。Mary 等研究了 SAS 患者 6 个月 CPAP 治疗后血清瘦素、血脂水平的变化，发现尽管 BMI 在治疗前后没有变化，血清瘦素水平明显降低 [（10.45±4.55）ng/ml $vs.$（6.97±1.82）ng/ml，$P=0.012$]。血清甘油三酯也明显降低 [（1.9±0.9）mmol/L $vs.$（1.2±0.5）mmol/L，$P=0.017$]，但胆固醇水平没有明显变化。

多项临床证据表明 OSA 患者可同时出现血脂代谢异常，其主要表现为脂质三联征。脂质三联征是指有一定遗传基础的三种脂代谢异常综合征，即 TG 升高、低密度脂蛋白胆固醇（LDL-C）升高及高密度脂蛋白胆固醇（HDL-C）降低，它是 MS 最具特征性的变化之一。Ohayon 等在西欧 3 个国家 13 057 人中间进行的流行病学调查显示，OSA 患者高血脂，尤其是 TG、TC/HDL 增高。其高血脂与 AHI、呼吸暂停持续时间、夜间脉氧饱和度（SpO₂）降低程度及持续时间有关。TG、TC/HDL 较对照组增高（$P<0.001$）；TC 与 LDL 有升高趋势，而 HDL

有降低趋势。TG 是体内脂类物质中最多者，其不仅与 TC、BMI 呈正相关，而且与肥胖密切相关，故临床上 OSA 患者多表现为肥胖与高脂血症。光雪峰等报道 OSA 患者的 TC、TG、LDL 与 ApoB 均高于正常对照组，并且随 OSA 程度的加重而相应改变；而重度 OSA 组 ApoA 较正常组明显降低，HDL 有随 OSA 程度加重而降低的趋势，但无统计学意义。相关分析显示 TC、LDL、ApoB 与 BMI、AHI 呈正相关，ApoA 与 BMI、AHI 为负相关，HDL 与 BMI 呈负相关，说明 AHI 与 BMI 可能是导致 OSA 患者血脂异常的原因之一。Alexandros 研究发现 OSA 患者有内脏脂肪的分布异常。他们用 CT 影像评价脂肪分布。两组在总脂肪或皮下脂肪上没有显著差异。然而，睡眠呼吸暂停者与肥胖对照者相比内脏脂肪总量显著增高。研究同时发现 BMI 与总体脂肪（在第 3 腰椎测量：$r=0.83$，$P<0.01$）、皮下脂肪（$r=0.88$，$P<0.01$）显著相关，但与内脏脂肪不相关。但重要的是内脏脂肪而非皮下脂肪与睡眠呼吸暂停指数呈显著相关。

目前研究认为 OSA 患者脂质代谢异常的原因可能有：①由于 OSA 损伤了全身各相应系统器官，特别是内分泌系统，如 OSA 可引起生长素释放增多、雄激素相对增多。这两类激素异常可导致糖代谢紊乱、糖耐量降低、非胰岛素依赖型糖尿病发生增多。血糖浓度增高使过多的能量转化为脂肪，从而导致血脂升高。②肥胖与缺乏体力活动也是血脂升高的原因。因为 OSA 患者多肥胖，夜晚睡眠质量差，日间嗜睡，从而运动量减少，能量消耗下降，使糖转化为脂肪增加。肥胖还可引起胰岛素功能相对不足与加重 OSA 病情而影响血脂与糖代谢。③睡眠中反复出现呼吸暂停导致低氧，低氧血症使儿茶酚胺分泌增多引起交感神经持续兴奋，使脂肪动员增加。④研究还发现在 OSA 患者血液中瘦素水平明显升高，并与血脂中的 TG、TC/HDL 正相关，与 BMI、颈围、腹部皮下脂肪、腰臀比密切相关。血浆中瘦素呈游离态或者与蛋白结合，其作用方式有两种：一种是作用于下丘脑与特异性受体结合，抑制其合成下丘脑神经肽 Y（neuropeptide Y，NPY），从而调节食欲与能量消耗；二是作用于外周组织，通过减少脂肪酸与 TG 的合成同时增加脂类氧化作用而直接抑制细胞内脂类产生。皮下注射外源性瘦素后发现体重与腹腔脂肪减少，尤其后者明显。⑤肿瘤坏死因子 -α（TNF-α）也可能是引起脂肪代谢异常的重要参与因素，TNF-α 可引起血脂水平升高，尤其与 TG 水平呈正相关，其具体原因尚需进一步研究。有研究表明 TNF-α 与瘦素的功能很相似，譬如在培养的脂肪细胞中 TNF-α 与瘦素均抑制长链脂肪酸合成的限速酶——乙酰辅酶 A 羧化酶。TNF-α 还可以抑制脂蛋白脂肪酶的活性，抑制脂肪酸合成，促进脂肪细胞中的脂肪分解；另一方面 TNF-α 可以使脂肪组织中的瘦素 mRNA 与循环中的瘦素水平迅速升高。⑥周燕斌等认为 OSA 患者存在胰岛素抵抗，而胰岛素抵抗可使 TC、TG 升高，使 HDL 降低。⑦脂蛋白受体异常。

三、OSA 与代谢综合征

1. 代谢综合征的定义 代谢综合征（metabolic syndrome，MS）是以向心性肥胖、高血压、血脂紊乱及胰岛素抵抗等多种危险因素在个体聚集为特征的一组临床症候群。目前认为必须具备以下条件才能将某一个体定义为患有 MS，即中心性肥胖加上以下 4 个因素中的任意 2 项：① TG 水平升高，> 1.7mmol/L（150mg/dl），或已经进行针对此项血脂异常的治疗。② HDL-C 减低，男性 < 1.0mmol/L（40mg/dl），女性 < 1.3mmol/L（50mg/dl），或已经进行针对此项血脂异常的治疗。③血压升高，收缩压 ≥130mmHg 或舒张压≥85mmHg，或已经诊断高血压并开始治疗。④空腹血糖（FPG）升高，≥5.6mmol/L（100mg/dl），或已经诊断为 2 型糖尿病。MS 的发病机制十分复杂，遗传因素与环境因素综合作用，但中心性肥胖与胰岛素抵抗被认为是明显的致病因子。

2. OSA 患者中 MS 的流行病学情况 OSA 患者常合并 MS，但是在不同调查之间患病率略有不同。老年 OSA 患者的 MS 患病率一直很低，但是因为这些数据是从普通人群样本得到的，而不像大多数其他研究是从临床样本得到的，所以需要谨慎解读这一结果。来自英国接受减重手术的病态肥胖患者的患病率最高。不同国家与地区 OSA 患者 MS 患病率介于 23% 与 80% 之间。印度 OSA 患者 MS 患病率非常高，为 65%～80%。

各项研究均提示 OSA 严重程度增加可引起代谢异常恶化。在临床实践中，OSA 合并 MS 非常普遍，代谢异常会使 OSA 患者心血管疾病的风险增高，所以研究结果建议及时发现与纠正 MS。

从流行病学的特点来看，OSA 的发病率随年龄出现两次转变，从年轻人高于 1% 到中年人为 5%，而到老年人又少于 2%。发病率峰值在男性为 55 岁左右，女性是 65 岁左右。有趣的是，一项近期研究显示 MS 的年龄分布与 OSA 相似。特别是美国第三次国家健康和营养调查（1988—1994 年）对美国人群 MS 发病率的研究，表明 MS 发病率与随年龄增长的胰岛素抵抗紧密联系，其发病高峰在 50～70 岁，之后下降。同样女性绝经增加了发生 MS 的危险性。OSA 与 MS 年龄分布的相似支持两者之间存在密切联系。

3. OSA 合并 MS 的相关心血管风险 由于 OSA 与 MS 的关联对心血管风险均存在潜在的有害影响，两者的关联被广泛探索研究。根据一些研究，OSA 被认为是 MS 的一个组成部分，两者均与内脏肥胖相关。相反，一些临床研究表明，合并 OSA 的 MS 患者代谢水平更低，炎症指标异常，因而其心血管风险更大。与未合并 OSA 的 MS 患者相比，合并 OSA 的 MS 患者血管功能（内膜中层厚度、颈动脉内径、脉搏波速度）损伤更明显。与未合并 OSA 或者睡眠呼吸暂停已经被控制良好的 MS 患者相比，合并 OSA 的 MS 患者有严重的自主神经功能紊乱。总而言之，现有数据表明，至少在肥胖患者中，OSA 的发生可造成代谢分布的恶化。然而，除肥胖外 OSA 作为增加心血管风险的独立危险因素尚未得到证实。

4. OSA 患者 MS 的临床评估 OSA 不是 MS 的一部分，而是额外增加 MS 心血管风险的一项独立因素，未确诊的 OSA 可能是造成 MS 患者代谢失调的一个促成因素，有效的 OSA 的治疗至少可以改善一部分代谢紊乱。

在 MS 的表现中，校正混杂因素后的血压与 OSA 严重程度相关最密切。所有 OSA 患者应监测动态血压，因为 OSA 常合并隐匿性高血压，许多患者不知道自己的血压异常，尤其是夜间血压。高血压和与 OSA 相关的交感神经功能亢进，可能是心血管疾病风险增加的主要因素。

需要强调的是 OSA 需要评估的这些复杂情况已超出了睡眠呼吸障碍诊断程序。目前应该监测睡眠呼吸暂停患者一些简单的指标（如动态血压、空腹血糖水平、糖化血红蛋白、血脂等）以监测 MS 的发生。因为肥胖通常是与代谢紊乱相关联的，应该在诊断 OSA 早期检测这些指标。除了超重和肥胖患者，是否检测正常体重患者的代谢指标存在着争议。超过两项研究报道发现由于睡眠片段化或严重性夜间低氧血症，非肥胖 OSA 患者也出现了血糖失调，这表明在 OSA 患者中，即使没有合并肥胖，OSA 本身就可以导致代谢状态受到破坏。

总之，筛选 OSA 患者并发的 MS 或它的某些指标是高度可取的，因为两者是常见的且对心血管疾病的发生有协同刺激作用。

5. OSA 合并 MS 的治疗与影响　总结 OSA 与 MS 的关联横断面研究的结果，CPAP 治疗后心脏代谢异常可以得到改善。

（1）CPAP 治疗的影响：一项随机、安慰剂对照、盲法交叉试验，发现接受有效的 CPAP 治疗组（即使是在有足够依从性的亚组）与安慰治疗组相比 MS 的患病率均未发生变化，尽管 CPAP 治疗对降压与改善日间嗜睡症状有效。相反，自动调压的 CPAP（Auto-CPAP）治疗使 MS 患病率从 63.5% 降低至 47.3%。坚持使用 Auto-CPAP 治疗的患者和病情较轻的 OSA 患者 MS 患病率下降得更明显。

在一个非随机试验中，20 例 OSA 患者在经过 1 年的 CPAP 治疗后，MS 发病率下降了 45%，治疗后，腰围、HDL-C、BMI 发生了明显改变。在一个针对并存 MS 与 OSA 患者的非随机试验中，发现 MS 的几项指标，包括血压、TG、血糖水平明显下降。

总体来说，荟萃分析发现随机对照研究与未设对照试验均提示 CPAP 仅对未合并糖尿病的重度 OSA 患者的胰岛素抵抗有改善作用。

（2）生活方式干预与减重：在过去的 10 年中，治疗观念已经慢慢转变为包含减重在内的以患者为中心的综合治疗。通过药物治疗与 / 或外科手术减重的综合治疗方法已经被开发并且应用于 MS 合并 OSA 的患者。

不同程度 OSA 患者的减重方式是研究的焦点，主要有减重手术或生活方式干预，如控制饮食、运动计划或两者合用。与控制饮食或运动相比，减重手术效果更明显。大部分患者在接受减重手术成功后 OSA 得到改善，虽然只有 25% 的患者 OSA 得到彻底解决。从长远来看，手术减重比传统方式更能维持健康体重与降低 AHI，与改善生活方式相比，减重手术后 MS 相关指标得到了更大改善。然而，在大幅度减重情况下，很难单独分析 OSA 对 MS 相关指标的独立、微小的影响。最近分析瑞典肥胖受试者数据发现，减重后 AHI>20 次 /h 的患者与 AHI<20 次 /h 的患者相比，代谢、心血管与炎症指标更糟糕，这说

明 OSA 对代谢疾病有不利影响。

减重是轻度 OSA 的一线治疗方案，它除了改善睡眠呼吸事件外，也可以改善代谢。其他研究提示了运动训练对习惯久坐的重度 OSA 患者有良好效果。因此，虽然控制饮食与运动对 BMI 的影响较小，但它们可改善 OSA 与代谢指标。

药物治疗同样可以帮助肥胖患者减重，可是，抑制食欲的药物有很大副作用，利莫那班与西布曲明是两种最新开发的减重药，刚上市时很受欢迎，后因精神与心血管副作用而退出市场。目前，二甲双胍一直是改善肥胖患者胰岛素敏感性的使用最广泛的药物，因为它不会导致体重进一步增加。OSA 患者一直联合使用芬特明与托吡酯，其他药物目前正在研究过程中。

虽然肥胖的 OSA 患者减重后的代谢数据较少，一项研究报告称，经过 1 年的强化生活方式干预后，合并 OSA 的腹型肥胖患者比不合并 OSA 者成果明显，这个结果提示 OSA 患者对减重存在相对"抵抗"。CPAP 治疗与减重、体力活动不相关。最近一项实验研究表明，间歇性低氧导致褐色脂肪组织的功能障碍，解偶联蛋白 -1 表达下调与代谢率的降低，是 OSA 患者对减重存在抵抗，还是间歇性低氧的负效应导致，这需要进一步研究。

（3）未来的研究方向：未来的研究应侧重于某些具体领域，如确定 OSA 患者的最佳减重方式的随机对照试验，减重与 OSA 治疗对临床病例预后的影响，如心血管疾病或代谢疾病预后等。CPAP 治疗结合生活方式干预与 / 或药物治疗对 OSA 患者肥胖的治疗策略仍在探讨中。最近有一项随机对照试验检测 CPAP、减重或两者同时对肥胖的 OSA 患者的效果，结果提示经过 24 周治疗后减重或减重联合 CPAP 对患者代谢与炎症指标改善有效，而单纯 CPAP 没有效果。这些结果表明，肥胖，而不是 OSA，是代谢异常的主要原因，但目前还不能排除 OSA 可能存在协同作用。

总之，OSA 与间歇性低氧对代谢障碍的影响还在研究中。近期证据表明，与 CPAP 相比，减重对代谢发挥更大的积极作用，但还没有明确的证据证明这一点。临床医师应该积极促进 OSA 患者同时接受 CPAP 治疗与健康的生活方式，更好地治疗睡眠呼吸紊乱、高血压、代谢异常，从而降低整体的心血管风险。

（张群　张希龙）

参考文献

【1】 ECKLE RH, GRUNDY SM, ZIMMET PZ. The metabolic syndrome[J]. Lancet, 2005, 365(9468): 1415-1428.

【2】 ASSOUMOU HG, GASPOZ JM, SFORZA E, et al. Obstructive sleep apnea and the metabolic syndrome in an elderly healthy population: the SYNAPSE cohort[J]. Sleep Breath, 2012, 16(3): 895-902.

【3】 GASA M, SALORD N, FORTUNA AM, et al. Obstructive sleep apnoea and metabolic impairment in severe obesity[J]. Eur Respir J, 2011, 38(5): 1089-1097.

【4】 BHUSHAN B, MISRA A, GULERIA R. Obstructive sleep apnea is independently associated with the metabolic syndrome in obese Asian Indians in Northern India[J]. Metab Syndr Relat Disord, 2010, 8(5): 431-435.

【5】 AKAHOSHI T, UEMATSU A, AKASHIBA T, et al. Obstructive sleep apnoea is associated with risk factors comprising the metabolic syndrome[J]. Respirology, 2010, 15(7): 1122-1126.

【6】 DE FERRANTI SD, GAUVREAU K, LUDWIG DS, et al. Inflammation and changes in metabolic syndrome abnormalities in US adolescents: findings from the 1988-1994 and 1999-2000 National Health and Nutrition Examination Surveys[J]. Clin Chem, 2006, 52(7): 1325-1330.

【7】 SAID S, MUKHERJEE D, WHAYNE TF. Interrelationships with metabolic syndrome, obesity and cardiovascular risk[J]. Curr Vasc Pharmacol, 2016, 14(5): 415-425.

【8】 BOREL AL, MONNERET D, TAMISIER R, et al. The severity of nocturnal hypoxia but not abdominal adiposity is associated with insulin resistance in non-obese men with sleep apnea[J]. PLoS One, 2013, 8(8): e71000.

【9】 MOTA PC, DRUMMOND M, WINCK JC, et al. APAP impact on metabolic syndrome in obstructive sleep apnea patients[J]. Sleep Breath, 2011, 15(4): 665-672.

【10】 DORKOVA Z, PETRASOVA D, MOLCANYIOVA A, et al. Effects of continuous positive airway pressure on cardiovascular risk profile in patients with severe obstructive sleep apnea and metabolic syndrome[J]. Chest, 2008, 134(4): 686-692.

【11】 MARTÍNEZ-CERÓN E, BARQUIEL B, BEZOS AM, et al. Effect of continuous positive airway pressure on glycemic control in patients with obstructive sleep apnea and type 2 diabetes. A randomized clinical trial[J]. Am J Respir Crit Care Med, 2016, 194(4): 476-485.

【12】 NORIA SF, GRANTCHAROV T. Biological effects of bariatric surgery on obesity-related comorbidities[J]. Can J Surg, 2013, 56(1): 47-57.

【13】 KARDASSIS D, GROTE L, SJOSTROM L, et al. Sleep apnea modifies the long-term impact of surgically induced weight loss on cardiac function and inflammation[J]. Obesity(Silver Spring), 2013, 21(4): 698-704.

【14】 BOREL AL, LEBLANC X, ALMERAS N, et al. Sleep apnoea attenuates the effects of a lifestyle intervention programme in men with visceral obesity[J]. Thorax, 2012, 67(8): 735-741.

【15】 FIORI CZ, MARTINEZ D, BARONIO D, et al. Downregulation of uncoupling protein-1 mRNA expression and hypoadiponectinemia in a mouse model of sleep apnea[J]. Sleep Breath, 2014, 18(3): 541-548.

【16】 CHIRINOS JA, GURUBHAGAVATULA I, TEFF K, et al. CPAP, weight loss, or both for obstructive sleep apnea[J]. N Engl J Med, 2014, 370(24): 2265-2275.

【17】 REUTRAKUL S, MOKHLESI B. Obstructive sleep apnea and diabetes: a state of the art review[J]. Chest, 2017, 152(5): 1070-1086.

【18】 CHEN L, KUANG J, PEI JH, et al. Continuous positive airway pressure and diabetes risk in sleep apnea patients: a systemic review and meta-analysis[J]. Eur J Intern Med, 2017, 39: 39-50.

【19】 RAJAN P, GREENBERG H. Obstructive sleep apnea as a risk factor for type 2 diabetes mellitus[J]. Nat Sci Sleep, 2015, 7: 113-125.

【20】 KENT BD, MCNICHOLAS WT, RYAN S. Insulin resistance, glucose intolerance and diabetes mellitus in obstructive sleep apnoea[J]. J Thorac Dis, 2015, 7(8): 1343-1357.

【21】 GRECO C, SPALLONE V. Obstructive sleep apnoea syndrome and diabetes. Fortuitous association or interaction?[J]. Curr Diabetes Rev, 2015, 12(2): 129-155.

【22】 SEETHO IW, WILDING JP. Sleep-disordered breathing, type 2 diabetes and the metabolic syndrome[J]. Chron Respir Dis, 2014, 11(4): 257-275.

【23】 MORGENSTERN M, WANG J, BEATTY N, et al. Obstructive sleep apnea: an unexpected cause of insulin resistance and diabetes[J]. Endocrinol Metab Clin North Am, 2014, 43（1）: 187-204.

【24】NANNAPANENI S, RAMAR K, SURANI S. Effect of obstructive sleep apnea on type 2 diabetes mellitus: A comprehensive literature review[J]. World J Diabetes,

2013, 4（6）: 238-244.

【25】ADEDAYO AM, OLAFIRANYE O, SMITH D, et al. Obstructive sleep apnea and dyslipidemia: evidence and underlying mechanism[J]. Sleep Breath, 2014, 18（1）: 13-18.

第四节　阻塞性睡眠呼吸暂停与消化系统损害

一、OSA 与非酒精性肝病

近年来 OSA 因其高致死率和对全身多器官及系统的严重危害，因而越来越受到重视。大量研究已经证实 OSA 和非酒精性脂肪性肝病（non-alcoholic fatty liver disease, NAFLD）密切相关，但 OSA 引起 NAFLD 的机制尚未明确。

（一）定义及流行病学

NAFLD 是一种与胰岛素抵抗（insulin resistance, IR）和遗传易感密切相关的代谢应激性肝脏损伤，其病理学改变与酒精性肝病（alcoholic liver disease, ALD）相似，但患者无过量饮酒史，疾病谱包括非酒精性单纯性脂肪肝（non-alcoholic simple fatty liver, NAFL）、非酒精性脂肪性肝炎（non-alcoholic steatohepatitis, NASH）及其相关肝硬化和肝细胞癌。NAFLD 诊断标准为存在肝细胞脂肪变的影像学或组织学依据，并且除外过量饮酒、药物或遗传性疾病等导致肝脂肪变的其他病因。成人 NAFLD 患病率为 20%～33%，其中 NASH 和肝硬化分别占 10%～20% 和 2%～3%。肥胖者 NAFL、NASH、肝硬化患病率分别为 60%～90%、20%～25%、2%～8%，2 型糖尿病和高脂血症患者 NAFLD 患病率分别为 28%～55% 和 27%～92%。随着肥胖症和代谢综合征在全球的流行，近 20 年亚洲国家 NAFLD 增长迅速且呈低龄化发病趋势，中国上海、广州和香港等地区成人 NAFLD 患病率在 15% 左右。NAFLD 的危险因素包括：高脂肪、高热量膳食结构，久坐少动的生活方式，代谢综合征及其组分（肥胖、高血压、血脂紊乱和 2 型糖尿病）。

大量证据表明氧化应激主要介导了 NAFLD 的发病机制和进展，尽管尚未明确活性氧（reactive oxygen species, ROS）产生的机制。NAFLD 最初的病理学改变是肝细胞游离脂肪酸和甘油三酯等脂质积累过多，部分由于胰岛素抵抗。这种脂质被认为是脂质过氧化作用的底物，而被抑制的抗氧化防御系统缺乏足够的清除作用。氧化应激诱导细胞因子激活，炎症和纤维化发生，从而促进脂肪肝进展到肝硬化。虽然有些患者一直停留在脂肪变性阶段，但其他患者的肝脏疾病则进一步发展恶化，导致明显的 NASH。NASH 可能伴有肝纤维化，甚至进一步进展为肝硬化和肝细胞癌。血清学替代指标及弹性成像等非侵入性手段正在开发，为 NAFL、NASH 和肝纤维化提供筛选工具。尽管 NAFLD 的病理生理学机制尚未明确，但许多因素如胰岛素抵抗、炎症、氧化应激和脂毒性已经被认为参与 NAFLD 的形成。NAFLD 是 21 世纪全球非常重要的公共健康问题之一，亦是我国日益关注的慢性肝病。

（二）OSA 和 NAFLD 相关性

OSA 和慢性间歇性低氧（chronic intermittent hypoxia, CIH）参与 NAFLD 的发病机制，而且是其加速恶化的确定因素。不仅通过暴露于 CIH 的动物模型得到确切论证，并且在成人及儿童群体试验中都存在强有力证据。OSA 和 CIH 诱导胰岛素抵抗和血脂异常，参与 NAFLD 的病理生理过程。CIH 诱导转录因子——低氧诱导因子 1α（hypoxia-inducible factor-1α, HIF-1α）和下游脂肪生成基因的表达，从而增加 β- 氧化，加剧肝脏氧化应激。OSA 还可破坏肠 - 肝轴，增加肠道通透性。然而，无确切证据表明 CPAP 治疗 OSA 会改善 NAFLD，但它至少可以稳定病情并延缓其进展。

OSA 与 NAFLD 之间存在很多共同的危险因素，如肥胖、高龄、糖代谢紊乱、脂代谢异常和高血压，同时两者存在相同的病理生理学基础——胰岛素抵抗，所以常合并存在。研究结果显示 OSA 患者的 CIH 可能造成肝损伤，炎症和纤维化发生，促进 NAFLD 发展，以及从脂肪变性进展为脂肪性肝炎、肝硬化和肝细胞癌。在 NAFLD 患者中，肝病可能通过低氧间接促进炎症反应和胰岛素抵抗引起，也可能直接通过增加肝细胞中促炎细胞因子产生和代谢失调引起。大量的临床及动物实验表明 OSA

和 NAFLD 密切相关。

1. 基于临床研究的证据 大量现有证据表明 OSA 与 NAFLD 之间存在密切联系，特别是在严重的 OSA 即 CIH 中更加明显。只有少数研究未发现 OSA 对肝脏的不利影响，然而这些研究表现出一定的局限性。大量病态肥胖合并 OSA 的患者肝脏酶增加，然而呼吸紊乱指数与肝脏不同类型的组织学改变不存在正相关。但研究者并未关注 CIH 对肝脏病变的作用。同样，另一项研究未发现 OSA 和 NAFLD 严重程度之间的关系，但其中有些患者已接受 CPAP 治疗，这可能会影响 OSA 患者的表现，因为他们并未表现出严重的 CIH。

相比之下，大多数研究表明这两种慢性病之间存在联系。Turkay 等人使用超声波等非侵入性肝损伤指标诊断 NAFLD，发现 OSA 会加重脂肪变性，而且不依赖 BMI。Sookoian 和 Piorola 的一项荟萃分析表明 OSA 与肝酶，尤其是谷丙转氨酶（ALT）显著增加相关，而且不依赖 BMI 和糖尿病等。Norman 等对 109 例合并 OSA 患者进行研究，发现缺氧指标和血清转氨酶显著性相关，多元线性回归分析结果显示，缺氧指标比代谢相关指标能更好地预测血清转氨酶变化水平。Agrawal 等人的研究表明，在超重的印度人中应用一种间接诊断工具（弹性成像）检测 NAFLD，OSA 患者中 NAFLD 患病率非常高。此外，多变量分析发现 AHI 是肝纤维化的重要预测因子。最重要的是，CIH 严重程度与肝弹性成像检测出肝纤维化的增加相关。其他使用肝活检的群体研究也支持这种相关性。然而，这些研究也具有一定的局限性，特别是个别研究仅仅对肝酶异常患者进行肝活检，但是 40% 活检证实 NAFLD 诊断的患者肝酶正常。所以如果在整个研究群体中进行肝脏活检，可能会发现更具说服力的联系。

近年来多项研究发现，OSA 伴或不伴 CIH（后者反映 OSA 的严重程度）皆加剧 NAFLD 的严重程度和促进 NASH 的进展。这些研究基于肝活检诊断得出结论，但样本量很小或使用间接替代指标来确定 OSA 的严重程度。此外，有研究亚组分析表明，在那些经 PSG 监测并且进行肝脏活检的患者中，CIH 的严重程度与 NAFLD 和纤维化的严重程度增加相关。Cakmak 等人发现与非 NAFLD 组相比，中、重度 NAFLD 组 AHI 及氧减指数明显升高，轻、重度 NAFLD 组夜间平均 SpO_2 显著降低，轻、中、重度 NAFLD 组最低 SpO_2 显著降低。该研

究提示 OSA 患者夜间缺氧是肝脂肪变性进展的重要危险因素。一项 100 例病态肥胖患者肝活检证实 NAFLD 的大型队列研究，表明 CIH 剂量反应与 NAFLD 的恶化程度相关，而且不依赖代谢等混杂因素。此外，CIH 也是肝纤维化发展的一项独立危险因素。Mesarwi 等人的研究表明，病态肥胖合并肝纤维化的患者表现出高 AHI 和 SpO_2 严重下降。夜间缺氧的严重程度与脂肪变性有关。然而，夜间严重缺氧和肝损伤之间的剂量 - 反应关系只在病态肥胖的人群中得到证实，非肥胖的 OSA 患者并未明确。Qi 等人的研究对非肥胖人群进行 PSG 监测，用超声波诊断 NAFLD，发现无论肥胖或非肥胖的 OSA 患者，NAFLD 的患病率随着 CIH 的严重程度而增加。研究表明，肝脂肪变性患者存在更严重的 CIH。此外，CIH 的严重程度、BMI 和甘油三酯浓度是 NAFLD 发展的独立预测指标。然而这项研究未能揭示剂量 - 反应关系，因为 NAFLD 的严重程度不能仅仅利用超声波分级。同样，利用超声波诊断的 NAFLD 患者，无论是否超重，CIH 的严重程度是肝酶增加的独立预测指标。总之，非肥胖的 OSA 患者似乎也与 NAFLD 发展相关。

目前肥胖已经成为影响儿童的全球流行问题，导致肥胖相关疾病的增加。因此关于儿童 NAFLD 的研究比过去更加系统和完善。NAFLD 的患病率在儿童人群中达到 10%，在肥胖儿童人群中达到 60%。大量关于儿童 NAFLD 的文献描述其流行病学、诊断过程及机制。目前儿童 NAFLD 患者出现 OSA 的频率增加，即使是非肥胖儿童人群也同样如此。一项利用 NAFLD 替代性标志物的研究发现在儿童群体中 OSA 与肝酶增加相关，而且 OSA 患儿的肝细胞凋亡和炎症标志物同样增加。此外，成人夜间 SpO_2 下降与肝损伤严重程度之间的剂量 - 反应关系在儿童似乎也同样适用。事实上，经 PSG 监测且进行肝脏活检分析的 81 例患儿研究显示 NAFLD 与 OSA 严重程度相关。

2. 基于动物模型研究的证据 动物模型证明了暴露于 CIH 环境的瘦鼠可形成肝细胞膨胀、肝细胞糖原累积和脂质过氧化作用。CIH 诱导的小鼠给予高胆固醇饮食导致更加明显的脂肪变性、肝小叶炎症和胶原沉积。这些发现表明 OSA 可能在 NASH 的形成和发展过程中扮演重要的角色。Savransky 等人将常规喂养的 15 只瘦鼠暴露于 CIH 环境，配对的 15 只瘦鼠设为对照组，CIH 组干预 3 个月后血

清 ALT 水平升高 2 倍，而谷草转氨酶（AST）与碱性磷酸酶未见明显改变。给予高胆固醇饮食喂养后，CIH 组干预 6 个月后出现肝脂肪变性、小叶炎症反应和肝纤维化等 NAFLD 组织学改变，而对照组仅出现肝脂肪变性。这说明 CIH 是促进肝脂肪变性进展成为脂肪性肝炎的重要因素。同样，其他暴露于 CIH 环境的小鼠实验也阐明了 OSA 和 NAFLD 之间的关系，将小鼠暴露于间歇性低氧（IH）环境模拟重度睡眠呼吸暂停，短期的 IH 暴露（2 周）并不影响瘦鼠的肝脏组织学。然而，当饮食诱导肥胖小鼠或遗传肥胖小鼠受到短期（4 周）和长期（12 周或 6 个月）IH 诱导后，则出现类似 NAFLD 的改变，肝脏组织学检查证明其存在肝脂肪变性和纤维化。以上动物实验研究表明，CIH 事实上参与肥胖者 NAFLD 的形成。在长期 CIH 环境暴露的瘦鼠模型中，可能需要二次打击来诱导 NAFLD。

3. 基于 OSA 治疗的证据　CPAP 是目前广泛认可的治疗 OSA 的主要手段。由于 OSA 与 NAFLD 的进展和严重程度相关，越来越多的研究关注 CPAP 对 NAFLD 的影响，探讨 CPAP 治疗是否可以降低肝酶水平。Chen 等人的一项荟萃分析比较 CPAP 治疗前后血清 ALT 和 AST 的变化，提示 CPAP 可显著降低 OSA 患者的肝酶水平，特别是长期应用 CPAP 的患者，但需要大规模长期随访的随机对照试验来进一步证实这个问题。一些观察性研究表明，即使在 CPAP 有效治疗的初期阶段，也可引起肝酶水平显著降低。Chin 等人报道，ALT 和 AST 水平降低可持续到 CPAP 治疗后 1 个月和 6 个月。同样，在儿童的研究中也观察到类似的结果。然而，这些非随机观察性研究存在局限性和偏倚，因为其应用 NAFLD 间接替代标志物。

相比之下，Kohler 等人进行的一项随机对照试验比较 4 周有效 CPAP 治疗组和未接受 CPAP 治疗组之间肝酶的不同。然而，这项研究显示 NAFLD 的替代标志物在两组之间无任何差异，AST 无任何变化，而 ALT 下降水平在两组间无显著性差异。同样 Hoyos 等人比较未接受 CPAP 组和有效 CPAP 组的 OSA 患者，利用 CT 扫描评估肝脏脂肪作为 NAFLD 的替代指标，12 周后仍未变化。12 周后，未接受 CPAP 组给予有效 CPAP 治疗后，肝脏脂肪含量或其他任何代谢参数未观察到显著变化。

Jullian-Desayes 等人的一项随机对照研究应用 NAFLD 非侵入性标志物，显示有效的 CPAP 治疗对 NAFLD 的转归没有影响。虽然 OSA 及 CIH 与 NAFLD 有关，但是仅仅短期 CPAP 治疗并不能改善肝损伤。短期 CPAP 治疗并未改善肝脏组织学变化，这是不足为奇的。事实上，其他干预模型提示，不仅需要长期的治疗还需要关注其他改善所有代谢参数的相关干预措施。例如，减重手术 1 年后肝活检即出现改善。然而，需要引起注意的是，减重手术后患者不仅体重减轻，而且也改善了他们的代谢并发症和 OSA。这进一步表明，为了改善肝脏病变情况，需要改善参与 NAFLD 的所有代谢参数。总体而言，CIH 在 NAFLD 的发展和 NASH 的恶化过程中扮演了重要角色。减少任何不利因素都将有助于患者，至少可以稳定疾病和减缓 NASH 进展。

因此，对于改善 NAFLD，为了减重的饮食干预或减重手术配合 CPAP 协同治疗很有必要，虽然这还有待证明。已经证明减重可以改善代谢参数和 NAFLD。然而，至少减轻 10% 的体重才能获益，且随着时间的推移难以实现和维持。未经治疗的 OSA 患者减重更难以成功，这也表明必要时应使用 CPAP 来帮助减重。总的来说，应鼓励所有 NAFLD 患者减重，还应采取所有可能的措施来改善代谢参数，包括治疗 OSA。

综上所述，在成人、儿童的临床研究和动物模型及 OSA 治疗的相关证据均提示 OSA 和 NAFLD 之间存在相关关系。

（三）OSA 相关 NAFLD 的可能机制

如上所述，近年来越来越多的研究发现，OSA 与 NAFLD 的发生及从脂肪变性向 NASH 进展相关。然而，NAFLD 的发病机制尚未完全明确，多种因素被认为与之相关。

1. "二次打击"学说　该学说由 Day 和 James 提出，是目前较为公认的学说，即胰岛素抵抗（IR）和脂质代谢紊乱所致的肝细胞内脂质的过度沉积为初次打击，各种原因所致的氧化应激及脂质过氧化损伤为二次打击。OSA 则可经多种途径引起上述打击。

（1）初次打击：大量研究认为，OSA 是一个独立于肥胖的 IR 危险因素，在 OSA 患者中，IR 与其严重程度成正比。CIH 和交感神经兴奋可能造成胰岛素敏感性的改变，低氧可抑制胰岛素受体的活性，并可引起外周 IR 的炎症因子生成；同时交感神经兴奋可通过诱导糖异生及肝糖分解导致 IR。低

17

氧还可抑制呼吸功能、减少线粒体数量、诱导内质网（endoplasmic reticulum，ER）应激，这些也可致IR及NAFLD。此外，胰岛素对细胞色素P4502E1（CYP2E1）表达抑制作用的丢失也可能与IR、OSA、NAFLD相关。氧化应激、多种炎症因子通路、脂质过氧化等也可引起IR。

同时，大量研究表明CIH可以介导肝脏内脂质沉积，其可通过全身和组织特异性机制加剧肝脂肪变性。该过程可能通过交感神经系统（sympathetic nervous system，SNS）介导。IH通过导致颈动脉体化学感受器对低氧的反应增强及颈动脉窦压力感受器功能减弱从而激活SNS。啮齿类动物实验提示OSA和IH可激活SNS并增加循环儿茶酚胺水平。SNS是脂解作用的主要调节剂，儿茶酚胺可作用于脂肪细胞膜表面受体。此外，肥胖症和IR可增加脂肪细胞数量及HSL活性，导致脂解作用的上调和肝脏对游离脂肪酸（free fatty acid，FFA）的摄取增加。睡眠呼吸暂停患者循环FFA水平升高与缺氧严重程度成正比，表明IH可致脂肪组织中脂肪分解。FFA流入肝脏可能诱导IR和甘油三酯生物合成，进而导致肝性脂肪变性。

此外，大量动物及人体试验证据表明固醇调节元件结合蛋白1c（sterol regulatory element binding protein-1c，SREBP-1c）功能异常在导致NAFLD表型中担任了一个重要的致病性角色。增强SREBP-1c活性涉及2种机制：SREBP-1c转录激活和刺激SREBP-1c前体溶蛋白性裂解嵌入ER膜。在ER膜中，无活性SREBP蛋白与两种在裂解过程中起关键作用的蛋白——SREBP裂解激活蛋白（SREBP cleavage activator protein，SCAP）和胰岛素诱导基因（insulin inducible gene，INSIG）发生联系。SCAP与新生成的SREBP前体及INSIG相互作用，以SCAP/SREBP结合体的形式进入ER，激活产生丙二酸单酰辅酶A的乙酰辅酶A羧化酶（acetyl coenzyme A carboxylase，ACC），抑制肉碱棕榈酰基转移酶1（carnitine acyltransferase-1，CPT-1），其可将脂酰辅酶A转移至线粒体进行β氧化。但也有实验认为SREBP-1c生脂途径没有参与CIH介导的脂质沉积。因此，SREBP-1c通路是否参与介导的肝脏脂质代谢异常还有待进一步证实。

低氧诱导因子（HIF）激活也与NAFLD发生及发展有关，还与肝细胞癌（hepatocellular carcinoma，HCC）的发病机制有关。HIF是由一个α亚基与一个β亚基组成的异质二聚体，共有3种α亚基：HIF-1α、HIF-2α和HIF-3α。在OSA患者中，CIH可升高HIF活化水平。HIF-1与HIF-2增加影响脂肪生成、糖异生、甘油三酯存储和脂肪酸合成，以及影响对于β氧化非常重要的基因在肝细胞中的表达。HIF-1作为单核细胞趋化因子蛋白1（monocyte chemoattractant protein-1，MCP-1）路径的一部分，是一种酒精诱导脂类累积的介质。此外，HIF-1涉及IH时的颈动脉体激活，其作用是通过SNS介导而不是直接作用于肝脏。同时，更多研究表明HIF-2α在肝脏脂质调节及脂肪堆积方面起了更重要的作用，HIF-2的活化能增加肝脂肪酸摄取与累积，并可抑制脂肪酸β氧化及脂蛋白脂肪酶活性，上调脂肪合成，增加脂滴形成。在低氧状态下，脂质降解的机制受到抑制，HIF-α亚基与HIF-1β形成异质二聚物，激活HIF转移至细胞核，并与几百个低氧反应基因组成的低氧反应元件（hypoxia response element，HRE）结合，调节基因转录。在肝细胞中，HIF也可调节与炎症相关基因的转录，HIF-2的过度表达会刺激肝细胞与巨噬细胞内的促炎细胞因子合成，如IL-1β与IL-6。HIF可以调节肝脏的库普弗（Kupffer）细胞与星形细胞内的纤维化及血管新生。星形细胞内的HIF-1在缺氧条件下可上调促血管生成分子，包括血管内皮生长因子（vascular endothelial growth factor，VEGF）及胎盘生长因子（placental growth factor，PGF），也可上调巨噬细胞移动抑制因子（macrophage migration inhibition factor，MIF）的释放，可能与纤维化的发展相关。在库普弗细胞中，HIF-1活化会导致血小板衍生生长因子B（platelet derived growth factor-B，PDGF-B）、VEGF及血管生成素-1的产出，加速纤维化与血管异生。此外，有些研究显示仅在同时过度表达HIF-1、HIF-2时才会导致肝脏出现明显脂肪变性，缺氧对肝脏脂肪变性的促进作用可能同时通过两者介导。但也有研究显示HIF可抑制而非促进肝脏脂肪变性，HIF-1α能通过抑制SREBP-1依赖的脂质合成信号通路从而抑制酒精性肝病中肝脏脂质堆积，HIF-1能促进高脂饮食小鼠线粒体β氧化，通过调节线粒体生物合成进而抑制脂质过氧化，对高脂饮食诱导的肝脏脂肪变起保护作用。因此，HIF路径可能是一个新颖的有潜力的治疗靶点，但是是否全部HIF亚基都会促进肝脏脂肪堆积尚不明确，需要进一步研究及探讨。

（2）二次打击：目前大多数研究认为 OSA 引起 NALFD 主要参与了"二次打击"。大量研究表明，CIH 导致氧化应激及脂质过氧化反应的发生对于 NASH 的发展极为重要。在正常生理情况下，人体内氧化反应过程可产生少量的 ROS，发挥必要的生理功能，氧化与抗氧化之间保持动态平衡。而 CIH 类似于缺血再灌注过程，能产生大量氧自由基，氧化与抗氧化平衡被打破，进而导致脂质过氧化。此外，正常情况下 FFA 被吸收后会进行 β 氧化，此过程中可产生少量 ROS，能与机体自身的抗氧化物质相互抵消。但经历"初次打击"后，线粒体 β 氧化加快，进而释放大量 ROS，促进细胞色素 C 和凋亡诱导因子（apoptosis-inducing factor，AIF）的产生，造成细胞凋亡，同时产生炎症因子并级联放大引起肝细胞的纤维化改变。此外，ROS 还可影响细胞膜的不饱和脂肪酸，使细胞膜的理化性质发生改变，影响细胞膜受体和酶的活性、抗原的表达、细胞间的相互作用及膜通透性，导致肝细胞损伤。ROS 增加促进脂肪酸氧化，增加脂质过氧化物（lipid peroxide，LPO）的产生，LPO 可使蛋白质发生交联并产生酒精性透明小体（Mallory 小体），导致自身免疫反应的发生；还可通过中性粒细胞的直接趋化作用发生炎症反应，导致炎症细胞浸润，使肝细胞结构和功能发生改变，进一步加重病情。不仅如此，LPO 在增加 ROS 产生量、加大其毒性的同时，还可抑制人体内自身的抗氧化作用，进一步加快了脂肪在肝脏的堆积和肝细胞的脂肪变性、坏死。同时，肝星形细胞（hepatic stellate cell，HSC）也可被活化，其形态及功能将发生改变，合成多种细胞外基质成分，增加胶原沉积，形成肝纤维化。此过程与核因子κB（nuclear factor-κB，NF-κB）及其靶向因子密切相关。NF-κB 途径产生诱导型一氧化氮合酶（inducible nitric oxide synthase，iNOS）、环氧合酶 2（cyclooxygenase-2，COX-2）及金属蛋白酶 9，与氧化应激及 ROS 相联系。在细胞培养中缺氧肝细胞释放的 ROS 可通过 NF-κB 抑制蛋白 α（NF-κB inhibitor-α，IKB-α）磷酸化 NF-κB 信号激活的方式直接激活 HSC 引起氧化应激并放大级联，造成脂质过氧化。

NF-κB 家族在所有类型细胞中都能够基本表达，可作为转录调控因子参与细胞应激反应。已知的 2 种 NF-κB 的激活方式为传统的 Toll 样受体的信号转导及在 B 细胞中极为重要的非传统方式。在传统方式中促炎细胞因子如 TNF-α 或致癌基因促进激酶的信号级联放大，导致 IKB 的氧化磷酸化反应，并导致泛素化反应介导的蛋白酶体变性，最终 NF-κB 被释放并转运至细胞核内。NF-κB 参与了炎症的发生与发展，特别是 OSA 患者的心血管与脂肪组织炎症，被认为与在内皮细胞、脂肪组织巨噬细胞及脂肪细胞中的 NF-κB 活性增强有关。此外，在动物及人体研究中发现 NF-κB 在肝细胞及星形细胞中的活性与肝脏的 IR、肝细胞凋亡、NASH 的发展及肝细胞癌有关。CIH 诱导的 NF-κB 可能导致多种炎症细胞因子及趋化因子的上调，其中包括 IL-1α、IL-1β、IL-2、IL-4、IL-6、IL-8、IL-10、IL-13、IL-15、IL-18、TNF-α、TNF-β、α 干扰素（interferon-α，IFN-α）、IFN-β、bcl-2 及巨噬细胞抑制蛋白 1b，可通过炎症反应、肝细胞凋亡等引起肝损伤，进而导致 NAFLD。

未折叠蛋白反应（unfolded protein response，UPR）表现出另一种低氧与肝损伤的相关机制，其是脂肪变性、炎症及 IR 的致病原因。ER 是一种合成、折叠、组装生物膜、分泌蛋白质的特殊细胞器。任何扰乱 ER 稳态的情况，例如过多的蛋白合成、细胞氧化还原平衡的改变或钙离子浓度的改变，将导致一种生理学反应即 UPR，包括通过增加驻留 ER 分子伴侣及蛋白折叠相关酶的转录来增加蛋白折叠，以及通过减少蛋白合成及不可逆否认错误折叠蛋白的降解下调 ER 腔内的蛋白负荷。UPR 受到 3 种 ER 所必需的转换蛋白调控，它们分别是：肌醇依赖性激酶 1（inositol dependent kinase-1，IRE-1）、转录激活因子 6（activating transcription factor 6，ATF6），以及蛋白质激酶 RNA 样 ER 激酶（protein kinase RNA-like ER kinase，PERK）。这些物质通常通过与腔内 ER 分子伴侣相连的形式保持着无活性状态，包括免疫球蛋白重链结合蛋白（BiP）/ 热休克蛋白家族的糖调节蛋白 78（GRP78）。在 UPR 中，BiP 被未折叠蛋白隔离，并且从 3 种 ER 跨膜转换蛋白中分离出来，导致它们被激活。IRE-1α 是一种肌醇需求酶，可以控制转录因子 X 盒状结合蛋白 1（XBP1）的表达，并且可以控制 c-Jun 氨基末端激酶活性（JNK）。ATF6 是一种转录因子，与 SREBP-1c 及 SREBP-2 类似，会转移至细胞核，上调分子伴侣 / 折叠酶，例如 GRP78、同型半胱氨酸诱导 ER 蛋白（HERP）、钙网蛋白与钙联结蛋白，使 ER 的蛋白折叠能力增强。PERK 可磷酸化真核起始因子 2α

17

（eIF2α）使整体的 mRNA 翻译衰减，同时，选择性地增强部分 mRNA 的翻译，包括 ATF4，它会上调分子伴侣与抗氧化物质的相应基因，并加速损坏的 ER 修复。当适应机制饱和时，ER 的折叠容量不能恢复，且 UPR 出现过度活跃导致病态，例如通过激活转录因子 C/EBP 同源蛋白质（CHOP）、JNK 及半胱氨酸蛋白酶，导致细胞凋亡，并级联放大。部分最新研究将 UPR 与脂肪生成调节及肝脏脂肪变性相联系。UPR 对肝脏脂肪变性的影响程度，可能受 3 种转换蛋白即 IRE1a、PERK 及 ATF6 的相对活性影响。IRE1a 依赖的 JNK 活化，会导致肝损伤与肝细胞凋亡，这是 NAFLD 的一种特征。PERK 依赖因子 Nrf2 的转录是抗氧化途径的一部分。在小鼠动物模型中，Nrf2 缺失，会导致 NASH 的快速发作与发展。不同研究表明，ATF6 可抑制 SREBP2 的转录活性，调节肝脏内的脂肪存储。目前，不同的实验小鼠动物模型证明了 CIH 会增加 PERK 的磷酸化，导致肝脏与脂肪组织内的 UPR 上调，这些共同说明了 ER 应激可能是低氧诱导性肝损伤及 NAFLD 的一种主要媒介。

大量证据表明，代谢活跃的脂肪组织通过改变脂毒性 FFA 的分泌及包括脂联素、瘦素、TNF-α、IL-6 在内的脂肪细胞因子的分泌，发挥致 NASH 发展的重要作用。肥胖患者脂肪细胞功能紊乱，细胞凋亡，随之出现巨噬细胞聚集，与局部缺氧有关系，支持了脂肪组织低氧是脂肪组织炎症的原因之一的看法。研究证明，与正常氧浓度状态相比，在低氧状态下脂肪细胞会表达出更多的促炎细胞因子（例如瘦素、TNF-α、IL-6），以及更少的脂联素。有研究通过动物模型观察到 TNF-α、库普弗细胞及血源性单核细胞通过触发肝脏炎症反应导致肝损伤，而且通过靶向敲除髓系细胞 TNF-α 的表达，能够减少炎症因子，从而降低肝损伤及 NASH 的发病率。TNF-α 不仅具有直接的肝细胞毒性作用，直接引起肝细胞坏死、凋亡，还可以促进自由基、一氧化氮和黏附分子的产生，这些分子直接或通过微循环障碍导致肝损伤。同时，在脂肪细胞内，低氧状态会直接或间接通过 TNF-α 刺激降低脂联素的分泌，并且通过对脂肪酸转运蛋白（FATP1 及 CD36）与转录因子（PPAR-γ）的直接抑制刺激脂类分解及抑制 FFA 摄取。综合这些数据，可以假设，与肥胖相关的 OSA 会导致脂肪细胞倾向于功能失调与死亡，加重肝脏与新陈代谢疾病。TNF-α 的浓度与

OSA 的严重程度相关。排除肥胖因素后，OSA 患者血液中的 TNF-α 比健康人水平更高，并且在给予 CPAP 治疗后，它的水平会下降。此外，在 OSA 患者中，TNF-α 的分泌节律出现了变化：本应在夜间达到的分泌峰值，却被一个不正常的日间出现的峰值取代。TNF-α 的浓度与 OSA 的严重程度相关联。TNF-α 与 IL-1 的增高并不只出现在 OSA 中，它同样与 IR 加重、代谢综合征及肥胖有关。OSA 与 C 反应蛋白（CRP）在肥胖中的关系仍存在部分争议，主要因为 BMI 的混杂影响。不过，部分作者证明，在 OSA 患者中，独立于肥胖，CRP 水平与睡眠障碍及夜间血氧不足相关。脂联素是另一种由脂肪细胞产生的细胞因子。NAFLD 的存在及严重程度与脂联素降低有关，并且目前部分作者已经证明，在脂肪组织内，脂联素的表达因低氧而降低，其结果可能导致炎症细胞因子表达的增高。此外，TNF-α 被证明会抑制脂肪组织内的脂联素。综合这些数据，可以证明低氧可能直接或间接抑制脂联素表达。瘦素是一种脂肪细胞生成的细胞因子，拥有调控食物摄入、脂质与葡萄糖代谢，以及能量平衡的功能。在 OSA 兔子模型中，瘦素与 IH 一起引发炎症并介导细胞损伤。增多的瘦素与内脏的肥胖相关，这点已经得到了证明，同样低氧可以刺激瘦素生成。在部分研究中，瘦素与 OSA 相联系且独立于肥胖。

动物及细胞实验表明 CIH 致 NASH 的发生可能与分形趋化因子（fractalkine）相关，其属于 CX3C 亚家族，以膜结合蛋白和可溶性糖蛋白两种分子形式存在，能趋化单核细胞、自然杀伤细胞及 T 淋巴细胞。作为一种重要的炎症趋化因子，分形趋化因子及其受体 CX3CR1 在如动脉粥样硬化、类风湿关节炎、肾小球肾炎、肝炎等许多炎性及纤维增生性疾病的进程中参与调控。研究还发现慢性低氧可刺激小鼠肺组织、肺小动脉分形趋化因子的表达增加，因而推测分形趋化因子可能受低氧调控。有动物研究通过免疫组织化学的方法观察到分形趋化因子在正常肝组织中几乎未见表达，而在 CIH 肝组织中的表达显著增加，且与肝组织脂肪变性及炎症反应的严重程度一致，经复氧后，肝脏损伤减轻，同时分形趋化因子表达呈下降趋势，提示分形趋化因子高表达与 CIH 所致的肝损伤有着密切的关联。有研究认为其可能的机制是 CIH 通过诱导肝细胞分形趋化因子表达增加，影响基质金属蛋白酶（matrix

17

metalloproteinase，MMP）对窦周隙（Disse 间隙）的细胞外基质（extracellular matrix，ECM）降解，从而参与肝脏代谢异常、纤维化及炎症损伤。

同时，有实验证明，IH 协同高脂诱导 NASH 过程中叉头样转录因子 P3（Foxp3）表达明显下降，其在调节性 T 细胞（Treg）发育和发挥功能中其起重要作用，可引起 Treg 数量明显减少，提示 Foxp3$^+$ Treg 对肝脏可能具有免疫保护作用，其在 CIH 诱导的 NASH 中的减少对效应 T 细胞的抑制作用减弱。而在 NASH 的过程中确实存在 T 细胞亚群的失衡。但具体机制尚未明确，考虑与细胞毒性 T 淋巴细胞相关抗原 4（CTLA4）、TNF-α、CRP、HIF-1α mRNA、IL-6 等相关。

2. 脂毒性学说　近来"二次打击"观点受到了质疑。有些研究认为，上述能促进疾病进展的机制也可直接诱导肝脏脂肪变性，而脂肪变性仅是肝脏早期对应激的适应性反应。脂毒性学说认为 FFA 及其相关代谢产物引起的肝脂毒性才是 NASH 形成的重要机制。有数据显示脂肪酸可直接导致脂毒性，但也有研究认为乙酰辅酶 A（acetyl-coenzyme A，acetyl-CoA）的形成是脂肪酸诱导脂毒性所必经的途径。FFA 与具有高亲和力的白蛋白结合，细胞内的脂肪酸则与脂肪酸结合蛋白（fatty acid binding proteins，FABPs）相结合，然后被肝细胞、脂肪细胞、肠上皮细胞等摄取，这是一种保护机制。FABPs 可以转运 FFA 使其作为底物与酶结合，FABPs 的浓度越高，被转运的 FFA 数量也就越多。有研究表明 NASH 患者肝内的 FABPs 免疫染色少于脂肪肝且无脂肪性肝炎的患者。饱和脂肪酸可作为 Toll 样受体 -4（Toll-like receptor-4，TLR-4）的激活配体，导致一系列凋亡的发生。有动物研究认为，TLR-4 功能的抑制或丢失可防止脂肪性肝炎。作为过氧化物酶体增殖物激活受体 α（PPARα）、PPARγ 和 G 蛋白偶联受体的配体，脂肪酸还可介导多种代谢途径来担任脂毒性的保护者及罪魁祸首的角色。PPARα、PPARγ 的激活可通过氧化或储存脂肪酸来对抗脂毒性。同时该学说认为，甘油三酯的沉积是 IR 的伴随现象而非结果。有实验表明通过阻断微粒体中甘油三酯转移酶，抑制甘油三酯与新生的极低密度脂蛋白（VLDL）结合，可致甘油三酯分泌障碍进而积聚于肝脏内，但并不会引起肝脏损伤。甚至有些研究认为脂滴相对其脂类物质可能对机体有保护作用。但是甘油三酯的贮存只是暂时的，如若未能代

谢，其仍可造成脂毒性。除此之外，神经酰胺、溶血磷脂酰胆碱、甘油二酯也可造成脂毒性。

脂肪代谢稳态可被代谢应激或基因相关调节改变，进而减少脂肪酸前体的处理，增加脂肪酸流入肝脏，引起脂毒性，但具体机制尚不明确。细胞及动物研究证明了脂质调节的应激会促进脂毒性的肝脏损伤，但人体试验尚未完成。产生脂毒性介质的因素可能包括以下两个方面。①不适当的外周脂解作用：储存在脂肪组织内的甘油三酯经酶的水解作用形成并释放脂肪酸的过程是由激素、神经等共同完成的，这个过程较为复杂。整个过程由许多中性脂肪酶、脂滴蛋白、环腺苷酸调节因子介导。胰岛素是脂肪组织中甘油三酯脂解释放的主要抑制剂，不难推断，IR 会导致不适当的脂解作用进而导致脂毒作用。外周脂解作用对肝脏的影响可由肌肉脂肪酸摄取调节，持续空腹时可输送更多的脂肪酸至肝脏，甚至超过其处理的能力。近些年的研究认为，外周脂解作用对肝脏的影响可被肌肉的氧化代谢所代偿，肌肉特异性脂蛋白脂解酶的缺失可使肌肉对于过多脂肪酸的摄入作用减少，这将以其他组织受毒性作用为代价。②过多的脂肪从头合成，FFA 来源于脂肪细胞中甘油三酯的脂解后形成并释放入血（其为主要方式）及肝细胞从头合成（正常情况下仅占 5%），但是在 NASH 患者中，后者的比例可升高至 26%。除此之外，还有少部分来自肠道直接吸收的短链脂肪酸、溶酶体中的脂蛋白分解后残余物和自噬体。脂肪从头合成过量主要由于进食过多及外周葡萄糖处理障碍所致。尤其是进食过多的碳水化合物，如果糖、谷物、果汁等。动物研究已经证明了饮食中的糖量参与了脂肪性肝炎的形成。一个近期的横断面研究也认为果糖消耗与 NASH 相关。除此之外，脂肪酸还可以使溶酶体膜失稳，导致组织蛋白酶 B 的释放并引起凋亡的激活，以及如前所述的氧化应激也与脂毒性有关，继而经由上述炎症反应，氧化应激级联放大导致肝细胞的损伤及死亡。

3. 肠 - 肝轴损伤　最近儿科一些关于 OSA 与 NAFLD 关系的研究认为 OSA 所致肝损伤与肠 - 肝轴损伤相关，内毒血症易感性的增加、肠道微环境改变是 OSA 介导 NASH 的重要机制之一。

儿科中，OSA 仍被认为与 NAFLD 的存在及严重程度相关，独立于全身 / 腹部肥胖、代谢综合征及胰岛素抵抗。因此明确影响 NAFLD 中 OSA 相关

17

的肝损伤的机制,拥有重大的研究与临床含义。在儿科 NAFLD 中,OSA 有一个特性是肠 - 肝轴的改变,表现为肠道通透性的增加与内毒素血症,以及肝细胞、库普弗细胞及 HSC 的内毒素受体 TLR-4 表达的上调。有研究认为增长的 LPS(脂多糖)-TLR-4 轴活性会影响 NAFLD 中的肝损伤,但是具体调节机制并不明确。有研究发现与 OSA 相关的夜间低氧可独立影响肝细胞、库普弗细胞及 HSC 中的血浆 LPS 与 TLR-4 表达,这些是 NASH 及纤维化的关键特征;另外因肠腔缺氧,肠黏膜在生理学上可经历显著的灌注与氧化作用的日间波动,伴随着空腹期间的最低点出现,可能会有一种情况与夜间低氧协同作用加剧肠道损伤,破坏肠黏膜屏障。另外,低氧可能导致肠道菌群的成分向产生 LPS 的细菌菌株变化。越来越多的研究表明肠道菌群失调在 NAFLD 的发病机制中起着重要作用。NAFLD 的发展过程中会产生多种炎症介质使胃肠运动减弱,肠道功能紊乱,移行性复合运动(migrating motor complex,MMC)减弱或消失,小肠内容物淤滞,进而导致结肠细菌易位,肠道菌群紊乱,细菌异常增殖,小肠细菌过度增长,内毒素产生增多,同时,肠黏膜通透性增高,造成大量内毒素易位进入门脉系统,引起肠源性内毒素血症。内毒素一方面直接导致肝细胞损害,另一方面激活肝脏库普弗细胞,产生如 TNF-α、IL-1、IL-6、血栓素等炎症细胞因子,引起氧化应激反应,ROS 释放增加,进一步引起肝细胞凋亡、坏死。如前所述,TNF-α 是参与免疫调节和炎症反应的重要细胞因子,可直接损害肝细胞,同时还通过降低肝脏对内毒素的清除能力进一步加重内毒素血症,反过来促进更多 TNF-α 产生,形成恶性循环。

综上所述,睡眠呼吸暂停模式 IH 参与 NAFLD 整个发生发展过程,并可能与 NASH、肝癌发展及预后相关。现在已经基本证实 CIH 与 NAFLD 之间的相关性,对其机制也有了一定认识,自然对于治疗也有了一定方向,但具体分子机制尚未明确,并且 CIH 与 NAFLD 相关研究目前仍以动物、细胞实验为主,临床研究较少且范围较为局限,尚需进一步探讨。相信不久的将来,随着基础与临床研究的发展,我们可以寻找到 OSA 与 NAFLD 发病机制方面新的突破口,以及 NAFLD 治疗更行之有效的方法。

(王彦)

参考文献

【1】 陈理达,林其昌. 阻塞性睡眠呼吸暂停低通气综合征与非酒精性脂肪性肝病 [J]. 中华肝脏病杂志,2015,23(5):393-396.

【2】 SUNDARAM SS,HALBOWER A,PAN Z,et al. Nocturnal hypoxia-induced oxidative stress promotes progression of pediatric non-alcoholic fatty liver disease[J]. J Hepatol,2016,65(3):560-569.

【3】 PASCHETTA E,BELCI P,ALISI A,et al. OSAS-related inflammatory mechanisms of liver injury in nonalcoholic fatty liver disease[J]. Mediators Inflamm,2015,2015:815721.

【4】 TURKAY C,OZOL D,KASAPOGLU B,et al. Influence of obstructive sleep apnea on fatty liver disease:role of chronic intermittent hypoxia[J]. Respir Care,2012,57(2):244-249.

【5】 SOOKOIAN S,PIROLA CJ. Obstructive sleep apnea is associated with fatty liver and abnormal liver enzymes:a meta-analysis[J]. Obes Surg,2013,23(11):1815-1825.

【6】 NORMAN D,BARDWELL WA,AROSEMENA F,et al. Serum aminotransferase levels are associated with markers of hypoxia in patients with obstructive sleep apnea[J]. Sleep,2008,31(1):121-126.

【7】 AGRAWAL S,DUSEJA A,AGGARWAL A,et al. Obstructive sleep apnea is an important predictor of hepatic fibrosis in patients with nonalcoholic fatty liver disease in a tertiary care center[J]. Hepatol Int,2015,9(2):283-291.

【8】 PETTA S,MARRONE O,TORRES D,et al. Obstructive sleep apnea is associated with liver damage and atherosclerosis in patients with non-alcoholic fatty liver disease[J]. PLoS one,2015,10(12):e0142210.

【9】 CAKMAK E,DUKSAL F,ALTINKAYA E,et al. Association between the severity of nocturnal hypoxia in obstructive sleep apnea and non-alcoholic fatty liver damage[J]. Hepat Mon,2015,15(11):e32655.

【10】 MESARWI OA,SHIN MK,DRAGER LF,et al. Lysyl

oxidase as a serum biomarker of liver fibrosis in patients with severe obesity and obstructive sleep apnea[J]. Sleep, 2015, 38(10): 1583-1591.

【11】QI JC, HUANG JC, LIN QC, et al. Relationship between obstructive sleep apnea and nonalcoholic fatty liver disease in nonobese adults[J]. Sleep Breath, 2016, 20(2): 529-535.

【12】ALKHOURI N, KHEIRANDISH-GOZAL L, MATLOOB A, et al. Evaluation of circulating markers of hepatic apoptosis and inflammation in obese children with and without obstructive sleep apnea[J]. Sleep Med, 2015, 16(9): 1031-1035.

【13】NOBILI V, ALISI A, CUTRERA R, et al. Altered gut-liver axis and hepatic adiponectin expression in OSAS: novel mediators of liver injury in paediatric non-alcoholic fatty liver[J]. Thorax, 2015, 70(8): 769-781.

【14】SAVRANSKY V, BEVANS S, NANAYAKKARA A, et al. Chronic intermittent hypoxia causes hepatitis in a mouse model of diet-induced fatty liver[J]. Am J Physiol Gastrointest Liver Physiol, 2007, 293(4): G871-G877.

【15】CHEN LD, LIN L, ZHANG LJ, et al. Effect of continuous positive airway pressure on liver enzymes in obstructive sleep apnea: a meta-analysis[J]. Clin Respir J, 2018, 12(2): 373-381.

【16】JULLIAN-DESAYES I, TAMISIER R, ZARSKI JP, et al. Impact of effective versus sham continuous positive airway pressure on liver injury in obstructive sleep apnoea: data from randomized trials[J]. Respirology, 2016, 21(2): 378-385.

【17】MUSSO G, BO S, CASSADER M, et al. Impact of sterol regulatory element-binding factor-1c polymorphism on incidence of nonalcoholic fatty liver disease and on the severity of liver disease and of glucose and lipid dysmetabolism[J]. Am J Clin Nutr, 2013, 98(4): 895-906.

【18】NISHIYAMA Y, GODA N, KANAI M, et al. HIF-1alpha induction suppresses excessive lipid accumulation in alcoholic fatty liver in mice[J]. J Hepatol, 2012, 56(2): 441-447.

【19】LUEDDE T, SCHWABE RF. NF-kappaB in the liver-linking injury, fibrosis and hepatocellular carcinoma[J]. Nat Rev Gastroenterol Hepatol, 2011, 8(2): 108-118.

【20】TOSELLO-TRAMPONT AC, LANDES SG, NGUYEN V, et al. Kuppfer cells trigger nonalcoholic steatohepatitis development in diet-induced mouse model through tumor necrosis factor-alpha production[J]. J Biol Chem, 2012, 287(48): 40161-40172.

【21】KARLMARK KR, ZIMMERMANN HW, RODERBURG C, et al. The fractalkine receptor CX(3)CR1 protects against liver fibrosis by controlling differentiation and survival of infiltrating hepatic monocytes[J]. Hepatology, 2010, 52(5): 1769-1782.

【22】赵忱. Foxp3+ 调节性 T 细胞在慢性间歇低氧诱导的非酒精性脂肪性肝炎发病机制中的作用研究 [D]. 天津: 天津医科大学, 2015.

【23】BRASAEMLE DL. Lipolysis control: the plot thickens[J]. Cell Metab, 2010, 11(3): 173-174.

【24】ABDELMALEK MF, SUZUKI A, GUY C, et al. Increased fructose consumption is associated with fibrosis severity in patients with nonalcoholic fatty liver disease[J]. Hepatology, 2010, 51(6): 1961-1971.

【25】FRASINARIU OE, CECCARELLI S, ALISI A, et al. Gut-liver axis and fibrosis in nonalcoholic fatty liver disease: an input for novel therapies[J]. Dig Liver Dis, 2013, 45(7): 543-551.

二、OSA 与胃食管反流病

OSA 可以引起机体多器官损害,严重影响患者生活质量。胃食管反流病(gastroesophageal reflux disease, GERD)是一种以烧心、反流为主要症状,随着年龄增长,逐渐表现为复杂、难治临床特征的多因素疾病。随着社会经济发展,生活节奏加快,饮食节奏等改变,GERD 发病率逐年上升。

国内外早期研究发现 OSA 与 GERD 常合并出现。近年来国内外较多研究证实,OSA 人群中 GERD 的发病率明显高于普通人群。根据以往报道, OSA 患者中 55%～75% 同时患有 GERD。Heinemann 等的研究证实,轻度 OSA 患者中 76% 存在病理性 GERD,较重度的 OSA 患者中 68% 存在病理性 GERD。国外研究结果证实大约 70% 的 OSA 患者存在病理性 GERD,而且上呼吸道阻塞可以诱发和加重 GERD。Green 等对 331 例 OSA 患者夜间发生 GERD 的情况进行前瞻性研究,结果发现夜间 GERD 的发病率为 62%,与 Valipour 等报告的研究结果(58%)基本一致,并且发现 OSA 与夜间 GERD

存在一定程度的相关性。北京协和医院柯美云的调查结果表明 59% 的 OSA 患者患有明显的 GERD 症状。蔡连英等研究表明 55% 的 OSA 患者有明显的 GERD 症状。孙環等研究纳入了 100 例 OSA 患者，所有患者均完成反流性疾病诊断问卷调查。根据是否伴有 GERD 症状，将患者分为 GERD 组与非 GERD 组，比较两组患者的 GERD 症状积分——AHI 与 BMI，结果显示，OSA 患者中 GERD 发生率为 58%，GERD 组患者的 GERD 症状积分、AHI 与 BMI 均高于非 GERD 组（$P < 0.05$）。王林等对 76 例 OSA 患者进行 PSG 监测与夜间食管下端 pH 监测，了解 OSA 患者中 GERD 发生率，结果显示 OSA 患者中 48 例（63.2%）合并 GERD。

至于 GERD 中发生 OSA 的问题国内外研究较少，国外 Cummings 等、You 等、Vela 等采用柏林（Berlin）问卷方式评估 GERD 人群中 OSA 发作风险。1992 年，柯美云的调查显示临床上 GERD 患者合并 OSA 比较常见。郭兮钧等研究发现 35 例 GERD 中，12 例合并 OSA，主要表现以卧位发生胃食管反流为主，占 24 小时总胃食管反流次数的 69.4%。最长反流持续时间，多发生在睡眠呼吸暂停最频繁时期，内镜检查食管黏膜病变较单纯 GERD 严重，认为 OSA 与 GERD 关系密切，胃食管反流是睡眠呼吸暂停的一个重要诱因。陈美玲等系统地研究了胃食管反流合并 OSA 人群的特征，他们采用病例对照研究的方法，采用柏林问卷评估 OSA 发生风险，研究共纳入 177 例受试者，其中 GERD 组 97 例，对照组 80 例。GERD 组 OSA 的发生率明显高于对照组（36.1% vs. 17.5%，$P = 0.005$）。反流性食管炎患者中 OSA 发生率明显高于非糜烂性反流病患者与对照组（53.3% vs. 20.8% vs. 17.5%，$P = 0.001$），多因素回归分析显示男性（$OR = 12.156$，95%CI 1.382～106.905，$P = 0.024$）、年龄（$OR = 1.142$，95%CI 1.051～1.220，$P = 0.001$）、反酸合并反流性食管炎（$OR = 5.157$，95%CI 1.327～20.034，$P = 0.018$）是 GERD 患者发生 OSA 独立危险因素。本研究结果与 Vela 的研究结果相似。Maher 与 Darwisn 的研究结果显示发生胃食管反流与 OSA 的风险是非反流患者的 1.974 倍，认为胃食管反流合并反酸是发生 OSA 的独立危险因素。国外的研究结果显示，男性发生高危 OSA 的风险是女性的 12.156 倍，年龄每增加 1 岁，发生高危 OSA 的风险增加 13.2%，反酸症状是 GERD 患者发生高危 OSA 的独立危险

因素。具有反酸症状的患者发生高危 OSA 的风险是没有反酸症状的 5.37 倍。墨西哥的 Hernandez 等对反流症状与 OSA 的关系也进行了研究，他们对 67 例 OSA 患者进行分析，结果显示烧心是 OSA 的独立危险因素。

（一）OSA 引起 GERD 机制探讨

1989 年 Samelson 指出发生 OSA 时胸膜腔内负压明显增加可引起胃内容物反流到食管，并减慢食管对反流物的清除，推测 OSA 可能是 GERD 病因之一。目前认为，OSA 患者发生呼吸暂停后必然会引发重新呼吸，这时会引起胸膜腔内负压明显增大，胸膜内负压增大会引起食管括约肌跨壁压增大，从而使胃内容物容易反流到食管而引起 GERD。另外，呼吸暂停过程中由于上呼吸道阻力增加，患者吸气做功增加，从而引起频繁觉醒反应与吞咽动作，继而诱发食管括约肌一过性松弛。胃、十二指肠内容物不断反流还会导致食管黏膜上皮的防御机制下降，引起胃酸、胃蛋白酶、胆汁酸、胰酶对食管黏膜的损伤，最终加重 GERD，因此理论上 OSA 可能引起 GERD，GERD 又可能引起 OSA，两者之间互为因果关系。但是目前对于 OSA 与 GERD 之间关系的研究还存在一些争议，有学者认为 OSA 与 GERD 均为临床常见疾病，它们存在相似的危险因素，所以两者相伴也很常见，GERD 可能是 OSA 常见的并发症。

目前认为 OSA 引起 GERD 的主要机制可能包括：

1. OSA 患者发生呼吸暂停后恢复呼吸时不仅需要克服阻塞的上气道，而且可引起胸膜腔内压大幅度下降，还可引起横膈压力增高，这些都会引发 GERD。

2. OSA 患者夜间频繁觉醒，睡眠效率降低，可触发一过性食管下端括约肌松弛，引起并加重反流。

3. 动物实验研究表明，上呼吸道阻塞可能会引起胸腹腔呼气末压力梯度变化，从而发生 GERD。

4. 发生呼吸道阻塞时，经常由于吸气产生咳嗽使腹内压力增加，从而引起 GERD。

5. OSA 患者吞咽反射常常减弱，也会引起 GERD。

6. 研究表明仰卧位时会延长食管清除时间，也会引起 GERD。

（二）GERD 引起 OSA 的机制

GERD 可能也是引起 OSA 的原因或高危因素，

GERD 可能通过以下几个方面引起或加重 OSA：

1. 夜间发生胃食管反流可以加重 OSA 患者日间嗜睡。

2. 胃食管反流可能引起呼吸道痉挛，从而加重 OSA 患者的呼吸暂停。

3. 胃食管反流可以引起反流性喉炎，导致口咽部组织充血水肿，加重上呼吸道阻塞，引起或加重 OSA。

GERD 与 OSA 两者间存在一些共同的发病危险因素，如肥胖、吸烟与饮酒等，因此有人认为 OSA 患者中 GERD 患病率高，可能是两者存在共同的发病危险因素所致。

总之，目前认为 OSA 与 GERD 发病因素相似。目前多数研究提示两者可以互相影响，GERD 可引起 OSA，OSA 又可引起 GERD，从而使病情更加复杂与严重。只要终止其中一个环节，另外一个环节引起的症状可以减轻。

（三）OSA、GERD 与慢性咳嗽

Chan 等进行的一项研究纳入了 108 例经过 PSG 监测确定为 OSA 的患者，结果发现 55 例（51%）患者存在慢性咳嗽，以女性多见，其中 28% 的慢性咳嗽患者存在夜间烧心症状，44% 慢性咳嗽患者有鼻炎症状，与 OSA 相关的 GERD、上气道咳嗽综合征（upper airway cough syndrome, UACS）等可能是 OSA 引起慢性咳嗽的主要原因。Sundar 等从 75 例慢性咳嗽患者中筛选 38 例进行 PSG 检查，发现 33 例合并 OSA，均除外吸烟、胸部影像学异常、肺功能异常、结构性肺病、UACS 与咳嗽变异性哮喘（cough variant asthma, CVA），表明慢性咳嗽伴有 OSA 者高达 44%（33/75），其中 27 例患者接受 CPAP 治疗后，25 例咳嗽症状明显减轻，证实 OSA 是慢性咳嗽的重要原因。其余作者也有类似报告，显示 OSA 与慢性咳嗽之间存在一定程度因果关系或伴随关系，另外，Wang 等报告 OSA 患者中发生慢性咳嗽的频率为 39%，而没有 OSA 的患者中慢性咳嗽的发生率仅为 12.5%。OSA 导致慢性咳嗽多发生在女性、肥胖与打鼾者，慢性咳嗽可作为 OSA 的主要或唯一临床症状，患者多为干咳，夜间睡眠过程中常因咳嗽而干扰睡眠，这些患者夜间咳嗽的发生率明显高于日间，常伴有夜间胃部灼热感或咽部不适。

OSA 引起慢性咳嗽的机制尚不完全清楚，可能与胃食管反流有关：OSA 患者常伴有胃食管反流，

大组病例研究发现 OSA 夜间反流症状发生率为 10.2%，为正常人的 2 倍，反流性食管炎的严重程度与 OSA 患者睡眠呼吸紊乱指数正相关。据分析，其原因可能是 OSA 患者夜间睡眠时上气道阻塞引起的无效呼吸导致胸膜腔内负压与食管内负压升高，跨膈压增大产生"吸吮"效应，使胃内容物更容易反流到食管甚至咽腔内。睡眠过程中食管括约肌松弛也是重要因素。胃食管反流在 OSA 所致的慢性咳嗽中可能起重要作用，其主要机制包括：反流物通过食管 - 支气管反射性刺激气道，释放 P 物质与降钙素基因相关肽等诱发神经元性炎症，气道壁血管通透性增高，血浆外渗与组织水肿刺激咳嗽感受器或使咳嗽感受器敏感性升高。同时胃内容物反流到咽喉，直接刺激局部咳嗽感受器，或微量反流物误吸入下气道引起支气管收缩、炎症细胞渗出与气道黏膜水肿，从而刺激气管、支气管咳嗽感受器。而发生咳嗽时胸膜腔内压与腹内压增加，反过来又会进一步加重胃食管反流形成恶性循环。

鉴于以上原因，国外已有相关的指南将 OSA 列入慢性咳嗽的病因之中，但是目前对 OSA 作为慢性咳嗽的病因普遍认识不足，我们与其他作者也曾多次撰文阐述这个问题，结果并未引起足够的重视。因此强调提高诊断意识非常重要，由于 OSA 诱发的咳嗽相对少见，目前尚不能作为首要病因优先考虑。当遵循现有的咳嗽指南推荐的诊断流程排除慢性咳嗽的常见病因，或按照常见病因治疗后咳嗽症状仍无缓解或不能完全消失时，且又存在 OSA 的危险因素，如肥胖、OSA 家族史、睡眠时打鼾，这时应考虑 OSA 作为慢性咳嗽的独立或共同病因，并及时进行相应检查以明确诊断。OSA 相关慢性咳嗽尚无统一诊断标准，综合相关文献，下列标准可供参考：①有慢性咳嗽症状；② PSG 监测证实 OSA；③ CPAP 或 BPAP 治疗后，咳嗽减轻或消失。需要强调的是针对 OSA 的机械通气治疗是确诊 OSA 相关慢性咳嗽、建立 OSA 与慢性咳嗽之间因果关系的必要步骤。

（四）OSA、GERD 与哮喘

近年来许多相关性研究表明 OSA 是哮喘控制不佳的独立危险因素，哮喘患者容易出现 OSA，而合并 OSA 的哮喘患者更容易出现夜间哮喘，症状发生频率与使用药物均明显增加。Teodorescu 等应用睡眠呼吸紊乱评分与哮喘控制问卷评估了 472 例哮喘患者，结果表明 OSA 是哮喘控制不佳的高

17

危因素,而且独立于肥胖与其他已知的哮喘加重因素。此外对 752 例哮喘患者进行睡眠呼吸暂停问卷与哮喘控制问卷,调查结果表明日间持续存在哮喘症状与夜间反复发作哮喘的患者均存在 OSA 高发。Yigla 等报道在不稳定哮喘患者中 OSA 的发生率高达 95.5%,这些研究结果均提示 OSA 与哮喘控制不佳有关,因此已有文献明确提出将 OSA 作为难治性哮喘的重要原因。

瑞典的一项研究表明校正了年龄、性别、吸烟习惯后,普通人群中打鼾的发生率为 10.7%,反复喘息者中打鼾率为 21.3%,确诊哮喘者则为 17.0%;睡眠呼吸暂停的发病率在普通人群中为 6.8%,反复喘息者中为 17.1%,确诊哮喘者中为 14.3%。Auckley 等应用柏林问卷对哮喘患者的调查结果表明 OSA 症状在哮喘患者中的出现率明显高于普通人群。哮喘患者容易发生 OSA,威斯康星睡眠研究中心的一项始于 1988 年、为期 8 年的睡眠随访研究表明,205 例哮喘患者中有 84 例(41%)出现 OSA,而 1 287 例没有哮喘病史的随访者中只有 369 例(29%)出现 OSA,两组差异显著(P<0.001)。该研究还显示有哮喘病史的患者 8 年后出现 OSA 的风险较无哮喘病史者增加 76%,而且这种风险的增加在儿童患者中更为明显。

有文献表明,OSA 常与 GERD 相伴随,与肥胖和酗酒者相比,OSA 患者更容易出现胃食管反流,发生率为 58%~62%。而 OSA 患者中发生的胃食管反流可能是哮喘的始动因素之一,因为 OSA 患者睡眠时反复发生上气道狭窄与塌陷。患者因为上气道阻塞吸气努力增加,跨膈压增大,"吸吮"作用使胃内容物进入食管。反复的胸膜腔压力变化也会引起横膈肌脚与膈食管韧带损伤,使抗反流屏障减弱。同样 GERD 也是哮喘反复发作的危险因素之一,主要机制是:发生误吸后胃与十二指肠内容物刺激气道引起气道反应性升高,或者通过迷走神经反射性引起支气管收缩,而进入气道的酸性胃内容物也可刺激损伤呼吸道黏膜产生炎症反应,诱发或加重哮喘。

睡眠中发生的胃食管反流是夜间哮喘发作的诱因。治疗胃食管反流可以降低夜间哮喘发作,减少哮喘急性加重、改善哮喘相关的生活质量。同时应用无创正压通气治疗也可以减轻哮喘发作。近年来,已有作者研究 CPAP 对于伴有哮喘的 OSA 患者的影响,作者以胃食管反流评分≥12 分为标准,将

处在慢性持续期哮喘的中重度 OSA 患者分为两组,即 GERD 组(9 例)和非 GERD 组(14 例),进行为期 4 周的 CPAP,结果显示治疗后 GERD 组哮喘发作次数与夜间哮喘发作次数明显减少,而非 GERD 组并无显著降低。同时结果还显示 GERD 组中的哮喘生存质量改善比非 GERD 组明显,结论认为夜间 CPAP 虽然不能改变受试者肺功能,却可以显著提高患者的生存质量。特别是具有 GERD 症状并伴有哮喘的 OSA 患者。

总之,目前认为 OSA 可以引起 GERD,而 GERD 又会进一步诱发与加重哮喘,CPAP 治疗可以显著降低 OSA 伴有哮喘的患者中有 GERD 症状的夜间哮喘发作次数。CPAP 不失为治疗 GERD 并同时改善 OSA 伴有哮喘的患者生存质量的有效治疗手段。

(五) OSA、GERD 与特发性肺间质纤维化

1. OSA 与 GERD　OSA 患者夜间发生呼吸暂停时很容易诱发胃食管反流。Heineman 曾对 30 例睡眠呼吸暂停患者进行 24 小时食管 pH 监测,结果显示 70% 左右的患者都有病理性胃食管反流。柯美云等对 150 例鼾症患者进行夜间 PSG 监测,结果表明 59% 的 OSA 患者有明显的胃食管反流症状。

2. GERD 与特发性肺间质纤维化(IPF)　IPF 是一种慢性、进行性发展的纤维增殖性肺部疾病,主要病理学改变是正常肺泡结构消失,肌成纤维细胞灶形成与细胞外基质过度沉积。目前认为肺泡上皮细胞持续性损伤导致的异常组织修复是 IPF 的主要发病机制。2011 年 IPF 循证医学诊治指南中已将 GER 列入 IPF 发病的主要危险因素之一。近年来多项研究表明 GER 在 IPF 患者中发生率明显高于健康对照组与其他类型的间质性肺疾病。由于研究对象、基础用药情况、检测方法不同,IPF 患者中 GERD 的发生率报道不一,远端食管酸反流发生率为 66%~88%,近端食管酸反流发生率为 33%~71%。

Mays 等在 1976 年采用上消化道造影的方法对 86 例不同病因的肺纤维化患者(包括 48 例 IPF、15 例免疫相关性肺纤维化与 23 例病因已明确的肺纤维化)进行检测,结果显示肺纤维化组 GERD 发生率(44%)与食管裂孔疝发生率(73%)明显高于对照组(分别为 5% 与 19%),而且 IPF 组患者的 GERD 与食管裂孔疝的发生率明显高于其他类型的肺纤维化患者。作者推测长期慢性吸入胃内容物可能是导致肺纤维化的重要原因。研究提示胃食管

反流（GER）与肺纤维化密切相关，遗憾的是该研究并未引起大家足够的重视。直到 1988 年，美国华盛顿大学医学中心 Tobin 等采用 24 小时食管 pH 监测对 IPF 患者中 GER 发生情况进行研究，结果发现在 17 例病理学诊断的 IPF 患者中 16 例发生异常的食管酸反流，GER 发生率显著高于其他病因造成的间质性肺疾病（$P=0.002$），但是在发生 GER 的 IPF 患者中仅有 25% 的患者具有典型的酸反流症状，这提示大部分 IPF 患者可能存在隐匿性 GER。进一步研究结果发现 IPF 患者夜间平卧位时发生反流的时间显著长于对照组，因而作者认为 IPF 患者夜间很容易发生 GER，因此 GER 可能是 IPF 的一种重要致病因素。其后，Salvioli 等的研究结果显示 IPF 患者 GER 的发生率为 68%，其中只有 55% 的患者具有典型反流症状，但是样本数较小（$n=18$）。Han 等进行了一项多中心前瞻性临床研究，他们对连续入选的 67 例 IPF 患者进行 24 小时食管 pH 监测与食管测压，以 133 例难治性哮喘患者作为对照组，结果显示 IPF 患者中 GER 的发生率高达 87%，明显高于哮喘患者（68%）；IPF 患者中只有 47% 的患者具有典型的 GER 症状。Raghu 等对 65 例 IPF 患者进行前瞻性研究，结果发现 GER 的患病率高达 95%，但是其中只有 40% 的患者具有 GER 症状。后来 Savrino 等采用食管阻抗 pH 技术分析了 IPF 患者 GER 的反流性质，该研究共纳入了 40 例 IPF 患者、40 例非 IPF 间质性肺疾病患者、50 例健康志愿者，结果显示 IPF 组患者在总反流事件次数、酸性与弱酸性酸暴露次数、近端食管酸暴露方面均明显高于其他类型的间质性肺疾病组与健康对照组，而且 IPF 患者唾液与支气管肺泡灌洗液（BALF）中胆汁酸与胃蛋白酶的检出率明显高于其他类型的间质性肺疾病，而健康对照组唾液与 BALF 中并未检出胆汁酸与胃蛋白酶，这表明 IPF 患者中 GER 的发生率明显升高，而且同时存在异常的酸反流与碱反流。国内学者进行的两项研究显示 62.3%～66.7% 的 IPF 患者存在病理性食管酸反流，其中只有 37.5%～58.1% 的患者具备典型反流症状，与国外研究结果类似。齐军等的研究结果也显示 IPF 患者 GER 阳性率较高，但是患者往往缺少典型的反流症状。

越来越多的临床研究提示 GER 与 IPF 之间具有较高的相关性，因而提出了 GER 导致肺损伤的假说：在具有易感倾向的人群中，长期慢性吸入反流内容物（包括胃酸、胃蛋白酶与胆汁酸等）可损伤肺泡上皮细胞。肺泡上皮细胞损伤后，上皮细胞异常增生与再上皮化异常修复导致纤维化可能是 GER 导致肺纤维化的重要发病机制。肺泡上皮细胞受损后引起肺泡毛细血管扩张，血浆蛋白渗出到肺泡腔与间质，激活凝血级联反应，造成纤维蛋白沉积。肺泡上皮细胞损伤后还可以分泌结缔组织生长因子、血小板源性生长因子、肿瘤坏死因子 -α、胰岛素样生长因子 -1、内皮素 -1 等多种纤维化细胞因子，促进肺间质纤维化的发生与发展。另一方面，有部分作者认为发生 IPF 后肺顺应性下降，导致吸气时胸膜腔内负压增大，引起食管下端括约肌功能失调，会进一步加重 GER。目前多数作者认为 GER 可能是 IPF 的一个重要致病因素，但是在普通人群中 GER 的患病率远远高于 IPF，因此 GER 可能需要在其他因素，如基因易感性、吸烟、端粒长度缩短的共同参与下，才导致易感个体发病。

近年来一些作者对于 IPF 患者进行抗反流治疗，并取得一定效果，从另一个方面进一步验证了 GER 与 IPF 之间的关系。2011 年 Lee 等进行了一项回顾性研究，入选 204 例 IPF 患者，其中 68 例（33%）具有 GER 相关症状，96 例（47%）患者接受了抗反流治疗，11 例（5%）患者接受了胃底折叠术（尼森手术）治疗。进一步分析结果发现，抗反流治疗结果与胸部高分辨率 CT（high resolution CT，HRCT）肺纤维化评分具有相关性，经过抗酸治疗的 IPF 患者中位生存时间为 1 967 天，而未接受抗酸治疗的 IPF 患者生存时间为 896 天（$HR=0.51$，$P<0.01$）。作者认为抗反流治疗是 IPF 患者生存时间延长的独立预测指标（$HR=0.47$，$95\%CI$ 0.24～0.93）。合并食管裂孔疝的 IPF 患者接受抗反流治疗后肺一氧化碳弥散量（D_LCO）与复合生理指数显著高于未进行抗反流治疗组（$P<0.05$）。这些研究结果提示抗反流治疗对于 IPF 患者的预后可能会产生显著影响，抗反流治疗为 IPF 的治疗提供了新的途径。

3. OSA 与 IPF　研究发现 OSA 患者除了容易发生 GER 以外，还容易发生 IPF，当 OSA 发生 IPF 后可使病情进一步恶化，病死率进一步增加。IPF 患者中 OSA 的患病率显著高于正常人，并常常伴有显著的夜间低氧血症。Lancaster 等于 2009 年观察了 50 例稳定期 IPF 患者，其中 44 例伴发 OSA，伴发 OSA 患者中 10 例为轻度，34 例为中、重度。AHI 与 BMI、颈围呈正相关。2010 年 Mermigkis 等对 34

例新诊断并且没有接受任何治疗的 IPF 患者进行研究，结果显示 20 例（59%）符合 OSA 的诊断标准，其中 15 例为轻度，5 例为中、重度，AHI 与 BMI 呈正相关；患者夜间平均 SpO_2 为 90.9%±3.8%，最低 SpO_2 为 81.7%±5.8%，夜间 SpO_2<90% 的时间占总睡眠时间的比例为 20.8%±28.5%。2013 年 Pistili 等对 17 例 IPF 患者中 OSA 的患病率进行研究，研究除外了 BMI>30kg/m² 或上呼吸道显著病变的患者，结果显示 17 例中有 14 例达到了 OSA 的诊断标准，多为轻度，AHI 与 SpO_2 显著相关，其夜间氧合情况与 Mermigki 的研究结果相似。

目前对于 IPF 患者容易发生 OSA 的可能机制研究不多，据推测 IPF 患者中 OSA 患病率较高的可能机制有：① IPF 为限制性肺疾病，患者肺泡膨胀受限，肺容量减少，肺组织对上呼吸道牵引力减弱，导致上呼吸道容易塌陷，以致夜间睡眠过程中发生低通气与呼吸暂停的机会增加；② IPF 患者常常伴有浅快呼吸，因而容易发生呼吸肌疲劳，同时肺间质纤维化患者常发生换气功能障碍，特别是重度与晚期病例，患者常常处于缺氧状态，呼吸中枢对缺氧的敏感性下降，上述两种因素共同作用从而导致低通气甚至呼吸暂停；③ IPF 患者长期全身性使用激素可引起中心性肥胖，颈部脂肪堆积，从而使夜间容易发生 OSA。

这些推测并不能很好地解释 OSA 与 IPF 之间的关系。我们认为如果将 GER 这一重要的发病环节引入其中，则不难发现由于 OSA 患者容易发生 GER，而 GER 又是诱发 IPF 的重要发病因素，这样就不难解释 OSA 与 IPF 之间的密切关系。因此，我们认为 OSA、GER 与 IPF 三者之间关系十分密切，应当将三者作为一个整体进行研究，为了进一步说明这个问题，我们将这三者之间的关系归纳为图 17-4-1，建议今后应当将 OSA、GERD 与 IPF 三者作为一个有机整体来研究，这样不仅对于 OSA、GER 与 IPF 三者之间的关系会有一个更完整、更科学的认识，同时为 IPF 这样一个临床难题的解决提供新的思路与新的方法。

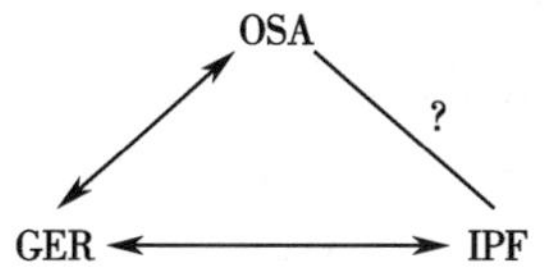

图 17-4-1 OSA、GER 与 IPF 之间的关系

（六）OSA 合并 GERD 的诊断

OSA 合并 GERD 的诊断要求除了具有 OSA 临床表现外还应有 GERD 的临床表现，如烧心、反酸、胸骨后疼痛，还可出现非季节性哮喘、慢性咳嗽、复发性肺炎、特发性肺间质纤维化、慢性咽喉炎、非心源性胸痛等非典型症状。24 小时食管 pH 监测、食管压力监测、食管内镜检查等是诊断 GERD 的方法。内镜检查是诊断具有黏膜损伤的 GERD 的金标准。可以发现食管远端黏膜糜烂、溃疡、狭窄，但应除外其他上消化道疾病。OSA 患者发生 GERD 常常难以发现，同时监测夜间睡眠呼吸与 24 小时食管 pH 对于确诊 OSA 合并 GERD 有很大帮助。对于拟诊的患者或怀疑反流相关的食管外症状的患者，尤其是内镜检查阴性时，可采用质子泵抑制剂（PPIs）作诊断性治疗。采用标准剂量每天 2 次，用药 1～2 周后，GERD 症状显著缓解，有助于 GERD 的诊断。

胃食管 24 小时监测，监测指标包括：① pH<4 的时间占总时间、卧位与立位时间百分比；② pH<4 的发生次数；③ pH<4 持续时间超过 5 分钟的次数；④最长反流时间。对上述指标进行综合评估，以 DeMeester 积分判断有无病理性反流，大于 15 分为阳性，15～50 分为轻度 GERD，51～100 分为中度 GERD，大于 100 分为重度 GERD。

PPIs 试验治疗，如奥美拉唑 20mg，每天 2 次口服，治疗 7 天，若患者症状消失或显著好转，提示为明显的酸相关疾病，在除外消化性溃疡等疾病后，可考虑 GERD 诊断。

（七）OSA 合并 GERD 的治疗

目前尚无统一的治疗方案，主要是针对 OSA 与 GERD 分别进行治疗。

1. GERD 治疗 治疗目的是增强食管的抗反流防御机制，减少反流物对食管的损害，主要措施有以下几个方面：

（1）调整生活方式：将床头抬高 10～20cm，可以减少反流次数，有利于反流物的清除。穿衣服要宽松，腰带不易系得太紧，以免增加腹内压，肥胖者应减重，适当控制食用某些食物，如巧克力、咖啡、辛辣与油腻食物，戒烟、限酒，避免餐后马上睡觉。

（2）避免使用降低食管下端括约肌张力的药物，如钙离子拮抗剂、M 受体拮抗剂、茶碱、安定类等。

（3）治疗药物主要有三大类：抑制胃酸分泌的药物（西咪替丁、雷尼替丁、法莫替丁等，疗程 8～12

周），促进消化道动力的药物（西沙必利、莫沙必利）与黏膜保护药物。抑制胃酸分泌的药物常用 H_2 受体拮抗剂与 PPIs（奥美拉唑、兰索拉唑、泮托拉唑、雷贝拉唑，疗程至少 8 周）。PPIs 抑酸作用确切，症状缓解快，是 GERD 治疗中最常用药物，疗程应 ≥8 周。

近年来开展的内镜下缝合治疗、射频治疗、注射治疗也可酌情选用。如患者不愿长期服药治疗，药物治疗效果不好，出现药物不良反应，食管狭窄、顽固性食管裂孔疝，症状难以控制者，可以考虑外科治疗，腹腔镜胃底折叠术为最常用的手术方法。

2. OSA 的治疗　OSA 的治疗通常采用经鼻持续气道正压通气（nCPAP），除可消除呼吸暂停外，也可控制 GERD，本书已有专门章节介绍，在此不拟赘述。虽然，OSA 与 GERD 的严重程度和事件发生时间上的相关性并不是十分明确，但是两种疾病在治疗上却存在一定关联性。

（1）采用 nCPAP 治疗 OSA 对反流的影响：有资料证实 OSA 患者接受 nCPAP 治疗可以改善夜间 GER，可能的机制是 CPAP 治疗使食管内压增加反射性引起食管下端括约肌收缩。Green 对 181 例 OSA 伴有夜间 GER 患者进行 CPAP 治疗，以观察夜间 GER 的症状改善情况。结果显示，治疗后随访 5～98 个月，发现治疗组夜间 GER 量表参数较治疗前明显改善，夜间 GER 症状减轻率为 48%，而且改善情况与 CPAP 压力呈正相关，说明 OSA 与夜间反流相关。Tawk 等对 16 例 OSA 合并 GER 的患者进行 CPAP 治疗，直至 AHI<10 次 /h 后，家中继续 CPAP 治疗 1 周，对比治疗前后的 AHI、24 小时酸接触时间、直立 24 小时酸接触时间、仰卧 24 小时酸接触时间，结果发现 CPAP 是治疗 OSA 伴 GER 的有效方法。Kerr 等 1992 年即发现 CPAP 治疗不论是对于鼾症还是非鼾症患者，都有减少夜间发生 GER 事件作用。Konermann 等对 23 例奥美拉唑治疗无效的反流性咽喉炎患者采用 nCPAP 治疗，结果显示治疗后反流的主观症状与客观指标都取得了满意的效果。一些研究证实对 OSA 患者进行 CPAP 治疗确实可以改善夜间 GER 症状，但是有证据表明 CPAP 治疗对 GER 的作用可能是通过增加食管内压力而不是通过减少呼吸暂停与觉醒出现的。

（2）抗反流治疗对 OSA 的影响：Friedman 等对 41 例 OSA 伴有 GERD 患者给予兰索拉唑 40mg，每天 1 次，治疗 2～6 个月，结果 32 例治疗后食管

pH 监测正常，OSA 主观参数评价，包括 ESS 评分、VAS 评分及 PSG 监测参数均明显降低，说明抗反流治疗可改善 OSA。Wasilewska 等对 21 例确诊为 OSA 伴有 GERD 的患儿给予奥美拉唑 1mg/（kg•d），餐前 15～30 分钟口服，共治疗 4～8 周，其后复查 PSG 监测与 24 小时食管 pH 监测，结果发现 PPIs 治疗可以改善 OSA 的症状及降低 AHI。Senior 等采用饮食行为疗法联合 30 天 PPIs（奥美拉唑）治疗 10 例 GERD 患者，发现治疗后 AHI 显著改善，AHI 平均下降 31%。Ing 等报道给予 1 个月 H_2 受体拮抗剂（尼扎替丁）治疗的 OSA 患者，觉醒指数较前显著下降，但是并不能降低 AHI 与血氧参数。据肖高辉等报道，18 例有睡眠打鼾与反流症状的患者同时接受 24 小时食管 pH 与压力监测及 PSG 同步监测，对同时患有 GERD 与 OSA 的患者给予西沙必利（10mg，4 次 /d）与奥美拉唑（20mg，2 次 /d），治疗 1 周后重复以上检查，结果显示 7 例患者同时患有 OSA 与重度 GERD，抗 GERD 治疗后 AHI 从（38.9±17.6）次 /h 降低为（15.2±12.3）次 /h（$P<0.002$），最低脉氧饱和度从 77.3%±11.3% 上升到 85.2%±5.6%（$P=0.067$）。反流症状评分从（11.1±3.2）分降到（1.4±1.3）分（$P<0.001$），DeMeester 计分从（127.3±84.2）分降到（10.7±23.5）分（$P<0.05$）。作者认为产生上述效果的原因可能是奥美拉唑通过抑酸使食管内 pH 升高，而西沙必利改善食管动力学，加快食管对酸的清除功能，提高食管下端括约肌张力，使胃排空加快，降低了 GER，从而进一步证实 GER 是 OSA 的高危因素，两者互相加重，只要终止其中一个，均可使 GER 与 OSA 得到缓解。

对腹腔镜胃底折叠术后 20 年随访观察，仍有接近 80% 的 GERD 患者未再出现反酸与烧心。近期季锋等报告了胃底折叠术治疗 GERD 对 OSA 的影响，他们对 18 例 GERD 同时合并 OSA 的患者经腹腔镜进行胃底折叠术治疗，术后随访 1 年，结果发现术后反流总积分由术前 18 分降到术后 0 分（$P<0.05$），术后每例患者反流总积分均 <12 分，嗜睡评分由术前（13±5）分降到术后（7±3）分（$P<0.05$），DeMeester 评分由术前（39±34）分降到术后（10±7）分（$P<0.05$），AHI 由术前（33±18）次 /h，降到术后（7±8）次 /h（$P<0.05$）。夜间最低 SpO_2 由术前 73%±13% 升到术后 88%±4%（$P<0.05$），夜间 SpO_2<90% 的次数由术前（252±130）次降低到术后（57±59）次（$P<0.05$）。作者认为胃底折叠术不仅对 GERD 的

17

食管症状有效,还可以明显改善 OSA 的症状,他们认为两种机制可以解释这种现象:①当反流减少时咽喉部的炎症与水肿会减轻,从而改善上呼吸道阻塞与呼吸暂停;②反流减少时也可以减弱因为反流刺激迷走神经反射性气道痉挛与阻塞。

3. 综合治疗 孙環等报告了 58 例伴有 GERD 与 OSA 患者实施 3 个月综合治疗的效果,结果显示综合治疗后 GERD 症状计分较治疗前明显下降,基本恢复到正常水平,而且 AHI、SpO_2 最低值与 $SpO_2 < 90\%$ 的时间均比治疗前有明显改善($P < 0.05$ 或 $P < 0.01$)。郑诗光等系统地观察了联合治疗老年性 OSA 合并 GERD 的疗效,探讨 nCPAP 联合抗反流药物治疗老年 OSA 合并 GERD 的疗效。48 例老年 OSA 合并 GERD 患者被随机分为空白对照组、nCPAP 治疗组、抗反流药物治疗组,以及 nCPAP 联合抗反流药物治疗组,治疗前与治疗 30 天后复查 ESS 评分、PSG、GERD 诊断问卷进行效果评定。结果显示与治疗前相比,空白对照组的 GERD 问卷评分、AHI、ESS 评分及 SpO_2 无显著变化;nCPAP 治疗组与联合治疗组治疗后 GERD 问卷评分、AHI、ESS 评分均显著降低($P < 0.05$),SpO_2 水平显著升高($P < 0.05$);药物治疗组治疗后 GERD 问卷评分

显著降低,但其他指标没有显著变化;与 nCPAP 治疗组及药物治疗组相比,联合治疗组各项指标的变化更显著($P < 0.05$)。结论认为对于老年 OSA 合并 GERD 患者联合 CPAP 与抗反流药物治疗要比单独采用 CPAP 或抗反流药物治疗效果更好。但是也有不完全一致的报告,陈金湘等对 60 例中重度 OSA 伴有 GERD 患者同时进行 PSG 监测和 24 小时食管 pH 监测,之后将患者随机分为两组,对照组每晚给予 nCPAP 治疗,治疗组在对照组治疗的基础上联合口服埃索美拉唑 40mg/d、枸橼酸莫沙必利 5mg,3 次/d,两组均于治疗后第 3、第 14 天观察 OSA 与 GERD 症状改善情况,并于第 14 天晚重复 PSG 与 24 小时食管 pH 监测。结果显示与对照组相比,治疗组第 3 天的 OSA 改善率与 GERD 症状改善率均有统计学意义($P < 0.05$),治疗后第 14 天 OSA 症状改善率与 GERD 症状改善率均无明显提高,治疗组第 14 天测得的 AHI、最低 SpO_2、pH < 4 时间的百分比、最长反流时间、反流次数、DeMeester 评分与对照组相比差异均无统计学意义。他们认为 nCPAP 是治疗 OSA 伴有 GERD 的有效方法,联合使用抗反流药物并不能提高疗效。

(何权瀛 莫莉)

参考文献

【1】 王林,刘吉祥,秦永欣,等. 阻塞性睡眠呼吸暂停低通气综合征与胃食管反流关系的研究 [J]. 中华耳鼻咽喉头颈外科杂志,2009,44(1):26-30.

【2】 ING AJ, NGU MC, BRESLIN AB. Obstructive sleep apnea and gastroesophageal reflux[J]. Am J Med, 2000, 108 Suppl 4a: 120S-125S.

【3】 ROBERT JJ, HOUCK JR. The effect of acid suppression on upper airway anatomy and obstruction in patients with sleep apnea and gastroesophageal reflux disease[J]. J Clin Sleep Med, 2009, 5(4): 330-334.

【4】 蔡联英,张法灿,刘建红. 阻塞性睡眠呼吸暂停综合征与胃食管反流病关系的研究 [J]. 广西医学,2005,27(11):1710-1711.

【5】 曲玥,叶京英,郑莉,等. 阻塞性睡眠呼吸暂停低通气综合征与胃食管反流病发生的相关性研究 [J]. 中华耳鼻咽喉头颈外科杂志,2012,47(11):899-903.

【6】 SHEPHERD KL, JAMES AL, Musk AW, et al. Gastro-esophageal reflux symptoms are related to the presence

and severity of obstructive sleep apnoea[J]. J Sleep Res, 2011, 20(1 Pt 2): 241-249.

【7】 ZHONG XU, XIAO YI. The relationship between sleep apnea and gastroesophageal reflux[J]. Clin Med of China, 2005, 33(3): 3-15.

【8】 孙環,胡家安,徐志红,等. 胃食管反流病与阻塞性睡眠呼吸暂停综合证的关系 [J]. 上海交通大学学报(医学版),2011,31(1):60-63.

【9】 陈美玲,熊鹰,曾理,等. 胃食管反流病合并高危阻塞性睡眠呼吸暂停综合征的人群特征分析 [J]. 中华内科杂志,2018,57(11):824-829.

【10】 CUMMINGS LC, SHAH N, MAIMONE S, et al. Barrett's esophagus and the risk of obstructive sleep apnea: a case-control study[J]. BMC Gastroenterol, 2013, 13: 82.

【11】 YOU CR, OH JH, SEO M, et al. Association between non-erosive reflux disease and high risk of obstructive sleep apnea in Korean population[J]. J Neurogastroenterol Motil, 2014, 20(2): 197-204.

【12】芮力军，苏梅，张希龙. 持续气道正压通气对伴有哮喘的阻塞性睡眠呼吸暂停综合征患者的影响 [J]. 中华全科医师杂志，2016，9（8）：532-535.

【13】GAGLIARDI GS，SHAH AP，GOLDSTEIN M，et al. Effect of zolpidem on the sleep arousal response to nocturnal esophageal acid exposure[J]. Clin Gastroenterol Hepatol，2009，7（9）：948-952.

【14】钟旭，肖毅. 阻塞性睡眠呼吸暂停低通气综合征与胃食管反流 [J]. 中国临床医生，2005，33（3）：15-16.

【15】PRASSAD B，NYENHUIS SM，WEAVER TE. Obstructive sleep apnea and asthma: associations and treatment implications[J]. Sleep Med Rev，2014，18（2）：165-171.

【16】EKICI A，EKICI M，KURTIPEK E，et al. Association of asthma related symptoms with snoring and apnea and effect on health-related quality of life[J]. Chest，2005，128（5）：3358-3363.

【17】TEODORESCU M，POLOMIS DA，HALL SV，et al. Association of obstructive sleep apnea risk with asthma

control in adults[J]. Chest，2010，138（3）：543-550.

【18】TEODORESCU M，BARNET JH，HAGEN EW，et al. Association between asthma and risk of developing obstructive sleep apnea[J]. JAMA，2015，313（2）：156-164..

【19】RHEE CK，JUNG JY，LEE SW，et al. The Korean Cough Guideline: recommendation and summary statement[J]. Tuberc Respir Dis，2016，79（1）：14-21.

【20】CHAN KK，ING AJ，LAKS L，et al. Chronic cough in patients with sleep-disordered breathing[J]. Eur Respir J，2010，35（2）：368-372.

【21】季锋，汪忠镐，韩新巍，等. 胃底折叠术治疗胃食管反流病对阻塞性睡眠呼吸暂停综合征的影响 [J]. 中华普通外科杂志，2016，31（10）：820-823.

【22】WASILEWSKA J，SEMENIUK J，CUDOWSKA J，et al. Respiratory response to proton pump inhibitor treatment in children with obstructive sleep apnea syndrome and gastroesophageal reflux disease[J]. Sleep Med，2012，13（7）：824-830.

第五节　阻塞性睡眠呼吸暂停与泌尿生殖系统损害

一、OSA 与生殖系统损害

OSA 以睡眠时反复上气道阻塞为特征，引发频繁呼吸暂停、间歇性低氧血症与睡眠中断，导致机体多系统功能障碍，也造成泌尿生殖系统结构与功能改变，包括男性与女性性功能障碍（sexual dysfunction）。

（一）OSA 与勃起功能障碍

OSA 与勃起功能障碍（erectile dysfunction，ED）密切相关，OSA 患者中 ED 甚为常见，早在 20 世纪七八十年代就有研究发现 48% 的 OSA 患者患有 ED，近年有报道 30%～50% 的 OSA 患者发生 ED，最近研究显示，即使去除年龄、肥胖、药物、精神疾病与其他混淆因素，也有高达 28.6% 的 OSA 患者患有 ED。因此，国内外学者公认 OSA 可导致 ED，发生机制可能与 OSA 引发的间歇性低氧血症造成的神经损伤、血管内皮系统功能障碍与内分泌异常有关，目前，可应用睡眠相关勃起（sleep-related erection，SRE）功能监测方法诊断 OSA 导致的 ED，也可用 CPAP 与药物方法对这种 ED 进行治疗。

1. 男性性功能与神经和神经递质

（1）阴茎的自主神经支配：勃起是心理、血管、激素与神经机制相互作用的结果。阴茎由躯体神经与自主神经双重支配，自主神经系统具有调节勃起的基本功能，自主神经支配包括交感与副交感神经，两种神经纤维在骨盆神经丛汇合，阴茎海绵神经起源于骨盆神经丛，由交感神经与副交感神经纤维构成，负责阴茎的神经支配，副交感神经纤维兴奋支配阴茎的勃起，交感神经纤维兴奋调节阴茎松软。

（2）调节阴茎的神经递质与激素介质：阴茎勃起是平滑肌松弛的最终结果，这一过程是由胆碱能、非肾上腺素能、非胆碱能、血管活性肠肽能与钙基因相关肽能神经调节的，来源于非肾上腺素能与非胆碱能的一氧化氮（NO）经由环鸟苷酸依赖途径介导阴茎螺旋动脉与平滑肌舒张，引发勃起。乙酰胆碱也通过肾上腺素能神经元的突触前抑制与刺激血管内皮细胞释放 NO 而促进阴茎勃起。儿茶酚胺与内皮细胞缩血管因子（如前列腺素 $F_{2\alpha}$ 与内皮素）共同作用而抑制勃起，使阴茎变软与缩小。

（3）睡眠与 SRE：SRE 与性刺激导致阴茎勃起的生理机制相类似。SRE 可能具有特殊的生理意义，因为阴茎松软状态下血流进入海绵窦受限，其内血氧分压只有 25～43mmHg，与静脉血水平类似，REM 睡眠期阴茎勃起，血管扩张，血流进入海绵窦，因此，推测 SRE 提供维持勃起功能必需的氧、营养物质并移除代谢废物，对性功能具保护作用。目前，SRE 功能监测是心理性与器质性性功能障碍鉴别诊断的重要客观方法。SRE 功能正常提示阴茎神经、血管与结构均完好无损，所以，心理性性功能障碍患者睡眠时勃起正常，而器质性性功能障碍患者 SRE 则消失或减弱。鉴于 OSA 患者 ED 发病率明显增高，对有性功能障碍临床症状的患者应实施增加 SRE 功能监测的 PSG 监测。

年轻人睡眠时副交感神经较交感神经兴奋性增强，但老年人睡眠时副交感神经兴奋性增强出现障碍则导致不同程度的性功能障碍，研究显示器质性性功能障碍患者睡眠时交感神经支配占优势，REM 睡眠期副交感神经兴奋性较性功能正常者明显降低。因此，促进副交感神经兴奋性降低或交感神经兴奋性增强的疾病状态都可损害正常的勃起功能。

2. OSA 相关 ED 的发病机制

（1）神经机制：OSA 患者清醒时交感神经兴奋性增强，睡眠时进一步增强，REM 睡眠期兴奋性最强，血浆儿茶酚胺水平升高与交感神经兴奋性增强相伴发，尤其夜间血浆儿茶酚胺水平升高更显著，这些交感神经兴奋性与其递质的变化都减弱了维持正常勃起功能的生理机制。

OSA 相关 ED 的另一神经机制可能是骶段脊髓功能异常。应用骶段脊髓反射弧功能测定技术，即量化测定参与控制勃起功能的躯体与自主神经径路功能的方法——阴茎球海绵体反射反应时间测定 OSA 患者勃起功能，结果显示 44% 的 OSA 患者阴茎球海绵体反射反应时间延长，24% 的 OSA 患者该反射消失。骶段脊髓功能异常可能是 OSA 引发的夜间间歇性低氧血症导致的外周神经轴索与髓鞘病变所致。

（2）内分泌机制：正常年轻男性 REM 睡眠期存在睡眠相关的血睾酮水平升高。但 OSA 患者因睡眠中断破坏了这种睡眠相关的血睾酮分泌节律，使患者夜间血睾酮水平升高幅度明显降低。另外，OSA 导致垂体 - 性腺轴功能障碍，造成 OSA 患者夜间血睾酮水平明显低于相同年龄、体重的正常对照组。故血睾酮水平降低是 OSA 相关 ED 的重要发病机制之一。

（3）血管内皮机制：血管内皮细胞产生的 NO 在勃起过程中起重要生理作用，相反，内皮细胞产生的内皮素却具有抑制勃起的效应。研究显示 OSA 患者与正常对照组相比动脉内灌注刺激 NO 合成与释放的乙酰胆碱引起的血管扩张反应明显延迟，表明 OSA 患者血管内皮功能受损。血管内皮细胞功能障碍也表现为具有强烈缩血管功能的内皮素水平升高与舒张血管功能的 NO 水平降低，OSA 诱发的夜间间歇性低氧血症可使血浆内皮素水平显著升高与 NO 水平降低，CPAP 治疗纠正患者夜间低氧可使血浆内皮素水平降低与 NO 水平升高，部分患者 ED 也得到明显改善，提示血管内皮细胞功能障碍导致的血浆内皮素水平升高与 NO 水平降低而抑制勃起功能的效应是 OSA 相关 ED 的发病机制之一。

3. OSA 相关 ED 的诊断　OSA 相关 ED 的诊断程序包括病史采集、体格检查与 SRE 功能监测。

（1）病史采集与体格检查

1）病史采集：询问是否存在不能获得或维持足以达到能够进行性交的阴茎勃起状态。明确患者是否患有可引起 ED 的其他疾病，如糖尿病、冠心病、慢性阻塞性肺疾病、性腺功能减退症、终末期肾病、慢性酒精中毒、脊髓疾病、高脂血症、原发性高血压等。询问患者是否服用影响阴茎勃起功能的药物，如降压药、抗抑郁药、抗雄激素药、抗精神病药、西咪替丁、戒酒硫、阿托品、地高辛、肿瘤化疗药等。

2）体格检查：应行全身体检与阴茎触诊以除外纤维性海绵体炎。

（2）SRE 功能监测：SRE 功能监测为标准 PSG 监测，加上阴茎周径增大（penile circumference increase, PCI）监测与阴茎勃起时硬度监测，或称阴茎弯曲阻抗（penile buckling resistance）监测。

1）监测方法：监测前向患者详细解释监测方法与过程，尤其是阴茎勃起硬度监测过程，取得患者配合。PCI 监测采用两个水银应力带，分别置于阴茎根部与阴茎头冠状沟部。监测前应选择大小合适的应力带并进行应力带校正。应力带大小应以小于松软状态下阴茎周径 0.5cm 为宜，应力带过松可导致假阳性结果，过紧也可导致结果不准确，或者随身体移动而断裂。校正应力带可采用两个周径不同的圆筒，先将应力带套在较细的圆筒上，将放大器电基线调至零，然后将应力带轻缓地移至较粗圆筒上，调整放大器的增益使记录笔摆动一定距离，若两个圆筒周径之差为 20mm，且希望做放大为 1:1 的记录，则应使记录笔摆动 20mm。校正、选择并放置应力带后，即可开始 PCI 监测。阴茎勃起时应力带被拉长、变细,其电阻增大,监测仪将电阻信号转化为相应的阴茎周径长度信号并记录成相应曲线。与 PSG 同步记录后再进行分析。为防止监测过程中应力带断裂或出现其他技术故障,监测结束后可重复一次应力带校正。

　　阴茎勃起时硬度监测可通过一个固定在龟头上的电子或弹簧式加压测力器进行。随压力的增大,勃起的阴茎逐渐出现弯曲,当阴茎弯曲出现时记录压力值,即可结束监测。如果阴茎不出现弯曲,应当压力增大到相当于 1 000g 重量时结束监测。该项监测需要值班技师在观察到阴茎勃起周径达到整夜最大周长（maximum circumference increase, MCI）后迅速进入监测室进行检查,一般于第 2 次勃起时进行,如第 2 次勃起后达到的 MCI 值更大,或第 1 次硬度检查发现异常,应重复进行硬度检查。MCI 时间均很短,故值班技师应事先准备好检查用具,包括测定硬度的加压测力器、照相机与摄像机。测力完成后技师应将勃起的阴茎照相存档,并让患者自己估测阴茎勃起达到最大勃起的百分比。阴茎勃起硬度监测时形状观察与照相记录的意义在于勃起后的形状特征有时对诊断有提示价值,而日间检查时患者可能难以达到 MCI。正常成年男性阴茎勃起时硬度（阴茎弯曲阻抗）应可承受 750～1 200g 重量,少于 500g 提示功能障碍。

　　2）SRE 功能监测记录分析:SRE 功能监测如图 17-5-1 所示,其记录分析参数包括 SRE 出现的频度、程度、持续时间,以及与睡眠指标间的相关性。上述参数的分析需要对每次 SRE 事件记录到的曲线进行分析。该曲线的分析涉及观察勃起过程中的 4 个关键点（图 17-5-1）:① T-up（tumescence up）,指阴茎动脉血流增加致阴茎胀大,周径较基础值增大

2mm 以上,并持续 2 分钟时的点。T-up 还被用来确定从 T-up 点到 T-max 点之间所用的时间。② T-max（tumescence maximum）,指 T-up 后勃起的阴茎周径达到整夜 MCI 75% 时的点。T-max 还指从 T-max 到 T-down 所持续的时间。如果某次 SRE 事件中的 MCI 没有达到整夜 MCI 值,则在该次事件中的 T-max 点为曲线的顶点。如果该次 SRE 事件中 MCI 持续数分钟（呈平台状）,则 T-max 为其中点处。③ T-down（tumescence down）,指阴茎勃起开始消退的时间点,从 SRE 事件曲线上看,为阴茎周径回缩到 75% MCI 时的点,T-down 还指从 T-down 到 T-zero 之间的时间。④ T-zero（tumescence zero）,指 T-down 后阴茎周径回缩到较基础值大 2mm 时的点。完成上述各点的标记与时间计算后便可得出以下一系列参数。

　　Ⅰ. 阴茎勃起的次数（tumescence episodes, TE）:为整夜睡眠期间阴茎勃起次数。与 REM 睡眠重叠时间达到至少 1 分钟的勃起事件被定义为 REM 睡眠相关性勃起事件。

　　Ⅱ. 总勃起时间（total tumescence time, TTT）:为各次阴茎勃起事件中从 T-up 到 T-zero 之间的时间总和,也即每次阴茎勃起过程中,阴茎周径达基础值 2mm 以上水平的持续时间总和,与 REM 睡眠时间总和大致相等,一般为（125±50）分钟。

　　Ⅲ. 总勃起时间占睡眠时间的百分比（percentage total tumescence time, %TTT）:为 TTT 占总睡眠时间（从入睡至最后醒来之间）的百分比。

　　Ⅳ. 总勃起时间占总 REM 睡眠时间的比值（TTT-to-REM sleep ratio, TTT/REM）。

　　Ⅴ. T-max 时间占总 REM 睡眠时间的比值（T-max-to-REM sleep ratio, T-max/REM）。

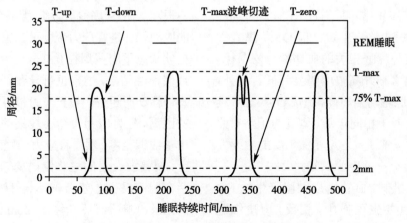

图 17-5-1　SRE 功能监测示意图

Ⅵ. T-up 与 REM 睡眠起始的时间差（T-up-REM sleep onset differential，T-up-REMon）：指从 T-up 点到 REM 睡眠起始之间的时间差。正常人 T-up 可能先于 REM 睡眠而出现，这时 T-up-REMon 为正值，反之为负值。

Ⅶ. REM 睡眠结束到 T-zero 之间的时间差（REM sleep-T-zero offset differential，REMoff-T-zero）：如果一次勃起事件的结束先于 REM 睡眠的结束，则 REMoff-T-zero 为负值，反之为正值。

Ⅷ. T-max 波峰切迹（fluctuations，FLUC）：指在 T-max 波峰上出现切迹，最低点回落到 MCI 的 75% 以下，但未达到基线水平。

3）监测结果的判定

Ⅰ. 达峰时间：正常 REM 睡眠相关性阴茎勃起曲线的上升支，即 T-up 稳定、陡直，从 T-up 点到 T-max 点的时间正常约为 10 分钟。

Ⅱ. 勃起持续时间：正常情况下勃起达到 MCI 后，维持时间一般应与相应的 REM 睡眠持续时间接近。

Ⅲ. 回缩时间：正常情况下，相应 REM 睡眠结束前，勃起的阴茎开始回缩，从 T-down 到 T-zero 一般需时 10～20 分钟，从 REM 睡眠结束到 T-zero 一般持续 5～10 分钟。

Ⅳ. 勃起阴茎硬度：见前述。

Ⅴ. 阴茎勃起过程中的搏动：一般见于 T-up 段与 T-max 开始段，搏动缺如提示可能存在记录伪迹（如并无真正勃起）或存在神经性功能障碍。

4）监测结果判定时的质量控制

Ⅰ. REM 睡眠质量：一定的 REM 睡眠的质与量是出现 SRE 的前提。患者可能由于多种原因而出现 REM 睡眠质量的降低，OSA 本身会影响睡眠的质量，而降低 SRE，但要注意去除 OSA 以外影响 REM 睡眠质量的因素，如监测前 2 天停用对 REM 睡眠有抑制作用的药物（选择性 5- 羟色胺再摄取抑制剂、三环类抗抑郁药物、单胺氧化酶抑制剂、安非拉酮、可卡因及苯二氮䓬类）。另外，第一次在睡眠实验室接受 PSG 监测，患者往往因为睡眠环境的改变而出现所谓"首夜效应"，其主要表现为 REM 睡眠时间减少及潜伏期延长。对怀疑存在明显"首夜效应"的患者，如果第一次检查结果异常，应考虑行第二次监测以核实。

Ⅱ. SRE 为不自主生理现象，睡眠被认为能够掩盖患者清醒状态下的心理因素对阴茎勃起状态的影响。睡眠开始前患者的活动，如观看带性色彩的录像，对 SRE 监测结果无影响。但若患有抑郁症，除了所服用药物外，抑郁症本身对 SRE 可能有不同程度的影响。

（3）OSA 相关 ED 的诊断标准：符合以下三条的 OSA 患者可诊断为 OSA 相关 ED。

1）OSA 患者存在不能获得或维持足以达到能进行性交的阴茎勃起状态至少 6 个月。

2）除外可引起 ED 的其他疾病。

3）SRE 功能监测结果异常。

4. OSA 相关 ED 的治疗

（1）CPAP 治疗：研究显示 CPAP 治疗在纠正睡眠呼吸紊乱同时，可使 25%～75% OSA 相关 ED 患者的性功能障碍得以恢复。CPAP 可能通过纠正呼吸暂停，而提高血浆 NO 水平、改善血管内皮功能、降低交感神经兴奋性与提高血浆睾酮水平使患者 ED 改善。

（2）西地那非或伐地那非：西地那非或伐地那非治疗 OSA 相关 ED 较 CPAP 更为有效，可使 54% OSA 相关 ED 患者的性功能障碍得以恢复。西地那非可通过直接松弛阴茎动脉与海绵体平滑肌而纠正 OSA 相关 ED。

（二）OSA 与女性性功能障碍

1. OSA 相关女性性功能障碍的表现 约 50% 女性 OSA 患者发生性功能障碍。OSA 导致女性性功能障碍表现为：

（1）性要求障碍：为性欲低落，经常或反复出现缺乏性幻想或缺乏接受性活动的愿望。

（2）性唤起障碍：为主观刺激、生殖道润滑与膨大或其他肉体的反应缺乏，包括阴唇、阴蒂的敏感性与充血减少，并缺乏阴道平滑肌的松弛。

（3）性高潮障碍：为经常或反复出现的在充分的性刺激与性唤起后获得性高潮困难、延迟与缺乏性高潮。

（4）性交疼痛：为反复或经常在性交时出现生殖器疼痛，包括阴道痉挛、不充分的润滑、萎缩与外阴疼痛。

2. OSA 相关女性性功能障碍发病机制 OSA 相关的女性性功能障碍可能也与间歇性低氧血症造成神经损伤、血管内皮系统功能障碍、内分泌异常有关。

（1）女性生殖器官受交感神经的腹下丛、副交感神经的盆腔丛与体神经的阴部神经支配，所以 OSA

引发间歇性低氧血症致外周神经轴索与髓鞘病变同样可能参与 OSA 相关的女性性功能障碍的发病，使性活动过程中阴蒂与阴道平滑肌的松弛障碍。

（2）OSA 致血管内皮功能障碍在 OSA 这类女性性功能障碍发病中起关键作用，因血管内皮功能障碍可使性活动中阴蒂与阴道血供不足，生殖道润滑与膨大不足。

（3）女性 OSA 患者血睾酮水平降低，睾酮水平减低与女性性欲下降、性唤起障碍、高潮障碍有关，

因此，血睾酮水平降低参与女性 OSA 患者性功能障碍的发病。

3. OSA 相关女性性功能障碍的治疗　CPAP 可能通过纠正呼吸暂停而提高血浆 NO 水平、改善血管内皮功能、降低交感神经兴奋性与提高血浆睾酮水平，推测同样可改善女性性功能障碍。

西地那非或伐地那非可通过直接松弛女性阴蒂与阴道平滑肌而纠正 OSA 相关女性性功能障碍。

（张立强）

参考文献

【1】 TELOKEN PE, SMITH EB, LODOWSKY C, et al. Defining association between sleep apnea syndrome and erectile dysfunction[J]. Urology, 2006, 67（5）: 1033-1037.

【2】 FANFULLA F, MALAGUTI S, MONTAGNA T, et al. Erectile dysfunction in men with obstructive sleep apnea: an early sign of nerve involvement[J]. Sleep, 2000, 23（6）: 775-781.

【3】 ARRUDA-OLSON AM, OLSON LJ, NEHRA A, et al. Sleep apnea and cardiovascular disease. Implications for understanding erectile dysfunction[J]. Herz, 2003, 28（4）: 298-303.

【4】 HIRSHKOWITZ M, KARACAN I, ARCASOY MO, et al. Prevalence of sleep apnea in men with erectile dysfunction[J]. Urology, 1990, 36（3）: 232-234.

【5】 MAYER P, DEMATTEIS M, PEPIN JL, et al. Peripheral neuropathy in sleep apnea. A tissue marker of the severity of nocturnal desaturation[J]. Am J Respir Crit Care Med, 1999, 159（1）: 213-219.

【6】 LUBOSHITZKY R, ZABARI Z, SHEN-ORR Z, et al. Disruption of the nocturnal testosterone rhythm by sleep fragmentation in normal men[J]. J Clin Endocrinol Metab, 2001, 86（3）: 1134-1139.

【7】 LUBOSHITZKY R, AVIV A, HEFETZ A, et al. Decreased pituitary-gonadal secretion in men with obstructive sleep apnea[J]. J Clin Endocrinol Metab, 2002, 87（7）: 3394-3398.

【8】 PHILLIPS B, NARKIEWICZ K, PESEK CA, et al. Effects of obstructive sleep apnea on endothelin-1 and blood pressure[J]. J Hypertens, 1999, 17（1）: 61-66.

【9】 KARACAN I, KARATAS M. Erectile dysfunction in sleep apnea and response to CPAP[J]. J Sex Marital Ther, 1995, 21（4）: 239-347.

【10】 SCHULZ R, SCHIMIDT D, BLUM A, et al. Decreased plasma levels of nitric oxide derivatives in obstructive sleep apnoea: response to CPAP therapy[J]. Thorax, 2000, 55（12）: 1046-1051.

【11】 IP MS, LAM B, CHAN L, et al. Circulating nitric oxide is suppressed in obstructive sleep apnea and is reversed by nasal continuous positive airway pressure[J]. Am J Respir Crit Care Med, 2000, 162（6）: 2166-2171.

【12】 GONCALVES MA, GUILLEMINAULT C, RAMOSA E, et al. Erectile dysfunction, obstructive sleep apnea syndrome and nasal CPAP treatment[J]. Sleep Med, 2005, 6（4）: 333-339.

【13】 PERIMENIS P, KARKOULIAS K, MARKOU S, et al. Erectile dysfunction in men with obstructive sleep apnea syndrome: a randomized study of the efficacy of sildenafil and continuous positive airway pressure[J]. Int J Impot Res, 2004, 16（3）: 256-260.

【14】 PETERSEN M, KRISTENSEN E, BERG S, et al. Long-term effects of continuous positive airway pressure treatment on sexuality in female patients with obstructive sleep apnea[J]. Sex Med, 2013, 1（2）: 62-68.

【15】 MELEHAN KL, HOYOS CM, HAMILTON GS, et al. Randomized trial of CPAP and vardenafil on erectile and arterial function in men with obstructive sleep apnea and erectile dysfunction[J]. J Clin Endocrinol Metab, 2018, 103（4）: 1601-1611.

二、OSA 与慢性肾脏病

慢性肾脏病（chronic kidney disease，CKD）是世界范围内的一个主要公共卫生问题。据估计有 8%～16% 的人患有 CKD，在美国，大约有 1 900 万成人患有 CKD，近年来 CKD 的患病率逐步上升，它会降低患者的生活质量，增加病死率。CKD 患者在数月至数年内肾功能会逐渐丧失，最终发展为终末期肾病（end-stage renal disease，ESRD）。据估计，到 2030 年美国将有 200 多万人需要透析或移植。因此，识别与管理和 CKD 相关的可改变风险因素非常重要。年龄、性别、糖尿病、高血压、肾小球肾炎与吸烟是众所周知的 CKD 危险因素。OSA 是一种常见的睡眠障碍，其特征是反复发作的上呼吸道塌陷，导致间歇性低氧血症与睡眠中反复唤醒。根据 2005 年美国国家睡眠基金会统计，65 岁以后，每 4 个美国人中有 1 个人有发生 OSA 的风险。年龄、性别、糖尿病、高血压等也是 OAS 的危险因素，OSA 中的低氧血症事件导致的脑组织供氧不足会引起日间嗜睡、疲劳、生活质量下降等表现，这些表现与 CKD 临床特征重叠。

（一）流行病学

最近，OSA 对 CKD 病程进展的潜在影响越来越受到大众的关注。许多流行病学研究表明 OSA 与 CKD 之间可能存在一个双向互为因果的关联。OSA 加速 CKD 的进展，CKD 又加重 OSA，进而进入恶性循环。Lee 等人的队列研究显示，来自中国台湾的 28 044 名受试者，其中 4 674 名受试者被纳入为 OSA 组，23 370 名受试者被纳入为非 OSA 组作为对照组。在研究期间总的 CKD 发生率为 389 例（1.4%），其中 OSA 组出现 CKD 为 119 例（2.5%），非 OSA 组为 270 例（1.2%），对年龄、社会人口统计学特征、居住地区与合并疾病等临床特征校正后，发现与非 OSA 组相比，在随访期间 OSA 组患者发生 CKD 的风险比（HR）为 1.94（95%CI 1.52～2.46）。在所有受试者中有 69 名（0.2%）受试者出现 ESRD，其中 OSA 组有 23 例（0.5%），而非 OSA 组有 46 例（0.2%）出现 ESRD，对年龄、社会人口统计学特征、居住地区与合并症等临床特征进行校正后，发现 OSA 出现 ESRD 的 HR 为 2.20（95%CI 1.31～3.69）。2015 年一项对 3 079 514 名美国退伍军人的年龄、性别、种族与基线肾功能进行校正后的大型临床观察性研究，发现 OSA 事件与出现 CKD 有关。

非 OSA 组有 3 056 272 人，其中 290 037 例[9.5%，15.05（14.99～15.11）/1 000 患者年]发生 CKD，OSA 未治疗组有 21 765 人，其中 5 486 例[25%，38.31（36.93～39.74）/1 000 患者年]发生 CKD，发现 OSA 未治疗组患者肾功能迅速恶化的风险显著升高（OR 1.30，95%CI 1.24～1.35）。Adams 等进行了一项临床研究，2010—2011 年间 812 名男性接受家庭 PSG 监测并行了肾功能数据收集，其 CKD 定义为估算的肾小球滤过率（eGFR）<60ml/（min·1.73m²）与蛋白尿（白蛋白与肌酐比值≥3.0mg/mmol），对年龄、高血压、糖尿病、吸烟、肥胖与非甾体抗炎药使用情况进行校正后，发现患者出现的 CKD 以轻度 CKD 为主（10.5%，n=85），其中肾功能第 1～3 阶段的占 9.7%，而肾功能为第 4～5 阶段占 0.8%，CKD 严重性与 OSA（AHI≥10 次/h）显著相关，出现 CKD 的 OR 为 1.9（95%CI 1.02～3.5）。重度 OSA（AHI≥30 次/h）发生 CKD 的 OR 为 2.6（95%CI 1.1～6.2），而且呼吸努力相关觉醒指数≥7.6 次/h，发生 CKD 的 OR 为 2.3（95%CI 1.1～4.7）。Kraus 与 Hamburger 也报道有 50%～70% 的 ESRD 患者会发生 OSA。这些研究均显示 OSA 患者出现 CKD 肾脏 ESRD 的风险明显升高。

CKD 患者中往往存在液体超负荷。平卧位睡眠时液体可能会从下肢转移到身体的上部，导致患者咽部周围组织的水肿恶化，致使 OSA 病情恶化。Elias 等人研究了在 OSA 与 ESRD 患者中夜间体内液体转移的作用，他们观察了 26 例常规需要血液透析的 ESRD 患者，这些患者总 AHI 为（22.8±26.8）次/h，夜间下肢液体的变化为（−243±278）ml，进行多元回归分析后发现夜间下肢液体的变化与呼吸暂停低通气时间、颈围显著相关，因而他们得出的结论是，夜间体内液体转移的改变与 AHI 发作直接相关，液体超负荷的重新分布可能使 OSA 恶化，这可以通过积极的液体清除对此类患者进行治疗。在另一项对 20 名每周进行 3 次血液透析的 ESRD 患者的研究中，上呼吸道黏膜含水量与颈内静脉容积越大，AHI 越高。Beecroft 等为了确定与 ESRD 相关上气道变化是否促进 OSA 的发展，对 44 例接受常规血液透析的 ESRD 患者与 41 例肾功能正常的受试者采用声反射技术测量咽横截面积研究，发现 ESRD 患者的咽部面积更小，在功能残气量水平时咽腔面积为（3.04±0.84）cm²，对照组为（3.46±0.80）cm²，ESRD 组在残气量水平时咽腔面积为（1.99±0.51）cm²，对照组为（2.14±0.58）cm²，这在某种程度上解释了透析依赖性 ESRD 患者 OSA 高患病率的原因。综上所述，CKD 时液体超负荷导致相关上气道狭窄促进了 OSA 的发生发展。对 ESRD 患者进行强化透析，生物阻抗引导下超滤可以为这些患者提供一种可行的达到合理容量状态的方法，更好的容量控制管理模式可以降低 OSA 的严重程度。其他因素，如代谢性酸中毒、尿毒症性肌病或神经病、贫血、激素失衡、炎症细胞因子与透析过程本身被认为可能与 ESRD 患者 OSA 的高患病率有关。

（二）发病机制

OSA 影响 CKD 发病率的机制尚不清楚。导致 OSA 患者患 CKD 的风险增加可能存在以下几方面的原因：

1. OSA 患者呼吸暂停激活交感神经、肾素 - 血管紧张素系统　OSA 患者夜间反复发作的呼吸暂停引起缺氧与高碳酸血症，可激活交感神经、肾素 - 血管紧张素系统，并增加动脉血压峰值出现的频率，促进高血压，肾小球高滤过。肾小球高滤过学说与肾小管的慢性缺氧假说是 CKD 的主要发病机制，这是由 Brenner 等在 1982 年提出的。其产生机制是，当大量肾单位破坏时，会导致残余肾单位活动代偿性增加以维持清除率与肾小球滤过率（glomerular filtration rate，GFR）在正常范围内。肾小球高滤过是通过扩张入球小动脉而获得的，这会增加肾血流量与肾小球毛细血管压力，虽然在短期内可以维持 GFR 在正常范围内，但长此下去会损害肾小球导致肾小球硬化，从而导致肾损伤。

2. OSA 时慢性间歇性低氧，夜间血氧饱和度降低　肾脏血供丰富，占心排血量的 20%，肾髓质离开血管相对较远，只有 10% 的肾脏血液供应肾髓质。在出现肾脏生理活动间歇性高耗氧和体内低氧状态时，有限的基础较低的氧供与肾髓质高耗氧之间的需求不平衡会导致肾脏对于缺氧的损害异常敏感。

3. 炎症反应、氧化应激反应增加　OSA 气道反复塌陷导致动脉氧合循环改变（缺氧 / 复氧现象）。动脉氧合的这种循环变化已被证明是中性粒细胞氧化触发的主要原因，从而产生全身炎症与氧化状态，缺氧反应转录因子如核因子 κB（NF-κB）、活性氧、C 反应蛋白与某些炎症细胞因子如 IL-6、TNF-α 等在 OSA 患者中升高。强有力的证据表明，无论肾脏疾病的原因是什么，急性与慢性炎症状态

存在于 CKD 与 ESRD 患者，也是导致 CKD 发生发展的重要机制。

4. 内皮功能失调　OSA 夜间间歇性缺氧导致内皮素 -1 释放，它是一种有效的血管收缩剂，也是 OSA 导致高血压抵抗的另一种诱因。有研究对新确诊的从未接受过 OSA 治疗并且没有服用任何药物、未合并任何其他已知疾病的 OSA 患者，进行内皮功能测定，通过对这些患者前臂动脉内输注乙酰胆碱（刺激内皮释放一氧化氮的血管扩张剂）、硝普钠（外源性一氧化氮供体）与维拉帕米（钙通道阻滞剂）的反应来测试阻力血管功能，结果显示 OSA 患者对乙酰胆碱的反应出现血管扩张减弱（P<0.007），但对硝普钠和维拉帕米的反应与对照组无显著差异，此结果提示 OSA 患者有阻力血管内皮依赖性血管舒张功能受损。

5. 醛固酮增多　醛固酮增多在 OSA、CKD 进展的复杂病理生理学中起着重要作用。OSA 时反复的低氧引起的夜间交感神经外流增加导致血管阻力增加，导致肾素 - 血管紧张素 - 醛固酮系统（RAAS）激活，从而增加血浆醛固酮水平。血浆醛固酮增加已被证实与肾小球硬化、肾纤维化与 CKD 进展有关。各种观察研究表明，醛固酮水平升高与 OSA 严重程度相关，导致 CKD 的进展。

6. 蛋白尿增多　过多的蛋白尿也能加速 CKD 的进展，因为它对肾小球与肾小管有毒性作用，刺激肾间质炎症与纤维化的发生。许多研究表明尿白蛋白与肌酐比值（albumin creatinine ration，ACR）是与 OSA 严重程度相关的独立危险因素。Faulx 等人研究了 496 例 OSA 成人患者，平均年龄为（44±17）岁，其中 23% 的患者为轻度 OSA（AHI 5～15 次 /h）、15% 的患者为中度 OSA（AHI>15～30 次 /h）、15% 的患者为重度 OSA（AHI>30 次 /h）。患者的平均 ACR 为 4.3mg/g（四分位间距：2.9mg/g，7.5mg/g），采用线性混合模型评估 AHI 类别与 ACR 之间的关联，并对混杂因素与肾功能不全进行校正，结果显示 AHI 类别与 ACR 显著相关，AHI>30 次 /h 组的 ACR 水平最高 [AHI>30 次 /h 组为（7.87±1.02）mg/g vs. AHI<5 次 /h 组为（5.08±0.41）mg/g，P < 0.006]，此研究提示 OSA 与尿白蛋白排泄增加显著相关。Ursavas 等人的一项在排除了糖尿病、高血压、肾衰竭史、心力衰竭、冠心病、结缔组织病、高血肌酐与尿路感染，以及使用血管紧张素转换酶抑制剂的患者研究中，共纳入了 35 例新诊断的 OSA 患者与 11 例非通气

对照组，发现 OSA 组的尿白蛋白排泄（urinary albumin excretion，UAE）水平显著高于对照组 [（23.3 ± 6.1）μg/min *vs.*（6.5 ± 2.1）μg/min，$P=0.002$]。尿白蛋白排泄水平与脉氧饱和度<90% 的时间（$r=0.503$，$P=0.002$）及 BMI（$r=0.361$，$P=0.033$）呈正相关。回归分析显示，患者脉氧饱和度<90%的时间（$r=0.504$，$P<0.0001$）是 UAE 的风险因素，而与年龄、体重指数无关。此研究表明尿白蛋白排泄水平升高与非高血压/非糖尿病 OSA 相关，与年龄、体重指数无关。这表明 OSA 是尿白蛋白排泄水平升高的独立危险因素。

7. OSA 与胰岛素抵抗、代谢综合征（MS）密切相关，而胰岛素抵抗与 MS 本身也是 CKD 的高危因素。OSA 的缺氧与睡眠碎片会诱导葡萄糖代谢失调与胰岛素抵抗。118 例非糖尿病受试者均接受了 PSG 监测和静脉葡萄糖耐量试验，发现与正常人（AHI<5 次/h）相比，轻度、中度与重度睡眠呼吸障碍（SBD）患者的胰岛素敏感性分别降低 26.7%、36.5% 与 43.7%，且这些改变与患者年龄、性别、种族及体脂百分比无关。而且中度至重度 SBD 患者的胰腺 β 细胞功能也降低，SBD 患者葡萄糖自身代谢效能与呼吸事件相关唤醒的频率负相关。从而提示了 SBD 与胰岛素敏感性、葡萄糖自身代谢效能与胰腺 β 细胞功能受损有关。这可能增加 SBD 患者糖耐量减低与 2 型糖尿病的风险。而糖耐量减低与 2 型糖尿病本身就是 CKD 的危险因素。此外，据报道 OSA 与 MS 的总体患病率独立相关，据报道 OSA 患者发生 MS 的风险为 1.72 倍。MS 本身就是 CKD 的独立危险因素。Lee 等人的一项关于 1 732 名受试者（1 482 名男性与 250 名女性）的研究发现 MS 的患病率为 29.2%（$n=505$）。在 MS 患者中，CKD 患病率随 OSA 严重程度逐渐增加，轻度、中度或重度 OSA 患者分别为 7.4%、12.5% 与 15.8%（$P=0.025$）。校正所有 MS 的个体因素后，AHI 每增加 10 次/h，CKD 患病率增加 1.15 倍（95%CI 1.036~1.280，$P=0.009$）。

总之，OSA 可诱导交感神经活化，并相应增加动脉血压、内皮细胞功能失调、血管炎症，以及慢性炎症状态、尿蛋白增多、胰岛素抵抗等，加之本身导致体内反复低氧，这些都可能在 CKD 的多因素病因中发挥作用。

（三）临床特征

合并 CKD 患者的 OSA 表现通常缺乏 OSA 的典型特征，包括打鼾、呼吸暂停与日间嗜睡，这导致了 CKD 患者合并的 OSA 在临床不易被察觉，易被临床医师与患者忽视，导致较高的漏诊率。慢性疲劳、尿毒症或药物副作用等与 CKD 相关的特征，在容量过多的情况下交感神经活性增强可能阻碍过度嗜睡的发展，可能掩盖了患者主观性嗜睡的主诉。

一些用来客观筛查存在 OSA 高危风险的工具，如柏林问卷（BQ）、调整后的颈围（ANC）与 STOP-Bang 问卷在肾功能正常患者中筛查 OSA 的有效性已经得到验证，但是是否在 CKD 与 ESRD 患者中仍有效呢？Nicholl 等发现 OSA 筛查工具在 CKD 与 ESRD 人群中的准确度有限，这些筛查工具在 CKD 患者的准确度在 45% 到 69% 之间，当患者的呼吸紊乱指数分别为 15 次/h 与 30 次/h 时，这些筛查工具在 ESRD 患者的准确度在 51% 到 71% 之间。在 CKD 与 ESRD 患者中，ANC 是最准确的筛查工具。而 BQ 无法区分 CKD 与 ESRD 患者是否存在 OSA 等。因而在 CKD 中高度怀疑 OSA 的患者，仍需要进行客观的 PSG 检查进行确诊。同时对于有 OSA 的患者（特别是中重度的患者），有糖尿病、高血压、代谢综合征合并症的患者在常规体检中也应注意肾脏功能、尿蛋白等的筛查。

（四）治疗方法

1. CPAP　OSA 可用气道正压疗法（CPAP 或 BPAP）治疗。CPAP 仍然是 OSA 最广泛使用的治疗方法。研究表明，适当使用 CPAP 可减少夜间呼吸暂停发作，从而更好地控制高血压，治疗 1 周后患者的肾小球滤过功能较前明显改善。研究表明 OSA 患者肾小球呈高滤过状态，这与出现 OSA 相关性肾病有关。CPAP 可通过改善 OSA 患者肾小球滤过分数来预防 CKD。此外 CPAP 还可以改善内皮一氧化氮的基线释放，刺激全身循环中内皮依赖性血管舒张。Lattimore 等人评估 10 例中度 OSA 患者的内皮功能，在 CPAP 治疗前后对其进行了详细的前臂血管反应性研究，发现 CPAP 治疗后，内皮依赖性的乙酰胆碱扩张显著增加，静息一氧化氮生成也较高，这提示 CPAP 治疗可改善内皮功能，这可能是 CPAP 可以改善 OSA 患者全身与血管功能的潜在机制。一项 12 个月的经鼻 CPAP 治疗临床研究发现经鼻 CPAP 显著降低了 eGFR 下降率。经鼻 CPAP 治疗显著改善轻度 OSA 患者的 eGFR、AHI、平均 SpO_2 及 SaO_2<90% 的时间，同时经鼻 CPAP 也改善中重度 OSA 患者的收缩压

和 / 或舒张压、尿蛋白水平、eGFR、AHI、平均 SpO_2 与 $SpO_2 < 90\%$ 的时间。上述研究表明，适当使用 CPAP 能有效地降低血压、改善 OSA 患者肾小球滤过功能，改善内皮功能，进而减缓 CKD 的进展。

2. 肾脏替代疗法的作用 在接受血液透析治疗的 ESRD 患者中，强化透析技术已被证明可以改善 OSA 的严重程度。有研究提示传统的血液透析不能降低慢性肾衰竭患者的 OSA 患病率或严重程度。夜间血液透析是一种新技术，比传统的血液透析能更好地清除尿毒症毒素。Hanly 等人进行了一项有趣的夜间透析研究，对 14 例患者在每周的 3 天内接受常规血液透析 4 小时后给予夜间 PSG 监测。治疗 1 周后这些患者可调整为夜间进行血液透析治疗（每周 6~7 天的晚上给予 8 小时的夜间血液透析），发现在进行夜间血液透析期间患者的平均血肌酐浓度显著低于常规血液透析 $[(342 \pm 101)\mu mol/L$ *vs.* $(1\,131 \pm 287)\mu mol/L，P < 0.001]$。从常规血液透析转为夜间血液透析后 AHI 从 (25 ± 25) 次 /h 降至 (8 ± 8) 次 /h$(P = 0.03)$。其中有 7 例 OSA 患者改善更加显著，AHI 从 (46 ± 19) 次 /h 降至 (9 ± 9) 次 /h $(P = 0.006)$，同时使患者的最低脉氧饱和度 (SpO_2) 从 $89.2\% \pm 1.8\%$ 增至 $94.1\% \pm 1.6\%(P = 0.005)$。这 7 例患者进行夜间血液透析期间，未进行血液透析时 AHI 大于夜间血液透析时 AHI，但总体值仍低于常规血液透析期间 AHI$(P = 0.05)$。这提示夜间血液透析可纠正与慢性肾衰竭相关的 OSA，也可以改善肾功能。其机制是慢性肾衰竭患者液体超载，易发生上气道水肿，同时在尿毒症肌病或神经病变时肌肉张力也降低，易发生上呼吸道阻塞，而从传统模式的日间透析模式转换为夜间模式后，可更加有效地控制液体的超负荷与改善尿毒症症状，从而改善 AHI 与肾功能。已经证明夜间血液透析可以改善接受常规血液透析患者的 OSA。

夜间腹膜透析（night peritoneal dialysis，NPD）对接受持续性不卧床腹膜透析（continuous ambulatory peritoneal dialysis，CAPD）患者的 OSA 是否有效呢？24 例腹膜透析患者在 NPD 期间给予第一次 PSG 监测，随后在他们接受 CAPD 治疗稳定后进行第二次 PSG 监测，研究发现 NPD 期间 OSA 患病率为 4.2%，CAPD 期间则为 $33.3\%(P = 0.016)$，AHI 从 NPD 时的 (3.4 ± 1.34) 次 /h 增加到 CAPD 时的 (14.0 ± 3.46) 次 /h$(P < 0.001)$。使用生物电阻抗分析，在 NPD 稳定期间全身含水量明显低于 CAPD$[(32.8 \pm 7.37)$L *vs.*

(35.1 ± 7.35)L，$P = 0.004]$。睡眠期间 NPD 使全身水 $[(-2.81 \pm 0.45)$L *vs.* (-1.34 ± 0.3)L，$P = 0.015)]$ 与水化率 $[(-3.63\% \pm 0.64\%)$ *vs.* $(-0.71\% \pm 0.52\%)$，$P = 0.005)]$ 显著降低。肺功能测试从 NPD 转为 CAPD 前后保持不变。这些表明，在 OSA 患者中睡眠时 NPD 比 CAPD 能更大程度地降低全身水、水化率，这与睡眠期间更好的液体清除导致的肾衰竭有关。另一项研究也提示腹膜透析后体积磁共振成像显示 CKD 患者的咽部体积与横截面积会减小。

肾移植是否能改善 OSA 呢？24 例因肾移植而入院的 ESRD 患者，在移植前一晚使用便携式记录仪进行睡眠研究。在这些患者中，20 例可以在移植后 2 周耐受整夜睡眠监测，发现 AHI 在移植前的中位值为 13.5 次 /h（2~40 次 /h），移植后为 4.5 次 /h（0~20 次 /h）$(P = 0.003)$，其中 8 例 AHI 出现显著改善（AHI 下降等于或大于 50% 与 / 或 AHI 小于 10 次 /h），这些结果表明，肾移植可立即改善 ESRD 患者 OSA 的病情。也有结果显示移植对 AHI 改变不明显，在一项 34 例无糖尿病的 ESRD 患者进行的研究中，移植前 9 例（26.5%）患者与移植后 7 例（20.6%）患者出现 AHI≥5 次 /h，在研究阶段未发现平均 AHI 显著降低 $[(5.3 \pm 7.3)$ 次 /h *vs.* (3.1 ± 4.5) 次 /h，$P > 0.05)]$，但肾移植显著改善睡眠结构，肾移植后睡眠深度阶段的百分比显著升高，N1 期的时间明显减少，睡眠效率有上升趋势，觉醒次数也有所减少。综上所述，对于 CKD 患者的肾脏替代疗法，既可以改善肾功能，亦可以降低 OSA 患者的 AHI、改善睡眠结构等，使患者进入良性循环。

3. 降压治疗 OSA 合并 CKD 的患者选取何种降压药物更为合适呢？在高血压患者中液体移位与 OSA 密切相关。2014 年 Kasai 等人进行了一项研究，对未经控制治疗的高血压患者进行夜间 PSG 监测，并测量这些患者夜间下肢液体体积与颈围的变化。AHI > 20 次 /h 的患者（$n = 16$）给予美托拉宗 2.5mg 与螺内酯 25mg 连续治疗 7 天，之后每天剂量增加 1 倍，继续治疗 7 天。再次进行 PSG 与夜间下肢液体体积和颈围监测。此研究发现强化利尿剂治疗使 AHI 从 (57.7 ± 33.0) 次 /h 降至 (48.5 ± 28.2) 次 /h$(P = 0.005)$，夜间下肢液体体积变化从 (-418.1 ± 177.5)ml 降至 (-307.5 ± 161.9)ml $(P < 0.001)$，夜间颈围变化从 (1.2 ± 0.6)cm 降至 (0.7 ± 0.4)cm$(P < 0.001)$。夜间下肢液体减少量与 AHI 指数下降呈明显相关（$r = -0.734，P = 0.001$）。

夜间腿部液体体积的改变也与患者早晨血压变化显著相关（收缩压：$r=0.708$，$P=0.002$；收缩压：$r=0.512$，$P=0.043$）。研究结果进一步证明，睡眠时从下肢到颈部的液体再分布会加重高血压患者OSA的病情，进而加大高血压患者降压难度，而强化利尿治疗，在这种情况下可以改善这些患者的血压，并降低AHI。

在难治性高血压患者中OSA非常常见，OSA的患病率为80%～85%，原发性醛固酮增多症在难治性高血压患者中也很常见，20%的难治性高血压患者已被证实患有原发性醛固酮增多症。一项研究表明与没有醛固酮增多的受试者对比，难治性高血压与原发性醛固酮增多症受试者的OSA严重性显著相关。另一项研究中发现难治性高血压患者的醛固酮水平与OSA严重程度呈正相关，但在年龄、体重指数与OSA严重程度相似而非难治性高血压的对照组中，醛固酮水平与OSA严重程度不呈正相关。Gaddam等通过评估盐皮质激素受体拮抗剂对难治性高血压患者OSA严重程度的影响来直接验证这一假设，12例难治性高血压（临床血压≥140/90mmHg，服用3种以上降压药物，包括噻嗪类利尿剂）合并OSA（AHI≥15次/h）患者在接受螺内酯（25～50mg/d）治疗前与8周后进行了全面PSG检查。研究发现AHI[$(39.8±19.5)$次/h $vs.$ $(22.0±6.8)$次/h，$P<0.05$]与氧减指数[$(13.6±10.8)$次/h $vs.$ $(6.7±6.6)$次/h，$P<0.05$]明显降低，而且患者的血压也显著降低，24小时收缩压从$(147±13)$mmHg降至$(130±19)$mmHg（$P<0.025$），24小时舒张压从$(82±14)$mmHg降至$(72±11)$mmHg（$P<0.051$）。盐皮质激素受体拮抗剂治疗可显著降低OSA的严重性，主要是通过抑制醛固酮介导的慢性液体潴留而发挥治疗作用。

虽然血管紧张素转换酶抑制剂（ACEI）在OSA患者中使用频繁。但Cicolin等报告了1例OSA患者在依那普利治疗期间出现咳嗽、上呼吸道症状与日间嗜睡，在睡眠期间AHI增加，停用依那普利并开始利尿剂治疗（氢氯噻嗪＋螺内酯）1个月后，患者的症状与AHI改善。观察到其他4例患有ACEI诱发咳嗽的OSA患者也有类似的表现。依那普利治疗期间与停药后的平均AHI分别为$(33.8±21.0)$次/h与$(20.0±17.0)$次/h（$P=0.04$）。呼出的一氧化氮是气道炎症的标志物，在依那普利治疗期间呼出的一氧化氮增加[$(15.0±4.3)$ppb]，停药后减少

[$(9.0±2.6)$ppb]（$P=0.03$）（$1ppb=10^{-9}$）。4例OSA患者在退出ACEI治疗之前或之后均未出现咳嗽症状，但AHI与呼出的一氧化氮无明显差异。这些发现表明，ACEI治疗可能通过诱导上呼吸道炎症导致OSA。ACEI在难治性高血压OSA患者中受到限制，这需要更多更大型的临床与基础相关研究来进一步探索。

有研究也显示了钙通道阻滞剂可能对OSA高血压患者的睡眠时间产生负面影响。一项对186例OSA高血压患者的研究中，其中男性119例（64%），所有患者至少服用1种降压药物，包括ACEI（37%）、β受体阻滞剂（35%）、血管紧张素受体阻滞剂（32%）、利尿剂（29%）与钙通道阻滞剂（21%），作者进行多元回归分析结果显示，钙通道阻滞剂的使用是与总睡眠时间长短呈负相关的唯一因素。钙通道阻滞剂的使用与总睡眠时间显著减少及睡眠效率降低相关。其他抗高血压药物，包括利尿剂与β受体阻滞剂，均与睡眠障碍无关，这也可能限制了钙通道阻滞剂的运用。

在OSA受试者中，每一次睡眠呼吸紊乱发作本身都可能引起反射性心动过缓与心动过速，以及频繁的心动过缓，这可能是由β受体阻滞剂的负性变时效应所致。在没有使用CPAP的情况下，在严重低氧血症的情况下，心率与心脏后负荷显著增加，可能会引发间歇性心脏缺血，甚至梗死。因此，β受体阻滞剂可减轻阻塞性呼吸暂停的急性神经循环反应。然而，许多学者担心它们的负性变时效应可能会加重对呼吸暂停的急性缓慢节律反应的严重性。

（五）总结

与健康人相比，CKD患者中OSA更常见。OSA、CKD之间存在多种机制。有足够的证据表明适当地治疗OSA可以改善血压控制，减缓CKD的进展，同时对ESRD患者尽早给予夜间透析替代性治疗也反过来减少OSA的发生，减轻OSA的严重性。因此，对于存在CKD的患者应当警惕发生OSA。当临床怀疑OSA时应转诊进行睡眠呼吸监测，以便及时诊断与治疗OSA。当诊断为OSA时尽早给予CPAP治疗，并告知可能出现肾功能恶化、血压难以控制的可能，以提高患者的依从性。在进行透析的ESRD患者中，应确保患者控制适当液体量，并尽可能地调整为夜间透析治疗，以防止夜间容量过载与夜间平卧后液体转移，诱发OSA与高血压

恶化。而在降压方面，在 CKD 合并 OSA 的患者中常常合并难治性高血压，尽量选择强化利尿剂与盐皮质激素受体拮抗剂进行治疗。未来需要更多的基础研究来明确 OSA 导致 CKD 甚至 ESRD 的机制，寻找更多治疗靶点，并通过临床多中心随机对照试验来明确各种治疗方案的有效性。

（翁翠莲　林兴盛　刘庆华　黄龙）

参考文献

【1】 JHA V, GARCIA-GARCIA G, ISEKI K, et al. Chronic kidney disease: global dimension and perspectives[J]. Lancet, 2013, 382（9888）: 260-272.

【2】 KALAMAS AG, NIEMANN CU. Patients with chronic kidney disease[J]. Med Clin North Am, 2013, 97（6）: 1109-1122.

【3】 KENDZERSKA T, MOLLAYEVA T, GERSHON AS, et al. Untreated obstructive sleep apnea and the risk for serious long-term adverse outcomes: a systematic review[J]. Sleep Med Rev, 2014, 18（1）: 49-59.

【4】 AZIZ F, CHAUDHARY K. The triad of sleep apnea, hypertension, and chronic kidney disease: a spectrum of common pathology[J]. Cardiorenal Med, 2016, 7（1）: 74-82.

【5】 LEE YC, HUNG SY, WANG HK, et al. Sleep apnea and the risk of chronic kidney disease: a nationwide population-based cohort study[J]. Sleep, 2015, 38（2）: 213-221.

【6】 MOLNAR MZ, MUCSI I, NOVAK M, et al. Association of incident obstructive sleep apnoea with outcomes in a large cohort of US veterans[J]. Thorax, 2015, 70（9）: 888-895.

【7】 ELIAS RM, CHAN CT, PAUL N, et al. Relationship of pharyngeal water content and jugular volume with severity of obstructive sleep apnea in renal failure[J]. Nephrol Dial Transplant, 2013, 28（4）: 937-944.

【8】 SHAMSUZZAMAN AS, GERSH BJ, SOMERS VK. Obstructive sleep apnea: implications for cardiac and vascular disease[J]. JAMA, 2003, 290（14）: 1906-1914.

【9】 RODRIGUES CJ, MARSON O, TOGEIRO SM, et al. Sleep-disordered breathing changes after kidney transplantation: a polysomnographic study[J]. Nephrol Dial Transplant, 2010, 25（6）: 2011-2015.

【10】 LAVIE L, LAVIE P. Molecular mechanisms of cardiovascular disease in OSAHS: the oxidative stress link[J]. Eur Respir J, 2009, 33（6）: 1467-1484.

【11】 DEMPSEY JA, VEASEY SC, MORGAN BJ, et al. Pathophysiology of sleep apnea[J]. Physiol Rev, 2010, 90（1）: 47-112.

【12】 LEE YJ, JANG HR, HUH W, et al. Independent contributions of obstructive sleep apnea and the metabolic syndrome to the risk of chronic kidney disease[J]. J Clin Sleep Med, 2017, 13（10）: 1145-1152.

【13】 NICHOLL DD, AHMED SB, LOEWEN AH, et al. Diagnostic value of screening instruments for identifying obstructive sleep apnea in kidney failure[J]. J Clin Sleep Med, 2013, 9（1）: 31-38.

【14】 LI X, LIU C, ZHANG H, et al. Effect of 12-month nasal continuous positive airway pressure therapy for obstructive sleep apneaon progression of chronic kidney disease[J]. Medicine（Baltimore）, 2019, 98（8）: e14545.

【15】 HANLY PJ, PIERRATOS A. Improvement of sleep apnea in patients with chronic renal failure who undergo nocturnal hemodialysis[J]. N Engl J Med, 2001, 344（2）: 102-107.

【16】 ADAMS RJ, APPLETON SL, VAKULIN A, et al. Chronic kidney disease and sleep apnea association of kidney disease with obstructive sleep apnea in a population study of men[J]. Sleep, 2017, 40（1）.

【17】 KASAI T, BRADLEY TD, FRIEDMAN O, et al. Effect of intensified diuretic therapy on overnight rostral fluid shift and obstructive sleep apnoea in patients with uncontrolled hypertension[J]. J Hypertens, 2014, 32（3）: 673-680.

【18】 NETZER NC, STOOHS RA, NETZER CM, et al. Using the Berlin Questionare to identify patients at risk for the sleep apnea syndrome[J]. Ann Intern Med, 1999, 131: 485-471.

【19】 WOLF J, DROZDOWSKI J, CZECHOWICZ K, et al. Effect of beta-blocker therapy on heart rate response in patients with hypertension and newly diagnosed untreated obstructive sleep apnea syndrome[J]. Int J Cardiol, 2016, 202: 67-72.

第六节 阻塞性睡眠呼吸暂停与肿瘤

大量的研究表明 OSA 可导致多个系统并发症，如心血管系统疾病、内分泌代谢紊乱、泌尿生殖功能障碍及认知功能异常等，因此，目前它已被公认为一种全身性系统性疾病。近年来，随着对 OSA 研究的深入，越来越多的证据显示 OSA 与肿瘤的关系密切。本文将就 OSA 与肿瘤的关系进展进行阐述。

一、OSA 与肿瘤相关的流行病学

西班牙一项多中心临床队列研究报告发现，相对于不患 OSA 的患者，OSA 患者的肿瘤发病率更高。Campos-Rodriguez 等对 4 910 例既往无肿瘤病史的 OSA 患者进行了研究，并随访了 4.5 年，以脉氧饱和度 <90% 占夜间睡眠时间百分比（TSat90）作为 OSA 的严重程度指标，在校正混杂因素后，以 TSat90 小于 1.2% 作为对照，TSat90 在 1.2%~12% 范围与大于 12% 的肿瘤发病率的风险比分别为 1.58 与 2.33。在进一步的分层分析中，发现 TSat90 与年龄小于 65 岁的患者及男性患者的肿瘤发病率相关。此项研究首次揭示了 OSA 与肿瘤的发病相关。

越来越多关于 OSA 与肿瘤的流行病学和临床研究正在逐渐揭示两者之间的相关性。来自韩国首尔的一项病例对照研究显示，OSA 与发生晚期结直肠肿瘤的风险相关，在校正混杂因素后，OSA 患者发生晚期结直肠肿瘤的概率是对照组的 3.03 倍（$OR=3.03$，95%CI 1.44~6.34）。对来自中国台湾健康保险数据库 2000—2003 年确诊为 OSA 的 23 055 例患者进行了 10 年随访，在校正混杂因素后，研究发现 OSA 与非 OSA 的原发性中枢神经系统肿瘤的发病密度（incidence density）分别为 2.14 与 1.28。Christensen 等研究观察了 5 894 例 OSA 患者日间症状，将观察人群按年龄分组，研究结果表明 50 岁以下并且日间极度嗜睡的患者肿瘤发病率是对照组的 4.09 倍。

2012 年，威斯康星睡眠队列研究对 1 522 例患者进行了长达 22 年的随访研究，研究结果显示：罹患轻、中、重度 OSA 的肿瘤患者其病死率分别为对照组（即单纯肿瘤患者）病死率的 1.1、2.0、4.8 倍；AHI≥30 次/h 的肿瘤患者病死率高达 7.27%，为对照组患者的 4.8 倍；同时，该研究小组依照夜间低氧程度将患 OSA 的肿瘤患者分为轻、中、重度低氧组，研究发现其病死率分别为对照组的 0.6、1.9、7.6 倍，发现各组患者的 TSat90 与其患者病死率具有极大的相关性。来自澳大利亚 Busselton 的一项基于社区的队列研究也证明了两者的相关性，Nathaniel 等对 397 例 OSA 患者进行了 20 年的评估，研究结果显示：中、重度 OSA 患者肿瘤病死率的估计值（$HR=3.4$）与美国威斯康星睡眠研究中心的研究结果——中、重度 OSA 肿瘤患者的病死率分别为单纯肿瘤患者的 2.0 与 4.8 倍一致。

OSA 与肿瘤发生发展相关性逐渐被揭示，不仅如此，近年来发现 OSA 与一些特定组织学类型肿瘤的发生发展也具有相关性。Christensen 等研究者收集了 5 894 例日间出现 OSA 临床症状患者，按年龄分组，发现年龄 <50 岁的患者组比对照组肿瘤发生率高 4.09 倍，同时发现日间嗜睡患者病毒/免疫相关性肿瘤（如白血病、黑色素瘤等）与酒精相关性肿瘤（如肝癌、肠道肿瘤等）的发生率分别为对照组的 2.73 倍与 4.92 倍；睡眠呼吸障碍症状严重患者具有较高吸烟相关肿瘤发生风险。随后，Zhang 等研究者对具有结肠癌危险因素的 1 973 例患者经过 22 年观察，发现日睡眠 >7 小时的患者结肠癌发生率比日睡眠 >5 小时的患者高，研究认为长的睡眠时间伴有规律打鼾患者之所以结肠癌发病率增加，可能与睡眠呼吸暂停及暴露于间歇性低氧环境有关。另外，Chen 等研究者收集了 2000 年到 2003 年间新诊断的 23 055 例 OSA 患者，将他们按照年龄、性别与纳入该项研究中的健康者相匹配，经过近 10 年的随访研究发现：相较于健康对照组，OSA 组患者罹患原发性中枢神经肿瘤的风险比为 1.54。

综上所述，OSA 人群无论是肿瘤发病率还是病死率都呈增高趋势，且与 OSA 的低氧程度及持续时间密切相关；同时，越来越多的证据也显示 OSA 人群与多种特定类型的肿瘤发生发展相关。吸烟、饮酒及病毒/免疫相关的肿瘤与 OSA 关系更为显著，不良的生活习惯与机体免疫功能低下，也增加了 OSA 患者发生肿瘤的风险。

二、OSA 促进肿瘤发生发展的机制探讨

流行病学提供了 OSA 患者肿瘤发病率与病死率均增高的证据，那么 OSA 是通过何种机制影响了肿瘤的发生与发展？虽然 OSA 与肿瘤发生发展的具体机制仍不确切，但以往的研究不乏关于 OSA

特征性致病因素——间歇性低氧和睡眠剥夺与肿瘤发生发展关系的研究,下面将一一阐述。

(一) OSA与肿瘤相关的动物实验

大量流行病学资料显示OSA患者的肿瘤发病率与病死率有增高趋势,既往研究最多的是OSA特征性的间歇性低氧和睡眠片段化与肿瘤发生发展的机制,这些研究与上述大量流行病学和临床资料显示的结果相一致。

1. 间歇性低氧(intermittent hypoxia,IH) 在2006年时就有研究发现暴露于IH条件下的内皮细胞表型会发生改变,可耐凋亡、放疗抵抗、运动能力增加,内皮细胞分泌血管生长因子的上调可导致血管重塑与血管生成,从而促进肿瘤的生长与转移。进一步的动物实验表明,与处于正常氧条件下的肿瘤小鼠相比,暴露于IH条件下的肿瘤小鼠放疗后肿瘤生长速度更快。在过去的5年间,模拟IH与肿瘤关系的动物研究越来越多,主要集中在肺癌与黑色素瘤模型。Almendros模拟了OSA患者经历的IH,发现与常氧对照组相比,肿瘤小鼠在IH的条件下出现肿瘤肺转移的数量增多、体积增大与肿瘤内坏死的体积增大,并且研究还发现当小鼠皮下或静脉内注射黑色素瘤细胞时,不论是肿瘤的早期还是晚期,暴露于IH条件下更容易出现转移。2018年我们的相关研究也证实上述观点。

2. 睡眠片段化(sleep fragmentation,SF) 将接种肺癌细胞的小鼠暴露于SF与睡眠持续(sleep continuous,SC)的环境中,结果发现SF暴露组的肿瘤大小与重量明显增加,侵袭性更强。Nair等研究让小鼠睡眠期间处于间断觉醒状态,而不减少睡眠总时间,1周后给小鼠皮下种瘤,4周后观察肿瘤的大小,其研究结果与上述研究结果一致。

(二) OSA与肿瘤发生发展的可能机制

1. 低氧诱导因子-1(hypoxia inducible factor-1,HIF-1) HIF-1是一种低氧诱导产生的最重要的转录激活因子,大量研究发现HIF-1在OSA模式IH引起多系统损伤中起着重要作用。HIF-1的激活是细胞内大部分低氧相关事件发生的促发者,它可调控或激活超过150种基因的表达,进而参与血管生成、肿瘤转移、肿瘤细胞代谢等过程。HIF-1是由HIF-1α、HIF-1β两个亚基构成的异源二聚体,其中HIF-1α是氧调节亚基,因此它决定HIF-1的活性;在常氧情况下,HIF-1α被脯氨酸羟化酶(prolyl hydroxylase,PHD)降解,而低氧时PHD活性受到抑制,HIF-1α无法降解,从而HIF-1α在细胞内大量积累,结合HIF-1β,进入细胞核发挥转录因子的功能。而IH诱导生成的HIF-1α相对于持续性低氧(continuous hypoxia,CH)而言,结构更加稳定且转录活性也更强,产生的效应也不同。既往不乏HIF-1α与肿瘤的发生发展的相关研究。Ryan等研究者报道称:HIF-1α的表达在良性肿瘤中未见升高,在很多原发性恶性肿瘤中明显升高,而在大多数转移性肿瘤中升高更加显著;这提示HIF-1α在肿瘤的发生与发展中可能起着重要的作用。之后大量研究证实HIF-1α可以促进肿瘤的发生、侵袭与转移,这些主要依赖于HIF-1α对于肿瘤血管生成的影响。血管内皮生长因子(vascular endothelial growth factor,VEGF)是HIF-1α的最重要的下游基因之一,HIF-1α是通过转录活化编码VEGF基因,上调VEGF基因的表达,而刺激血管新生,满足肿瘤生长的血液供应,支撑肿瘤的存在与发展。

2. 氧化应激与炎症 越来越多的证据显示,从某种意义上说OSA是一种氧化应激性疾病,同时也是一种慢性炎症性疾病。OSA模式IH与CH的最大区别是这种模式的低氧是间断的,夜间反复发生呼吸暂停对应反复发生的低氧与再氧合过程,反复发生的低氧与再氧合过程还可使机体产生大量活性氧(ROS),患者体内增加的ROS可激活多种炎症相关信号通路与转录因子,包括NF-κB与HIF-1、激活蛋白1(AP-1)、信号转导及转录激活因子3(STAT-3)等,继而上调多种促炎症细胞因子的基因表达,炎症反应启动并呈级联放大;同时炎症反应的启动也可以诱导ROS的产生,ROS与促炎因子两者互相刺激并加强,形成正反馈环,并呈瀑布级联效应,从而产生大量的ROS与炎症因子。

炎症状态下激活的NF-κB、STAT-3等转录因子可产生大量炎症因子如IL-6、IL-1、ICAM、TNF-α等,这些炎症因子可通过调控NF-κB、STAT-3等通路生成基质金属蛋白酶(matrix metalloproteinase,MMP)等,MMP可分解细胞外基质从而促进肿瘤的侵袭与迁移。

炎症分子或细胞因子的上调与肿瘤增殖、侵袭及转移有关。Gutsche等研究表明,在炎性乳腺癌细胞中,IH通过NF-κB诱导多个促转移基因的表达。我们2018年的研究表明OSA模式下的IH显著增加了黑色素瘤肺转移小鼠模型中NF-κB的蛋白水平与炎症标志物的mRNA水平,包括TNF-α与IL-6。

OSA 患者的 TNF-α 与 IL-6 等炎症因子水平升高，也验证了 OSA 患者可以促进肿瘤的增殖与转移。

3. 交感神经兴奋 人的睡眠行为与睡眠时相均受自主神经系统调节，从觉醒到睡眠的过程，体内的自主神经平衡更倾向于副交感神经系统活性增强，这有助于提高非快速眼动睡眠时相的睡眠深度；在快速眼动睡眠时相则倾向于交感神经系统活性的增强；而从睡眠状态觉醒时交感神经系统活性增强使全身与局部组织的儿茶酚胺增多。目前关于肾上腺素能神经系统在睡眠与觉醒的关键调节作用研究更多。尽管目前睡眠剥夺对交感神经系统的活性与儿茶酚胺物质释放的具体作用还不清楚，但是已有证据显示相对较短时间的睡眠剥夺即可引起人的交感神经系统活性增强，而 IH 对交感神经系统的作用更是不容忽视。近几十年来大量证据证明 IH 可以同时增强外周神经系统与中枢神经系统的交感活性，并且 IH 与持续性低氧是通过完全不同的途径影响儿茶酚胺的合成与分解。但是，IH 对肿瘤局部肾上腺素（adrenaline，AD）与去甲肾上腺素（norepinephrine，NE）的产生、巨噬细胞来源的儿茶酚胺的产生、巨噬细胞表面肾上腺素受体的具体作用与机制仍有待探索。

Ondicova 等研究者在 *Lancet* 上发表的文章中提出交感神经系统与肿瘤发生有明确关系，近年来交感神经系统参与肿瘤生物学行为的调节已成为当前肿瘤领域的研究热点。既往认为肿瘤内是无神经分布的，后来证实肿瘤内分布着神经纤维，并且肿瘤生长与转移的很多部位均有 β- 肾上腺素受体（β-adrenergic receptor，β-AR）家族的表达，并且该家族的众多下游信号通路可以调节多种与肿瘤相关的细胞功能，如上皮细胞、血管肌细胞、周细胞、成纤维细胞、脂肪细胞、神经细胞，以及淋巴结与骨髓中的免疫细胞等。同时，相关临床研究证实长期服用 β-AR 阻滞剂能够降低多种肿瘤的发生率。而在体外实验研究中也发现肾上腺素能信号通路尤其是 β-AR 介导的通路能够调节多种与肿瘤发生及演进有关的事件，包括肿瘤细胞的增殖、细胞外基质的侵袭、血管生成、基质金属蛋白酶类的激活、炎症因子与趋化因子的生成等；尤其后者还可将巨噬细胞募集到肿瘤部位，进而产生更多的 IL-6、IL-8 等促炎因子，促进肿瘤的侵袭与转移。另外，肾上腺素受体还可影响在固有免疫中扮演着关键作用的 TLR-2 与 TLR-4 的表达及功能，巨噬细胞与单核细胞自身合成分泌的儿茶酚胺还可作用于自身受体进而调控自身功能状态，而巨噬细胞的募集与分化会促使基因突变致使肿瘤发生率增加。总之，交感神经系统活性的增强可促使肿瘤的发生与发展。

既然 OSA 的主要致病因素 IH 与睡眠剥夺均可以引起交感神经系统活性增强，而研究已经证实交感神经系统活性增强可通过促瘤细胞增殖、促血管生成、促细胞外基质的降解等多方面促进肿瘤的发生与发展，那么我们完全可以推断 OSA 引起的交感神经系统活性增强可能在 OSA 患者肿瘤的发生与发展中起着重要的作用，β-AR 阻滞剂或许可以用于 OSA 患者肿瘤的治疗，这些仍有待探索，但无疑为 OSA 患者肿瘤的治疗提供了一个新视角。

近 25 年积累的大量证据表明 IH 是中枢与外周交感神经系统激活的重要因素。体外研究表明肾上腺素能信号转导，特别是 β-AR 信号转导，可以调节参与肿瘤进展的多种过程，包括肿瘤细胞增殖、基质金属蛋白酶的激活、细胞外基质侵袭、血管生成，以及一些炎症细胞因子与趋化因子的生成。此外，在趋化因子的作用下巨噬细胞向肿瘤的募集增加，使其合成与释放的儿茶酚胺增加，后者进一步结合并激活巨噬细胞表面的特异性肾上腺素受体，从而进一步调节肿瘤进展。

Campbell 等研究表明，在 β 受体激动剂刺激后骨髓成骨细胞中表达的 NF-κB 受体激活蛋白（receptor activator of NF-κB，*RANK*）基因增加，诱导了 MDA-231 细胞迁移。同时研究证明用 β 受体阻滞剂普萘洛尔可以阻断交感神经激活对体内乳腺癌骨转移的刺激作用，或者敲低 MDA-231 细胞中 *RANK* 基因来阻断交感神经的激活作用。Almendros 等研究表明，IH 使肿瘤相关巨噬细胞（tumor-associated macrophage，TAM）功能发生改变，从而促进肿瘤细胞的增殖与转移。应用 β 受体阻滞剂可以消除 TAM 的这种作用。那么我们可以推断交感神经激活可能在肿瘤的发生发展中起到一定作用。

4. 免疫功能 许多实验表明，在反复 IH 的条件下，免疫细胞数量和功能会发生变化。巨噬细胞是机体免疫反应中的一种重要细胞，参与肿瘤发生发展的各个阶段。聚集在肿瘤微环境的 TAM 主要存在两种类型，第一种为促进炎症反应、发挥抗肿瘤作用的 M1 型；第二种为抑制炎症反应，促进肿瘤进展的 M2 型。睡眠片段化或 IH 条件下肿瘤的微环境会发生改变，TAM 会受到肿瘤微环境因素的影响,出现 M1 型向 M2 型转化,从而促进肿瘤的快速增长。

Almendros 等研究表明,与对照组相比发现处于 IH 条件下时小鼠的肿瘤组织中促进肿瘤生长的 M2 标志物 TFRC、CD206 的表达明显增加,同时 M1 标志物 CD86、CD40 减少,表明了 IH 使肿瘤组织的 TAM 由 M1 型向 M2 型转化。为了更近一步验证 IH 是否引起肿瘤组织中的 TAM 改变,从 IH 组小鼠与对照组小鼠的肿瘤组织内提取原代巨噬细胞,分别与肿瘤细胞在体外共培养后,发现与 IH 组小鼠共培养的肿瘤细胞增殖能力、侵袭能力更强。此外,Hakim 等研究发现在暴露于睡眠片段化的小鼠肿瘤中,M2 型巨噬细胞数量也增加。

OSA 患者作为一种兼有睡眠片段化与 IH 的疾病,可以引起患者体内 TAM 由 M1 型向 M2 型转化,促进肿瘤的发生发展。

5. 外泌体　外泌体是多种细胞(如血小板、内皮细胞、单核细胞等)分泌至细胞外的小囊,包含 DNA、脂质、蛋白质、mRNA、miRNA 等形式的信息,并可将这些信息转移到其他细胞以调节它们的转录与表达。Conigliaro 与 Yi 等研究发现在肝癌与卵巢癌中,外泌体通过释放成纤维细胞生长因子(fibroblast growth factor, FGF)、VEGF 等促进血管形成,并且通过对内皮细胞表型的调控进而促进血管的新生,为肿瘤生长提供了适宜条件。

Almendros 等报道了 OSA 模式下 IH 可增加血液循环中的外泌体进而增加肿瘤细胞增殖、转移、侵袭能力。Khalyfa 等研究发现睡眠片段化也会促进血液循环中的外泌体增加。IH 促进外泌体释放至血液循环中,从而促进了肺腺癌细胞的增殖、转移、侵袭与内皮细胞屏障的破坏。

6. 昼夜节律　相比傍晚,OSA 患者在清晨时睡眠呼吸暂停的发生与持续时间会受到影响,昼夜节律发生变化。昼夜节律破坏与失调的细胞增殖及肿瘤的进展有关。在昼夜节律破坏的动物模型中,大量动物研究显示出肿瘤的发展。睡眠中断已然成为 OSA 与肿瘤联系在一起的机制之一。

三、CPAP 治疗与肿瘤

Gharib 等研究筛选了平均年龄在 48.8 岁的 18 例未经治疗的 OSA 患者,这些患者入选标准为:①AHI≥30 次 /h,并且血氧饱和度 <90% 的时间 / 总

睡眠时间≥2%;②口服糖皮质激素与不能随诊的患者排除在外。对入组的患者不少于 2 周时间的 CPAP 治疗且每晚治疗不少于 4 小时,用基因集富集分析(gene set enrichment analysis, GSEA)检测 CPAP 治疗前后外周血白细胞(peripheral blood leukocytes, PBLs)全基因组的表达,筛选差异性较大的基因,再通过共表达网络分析来判断受 CPAP 影响的主导基因。研究结果显示:通过 GSEA 与共表达网络分析确定了关键基因,这些基因在经过 CPAP 有效治疗后表达下调,更令人意外的是,这些下调的基因中许多参与肿瘤的过程,它们是肿瘤生长的重要调节因子。

这项研究首次评估了 OSA 患者经 CPAP 治疗后循环白细胞的全基因组转录情况,并且发现了许多经过 CPAP 治疗后肿瘤相关的基因表达下调,这些基因可能是 OSA 与肿瘤关系之间研究的候选基因,未来有必要去深入研究将 OSA 与肿瘤风险联系起来的这些基因,有可能成为潜在的新机制。

一项来自西班牙多中心的研究对有难治性高血压与 OSA 的患者进行 3 个月的 CPAP 治疗后,分析了 CPAP 治疗对血压的变化与心血管系统 miRNA 生物标志物的影响,结果发现有 47 种 miRNA 的表达变化与 CPAP 治疗相关,并且 miRNA 的表达在血压变化与不变化之间存在显著差异;此外,此项研究还发现了在 CPAP 处理后出现表达水平改变的 miRNA 大多数与肿瘤密切相关,再次验证了 CPAP 治疗 OSA 患者有可能干预肿瘤的进展。

四、总结与展望

目前已有大量研究表明,OSA 的两大致病要素即 IH 与睡眠片段化可以提高 OSA 患者罹患肿瘤的风险,IH 与睡眠剥夺通过对肿瘤生物学行为的潜在影响致使 OSA 患者肿瘤的发病率与致死率增加。目前认为其对肿瘤的调控,主要是通过 OSA 引起的交感神经系统兴奋、肿瘤血管生成、免疫功能的改变及生成的外泌体等方面来实现的。尽管如此,OSA 对肿瘤影响的具体病理生理机制仍不十分清楚,还需要有更多的研究证实两者间的病理生理关系,从而干预 OSA 患者肿瘤的发生与 OSA 合并肿瘤的进展。

(曹洁)

参考文献

【1】阻塞性睡眠呼吸暂停低通气综合征诊治指南基层版写作组. 阻塞性睡眠呼吸暂停低通气综合征诊治指南（基层版）[J]. 中华全科医师杂志, 2015, 14（7）: 509-515.

【2】梁茂丽, 李莲, 曹洁. 睡眠呼吸暂停综合征与肿瘤发生发展的机制性研究 [J]. 中华结核和呼吸杂志, 2017, 40（3）: 223-227.

【3】CAMPOS-RODRIGUEZ F, MARTINEZ-GARCIA MA, MARTINEZ M, et al. Association between obstructive sleep apnea and cancer incidence in a large multicenter Spanish cohort[J]. Am J Respir Crit Care Med, 2013, 187（1）: 99-105.

【4】LEE S, KIM BG, KIM JW, et al. Obstructive sleep apnea is associated with an increased risk of colorectal neoplasia[J]. Gastrointest Endosc, 2017, 85（3）: 568-573.

【5】CHEN J C, HWANG JH. Sleep apnea increased incidence of primary central nervous system cancers: a nationwide cohort study[J]. Sleep Med, 2014, 15（7）: 749-754.

【6】NIETO FJ, PEPPARD PE, YOUNG T, et al. Sleep-disordered breathing and cancer mortality: results from the Wisconsin Sleep Cohort Study[J]. Am J Respir Crit Care Med, 2012, 186（2）: 190-194.

【7】MARSHALL NS, WONG KK, CULLEN SR, et al. Sleep apnea and 20-year follow-up for all-cause mortality, stroke, and cancer incidence and mortality in the Busselton Health Study cohort[J]. J Clin Sleep Med, 2014, 10（4）: 355-362.

【8】ZHANG X, GIOVANNUCCI EL, WU K, et al. Associations of self-reported sleep duration and snoring with colorectal cancer risk in men and women[J]. Sleep, 2013, 36（5）: 681-688.

【9】CHEN JC, HWANG JH. Sleep apnea increased incidence of primary central nervous system cancers: a nationwide cohort study[J]. Sleep Med, 2014, 15（7）: 749-754.

【10】LI L, REN F, QI C, et al. Intermittent hypoxia promotes melanoma lung metastasis via oxidative stress and inflammation responses in a mouse model of obstructive sleep apnea[J]. Respir Res, 2018, 19（1）: 28.

【11】HAKIM F, WANG Y, ZHANG SX, et al. Fragmented sleep accelerates tumor growth and progression through recruitment of tumor-associated macrophages and TLR4 signaling[J]. Cancer Res, 2014, 74（5）: 1329-1337.

【12】AHLUWALIA A, TARNAWSKI AS. Critical role of hypoxia sensor--HIF-1alpha in VEGF gene activation. Implications for angiogenesis and tissue injury healing[J]. Curr Med Chem, 2012, 19（1）: 90-97.

【13】GUTSCHE K, RANDI EB, BLANK V, et al. Intermittent hypoxia confers pro-metastatic gene expression selectively through NF-kappaB in inflammatory breast cancer cells[J]. Free Radic Biol Med, 2016, 101: 129-142.

【14】RAGHURAMAN G, PRABHAKAR NR, KUMAR GK. Differential regulation of tyrosine hydroxylase by continuous and intermittent hypoxia[J]. Adv Exp Med Biol, 2012, 758: 381-385.

【15】CAMPBELL JP, KAROLAK MR, MA Y, et al. Stimulation of host bone marrow stromal cells by sympathetic nerves promotes breast cancer bone metastasis in mice[J]. PLoS Biol, 2012, 10（7）: e1001363.

【16】ALMENDROS I, WANG Y, BECKER L, et al. Intermittent hypoxia-induced changes in tumor-associated macrophages and tumor malignancy in a mouse model of sleep apnea[J]. Am J Respir Crit Care Med, 2014, 189（5）: 593-601.

【17】CONIGLIARO A, COSTA V, LO DA, et al. CD90+ liver cancer cells modulate endothelial cell phenotype through the release of exosomes containing H19 lncRNA[J]. Mol Cancer, 2015, 14: 155.

【18】YI H, YE J, YANG XM, et al. High-grade ovarian cancer secreting effective exosomes in tumor angiogenesis[J]. Int J Clin Exp Pathol, 2015, 8（5）: 5062-5070.

【19】ALMENDROS I, KHALYFA A, TRZEPIZUR W, et al. Tumor cell malignant properties are enhanced by circulating exosomes in sleep apnea[J]. Chest, 2016, 150（5）: 1030-1041.

【20】KHALYFA A, ALMENDROS I, GILELES-HILLEL A, et al. Circulating exosomes potentiate tumor malignant properties in a mouse model of chronic sleep fragmentation[J]. Oncotarget, 2016, 7（34）: 54676-54690.

【21】MICHIELS C, TELLIER C, FERON O. Cycling hypoxia: a key feature of the tumor microenvironment[J]. Biochim Biophys Acta, 2016, 1866（1）: 76-86.

【22】MINOVES M, MORAND J, PERRIOT F, et al. An innovative intermittent hypoxia model for cell cultures allowing fast Po2 oscillations with minimal gas consumption[J]. Am J Physiol Cell Physiol, 2017, 313(4): C460-C468.

【23】MOON EJ, GIACCIA A. Dual roles of NRF2 in tumor prevention and progression: possible implications in cancer treatment[J]. Free Radic Biol Med, 2015, 79: 292-299.

【24】GHARIB SA, SEIGER AN, HAYES AL, et al. Treatment of obstructive sleep apnea alters cancer-associated transcriptional signatures in circulating leukocytes[J]. Sleep, 2014, 37(4): 709-714, 714A.

【25】SÁNCHEZ-DE-LA-TORRE M, KHALYFA A, SÁNCHEZ-DE-LA-TORRE A, et al. Precision medicine in patients with resistant hypertension and obstructive sleep apnea: Blood pressure response to continuous positive airway pressure treatment[J]. J Am Coll Cardiol, 2015, 66(9): 1023-1032.

第七节 阻塞性睡眠呼吸暂停与眼部疾病

OSA 的主要病理特征表现为慢性间歇性缺氧及与缺氧相关的 CO_2 潴留，除此之外，由于反复的气道塌陷造成呼吸暂停，可以引起胸膜腔内压力的变化，从而造成心脑血管系统的血流动力学不稳定，这些因素都可以导致眼部的微循环障碍，最终造成视网膜病变、眼睑松弛、非动脉炎性前部缺血性视神经病变、视神经乳头水肿等眼部的相关并发症。

对于患有以上眼部疾病的患者应注意询问是否有 OSA 的病史或相关症状，对 OSA 患者也应同时关注视力、视野与眼底等改变，以争取对眼部病变的早期发现、早期诊断与早期治疗，减少致盲机会。OSA 患者应该尽早采取干预措施，如戒烟、戒酒、减重、CPAP 治疗与手术治疗等，必要时还应完善眼底相关检查，争取尽早发现相关并发症，可以避免患者视力的下降，从而提高生活质量。另外，继续完善 OSA 的靶器官损伤机制的探讨，将对 OSA 导致的眼部并发症的防治有着重要意义。

一、OSA 与视网膜病变的关系

（一）OSA 与青光眼视网膜病变

1. OSA 与青光眼视网膜病变的机制 OSA 合并青光眼与青光眼视网膜病变的可能机制，主要包括：① OSA 导致机体反复间歇性缺氧、复氧，从而可能造成视网膜与视神经的缺氧；同时，睡眠呼吸紊乱还可以影响视网膜血管的灌注而导致眼部灌注压降低。② OSA 还可引起氧化应激而导致氧自由基增多，而氧自由基增多则可能引起局部微循环障碍，进一步造成视网膜缺血、缺氧性改变，最终导致视网膜病变。有文献报道，平均血氧饱和度及最低血氧水平与患者的视网膜神经纤维层厚度呈显著相关，这表明严重的睡眠期间歇性缺氧与复氧可以减少视网膜神经纤维层厚度。

2. OSA 与青光眼视网膜病变的相关因素 青光眼是指因眼内压间断或持续升高导致视网膜神经节细胞与轴突丢失为特征的一种神经退行性病变。本病多发于 40 岁以上人群，25% 的患者有家族史，绝大多数无明显症状，有的直至失明也无不适感，发作时前房角开放。青光眼是导致失明的第二大原因。原发性开角型青光眼（primary open-angle glaucoma, POAG）是最常见的一种类型，其诊断主要依靠眼底镜检查发现。如果眼内压正常，但又具有 POAG 的特征性视神经与视野表现，通常称为正压型青光眼，属 POAG 的一种类型。

据相关文献报道，与 OSA 有关联的青光眼主要有 POAG 与正常眼压性青光眼（normal-tension glaucoma, NTG）。

1982 年，Walsh 等首次报道了同一家庭所有成员均同时患有 OSA 与 POAG，并且青光眼的严重度与呼吸暂停事件的频率及持续时间相关。随后的研究表明 OSA 患者中 POAG 或正压型青光眼的患病率为 2%～27%。后续研究发现 POAG 患者中 OSA 的患病率为 47.6%；有学者报告青光眼在重度 OSA 患者中的患病率为 12.9%，并认为眼压与 AHI 之间存在显著的正相关，这表明眼压的升高可能反映了 OSA 的严重程度；有研究对 100 例未行 CPAP 治疗的 OSA 患者进行眼部检查发现有 27 例患有 POAG。同时有前瞻性队列研究通过对 1 012 例 OSA 患者与 6 072 例健康对照者经过 5 年随访后，发现 OSA 患者发生开角型青光眼的风险比为 1.67 倍。POAG 或正压型青光眼中 OSA 的患病率为 20%～57%。有学者对 30 例 POAG 患者进行整夜血氧监测，发现 OSA 的患病率为 20%。睡眠呼吸障碍是 NTG 发病的危险因素。Mojon 等学者的一个研究报告称，在年龄为 45～64 岁的 NTG 患者中

OSA 的患病率为 50%，而在年龄 >64 岁的 NTG 患者中其患病率则为 63%；他们的其他研究发现 OSA 患者中青光眼的患病率为 7.2%，这明显高于欧洲普通人群中青光眼的患病率（2%），他们同时还发现患者的呼吸紊乱指数与眼压、视野损害程度、青光眼视神经乳头改变等存在正相关。一般认为眼内压的升高为青光眼的原发性病因。

3. OSA 与青光眼视网膜病变的治疗 青光眼视网膜病变的常规治疗包括局部应用降眼压药物、激光治疗与滤过手术等，目的是降低眼压，保护视神经。Sebas-tian 及 Mojon 等报道的合并 OSA 的 NTG 患者或视野缺损患者，在经过连续 CPAP 治疗后，OSA 相关症状立刻得到改善，继续 CPAP 治疗后控制了患者视野缺损的进一步进展，使视野发生了明显好转。Kremmer 等发现一些 NTG 与进展性视野缺损的患者，尽管通过其他治疗控制了眼压，但视野缺损仍有进展，直到诊断为 OSA 并应用 CPAP 治疗后，视野改变才趋于稳定。因此，对于合并 OSA 的青光眼患者，除了进行常规的降眼压、营养神经、改善微循环等治疗外，针对 OSA 的治疗理论上也可以使这些患者获得益处。

（二）OSA 与视网膜静脉阻塞

1. OSA 与视网膜静脉阻塞机制 OSA 合并视网膜静脉阻塞（retinal vein occlusion，RVO）可能机制包括：① OSA 导致的缺氧可引起视网膜动脉扩张压迫同一鞘内视网膜静脉及其分支，而高碳酸血症可导致颅内血管扩张，引起颅内压增高，间接性引起视神经乳头水肿及视神经乳头静脉压增高。上述变化导致视神经与视网膜循环减慢，而该病理生理变化为视网膜静脉阻塞的重要病因。②睡眠呼吸暂停可以引起恶性心血管疾病，而这些疾病为视网膜静脉阻塞的危险因素，因而可间接促进视网膜静脉阻塞的形成。③睡眠呼吸暂停患者的血栓形成是 OSA 促进 RVO 的另一个可能机制。间歇性缺氧产生活性氧与炎症细胞因子（IL-6 与 TNF-α），增加血管内皮细胞组织因子的表达与释放，并引发外在凝血途径与血小板聚集。活性氧与炎症细胞因子也会损害内皮细胞的修复能力并抑制纤维蛋白溶解。所有这些因素可能导致 OSA 中经常存在的高凝状态，并且能够触发 RVO。

2. OSA 与视网膜静脉阻塞的相关因素 RVO 的病因复杂，目前的研究提示与众多因素相关，往往是多种因素共同作用而致病，流行病研究证实：糖尿病、血脂异常、动脉粥样硬化、高血压、血沉增加、使用雌激素、嗜酒、脱水及禁食等都为其发病的危险因素。而 OSA 同样可以引起高血压、动脉硬化、心功能不全、血黏度增高、凝血障碍等多种并发症；因此，OSA 与 RVO 之间的关系也逐渐受到广大学者的重视。目前，越来越多的研究也提示 RVO 的发病与 OSA 之间存在关联。Jardins 等最先报道了 3 例 RVO 患者同时患有 OSA，他们认为 OSA 可能是引起或加剧 RVO 的危险因素。后有研究显示 RVO 患者中 OSA 的患病率较普通人群增高。有研究对 63 例 RVO 患者中的 30 例进行简易睡眠监测，发现有 23 例并发 OSA，推测至少有 37% 的 RVO 患者并发有 OSA，进一步表明 OSA 与 RVO 之间具有关联。中国台湾学者通过大规模人群的长期随访调查发现，OSA 患者发生 RVO 的概率是普通人群的 1.94 倍，推测 OSA 为 RVO 的独立危险因素。

OSA 的发生与心血管患病率、病死率的增加有关联，比如高血压、糖尿病、动脉粥样硬化与脑卒中，其中大部分也是 RVO 的常见危险因素。因此推测，低氧血症与夜间升高的颅内压导致的血流缓慢可能是 OSA 引起 RVO 的直接原因。

3. OSA 与视网膜静脉阻塞的治疗 RVO 的治疗主要是针对病因治疗，包括药物治疗、激光治疗、高压氧治疗与外科治疗等。目前还有报道显示高压氧对治疗 RVO 的临床疗效较为肯定，可以通过提高氧分压与增加血氧有效弥散距离，从而改善组织缺氧状态。目前关于合并 OSA 的 RVO 患者的治疗方面的报道较少，需待进一步研究。

（三）OSA 与中心性浆液性脉络膜视网膜病变

1. OSA 与中心性浆液性脉络膜视网膜病变的机制 OSA 合并中心性浆液性脉络膜视网膜病变（central serous chorioretinopathy，CSC）的可能机制包括：①交感神经传导增加，引起血管内皮功能障碍；②反复呼吸暂停发作导致激素调节紊乱，皮质醇水平增加，潜在地增加 CSC 发展的可能性；③ OSA 与 CSC 存在共同的病理生理机制，如氧化应激、血管收缩或血液凝固性异常等。因此，在诊断 CSC 时应考虑合并 OSA 的可能。

2. OSA 与 CSC 的相关因素 目前，关于 OSA 相关性 CSC 的报道并不多。Leveque 等通过对 29 例 CSC 患者及 29 例对照者进行柏林问卷调查发现 58.6% 的 CSC 患者可能并发 OSA，而对照组中仅为 31%，提示 CSC 患者中 OSA 的患病率增高，并推测可能与 OSA 患者血液循环中肾上腺素与去甲肾上腺素水平增加有关。后有学者等通过对 23 例 CSC 患者进行 PSG 监测,发现有 14 例患者伴有 OSA。同时有学者报道了 1 例 45 岁双侧 CSC 的男性患者,经过检查发现有 OSA,而经过 1 周 CPAP 治疗后,患者双眼视力与视野精细度得到迅速改善,并且浆液亦吸收好转。Kloos 的一项调查研究发现,OSA 患者中 CSC 的患病率(22%)远远高于普通人群(2%~4%)。目前,OSA 已经被认为是 CSC 的直接危险因素。

3. OSA 与 CSC 的治疗 针对与 OSA 有关的 CSC 患者,在治疗 CSC 的同时,还需通过控制 OSA,改善夜间缺氧状态,以促进 CSC 的恢复。有研究报道认为,OSA 的治疗可能会使 CSC 得到缓解或者可防止 CSC 的形成。Jain 等的报道显示,对于合并 OSA 的 CSC 患者,经过 CPAP 治疗 1 周后,患者的视力有明显改善,结果证实控制 OSA 能同时治疗 CSC。但目前尚缺乏大样本的研究,关于治疗 OSA 能够缓解 CSC 患者眼部病变的具体机制尚不明确,可能与改善患者夜间缺氧状态有关。

(四)OSA 与糖尿病视网膜病变

1. OSA 与糖尿病视网膜病变的机制 OSA 合并糖尿病视网膜病变的可能机制包括:①OSA 患者处于反复间歇性缺氧状态,进一步引起反复低氧血症与高碳酸血症,然后激活交感神经,刺激机体使儿茶酚胺的分泌增加,促使肝糖原分解,引起血糖水平升高,导致糖尿病的发生;②OSA 与糖尿病之间还存在神经内分泌与代谢方面的交互联系,目前已有研究明确了交感神经与下丘脑 - 垂体 - 肾上腺轴的激活及炎症反应等为 OSA 导致糖尿病与相关并发症发病的主要机制;③糖尿病患者长期未控制的血糖可引起许多微血管并发症的发生,微血管并发症考虑与糖尿病引起的微循环障碍有关,主要包括心血管病变、糖尿病肾病与糖尿病视网膜病变等。视网膜病变是糖尿病的一个非常常见的并发症,大量研究显示,合并 OSA 的 2 型糖尿病患者微血管并发症的发病率升高,OSA 已经成为导致糖尿病与糖尿病视网膜病变发病的一个独立危险因素。

2. OSA 与糖尿病视网膜病变的相关因素 因 OSA 与糖尿病相互影响,故近年来对两者关系的研究逐渐增多。早期的研究认为,OSA 患者通常伴有肥胖,而肥胖又是糖尿病的危险因素之一,因此,OSA 与糖尿病的共同危险因素之一就是肥胖。肥胖的危害在于脂肪堆积引起咽腔狭窄,并且可以使呼吸运动减低,导致肺活量下降,从而使患者睡眠时更容易出现呼吸暂停;另外,肥胖还可以使机体对胰岛素的敏感性下降,产生胰岛素抵抗,最终导致糖耐量下降并发展成 2 型糖尿病。据研究发现,2 型糖尿病患者中 OSA 患病率较普通人群高,同时 OSA 患者中糖尿病的患病率亦明显高于普通人群,两者在发病机制、流行病学等方面的联系越来越受到重视。

目前,越来越多的证据显示,OSA 与糖尿病视网膜病变的确存在着一定联系。在增殖性糖尿病视网膜病变患者中,OSA 的发病率相对较高。研究提示,OSA 引起患者夜间反复间歇性缺氧,导致的低血氧饱和度已成为增殖性糖尿病视网膜病变的独立危险因素。Kosseifi 等的相关研究显示,AHI 与糖尿病微血管并发症特别是糖尿病视网膜病变之间存在着明显的相关性;但也有学者持反对观点,Laaban 等发现,OSA 与非 OSA 患者的视网膜病变、周围神经病变发病率差异没有明显统计学意义。

目前有研究已经证实氧化应激可能在糖尿病微血管并发症的发生发展中起着关键作用,该研究同时还表明,OSA 患者往往同时存在多种炎症介质紊乱,而这些炎症介质可通过引起血管内皮功能紊乱从而促进糖尿病微血管并发症的发生与发展。Shiba 等的研究也认为,反复间歇性缺氧与再氧合造成的氧化应激与炎症反应,进一步加重了糖尿病视网膜病变。OSA 造成糖尿病视网膜病变的具体机制仍不明确,但是 OSA 可引起反复觉醒、间歇性缺氧、儿茶酚胺分泌增加及血压升高,这些原因都可能与糖尿病视网膜病变的发生发展有关。

3. OSA 与糖尿病视网膜病变的治疗 主要是通过控制血糖与对 OSA 进行相关治疗,从而改善眼部病变的情况。有实验研究显示,通过 CPAP 或手术等治疗可改善机体反复缺氧与控制炎症因子,从而能够有效地预防或治疗糖尿病,这为治疗睡眠呼吸障碍导致的糖代谢紊乱或其并发症提供了新的实验依据。Mason 等的研究结果表明,CPAP 治疗 OSA 对糖尿病视网膜病变患者与合并 OSA 的黄斑水肿患者是一种潜在的重要的治疗方法;该研究同时还表明,OSA 患者经过 CPAP 治疗后视力得到明显改善。

对于经过严格的血糖控制与 CPAP 治疗后仍不

能改善眼部情况的合并 OSA 的糖尿病视网膜病变患者,可以考虑采取视网膜光凝治疗,以改善视网膜的缺氧状态;另外还可以采用玻璃体手术与眼内光凝等技术,治疗视网膜病变,以改善视力与防止病变进一步发展。总之,早期治疗 OSA 对糖尿病及其并发症的防治具有重要临床意义,而同时加强筛查与控制血糖水平对减轻 OSA 程度亦可起到有利的作用。

二、OSA 与眼睑松弛综合征

(一)OSA 与眼睑松弛综合征的机制

OSA 合并眼睑松弛综合征(floppy eyelid syndrome, FES)的可能机制包括:①呼吸紊乱指数(RDI)与眼睑松弛、眼睑牵拉程度、泪腺脱垂等症状呈正相关,与泪膜破裂时间呈负相关。Netland 等的研究发现 FES 患者的睑板弹性蛋白减少。瘦素具有上调基质金属蛋白酶 9 的作用,是促进弹性蛋白降解的因素之一。由此推测 FES 的发生可能与 OSA 引起血清瘦素及基质金属蛋白酶水平增高有关。②内源性高瘦素(leptin)血症与脂代谢异常可能参与了 OSA 与眼睑松弛的发生。大量的研究证实 OSA 患者多为肥胖,而 FES 患者也以肥胖多见。

(二)OSA 与眼睑松弛综合征的相关因素

FES 主要表现为上睑松弛,易于外翻,伴有慢性眼部刺激症状与乳头状结膜炎,同时角膜也经常受累,严重时可出现角膜溃疡甚至穿孔,严重影响视力。本病以肥胖中年男性多见,患眼侧多与习惯侧卧位的睡眠侧一致。

FES 是 OSA 最常见的眼部相关性疾病。Gonnering 等首次报道了 1 例 FES 患者同时伴有 OSA 症状。随后 Woog 报道了 3 例同时患有 FES 与 OSA 患者的临床特点,推测 FES 与 OSA 都是由于结缔组织松弛造成的。发现同时患有 OSA 与 FES 的患者越年轻,OSA 病情越严重。McNab 的回顾性分析表明,FES 患者中 OSA 的患病率高达 96%,则进一步验证了上述结论。有学者对 OSA 患者中 FES 与 FES 患者中 OSA 的患病率进行研究发现,16% 的 OSA 患者伴有 FES,85% 的 FES 患者并发 OSA,其中 65% 为重度 OSA。对 127 例患者进行前瞻性研究发现 OSA 患者中 FES 的患病率为 25.8%,重度 OSA 为 40%。有研究指出对 44 例确诊 OSA 患者行 PSG 监测,出现眼睑松弛的病例占 61.4%,其研究结果显示眼睑容易翻起与 AHI 呈显著相关,当控制年龄与 BMI 后其显著性依然保持。眼睑容易翻起与 AHI 之间存在相关性。因为 AHI 就是描述 OSA 严重性的一个连续性参数,OSA 越重其 AHI 值就越大。此外,眼睑易翻起的患者的 BMI 明显高于眼睑无松弛的患者,两者具有相关性。由此可见,OSA 患者中眼睑松弛多见,眼睑松弛的发生与 AHI、BMI 相关,肥胖是两者的共同危险因素,故可推测,重度 OSA 与 FES 的关系可能更为密切。

(三)OSA 与眼睑松弛综合征的治疗

FES 患者睡眠中可以应用眼罩保护眼球,局部可予润滑剂保护眼睑,人工泪液保护眼表。McNab 等发现如果仅对 FES 进行治疗而不治疗 OSA,眼部症状会在术后数月或数年后复发,提示伴有 FES 患者在矫正眼睑松弛的手术之前,应先治疗 OSA。当保守治疗无效时可考虑手术治疗,行水平眼睑 1/3 楔形切除术,即可明显改善症状。

三、OSA 与非动脉炎性前部缺血性视神经病变

(一)OSA 与非动脉炎性前部缺血性视神经病变的机制

OSA 合并非动脉炎性前部缺血性视神经病变的可能机制:①反复的呼吸暂停事件直接引起视神经乳头血流自调节紊乱、血压波动与一氧化氮、内皮素之间的失衡;②低氧血症对视神经的直接损害;③呼吸暂停期间的高碳酸血症引起颅内压增高,脑脊液传导到视神经鞘可直接压迫或损害循环而影响视神经乳头从而导致非动脉炎性前部缺血性视神经病变。

(二)OSA 与非动脉炎性前部缺血性视神经病变的相关因素

非动脉炎性前部缺血性视神经病变主要表现为突发无痛性单眼或双眼视力下降、视野缺损、色觉减弱、相对传入性瞳孔阻滞与视神经乳头水肿等,是 50 岁以上成年人最常见的急性视神经病变的病因。患者通常清晨醒后发现视力缺失,可逆转,但可在几天至几周内出现病情恶化。其危险因素包括年龄 >50 岁、杯盘比缩小、高血压、糖尿病、动脉粥样硬化与高胆固醇血症。

研究表明,OSA 与非动脉炎性前部缺血性视神经病变的发生密切相关。Palombi 等对 27 例新诊断为非动脉炎性前部缺血性视神经病变的患者进行 PSG 监测,发现 24 例(89%)患有 OSA,平均 RDI 为

37.2 次 /h，与普通人群相比，其发生 OSA 的风险比为 4.9 倍。Bilgin 等对 27 例非动脉炎性前部缺血性视神经病变患者与 27 例完全匹配者进行 PSG 监测，同样亦发现非动脉炎性前部缺血性视神经病变组中 OSA 的患病率明显高于对照组（15/27 *vs.* 6/27）。目前尚无有关 OSA 患者中非动脉炎性前部缺血性视神经病变患病率的研究，但 Stein 等通过病例进行回顾性纵向队列研究发现，经校正混杂因素后，未行 CPAP 治疗的 OSA 组与无 OSA 组比较，发生非动脉炎性前部缺血性视神经病变的概率增加 16%；行 CPAP 治疗的 OSA 组与无 OSA 组并发非动脉炎性前部缺血性视神经病变的患病率之间无统计学差异。但由于该研究未能获得详细的临床资料，因而无法反映 OSA 病情轻重对非动脉炎性前部缺血性视神经病变的影响，亦未能提供 CPAP 治疗与否对非动脉炎性前部缺血性视神经病变的影响。

（三）OSA 与非动脉炎性前部缺血性视神经病变的治疗

非动脉炎性前部缺血性视神经病变的常规治疗包括抗凝、抗血小板、血管扩张、降低眼压、增加视神经血流灌注、口服激素等治疗。对于合并 OSA 的非动脉炎性前部缺血性视神经病变患者应在治疗 OSA 的基础上联合治疗。

四、OSA 与视神经乳头水肿

（一）OSA 合并视神经乳头水肿的机制

OSA 合并视神经乳头水肿的可能机制：① OSA 患者颅内压会以间断的形式明显升高，这些压力的升高会早于或伴随呼吸暂停发生，引起血氧饱和度的明显下降。呼吸暂停引起的高碳酸血症导致了颅内静脉的扩张，声门关闭后，患者出现被迫呼气，引起静脉压升高。②颅内压增高导致视神经在视神经乳头轴突传输阻滞，引起视神经乳头水肿。

（二）OSA 与视神经乳头水肿的相关因素

视神经乳头水肿是视神经乳头无原发性炎症的被动性充血水肿。眼底镜下表现为视神经乳头充血、隆起与边缘模糊。视神经乳头水肿并非一个真正独立的疾病，而是由各种因素导致筛板两侧压力平衡失调的一个共同体征。最常见与最主要的原因是颅内压增高。

Bucci 等报道了首例 OSA 并双侧视神经乳头水肿患者，为 46 岁肥胖男性，有头痛、疲劳、间断性视力紊乱，检眼镜检查有视神经乳头水肿，腰穿测压为 170mmH_2O，有 OSA 症状并经多导睡眠仪明确诊断。经行鼻成形术、悬雍垂腭咽成形术与暂时气管切开术改善 OSA 症状后，视神经乳头水肿亦得到缓解。Lee 等后来又报道了 6 例特发性颅内压增高伴 OSA 的视神经乳头水肿患者，给予 CPAP 治疗后，3 例病情缓解，3 例病情改善，5 例视野恢复正常，1 例视野丧失。进一步表明视神经乳头水肿与 OSA 相关。但 Peter 等对 35 例 OSA 进行视觉问卷调查与检眼镜检查，发现 40% 的患者有视神经乳头水肿症状，但检眼镜检查均为阴性，认为视神经乳头水肿在 OSA 患者中并不常见。有学者对 OSA 患者的颅内压进行连续性监测，发现所有患者日间颅内压正常，但夜间压力增高并与呼吸暂停及血氧下降的持续时间相关。OSA 在视神经乳头水肿中的作用可能为用力吸气导致静脉压增高，静脉血回流减少，导致颅顶静脉回流受损，继发颅内压增高；其次，夜间反复呼吸暂停可伴有一过性高碳酸血症亦可引起血管扩张，引起颅内压短暂增高。

（三）OSA 合并视神经乳头水肿的治疗

CPAP 是一种非侵入性治疗方法，患者睡眠时戴上一个面罩通过将持续的正压气流送入气道，以保持气道开放。Purvin 等发现通过 CPAP 治疗，可以改善 OSA 患者夜间的颅内压增高情况，视神经乳头水肿也得到恢复。

五、未来的研究趋势

OSA 是危害人类健康的一种常见病，该病除了引起全身多器官功能慢性损害外，常伴发一系列的眼部疾病。可能被医务工作人员忽略或不被人知，需呼吸科医师与眼科医师共同关注。

由于 OSA 并发眼部疾病的发病机制尚不完全清楚，人们对 OSA 合并眼部疾病认识不透彻，因此对这两种疾病的诊断、治疗等方面均较欠缺。故尚需要大量研究探索其发病机制，以助于临床更好地预防、诊断与治疗。

（高晓玲）

参考文献

【1】 汪永宽，李兵. 阻塞性呼吸暂停低通气综合征与视网膜病变关系的研究进展 [J]. 医学综述，2015，21（15）：2794-2796.

【2】 SHIBA T，TAKAHASHI M，SATO Y，et al. Relationship between severity of obstructive sleep apnea syndrome and retinal nerve fiber layer thickness[J]. Am J Ophthalmol，2014，157（6）：1202-1208.

【3】 MOJON DS，HESS CW，GOLDBLUM D，et al. Normal-tension glaucoma is associated with sleep apnea syndrome[J]. Ophthalmologica，2002，216（3）：180-184.

【4】 GROVER DP. Obstructive sleep apnea and ocular disorders[J]. Curr Opin Ophthalmol，2010，21（6）：454-458.

【5】 张丽娟，单丽，樊攀，等. 内蒙古开鲁县蒙古族原发性青光眼的患病率调查 [J]. 内蒙古医学杂志，2010，2（7）：817-819.

【6】 CHOU KT，HUANG CC，TSAI DC，et al. Sleep apnea and risk of retinal vein occlusion：a nationwide population-based study of Taiwanese[J]. Am J Ophthalmol，2012，154（1）：200-205.

【7】 JAIN AK，KAINES A，SCHWARTZ S. Bilateral central serous chorioretinopathy resoving rapidly with treatment for obstructive sleep apnea[J]. Graefes Arch Clin Exp Ophthalmol，2010，248（7）：1037-1039.

【8】 张希龙，殷凯生. 睡眠呼吸紊乱患者的代谢异常 [J]. 国外医学：内科学分册，2005，32（4）：157-158.

【9】 BARONE MT，MENNA-BARRETO L. Diabetes and sleep：a complex cause-and-effect relationship[J]. Diabetes Res Clin Pract，2011，91（2）：129-137.

【10】 STRATTON IM，ADLER AI，NEIL HA，et al. Association of glycaemia with macrovascular and microvascular complications of type 2 diabetes（UKPDS 35）：prospective observational study[J]. BMJ，2000，321（7258）：405-412.

【11】 邓琳，张端莲，李娜，等. 阻塞性睡眠呼吸暂停综合征与 2 型糖尿病微血管并发症相关性研究 [J]. 数理医药学杂志，2013，26（5）：533-535.

【12】 AURORA RN，PUNJABI NM. Obstructive sleep apnea and type 2 diabetes mellitus：a bidirectional association[J]. Lancet Respir Med，2013，1（4）：329-338.

【13】 LAVIE L，VISHNEVSKY A，LAVIE P，et al. Evidence for lipid peroxidation in obstructive sleep apnea sleep[J]. Sleep，2004，27（1）：123-128.

【14】 谭健，莫海兰，李兵，等. 慢性间歇性缺氧对大鼠骨骼肌葡萄糖转运蛋白 4 表达的影响 [J]. 南方医科大学学报，2014，34（7）：1061-1064.

【15】 MASON RH，KIIRE CA，GROVES DC，et al. Visual improvement following continuous positive airway pressure therapy in diabetic subjects with clinically significant macular oedema and obstructive sleep apnoea：proof of principle study[J]. Respiration，2012，84（4）：275-282.

【16】 GONNERING RS，SONNELAND PR. Meibomian gland dysfunction in floppy eye lid syndrome[J]. Ophthal Plast Reconstr Surg，1987，3（2）：99-103.

【17】 WOOG JJ. Obstructive sleep apnea and the floppy eye lid syndrome[J]. Am J Ophthalmol，1990，110（3）：314-315.

【18】 PURVIN VA，KAWAAK IA，YEE RD. Papilledema and obstructive sleep apnea syndrome[J]. ArchOpht halmol，2000，118（12）：1626-1630.

【19】 SEBASTIAN RT，JOHNS S，GIBSON RA. Treating obstructive sleep apnoea syndrome：does it improve visual field changes[J]. Eye，2006，20（1）：118-120.

【20】 王业亚，韩芳. 阻塞性睡眠呼吸暂停与眼部疾病 [J]. 临床内科学杂志，2015，32（5）：353-355.

第八节 阻塞性睡眠呼吸暂停与道路交通事故

OSA 与道路交通事故（road traffic accidents，RTAs）之间存在着强烈的相关关系。OSA 引发 RTAs 高风险的原因可能与开车人过度嗜睡、认知功能受损有关。减少 OSA 引起 RTAs 的最重要与最有效的方法就是应用 CPAP 治疗 OSA，其他的治疗方法减少 RTAs 的证据不多。

评估 OSA 个体驾车风险具有挑战性，使用各种主观与客观的检查手段均有一定的局限性。作为评价驾驶风险的模拟驾驶器可能是一种有潜力的检查手段，但是，在现阶段还只能用于研究，并不能广泛推广作为常规临床实践。眼下不可能采用单一检测手段确定一个明确的分界值，决定谁通过或不通过，准确地显示哪位驾车安全，哪位不安全。临床医师应当继续发挥主要作用，全面思考可能会影响到驾车安全的各种不同因素的作用。

在世界范围内，在5～44岁人群中RTAs在全因死亡中排第3位，并且预计在各年龄组主要死因中居第5位，预计每年死亡2 400万人。2011年欧洲有超过3万人死在路上，这等于一个中等城市的人口。据估计在欧洲每发生1例道路交通死亡，相应还会有4人遭遇持久性失能性损伤（包括大脑与脊柱外伤），8人严重外伤与50人轻伤。据估计RTAs造成的经济损失会占各国国民生产总值的1%～3%，总体超过5 000亿美元，联合国大会2010年3月发布了一项关于2011—2020年道路安全的十年规划，提出全球的目标在于稳定并减少预期道路交通灾难水平。

现有有力的证据表明，嗜睡（无论是什么原因引起的嗜睡）都是机动车事故的主要危险因素。虽然很难确定准确数量，但是以往的研究结果提示在道路交通事故中嗜睡是一个重要因素，起着显著的作用。Sagaspe等对4 774名法国司机进行电话采访，结果发现其中11.8%的人ESS评分≥11分；28.6%的人报告开车过程中发生过嗜睡，严重程度达到需要停车；46.8%的人报告夜间行车时感到嗜睡；39.4%的人日间开车时也会出现嗜睡；10%的应答者在过去几年中曾经几乎发生事故（near-miss accident）（其中46%与嗜睡相关）；6%的人发生交通事故（其中5.2%与嗜睡相关）。18～28岁年龄段的司机单独驾驶或者长途驾车中间不休息、倒班或者睡眠疾病没有得到治疗时嗜睡引起RTAs是很常见的。两种或多种危险因素对于增加驾车时瞌睡及发生RTAs的风险具有协同作用。由于多种因素相互作用，包括倒班、职业司机驾车时嗜睡等，职业司机常常具有嗜睡的高度危险性，因而，职业司机中的嗜睡特别危险。来自英国爱丁堡的677名公交车司机的睡眠问卷调查结果显示，20%的ESS评分>10.8分的司机中每个月开车时至少出现一次嗜睡，7%的人报告出现一次事故，18%的人报告工作中由于嗜睡几乎发生事故。一项对于996名重型货车司机调查中回顾以往3年中平均每年发生责任事故0.26次，随着ESS评分增加，责任事故会相应增多。可能是由于开车速度太快，以及司机对即将发生的事故来不及作出反应，与睡眠相关的RTAs引起的病死率与死亡率也是很高的。来自中国的一个大样本研究显示长期嗜睡者（ESS评分>10分）RTAs发生率较高。

一、OSA与驾车的风险

自20世纪80年代末以来，医学杂志上发表的若干研究成果显示，OSA与RTAs之间相关（表17-8-1）。目前尚难确定OSA患者中发生RTAs的频率。研究结果显示，患者不愿意报告事故的发生率，并且很少报告他们的症状，即使是来自警察、驾照与保险的资料都可能存在低估的问题，因为并非全部事故都会报告，特别是侥幸脱险（near-miss）或驾车时发生嗜睡并不一定都会引起事故。然而，据报道，与普通人相比，司机中的OSA引起的行为损害和日间过度嗜睡与越来越多的RTAs风险相关。一项旨在比较各种医学情况下发生RTAs的荟萃分析结果显示，作为一般性RTAs的危险因素，OSA的风险最高，相对 RR 为3.71，仅次于年龄与性别。2009年发表的有关商业机动车司机中发生OSA相关的RTAs风险的系统回顾与荟萃分析结果显示，与OSA相伴的平均撞车事故的 RR 为1.21～4.89，提示患有OSA的司机撞车事故特点包括BMI、AHI、血氧饱和度降低，还可能有日间嗜睡。Young等的研究结果显示，在尚未诊断为OSA的人群中大部分也具有RTAs的高风险，根据他们完成的以人群为基础的研究推测AHI>5次/h的男性在5年中完全可能至少发生一次交通事故，而AHI>15次/h的男性与女性5年内可能会发生多次交通事故（ $OR=7.3$ ）。驾驶机动车是一项复杂的活动，需要司机具有良好的警觉性，大脑皮质具有对情绪进行整合的功能、手眼协调能力。通常认为日间过度嗜睡是OSA患者驾驶功能受损的最明显原因，但文献中对这一点的认

表17-8-1　OSA与道路交通事故之间的关系

第一作者	研究对象	发生交通事故的风险（ OR 或 RR ）
Findley	样本数29例，对照35例	7.0
Haraldsson	样本数140例，对照142例	12.0
Young	普通人群样本数913例	3.4
George	样本数460例，对照581例	2.0
Teran-Santos	样本数102例，对照152例	6.3（AHI>10次/h）
Horstmann	样本数156例，对照160例	12.0
Mulgrew	样本数783例，对照783例	重度OSA：RR 为2.0

识尚不完全一致。应用神经扫描技术已经观察到 OSA 患者大脑的结构与代谢功能发生变化,神经认识的作用及日间功能损害在 OSA 患者发生 RTAs 高风险中可能是一个重要的共同风险。

二、OSA 患者驾车风险的评估

在现代生活中驾车是一项最基本的活动,大部分 OSA 患者也常常驾驶机动车。2013 年来自英国的肺病研究基金会的研究结果显示,在英国睡眠诊所就诊的 2 671 例 OSA 患者中,82% 具备现行驾驶执照(current driving licence),62% 持有专业驾驶执照,或者以驾车谋生(22%)。因此医师面对 OSA 患者时重要的是对他们的驾车风险作出评估,这是对睡眠医学最重要的挑战之一。在这个过程中需要考虑许多不同因素与潜在解决办法。

三、嗜睡的主观评估

1992 年时在医学生中 ESS 评分被认为是有效的,可作为一种用以评估日间嗜睡的最常用的计分系统。对于评估日间嗜睡的程度而言,这种方法容易实施,但是也有各种局限性。比如在一项老年人中进行的研究表明,大部分老年人都不能回答 ESS 评分系统的全部问题,因而在老年人中 ESS 评分可能会过低估计其嗜睡的严重程度,关键是它能否反映出患者驾车时出现的嗜睡。Masa 等提议询问有关日间驾车时过度嗜睡的情况而不是平时的嗜睡情况,这可能会更好地提示哪些 OSA 患者具有发生 RTAs 的风险,所有的有关嗜睡的主观测量还常常依赖受试者的自知力与诚实品质,并考虑到其应用的局限性。

四、嗜睡的客观评价试验

没有一项试验可视为金标准,多次睡眠潜伏时间试验(multiple sleep latency test,MSLT)、清醒维持试验(maintenance of wakefulness test,MWT)与牛津睡眠阻抗(Oxford sleep resistance,OSLER)试验对于评价日间过度嗜睡都是有用的临床评估工具。MSLT 评价的是患者入睡的能力,然而当患者开车时并不会尝试入睡,因而这种试验不适合于评估司机。Young 等发现无论受试者是否发生 RTAs,MSLT 试验计分都无显著性差异。MWT 或者作为选择行为的 OSLER 试验都是更符合逻辑的。MWT 可能是一种有效的客观测量个体清醒状态

下能力的工具,同时又能更好地反映驾车者个体性能,即维持醒觉状态,因而对于评估嗜睡患者驾车时的表现更有用。但是是否完全适用于评估现实世界情况与 / 或发生事故风险还是有问题的。MWT 提示的病理性睡眠潜伏期可以预示源于中枢的过度嗜睡及 OSA 患者模拟驾车时的状态,Philip 等在一项小样本研究中将未经治疗的 OSA 患者与对照组进行比较,结果发现嗜睡患者比对照组发生更多的不适当的线路交叉(line crossings),并且与 MWT 计分相关($r^2 = -0.339$,$P < 0.05$),然而这种测量并不足以识别每天实际情况的差别。此外患者完全有理由依据异常的 MWT 测量结果提出问题,是否可以决定他们能否继续开车,争论当他们开车时他们是否会受到刺激,并影响其注意力,其实在进行 MWT 测验时情况并非如此。

五、模拟驾驶器

由于种种原因与安全性,对于驾车时进行实地研究是不可行的,因而现实世界开发出各种不同类型的模拟器,用于反映不同的驾车熟练程度与现实情况,提供安全与可控的低耗环境,在这里可以评估嗜睡对于驾车的影响,重要的挑战在于它们如何能为路上驾车时发生的视觉、前庭与本体感受器发生的变化提供依据。

进行的各项研究报告了 OSA 患者及其对照组在模拟驾驶时的行为表现,采用个体化的计算机程序模拟出一种单调的汽车道路驾驶,Findley 等发现在 30 分钟内 OSA 患者“驾车”的表现要比对照组更差,OSA 患者比对照组出现更多的事件[分别为(44±52)次 vs.(9±7)次,$P < 0.05$]。George 等发明了一种以实验室为背景的分散注意力的驾驶模拟器(divergent attention driving stimulation,DADS),以饮酒者为对照组[平均血液乙醇浓度为(95±25)mg/dl],评估男性 OSA 患者驾车时的表现,结果显示 OSA 患者在模拟驾驶试验时各项指标都比对照组更差,最大的差别在于轨道过失(tracking error),半数患者的表现不如对照组全体人员中的任何人,某些人的表现比每天饮酒者还差。应用 Steer-Clear 计算机程序,Barbe 等研究了 OSA、RTAs 与模拟器表现之间的关系,据 OSA 患者报告他们比对照组发生事故更多($OR = 2.3$,$95\%CI$ 0.97～5.33),而且发生一次以上的事故概率可能更高($OR = 5.2$,$95\%CI$ 1.07～25.29,$P < 0.05$),OSA 患者的警觉性水平更

17

低，驾驶时表现更差（$P < 0.01$），然而其日间嗜睡程度、OSA 的严重程度、警觉水平、模拟表现与 TRAs 的危险性之间并没有显著相关。Risser 等在一项病例对照研究中使用计算机为基础的驾驶模拟器，记录了变换车道、车速变化、转向频率变化与事故频率，同时测定了脑电图确定的注意力失误的频率与持续时间，作者的研究显示与对照组相比，OSA 患者的变换车道、车速变化及转向频率变化更大，同时出现更多的事故。驾驶时的表现失误与脑电图显示的注意力疏忽有关，变换车道似乎是评估与量化损害的最敏感指标。这项研究表明拙劣的驾驶表现与交通事故不仅是由于日间过度嗜睡引起的，而且与因为嗜睡导致的疏忽有关。Juniper 等采用一种前视技术发明了一种模拟驾驶器，可以分别评估驾驶小汽车需要的二维操作性能：①在路上参照路边的景物迅速刹车；②对面道路曲线评估，驾车时人们需要观察大约 4 个角度（眼观四方），通过按压方向盘两边的圆球物，确定每次需要的目标数字，如依据驾驶错误、明确靶数所需时间及出轨事件，将三项不同的驾驶技术作为标准，OSA 患者的表现显然不如对照组。Turkington 等显示既往 1 年中发生交通事故的记录与 DADS 上的表现显著相关。这项研究纳入了 129 例 OSA 患者，采用 Steer-Clear 模拟器与分散注意力驾驶模拟器，结果显示饮酒、SF-36 问卷都与模拟器上表现不佳有关。Philip 等研究结果也显示，OSA 患者在 90 分钟实时驾驶时期内，驾车最终表现结果与 MWT、ESS 评分相关。

简单模拟驾驶器的一个问题在于其可信度不够。在 Turkington 等进行的一项研究中，患者在历时 20 分钟的驾驶过程中发生了多次出轨事件（off-road），而在另外一项研究中，作者也采用 DADS 观察到在 4 个 20 分钟的驾驶时间内，尽管与 OSA 患者相似，驾驶技术显著提高，但是他们在 20 分钟的驾驶过程中仍然发生约 40 次出轨事件。

路考不能广泛地推广，对于具有高度发生事故风险的患者而言，伦理上也成问题。全景模拟器（fully immersive）可以为路考时可能发生的视觉、前庭功能及本体感受器变化提供全模拟效果，但是建设起来费用十分昂贵。常规临床应用也不切实际，更复杂的计算机模拟器已经问世，它综合了全方位模拟器的视觉图像。计算机模拟器用于研究 OSA 患者驾驶时表现，结果显示，OSA 患者比正常人更容易受到饮酒及睡眠不足的损伤。然而，目前尚没

有足够的资料推荐这些模拟器能够用于常规临床实践，明确他们当中哪些人开车安全，哪些人不安全，然而对于理解可能影响 OSA 患者驾车的安全性还是有用的。

六、驾驶评估

临床医师应当继续建议患者采用他们个人最好的判断标准，最近来自英国胸科协会一项研究中，询问临床医师是否会允许患者开车。在一项争议较小的方案中，94% 的临床医师会允许他们开车。在最有争议的情况下，患者会有 50% 的机会被允许开车。这种变异性说明临床医师需要更多的指南以便更好地评估 OSA 患者能否开车。OSA 的严重程度与发生 RTAs 风险之间的相关性较弱，因而患者不应该仅仅根据是否存在 OSA 来预防开车时的风险，美国胸科学会 2013 年发布的《非商业司机的睡眠呼吸暂停、嗜睡与驾车风险临床实践指南》（*An Official American Thoracic Society Clinical Practice Guideline: Sleep Apnea, Sleepiness, and Driving Risk in Noncommercial Drivers*）中提出，如果有中重度嗜睡，再加上以往有 RTAs 的记录，OSA 患者则属于高风险司机。临床医师在评估 OSA 患者时，应当向他们询问有关驾驶习惯、以往发生交通事故或侥幸脱险等专业问题。当同一个人身上存在两个或更多的危险因素时，这些因素在增加事故风险过程中会产生协同作用。因此，临床医师应当同时评估可能会增加驾驶风险的共存情况，比如用药史（如镇静剂）、饮酒、其他睡眠问题，以及合并其他疾病等，所有这些因素都可能会通过引起嗜睡从而增加驾驶风险。尽管其作用是有限的，在缺乏更好的实验证据情况下，上述客观性试验仍旧可能具有一定作用。

七、减少 OSA 患者开车风险的办法

治疗 OSA，不仅限于治疗可以改善患者日常生命质量，应用 CPAP 治疗 OSA 还可以减少 OSA 患者开车时发生交通事故的风险，改善模拟驾驶时的表现。两项研究结果显示，对 OSA 患者进行 CPAP 治疗可使受试者模拟驾驶时的表现回归并且达到健康对照组的水平。而另一项临床观察研究报告 CPAP 治疗可以减少机动车交通事故的发生率，达到一般人群中的基线水平。荟萃分析显示开始应用 CPAP 治疗 OSA 后，会显著减少 RTAs 的发生率

17

（$OR = 0.21$，$95\%CI$ $0.12\sim0.35$），减少几乎出现事故的发生率（$OR = 0.09$，$95\%CI$ $0.04\sim0.21$）。Sassani等在美国评估 RTAs 与 OSA 的相关作用，并预测计算出应用 CPAP 治疗患有 OSA 的全部司机，每年会消耗 318 万美元，但是会为美国节省用于交通事故耗费的 1 110 万美元，拯救 980 人的性命。许多研究分析了 CPAP 治疗对于现实生活中发生的事故及潜在事故的作用，CPAP 治疗对于改善模拟驾驶的表现具有显著效果。

一旦患者确定进行 CPAP 治疗，其发生 RTAs 的风险就会减少，然而哪些症状被认为是可控的，应用 CPAP 的顺应性如何，都是需要确定的，并且需要作出当面解释。欧洲呼吸学会推荐发放驾驶执照时 AHI > 15 次 /h 的 OSA 患者应予 CPAP 进行充分治疗，但是治疗后是否仍旧存在日间残余嗜睡则无法评估。只有一项小规模研究的 9 例患者应用口腔矫治器，10 例患者应用 CPAP 治疗，对比他们模拟驾驶时的表现，结果发现其效果相似。在一项随机横断面研究中，Philip 等比较了为期 1 个月的 CPAP 与下颌前移矫治器（mandibular advancement device，MAD）的疗效，结果显示 100 例患者经过上述两种方法治疗后，模拟驾驶时的表现发生同等程度的改善，均可有效地控制 OSA，特别是可以减少嗜睡，达到减少驾驶风险的目的。

八、医师对于困倦驾驶的告知责任

通常临床医师有责任与义务让患者采取措施以减少可能预见的风险，这种风险会伤及患者自身。医师的这种职责通常包括描述发生损伤的危险性，并且提醒患者应当采取适当的预防措施。假如患者的疾病同时对其他人构成危险，临床医师还有责任提醒潜在的受害者采取适当的预防措施来减少这种风险。临床医师有责任告诉 OSA 患者他们罹患的疾病会增加交通事故的风险，警告他们在没有经过治疗时开车是有风险的。临床医师还应当告知患者他们所在国家现有的相关管理规则。在某些国家临床医师还有责任通知驾照管理单位。一项包括了 1990 年到 2011 年相关文献的荟萃分析结果显示，应对潜在的不安全驾驶问题提出呼吁，这些潜在问题未能引起人们的重视与警觉，也没有转化为正向习惯改变从而减少驾驶习惯性风险。最近加拿大的一项研究显示，医师对于那些潜在的不适合开车的人们进行警告，劝诫可能减少来自道路

交通事故的创伤，但是他们也可能会加剧情绪性疾患，损伤医患关系。某些医师并不认为他们具有决策权，某人开车是否安全，这并不是他们的责任，特别是如果他们允许某个人开车，但是后来却因为开车时嗜睡发生了交通事故，那么他们就要承担一定责任，并受到牵连。欧洲驾照颁发委员会 2012 年建立了 OSA 工作组，这个工作组于 2013 年发布了一项报告，旨在不久的将来会将 OSA 引入欧洲指令附件 3 中，筛选策略包括一项简明适用的客观数据，主要是人体测量学，加上 RTAs 相关若干问题、症状与 OSA 经常伴发的主诉及 ESS 评分。这样会提供一种简单的半定量分析手段，可以应用于那些患有 OSA 的患者，这就需要在不受限制的驾照发放之前，有一个补充的医学建议程序。最近由欧洲协会联盟共同体提出的提案中会向司机提问，问他们是否被诊断为 OSA，作为申请驾照或重复申请驾照过程中的一个部分，假如回答提示可能有 OSA，患者申请驾照就会得到有限制的驾照，除非临床医师另有说明。这样会非常明确地认定临床医师的责任，剥夺一个人的驾照对于个人与社会具有重要的潜在意义，这可能会使医师与其患者陷入纠纷当中，然而现在还没有别的更好的解决办法。

开车的司机对于他们自己的行为要负责任，这一点应当不断强化，不论他们的疾病是否会引起嗜睡。任何情况下，只要他们感到疲劳或者不能维持饱满的注意力与警觉性时都不应当开车。已经得到良好控制的 OSA 患者在大多数情况下开车是安全的，但是睡眠不足则不能长途驾车。另外，一个人虽然没有可以引起嗜睡的疾病，但是在倒班时他们开车也可能比 OSA 患者开车具有更大的危险性。进行"疲劳驾驶非常危险"的公众教育，其目的在于促进安全行车是十分重要的。2013 年 OSA 工作组建议涉及 RTAs 报告时警务人员应当接受这样一种理念，驾车时嗜睡或进入熟睡可以作为 RTAs 的潜在因素，在发生 RTAs 情况下，应当能够评估并运用法律形式警告这种可能性。

九、国内对 OSA 患者的驾驶风险认识不足

国外多种关于睡眠呼吸病学的专著中已将 OSA 与道路交通安全列为重点内容，最早在 1997 年即有个案报告，其后在医学专业期刊上又发表述评强

调必须密切关注这个问题。2009 年出版的《睡眠呼吸病学》中特辟一章专门介绍这个问题。国内相关部门对于这个重大的社会问题或公共卫生问题的重视程度尚需加强。从 1993 年到 2012 年国内 44 篇有关全国或各省市道路交通事故的调查分析，没有一篇文章涉及这个问题（哪怕是鼾症）。笔者也多次在全国创伤大会就此问题作以专题报告或以提案形式发出倡议，均未引起足够的重视，这也从另一层面上说明了问题的严重性。

十、国内 OSA 与道路交通安全问题相关研究

近年来，国内陆续有一些研究调查 OSA 与道路交通安全问题，2008 年景卫革等首次报告了司机中 OSA 的患病率，作者采取随机抽样法，从承德市司机中抽取 718 名司机进行调查，如果以 AHI≥5 次 /h 为标准，结合 ESS 评分≥9 分，司机中 OSA 的患病率为 4.1%，与该市人群中 OSA 的患病率相近。王倩等采用问卷调查与便携式睡眠呼吸监测仪，最后确定司机中 OSA 的患病率为 11.8%，高危因素包括年龄、肥胖、缺少体育锻炼与饮食缺乏控制等。刘莺等采用问卷调查、ESS 评分与家庭中睡眠呼吸监测，如果以 ESS 评分≥9 分、AHI≥5 次 /h 为准，最后确定司机中 OSA 共 111 例，患病率为 13.5%，其中轻、中、重度分别为 47 例、38 例与 26 例。患有 OSA 的司机其颈围、BMI 与 ESS 评分均显著高于非 OSA 者。王京娜等采用整群抽样法对承德市长途客车司机进行问卷调查与简易睡眠呼吸监测，结果显示 449 名司机中 OSA 患病率为 9.9%。郑涛等的研究结果显示经过问卷调查与 PSG 监测，335 名货运司机中 OSA 患病率为 12.5%。多元逐步回归分析结果显示年龄、饮酒、打鼾家族史、BMI 与上气道异常是 OSA 患病的危险因素。

孔德磊完成的小样本研究结果显示，患有 OSA 的司机驾车能力下降，ESS 评分高于对照组（单纯打鼾者），随着 AHI 的增加，最低 SpO_2 下降，ESS 评分增加，多元回归分析结果显示 AHI 与司机嗜睡程度显著相关。刘莺等研究结果显示 826 名司机 1 年内总体交通事故发生率为 5.8%，其中 OSA 组发生率为 17.1%，显著高于非 OSA 组（4.1%）（$P<0.001$），多元回归分析结果显示，OSA、嗜睡、车龄为发生交通事故的危险因素（OR 分别为 14.062、30.578、2.345）（$P<0.05$）。平均夜间睡眠时间为保护因素

（OR 为 0.003 7）（$P<0.001$）。郑涛等的研究报告显示≥2 级的打鼾者与 OSA 患者日间行车过程中经常感到嗜睡的占 65.4%，因嗜睡发生过交通意外或险些发生意外的占 42%。

景卫革等的研究结果显示司机中 43.2% 的人认为打鼾不是病，16.7% 的人认为打鼾是病，但是不需要治疗，40.1% 的人认为打鼾是病并且需要治疗，但是仅有 1 例接受过治疗。王京娜等的调查结果显示 46% 的司机认为打鼾不是病，14.6% 的人认为打鼾是病，但是不需要治疗，仅有 39.1% 的人认为打鼾是病并且需要治疗，仅 1 人接受过治疗。周建群等报告 12.84% 的司机不知道 OSA，20.9% 的人认为打鼾不是病，13.88% 的人认为打鼾是病，但不需要治疗。王倩等报告接受调查的 389 人中认为打鼾不是病的占 59.3%，认为打鼾是病，但是不需要治疗的占 22.7%，只有 11% 的人认为打鼾是病，而且需要治疗。据刘莺等报告 77.6% 的接受调查者认为打鼾对驾车没有影响，64.9% 的人认为打鼾不需要治疗，只有 1 人接受过 CPAP 治疗。郑涛等报告 95.5% 的司机认为打鼾不是病，98% 的被调查者不认为行车时发生意外与打鼾有关。

据统计，截至 2016 年年底，全国机动车保有量达 2.9 亿辆，其中汽车 1.94 亿辆；机动车驾驶人员 3.6 亿人，其中汽车驾驶人员超过 3.1 亿人。《2014 年国民经济和社会发展统计公报》指出，全国道路交通事故每万车死亡人数为 2.22 人，比 2013 年底每万车死亡人数 2.3 人下降了 3%，但是如果考虑到 2014 年汽车保有量数据，可得出 2014 年的交通事故死亡人数为 34 292 人，比 2013 年的死亡 31 604 人增加了 2 688 人，增长率为 8.5%；相比 2012 年的死亡 30 222 人，增加了 4 070 人，增长率为 13.47%；相比 2011 年的死亡 29 618 人，增加了 4 674 人，增长率为 15.78%。网上非官方公布数据显示，我国 2014 年一季度因交通事故涉及人员伤亡的交通事故为 40 283 起，直接财产损失达人民币 2.1 亿元。若以此为依据，并结合历年的交通事故数量进行推算，那么，2014 年全年涉及人员伤亡的道路交通事故在 16 万起左右，直接财产损失在 8 亿元左右。

RTAs 会剥夺大量鲜活的生命，给家庭、社会造成惨重的不可挽回的精神创伤与经济损失，其危害性是如何形容也不过分的。因而应当广泛地进行科普宣传，以期引起社会重视，使大家尽早提高认识，认清其危害的严重性。

建议全国与各省市道路交通管理部门将司机中 OSA 的筛查、治疗与监管纳入日常监管工作中。司机年检中必须有相关 OSA 的问卷，每位司机必须如实认真填写问卷，凡是属于 OSA 高危人员者必须接受相关检测（PSG 或便携式监测），凡经监测诊断为 OSA 者必须接受正规治疗，治疗后经过正规医院复查证明疾病得到良好控制时方能驾车上路，否则不能上路。违规驾车者应依法处罚，尤其是造成道路交通事故时更应从严处理。在这个过程中隐瞒病情、拒绝相关检测与治疗者，必须给予相应处罚，国家相关机构应当制定专门的法律条文管理好这件大事。

建议由临床医学，包括呼吸病学与创伤学科、交通管理部门、有关法律律师、相关企业，成立联合研究管理协会，其主要任务是开展大型调查，制定相关法律与开展学术交流等。

（何权瀛）

参考文献

【1】 BARBE F，PEPIN JL. Obstructive sleep apnoea[M]. [S.l.]: ERS Monograph，2015.

【2】 何权瀛，陈宝元. 睡眠呼吸病学 [M]. 北京：人民卫生出版社，2009：255-260.

【3】 MCNICHOLAS，WT，PHILLIPSON EA. Breathing disorders in sleep[M]. New York: Elsevier Science Health Science div，2001.

【4】 MCNICHOLAS WT，BONSIGNORE MR. Sleep apnoea[M]. [S.l.]: ERS Monograph，2010.

【5】 季蓉，何权瀛. 阻塞性睡眠呼吸暂停综合征患者发生交通事故 2 例 [J]. 中华医学杂志，1997，79（2）：128.

【6】 何权瀛. 高度重视睡眠呼吸紊乱引起的交通事故 [J]. 中华结核和呼吸杂志，2008，31（9）：643.

【7】 何权瀛. 阻塞性睡眠呼吸暂停低通气综合征是引发道路交通事故的重要原因 [J]. 医学与哲学，2014，35（12b）：72-75.

【8】 景卫革，张庆，何权瀛，等. 司机中阻塞性睡眠呼吸暂停低通气综合征的患病率调查 [J]. 中华结核和呼吸杂志，2008，31（9）：656-658.

【9】 孔德磊，康健，王玮，等. 阻塞性睡眠呼吸暂停低通气综合征患者嗜睡程度与驾驶车辆能力的关系研究 [J]. 中国实用内科杂志，2008，28（9）：759-761.

【10】 王京娜，张庆，黄砚颖，等. 重大交通肇事司机睡眠打鼾情况调查分析 [J]. 医学与哲学，2013，34（1b）：32-34.

【11】 周建群，马国贤，李晓辉，等. 职业司机对睡眠呼吸暂停认识的调查研究 [J]. 中国临床医生，2014，42（2）：36-37.

【12】 王倩，张辉，程秋霞，等. 某市出租车司机睡眠呼吸暂停低通气综合征患病率及相关危险因素分析 [J]. 内科急危重症杂志，2016，22（1）：60-61.

【13】 刘莺，屠春林，姚文飞，等. 职业驾驶员阻塞性睡眠呼吸暂停低通气综合征的患病率及与交通事故的关系 [J]. 中华医学杂志，2016，96（48）：3902-3905.

【14】 王京娜，赵志伟，何权瀛，等. 阻塞性睡眠呼吸暂停低通气综合征及过度嗜睡与交通事故的关系 [J]. 关东医学，2013，34（8）：1259-1261.

【15】 郑涛，张丽，田广永，等. 374 名货运司机打鼾和睡眠呼吸暂停低通气综合征流行病学调查 [J]. 中华劳动卫生和职业病杂志，2013，31（6）：422-424.

第九节　睡眠呼吸障碍患者同床者的睡眠健康问题

2003 年 Ashtyani 在 *Chest* 杂志上对一篇文章的评论中提到了睡眠呼吸暂停疾病引起的附带伤害——同床者的睡眠健康问题，从而引起了人们对这部分人群的关注。睡眠呼吸障碍（SBD）患者，包括 OSA 患者大多在家人的陪同下就诊，大多主诉有日间嗜睡、夜间打鼾、体力与精力下降等症状，而促使 SBD 患者就诊除了其本身症状引起的不适外，还有其家属常常会同时谈到同床者夜间睡眠打鼾对她/他的影响，包括日间嗜睡、失眠、焦虑、抑郁等情绪状态改变。

随着社会的进步，人们对睡眠健康的重视日益增加。OSA 成为一种常见的睡眠相关疾病，在中年人群中发病率为 2%～4%，大家比较重视，然而，长期以来对于睡眠呼吸暂停患者同床者精神生活状况的研究却比较少。1987 年，Cartwright、Knight 等开始关注睡眠呼吸暂停患者同床者的睡眠质量，研究者发现一方有睡眠呼吸暂停的夫妻,他们的睡眠质量、婚姻关系及个人关系均比独身患者差,甚至使婚姻成为困扰夫妻的负担。近10年来随着对SBD的研究进展,对SBD同床者睡眠问题的研究也不断深入。我们回顾分析了目前对SBD患者同床者睡眠的研究,以期进一步了解并改善SBD患者同床者睡眠问题努力。

一、SBD患者同床者睡眠状况的研究

ESS评分是用来评估OSA患者病情严重程度的一种简单工具。为了解OSA患者及其同床者的基本睡眠状况,Walter等人对OSA患者及其同床者同时进行PSG监测与ESS评分,结果发现OSA患者的ESS评分结果与呼吸紊乱指数(RDI)一致,提示ESS评分可用于简单地评估OSA患者病情严重程度;而对于OSA患者的同床者,其ESS评分结果与PSG监测结果明显不相符。OSA患者同床者的RDI不高,但其ESS评分比OSA患者更高,提示OSA患者的同床者比患者本人更容易受到夜间睡眠干扰,出现日间嗜睡症状。他(她)们的日间嗜睡与其夜间睡眠受干扰有关,而与其自身睡眠呼吸紊乱关系不大。

睡眠心脏健康研究(Sleep Heart Health Study, SHHS)中也涉及了SBD同床者的睡眠问题,被研究人群均为夫妻,分为三组:①夫妻双方均没有睡眠呼吸紊乱问题(NoSBD-NoSBD, $n=46$);②夫妻一方有睡眠呼吸紊乱问题(NoSBD-SBD, $n=42$);③夫妻双方均是睡眠呼吸紊乱的患者(SBD-SBD, $n=22$)。研究中定义SBD:RDI≥10次/h;NoSBD:RDI<5次/h。研究结果发现夫妻双方仅一方为SBD患者的,其同床伴侣的睡眠受影响最大,不仅RDI较高,而且BMI较低,差异具有统计学意义。而夫妻双方均是不同程度SBD患者的,其中SBD程度较轻者作为同床伴侣,其睡眠状况受干扰影响较小,与夫妻双方均为健康人群相比无差异。

由上述研究结果可以看出,SBD患者同床者除了受患者影响,出现夜间睡眠质量下降、日间嗜睡外,还对其生活的其他方面产生不同程度的影响,包括精神状态(焦虑、抑郁)、体力、BMI、性生活能力等。这些多方面的影响可以从对SBD患者干预治疗后看出,SBD患者病情好转后,其同床者的不适症状也明显好转。以下将详述对SBD患者采用各种治疗手段后,同床者精神心理状况的改变。

二、SBD患者同床者睡眠的干预研究

对于OSA同床者精神状况的研究,Uloza等人在2010年发表的文章中曾提及,研究者对OSA患者进行腭或腭与舌根水平的射频消融治疗,研究共纳入36例患者,治疗前后2~3个月,对患者及其同床者进行PSG监测与量表调查,涉及的量表包括ESS评分、斯皮尔伯格的状态-特质焦虑量表(Spielberger's state-trait anxiety inventory)、改良的贝克抑郁量表(Beck depression inventory, BDI),结果发现除SBD患者的RDI改善外[从(13.16±10.76)分下降到(10.69±8.28)分, $P=0.043$],患者同床者的BDI评分从术前的(12.69±7.66)分下降到(9.17±6.88)分($P<0.005$),主观感受明显好转,这对于患者及其同床者来说是共同获益的结局。

应用下颌前移口腔矫治器对OSA干预治疗:134例经PSG诊断为OSA且AHI>10次/h的患者进行口腔矫治器治疗1年,OSA主要在夜间睡眠时使用,1年后使用问卷调查评估OSA患者及其同床者睡眠状况,结果有110例OSA患者及85例患者同床者完成了问卷调查,问卷调查内容包括总体感受、体力状况、精神状况、睡眠情况、日间与夜间的症状、ESS评分。OSA患者及其同床者的总体感受均好转,70%~80%的OSA患者及55%~68%的同床者均表示体力与精力有所好转。

CPAP干预治疗:从Doherty等人的研究中可以看出CPAP干预治疗后对SBD同床者的影响。研究者选取了55对夫妻,夫妻中有一人是SBD患者,对其中的患者进行为期6~8周的CPAP治疗,对比治疗前后这些夫妻ESS评分、焦虑抑郁量表评分,结果发现OSA患者同床伴侣不仅ESS评分有所降低,而且焦虑状况、体力、心理状况、能力等均在患者治疗后有显著改善($P<0.05$)。SBD患者平均AHI为(48.4±33.3)次/h,其ESS评分从(12.9±4.4)分下降到(7.3±4.0)分($P<0.001$),Calgary睡眠呼吸暂停生活质量指数(Calgary sleep apnea quality of life index, SAQLI)评分从(4.1±1.0)分上升到(4.9±1.2)分($P<0.001$);而SBD患者的同床者,其ESS评分从(7.4±6.1)分下降到(5.8±4.7)分($P=0.02$),SAQLI评分从(4.5±1.3)分上升到(5.1±0.9)分($P=0.002$),睡眠效率从74%(56%~80%)上升到87%(64%~95%)($P<0.01$)。从这些数据中可以看出,CPAP治疗不仅使SBD患

17

者的睡眠状况好转，而且其同床者的夜间睡眠改善，生活质量明显上升。

不管哪种治疗方式，只要 SBD 患者接受各种形式的积极治疗，其同床者的睡眠质量与精神状况均有不同程度的改善。部分依靠镇静、抗抑郁药物治疗的 SBD 患者同床者，在 SBD 患者经过 CPAP 或其他方式治疗后，也可以明显减少辅助睡眠用药量甚或停止用药。CPAP 等治疗可以明显改善患者睡眠质量、家庭关系，这一结果同样适用于患者的同床者。还有研究者对患者同床者或者患者配偶的生活质量、社会关系、家庭和谐等内容进行各个角度的分析，结果显示 OSA 患者同床者比没有 OSA 患者的同床者睡眠质量、生活质量明显降低，其抑郁、焦虑调查问卷的分数也较正常者高。而 CPAP 治疗后患者及其同床者的状况均有不同程度的提高。

以上的研究资料均来源于国外，在我国，由于家庭结构、生活习性、社会关系均与国外有着差异，OSA 患者的同床者是否也有着相似的经历？目前国内并没有针对这部分人群的调查研究。既往人们多关注疾病本身与患者本人，但是在我们的临床工作中，OSA 患者夜间打鼾、呼吸暂停、憋气等症状的描述常常来源于患者的同床者，其同床者同时也会向我们诉说由于患者的打鼾、呼吸不规则等常常严重影响他（她）们的睡眠质量，导致其日间嗜睡、精神差，症状甚至比患者还要严重。随着患者治疗的好转，其同床者虽然未经任何治疗，但是症状也伴随着好转。SBD 患者同床者出现各种睡眠与精神状况的改变主要与夜间睡眠受影响有关，同床者并非本身存在严重的睡眠呼吸问题，其主要问题是精神心理疾病而非 OSA。这是来自睡眠呼吸暂停疾病的一项附带伤害，因此需要重视对 SBD 患者的积极治疗，除了减少睡眠呼吸暂停对患者全身多系统的不良影响，包括心脑血管危险事件、血糖血脂调节紊乱、内分泌功能障碍等，还要有助于对 SBD 同床者的睡眠与精神心理干预。

（陈琳　何权瀛）

参考文献

【1】 ASHTYANI H, HUTTER DA. Collateral damage: the effects of obstructive sleep apnea on bed partners[J]. Chest, 2003, 124（3）: 780-781.

【2】 YOUNG T, PALTA M, DEMPSEY J, et al. The occurence of sleep-disordered breathing among middle-aged adults[J]. N Engl J Med, 1993, 328（17）: 1230-1235.

【3】 CARTWRIGHT RD, KNIGHT S. Silent partners: the wives of sleep apneic patients[J]. Sleep, 1987, 10（3）: 244-248.

【4】 BENINATI W, HARRIS CD, HEROLD DL, et al. The effect of snoring and obstructive sleep apnea on the sleep quality of bed partners[J]. Mayo Clin Proc, 1999, 74（10）: 955-958.

【5】 ULFBERG J, CARTER N, TALBACK M, et al. Adverse health effects among women living with heavy snorers[J]. Health Care Women Int, 2000, 21（2）: 81-90.

【6】 WALTER TJ, FOLDVARY N, MASCHA E, et al. Comparison of Epworth Sleepiness Scale scores by patients with obstructive sleep apnea and their bed partners[J]. Sleep Med, 2002, 3（1）: 29-32.

【7】 SHARIEF I, SILVA GE, GOODWIN JL, et al. Effect of sleep disordered breathing on the sleep of bed partners in the Sleep Heart Health Study[J]. Sleep, 2008, 31（10）: 1449-1456.

【8】 LIAM SD, JOHN LK, GERALDINE LAWLESS, et al. Impact of nasal continuous positive airway pressure therapy on the quality of life of bed partners of patients with obstructive sleep apnea syndrome[J]. Chest, 2003, 124（6）: 2209-2214.

【9】 JAMES MP. Quality of life in bed partners of patients with obstructive sleep apnea or hypopnea after treatment with continuous positive airway pressure[J]. Chest, 2003, 124（3）: 942-947.

【10】 IMRAN S, GRACIELA ES, et al. Effect of sleep disordered breathing on the sleep of bed partners in the sleep heart health study[J]. Sleep, 2008, 31（10）: 1449-1456.

【11】 ANNA KAS, SONIA MGT, SERGIO T, et al. Disturbed sleep and musculoskeletal pain in the bed partner of patients with obstructive sleep apnea[J]. Sleep Med, 2009, 10（8）: 904-912.

【12】 ULOZA V, BALSEVICIUS T, SAKALAUSKAS R, et al. Changes in emotional state of bed partners of snoring and obstructive sleep apnea patients following radiofrequency tissue ablation: a pilot study[J]. Sleep Breath,

2010, 14(2): 125-130.

【13】TEGELBERG A, NOHLERT E, BERGMAN LE, et al. Bed partners' and patients' experiences after treatment of obstructive sleep apnoea with an oral appliance[J]. Swed Dent J, 2012, 36(1): 35-44.

【14】DOHERTY LS, KIELY JL, LAWLESS G, et al. Impact of nasal continuous positive airway pressure therapy on the quality of life of bedpartners of patients with obstructive sleep apnea syndrome[J]. Chest, 2003, 124(6): 2209-2214.

【15】BENINATI W, HARRIS CD, HEROLD DL, et al. The effect of snoring and obstructive sleep apnea on the sleep quality of bed partners[J]. Mayo Clin Proc, 1999, 74(10): 955-958.

17

第十八章 阻塞性睡眠呼吸暂停治疗

第一节 阻塞性睡眠呼吸暂停总体治疗策略与展望

治疗 OSA 的目的是减少患者发生心脑血管疾病的危险性与死亡率,减少生产与交通事故的发生,最终降低 OSA 相关多系统合并症的总患病率与病死率,改善与提高患者的生活与生命质量。一切治疗手段与技术都应该围绕这个最终目标,力求以最小的损伤与最少的不良反应,取得最佳的治疗效果,这就是制订 OSA 治疗策略的基本出发点。

20 世纪 70 年代 OSA 早期与最初的治疗手段开始于气管切开与扁桃体摘除,这主要局限于当时对 OSA 发病机制的认识与治疗水平。其后近 30 年的时间里 OSA 的治疗技术不断发展与完善,直至各个国家与不同地区根据不同程度的临床研究依据形成与制定了规范化的治疗指南。在指南的制定过程中越来越趋向以循证医学研究结果为依据,使治疗策略更加科学,治疗技术不断更新。

哪些 OSA 患者需要治疗,面对一个具体的患者如何恰当选择治疗手段,目前为止还没有一个确切答案与明确的标准。应该说并非所有的 OSA 患者都需要治疗,治疗的人群应该与治疗目的相一致。重度患者必须治疗,中度患者与日间有症状的轻度患者也需要治疗,需要治疗的患者除了有明显的日间症状外,还倾向于包括那些易引发心脑血管疾病、影响生活质量与导致死亡率增加的人群。当然,这里还涉及卫生经济学的问题,包括患者与医保部门可承受的经济能力。

OSA 治疗策略的制订应遵守循证医学的原则,合理地选择治疗措施,强调治疗规范化与个体化。其中最重要的是必须密切结合每位患者的病因、发病机制,而且要考虑到各种治疗措施的可行性与患者的依从性。

自 1981 年起,经鼻 CPAP 就成为 OSA 一线治疗手段。但是由于治疗存在某些不良反应与某些患者存在不耐受,因而其应用受到一定限制。对于严重 OSA 患者 CPAP 治疗毫无疑问是唯一的选择,而中度 OSA 患者中还需要考虑其他手段。轻度 OSA 患者中 CPAP 并不是唯一的治疗选择,因为这种情况下与下颌前移矫治器(MAD)相比,CPAP 并无优势,MAD 可能是更好的一种选择。

OSA 的治疗应当达到以下三个目标:①减少症状,改善生命质量;②最大限度地减少各种合并症;③降低病死率。

对于特定的患者,选择特殊的治疗手段还应该包括在实现上述目标的同时使治疗不良反应控制在最低水平。

一、定义

最近 15 年 OSA 已被重新定义。日间嗜睡或注意力受损,加上每小时 5 次或更多的睡眠中阻塞性呼吸事件(即呼吸暂停或低通气)即可诊断为 OSA。当 AHI > 15 次 /h 即使没有症状时,也可考虑 OSA 的诊断。

用每小时发生事件的频率为 5 作为最低阈值是基于流行病学资料。因为流行病学研究提示以 AHI 5 次 /h 作为阈值时观察到发生的健康危害,如高血压、嗜睡与机动车交通事故最少。此外,来自干预性研究治疗提示轻 - 中度睡眠呼吸暂停患者治疗后日间的功能可能改善。

在确定治疗策略时,评估 OSA 的严重程度是最基本的。通常认为其严重水平的评定应当根据以下两个方面:日间嗜睡的严重程度与来自整夜监测的 AHI。严重级别的划分应当依据从重的原则,嗜睡被划分为轻、中、重度,睡眠相关性阻塞性呼吸事件的严重程度被分为以下几个级别:轻度 5～15 次 /h,中度 15～30 次 /h,重度 >30 次 /h。

现在尚没有合适的前瞻性研究对于嗜睡的严重程度提供良好的评估标准。应当注意的是,睡眠呼吸障碍评分的定义可能会明显影响预后,比如低通气或血氧饱和度定量,因此不同研究之间的比较则会很困难,因为研究所依据的评分规则不同,AHI 可能会有很大的变化。

显然,从文献分析中可以看出氧饱和度下降的严重程度对于 OSA 的病死率是一个重要的预测因素,特别是对于心血管疾病的预后更是如此。目前最常用的参数是氧饱和度下降指数(ODI)、夜间平均脉氧饱和度（SpO$_2$）、夜间最低血氧饱和度与SpO$_2$低于某个数值（90%或85%）、SpO$_2$低于某个数值持续的时间。目前尚不清楚采用哪一种参数更好。至于评估低通气时到底是采用3%还是4%目前还存在争议。

二、重度OSA

自1981年以来，CPAP已经逐渐变成OSA的重要治疗选择，其余的可供选择手段则非常少，上气道手术只能用于某些有选择的特殊人群。鉴于世界范围内肥胖越来越流行，而减重手术变得越来越普遍，减重手术后OSA会有某些改善。最近有关资料提示刺激舌下神经可能又是一种选择，最后口腔矫治器通常也可以考虑，但是对于重度OSA来说，其疗效要逊于CPAP。

1. CPAP顺应性、治疗持续时间及相关的后果评估　CPAP仍然是OSA的一线治疗措施，然而治疗的顺应性是一个关键问题。美国几项研究结果证实CPAP治疗的顺应性较低，应用不规范。然而许多其他研究则发现其顺应性较高（65%～80%）。在实验室内第一夜里使用后大约15%的患者拒绝再次应用，说服后尚可接受这项治疗。最近报告证实对初期研究结果一直存在争议，观察到的顺应性差异可能仅仅反映在不同国家医疗技术与医学随访效率的不同。然而应用CPAP治疗中出现明显不良反应会影响到大多数患者。尽管存在不良反应，但是顺应性仍旧比较高的原因主要是因为这项治疗临床获益肯定，仅有1%的患者应用后没有主观上获益。

另一个主要问题是应用CPAP时最佳持续时间。尽管几乎没有资料明确提出一个明确的时间阈值，但是越来越多的资料表明每天晚上至少需要持续应用4小时。日间过度嗜睡及日间功能状态，包括认知功能改变高度依赖于CPAP的治疗时间。在一项特殊性研究中依据ESS评分、多次睡眠潜伏时间试验（MSLT）、睡眠问卷功能测量（FOSQ）判断上述阈值，很难发现上述指标的进一步改善与夜间CPAP治疗使用时间相关。对于日间嗜睡的主观与客观评价结果而言，增加呼吸机使用时间与嗜睡恢复到正常水平之间存在剂量反应线性关系，对于血压与心血管疾病的死亡率也是如此。荟萃分析显示应用CPAP时血压降低或多或少与增加CPAP使用时间相关。在无嗜睡的OSA患者中CPAP治疗1年会使血压发生小幅度下降，而且仅在那些每天晚上使用CPAP大于5.6小时的患者中才会发生上述效果。最近对大样本多中心队列研究资料进行评估时发现CPAP治疗对于心血管事件（高血压发生率、非致死性心肌梗死、卒中、短暂性脑缺血发作、因为不稳定型心绞痛或心律失常与充血性心力衰竭住院或因心血管病死亡）的影响并不显著，但是在亚组分析时OSA患者每晚使用CPAP大于4小时时则会有显著影响，这说明每夜治疗时间对于治疗效果是十分重要的。

最后，尚无法回答的问题是单独应用CPAP治疗能否解决OSA的长期不良后果，这对于那些尽管CPAP应用很好但是一直存在日间过度嗜睡的OSA患者确实是一个问题。对于高血压患者也应当考虑到这一点，因为就控制血压而言抗高血压药物要比CPAP更有效得多，尽管联用这两种治疗措施会更有效。此外，还发现对于某些特殊人群，比如难治性高血压患者CPAP治疗会有效地控制血压。有趣的是在最后一项研究中当CPAP治疗时间每晚>5.8小时，血压会发生更大幅度降低。另一个需要考虑的问题是CPAP能否改善OSA相关的代谢性改变，这依旧是一个有争议的问题。几项随机对照试验（RCT）研究结果显示，肥胖的OSA患者应用CPAP后代谢异常并没有显著改善，包括胰岛素敏感性。而其他人的发现与此相反，对日间过度嗜睡可能也起一定作用，但是这个问题尚有待进一步探讨。

2. 上气道手术　打鼾与OSA患者通常反复发生因睡眠所致的咽部气道狭窄或塌陷，主要发生在口咽部与/或下咽部水平，这个柔性节段的开张主要依赖于上气道解剖学与功能性改变。造成睡眠时上气道狭窄的主要解剖学因素是头颅面部骨性异常、舌体肥大、咽部软组织增生，颅骨结构中最常见的改变是鼻部结构异常，比如鼻中隔偏曲、下颌骨后缩，并伴有舌体后移、舌骨位置下移。患者的舌体与咽部软组织的体积通常大于正常人。而这些异常变化还会因为脂肪堆积、震动损伤造成水肿，以及反复发生上气道塌陷而进一步恶化。最后，上气道的大小还依赖于肺容积，因而在肥胖患者中肺容积缩小也会导致上气道口径变小。然而上气道解剖学的异常只能解释大部分年轻人与瘦弱人群中AHI的变化，而在肥胖与老年人当中，其他因素，比如上气道回缩力的改变、通气不稳定性、睡眠片段化、上气道肌肉功能异常的影响可能更大。因为在年轻人与瘦弱的人中上气道解剖学异常会发挥更大的病理生理作用，他们可能是选择外科手术治疗的潜在优选人群。

悬雍垂腭咽成形术（UPPP）的目的在于扩大口咽腔气道面积，减少上气道这一特殊节段的塌陷性能，成功率大约为 40%。当采用比较宽松的成功率时（AHI 降低到 20 次 /h 与较基线值减低≥50%），其成功率会高一些。治疗反应不佳者，其基线 AHI 通常较高，后咽部塌陷或狭窄可能是治疗反应不佳的一个因素。在这种情况下采用摄像技术或内镜检查无疑可以显示清醒时舌后区狭窄，甚或可以观察到呼吸暂停时舌体后缩，此时不应当进行 UPPP。总之，到目前为止还缺乏充分证据表明 OSA 患者进行腭部手术具有明确的短期预后与长期治疗效果，这一点仍旧无法确定。因此 UPPP 的适应证应当局限于中度 OSA，而且推测有后咽部狭窄者，还应当记住由于手术会增加口腔漏气，UPPP 会影响到 CPAP 治疗，并且降低患者能够耐受的最大压力水平。

据推测，上颌手术是唯一一种成功率较高的手术。总体来说，上、下颌骨切除术成功率很高，达 75%～95%，这一点已被最近的一项荟萃分析所证实（平均成功率 86%）。然而在另一项荟萃分析中 627 例 OSA 患者，绝大部分平均随访不足 6 个月，其范围在 3.0～7.7 个月，在 3 个长期随访中只包括了 56 例患者，平均随访（43.7±29.5）个月，89% 的患者被认为外科手术成功，AHI 显著降低 [从（66.2±26.0）次 /h 降低到（7.9±6.4）次 /h，$P<0.001$]，其短期与长期效果并无显著差别。手术成功的预测因子包括年龄、术前 AHI 较低、上颌骨迁徙程度大、术前 BMI 较小，通过单因素或多因素分析证实下颌骨迁徙的程度并不是手术成功预测因素。此外一项研究采用随机对照试验（RCT）方式比较 50 例中度肥胖的重度 OSA 患者手术治疗与 CPAP 治疗效果，作者并没有发现在为期 1 年的随访中 AHI 或嗜睡改善方面有何不同。还应当记住这种手术对于熟练的外科大夫而言是安全的，但是仍然不能除外会发生不良反应，包括面部感觉异常，而这种感觉异常是可以缓解的，但是有 15% 的病例可能会持续 1 年之久。

3. 减重 60%～70% 的 OSA 患者是肥胖者（BMI>28kg/m² 或体重超过理想体重的 20%），肥胖与 OSA 之间的关系虽然尚不十分清楚，不过这是一种最常见的可以识别的危险因素。肥胖在很大程度上取决于基因因素，后者影响代谢水平、脂肪储存与饮食习惯，并且与自主神经、内分泌、下丘脑功能异常有关，局部脂肪分布更是如此。这对于 OSA 的发病可能具有特殊的作用，在这种情况下与整体脂肪相比，上半身与内脏脂肪的堆积具有更大的危险性。体重的增减对于睡眠呼吸障碍的严重程度具有显著影响，减重对于鼾症的频度与强度也有显著的影响。当体重降低时咽部萎陷性降低，即可以影响到打鼾的频度与强度。体重减低不仅与 AHI 减少、咽部回缩力降低有关，还会与低通气近于完全消失有关。这时反映回缩力的临界压降低到低于 −4cmH₂O。晚近的一篇系统文献复习与荟萃分析结果表明已发表的证据提示通过生活方式与饮食干预进行减重，可使 OSA 相关参数改善，但是还不能使其完全正常化。然而某些患者 OSA 参数的变化可能与 OSA 严重程度的降低相关。一项研究评估非常低能量的摄食对于减重的作用，干预组中平均体重比对照组低 20kg，而 AHI 平均降低 23 次 /h。干预组中 30 例患者中有 5 例（17%）在限制饮食能量后疾病康复（AHI<5 次 /h）。15 人（50%）变成轻度 OSA（AHI 为 5～14.9 次 /h），而对照组全部患者 AHI 除 1 例外，均维持在 15 次 /h 或更高水平。对于对照组进行亚组分析表明，基线 AHI 水平会显著影响治疗结果，与中度 OSA 相比（AHI>15～30 次 /h），重度 OSA（AHI>30 次 /h）的 AHI 改善程度更大（重度 OSA 者 AHI 降低 38 次 /h vs. 中度者降低 12 次 /h，$P<0.001$），尽管两组体重减低的水平相似（BMI 分别为 −19.2kg/m² vs. −18.2kg/m²，$P=0.55$）。这样似乎可以认为重度 OSA 可能是进行热量限制措施的最佳适应人群。

在最近一项研究中作者比较了减重与 CPAP 的效果。作者随机选取了 181 例肥胖的中、重度 OSA 患者，血清 C 反应蛋白（CRP）水平>1.0mg/L，接受 CPAP 治疗后，减重干预或 CPAP 加上减重干预持续 24 周，减重可以显著降低 CRP 水平、胰岛素抵抗水平、血脂异常与血压水平，相反 CPAP 治疗对于 CRP、胰岛素抵抗或血脂异常改变并无显著作用，即使是对于治疗顺应性很好的患者也是如此。然而对于 CPAP 治疗顺应性好的患者而言，联合治疗组血压降低的幅度均比单纯减重组或单纯 CPAP 治疗组更大。

已有多项对照研究关注减重手术，手术不仅对睡眠呼吸暂停综合征有效,而且对代谢结果与合并症也有效。然而,尽管通过减重手术整体体重降低了,但是仍不能从整体上治愈睡眠呼吸暂停。最近有一项荟萃分析表明,减重手术可以使体重从平均 BMI 55.3kg/m² (95%CI 53.5~57.1) 降低到 37.7kg/m² (95%CI 36.6~38.9),降幅达到 17.6kg/m² (95%CI 16.5~19.3),基线 AHI 从 55 次 /h (95%CI 49~60.3) 最后降低到 16 次 /h (95%CI 12.6~19),降幅为 39 次 /h (95%CI 31.9~44.4)。作者指出大部分 OSA 患者还需要持续 CPAP 治疗。此外,最近一项研究随机选取肥胖的 OSA 患者进行常规减重治疗,包括规律地请营养师与内科医师会诊,必要时给予非常低的热量饮食或减重手术。与常规减重相比,进行减重手术并没有使 AHI 发生具有统计学意义的降低。最后还应该说明 OSA 本身或 OSA 合并的深静脉血栓及功能状态受损都会使手术前后发生重要不良事件的风险增加。这就强烈提示至少在术前或术后某个时期内需要对 OSA 作出诊断与进行 CPAP 治疗。

4. 刺激舌下神经 口腔矫治器通常更多推荐于中度睡眠呼吸暂停,而 OSA 患者的药物治疗仍旧十分有限或正处于研发过程中,不过仍旧可用于中度 OSA。然而对于睡眠呼吸障碍患者一直在尝试采用选择性神经肌肉刺激疗法。几种正在试用的方法,如皮肤表面电极、肌肉电极、神经电极、直接植入第 XII 对脑神经以预防睡眠时上气道塌陷。将电极放置在皮肤上旨在刺激颏舌骨肌与颏舌肌,其结果令人失望。虽然开始时对 OSA 采用这种方法治疗尚有阳性结果报告,然而其后进一步研究则提示上气道扩张肌需要高强度的刺激,长期应用会持续不断地引起睡眠片段化,之后便考虑直接刺激第 XII 对脑神经。对于第 XII 对脑神经进行刺激需要胸部肌肉同步化(协调),同时还需要面对胸膜腔内压变化的测量。最初研究报告显示几项技术问题一直没有得到解决,当使用单侧刺激时效率变化不定,然而最近 5 年内逐渐增多的证据表明这可能是一项有价值的治疗措施。在一项 RCT 设计中(治疗维持组 / 治疗停止组病例数为 1:1),12 个月后连续入选的 46 例患者对于这项治疗有反应,终止治疗组需要在这个时期至少 5 天关闭治疗装置,一直关闭到进行 PSG 监测,维持治疗组每晚持续应用这种装置。就 AHI 变化而言,两组患者具有显著性差异(平均改变值为 16.4 次 /h,$P < 0.001$)。最近有更多的正在进行的研究,评估这项技术的可行性、安全性与有效性。一个重要的问题是需要证实这项治疗的有效性,这一点对于选择适应证是十分紧要的。

三、轻 - 中度 OSA

对于轻 - 中度 OSA 的定义是一件复杂的事,因为整夜血氧饱和度下降的幅度与疾病发作持续时间都很难评估,而这些都会影响到个体之间比较的效力。另外一个因素是每夜之间的变异性,这在轻度低通气时更为显著,特别是老年人更为明显。对于睡眠呼吸暂停综合征预后的定义还应当考虑到以下两个方面,一是日间过度嗜睡与日间功能,二是心血管疾病后果。

已有确凿的证据显示轻 - 中度 OSA 患者常合并轻度日间过度嗜睡与功能损害。尽管还缺少 AHI 与症状之间的线性关系,但是这一点确实如此。对于日间过度嗜睡的主观与客观评估,每一项变异率中只有 10%~15% 可以通过睡眠片段化、AHI、呼吸努力或 ODI 的变化加以解释。然而所有的这些参数或多或少地均以相类似的方式与 OSA 的严重程度相关,这就使得轻 - 中度 OSA 患者日间的症状可能会少得多,对于认知缺损也是如此。然而,预后结果的评估可能与重度 OSA 不同,特别是可能存在注意力缺失,显著改变日间的功能而没有出现可以察觉到的主观嗜睡。这可能会影响到 OSA 患者开车的能力。从整体上来说心血管事件的后果也与 OSA 严重程度有关,包括 AHI 与血氧饱和度下降的严重程度。对于一般人群或临床患者而言,高血压、冠心病、夜间心律失常及卒中都是如此。此外还发现,亚临床的血管病变标志物,比如颈动脉内膜中层厚度与脉搏速率也与之有关,然而心血管的变化并不局限于重度 OSA。这样从临床的观点出发,中度 OSA 患者消除呼吸暂停与低通气应该同时抑制打鼾与日间过度嗜睡。附加后果还包括注意力缺失与早期心血管疾病的改变,最后一点,使用亚临床心血管病变标志物似乎是恰当的,因为已经显示它们可以预示未来心血管死亡率,包括心肌梗死与卒中。

1. CPAP 治疗 轻 - 中度呼吸暂停时应用 CPAP 会出现两种担忧:①患者可以接受 CPAP 的顺应性如何? ②按照早期定义,如果考虑到对于症状与预后评估的效力,如何与其他治疗措施进行比较?

Krieger 等在一组无呼吸暂停的打鼾与轻度呼吸暂停（RDI<15 次 /h）患者中研究了长期应用 CPAP 的耐受性与平均使用频率，3 年中患者的耐受性>60%，每天使用 CPAP 的平均频率为（5.6±1.4）小时，然而与对照组相比，虽然实际上出现显著改善，但轻度呼吸暂停组的顺应性显著低于 Englleman 报告的结果（<3 小时）。进一步研究顺应性仍接近于每夜 5 小时，或更低，因此荟萃分析结果显示平均顺应性为 3.6 小时，这明显低于比较严重的 OSA 患者。CPAP 治疗对于治疗轻中度 OSA 患者的症状有效吗？荟萃分析结果提示 CPAP 可以显著降低日间主观的嗜睡评分（ESS 评分）1.2 分（95%CI 0.5～1.9，P=0.001），还可改善日间客观觉醒水平（MWT）2.1 分钟（95%CI 0.5～3.7，P=0.011），但是对日间客观的嗜睡评分没有影响。有两项研究认为 CPAP 治疗可使轻中度 OSA 患者主观嗜睡评价与客观嗜睡评价发生较小的改善，但是对嗜睡作用的临床意义有限。

一个更有争议的问题是 CPAP 治疗能否改变轻 - 中度 OSA 患者的心血管疾病预后呢？对此已有证据表明其对亚临床的心血管疾病标志物（脉搏速率、内皮细胞功能）有效，关键在于这个结论取决于样本数的大小。在 RCT 研究中可以观察到显著的变化，如果按照严格的预后标准（即心血管疾病的病死率与死亡率）则缺乏有效的证据。进一步确定需将来继续进行研究 CPAP 的试验，包括 CPAP 与不治疗者进行对比需要随机样本大约 2 540 人才能不漏掉实际上心血管事件的减少，而要评估死亡率则需要超过 6 000 人的样本。

2. 如何比较 CPAP 治疗与其他治疗措施的效果？ 最近几年中已有几项 RCT 研究对 CPAP 与其他治疗方式的优劣进行比较。最近对这些证据进行复习，虽然对于轻 - 中度 OSA 并无显著差异，然而如果按症状与基线疾病程度进行分层分析，则可发现与空白对照组相比，CPAP 可以显著降低 ESS 评分［平均偏差（mean deviation，MD）-2.7，95%CI -3.45～-1.96］，基线疾病严重程度最重的一组患者获益最大：症状严重组（MD -5.0，95%CI -6.5～-3.5），中度组（MD -2.3，95%CI -3.0～-1.6），轻度组（MD -1.1，95%CI -1.8～0.31）。与对照组相比 CPAP 可以显著改善 MWT 计分（MD 3.3，95%CI 1.3～5.3），但是对于 MSLT 没有显著作用。在中度症状组，CPAP 治疗与口腔矫治器相比，对于 ESS、

MWT 或 MSLT 没有统计学意义的差别。作者得出结论认为 CPAP 治疗对于有症状的中、重度 OSA 患者是一项有效的治疗措施，对于轻度的有症状者也可获益，对于轻 - 中度有症状者口腔矫治器治疗可能也是一种治疗选择。晚近的一项研究比较了 CPAP 与口腔矫治器对于中 - 重度 OSA 的疗效［AHI 为（25.6±12.3）次 /h］，虽然 MAD 对于 FOSQ 与 SF-36 的改善程度优于 CPAP，但这两项治疗措施均可使嗜睡、模拟驾驶表现、疾病特异性生命质量评分发生同等程度的改善。在心血管领域内有几项研究显示对血压与内皮细胞功能具有明显益处，但是 CPAP 与口腔矫治器对于血压的作用几乎没有多大差异。

3. 药物治疗 大量的药物用来研究治疗 OSA，但是成功率极低。对于有效预防上气道塌陷的药物的可行性一直存在疑问。由于缺少可用于筛选药物的实验系统与动物模型，对于 OSA 的药物研究一直受阻。此外，OSA 的表型特点目前仍旧不完善，这些都限制了药物研究中应用严格的标准选择患者的可行性。最后用于定义 OSA 与疾病影响严重程度的标准似乎不够完整，这对于准确确定临床研究的终点效果是十分重要的。

大部分研究样本数较小，而且许多研究方法学上还有局限性。有 6 种药物对于 OSA 严重程度具有某些作用，其中 2 种可以改善日间症状。一项研究报告在 20 例睡眠呼吸暂停与过敏性鼻炎患者中，与对照组相比经鼻吸入氟替卡松后 AHI 降低（23.3 次 /h vs. 30.3 次 /h），日间警觉性也有所改善。PSG 记录的 AHI 为 41 次 /h，而对照组为 54 次 /h。在另一项类似的研究中，给予 15mg 的米氮平可使 AHI 改善 50%，然而最近一项大样本的 RCT 研究并没有证实这一点。帕罗西汀也可使呼吸暂停下降 35%，但是仅仅是在 NREM 睡眠期有效。令人奇怪的是对低通气无效。在该项研究中日间症状并没有改善。普罗替林可能是一种最常用于治疗 OSA 的药物。几项研究报告此药对于 50%～70% 的 OSA 病例有效，但其作用受到限制，因为它具有抗胆碱方面的副作用。

到目前为止，药物治疗对于呼吸暂停与低通气仍旧无效。然而现在有重要的与潜在的目标，只是研究还不充分。脑干神经元代表了一种潜在的重要药物靶向。对于打鼾与 OSA 药物治疗的最根本目标是预防睡眠相关的咽部肌肉活性降低和减轻睡眠

18

相关的气道狭窄与关闭，尽管针对相应神经元结构选择靶向药物是很困难的，而增加上气道肌肉活性与改善睡眠结构可能是非常有意义的。最近一项验证原理研究（proof-of-principle study）显示了某种舌下钾通道靶向阻断药物在 NREM 与 REM 睡眠时期可以逆转上气道低张力，持续恢复颏舌肌张力，是一种有效的治疗策略。尽管近几年来二期研究对于某些潜在的备用药物正在进行，但是我们仍旧缺乏能在睡眠期刺激上气道的合适药物。现在已提出一种策略，在动物模型上，应用一种定位于上气道的特殊的钾通道阻滞剂可以产生剂量依赖性抑制上气道萎陷性能，比如应用该药 10mg 可以预防实验性的上气道萎陷，对抗 -150mbar（1mbar $= 0.1$kPa）的负压长达 4 小时。尽管这些还只是在正常志愿者与 OSA 患者身上应用这种药物进行的早期研究。这方面还需要进一步深入研究。至于睡眠结构问题可能需要考虑觉醒阈值，旨在促进通气稳定性，然而直到现在尚未证实其可行性，或者对于减少睡眠呼吸障碍是有效的。进一步发展则是期待联合治疗以改变 OSA 引起的后果或合并症，比如 CPAP 或口腔矫治器加上药物治疗，将这两种方法用于重度与轻 - 中度睡眠呼吸障碍。如前所述，可能需要联合应用降压药物加上 CPAP 以控制血压。此外，尽管适当应用 CPAP 治疗之后，残留日间过度嗜睡仍旧相当普遍。在除外各种特殊原因与改善 CPAP 治疗持续时间之后，如果可行的话，还可应用觉醒刺激药物。运动与抗氧化、抗感染药物都有待评估，以便与 CPAP 进行比较，或者与 CPAP 联合应用。

4. 减重 对于轻中度 OSA 减重手术并非最佳选择。重度肥胖者通常合并重度 OSA，对于中度 OSA 手术减重并非主要的靶向治疗措施。因此对于轻中度 OSA 而言，减重手术还不如限制热量饮食，最近抗抑郁药物或其他药物也被用于体重控制。已有少数 RCT 研究比较减重与其他治疗方式的效果。在一项对于中度 OSA（AHI 为 21 次 /h）进行的相对小样本研究中，Lam 等将 CPAP 与口腔矫治器、保守措施（包括睡眠卫生保健），以及减重方案进行比较，患者被随机分入平行的研究组中，观察 10 个月，就生理学、症状学与生命质量评估而言，CPAP 获得的治疗效果最好，而口腔矫治器效果较差，减重可以改善睡眠参数，但单纯控制体重并没有获得一致性作用。西布曲明（sibutramine）对于体重影响与 OSA 控制作用的研究，其阳性结果表现为可

以控制体重，抑制 OSA 与改善代谢，然而西布曲明已被欧洲市场除名，因为来自西布曲明心血管结局（Sibutramine Cardiovascular Outcomes，SCOUT）研究的资料显示该药会增加严重的非致死性心血管事件，如卒中与突发心脏病。

5. 睡眠时的体位 很久以来人们就发现打鼾的患者仰卧位时鼾声最响亮。同样已有明确的证据显示非选择性的已确诊的 OSA 患者中大部分侧卧位时发生呼吸暂停的频率与仰卧位不同。体位性睡眠呼吸暂停综合征的定义是仰卧位时 AHI 是侧卧位睡眠时的 2 倍或 2 倍以上。在一组接近 600 例患者的研究中 Oksenberg 等发现与非体位性睡眠呼吸暂停患者相比，体位性睡眠呼吸暂停患者 BMI 轻度降低，比较年轻，睡眠效率更好，慢波睡眠增多，入睡后较少醒来，微觉醒较少，AHI 较低，血氧饱和度下降较少，以及 MSLT 时睡眠潜伏期较长。所有这些特点均符合中度睡眠呼吸暂停综合征。多因素回归分析显示 RDI（上限为 40 次 /h）与 BMI 及体位性睡眠呼吸暂停发生率呈负相关。从患病率来说，这一点也得到了证实：轻度 OSA 患者（AHI 5～15 次 /h）当中 49.5% 为体位性睡眠呼吸暂停，中度 OSA（AHI $>$ 15～30 次 /h）中 19.4% 为体位性睡眠呼吸暂停，而在重度 OSA（AHI $>$ 30 次 /h）中仅有 6% 为体位性睡眠呼吸暂停。那么体位性治疗有效或可行吗？从 1980 年之后，这种方法就已被研究，最后这种疗法被写入临床实践指南中。在经过训练，若睡眠时出现仰卧位，则会采用一种声音警示以避免仰卧位。大约 50% 的人能够长时间避免仰卧位。然而目前尚缺少标准化与新方法设计并采用适当的系统以保证 OSA 患者长时间保持侧卧位睡眠。可采用网球技术，即将网球放进一个宽松的布袋中，将布袋置于患者后背中心，当患者夜间转动身体时，仰卧位时他们会感受到网球的压力，之后本能地转为侧卧位。其他的一些方法也曾被使用。有人发现采用比较大的装置，用泡沫包裹聚氯乙烯软管放置在后背可能比网球更实用，有效性与可接受性、顺应性均较好。使用网球技术时顺应性大约为 40%，治疗停止后 24% 的患者能够避免仰卧位睡眠。至于有效性问题，一项随机交叉研究比较了中度 OSA [AHI 为（17±8）次 /h] 患者应用 CPAP 与体位治疗的效果，结果发现 AHI 与血氧饱和度均有差异，认为 CPAP 更好一些。但是两种方法治疗后患者的症状、睡眠结构、警觉性客观评价、认知试验与生命质

量并无显著差异。临床指南中倾向于采用体位性睡眠呼吸暂停的因素已如上述，如 AHI 较低，轻中度肥胖，以及年纪较轻。

6. 口腔矫治器 越来越多的证据显示口腔矫治器对于轻度 OSA 是有效的，与对照组相比口腔矫治器可以改善主观嗜睡评分与睡眠呼吸障碍。CPAP 治疗似乎比口腔矫治器更能有效地改善睡眠呼吸障碍，然而这两种治疗策略在症状反应方面并没有显著差异。因此可以推荐口腔矫治器用于治疗轻度、有症状的 OSA 患者，以及那些不愿意接受 CPAP 的患者。应用口腔矫治器重要的禁忌证如下：缺少足够的牙齿支撑装置，牙周病包括牙齿松动，活动性颞颌关节疾病。研究发现连续纳入的 100 例患者中只有 34% 属于禁忌证，主要为口腔疾病。此外，其中 16 例（16%）患者需要严密监督与随访，以免先前存在颞颌关节损害与口腔问题恶化。对于治疗的不良反应、耐受性与顺应性已经进行了研究。常见的不良反应包括黏膜干燥（86%）、牙龈不适（59%）、唾液分泌过多（59%）与颞颌关节症状增多（14.8%）。然而这些并不会影响到口腔矫治器的应用。顺应性是一个需要说明的问题，这个问题的存在使其与 CPAP 难以比较，然而在长期使用过程中，超过 60% 的患者几乎每天晚上都使用这种装置。口腔矫治器对于中度嗜睡与体重过高的 OSA 患者似乎是一种更有效的治疗措施，虽然其最终效力不如 CPAP，但是成功的口腔矫治器可以非常有效地降低 AHI，而且与顺应性高度相关，70% 的患者倾向于应用这种装置。

总之，口腔矫治器可以应用于轻 - 中度 OSA，此外，还可以采用一些常规管理措施，比如减重或体位治疗中 - 重度 OSA 患者，一开始可以采用经鼻 CPAP，尽管与口腔矫治器比较这项干预措施并没有系统地显示出更大的效益。

综上所述，对于重度 OSA 患者采用 CPAP 无疑是一线治疗措施，只在有限的患者中，包括青年、非肥胖与治疗意向迫切者才需要考虑采用上颌手术作为一种潜在的选择策略，特殊的上颌异常也应考虑在内。舌下神经刺激术是否可以作为一种重要的选择，还需要进一步研究。在 CPAP 不能耐受的情况下，如果又不能进行上气道手术，应当考虑口腔矫治器，即使对于某些重度 OSA 患者也可能是有效的。对于轻 - 中度 OSA 建议可选择下列策略：

（1）推荐 CPAP 治疗，至少应当确定在标准睡眠呼吸条件下 CPAP 是否能够使源于睡眠呼吸障碍的症状得到缓解。然而应当记住开始使用 CPAP 治疗时可能会出现显著的安慰剂效应。

（2）如果可以接受的话，应提示应用口腔矫治器。特别是从口腔的观点来说，口腔矫治器可以尝试用于初始治疗阶段，或者用于初始治疗应用 CPAP 失败的病例。

（3）关于 OSA 外科手术的适应证是很有限的。

四、总结与展望

总之，为 OSA 患者制订治疗方案时一定要个体化，具体来说一定要密切结合每一位患者的病因、发病机制、临床表现、合并症、患者治疗的意愿、可接受性及可发的不良反应等。控制体重是实施治疗与管理的基础，说来容易，但是要落到实处，并坚持持之以恒则不那么容易。对于体位性睡眠呼吸暂停患者来说实施体位疗法是一种经济、实用与有效的疗法，值得提倡。对于具备适应证的患者可以尝试使用口腔矫治器，对于中重度患者而言进行 CPAP 治疗无疑是最基本的治疗选择，关键是如何规范使用与切实提高患者的治疗依从性。经过多年实践，大家对于外科手术治疗，特别是 UPPP 的远期疗效已经有了清醒的认识与客观的评价，现在的关键则是必须严格掌握手术适应证。当然，从长远观点来看药物治疗仍旧是值得期盼与研究的。此外，从预防的角度来说，切实控制体重、尽早预防与治疗颌面畸形、口咽部疾病都是十分重要的。

（何权瀛　陈宝元）

参考文献

【1】 中华医学会呼吸病学分会睡眠呼吸疾病学组. 阻塞性睡眠呼吸暂停低通气综合征诊治指南（草案）[J]. 中华结核和呼吸杂志, 2002, 25（4）：195-198.

【2】 MCNICHOLAS WT. Obstructive sleep apnea syndrome: Who should be treated?[J]. Sleep, 2000, 23（Suppl 4）：S187-S190.

【3】 GILES TL, LASSERSON TJ, SMITH BH, et al. Continuous positive airways pressure for obstructive sleep apnoea in adults[J]. Cochrane Database Syst Rev, 2006(3): CD001106.

【4】 BUDHIRAJA R, PARTHASARATHY S, DRAKE CL, et al. Early CPAP use identifies subsequent adherence to CPAP therapy[J]. Sleep, 2007, 30(3): 320-324.

【5】 FERRAN B, JEAN-LOUIS P. Obstructive Sleep Apnoea[M]. [S.l.]: ERS Monograph, 2015: 305-325.

第二节 阻塞性睡眠呼吸暂停无创正压通气治疗

经鼻持续气道正压通气（nCPAP）是指在整个呼吸过程中，在气道内施以一定程度正压，从而防止气道萎陷，增加了功能残气量，改善肺的顺应性与减低呼吸做功，降低气道阻力；同时通过胸壁与迷走神经传入反馈作用使上气道开放肌群作用增加，使上气道保持开放。研究提示长期 CPAP 治疗，可改善 OSA 患者的口腔闭合压；对 CO_2 刺激的通气反应，缩短最长呼吸暂停时间，增加觉醒时间，说明患者的呼吸调节功能得到改善。Ryan 等通过磁共振成像（MRI）提示 CPAP 治疗可减轻 OSA 患者上气道软组织水肿。长期治疗后使中枢神经系统对低氧与高 CO_2 刺激敏感性恢复，各器官供氧改善，功能恢复。以上均说明引起 OSA 的呼吸调节障碍在一定程度上是可逆的，长期坚持 CPAP 治疗可形成良性循环，缓解病情，减少并发症与降低病死率。

一、临床疗效

CPAP 治疗可有效减少睡眠呼吸暂停与低通气事件的发生，纠正缺氧与呼吸努力相关觉醒，改善日间嗜睡，提高认知能力、记忆力与注意力，提高患者生活质量。循证医学证据见表 18-2-1。

CPAP 治疗可降低 OSA 心脑血管并发症的发生率，如脑卒中、冠心病、高血压与各种心律失常等。可能机制是维持血氧饱和度；通过阻止呼吸事件进而降低胸膜腔内负压，使心室壁所受压力下降；显著提高合并左心衰竭的左心室射血分数，改善左心室的收缩与舒张功能。短期 CPAP 治疗即可使 OSA 患者夜间血压的"非杓型"表现得以改善，而且还可降低日间血压，有研究显示 CPAP 治疗能使日间与夜间血压平均下降大约 10mmHg，长期降压作用可降低 37% 心血管事件危险与 56% 脑卒中风险。短期 CPAP 治疗即可使 OSA 合并高血压患者的收缩压、舒张压与心率均得到显著改善。对合并难治性高血压者降压作用更显著，可能与 CPAP

治疗降低交感神经的活性与动脉管壁的硬度，增加动脉压力感受性反射敏感性有关。CPAP 治疗至少 5 年才可使 OSA 患者心血管事件致死率明显下降，提示长期 CPAP 治疗具有潜在的心血管保护作用。另外，CPAP 还可降低 OSA 相关的全天肺动脉压力增高。这一作用并不依赖日间氧合的改善。研究发现 CPAP 治疗后肺血管对缺氧的反应性降低。

OSA 是胰岛素抵抗的独立危险因素，常与 2 型糖尿病并存。CPAP 可通过阻断呼吸暂停迅速纠正缺氧，增加胰岛素对受体的亲和力，提高组织对胰岛素的敏感性，促进组织对葡萄糖摄取利用，刺激迷走神经，抑制具有拮抗胰岛素作用的交感神经递质释放，从而减轻与避免产生胰岛素抵抗。研究证实 CPAP 治疗 8 周可以提高胰岛素分泌，降低血清瘦素水平，减轻胰岛素抵抗，有助于控制餐后与夜间血糖。CPAP 还可改善内分泌功能障碍，CPAP 治疗 3 个月可使受抑制的睾酮与促生长因子 C 水平恢复正常。

目前尚缺乏评价 CPAP 治疗降低 OSA 病死率的前瞻性随机对照研究。已有研究显示，未经 CPAP

表 18-2-1　CPAP 疗效的循证医学证据

Ⅰ类证据 （多中心、随机对照研究结果）	Ⅱ类证据 （随机、小样本、无对照的研究结果）
降低呼吸紊乱指数	提高患者生活质量
改善日间嗜睡（主观、客观嗜睡）	改善夜间睡眠质量（增加慢波睡眠）
	提高认知功能
	降低昼夜血压
	降低肺动脉压
	降低心血管事件的发生率
	降低交通事故的发生
	减少夜尿次数
	降低夜间交感神经兴奋性
	减少炎症介质的释放
	降低复律后心房颤动的复发率
	改善伴有 OSA 心力衰竭患者的射血分数

治疗的重度患者 5 年生存率为 80%，而接受 CPAP 治疗者为 97%。对接受治疗者的研究显示，依从性差（每晚低于 4 小时）者 5 年生存率为 85.5%，依从性好（>6h/d）者为 96.4%。

二、适应证

1. 中、重度的 OSA。

2. OSA 伴有认知障碍、日间嗜睡、合并高血压与其他心脑血管疾病等。

3. OSA 合并严重的心肺疾病而不能耐受手术治疗者。

4. 重度 OSA 行外科治疗的围手术期应用。

5. 不愿接受手术治疗，或手术与其他治疗无效者。

6. 虽然为轻度患者（AHI≤15 次/h），但伴随明显其他症状，如认知障碍、日间嗜睡、抑郁，或合并高血压与其他心脑血管疾病者。

需要注意的是：无创正压通气治疗的疗效很大程度上决定于患者呼吸状态的稳定性与机器性能（如反应的敏感性等）。正如前述，不同呼吸机之间的性能差别很大，其适用范围也有所不同。绝大多数符合适应证的患者宜采用 CPAP 模式。双相气道正压通气（BPAP）也可应用于上述情况，但主要用于低通气治疗，如肥胖低通气综合征、重叠综合征、神经肌肉疾病，以及 OSA 所需治疗压力大于 15cmH$_2$O 者。自动持续气道正压通气（Auto-CPAP）具有自动调节压力的功能，呼吸机可根据患者上气道阻力高低与呼吸事件包括气流受限、打鼾、低通气与呼吸暂停的有无，反馈性增加或降低压力水平，在确保上气道开放的前提下，有效降低平均压力。Auto-CPAP 模式适用于不能耐受 CPAP 的 OSA 患者，以及体位相关、不同睡眠期呼吸事件变异（如 REM 期呼吸暂停）、饮酒与药物等导致呼吸状态不稳定的 OSA 患者与部分围手术期患者。需要注意的是，此模式不推荐用于 OSA 伴有心肺疾病或与阻塞事件无关的夜间低氧的治疗。也不推荐用于伴有合并症的 OSA 患者 CPAP 自我压力滴定。另外，适应性伺服通气（ASV）则用于充血性心力衰竭引起的陈-施呼吸与中枢性睡眠呼吸暂停及混合性睡眠呼吸暂停等。

CPAP 治疗无绝对禁忌证，以下情况应经过治疗后或在严密监护的情况下慎重选用：①存在鼻息肉、下鼻甲肥大；②扁桃体重度肿大，悬雍垂粗、长、舌体肥大、舌根后坠、腺样体肥大等；③严重鼻中隔弯曲；④鼻窦炎、脑脊液鼻漏；⑤严重上呼吸道感染；⑥上气道机械性阻塞；⑦昏迷、上呼吸道分泌物较多；⑧鼻、面部有明显外伤；⑨极度紧张、焦虑不能配合者；⑩对呼吸衰竭患者直接使用 CPAP 模式有加重 CO$_2$ 潴留的危险；⑪生命体征暂不平稳。即使存在以上禁忌证，如果临床治疗需要，仍可以接受 CPAP 治疗。

三、压力滴定

选择合适治疗压力是长期有效 CPAP 治疗的基础。在为患者进行 CPAP 治疗之前应在 PSG 监测下手动进行"压力滴定"以期获得最理想的压力值。即需获得满足下列条件的最低有效压：①消除呼吸暂停与低通气事件，达到每小时呼吸暂停与低通气事件发生次数（AHI）<5；②消除鼾声、气流受限；③消除微觉醒，恢复正常睡眠结构；④消除心律失常事件；⑤消除低血氧事件，维持夜间 SpO$_2$>90%；⑥记忆力改善，认知功能提高。

压力滴定一般在紧接前一天 PSG 诊断后进行。对于严重 OSA 患者（即在至少 2 小时的 PSG 监测中 AHI≥30 次/h）可选择在 PSG 监测当夜进行压力滴定，又称"夜间分段压力滴定"，要求压力滴定时间>3 小时，且压力滴定结果可完全或几乎消除仰卧位 NREM 与 REM 睡眠期的呼吸事件，若在后半夜压力滴定中不能满足上述条件中的后 2 项，需重新进行压力滴定。滴定过程中有时需要用 BPAP，若患者不能耐受 CPAP 的高压力或患者对 CPAP 依从性差，可选择 BPAP；若 CPAP 压力值已达到 15cmH$_2$O 仍不能消除阻塞性呼吸事件，可考虑更换 CPAP 为 BPAP。此时为获得 BPAP 理想压力值，也需要另一夜压力滴定。

Auto-CPAP 压力滴定当晚对患者进行治疗相关知识教育并选择合适的鼻面罩，连接 Auto-CPAP 后让患者入睡，第 2 天根据自动报告确定治疗压力。自动滴定减少了技术人员的工作时间，减少了由于 CPAP 依从性问题导致的门诊就诊次数，但可能存在一些问题，例如，过度代偿面罩或经口漏气而导致不必要的高压力，而高压力会增加漏气。其他潜在问题包括因为对气道阻塞或存在中枢性睡眠呼吸暂停或低通气反应延迟而导致治疗不足，因为仅凭仪器运算判断难以发现气流受限；自动滴定也不容易纠正急性鼻出血引起的气流受限，且很难治疗发生于充分纠正阻塞性事件后的中枢性睡眠呼吸暂停。因此其结果需有经验的医师判读，以识别可能存在的漏气。另外，一种仪器自动滴定的数据不能用于另一种仪器。

医院内午休时睡眠滴定检测结合患者在家中压力调整的方式。由于传统的 CPAP 滴定通过人工增减气流压力，反复调压以准确获取最低的有效治疗压力，此方法虽可靠但烦琐。

影响压力滴定的因素：经过一晚精确设定得到的压力在以后每晚都是有效的。对于 CPAP 有即刻治疗反应而在家庭治疗中报告日间持续嗜睡患者，往往考虑实验室滴定低估了治疗压力的需要量，因而可经验性增加 CPAP 治疗压力。其他因素也可以影响所设定的 CPAP 压力在家庭中的治疗效果。体重增加可能促使需要更高的 CPAP 压力，大量饮酒可能通过酒精抑制上呼吸道神经肌肉张力而影响 CPAP 压力，鼻部充血或在家时体位不同也可以导致需要不同的压力水平。此外，虽然 Auto-CPAP 简单方便，但如果鼻罩或连接管漏气则会显著干扰压力调定结果，因此其结果需有经验的医师判读，以识别可能存在的漏气。不管采取何种压力滴定方式均必须保证患者有充足睡眠时间，从而确保滴定的治疗压力能消除各种睡姿与各个睡眠分期时发生的阻塞事件。

四、常见问题与对策

CPAP 的长期治疗无严重副作用，常见不良反应及处理措施见表 18-2-2。

1. 皮肤压痕、过敏或破溃　长期佩戴鼻面罩可引起皮肤压痕、过敏甚至破溃。可选用质地柔软的气泡型鼻面罩，在鼻面罩下加硅胶膜软垫或者交替使用两种不同类型与尺寸的鼻面罩。如果出现皮肤破溃或严重过敏，应停用呼吸机并对皮损局部进行处理，可涂油膏或其他皮肤创伤愈合剂。

2. 眼部刺激和结膜炎等　漏气可引起眼部刺激、结膜发红及鼻面罩脱落等。应根据患者面型、鼻部外形等选择鼻面罩，佩戴面罩时在保证密封良好的同时不应过度紧压，头带松紧应适度，用力均衡，发生眼部刺激症状与结膜炎时需调整鼻面罩的位置、大小与松紧度等，或者更换为经口面罩等其他类型的面罩。

3. 鼻部症状　鼻部干燥、充血、鼻炎或鼻塞等常见的副作用大多与气流对鼻部的刺激有关。每日清洁鼻面罩与湿化装置；鼻部干燥可用 0.9% 的氯化钠溶液湿润鼻腔，鼻腔内滴入油膏或油剂，同时使用加温湿化器，还可用抗组胺类药物，局部应用糖皮质激素等药物治疗鼻部充血。对于鼻部充血症状持续与鼻塞明显者可到五官科就诊。

表 18-2-2　常见不良反应与处理措施

不良反应	处理措施
面罩相关症状	
漏气、结膜炎、不适感、噪声	选择合适的面罩及固定方式；心理疏导
皮肤压痕	避免头带过紧，或更换为其他类型的面罩；或使用皮肤保护敷料
幽闭恐惧感	脱敏，心理疏导，或使用鼻枕
面罩移位	设置低压报警或增加治疗压力
鼻部症状	
鼻塞、充血	经鼻吸入糖皮质激素，若存在过敏因素使用抗组胺药物，夜间局部使用缩血管剂，鼻腔内滴入生理盐水、加温湿化或更换面罩类型
鼻出血	鼻腔内滴入生理盐水、加温湿化或更换面罩类型
疼痛	加温湿化
鼻炎、流涕	吸入异丙托溴铵
其他症状	
压力不能耐受	更换机型，应用 BPAP 或 Auto-CPAP，重新设置延时升压，降低治疗压力，或加用辅助治疗策略（减重、侧卧、抬高床头）；使用 BPAP，使用具有压力释放设置的呼吸机，或降低治疗压力
腹胀	调整体位（睡眠期适当抬高上半身）、口服活性炭类药，治疗胃食管反流病，避免咀嚼口香糖且勿饮用含碳酸饮料

4. 幽闭恐惧感、噪声 某些患者戴上鼻面罩可能会出现幽闭恐惧感，可使用鼓励性语言减轻患者心理负担，或者更换为经口面罩等。机器的噪声可能干扰患者或同伴的睡眠，可选择低噪声的呼吸机，睡眠时带耳塞，以及在独立的卧室睡眠等方法。

5. 觉醒反应 在 OSA 患者中微觉醒的发生往往继发于上气道关闭。因而，在 CPAP 治疗过程中随着上气道保持开放状态，消除了觉醒产生机制，部分患者，尤其是病程长的重度 OSA 患者，其化学感受器对血气值变化的敏感性已明显下调，易于在无觉醒反应情况下发生低氧与二氧化碳潴留。所以，技术人员在行压力滴定时应保持高度警觉，尤其在心电图出现变化时更要给予高度重视，必要时叫醒患者，使其恢复非 CPAP 下的呼吸模式。

6. 中枢性睡眠呼吸暂停（CSA） CSA 与 OSA 事件可同时或交替出现，CSA 事件也可发生于 OSA 事件之后。因而技术人员在进行压力滴定时，一定要注意区分 CSA 事件是真正源于呼吸中枢驱动作用减弱或消失还是继发于上气道阻塞。呼吸驱动作用减弱或消失的原因可能系原发性疾病或是 CPAP 治疗过程中压力设置过高，前者可采用 BPAP 的备用频率模式，后者则需降低 CPAP 治疗压力，但一定要谨慎对待，因为若 CSA 事件是继发于上气道阻塞，需要调高 CPAP 治疗压力。

7. 漏气 CPAP 的有效压力支持是建立在一个闭合环路基础上的，显著漏气（非排气孔排出气量）可明显降低 CPAP 治疗的有效性，导致上气道塌陷，出现鼾声、微觉醒与呼吸事件。避免或减少漏气量的重要措施是选择合适鼻面罩。鼻面罩的尺寸、形状因人而异，医师应根据患者鼻部外形、皮肤敏感性、CPAP 压力值、呼吸机模式与心理感应性等帮助患者选择合适的鼻面罩。佩戴原则是密封、舒适，而不应过度紧压，同时教会患者正确佩戴方法，避免在夜间治疗过程中摘除鼻面罩。夜间摘除鼻面罩行为似乎是一种无意识行为，但往往预示着 CPAP 治疗中存在着不良反应。它可能与患者教育、对 CPAP 的适应性、CPAP 压力值的大小与鼻面罩的舒适度或漏气量等因素相关，应分析具体情况而加以解决。另外，鼻面罩的下部有赖于上牙弓的支持，才能防止漏气。因此，上牙全部脱落者最好在镶牙或戴义齿后使用 CPAP 治疗机以解决漏气问题。

8. 张口呼吸 大多数睡眠呼吸障碍患者夜间习惯张口呼吸，若无鼻腔局部阻塞情况，在理想的 CPAP 压力支持下，经鼻面罩 CPAP 通气治疗可完全改善张口呼吸状况。而当清醒状态佩戴 CPAP 呼吸机时部分患者为了对抗较高的压力会出现张口呼吸，此时呼吸机的漏气补偿功能会加重他们的不适感。在这种情况下工作人员应鼓励患者放松并尝试闭上嘴用鼻慢慢呼吸来防止漏气。如果患者在使用 CPAP 后出现鼻塞，建议在 CPAP 设备上加用加温湿化器，温度根据室温状况调控。在 CPAP 治疗过程中即使在理想压力水平与熟睡状态下，患者有时也会出现经口漏气。这种情况常发生于夜间睡觉习惯将义齿摘下的患者，或有脑卒中、神经肌肉疾病病史的患者，这时可以使用带弹力的下颌带，或应用口鼻罩将口鼻全罩住，避免张口呼吸而出现的大量漏气。

9. 其他 部分治疗效果良好的患者也可能出现诸如中枢性睡眠呼吸暂停、周期性肢体运动、心电节律异常、自发性微觉醒或 REM 片段化等情况。这些不良反应可能是暂时的，也可能是继发于睡眠阶段反弹性增加，通常在连续几夜的 CPAP 治疗之后，随着睡眠结构逐渐恢复正常，上述不良反应可消失，若仍持续存在，则需进一步查明原因。

五、失败的原因与处理

CPAP 治疗失败被定义为"至少 70% 的时间每个晚上使用 CPAP 少于 4 小时或症状没有改善"。在 CPAP 治疗过程中需要注意到一些共同副作用与其潜在的解决方法。针对鼻、咽、喉评估以充分寻找 CPAP 治疗失败的结构性原因。其他需要考虑的情况包括误诊与合并其他原因导致的嗜睡等。常见原因如下：

1. 治疗前针对患者的教育不充分，患者对 OSA 的预后风险与治疗意义缺乏足够认识。

2. 治疗模式或鼻面罩选择不适当。合理的治疗模式、舒适的鼻面罩是 CPAP 治疗至关重要的两个环节。治疗模式应符合相关的适应证。在目前的临床工作中医师对前者的重视度较高，往往忽略了后者。应及时调整连接方式，对于部分使用鼻面罩后感觉呼气阻力或鼻腔压力过大而不能耐受者，可调整延迟设置或改用 BPAP 模式。

3. 压力设定不恰当或气流不同步。设定合适的压力是治疗成功的根本保证，理想的压力水平能够防止在各睡眠期与各种体位睡眠时出现呼吸紊乱事件。使用 BPAP 治疗的患者，若患者使用的机型因同步触发灵敏度差或故障而造成气流不同步时也可导致治疗失败，此时应换用同步触发灵敏度佳的机型。

4. CPAP治疗后出现不适或相关副作用未能得到及时纠正。

5. 其他如睡眠呼吸障碍诊断是否正确、患者是否合并其他睡眠障碍性疾病或鼻部疾病、患者操作呼吸机不熟练或错误，或在治疗过程中经常饮酒等均可能导致疗效降低甚至治疗失败。

六、CPAP治疗OSA的辅助策略

1. 氧疗 大多数患者在接受CPAP治疗的同时无须辅助氧疗，但在CPAP治疗最初阶段，可能会出现SpO_2波动，尤其是在REM睡眠期，甚至会低于正常平均水平（95%）。即使在理想压力支持下，随着呼吸模式的改变或微小的肢体运动，SpO_2也会出现变化。因而技术人员在压力滴定过程中不能只根据呼吸不规则、SpO_2波动来盲目调节压力，需要分析具体情况，视患者有无频繁微觉醒、鼾声或上气道高阻力等现象，依据压力滴定原则调压。若在经历了最初CPAP治疗后，患者呼吸曲线规则，睡眠阶段趋于稳定，SpO_2仍有较大幅度降低（70%~80%），则需逐渐提高CPAP支持压力至SpO_2达到90%的水准，必要时要辅以氧疗。氧浓度需要由低至高逐渐滴定至合理水平。

氧疗作为CPAP或BPAP的辅助措施已得到应用。即使CPAP治疗能够维持上气道开放性，存在日间低氧或者处于低氧临界水平需要氧疗的OSA患者符合夜间睡眠氧疗标准，但需要进一步证实CPAP治疗时是否存在呼气相机械阻抗高、无效腔通气量与潮气量比值升高等因素所导致的肺泡低通气，这也可能是造成低氧的原因。BPAP可降低呼气压力以避免低通气与氧含量减低从而避免氧疗。

对于慢性阻塞性肺疾病、心力衰竭或神经肌肉病变合并睡眠呼吸紊乱患者，首先要给予有效的无创正压治疗模式如BPAP，解决患者上气道塌陷，消除呼吸暂停事件。可在此基础上适当辅以氧疗。建议在这些患者CPAP治疗过程中注意观察$PaCO_2$浓度的改变，尤其在REM睡眠期有低通气现象存在情况下，更要关注其血气值的变化。这类患者可从氧疗中获益，但这需要在监测下给氧，尤其对伴有觉醒状态下高碳酸血症患者，同时实时监测可以确定保持理想血氧饱和度的氧流量。

2. 药物 有的OSA患者经CPAP充分治疗后逆转了上气道功能不全，虽然氧饱和度维持在合理水平同时睡眠连贯，但仍有一些原因会导致日间嗜睡与不够清醒。CPAP治疗时仍然嗜睡的潜在原因包括依从性不高、总睡眠时间不足（如自我强加的睡眠限制）、药物影响、共存的睡眠障碍、抑郁症，以及由于睡眠呼吸障碍未治疗导致的永久性脑损伤等。

CPAP治疗后仍嗜睡的患者大致分为两类，一类是在治疗初期嗜睡改善明显，但治疗一阶段后嗜睡再现；另一类是治疗过程中嗜睡一直未改善。对这些患者首先应该客观评价其治疗依从性，包括戴机时间、呼吸紊乱指数的变化情况等；其次应了解是否合并其他睡眠疾病，如发作性睡病、周期性肢体运动等。成人发作性睡病患者中合并OSA的比率高达50%~80%。对少数排除以上原因仍有主观或客观嗜睡的患者，可同时服用改善嗜睡症状的药物如莫达芬尼（modafinil）。莫达芬尼是一种中枢性肾上腺素受体激动剂，其应用已得到美国食品药品监督管理局（FDA）批准，该药物可以减轻OSA患者日间残留嗜睡症状，但对睡眠期的AHI与低氧事件无影响。

七、特殊类型患者的CPAP治疗

1. 合并肥胖低通气综合征 肥胖低通气综合征易合并OSA，出现更严重的夜间血氧饱和度下降，并伴有高碳酸血症，长期CPAP治疗还可以降低日间CO_2水平，高CO_2反应曲线左移。临床上多采用BPAP治疗，既在睡眠期维持上气道通畅，又改善通气。两者并存可能会出现高碳酸型呼吸衰竭，面罩式无创正压通气治疗与氧疗常有效，可避免气管插管。但很严重的患者仍需有创辅助通气。

2. 合并慢性阻塞性肺疾病（COPD）的患者 OSA合并COPD称为重叠综合征（overlap syndrome，OS）。OSA患者中约10%合并COPD，30%~40%的COPD患者合并OSA。重症COPD患者并发OSA的概率更高。OS患者除上气道阻力增加外，长期COPD导致的小气道改变、气流阻塞也加重了外周气道阻力。两者并存引起的气道阻力增加导致OS患者明显的阻塞性通气功能障碍与夜间低氧血症，加上睡眠本身对呼吸尤其对有慢性呼吸系统疾病患者的影响，如中枢控制、气道阻力、呼吸肌收缩性等各方面的异常，更易造成阻塞性或中枢性气道阻塞而引起夜间血氧水平明显下降。故 OS 较 OSA 或 COPD 患者的夜间缺氧更明显。国内研究发现，与 OSA 相比 OS 患者的睡眠呼吸紊乱模式以低通气为主。可能与遗传和继发性改变有关，如长期低氧、高二氧化碳刺激引起化学感受器钝化。OS 患者夜间低氧血症持续时间长、动脉血氧分压更低、CO_2 潴留更明显，促进了肺动脉高压、右心衰竭与高碳酸血症的发生。

目前 BPAP 被认为是 OS 的首选治疗。最近研究证实 BPAP 治疗后 OS 患者内皮素 -1 水平明显下降，而一氧化氮（NO）与抗凝血酶（AT）明显增高，血管内皮功能也随之有明显提高。其对 OS 有良好效果的可能机制包括 CPAP 缓解上气道内负压，防止气道塌陷，保持上气道开放。扩大肺容量从而增加对上气道的牵拉力以维持其开放。气流刺激上气道压力与机械性感受器，使上气道扩张肌的张力增加。纠正缺氧，长期应用可提高呼吸中枢对低氧与高 CO_2 的敏感性，改善呼吸调节功能。尽管如此，氧疗也是不可或缺的重要辅助治疗，一项研究通过对 8 例 OS 患者进行 3 年追踪调查，认为在 BPAP 基础上辅以氧疗才能取得比较好的疗效。

3. 甲状腺功能减退引起的呼吸暂停　一般在口服甲状腺素之前可先行 CPAP 治疗减轻缺氧、改善心脏功能，防止应用激素替代治疗时机体耗氧增加，呼吸暂停引起的低氧血症加重靶器官损伤。甲状腺激素达到正常水平后，再次行睡眠呼吸监测，若呼吸暂停消失，可停用 CPAP 治疗，如仍频发则需继续应用 CPAP 治疗。

4. OSA 合并急性呼吸衰竭　少部分患者可能因病情突然加重出现急性呼吸衰竭，多数情况下 BPAP 治疗效果明显。对少数不能配合、呕吐、咳嗽剧烈或血压不稳定者可能需要气管插管或气管切开，病情稳定脱机后序贯 CPAP 或 BPAP 治疗。需注意的是对于病情危重者应先积极治疗，而非首先进行睡眠呼吸监测。

5. 妊娠期 OSA 患者　在妊娠后期，孕妇因膈肌上升、上气道黏膜水肿等发生 OSA 的危险性增加。在妊娠期发生 OSA 会因间歇缺氧造成胎儿生长受限。因此需要用 CPAP 治疗消除呼吸暂停。

6. OSA 患者的围手术期治疗　研究表明，OSA 患者术前麻醉与术后恢复过程中发生窒息的风险增加，均需进行适当的监护与上气道保护，特别是行上气道与其周围手术者更应注意。对择期行手术治疗的重度 OSA 患者，可于术前进行 1～2 周的 CPAP 治疗，以纠正患者的低氧与睡眠紊乱，改善合并的高血压等并发症。全身麻醉拔管后可及时行序贯的 CPAP 治疗。

7. 合并过敏性鼻炎患者　CPAP 呼吸机产生的冷空气刺激鼻黏膜，可引起血管扩张而出现黏膜充血水肿，从而诱发与加重过敏性鼻炎，影响 CPAP 治疗。建议睡前使用黏膜收缩剂滴鼻，以降低鼻腔阻力，应用加温湿化器，避免干燥与冷空气刺激，提高疗效与舒适度。

8. 慢性心力衰竭合并 CSA　CSA 患者不足 10%，多与 OSA 共存，CPAP 治疗也有效。日间 $PaCO_2$ 不高者，适合应用 CPAP；日间有 CO_2 潴留的低通气患者，应用 BPAP 呼吸机有利于减低呼吸功，消除 CO_2 潴留。需要强调的是慢性心力衰竭合并的 CSA 患者近年受到重视。国外流行病学资料显示心力衰竭患者中 CSA 发生率高达 30%～40%，其严重程度与心功能受损程度呈线性相关。国内资料示 CSA 在心力衰竭患者中的患病率为 17.6%～65.0%。

多项研究报道应用 CPAP 或 BPAP 等不同模式的无创正压通气治疗 1～3 个月可以缓解心力衰竭患者的 CSA，改善夜间低氧血症，增加左心室射血分数，减少瓣膜反流，以及降低夜间与日间的交感神经活性，提高生活质量。短期应用 CPAP 治疗可以减少心力衰竭合并 CSA 患者的心室异位搏动，当 CPAP 治疗完全消除 CSA 事件后，心力衰竭患者的生存率明显提高。在加拿大进行的一项多中心研究 CANPAP，对 258 例心力衰竭合并 OSA 患者平均随访时间为 2 年，研究结果肯定了 CPAP 的上述疗效，只是长期疗效分析显示病死率和心脏移植例数与对照组相比并无差异，但 6 分钟步行距离在治疗的前 3 个月增加。针对 BPAP 对慢性心力衰竭所致非高碳酸血症的 CSA 治疗的证据不多。研究证实 BPAP 模式可增加潮气量，存在导致低碳酸血症进而使睡眠期中枢性睡眠呼吸暂停伴陈 - 施呼吸（CSR-CSA）增加的可能，另外吸气 / 呼气压力差达 $7cmH_2O$ 可增加正常人周期性呼吸频率。因此临床应用 BPAP 治疗 CSA 时需要考虑到上述问题。

ASV 可纠正睡眠紊乱，有利于稳定内环境，甚至改善心功能，因此理论上更适合心力衰竭合并 CSA 与 / 或陈 - 施呼吸的患者。但是，SERVE-HF 研究提示采用 ASV 方法来治疗主要 CSA 疾病时，不能用于射血分数少于 45% 的患者。

9. 儿童患者的 CPAP 治疗 儿童 OSA 患者的病因多为扁桃体与 / 或腺样体肥大所致，以手术治疗为主。OSA 患儿接受 CPAP 治疗的适应证包括：①因颅面畸形、上气道解剖结构异常及肥胖等因素，不能手术或手术效果不佳；②术后仍存在频繁睡眠呼吸暂停或低通气事件；③上气道梗阻并非由扁桃体 / 腺样体肥大所致，手术治疗未必有效。美国儿科学会在儿童 OSA 诊治指南中指出，所有打鼾儿童都应该进行 OSA 的筛查，CPAP 可应用于扁桃体、腺样体手术无效或禁忌的患儿。使用 CPAP 前要针对每个患儿进行压力滴定，滴定原则已在上文述及。在儿童 BPAP 主要应用于 CSA，还可用于不能耐受 CPAP 的患儿。

另外，最好选择透明的口鼻面罩，以便于观察其鼻腔分泌物情况与面罩的位置。患儿的年龄越小，鼻气道的直径越小，因而佩戴鼻罩时发生鼻孔阻塞的危险性就越大。轻微的鼻面罩位置异常就可导致通气管道的阻塞。其次，由于儿童在生长过程中面型不断发生变化，因此，需要经常检查鼻面罩的大小以确保其适合患者。佩戴鼻面罩时尽可能减少对局部皮肤的压力，建议使用尽可能小的面罩，这样可以减少无效腔通气，并提高患者气流触发能力。此外，可以用橡皮奶头减少口部漏气，在年长儿则可以使用下颌系带。但应注意不要为了防止漏气把固定头带系得过紧，这样会造成局部皮肤损伤与头颅畸形。对于长期佩戴者，建议定期行头颅侧位 X 线平片观察面罩对颅骨发育的影响，尤其是对上颌骨的影响。

八、治疗依从性

世界卫生组织（WHO）将依从性定义为患者的行为如服药、饮食与生活方式等与保健提供者建议的一致性。目前普遍认为 OSA 患者 CPAP 治疗依从性良好的标准是治疗期间患者有≥70% 的夜晚接受每晚≥4 小时的 CPAP 治疗。研究报道使用 CPAP 长期（≥6 个月）依从性仅为 25.7%～29.0%，依从性低使 CPAP 实际应用与疗效发挥受限，因此是目前 OSA 治疗面临的一大挑战。提高长期依从性的策略强调基于"生物 - 心理 - 社会医学模式"的综合策略。具体措施包括选择合适的人机连接界面，合理的工作模式，减少与处理不良反应，辅以相关知识的健康宣教，适当的精神心理干预等。

1. 患者因素 OSA 患者鼻部阻力增加可影响

CPAP 的使用。研究发现鼻部最小横断面面积是预测 CPAP 依从性的独立因素，其归因危险度为 16%，依从性好的患者鼻腔最小横断面面积与鼻腔容积显著大于对照组。鼻部阻力≥0.38Pa•cm^3/s 且不愿接受 CPAP 治疗的患者，通常伴有鼻中隔偏曲或下鼻甲肥大。CPAP 治疗的依从性与病情轻重相关，已证实日间嗜睡程度与 CPAP 依从性呈正相关。血氧饱和度≤90% 的时间与 AHI 是否为预测 CPAP 治疗长期依从性的独立因素尚无明确结论。另外，合并高血压是 CPAP 治疗依从性的影响因素。

2. 治疗因素

（1）面罩接口的选择：不同接口类型的面罩也对 CPAP 治疗依从性有影响，常用面罩类型主要有传统的经鼻面罩、经口面罩、口鼻面罩及鼻枕通气等。Massie 等研究发现当 CPAP≤14cmH$_2$O 时，鼻枕通气的依从性与疗效优于传统的经鼻面罩，在治疗前 3 周鼻枕通气发生漏气等副作用的概率更小且睡眠改善情况更佳。虽然经口面罩与经鼻面罩相比发生上气道干燥等现象更少，但是其依从性并未提高，而且临床上更多患者更愿意接受经鼻面罩。尽管目前缺乏针对不同类型面罩接口对 CPAP 治疗依从性影响的随机对照研究，但是临床上还是应根据患者的面型特点与对面罩接受度来选择面罩类型。

（2）呼吸机类型：如前所述，根据工作模式的不同，CPAP 可分为固定压力与压力可调式 CPAP，后者包括 Auto-CPAP、BPAP 等，虽然原理不尽相同，但均可根据患者吸气与呼气的不同状态来调节压力。CPAP 治疗的依从性与不同工作原理的机型有关，有研究显示与固定压力的 CPAP 相比，呼气相压力释放功能可以提高治疗初始 3 个月的依从性。这可能与灵活的压力释放方式可实时调整吸气相与呼气相的压力，从而增加患者的舒适感有关。

（3）压力滴定相关问题：尽管 OSA 患者 CPAP 治疗初期的感受与压力滴定夜睡眠质量可能影响长期治疗的依从性，但是至今尚未证实睡眠实验室中所采用的压力滴定方式是预测 CPAP 长期依从性的独立因素。随着自动 CPAP 技术的发展，压力滴定首夜治疗可在家中进行。研究发现，与在家中滴定相比，有技术人员监测的在实验室进行的标准首夜治疗能显著提高依从性，其平均每夜治疗时间（5.0h *vs.* 3.9h）与治疗天数均明显增加（76.5% *vs.* 64.2%）。

药物辅助可以改善压力滴定夜的睡眠质量，从

18

而提高 CPAP 治疗依从性。近来有研究显示滴定夜预先给予非苯二氮䓬类镇定安眠药右佐匹克隆（eszopiclone）0.5mg，能显著提高 CPAP 治疗的短期依从性，4～6 周内使用 CPAP 的夜晚数明显增加 [（75.9±20.0）% $vs.$（60.1±24.3）%，$P=0.005$]，平均每夜使用时间更长 [（4.8±1.5）h $vs.$（3.9±1.8）h，$P=0.03$]；该研究还发现治疗组平均睡眠效率提高与平均睡眠时间显著增长。

（4）与治疗相关的不良反应：与面罩使用有关的不良反应通常被认为是导致 CPAP 治疗依从性降低的潜在因素。有研究对 114 例接受 CPAP 治疗的 OSA 患者进行问卷调查，发现 34% 发生 2 种及以上不良反应，其依从性显著降低（$P=0.0001$）。主要的不良反应包括漏气、鼻塞感及面罩脱落，均为影响依从性的独立因素。此外，面罩压力带来的不适感、呼吸机产生的噪声、面部皮肤破损、结膜炎、眼睛发红与对伴侣的干扰等也可导致依从性降低。通过合理调整治疗压力、选择合适的面罩类型与气体加温加湿等处理有利于减少 CPAP 治疗相关的不良反应。

（5）长期症状的改善：大多数研究已表明 OSA 患者经过长期 CPAP 治疗后获益，睡眠质量提高、打鼾减少与日间嗜睡程度降低、行为能力改善等。而 CPAP 治疗后可感知症状的改善程度与依从性密切相关。一项纳入 3 225 例 OSA 患者的大规模研究显示，75% 长期依从性好的患者诺丁汉健康量表（Nottingham health profile，NHP）评分更佳，且睡眠质量提高、打鼾减少、日间嗜睡程度的改善与依从性显著相关（$P<0.01$）。

3. 其他因素 在 CPAP 治疗中精神心理因素日益受到重视。夜间反复发生睡眠片段化与间歇性低氧可引起 OSA 患者抑郁或紧张等情绪变化。研究证实，OSA 患者中 D 型人格（抑郁型人格）发生率为 30%，显著高于非 OSA 人群；D 型人格主观感受到的治疗不良反应更频繁，程度更重，且依从性更低。也有研究发现依从性与抑郁、紧张、压力、愤怒及社会赞许度等无关，而与主观能动性有关，积极应对问题能增加 CPAP 治疗的依从性，其归因度为 20%。

社会认知理论认为构建积极健康的行为，包括认识到疾病的危险性、治疗的益处与接受治疗的决心等可提高治疗的依从性。研究表明对疾病和健康状况的认知与态度，感知程度较好者依从性更高。

"健康者效应"也是影响 CPAP 治疗依从性的一个重要方面。"健康者效应"是指人们被告知健康状况后对保健提供者的依从性好，可自觉通过各种方法来维持其健康状况，如注意饮食、规律锻炼、按医嘱服药与接种疫苗等。

使用面罩时产生的幽闭恐惧症也是影响 CPAP 治疗依从性的重要因素，研究显示 CPAP 使用时间每晚≤2 小时的患者，用于评估幽闭恐惧症倾向的恐惧与逃避量表的得分及变异率最高，且得分≥25 分的患者其 CPAP 治疗时间每晚≤2 小时的概率是对照组的 2 倍。因此，对于具有幽闭恐惧症倾向的患者应进行适当心理干预。

另外，对患者与家属进行 OSA 与 CPAP 相关知识的教育能提高患者治疗的依从性，包括口头解释、书面解释、单次/反复家访、采用录音带与电话回访等。社会和家庭的支持与鼓励可帮助 OSA 患者树立良好的心态，增加治疗信心，从而提高 CPAP 治疗的长期依从性。经济条件与医疗报销制度也影响 CPAP 治疗的长期依从性。例如，社会经济情况较好的患者有条件拥有独立的卧室，从而减少对伴侣的干扰并提高依从性。CPAP 治疗未被列入医疗保险范畴的国家与地区，势必影响到收入较低患者长期接受 CPAP 治疗。

九、随访

治疗初期需进行密切随访工作并将其纳入长期管理，一般要求在接受 NIPV 治疗的第 1 周、第 1 个月与第 3 个月时进行密切随访，了解患者在治疗过程中有何不适，评估疗效与依从性、耐受性，将随访内容记录在病案中，并及时处理相关问题。长期管理是提高疗效的基础，建议每半年或 1 年进行规律随访，包括复查 PSG，必要时应行压力再滴定。建议设定一个或几个生物学标志物作为疗效判定的辅助指标进行随访。随访过程中应及时下载与合理使用呼吸机依从性自动跟踪系统记录数据，有条件的地区还可应用信息化手段进行远程监测与管理。此外，还要教育患者自我监测与家属协助观察疾病进展，认识到年龄增长、体重增加均可能使 OSA 加重，原已设定的治疗压力可能需随时调整。同样，OSA 相关症状（尤其是日间嗜睡）持续存在、心肺功能明显变化等也应考虑重复 PSG 监测与调整治疗参数。

（李庆云）

参考文献

【1】 中华医学会呼吸病学分会睡眠呼吸障碍学组. 阻塞性睡眠呼吸暂停低通气综合征诊治指南（2011年修订版）[J]. 中华结核和呼吸杂志, 2012, 35（1）: 9-12.

【2】 赵忠新. 睡眠医学 [M]. 北京: 人民卫生出版社, 2016.

【3】 KRYGER M, ROTH T. Principles and practice of sleep medicine[M]. 6th ed. Philadelphia, PA: Elsevier, 2017.

【4】 COWIE MR, WOEHRLE H, WEGSCHEIDER K, et al. Adaptive servo-ventilation for central sleep apnea in systolic heart Failure[J]. N Engl J Med, 2015, 373（12）: 1095-1105.

【5】 李庆云, 林莹妮. 应以生物 - 心理 - 社会模式全面分析持续气道正压通气依从性的影响因素 [J]. 中华医学杂志, 2016, 96（30）: 2369-2371.

【6】 中国医师协会睡眠医学专业委员会. 成人阻塞性睡眠呼吸暂停多学科诊疗指南 [J]. 中华医学杂志, 2018, 98（24）: 1902-1914.

【7】 中华医学会呼吸病学分会睡眠呼吸障碍学组. 睡眠呼吸疾病无创正压通气临床应用专家共识（草案）[J]. 中华结核和呼吸杂志, 2017, 40（9）: 667-677.

【8】 中华医学会呼吸病学分会睡眠呼吸障碍学组. 家庭无创正压通气临床应用技术专家共识 [J]. 2017, 40（7）: 481-493.

【9】 李庆云, 林莹妮. 探索阻塞性睡眠呼吸暂停低通气综合征生物学标志物的意义及现状 [J]. 中华医学杂志, 2016, 96（8）: 593-595.

【10】 李庆云, 周剑平. 关注持续气道正压呼吸机依从性自动跟踪系统 [J]. 中华结核和呼吸杂志, 2015, 38（10）: 786-787.

第三节　阻塞性睡眠呼吸暂停口腔矫治器治疗

口腔正畸学科中，对下颌发育不足的有生长潜力的少年儿童使用了一类使下颌前移的功能矫治器，通过激活口面部肌肉，刺激下颌快速生长，至今已积累数百年的医疗经验。有的医师注意到在下颌形态改善的同时，患儿呼吸状况同时有所改善。20世纪初当成人 OSA 被人们所认识，成为一种需要治疗的疾病时，这种能够借助改变下颌位置而改变上气道的治疗方式便顺理成章进入 OSA 治疗领域。1902 年，法国人 Pierre Robin 首次报道了应用口腔矫治器治疗鼾症。1984 年以后这些口腔矫治器介入睡眠呼吸暂停综合征的治疗。近 40 年来口腔矫治器因其轻巧舒适、简便便宜、疗效明显且稳定，被公认为治疗良性鼾症与轻、中度 OSA 患者的首选方案，并且是不能耐受 CPAP 的重度患者的替代方案。

口腔矫治器十分依赖兼具口腔与睡眠知识和经验的医师，在发达国家人工成本较高；而我国因人种特征，OSA 患者的颌面骨骼成因突出，加之发展中国家人力资源丰富，口腔矫治器应有更多的需求。

一、口腔矫治器的种类

治疗 OSA 的口腔矫治器种类繁多，半数以上为针对不同患者的个别制作。仅文献报道，有几十至上百种。一般以口腔矫治器为主的睡眠呼吸障碍中心都掌握一种以上的矫治器技术。

用于 OSA 的口腔矫治器尚无权威的分类方式，各种分类方法之间有重叠交叉，这说明口腔矫治器在治疗 OSA 中的应用是十分灵活的，易于变化与改良。

按口腔矫治器（oral appliance, OA）作用机制的分类曾一度流行：①下颌前移矫治器（mandibular advancement devices, MAD），以牙齿为支抗，直接引导下颌向前，从而连带其他组织前移，使上气道扩张；②舌牵引器（tongue retaining devices），通过口外的吸引泡，直接使舌体前伸，从而连带其他组织变化，扩张上气道；③软腭作用器，通过向后延伸的托垫，直接上抬软腭，使软腭与舌背之间空间开大以消除鼾声。现在因为软腭作用器已经废弃不用，舌牵引器种类很少，因而这种分类法的实用意义已经不大，渐渐向是否个别制作、是否可调的组合分类法过渡，大致是：个性化设计型占 45%，半预成型占 14%，舌牵引器占 7%，可调式占 34%，个别制作的可调矫治器最受推崇。以下以北京大学口腔医院正畸科临床应用为例作一介绍。

（一）非个别制作、非可调式（non-custom and non-titratable）矫治器

1. 半预成型矫治器（图 18-3-1）　国外此类产品有两种。国内产品已经根据中国人牙弓特点与咬

合特点进行了改进。硬质的上颌托盘中与下颌挡板前灌注充填可随温度变化的材料，在常温或体温环境下有一定硬度，100℃左右为流动态，降温到50℃左右流动性开始下降，再降温则呈凝胶状定型。常温凝胶状态的硬度比树脂要低，与牙齿接触时有一定弹性，可以充填入牙齿外形高点以下，形成一种固位方式而不必依靠卡环。医师可直接在患者口内塑形并即时调整下颌位置，一次完成戴入。优点是就诊次数少，无需技工工序，患者如无夜间大张口习惯可采用半预成型矫治器。缺点是固位性能稍差，牙弓形态不理想者异物感稍强。

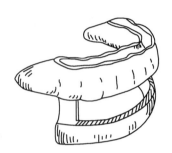

图 18-3-1　半预成型矫治器

2. 舌牵引器（图 18-3-2）　在机制上为另一类型矫治器，不直接作用于下颌，而是直接作用于舌体，由一个奶嘴样弹性塑料泡起作用，靠真空负压原理将舌尖吸附在口唇前方。由于舌的前伸使舌背后上气道扩大。适应证为下颌难于前移或不适于前移的患者（颞下颌关节紊乱综合征、安氏Ⅲ类错𬌗）及严重牙列缺损、严重牙周疾病影响矫治器固位的 OSA 患者。这类口腔矫治器比下颌前移器难适应，患者需要更长的时间进行自我调整。

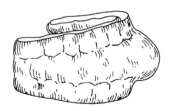

图 18-3-2　舌牵引器

（二）非个别制作、可调式（non-custom and titratable）矫治器

半预成型分体式矫治器（图 18-3-3）是半预成类型中上下颌两件式的矫治器，颌间通常以多种尺寸、可更换的拉杆或推杆连接。

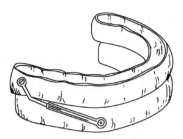

图 18-3-3　半预成型分体式矫治器

（三）个别制作、非可调式（custom and non-titratable）矫治器

1. 自凝树脂塑形矫治器（图 18-3-4）　根据患者牙齿模型上𬌗架特别制作，前身来自肌激动器，常规调拌自凝甲基丙烯酸甲酯，按照患者的咬合特制出上下颌一体的口腔矫治器。

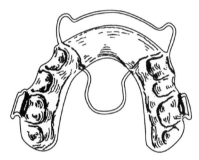

图 18-3-4　自凝树脂塑形矫治器

这一矫治器较难寻找共同就位道，需医师大量经验与调磨方能戴入患者口中。但优点是固位较好，且可以针对患者的牙列缺失、牙周疾病、咬合特点做适度调整与添加附件，材料易于获得，价格低廉，并可以调改。如果患者戴用后的反应提示下颌定位不妥，则可将自凝树脂成品中上下颌之间的连接部分使用片切盘切开，重新进行下颌定位后再次固化黏结，几乎可以进行无数次的修改。

2. 硅橡胶热压塑形矫治器（图 18-3-5）　前身来自牙齿正位器。将牙齿模型上𬌗架后，在特殊的机器上正压或负压抽吸成形。由于材质软韧，故舒适感好、便于摘戴。但技工制作需添置设备与材料，而且成形后丧失再调改能力，这是该种材质成品的缺憾之处。

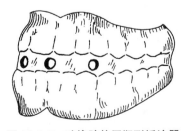

图 18-3-5　硅橡胶热压塑形矫治器

3. 𬌗垫型矫治器（图 18-3-6） 上下颌两件式的矫治器，前身是双𬌗垫矫治器 Twinblock。可以通过在上下颌的接触斜面上添加树脂材料而达到增大下颌前伸的效果，或通过减磨斜面而减小下颌前伸。

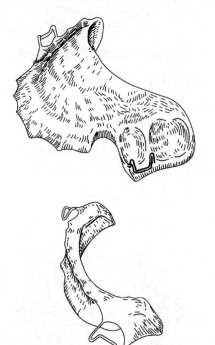

图 18-3-6 𬌗垫型矫治器

（四）个别制作、可调式（custom and titratable）矫治器

可调矫治器一定是分体式矫治器（two-piece 或 Bibloc），即矫治器的上颌部分与下颌部分是分别的两部分。

1. 可调型分体式矫治器（图 18-3-7） 在上颌与下颌单独成形的基托上，以微调螺簧进行连接，这样，在口腔医师给定的初始位置上，患者自己可做一定量的前后调整。对疗效不满意可以加力增加下颌前伸，出现不适症状时可以减力减小下颌前移，最后取得一个折中位置。

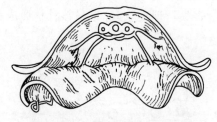

图 18-3-7 可调型分体式矫治器

2. 关节微动型分体式矫治器（图 18-3-8） 这是一种能使颞下颌关节保持少许活动度的口腔矫治器，连接杆在侧方，有一定弹性，使得下颌可有少许侧方运动。也具有一定调节能力，医师根据戴用后的疗效与副作用，更换不同长度的连接杆从而调节下颌定位，但与可调型相比，这种调节较为粗糙。这种关节微动式的矫治器，据报道对夜磨牙患者较为适宜。

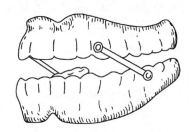

图 18-3-8 关节微动型分体式矫治器

二、口腔矫治器的治疗机制

口腔矫治器借助暂时性（仅在夜间）将下颌引导与固定在一个向前向下的位置上，一方面利用下颌 - 舌骨 - 舌的密切联系，由颏舌肌、颌下肌群引导舌体向上前移动，使舌体前伸、舌后部上气道扩张；另一方面牵拉咽侧壁肌纤维，与咽侧壁肌纤维方向一致时可有效牵张腭咽，前牵软腭，使软腭后部上气道也扩张。上气道空间明显增大，给克服夜间软组织塌陷、舌后坠留下较大的余地。

下颌前移矫治器对于上气道形态的改变主要发生在咽侧壁，侧向扩张量大于前后矢状径的扩张。

口腔矫治器治疗 OSA 的机制主要是形态学机制，通过各种影像手段切实观察到戴入口腔矫治器后上气道发生了明显变化，而且这种变化与治疗效果之间存在密切关联。由于治疗 OSA 的口腔矫治器多来自功能矫治器，所以有肌电机制研究。

（一）形态学机制

1. 对上气道的扩张作用 在形态学研究方面，国内外众多学者以 X 线头颅侧位片、CT、MRI 等手段进行研究，结论一致。国内该方面研究进行得比较系统深入。

戴入口腔矫治器后，上气道阻塞大为减少或减轻，阻塞点减少或消失。上气道从腭咽到舌咽乃至较低位的喉咽都可见不同程度的扩张，以腭咽、舌咽较为明显。理想的口腔矫治器下颌定位，上气道矢向径、横向径、截面积、体积均有增加。在增加比例方面各研究者有所出入，腭咽体积可增加 56%，全咽腔体积增加量可为 12.3～15.7ml，达 13.5%。

戴入口腔矫治器后,上气道的形状发生改变,显示以横向扩张为主,提示口腔矫治器对侧方咽壁的牵张作用要比对舌体前牵的作用大。

2. 颌面硬组织的改变 戴入口腔矫治器后,颌面硬组织的改变中有意义的是舌骨的位置变化。有人观察到舌骨发生理想的向上向前移位。有人观察到舌骨向上但是向后移位,有人总结舌骨的变化没有规律,可以向各个方向移位。所以口腔矫治器究竟是如何影响舌体的位置的,还存在争议。口腔矫治器对所有这些颌面硬组织的改变,基本上都是暂时的,摘除口腔矫治器后硬组织又都恢复原位。

3. 颌面软组织的改变 戴入口腔矫治器后比较有意义的软组织指标是舌体与软腭,舌体由直立变平卧前伸,软腭向前下垂,厚度减小,长度增加,与舌背之间出现分离。这些颌面软组织的改变也是暂时的,随着口腔矫治器的摘除而消失。

(二)肌电功能改变

有关口腔矫治器对颌面肌肉组织的影响,肌电方面的相关研究较少,且存在争议。一些肌电研究发现 OSA 患者戴矫治器治疗后整夜颏舌肌活动显著下降,睡眠呼吸暂停阶段的肌电活性与波动幅度也明显减小,证明口腔矫治器并非刺激颏舌肌收缩,牵拉舌体向前而增大上气道容积,反而是上气道容积增加后颏舌肌代偿机制减弱,活性明显降低。部分肌电研究得到阳性结果而支持口腔矫治器有一定肌电刺激作用,但其肌电数值改变都比较小,数值改变仅体现在统计学意义上而缺乏临床意义。

(三)部分特殊类型口腔矫治器的机制

舌牵引器与下颌前移器有一些不同,可以观察到舌体变形、前移,下颌位置也有相应前移,上气道有类似的扩张表现,舌咽更为明显。软腭作用器因渐渐被废弃,未见到有关上气道形态学研究。

三、口腔矫治器的疗效

口腔矫治器治疗 OSA 疗效肯定。目前治疗睡眠呼吸暂停低通气综合征(SAHS)的主要途径仍然是 CPAP,但一些对比研究与荟萃分析提示:口腔矫治器治疗后 AHI 与 RDI 可以与 CPAP 治疗获得同样的改善,只是在中、重度患者中的有效人数比例会降低,换言之治愈的把握更小,而口腔矫治器的舒适度更好。实验结束后,追踪结果显示患者更乐于接受口腔矫治器。

(一)主观疗效

主观有效率指患者自感打鼾、憋气、嗜睡、头痛等症状明显好转的比例,一般报道为有效率 90% 以上。

口腔矫治器止鼾效果公认较好。这一点很重要,如果鼾声得不到有效控制,会令患者丧失对医师的信心。口腔矫治器治疗后鼾症减少者高达 90%~100%,标准为根据分贝仪等客观指标或根据同床人的叙述,鼾声可以完全消除或降至同床人可以忍受的程度。

口腔矫治器一定程度上降低日间嗜睡[ESS 评分降低 3.81(3.23~4.39)],提升生活质量[FOSQ 量表评分升高 6.41(5.08~7.75)],并有中等程度的降低血压作用。

(二)客观疗效

荟萃分析显示口腔矫治器可大幅度降低 AHI/RDI[-13.59(-15.25~-11.94)],并可明显减小觉醒指数(arousal index)与氧饱和度下降指数(oxygen desaturation index,ODI)。

目前没有客观有效率评定标准,较为广泛认可的是经睡眠监测 AHI/RDI 较治疗前降低 50% 或降至 5 次/h 以下。许多国内外研究资料都表明,以此为有效标准,70%~90% 轻中度睡眠呼吸暂停患者戴用口腔矫治器后有效,50% 左右重度的睡眠呼吸暂停综合征患者有效。口腔矫治器的治愈率(AHI 或 RDI 降至 10 次/h 以下)约为 40%。轻度、中度、重度 OSA 患者的有效率依次降低,但 AHI 减少量并不与初始 AHI 呈线性比例关系。北京大学口腔医学院 1996 年、1998 年、1999 年报告的口腔矫治器有效率分别为 81.8%、88.2%、90.0%。RDI 平均可从 32.3 次/h 降至 9.2 次/h。

有文献报道口腔矫治器对睡眠结构有一定改善,但对睡眠效率、REM 占睡眠时间百分比的改善逊色于 AHI。

口腔矫治器能够使夜间血氧饱和度有一定提高。但对血氧饱和度的改善也稍逊色于 AHI。

(三)影响口腔矫治器发挥疗效的因素

口腔矫治器的疗效受限于下颌组织的可动度。对下颌手术的研究发现,下颌至少要前移 15mm 以上,才能有望"治愈"OSA;而一般成人的下颌前移度在 7mm 左右。

口腔矫治器的疗效受下颌定位的影响很大,在不同医师之间,由于经验的差异,为患者确定不同的下颌位置，导致效果相差比较大。

四、口腔矫治器的适应证

口腔矫治器的适应范围较广，国内外共识中口腔矫治器是鼾症与轻中度 OSA 人群的首选疗法，是重度 OSA 不能耐受 CPAP 者的替代疗法。口腔矫治器对上气道的扩张不局限于某一区段，从腭咽到舌咽都有明显扩张作用，且安全可逆，经济舒适，携带方便，单独使用亦可配合其他多种治疗手段使用。

然而口腔矫治器需要牙齿固位，严重牙周病患者、严重牙列缺失患者不适宜，由于矫治器产生下颌移位，重度颞下颌关节紊乱患者、安氏Ⅲ类患者不适宜。

五、口腔矫治器的临床过程

（一）诊断、询问病史与相关科室会诊

OSA 患者首先要经过有资质的睡眠中心确诊，经耳鼻喉科排除上气道其他阻塞性因素。

接诊时通过问诊了解患者睡眠情况、呼吸情况、全身情况、用药情况、不利于治疗的生活习惯等，口腔科医师不能只着眼于口腔治疗，否则一个既往的生活习惯，如饮酒、服用安眠药，就可能使口腔矫治器的疗效大打折扣，而相反，如控制体重、调整睡眠姿势，可更好地协助控制 OSA。

（二）临床口腔检查

全面的口腔科检查十分必要，了解患者与 SAHS 相关的器官如舌体、扁桃体、软腭及唇形态功能等，了解与戴用口腔矫治器相关的器官，如牙体、牙周、黏膜、咬合、颞下颌关节的状态，需要治疗的牙科疾病应先处理。常规拍摄头颅侧位片，对上气道与周围组织和颅面形态结构进行测量分析。曲面断层片、薛氏位片与经咽侧位片对了解患者牙周、颞下颌关节亦有相应帮助。

（三）下颌定位

MAD 通过改变下颌的位置来实现上气道的扩张，因而在制作矫治器之前，需在患者口内借助咬合蜡准确记录预期能产生疗效的下颌位置。

1. 下颌前伸位置特点　上气道随下颌前伸而呈现规律性变化，为一条向上的曲线，说明下颌越前伸上气道扩张越明显，但是接近最大前伸位置时，曲线斜率明显降低，提示为考虑患者的适应性，不必前伸到极限位置也能获得近似的疗效。一般认

为选取下颌最大前伸的 70%～75% 比较合适。

2. 下颌垂直张开度特点　下颌垂直张开度对上气道变化的影响，学者间存在争议。有学者认为，在下颌前伸的同时适度打开下颌，可增加口腔内间隙，减少舌根后坠及舌体对悬雍垂的压迫，从而减少气道塌陷的可能性。相反，另有学者认为，下颌张口的同时导致下颌向下向后旋转，使舌根部与其下后方咽部软组织向下后方移位而更接近咽后壁，使下咽部气道更易塌陷。下颌张开度的数据缺少报道，作者建议控制在上下切缘之间 4～5mm 为宜，既能提供一定顺应肌纤维方向的有利牵张，又不至于造成下颌后旋。

下颌在垂直张开时，上气道的变化与颅面结构有一定关系。短面型的人张口时较少发生下颌后旋，而长面型的人较容易发生下颌后旋。

3. 下颌定位的确定方法　不同矫治器及不同的临床操作者之间，存在不同的下颌定位方式。在下颌前伸方向上，有的是最大前伸减去 3mm，有的是取最大前伸的 75%，有的令患者前伸到舒适的位置，有的前伸 3～6mm 范围内的固定值。在垂直方向上，有的粗略地观察下颌向下，有的计算垂直打开，有的测量切缘间距离，范围可从 4mm 到 17mm，甚至超过这一数值。

北京大学口腔医院的下颌定位标准为：下颌在𬌗平面投影的前移量为（5.5±1.7）mm，下切牙垂直打开（6.9±2.8）mm。戴入矫治器后，上下切牙略呈反覆盖关系（-0.8±2.6）mm，切牙间开𬌗约（-3.9±1.7）mm，并且建议下颌前伸的数量为患者下颌最大前伸量的 68% 左右。

（四）口腔矫治器的制作与戴用

根据患者上气道、颅面结构、颞下颌关节、牙周等特点，在口内借助咬合蜡确定下颌定位。反复核准后将石膏牙模与咬合蜡上𬌗架，技工室制作口腔矫治器。

口腔矫治器初戴时需要口腔科医师调磨倒凹使其顺利就位，去除基托对黏膜的压迫点，调整卡环使之不易脱落。然后向患者交代可能出现的不适反应与对策，告知口腔矫治器的保护、保养方法，约定复诊时间。

患者经过适应与调整后，应大力倡导患者接受治疗后进行 PSG 监测。如疗效不佳，可能是因为对下颌定位判定不正确，可以通过不断修改下颌定位提高口腔矫治器的治疗水平。另外也可能是口腔矫

18

治器固位欠佳，以下颌松脱最为常见，通过调整增设卡环、增加基托伸入倒凹量，均可增强固位，从而解决问题。必要时修改矫治器，或多学科会诊重新设计治疗方案。

（五）长期随访

OSA 的口腔矫治是一个长期的医疗过程，患者需终身戴用口腔矫治器。而医师对患者的看护往往也是持续终身的。口腔矫治器破损修理、老化后翻新，或随增龄出现病情改变、口腔病变，需要口腔科医师不断地对症处理。

有研究表明，如果没有适当的复诊制度，CPAP与口腔矫治器都难以长期戴用，患者因有厌倦感觉而停止戴用。来自医师的督促十分有效。而只有长期戴用，才能充分发挥口腔矫治器的治疗作用。

六、口腔矫治器的副作用

同其他治疗方法相比，口腔矫治器是舒适、副作用轻微的一种。分为初戴时的近期不适，以及戴用一段时间后的远期不适。在缺乏生长潜力的成人甚至老人，尽管在形式上、调整方式上与儿童所用的矫治器非常一致，但用于治疗 SAHS 的口腔矫治器不再造成永久性的生长改变。这一特点带来的缺点是 OSA 患者需要终身夜间使用口腔矫治器，如同佩戴眼镜一样，不能根除病患；但同时也成为了优点，即可能产生的不适也基本上是暂时的、可逆的。

（一）口腔矫治器的近期不适

可能出现的副作用包括：戴矫治器入睡时唾液分泌增加，次日晨起时牙齿与/或脸颊一过性酸胀，颞下颌关节不适，轻度且短暂的咬合不良，局部牙龈与黏膜压痛等，可以通过继续戴用而适应或经医师调改而缓解、消失。

（二）口腔矫治器的远期不适

目前 5 年以上的有关口腔矫治器对颞下颌关节与咬合关系影响的长期追踪报道较少。北京大学口腔医院对戴用口腔矫治器 7～12 年的患者进行追踪，发现有些患者出现下颌少量后旋、前下面高增大、覆𬌗覆盖减小等改变，但改变量微小，仅具备学术研究意义，不具有临床意义。

戴用口腔矫治器后反映颞下颌关节区疼痛的患者比例不高，为神经肌肉紧张，而不是关节囊内病变。颞下颌关节紊乱综合征极少出现。理论上，

一个处于生长发育期的儿童超过 14 小时甚至接近 24 小时戴用前移下颌的功能矫治器，仅能观察到极轻微的颞下颌关节的改变；缺乏生长发育潜力的成人，仅在夜间戴用 6～8 小时，不至于造成颞下颌关节的改变。然而口腔矫治器确实加重了颞下颌关节的负担，且是长期甚至是终身的，不能不引起密切关注。

戴入口腔矫治器下颌位置发生变化以后，被牵张的肌纤维有强烈的趋势将下颌拉回原先的下颌正中位。抵抗这种拉力的方式是利用牙齿，牙齿受到的力量的大小与下颌前伸量有关，有人提供数据为：前伸 5mm 产生 500g 力，而前伸 10mm 力量几乎最大为两倍。由于口腔矫治器需要长期戴用，作用于牙齿上的力量造成某些患者牙齿的移位。个案报道显示戴用口腔矫治器发生永久性咬合改变，下切牙的倾斜度发生变化，第二、三恒磨牙过萌，形成开𬌗、局部咬合关系不良等。解决办法是用更多的牙来分担力量，矫治器尽量覆盖全部牙齿。牙齿不齐的患者要调磨口腔矫治器，缓冲基托，除掉不理想的受力点。在口内存留牙齿过少时，不适宜戴用口腔矫治器。一方面固位不好，另一方面可能会加速剩余牙齿的脱落。

七、口腔矫治器的发展方向

口腔正畸学科介入这样一种呼吸内科疾病，意料之外，情理之中。口腔矫治器舒适、轻便、便宜，作用范围广，是鼾症与轻中度睡眠呼吸暂停患者的首选。有学者提出针对口腔矫治器的十大标准：疗效，可调性，制作简易程度，体积大小，唇封闭情况，舌体活动空间，对睡眠的干扰程度，颞下颌关节的负担，价格，下颌侧方运动能力；遗憾的是尚无在十个方面均能满足需求的口腔矫治器。目前各种材质与设计的口腔矫治器不断涌现，个别制作并且可调的口腔矫治器是发展的方向，反映了口腔矫治器在改进自身疗效、简化制作难度、给以患者个体关怀方面的努力。

口腔矫治器具备良好的合作性，可结合腭咽手术、吸收手术对腭咽的扩张效果，弥补其对舌咽、喉咽的扩张不足，可结合 CPAP，患者可享受到 CPAP的高疗效，出差在外时也能借助口腔矫治器维持治疗。联合治疗正在形成新的研究热点。

（高雪梅）

参考文献

【1】 PETITJEAN T, CHAMMAS N, LANGEVIN B, et al. Principles of mandibular advancement device applied to the therapeutic of snoring and sleep apnea syndrome[J]. Sleep, 2000, 23 (Suppl 4): S166-S171.

【2】 FERGUSON KA, LOVE LL, RYAN CF. Effect of mandibular and tongue protrusion on upper airway size during wakefulness[J]. Am J Respir Crit Care Med, 1997, 155 (5): 1748-1754.

【3】 FERGUSON KA, CARTWRIGHT R, ROGERS R, et al. Oral appliances for snoring and obstructive sleep apnea: a review[J]. Sleep, 2006, 29 (2): 244-262.

【4】 高雪梅, 曾祥龙, 傅民魁, 等. 可调式阻鼾器治疗阻塞性睡眠呼吸暂停低通气综合征 [J]. 中华口腔医学杂志, 2005, 40 (2): 24-28.

【5】 KUSHIDA CA, MORGENTHALER TI, LITTNER MR, et al. Practice parameters for the treatment of snoring and obstructive sleep apnea with oral appliances: an update for 2005[J]. Sleep, 2006, 29 (2): 240-243.

【6】 SCHERR SC DL, ALMEIDA FR, BENNETT KM, et al. Definition of an effective oral appliance for the treatment of obstructive sleep apnea and snoring: a report of the American Academy of Dental Sleep Medicine[J]. J Dent Sleep Med, 2014, 1 (1): 39-50.

【7】 GOTSOPOULOS H, CHEN C, QIAN J, et al. Oral appliance therapy improves symptoms in obstructive sleep apnea: a randomized, controlled trial[J]. Am J Respir Crit Care Med, 2002, 166 (5): 743-748.

【8】 AARAB G, LOBBEZOO F, HAMBURGER HL, et al. Oral appliance therapy versus nasal continuous positive airway pressure in obstructive sleep apnea: a randomized, placebo-controlled trial[J]. Respiration, 2011, 81 (5): 411-419.

【9】 JOHAL A, BATTAGEL JM. An investigation into the changes in airway dimension and the efficacy of mandibular advancement appliances in subjects with obstructive sleep apnoea[J]. J Orthod, 1999, 26 (3): 205-210.

【10】 高雪梅, 曾祥龙, 傅民魁, 等. 口腔矫治器治疗 OSAS 的下颌定位 [J]. 口腔正畸学, 2000, 7 (1): 20-22.

【11】 GALE DJ, SAWYER RH, WOODCOOK A, et al. Do oral appliances enlarge the airway in patients with obstructive sleep apnoea? A prospective computerized tomographic study[J]. Eur J Orthod, 2000, 22 (2): 159-168.

【12】 GAO XM, OHTSUKA L, ONO T, et al. Effect of titrated mandibular advancement and jaw opening on the upper airway in awake non-apneic individuals: a magnetic resonance imaging and cephalometric study[J]. Am J Orthod Dentofac Orthop, 2004, 125 (2): 191-199.

【13】 高雪梅, 大塚亮, 小野卓史, 等. 无鼾人群开口过程中上气道变化的磁共振研究 [J]. 口腔正畸学杂志, 2003, 10 (2): 69-72.

【14】 FERGUSON KA, ONO T, LOWE AA, et al. A randomized crossover study of an oral appliance vs. nasal continuous positive airway pressure in the treatment of mild-moderate obstructive sleep apnea[J]. Chest, 1996, 109 (5): 1269-1275.

【15】 GAUTHIER L, LABERGE L, BEAUDRY M, et al. Mandibular advancement appliances remain effective in lowering respiratory disturbance index for 2.5-4.5 years[J]. Sleep Med, 2011, 12 (9): 844-849.

【16】 XU G, JINGJING Z, YING Z, et al. Long-term therapeutic efficacy of oral appliances in treatment of obstructive sleep apnea-hypopnea syndrome[J]. Angle, 2013, 83 (4): 653-658.

【17】 EPSTEIN LJ, KRISTO D, STROLLO PJ, et al. Clinical guideline for the evaluation, management and long-term care of obstructive sleep apnea in adults[J]. J Clin Sleep Med, 2009, 5 (3): 263-276.

【18】 RAMAR K, DORT LC, KATZ SG, et al. Clinical practice guideline for the treatment of obstructive sleep apnea and snoring with oral appliance therapy: an update for 2015[J]. J Clin Sleep Med, 2015, 11 (7): 773-827.

【19】 KRYGER MH, ROTH T, DEMENT WC. Principles and practice of sleep medicine[M]. 4th ed. Philadelphia: Elsevier/Saunders, 2005.

第四节 阻塞性睡眠呼吸暂停手术治疗

一、OSA颅颌面外科手术治疗

睡眠呼吸障碍种类繁多，目前颅颌面外科手术仅对OSA的治疗有重要意义。根据OSA发病原因归类，颅颌面外科手术主要通过改变上呼吸道骨性解剖结构来发挥治疗作用，目前手术主要生理基础在于两点，一是扩大口腔容积，二是增加气道周围肌肉张力。由颅颌面外科实施的主要的手术有颏舌悬吊术、舌骨悬吊术、双颌前移手术、改良双颌前移手术、颌骨牵张成骨手术、气管切开术、舌下神经刺激装置埋置手术。

（一）国内颅颌面外科手术治疗现状

国内OSA的颅颌面外科治疗主要集中在北京、上海、成都、广州、长沙这几大城市的口腔专科医院的口腔颌面外科正颌外科组中，但治疗例数都比较少，近年来随着颅颌面外科发展，一些医院整形外科的颅颌面外科专业开始与睡眠中心合作开展OSA的颌面外科治疗。治疗重点都倾向于严重颌面畸形伴发的OSA。虽然颅颌面类手术的远期治疗效果非常好，治愈率甚至高达80%以上，但是对于正常面型结构的患者由于颅颌面类手术普遍存在创伤比较大、面容改变大、恢复期长与可能存在的后期并发症而接受者寥寥。因此，在这个方面颅颌面外科除了要加强与睡眠中心合作之外，不断改进提高手术方式、降低手术风险与并发症方面仍旧有许多工作要做。

（二）颅颌面外科治疗前的评估工作

OSA的诊断现在比较容易，最方便易行的方式就是睡眠中血氧饱和度的动态监测。

在确诊OSA后，国际上公认的治疗措施还是使用无创正压通气的呼吸机作为一线治疗手段，当然也根据患者的情况同时解决或者进行其他治疗，比如体重控制、减重手术、必要的鼻部手术、软腭手术、舌根手术或者未成年人的肿大扁桃体或腺样体的切除手术都有其相应的适应证。只有当患者不能耐受呼吸机治疗时，才由睡眠呼吸科医师转给耳鼻咽喉头颈外科或者颅颌面外科医师进行下一步的选择与治疗。这里仅仅介绍颅颌面外科的治疗手段。

在确诊了OSA后，不能耐受呼吸机正压通气治疗的情况下，首先考虑的是是否可以通过比较小的呼吸道软组织类手术矫正某些干扰患者适应呼吸机的原因，而使患者回到正常的呼吸机治疗中去。只有当所有的手段都无效或者无法使患者耐受呼吸机治疗，或者患者存在明确的颌骨解剖性因素的病因并且患者有手术解决的要求时才考虑颅颌面外科手术治疗。

手术前患者要进行全导联的多导睡眠图监测检查与麻醉诱导下的电子鼻咽纤维镜检查，全头颅CT扫描测量或者头颅定位投影测量。

1. 多导睡眠图（polysomnography，PSG） 其主要目的是对患者的手术前睡眠状态有一个完整的记录。对于外科医师来讲深度了解PSG的内容与意义对于治疗这个疾病有非常大的帮助。其次我们需要比较PSG在手术前后的变化，来进一步观察与了解手术对患者的全面影响。

2. 药物诱导下睡眠内镜检查（drug induced sleep endoscopy，DISE） 采用咪达唑仑、丙泊酚、右美托咪定等麻醉镇静药物单独或者综合应用，使被检者处于有平稳自主呼吸的深睡眠状态，此时进行内镜（主要是电子鼻咽纤维镜）经鼻腔与口腔向下咽方向运动的检查录像，以确定这种睡眠状态下OSA患者的阻塞水平与阻塞形式，用以指导手术选择。有条件的单位可以采用脑电双频指数（bispectral index，BIS）动态脑电图监测，根据文献，不同中心，使用药物不同，人种条件不同，达到能够耐受检查的睡眠深度BIS数值差异较大，在40～70范围浮动。电子鼻咽喉镜的观察内容主要包括鼻甲、鼻中隔、软腭、舌根、会厌，这些部分出现塌陷或者异常闭塞的形式，并进行影像记录与内容记录，用于结合患者年龄、体重、健康状态与对呼吸机耐受情况来设计手术。

3. 头颅三维CT与测量 通过全头颅CT扫描获得从头顶到甲状软骨下水平的DICOM数据，再根据这些数据，进行骨组织与软组织重建测量。测量的主要内容包括：头颅定位投影测量的全部内容为双颌正颌手术做准备，国内比较习惯测量气道后间隙，测量下颌神经管走行位置等可能对手术有指导作用的数据。

（三）颅颌面外科治疗的内容

1. 颏舌肌前移术（genioglossus advancement，GA） 手术的方法是根据解剖发现颏舌肌的前附着点位于下颌骨内侧的颏结节处，而向前提紧这块肌肉有助于增加口底张力,改变舌根水平阻塞患者的阻塞症状。

手术在全麻插管下进行,文献报道该手术的有效率在 22%～67%,波动很大,与患者的适应证选择及合并手术有关,一般来说这个手术很少单独实施,通常与其他手术同时进行。

手术方法是将颏舌肌附着的颏结节一并放在颏部的矩形截骨范围中,将颏结节连带颏舌肌一并向前拉动,骨块旋转 90° 后用拉力螺钉固定于下颌骨上,防止颏舌肌后缩。手术的主要并发症有口底血肿、出血、下颌骨病理性骨折、牙根损伤等。手术的关键点在于,一是上截骨线要距离牙根 5mm 以上以防止出现牙髓坏死,二是下颌骨下缘至少应该保留 10mm 宽度,防止骨折的发生。

2. 舌骨悬吊术(hyoid suspension) 手术是根据投影测量观察发现 OSA 患者会出现舌骨位置的下移,而设计这种手术。

手术需要全麻插管进行,单独进行的有效率平均在 50% 左右,一般也需要配合其他水平手术共同矫治。

手术的方法是通过颈部平行于颈纹的水平切口,暴露舌骨与甲状软骨,手术中可以根据需要去除一部分舌骨前的脂肪组织,但要避免出现"火鸡颈"样改变,用不吸收的缝线将舌骨与甲状软骨拉近固定于一起。因此该手术实际上是舌骨甲状软骨融合悬吊。手术原理是通过这样的永久缝合,使口底肌肉张力增大,空间增大,从而使舌根水平的阻塞减轻或者缓解。手术的关键点是使舌骨可以下移。

3. 舌 - 下颌悬吊及舌骨扩张手术(hyo-mandibular suspension and hyoid expansion) 据报道这种手术适用于重度舌根及以下水平的 OSA 患者,手术的方法是用特殊螺钉与缝线将舌骨悬吊于下颌骨内缘,并将舌骨中间截断,通过舌骨中间隔物将舌骨扩张,增大舌骨水平和咽腔水平截面积。

手术的可能并发症比较多,如声音改变、血肿、气道梗阻等。

4. 双颌前移(maxillomandibular advancement, MMA)手术 迄今为止,MMA 手术仍旧是对于 OSA 所有的外科治疗中最有效的手术。斯坦福大学的 Powell 教授与 Riley 教授提出 Powell-Riley 方案,这个方案将外科治疗 OSA 分为两期手术:Ⅰ期包括鼻咽软组织手术与颏舌前移及舌骨甲状软骨融

合,Ⅱ期包括 MMA 手术。根据报道他们采用的这个治疗模式总有效率保持在 90% 以上。

手术是通过上颌 Le Fort Ⅰ型截骨与双侧下颌矢状骨劈开手术,将上下颌骨咬合关系在稳定结扎的状态下进行前移与逆时针旋转(counter-clock-wise)从而实现口腔容积的扩大,与上下颌骨后方肌肉群的拉紧。它的适应证是 AHI 大于 60 次 /h 以上,或者是 AHI 小于 55 次 /h 的患者存在颌面骨畸形的情况。

随着近 10 年来双颌外科手术技术的提高、麻醉技术与药物的进步,MMA 手术大部分可以缩短到 5 个小时之内完成,并且手术输血变得极为罕见。这个手术唯一的不足就是对于亚洲人种来说,很难接受双颌手术导致的面型前突。

5. 改良双颌前移(modified maxillomandibular advancement)手术 改良的目的就是为了更适用于亚洲人的面型,手术通过上颌 Le Fort Ⅰ型截骨与同时的上颌前份截骨后移,将前移的上颌骨造成的上颌前突适当通过上颌前份截骨后移来弥补。同时在下颌需要将已经实施前移的下颌骨进行下颌前牙的根尖下截骨,将过度前突的下颌前牙部分收回,以匹配咬合关系与对面型改变进行修正。

6. 颌骨牵张成骨手术(distraction osteogenesis) 自从俄国的 Ilizanov 第一次将牵引成骨这项技术带到人世间,各个部位的牵引成骨都得到大力发展。McCarthy 最早应用于报道颌骨牵张成骨术。颌骨牵张成骨或者称为牵引成骨主要用来解决存在颌骨发育不良的畸形造成的 OSA,主要包括两个方面的内容,即增加颌骨长度与增加颌骨宽度。这类手术目前主要适用于具备颌骨畸形的青春发育期患者。

7. 气管切开术(tracheotomy) 气管切开术是最早用于治疗 OSA 的外科手术,但是由于它对患者生活会产生巨大影响,并且很可能遗留长期的并发症比如气管瘘等问题,愿意接受这个手术治疗的患者寥寥无几。只有在其他治疗手段完全无效,又不得不进行气道开放治疗时才能采用的手术方式。

8. 舌下神经刺激(hypoglossal nerve stimulation, HNS)装置埋置手术 经过多年临床试验与开发,目前国际上仅有一家公司成功地生产出并通过美国 FDA 认证的可以用于人体的舌下神经刺激装置。其原理是睡觉前通过遥控开启机器,通过埋置在胸壁的探测器探测胸腔起伏动度,当检测到阻塞(胸

腔动度异常）时，由机器发放神经电刺激到预埋置好的舌下神经表面，刺激舌体向前运动打开后坠阻塞的舌根，实现通气。这种装置并不适合环形塌陷的重度 OSA 患者，机器电池可以工作 10 年，需要更换。

（四）展望

OSA 很可能是许多严重疾病的潜在性原因，如高血压、心血管疾病、冠心病、胰岛素抵抗型糖尿病、抑郁及嗜睡导致的事故。其中最重要的就是高血压与这种疾病密切相关。根据研究，高血压患者中 50%～70% 存在 OSA，4 年以上高血压患者发生 OSA 的风险比均大于 2。OSA 也是独立于肥胖、年龄、嗜酒、吸烟外的一个重要独立的危险因素，就是说 OSA 患者极有可能由于 OSA 导致高血压的发生。

中断与预防 OSA 的发生一定是一件极其具有里程碑意义的公共卫生事件。OSA 的一线治疗是呼吸机正压通气治疗，而根据文献报道，真正能够完成每晚 7 小时治疗的患者可能不足 7%。因此，综合治疗无疑应该是唯一正确的选择。由于 OSA 的跨学科特性，我们需要团结以睡眠中心为核心的颅颌面外科、耳鼻咽喉头颈外科、神经内科、儿科、口腔科所有的医师一起来努力解决 OSA 相关的很多问题。

（彭喆 伊彪）

18

参考文献

【1】 ROJEWSKI TE, SCHULLER DE, CLARK RW, et al. Videoendoscopic determination of the mechanism of obstruction in obstructive sleep apnea[J]. Otolaryngol Head Neck Surg, 1984, 92（2）: 127-131.

【2】 KLETZKER GR, BASTIAN RW. Acquired airway obstruction from histologically normal abnormally mobile supraglottic soft tissues[J]. Laryngoscope, 1990, 100（4）: 375-379.

【3】 BOWDEN MT, KEZIRIAN EJ, UTLEY D, et al. Outcomes of hyoid suspension for the treatment of obstructive sleep apnea[J]. Arch Otolaryngol Head Neck Surg, 2005, 131（5）: 440-445.

【4】 DEN HERDER C, VAN TINTEREN H, DE VRIES N. Hyoidthyroidpexia: a surgical treatment for sleep apnea syndrome[J]. Laryngoscope, 2005, 115（4）: 740-745.

【5】 RILEY RW, POWELL NB, GUILLEMINAULT C, et al. Maxillary mandibular and hyoid advancement: an alternative to tracheostomy in obstructive sleep apnea syndrome[J]. Otolaryngol Head Neck Surg, 1986, 94（5）: 584-588.

【6】 RILEY RW, POWELL NB, GUILLEMINAULT C. Inferior sagittal osteotomy of the mandible with hyoid myotomy-suspension: a new procedure for obstructive sleep apnea[J]. Otolaryngol Head Neck Surg, 1986, 94（5）: 589-593.

【7】 RILEY RW, POWELL NB, GUILLEMINAULT C. Maxillofacial surgery and obstructive sleep apnea: a review of 80 patients[J]. Otolaryngol Head Neck Surg, 1989, 101（3）: 353-361.

【8】 RILEY RW, POWELL NB, GUILLEMINAULT C. Maxillary mandibular and hyoid advancement for treatment of obstructive sleep apnea syndrome: a review of 40 patients[J]. J Oral Maxillofac Surg, 1990, 48（1）: 20-26.

【9】 RILEY RW, POWELL NB, GUILLEMINAULT C. Obstructive sleep apnea syndrome: a review of 306 consecutively treated surgical patients[J]. Otolaryngol Head Neck Surg, 1993, 108（2）: 117-125.

【10】 RILEY RW, POWELL NB, GUILLEMINAULT C. Obstructive sleep apnea syndrome: a surgical protocol for dynamic upper airway reconstruction[J]. J Oral Maxillofac Surg, 1993, 51（7）: 742-747.

【11】 RILEY RW, POWELL NB, GUILLEMINAULT C. Obstructive sleep apnea and the hyoid: a revised surgical procedure[J]. Otolaryngol Head Neck Surg, 1994, 111（6）: 717-721.

【12】 SHER AE, SCHECHTMAN KB, PICCIRILLO JF. The efficacy of surgical modifications of the upper airway in adults with obstructive sleep apnea syndrome[J]. Sleep, 1996, 19（2）: 156-177.

【13】 RILEY RW, POWELL NB. Maxillofacial surgery and obstructive sleep apnea syndrome[J]. Otolaryngol Clin North Am, 1990, 23（4）: 809-826.

【14】 POWELL NB, RILEY RW, ROBINSON A. Surgical management of obstructive sleep apnea syndrome[J]. Clin Chest Med, 1998, 19（1）: 77-86.

【15】ROSEN HM. Facial skeleton expansion: treatment strategies and rationale[J]. Plast Reconstr Surg, 1992, 89(5): 798-808.

【16】KUHLO W, DOLL E, FRANK MC. Successful management of Pickwickian syndrome using long-term tracheotomy[J]. Dtsch Med Wochenschr, 1969, 94(24): 1286-1290.

【17】SIMMONS FB, GUILLEMAINAULT C, DEMENT WC, et al. Surgical management of airway obstructions during sleep[J]. Laryngoscope, 1977, 87(3): 326-338.

【18】THATCHER GW, MAISEL RH. The long-term evaluation of tracheostomy in the management of severe obstructive sleep apnea[J]. Laryngoscope, 2003, 113(2): 201-204.

二、耳鼻咽喉科手术治疗

OSA 是指睡眠时上气道塌陷阻塞引起的呼吸暂停与低通气。上气道解剖形态异常与/或功能异常是主要的致病因素。而解剖形态异常所致阻塞类型中存在着单平面或多平面气道狭窄，因此解除不同狭窄平面是手术成败的关键

（一）上气道评估

术前口咽部检查、纤维内镜检查、CT 等影像学检查、上气道压力测定等评估方法有助于判定阻塞部位与结构，有利于手术方案的制订。

（二）手术风险评估与围手术期处理

包括年龄、过度肥胖、心肺功能、神经系统与内分泌系统等的评估。当合并高血压、缺血性心脏病、心律失常、脑卒中、糖尿病等相关疾病时，术前应积极内科治疗，减少围手术期并发症。重度患者围手术期 CPAP 治疗或气管切开术有助于提高手术安全性。呼吸意外是围手术期最常见的严重并发症，术后 ICU 监护或麻醉完全复苏清醒后拔管能减少呼吸意外的发生。

（三）外科治疗

用于解除上气道存在的结构性狭窄与/或降低上气道软组织塌陷性。根据阻塞部位，分别有鼻腔、腺样体、软腭、扁桃体、舌根等。根据阻塞平面的不同，分为单平面狭窄与多平面狭窄。对多平面狭窄可视情况采取同期或分期一个以上部位分层治疗。

1. 鼻部手术 影响鼻部通气功能的病变通常包括下鼻甲肥大、鼻中隔偏曲、鼻息肉与鼻腔鼻窦肿物等，解除鼻部病变以改善鼻腔通气功能的手术称为鼻腔扩容术。目前常用的术式包括低温等离子下鼻甲黏膜下消融术、鼻内镜下鼻中隔偏曲矫治术及鼻内镜下鼻窦病损切除术等。鼻腔狭窄在 OSA 解剖结构性病变中所占位置较为次要，因此鼻部手术治疗 OSA 通常需要联合其他手术。

2. 腺样体肥大切除术 腺样体位于鼻咽顶后壁，腺样体肥大在儿童与青少年较多见，是阻塞鼻咽气道引起打鼾与 OSA 的常见病因之一。传统的手术方法是腺样体刮除或切除器切除，目前腺样体切除手术多在鼻内镜与切割刀头或低温等离子消融设备辅助下进行。

3. 腭咽层面手术 主要适合于阻塞平面在口咽部，手术方法分为软腭消融术与悬雍垂腭咽成形术（uvulopalatopharyngoplasty, UPPP）两种。

（1）软腭消融术：软腭消融术主要适用于单纯打鼾与轻度 OSA 患者，或作为重度 OSA 患者同时行其他部位手术时的辅助手术方式。通常在局部麻醉下应用低温等离子技术在软腭不同部位进行打孔消融手术治疗，悬雍垂过长者可酌情切除部分悬雍垂。术后会出现程度不同的局部水肿，但临床上尚不足以对呼吸造成威胁。一次疗效不足者可在 3 个月后再行治疗。再次治疗时应在原打孔点之间进行，避免同点重复治疗。

（2）UPPP：1982 年 Fujita 等首先采用 UPPP 治疗 OSA，主要适用于患者阻塞平面在口咽部，黏膜组织肥厚致咽腔狭小、悬雍垂肥大或过长、软腭过低过长、扁桃体肥大或以口咽部狭窄为主者。其手术要点主要包括切除双侧扁桃体、完整悬雍垂与部分软腭，缝合扁桃体窝前后弓以关闭扁桃体窝，将软腭切缘后缘向前缝合以扩大软腭后的前后径。1990 年 Kamami 首先报道应用 CO_2 激光在门诊局部麻醉下施行类似 UPPP 的术式即激光截短悬雍垂，紧缩软腭，达到治疗鼾症的目的，被称为激光辅助悬雍垂腭咽成形术（laser-assisted uvulopalatopharyngoplasty, LAUP），目前该术式已较少使用。UPPP 的手术禁忌证为急性扁桃体炎或急性上呼吸道感染发作后不满 2 周、瘢痕体质、凝血功能障碍、严重心脑血管疾病、重叠综合征与有软腭手术史。相对禁忌证为伴有严重低氧血症、对发声有特殊要求、过度肥胖与年龄 >65 岁或 <18 岁。对于重度 OSA 患者行 UPPP 术前正压通气治疗或气管切开术，病情

改善后可手术,同时应强调对腭部生理功能保护。

4. 扁桃体肥大切除术　主要针对由扁桃体肥大引致口咽部横径狭窄者,传统切除扁桃体的方法有剥离法与挤切法,应用低温等离子切除扁桃体可分为扁桃体打孔消融术与低温消融辅助扁桃体切除术两种。

5. 舌咽层面手术　舌体肥厚、舌后坠与舌根淋巴组织高度增生阻塞会厌谷,阻塞舌后会厌区是 OSA 的主要原因之一。对于 18~65 岁气道阻塞部位主要在舌根的打鼾或轻度 OSA 患者,可以应用低温等离子技术对舌根部进行打孔消融术或针对舌根淋巴组织增生进行低温等离子射频消融术来切除。另外,激光亦可对舌扁桃体、舌根中线与会厌病损进行切除以扩大舌后会厌区。针对舌后会厌区气道有阻塞的其他手术方法主要包括颏舌肌前移术、舌骨悬吊术、舌根悬吊固定术等。颏舌肌前移术通过改变颏舌肌在下颌骨附着点,提高肌张力;舌骨悬吊术是通过舌骨悬吊牵拉,改变附着舌骨软组织的张力;舌根悬吊固定术是通过铆在下颌骨内的钛钉,固定置于舌内的牵拉线,改善睡眠时舌后坠。上述手术通常需要联合 UPPP。另外对于颌骨畸形、CPAP 失败与其他手术无效的重度患者,可通过颌骨截骨前移,牵拉附着于颌骨软组织的颌骨前移手术来扩大气道容积与改变肌张力。

(四)手术疗效评定

1. 随访时间　近期随访至少 6 个月,长期随访至少 1 年,必须有 PSG 监测结果。

2. 疗效评定　治愈指 AHI < 5 次 /h;显效指 AHI < 20 次 /h 且降低幅度≥50%;有效指 AHI 降低幅度≥50%。在判定疗效时,除 AHI 指标外,应考虑主观症状程度与低氧血症的变化。

(五)并发症

1. 出血　多由于术中止血不彻底引起,术后动脉血压升高是出血的重要原因。

2. 上气道阻塞　是围手术期最严重的并发症,最常见于全麻拔管后,由于麻醉未完全清醒、气道肌张力未完全恢复、术中长时间压迫舌体造成肿胀、术中高血氧饱和度对呼吸中枢的麻醉作用引起上气道阻塞,患者可因缺氧而死亡。另外术区血凝块阻塞气道也是上气道阻塞的重要因素,因此对于重症患者可以于次日患者完全清醒后拔管,术中彻底止血。

3. 心律失常　患者术前多有心律失常病史,可因手术负荷、失血等加重心肌缺氧而诱发,对有心脏病患者术中与术后需心电监测。

4. 心肌梗死　患者术前多有冠心病或频发心绞痛,常因术中心率过快、失血加重心肌缺血而诱发,因此对合并冠心病的患者术中应注意控制心率,尽量减少出血并进行心电监测。

5. 局部并发症　主要见于腭咽成形术后的腭咽关闭不全、发声异常、咽腔瘢痕狭窄、咽干与咽异物感等,多由于正常组织损伤过多引起,术中应注意保护咽腔黏膜与软腭肌肉。

(张立红　叶京英)

参考文献

【1】中华医学会耳鼻咽喉科学分会,中华耳鼻咽喉科杂志编委会. 阻塞性睡眠呼吸暂停低通气综合征诊断依据和疗效评定标准暨悬雍垂腭咽成形术适应证(杭州)[J]. 中华耳鼻咽喉头颈外科杂志,2002,37(6):403-404.

【2】中华耳鼻咽喉头颈外科杂志编辑委员会,中华医学会耳鼻咽喉头颈外科学分会咽喉学组. 阻塞性睡眠呼吸暂停低通气综合征诊断和外科治疗指南 [J]. 中华耳鼻咽喉头颈外科杂志,2009,44(2):95-96.

【3】钱海峰,王桑,沈斌,等. 改良 UPPP 联合等离子射频舌根打孔消融术治疗重度 OSA 的疗效和安全性分析 [J]. 中国中西医结合耳鼻咽喉科杂志,2019,27(3):200-205.

【4】张玉杰,郝晓伟,李畅,等. 经口鼻内镜下低温等离子腺样体铲切术疗效分析 [J]. 临床耳鼻咽喉头颈外科杂志,2018,32(23):1829-1831.

【5】KAMAMI YV. Laser CO$_2$ for snoring-preliminary results[J]. Acta Otorhinolaryngol Belg,1990,44(4):451-456.

【6】GOLDBERG SN,STEIN MC,GAZELLE GS,et al. Percutaneous radiofrequency tissue ablation: optimization of pulsed-radiofrequency technique to increase coagulation necrosis[J]. J Vasc Interv Radiol,1999,10(7):907-916.

【7】FELD GK. Evolution of diagnostic and interventional cardiac electrophysiology: a brief historical review[J]. Am J Cardiol,1999,84(9A):115R-124R.

【8】BILCHIK AJ,ROSE DM,ALLEGRA DP,et al. Radiofrequency ablation: a novel primary and adjunctive ablative technique for hepatic malignancies[J]. Am Surg,

1999，65（11）：1009-1014.

【9】 GOLDBERG SN，MALLERY S，GAZELLE GS，et al. EUS-Guided radiofrequency ablation in the pancreas: results in a porcine model[J]. Gastrointest Endosc, 1999, 50（3）：392-401.

【10】 SMITH TL，CORREA AJ，KUO T，et al. Radiofrequency tissue ablation of the inferior turbinates using a thermocouple feedback electrode[J]. Laryngoscope, 1999, 109（11）: 1760-1765.

【11】 POLITES N. Postoperative pain following coblation tonsillectomy[J]. ANZ J Surg, 2006, 76（4）：226-229.

【12】 POWELL NB，RILEY RW，GUILLEMINAULT C. Radiofrenquency tongue base reduction in sleep-disordered breathing: a pilot study[J]. Otolaryngol head Neck Surg, 1999, 120（5）：656-664.

【13】 STUCK BA，MAURER JT，VERSE T，et al. Tongue base reduction with temperature-controlled radiofrequency volumetric tissue reduction for treatment of obstructive sleep apnea syndrome[J]. Acta Otolaryngol, 2002, 122（5）：531-536.

【14】 孔维佳，周梁，许庚，等. 耳鼻咽喉头颈外科学 [M]. 北京：人民卫生出版社，2005：382-383.

18

第五节　阻塞性睡眠呼吸暂停药物治疗

目前 OSA 的治疗以 CPAP 治疗为主，同时根据上气道狭窄的不同解剖定位，不同病理生理机制，采取多学科联合的个体化治疗策略。与其他疾病主要依赖药物治疗不同，截至目前尚无一种药物可以对所有 OSA 患者产生确切疗效而被应用于临床。既往有关于 OSA 药物治疗的小样本临床报道，多属于意外发现。近年来针对睡眠中的上气道病理生理机制的药物研究已成为热点，有几种候选药物已进入规范化临床研究程序。

本节概述 OSA 药物治疗相关的临床试验设计可能遇到的问题，归纳总结之前与在研的研究结果，着重阐述药物对于睡眠呼吸紊乱相关的病理生理机制干预作用，简述 OSA 相关症状与并发症的药物治疗，包括嗜睡、超重、高血压等。

一、药物研究概述

（一）药物治疗的意义

目前已知的 OSA 病理生理机制包括解剖学上气道的易塌陷性，上气道神经肌肉控制的代偿减弱与中枢呼吸调控的不稳定性。CPAP 通过机械性开放气道来治疗 OSA，临床效果明确，但对于上述病理生理机制的干预作用有限。虽然 CPAP 的临床有效性已被广泛证实，但其应用却受到治疗耐受性与依从性差的限制。部分 OSA 患者不接受 CPAP 治疗，即使对于已开始进行 CPAP 治疗的患者，其呼吸机的长期使用率仍较低。呼吸机的有效使用时间不足，可导致低通气或呼吸暂停事件残留，从而降低疗效。

基于上述限制，OSA 的药物治疗研究潜力巨大。事实上，如某种药物可在持续 8 小时睡眠内有效缓解 50% 的呼吸事件，即治疗 50% 的 OSA，其长期疗效很可能优于呼吸机在 8 小时总睡眠中仅有效应用并完全消除 2 小时的呼吸事件（治疗 25% 的 OSA）。显然，这提示今后关于药物治疗的研究应引入睡眠时长这一因素，以便更有效地评价药物的治疗效果及其对 OSA 并发症的影响。

（二）研究中的问题

目前，不仅缺乏关于 OSA 治疗的药物研究规范，对于如何确定合理的研究终点也尚不明确。常见的研究终点主要包括：①生理指标的变化，如呼吸暂停低通气指数（AHI）、氧减指数（ODI）、夜间最低血氧饱和度等；②临床症状，如日间嗜睡的改善；③合并症，如高血压或代谢疾病的患病率与缓解情况。之前的大多数研究以 AHI 的变化作为评价有效性与否的主要依据。然而，应当引起注意的是，AHI 与日间嗜睡、认知功能损伤、血压升高、冠心病仅呈弱相关性。而另外的测量指标，如低氧血症与睡眠片段化，可能与血管损伤及内分泌紊乱的关系更为密切。事实上，OSA 药物治疗的研究应该更加关注于临床症状，如日间嗜睡的改善，或心血管疾病、代谢疾病等并发症的控制，并将这些作为临床研究的终点。遗憾的是，目前鲜见涉及上述临床终点的研究报道。因此，未来的药物研究可从呼吸事件、临床症状、相关疾病，以及生活质量方面多维度、全面系统地评价相关药物的疗效。

多中心临床试验需要注意不同类型和级别的睡眠监测设备的差异性所带来的问题。选择的数据记录设备不同，例如运用热敏还是压力测定气流，会极大地影响研究结果。另一个药物研究的挑战是呼吸紊乱的夜间差异。此差异来源于体位、睡眠分期的分布，以及外源性因素，包括咖啡或酒精的摄入等。此外，尽管有些指南规范了呼吸事件的记录准则，但仍有必要更好地定义以便于大规模临床研究的开展。

（三）以表型为出发点的研究

迄今为止，至少有四种 OSA 的病理生理机制被作为表型提出。这些表型自身的差异为 OSA 治疗药物的探索提供了良好的思路。气道狭窄、短小是引起气道易塌陷的解剖学因素，局部脂肪蓄积、扁桃体或腺样体肥大可能是引起气道狭小的因素。此特征占发病因素主要地位的患者，对于 OSA 药物的治疗效果较差。但针对减重的药物可能对于此表型中脂肪蓄积因素占主导的患者有一定潜在治疗价值。第二种表型指睡眠中上气道肌群的活性减低。众所周知，生理睡眠状态本身即可引起上气道肌群的反应性降低，从而使上气道塌陷的可能性增加。然而，正常情况下机体的觉醒机制与高碳酸血症诱发的中枢呼吸冲动增加可有效拮抗上述肌群的反应性降低，并有效激活气道扩张肌维持气道开放状态。约 1/3 的 OSA 患者出现上述生理调节紊乱，表现为气道扩张肌活性降低。因此，针对增加肌群活性的药物对于此亚型的患者治疗有重要意义。第三种表型与睡眠中的觉醒阈值相关。此机制可稳定睡眠中的呼吸系统，对于气道扩张肌输出持续的激动信号。觉醒阈值的变化可引起呼吸冲动与上气道肌群反馈信号的不匹配，从而诱发呼吸不稳定。但是研究表明，抑制觉醒的催眠药物却对约 1/3 表现为觉醒阈值降低的 OSA 患者效果不佳。第四种表型的 OSA 与呼吸系统的不稳定性关系密切，即环路增益（loop gain）增加。呼吸驱动的波动可能降低气道扩张肌的活性，进而发生呼吸事件。环路增益本身可被药物调节，因此该亚型的药物治疗被广泛研究报道。近年来针对 OSA 的表型研究提示某种药物可能仅对某一种临床类型的患者有效，因此药物临床研究的结果有助于更好地识别与定义特定 OSA 患者群体。OSA 药物研究设计遵循的亚型人群分析越严格，可能产生的干预效果越理想。

二、OSA 治疗药物

目前，已有大量关于 OSA 药物治疗的文献报道，其中大多数研究基于小样本研究数据，设计严谨的大样本研究较少。这些研究绝大多数关注于药物对睡眠紊乱的改善，而忽视了其对 OSA 临床症状、伴发疾病与生活质量的干预效果。

（一）去甲肾上腺素与多巴胺

中枢去甲肾上腺素系统是调节睡眠 - 觉醒的关键通路。去甲肾上腺素能神经元与神经冲动主要来源于脑干的蓝斑。肾上腺素受体广泛分布在大脑与脊髓中。睡眠中的觉醒与周期性激活的自主神经活动有关，是维持对舌下神经运动神经元兴奋作用的主要形式。上述机制可作为使用肾上腺素药物治疗 OSA 的理论基础。三环类抗抑郁药通过抑制去甲肾上腺素再摄取来增加中枢肾上腺素能神经元活动。普罗替林是首个通过测试的治疗 OSA 药物。普罗替林可以通过降低阻塞性呼吸暂停频率，而提高低通气事件的发生频率。两者之间转换的临床意义尚不明确，因为两者均可导致觉醒、兴奋自主神经系统与潜在的心血管危害。前期研究证实普罗替林可改善氧饱和度与睡眠结构，但此结论在后续的对照研究中未得到验证。早期关于普罗替林的研究发现其可有效减少 REM 睡眠，而 REM 睡眠与严重的呼吸暂停事件密切相关。此后的研究也证实了慢性阻塞性肺疾病患者服用普罗替林后，REM 睡眠与夜间低氧血症明显减少。然而，这些作用未在长期随访中证实。普罗替林可能对主观的日间嗜睡症状有所改善，但缺乏客观性评价。普罗替林存在一定副作用，最主要的是抗胆碱作用，包括口干、排尿困难、便秘、意识模糊与共济失调等。普罗替林对睡眠结构的干扰，以及其潜在的副作用极大地限制了其在 OSA 治疗中的应用。

只有少数研究涉及 OSA 的多巴胺机制。多巴胺作为一种抑制性神经递质，存在于哺乳动物的颈动脉体，因此，可能对呼吸产生调控作用。多潘立酮，一种外周多巴胺拮抗剂，增加 OSA 患者应对高碳酸血症的通气反应。一项研究报道，多潘立酮联合伪麻黄碱可有效缓解日间嗜睡，同时减少呼吸暂停事件与改善氧合。然而，这些效应可能由于伴发的体重降低引起，因此需要未来的随机对照试验进一步验证。

（二）钾通道阻滞剂

钾离子通道是一种在各种细胞膜上广泛分布的通道。已证实，钾通道阻滞剂可调节舌下运动神经元的活性，并且是在睡眠期激活肌肉活性。一项基于大鼠的研究指出，局部应用钾通道阻滞剂可有效增加颏舌肌的活性。但是在健康受试者中，电压门控钾通道阻滞剂 4- 氨基吡啶只能轻度增加 REM 睡眠期的颏舌肌张力。在自主呼吸的麻醉猪模型中，Wirth 等研究钾通道阻滞剂 AVE-0118 在上呼吸道局部给药的效果，发现 AVE-0118 通过消除气道利多卡因麻醉的形式，剂量依赖性地抑制上呼吸道塌陷，并可持续 4 小时以上。帕罗西汀与米氮平效果较弱，氟西汀中度有效，这与已报道的临床研究结果相符。这些研究结果提示 AVE-0118 在睡眠中上气道张力方面的巨大潜力，研究中报道的药物剂量对于上气道肌群张力不足表型的 OSA 患者具有积极意义。

（三）5- 羟色胺调节剂

5- 羟色胺（5-HT）主要来源于脑干中缝核，源自这些神经元的轴突可广泛分布在中枢神经系统。目前至少有 7 种不同的 5-HT 受体家族介导的激动或抑制性神经传递。其中某些受体亚型，如 G 蛋白偶联受体或配体门控离子通道位于中枢神经系统与周围神经系统，已证实这些受体与睡眠过程息息相关。还证实 5-HT 与其他生理机制相关，如食欲、认知、呼吸与心血管功能。另外，5-HT 还可通过调节几种神经递质的活性以发挥作用，包括谷氨酸、γ- 氨基丁酸（GABA）、多巴胺、肾上腺素 / 去甲肾上腺素与乙酰胆碱等。来自脑干中缝核的 5-HT 对舌下神经元发出的强直性冲动从觉醒到非 REM 睡眠期进而到 REM 睡眠期呈现递减趋势。单氨氧化酶 A 缺陷型转基因小鼠中枢性睡眠呼吸暂停发病率显著增加，昂丹司琼或氟西汀给药后中枢性睡眠呼吸暂停明显降低。5-HT 对于颏舌肌的激活作用在 REM 睡眠期大大减低，这一发现可解释 REM 睡眠期依赖的 OSA 发病机制，但也给 REM 睡眠期 5-HT 摄取抑制剂的应用留下较窄的治疗窗。我国学者发现，携带 S-12 单体型 5-HT 转运蛋白体的男性患者，其 AHI、血浆 5-HT、5- 羟基吲哚乙酸（5-HIAA）水平均较非携带者低。动物实验进一步验证了 5-HT 在呼吸中的作用。$5-HT_{2A}$ 与 $5-HT_{2C}$ 亚型是上气道扩张肌运动神经元的主要突触后受体。$5-HT_{1A}$（抑制性）与 $5-HT_2$ 存在于中枢呼吸的控制区域，刺激这些受体及 $5-HT_3$ 受体，可诱发呼吸抑制。然而上述机制存在物种差异。昂丹司琼（$5-HT_3$ 受体拮抗剂）减少英国斗牛犬在 REM 睡眠期的睡眠呼吸紊乱约 54%，但对 OSA 患者无此作用。此外，有研究认为，5-HT 的介导作用在迷走神经阻断的动物模型中被高估。临床研究指出，5-HT 再摄取抑制剂类药物可降低 AHI，但主要在非 REM 睡眠期间。在

一项小样本临床试验中，氟西汀降低非 REM 睡眠期 AHI 约 40%。一项双盲对照研究证实帕罗西汀降低非 REM 睡眠期 AHI 约 20%。临床试验也证实，帕罗西汀可显著增加觉醒期颏舌肌的肌肉活性。REM 睡眠期延髓的 5- 羟色胺能活性极低，这可以解释此类药物对 REM 睡眠期的呼吸事件影响较小。目前研究最多的药物是米氮平，一种具有 $5-HT_1$ 激动剂与 $5-HT_2/5-HT_3$ 受体拮抗特性的药物，可显著增加男性慢波睡眠。动物实验数据表明，米氮平可增加颏舌肌活性，进而减少睡眠呼吸暂停。早期的临床研究也指出米氮平可缓解 OSA，但此作用在之后的随机对照试验中未得到证实。此外，米氮平有一些副作用，如镇静与体重增加等，这些副作用限制了米氮平在 OSA 中的应用。尽管动物实验数据已证明 5- 羟色胺能机制与呼吸调控之间的潜在关联性，但目前还没有证据表明这些调节机制对 OSA 患者呼吸暂停的作用。

（四）乙酰胆碱

理论上乙酰胆碱能活性药物可通过多种机制治疗 OSA。乙酰胆碱在外周与中枢神经系统中起神经递质的作用。在 REM 睡眠期胆碱能递质可调节自主神经功能，是主要的活跃神经递质之一。应用舌下运动神经元促乙酰胆碱能的化合物可使颏舌肌肌肉活性增加。促胆碱能呼吸兴奋剂尼古丁可在动物模型中激活上气道肌肉活性，但此效果在 OSA 患者中未出现。仅有一项研究报道，睡前服用尼古丁口香糖可降低 AHI，但此效果在之后的两项随机试验中并未得到证实。此外，尼古丁使睡眠质量下降。相反，另一项针对健康清醒受试者的研究发现，透黏膜的尼古丁贴片并不能增加颏舌肌活性。抗胆碱药物似乎对治疗 OSA 并无效果。另外的研究证实增加胆碱能活性对 OSA 患者有益。乙酰胆碱可调节上呼吸道的分泌活性，这可能导致气道顺应性降低并减少睡眠时的易塌陷性。多系统萎缩患者中，丘脑胆碱能神经末梢密度与 OSA 严重程度相关，可能是由于脑桥胆碱能调节机制减弱造成的。胆碱酯酶抑制药物毒扁豆碱通过降低酶的降解活性以增强毒蕈碱与烟碱活性。一项随机双盲对照试验指出，非肥胖 OSA 患者注入毒扁豆碱可有效降低 AHI，此作用在 REM 睡眠期尤其明显。持续口服胆碱酯酶抑制剂多奈哌齐可缓解 OSA，但上述发现并未在最近的临床试验中证实。尽管目前无此方面的研究，但未来随着对于 OSA 个体差异病

18

理机制认识的深入,可能为此类药物治疗 OSA 的目标人群提供重要依据。

(五)黄嘌呤

呼吸兴奋剂咖啡因是一种常应用于治疗早产儿呼吸暂停的黄嘌呤类物质。咖啡因可减少但不能消除呼吸暂停事件。其他黄嘌呤类物质,如茶碱与氨茶碱可通过多种机制调节通气,其中包括对中枢神经系统腺苷的拮抗作用与外周神经对膈肌的收缩作用。在早期的茶碱与安慰剂对照研究中,AHI 减少了约 40%,但睡眠质量降低。茶碱不能减少 CPAP 治疗后患者残余的 AHI,亦不能降低 CPAP 治疗压力。因此,总的来说黄嘌呤类药物对于 OSA 治疗效果较差。但是,少数研究指出茶碱对于复杂性睡眠呼吸暂停与中枢性睡眠呼吸暂停可能存在一定治疗作用。一项安慰剂对照试验中,茶碱可减少代偿性心力衰竭合并中枢性睡眠呼吸暂停的 AHI 约 50%,但对射血分数无明显作用。尽管如此,由于茶碱可诱发心律失常的副作用,不推荐用于治疗合并心力衰竭的睡眠呼吸紊乱患者。

(六)碳酸酐酶抑制剂

高环路增益是一种不稳定的呼吸控制系统,对极轻微的 CO_2 变化即可启动调节机制。这种波动可导致低通气驱动与气道塌陷倾向,特别是在上呼吸道狭窄的患者中。一项研究指出,无论在 NREM 睡眠期还是 REM 睡眠期,碳酸酐酶抑制剂乙酰唑胺不仅可降低 92.3% 受试者的环路增益,还可减少 50% 的 AHI 值。对于高海拔诱导的睡眠呼吸紊乱而言,乙酰唑胺亦可显著降低 AHI 并改善氧合。尽管目前乙酰唑胺对睡眠呼吸暂停的作用机制尚不明确,但可能与酸碱平衡系统有关。此外,碳酸酐酶活性在 OSA 患者中增加,并且与 OSA 严重程度相关。最近一项研究中,比较乙酰唑胺、CPAP 及 CPAP + 乙酰唑胺对于 OSA 的治疗作用,结果显示与 CPAP 相比,乙酰胆碱降低 OSA 患者收缩期血压的效果更明显,同时降低呼吸事件约 40%。依据这些数据推断,碳酸酐酶可能对 OSA 血压升高有附加或者协同作用。其他碳酸酐酶抑制剂,如托吡酯与唑尼沙胺也可显著降低 AHI。另外,除了对睡眠呼吸紊乱与血压的控制作用外,碳酸酐酶抑制剂还具有降低体重作用,这可能会增加其对 OSA 治疗的总体效果。此类药物对于神经系统的副作用限制了其在 OSA 治疗中的应用。一项关于此类药物在治疗 OSA 安全性的研究正在进行中。

(七)γ-氨基丁酸-苯二氮䓬类受体复合物

γ-氨基丁酸(GABA)是中枢神经系统重要的抑制性神经递质,其通过与突触前或者突触后的特异性跨膜 γ-氨基丁酸-苯二氮䓬类受体结合形成复合物来发挥调节作用,该复合物可调节 OSA 的觉醒阈值。此外,间歇性缺氧通过 GABA 能机制损害维持上气道开放的神经控制与肌肉收缩功能,进而加速 OSA 疾病进展。因此,OSAS 患者禁用此类受体激动剂,包括各种短效与长效苯二氮䓬类激动剂,以及苯二氮䓬类药物。然而,有数据提示觉醒阈值升高对于某一 OSA 亚人群有益。事实上任何增加觉醒阈值的药物均有可能增加气道肌群的反馈时间,并可能成为维持气道开放的潜在因素。一项小样本研究指出,口服右佐匹克隆可降低部分(24/31)中重度 OSA 患者的 AHI,其中觉醒阈值低的患者 AHI 改善最为显著。这些发现提示 OSA 亚型研究有利于发现应用镇静剂的风险较大的 OSA 亚人群,也从机制角度为单药或者联合治疗的个体化治疗方案提供有力支持。

(八)药物联合治疗

尽管单药治疗 OSA 的效果尚需进一步研究与探索,最近的一篇关于药物联合治疗 OSA 的报道引起广泛关注。在一项对 20 例 OSA 患者的研究中发现托莫西汀与奥昔布宁的组合可减少 AHI 约 50%。托莫西汀抑制去甲肾上腺素的重吸收,促进去甲肾上腺素的释放。与奥昔布宁协同,可增加 NREM 睡眠期颏舌肌的活性。奥昔布宁阻断舌下神经运动神经元的乙酰胆碱受体,增强颏舌肌在 REM 睡眠期的活性。尽管这两种药物的联合可显著改善睡眠呼吸紊乱的状态,但这些患者的觉醒阈值仍旧很高,且其安全性与有效性有待在大样本试验中进一步探索。尽管如此,该研究作为首次联合药物治疗 OSA 的试验,为今后 OSA 药物治疗开阔了视野。

三、OSA 相关临床症状与合并症的治疗

(一)OSA 日间嗜睡治疗

尽管大多数 OSA 患者的日间嗜睡症状可通过常规治疗消除,但仍有约 15% 的 OSA 患者在治疗后残余嗜睡症状。一些研究对药物治疗此类患者的实用性与有效性进行了探讨。兴奋剂莫达非尼广泛应用于此类症状的治疗,涉及的药理学机制包括促进单胺释放与提高下丘脑组胺水平,这些机制与觉醒相关。莫达非尼可降低主观与客观的嗜睡性,但

对改善睡眠呼吸紊乱无作用。莫达非尼对儿童患者有严重的皮肤、精神心理及心血管方面的不良反应，因此其不作为发作性睡病的推荐药物。Pitolisant 是一种新型组胺 H_3 受体拮抗剂 / 反向激动剂，用来治疗伴有或不伴有猝倒的发作性睡病，但关于其对 OSA 相关的嗜睡作用的研究却较少。Solriamfetol 是美国 FDA 批准用于治疗日间过度嗜睡的药物。这种去甲肾上腺素 - 多巴胺再摄取抑制剂通过了针对发作性睡病与 OSA 的临床Ⅲ期试验。一项为期 6 周的随机对照戒断试验证实，服用本药的 OSA 患者其客观嗜睡评价与主观 ESS 评分均得到改善。此药的副作用较轻微，约 10% 的服用者出现头痛。

（二）OSA 合并肥胖的治疗

中重度 OSA 患者中至少 50% 为肥胖患者，约有 50% 的肥胖患者合并 OSA。体重指数与 OSA 严重程度密切相关。药物控制体重不仅可缓解 OSA 严重程度，还可以改善该类患者的代谢状态。一项为期 6 个月、总计 87 例男性肥胖 OSA 患者的队列研究表明，西布曲明可使受试者呼吸紊乱指数减少 35%，同时伴随着体重减轻约 8.5%。此外，多种代谢指标，包括胰岛素抵抗、高密度脂蛋白胆固醇、内脏与皮下腹部脂肪和肝脏脂肪均得到了改善。随后与 CPAP 的对比研究中，西布曲明的体重减低作用并不显著。脂肪酶抑制剂奥利司他与大麻素受体拮抗剂利莫那班是常规用于体重管理的药物，但是其对 OSA 合并肥胖患者的作用尚无探索。一项持续 32 周的大规模睡眠呼吸暂停研究证实，3mg 长效的胰高血糖素样肽 -1 受体激动剂利拉鲁肽，可减轻体重 5.7%，同时降低 AHI 12.2 次 /h。另一项为期 28 周包括芬特明与碳酸酐酶抑制剂托吡酯在 OSA 合并肥胖患者的研究指出，这两种药物联合可使体重下降 10.3%，AHI 下降 69%。

（三）OSA 合并高血压的治疗

超过 50% 的老龄 OSA 患者在接受降压治疗。反过来，至少 30% 的高血压患者与 80% 难治性高血压患者合并中重度 OSA。一项实验研究表明，收缩压急剧变化对颏舌肌产生不利影响。那么，降压药物除了可降低血压外，是否会对睡眠呼吸紊乱产生作用，这一问题极少有研究涉及。早期双盲研究报道，血管紧张素转换酶抑制剂西拉普利与 β 受体阻滞剂美托洛尔可轻度减少呼吸暂停事件，但此结果未在后续试验中重复出来。另一项随机双盲对照试验指出，西拉普利减少非 REM 睡眠期呼吸紊乱

指数，对 REM 睡眠期无此作用。另外，一项包括 11 项研究的荟萃分析指出，抗高血压药物可轻度但是显著地降低 AHI。其中利尿剂对于 AHI 的降低作用最为明显，提示控制容量或抑制醛固酮的活性可能是治疗 OSA 合并高血压患者的关键。

（四）其他治疗

OSA 的激素替代疗法近年来逐渐得到研究者的广泛关注。最早 OSA 激素替代疗法的适应证是甲状腺功能减退，此疗法不仅改善甲状腺结构，可能也会影响通气反应，进而对上气道开放有积极作用。此外，推测性激素对 OSA 有一定治疗作用，可能与月经周期颏舌肌活性波动有关，其他潜在机制可能涉及呼吸刺激作用，改善化学敏感性，或改变觉醒阈值等。然而，应用雌激素或黄体酮治疗 OSA 的效果存在争议。一项小样本量研究指出，绝经后女性运用雌激素与黄体酮替代疗法可有效缩短呼吸暂停事件的时间。单独使用黄体酮，亦可有效改善气道梗阻。但随后的随机对照研究结果却与上述结果不一致。此外，一些研究试图通过减少上气道液体表面张力以降低上气道顺应性。氟替卡松改变鼻腔气流阻力可降低轻度 OSA 与 OSA 合并鼻炎患者的 AHI 约 25%。但在鼻腔减充血剂治疗 OSA 的研究中未出现类似的结果。由于这些研究较少且样本量小，研究结果并不一致，因此，目前只推荐作为 CPAP 基础上的辅助性治疗方法。

四、OSA 药物治疗现状与未来方向

OSA 药物治疗研究远远不能满足目前的临床需求。遗憾的是之前的研究没有发现一种对于所有 OSA 人群均有效的药物。迄今为止也没有任何一种药物治疗效果优于 CPAP 疗效。尽管如此，长期 CPAP 使用的低依从性为探索新型 OSA 药物提供了强大的动力。诚然，药物开发是一项耗时的过程。事实上，临床应用的药物需要经历化学研究到初步试验再到大规模临床试验的过程，但这一复杂的过程并未应用于 OSA 药物研发的程序中，主要是因为睡眠呼吸紊乱疾病相关的模型相对缺乏。近年来，越来越多的研究者意识到，更好地理解 OSA 病理生理机制，有助于加快 OSA 药物研究的进展。目前已有初步的 OSA 表型被提出，表型划分越细致，越有利于研究某些药物对特定 OSA 人群的治疗效果，可大大推动 OSA 的个体化治疗进程。

（王彦　张晓雷）

18

参考文献

【1】 MASON M，WELSH EJ，SMITH I. Drug therapy for obstructive sleep apnoea in adults[J]. Cochrane Database Syst Rev，2013（5）：CD003002.

【2】 ECKERT DJ，YOUNES MK. Arousal from sleep：implications for obstructive sleep apnea pathogenesis and treatment[J]. J Appl Physiol，2014，116（3）：302-313.

【3】 BROWNELL LG，WEST P，SWEATMAN P，et al. Protriptyline in obstructive sleep apnea：a double-blind trial[J]. N Engl J Med，1982，307（17）：1037-1042.

【4】 SMITH PL，HAPONIK EF，ALLEN RP，et al. The effects of protriptyline in sleep-disordered breathing[J]. Am Rev Respir Dis，1983，127（1）：8-13.

【5】 GRACE KP，HUGHES SW，HORNER RL. Identification of a pharmacological target for genioglossus reactivation throughout sleep[J]. Sleep，2014，37（1）：41-50.

【6】 TARANTO-MONTEMURRO L，SANDS SA，AZARBARZIN A，et al. Effect of 4-aminopyridine on genioglossus muscle activity during sleep in healthy adults[J]. Ann Am Thorac Soc，2017，14（7）：1177-1183.

【7】 NEUZERET PC，SAKAI K，GORMAND F，et al. Application of histamine or serotonin to the hypoglossal nucleus increases genioglossus muscle activity across the wake-sleep cycle[J]. J Sleep Res，2009，18（1）：113-121.

【8】 SOOD S，MORRISON JL，LIU H，et al. Role of endogenous serotonin in modulating genioglossus muscle activity in awake and sleeping rats[J]. Am J Respir Crit Care Med，2005，172（10）：1338-1347.

【9】 SUNDERRAM J，PARISI RA，STROBEL RJ. Serotonergic stimulation of the genioglossus and the response to nasal continuous positive airway pressure[J]. Am J Respir Crit Care Med，2000，162（3 Pt 1）：925-929.

【10】 BERRY RB，KOCH GL，HAYWARD LF. Low-dose mirtazapine increases genioglossus activity in the anesthetized rat[J]. Sleep，2005，28（1）：78-84.

【11】 CARLEY DW，OLOPADE C，RUIGT GS，et al. Efficacy of mirtazapine in obstructive sleep apnea syndrome[J]. Sleep，2007，30（1）：35-41.

【12】 GOTHE B，STROHL KP，LEVIN S，et al. Nicotine：a different approach to treatment of obstructive sleep apnea[J]. Chest，1985，87（1）：11-17.

【13】 HEDNER J，KRAICZI H，PEKER Y，et al. Reduction of sleep-disordered breathing after physostigmine[J]. Am J Respir Crit Care Med，2003，168（10）：1246-1251.

【14】 LI Y，OWENS RL，SANDS S，et al. The effect of donepezil on arousal threshold and apnea-hypopnea index. A randomized，double-blind，cross-over study[J]. Ann Am Thorac Soc，2016，13（11）：2012-2018.

【15】 JAVAHERI S，PARKER TJ，WEXLER L，et al. Effect of theophylline on sleep-disordered breathing in heart failure[J]. N Engl J Med，1996，335（8）：562-567.

【16】 EDWARDS BA，SANDS SA，ECKERT DJ，et al. Acetazolamide improves loop gain but not the other physiological traits causing obstructive sleep apnoea[J]. J Physiol，2012，590（5）：1199-1211.

【17】 WANG T，ESKANDARI D，ZOU D，et al. Increased carbonic anhydrase activity is associated with sleep apnea severity and related hypoxemia[J]. Sleep，2015，38（7）：1067-1073.

【18】 WINSLOW DH，BOWDEN CH，DIDONATO KP，et al. A randomized，double-blind，placebo-controlled study of an oral，extended-release formulation of phentermine/topiramate for the treatment of obstructive sleep apnea in obese adults[J]. Sleep，2012，35（11）：1529-1539.

【19】 CARTER SG，BERGER MS，CARBERRY JC，et al. Zopiclone increases the arousal threshold without impairing genioglossus activity in obstructive sleep apnea[J]. Sleep，2016，39（4）：757-766.

【20】 LUIGI TM，LUDOVICO M，SCOTT AS，et al. The Combination of atomoxetine and oxybutynin greatly reduces obstructive sleep apnea severity：a randomized，placebo-controlled，double-blind crossover trial[J]. Am J Respir Crit Care Med，2019，199（10）：1267-1276.

【21】 CHAPMAN JL，VAKULIN A，HEDNER J，et al. Modafinil/armodafinil in obstructive sleep apnoea：a systematic review and meta-analysis[J]. Eur Respir J，2016，47（5）：1420-1428.

【22】 DAUVILLIERS Y，BASSETTI C，LAMMERS GJ，et al. Pitolisant versus placebo or modafinil in patients with narcolepsy：a double-blind，randomised trial[J]. Lancet Neurol，2013，12（11）：1068-1075.

【23】 STROLLO PJ，REDLINE S，HEDNER J，et al. Treatment of excessive sleepiness in patients with obstructive sleep apnea: efficacy and safety results of a 6-week, double-blind, placebo-controlled, randomized-withdrawal trial of solriamfetol (JZP-110) [J]. Sleep Med, 2017, 40 (S1): e316.

【24】BLACKMAN A, FOSTER GD, ZAMMIT G, et al. Effect of liraglutide 3.0 mg in individuals with obesity and moderate or severe obstructive sleep apnea: the SCALE Sleep Apnea randomized clinical trial[J]. Int J Obes (Lond), 2016, 40 (8): 1310-1319.

【25】DRAGER LF, BRUNONI AR, JENNER R, et al. Effects of CPAP on body weight in patients with obstructive sleep apnoea: a meta-analysis of randomised trials[J]. Thorax, 2015, 70 (3): 258-264.

【26】HEDNER J, GROTE L, BONSIGNORE M, et al. The European Sleep Apnoea Database (ESADA): report from 22 European sleep laboratories[J]. Eur Respir J, 2011; 38 (3): 635-642.

【27】PEPIN JL, TAMISIER R, BARONE-ROCHETTE G, et al. Comparison of continuous positive airway pressure and valsartan in hypertensive patients with sleep apnea[J]. Am J Respir Crit Care Med, 2010, 182 (7): 954-960.

【28】KRAICZI H, HEDNER J, PEKER Y, et al. Comparison of atenolol, amlodipine, enalapril, hydrochlorothiazide, and losartan for antihypertensive treatment in patients with obstructive sleep apnea[J]. Am J Respir Crit Care Med, 2000, 161 (5): 1423-1428.

【29】KHURSHID K, YABES J, WEISS PM, et al. Effect of anti-hypertensive medications on the severity of obstructive sleep apnea: a systematic review and meta-analysis[J]. J Clin Sleep Med, 2016, 12 (8): 1143-1151.

【30】KASAI T, BRADLEY TD, FRIEDMAN O, et al. Effect of intensified diuretic therapy on overnight rostral fluid shift and obstructive sleep apnoea in patients with uncontrolled hypertension[J]. J Hypertens, 2014, 32 (3): 673-680.

【31】KIELY JL, NOLAN P, MCNICHOLAS WT. Intranasal corticosteroid therapy for obstructive sleep apnoea in patients with co-existing rhinitis[J]. Thorax, 2004, 59 (1): 50-55.

第六节 阻塞性睡眠呼吸暂停其他治疗

虽然临床上 CPAP 通常是中重度 OSA 的首选疗法，但仍然存在着依从性不够理想等不利因素，近年来多种试图替代或作为 CPAP 治疗的补充疗法不断被发掘，简介如下：

一、颏舌肌兴奋疗法

近年来通过兴奋颏舌肌防止舌根后坠扩张上气道治疗 OSA 正在国内外积极开展，并已取得长足进展。该技术主要用于治疗舌根平面阻塞的 OSA。

目前刺激颏舌肌治疗 OSA 有三种方法，一种是经皮下连续刺激颏舌肌（图 18-6-1），一种是以神经袖套电极刺激舌下神经，还有一种最新的方法是经舌下静脉刺激舌下神经（图 18-6-2）。虽然这三种方法均取得了一定的疗效，但各有利弊。经皮下连续刺激颏舌肌为无创性，可连续进行，但刺激电流量较大，易于干扰睡眠结构，引起微觉醒。以神经袖套电极刺激舌下神经需要手术分离出舌下神经轴突，且袖套电极长期使用易于造成神经损伤。经舌下静脉刺激舌下神经为微创，无须分离神经且不会损伤神经，可长期使用，是最有前景的刺激颏舌肌治疗 OSA 的方法。

目前需要努力的是扩大临床试验样本量，从临时电极刺激过渡到植入式永久型刺激器的安装与刺激治疗时避免对睡眠的干扰。估计在今后若干年内会取得较快进展。

二、止鼾枕的临床应用

原理（见文末彩图 18-6-3）：研究发现 OSA 患者在打鼾时如改变头颈部位置，往往可以使上气道通畅度改善从而使打鼾与呼吸暂停明显减轻或消退。

方法：通过止鼾枕内的麦克风持续监测 OSA 患者睡眠期发出的鼾声及时变动患者头部在枕头上的位置，使患者的舌后咽喉间隙扩大，而启动止鼾与改善 OSA 患者的症状。该疗法的适应人群为：①单纯性鼾症；②轻度 OSA 患者；③因打鼾严重影响床伴或其他家人；④因打鼾与 OSA 诱发心脑血管病变者；⑤对 CPAP 不依从的 OSA 患者。

三、鼻咽部支架

于睡眠期临时实施经鼻孔插入尼龙软支架，插入的尼龙软支架到达咽部上气道可自行弹开，起到对抗睡眠期上气道塌陷的作用（见文末彩图 18-6-4）。此

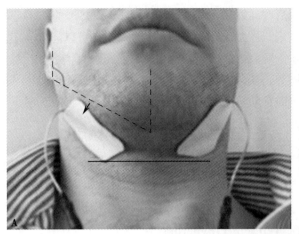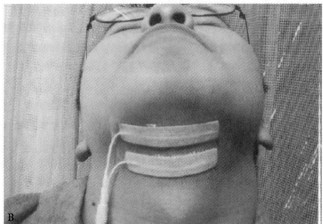

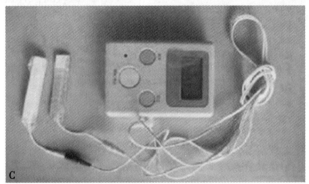

图 18-6-1　经皮下连续刺激颏舌肌

A、B. 经皮下连续刺激颏舌肌电极安装位置；C. 经皮下连续刺激颏舌肌的仪器。

图 18-6-2　植入式舌下神经刺激仪

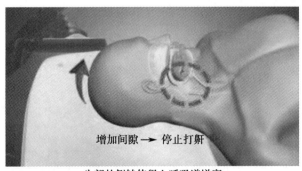

增加间隙 ➡ 停止打鼾

头部的侧转使得上呼吸道增宽

图 18-6-3　止鼾枕原理

方法还在临床试验阶段，还需要解决对咽部异物刺激感等问题，尚未进入普及使用。

四、呼气相鼻阻力塞

于睡眠期塞在鼻出口处的一小型薄而软的硅胶塞，具有活塞式功能，不影响吸气，但呼气时可产生鼻腔乃至上气道的轻度内源性呼气末正压通气（positive end-expiratory pressure，PEEP），从而对OSA 发生时的上气道塌陷有一定对抗作用（见文末

317

彩图 18-6-5）。主要适合于单纯性鼾症与轻度 OSA 患者，是否能改善 OSA 引起的高血压等并发症尚有待观察。

五、口腔负压装置

通过一负压泵可在口腔内产生最强约 −50cmH$_2$O 的牵引负压使睡眠期舌体与软腭产生前移，从而使

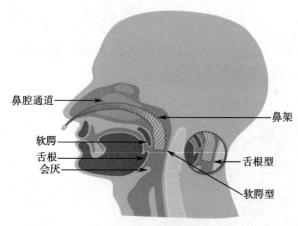

图 18-6-4　鼻咽部支架

鼻阻力塞治疗OSA

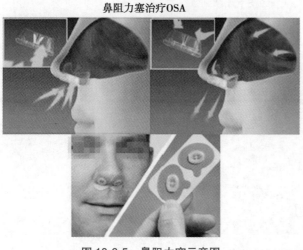

图 18-6-5　鼻阻力塞示意图

舌后与软腭后间隙扩大，达到减轻 OSA 的作用（见文末彩图 18-6-6 和图 18-6-7）。虽然可以降低 AHI，由于存在一些副作用如口腔内不适、刺激唾液腺分泌等，该临床研究还处于初期探讨阶段，其对于能否改善 OSA 引起的高血压等并发症尚有待观察。

六、肾动脉去交感神经射频消融

近年来射频消融技术已经逐步成熟，有学者把肾脏交感神经射频消融术（renal sympathetic nerve radiofrequency ablation，RSNA）试用于难治性高血压（refractory hypertension，RH）的治疗并取得了可喜的成果。由于 RH 患者多合并睡眠呼吸暂停综合征，有研究在肾动脉去交感神经（renal artery sympathetic denervation，RSD）治疗中同时观察了该治疗对患者睡眠呼吸暂停的影响，初步结果显示患者的睡眠呼吸暂停参数也得到改善。RSNA 改善 RH 患者睡眠呼吸暂停的机制目前尚不十分明了。初步推测可能与以下因素有关：①减少了钠水潴留与静脉血容量，从而使睡眠期的体液向颈部转移得到抑制；②血压下降通过压力感受器反馈引起化学感受器反应或直接作用于呼吸中枢进行调整；③交感神经兴奋性下降的额外作用。

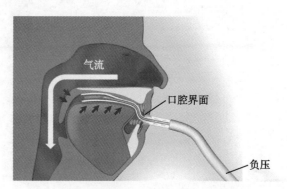

图 18-6-6　口腔负压治疗原理

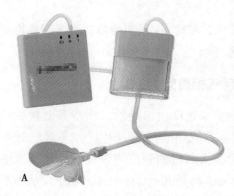

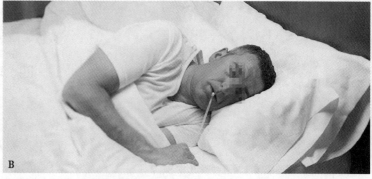

图 18-6-7　口腔负压装置

具体方法为于全麻下使用消融导管与射频仪对患者行经导管去肾交感神经术，于股动脉穿刺置入动脉鞘管，将肝素钠注入鞘管，导管逆行经髂总静脉至肾动脉，行双肾动脉造影术显示双肾动脉无狭窄之后沿该鞘管送入消融导管先后入右、左肾动脉主干远端，分别于该侧肾动脉内壁下缘、前壁、上缘与后壁沿纵轴行螺旋式消融肾动脉内膜4～6个点。

至今已有多个报道该治疗可使部分难治性高血压合并 OSA 患者的 AHI 明显降低，但长期疗效还有待进一步观察。

（张希龙　董艳彬）

参考文献
【1】LIM DC, PACK AI. Obstructive sleep apnea: update and future[J]. Annu Rev Med, 2017, 68: 99-112.

【2】CERTAL VF, ZAGHI S, RIAZ M, et al. Hypoglossal nerve stimulation in the treatment of obstructive sleep apnea: a systematic review and meta-analysis[J]. Laryngoscope, 2015, 125(5): 1254-1264.

【3】董艳彬，赵蒙蒙，张希龙，等. 颏舌肌电刺激对悬雍垂腭咽成形术后轻中度阻塞性睡眠呼吸暂停综合征患者的疗效 [J]. 中华医学杂志, 2014, 94(22): 1726-1728.

【4】赵蒙蒙，谭雪雪，张希龙，等. 肾动脉去交感神经射频消融与持续气道正压通气对阻塞性睡眠呼吸暂停综合征的疗效比较 [J]. 中华医学杂志, 2013, 93(16): 1234-1237.

第七节　阻塞性睡眠呼吸暂停亚型与个体化治疗

OSA 是一种异质性疾病，在病因、病理生理、临床表现、并发症与治疗反应性等方面均存在个体差异。新近 Leroy Hood 博士发明了"P4"的临床医学-生物学策略，即预测（predictive）、预防（preventive）、个体化（personalized）、参与（participatory）自己的健康与疾病管理，认识疾病异质性，区分亚型是实现 OSA 个体化诊治与 P4 策略的基础。

一、临床表型与个体化治疗指导意义

（一）基于年龄、性别分型

绝经后女性 OSA 患者，表现为睡眠潜伏期更长，以夜间失眠为主要症状；老年 OSA 患者 AHI 更高，情志障碍或认知功能损害更多见。单一指标的分型具有一定的局限性，治疗提示意义不强。

（二）基于 PSG 分型

研究者根据体位变化与睡眠分期提出 6 种亚型：①仰卧位为主型，即呼吸事件主要发生于仰卧位，易患人群为年轻男性，BMI 低；②单发于仰卧位型，主要为年轻人群，BMI 低，夜间最低氧饱和度高于仰卧位为主型；③REM 睡眠期为主型，即呼吸事件集中于 REM 睡眠期，主要为老年肥胖女性；④单发于 REM 睡眠期型，与 REM 睡眠期为主型相比，此类患者 AHI 与觉醒指数较低；⑤NREM 睡眠期为主型，即呼吸事件主要集中于 NREM 睡眠期，排除体位因素后，此类患者临床特征与其他类别相似；⑥间歇型，呼吸事件间歇性分布于整个睡眠过程，此类患者 AHI 最高，睡眠效率最差。尽管上述亚型之间存在重叠，但这一分类方式仍具有治疗指导意义，如仰卧位为主型可行体位治疗，REM 睡眠期为主型可辅以减少 REM 睡眠期睡眠的药物治疗，而体位与睡眠结构相关的患者则适合 Auto-CPAP 治疗。

（三）基于潜在聚类分析的多参数临床分型

1. 基于症状的临床亚型　来自冰岛与我国武汉的研究，根据主要症状将患者分为 3 种亚型。①失眠型：以夜间失眠或睡眠维持困难为主要症状。这组患者无日间嗜睡症状，ESS 评分在（9.5±0.7）分。②症状轻微型：无明显 OSA 症状，ESS 评分在正常范围 [（7.9±0.6）分]。这个亚组患者的心血管合并症患病率最高，因此这个亚组通常会被医师推荐参加睡眠研究项目。③日间嗜睡型：典型的日间嗜睡症状，具有非常高的 ESS 评分 [（15.7±0.6）分]。这个亚组中有 35% 的患者在驾驶时都能入睡，心血管并发症较少。治疗提示意义：合并失眠的患者 CPAP 依从性不佳，且常常存在精神、神经症状，如焦虑症、抑郁，认知-情绪症状，不仅影响睡眠质量，还增加镇静安眠药的使用，进一步加重 OSA。因此，对于合并失眠者可能需进行失眠的认知行为疗法（cognitive behavioral therapy for insomnia, CBT-I）。对于症状轻微型，由于缺乏典型 OSA 症状可能导致诊断延迟。需强调此型患者若得不到及时治疗，长期低氧 / 复氧对多器官造成损伤，甚至明确诊断时已发生心血管、代谢系统的并发症，因此，应注意此型的早筛查、早治疗。日间嗜睡型驾驶与职业风险高，应积极治疗以免产生不良后果，对于 CPAP 治疗后仍有残余嗜睡者，可加用莫达非尼。

2. 基于症状及并发症的亚型　基于症状与并发症等临床变量，如查尔森合并症指数与 AHI。因变量增多，研究人员明确了 6 个亚型：A——健康，存在睡眠相关症状；B——轻度 OSA，无合并症；C1——中度 OSA，肥胖，无合并症；C2——中度 OSA，伴有合并症，肥胖，但无脑卒中史；D1——重度 OSA，肥胖，不伴有合并症，33.8% 的高血压患病率；D2——重度 OSA，伴严重并发症，伴随较高的 ESS 评分与 BMI。亚组之间的差异主要集中在 AHI、ODI、觉醒指数、年龄、BMI、最低 SpO_2 与日间 SpO_2。此研究提示了并发症的预测意义，在治疗过程中要考虑到其并发症的预防与治疗问题。

3. 侧重年龄、BMI、临床表现与并发症的临床亚型　Bailly 等将 18 632 例 OSA 患者分为 6 个亚型：有症状青年型（1 型），单纯肥胖老年型（2 型），合并多种疾病的肥胖老年型（3 型），单纯打鼾为主的青年型（4 型），有症状的中年型（5 型），以及合并多种疾病、有症状的肥胖中年型（6 型）。此分型对治疗选择具有提示意义，1 型患者有典型 OSA 症状，ESS 评分稍高，但无明显合并症，适合单纯 CPAP 治疗；对于 2 型与 5 型患者应联合减重与 CPAP 治疗；对于 3 型与 6 型患者应注重并发症的筛查，建议 CPAP 联合抗代谢综合征的药物治疗，多学科综合治疗有助于改善此型患者的临床症状与生活质量；4 型患者可获益于口腔矫治器或改善生活方式治疗。

4. 基于严重程度与 CPAP 治疗反应性的临床亚型　Gagnadoux 等基于严重程度与 CPAP 治疗反应性定义了 5 种亚型，与 CPAP 治疗的成功 [每天使用 CPAP 时间≥4 小时并满足以下一项或两项：ESS 评分减少≥4 分（基线 ESS 评分≥11 分）或 SF-36 量表评分增加≥7 分] 进行关联。1 型：女性，OSA；2 型：男性，重度 OSA 有合并症；3 型：严重的 OSA 症状；4 型：轻微 OSA 症状；5 型：有合并症的 OSA。5 型患者 CPAP 疗效最差，提示不同亚型对 CPAP 治疗反应性不同，有合并症的患者需联合 CPAP、减重、药物治疗、外科手术等多种治疗方法。

二、发病机制表型与个体化治疗

临床分型仅仅是异质性的表型，不能反映其发病机制，需探讨相应的内型，近年提出基于病理生理基础的模型概括了参与 OSA 发病的结构与非结构因素。该模型包括 4 个因素：①临界闭合压（Pcrit），代表上气道闭合所需要的压力，由上气道结构与软组织因素参与；②觉醒阈值（arousal threshold），此阈值降低导致频繁微觉醒，引起短暂的觉醒 - 通气反应，进而血 CO_2 分压降低，化学感受器反射活动减弱，导致呼吸调控不稳定并影响咽部肌肉活动的恢复，造成呼吸事件的循环出现，同时影响患者进入更深、呼吸更平稳的睡眠期；③环路增益（loop gain），代表通气稳定性，高环路增益提示通气控制更不稳定，可进一步增加 Pcrit，降低呼吸肌肉的驱动或引起频繁微觉醒从而加重 OSA；④上气道扩张肌的功能（dilator muscle function），神经肌肉传导过程被阻断、肌肉神经反应性与肌肉收缩效能欠佳均可导致上气道肌肉收缩力下降，导致睡眠时反复气道塌陷。将这 4 个因素的英文字母进行组合即为病理生理学的 PALM 模型，针对 PALM 模型不同组分可采取相应的策略。具体来说，针对结构因素，可选择 CPAP、下颌骨前移术与上气道手术、体位治疗、减重与表面活性物质等降低 Pcrit；针对低觉醒阈值患者，可选择无肌松作用的镇静催眠药物，如右佐匹克隆、曲唑酮等以提高觉醒阈值；而提高吸入氧浓度或稳定血 CO_2 水平可以降低环路增益，以改善呼吸中枢的稳定性；上气道肌肉训练、舌下神经刺激术、抗抑郁药地昔帕明等用于解决上气道肌肉张力反应性问题。新近随机双盲对照交叉研究证实阿托西汀（80mg）与奥昔布宁（5mg）联合治疗可降低 AHI，两者通过不同的作用机制提高上气道肌肉反应性。奥昔布宁通过封闭舌下神经运动神经元上的乙酰胆碱受体，用于 REM 睡眠期，提高颏舌肌反应性；而阿托西汀通过阻止去甲肾上腺素重吸收，在 NREM 睡眠期增加颏舌肌反应性。近年来也有研究尝试联合治疗，如应用氧疗降低环路增益与右佐匹克隆提高觉醒阈值，结果显示显著降低 AHI，可用于无明显结构异常的 OSA 患者。

结构因素与非结构因素共同参与 OSA 的发生，不同个体上述各种机制参与的权重不同。Eckert 等提出基于 PALM 的亚型，PALM 1 型患者存在重度的结构因素异常，此类患者的 Pcrit 大于 +2cmH₂O，睡眠期气道塌陷严重，表现为重度 OSA（AHI 为 50～100 次 /h）；PALM 2 型：存在中等度的结构异常，Pcrit 介于 −2～+2cmH₂O，有中等量气道塌陷，以中重度为主，AHI 的个体间差异较大，进而根据有无非结构因素的参与，将 PALM 2 型进一步分为 PALM 2a 型（无主要的非结构因素参与）与 PALM 2b 型（有非结构因素参与）；PALM 3 型：非结构因素起主要作用，Pcrit 小于 −2cmH₂O，气道塌陷程度较轻，OSA 以轻中度为主。因此，根据 PALM 模型而划分的临床亚型中 PALM 1 型与 PALM 2a 型患者应以降低 Pcrit 为主，例如 CPAP，而 PALM 2b 型与 PALM 3 型患者应以提高觉醒阈值、提高呼吸中枢稳定性与改善上气道肌肉张力为主要治疗方法。

三、临床表型识别存在的问题与挑战

（一）AHI 单一指标判断的局限性

OSA 的危险因素包括年龄、性别、种族与经济基础等，针对每一位具体患者而言，AHI 显然不能反映各种危险因素参与的权重。研究比较日间嗜睡型、失眠型与症状轻微型 3 组患者，组间比较 AHI 或最低 SpO₂ 无差异，但表现为不同的日间症状，嗜睡程度较轻，症状也较轻，心血管并发症发生率却最高。可见，AHI 单一指标不能反映临床表现的异质性。进一步立足症状分析，研究发现 AHI 与日间嗜睡评分（ESS）、睡眠质量、焦虑、抑郁症状评分并不相关。从 PSG 监测的角度来看，AHI 相似的患者夜间低氧状况并不相同。换言之，AHI 并不能反映呼吸事件发生时氧饱和度下降的程度，更不能反映氧饱和度下降特征的差异。AHI 不能反映睡眠片段化情况。此外，并发症的发生风险个体差异较大，存在脏器损伤易感性。AHI 同样也不具有提示意义。此外，Eckert 等研究发现，相同 AHI 患者的 Pcrit 在 −5～5cmH₂O 范围波动，当 Pcrit 同样为 0 时患者的 AHI 差异分布为每小时 10～120 次。因此，单一的 AHI 不能精准预测患者的 PALM 因素权重，需结合上气道影像学资料、觉醒阈值、呼吸中枢调控稳定性与肌肉反应性等指标进行全面评估，以实现精准诊疗。

（二）现有分型面临的问题

尽管目前针对临床亚型研究已取得一些进展，然而应用临床亚型来指导个体化治疗还需较长历程，当前面临的挑战包括：①依据单一指标划分临床亚型存在一定局限性；②临床上尚缺乏识别各种临床亚型的相关生物学标志物；③目前尚缺少针对 PALM 模型中各种病理生理因素简便易行的评判方法；④对于临床亚型与 PALM 模型之间的对应关系与合理对接尚未有研究报道。

四、生物学标志物的探索与意义

针对上述问题，探索相关临床生物学标志物与易感性指标，以及与各种临床亚型的对接至关重要。

（一）临床生物学标志物的探索

OSA 生物学标志物研究的临床切入点包括：①用于筛查与诊断的生物学标志物；②预测或评判靶器官损害风险的生物学标志物；③治疗反应性、疗效评估与随访等的生物学标志物，如识别残余 AHI 高风险或预测个体不同治疗反应。

近年来研究者立足于 OSA 发病与靶器官损伤的病理生理机制探索生物学标志物，标本来源于血清、呼出气冷凝液、尿液与唾液等。例如：①氧化应激指标，OSA 患者血清与呼出气冷凝液中脂质过氧化代谢特异性产物 8- 异前列烷浓度显著升高，且与 AHI 正相关。血丙二醛、硫代巴比妥酸反应物（TBARS）、羰基应激标志物晚期糖基化终末产物（AGEs）、硫氧还蛋白（TRX）、血清基质金属蛋白酶（MMP）-9 亦反映 OSA 的氧化应激水平。CPAP 治疗后上述指标均有所改善。②炎症相关指标，OSA 患者血清 CRP、IL-6、IL-10、TNF-α、钙结合蛋白等炎症分子水平与 AHI 正相关，且 CPAP 治疗后上述可显著改善。③糖脂代谢紊乱生物学标志物，OSA 患者血清高密度脂蛋白胆固醇（HDL-C）与 AHI 呈负相关，且独立于年龄、BMI 与糖尿病等干扰因素。合并 2 型糖尿病患者糖化血红蛋白（HbA1c）水平与 AHI 正相关。OSA 患者血清 γ- 谷氨酰转移酶（γ-GT）水平与 AHI 及 HbA1c 水平相关，可作为 OSA 合并糖尿病的独立预测因子。

（二）基于"组学"技术探索遗传易感性

不同个体的睡眠模式与持续时间不同，基因的差异表达参与睡眠和睡眠障碍相关危险因素的调控。OSA 临床亚型的存在，提出了另一问题是基因是否决定亚组类型，需确定是不是部分基因突变导致日间过度嗜睡，而另一些基因突变导致了失眠 - 难以维持睡眠等。近年来研究者们尝试整合 DNA 序列分析、转录组学、表观遗传学、蛋白质组学等多

层次系统生物学数据探索 OSA 复杂性状的遗传学基础,加强对个体变异的预测,以期指导个体化评估与精准诊疗。

单核苷酸多态性(single-nucleotide polymorphisms,SNPs)研究发现血浆脂肪酸结合蛋白 4(fatty acid-binding protein 4,FABP4)水平升高是代谢综合征的相关风险因素。研究发现 BMI 匹配的 OSA 患儿血浆 FABP4 水平显著高于非 OSA 儿童,同时检测覆盖 *FABP4* 全基因组序列的 11 种 *FANP4* 的 SNPs,结果发现 *FABP4* SNPs(rs1054135)的基因变异可能是此类患者血清 FABP4 变化的决定因素。

转录组学研究证实蛋白磷酸酶 -2 参与上气道淋巴样组织的增殖反应,提示该基因可能是腺样体扁桃体肥大的非手术治疗新靶点。外周血单个核细胞内的 *ADAM29*、*FLRT2* 与 *SLC18A3* 基因可能是亚洲人群重度 OSA 患者的风险预测基因。内脏脂肪组织的转录组学研究发现数个参与脂肪细胞代谢与炎症的复杂调控通路可能是 OSA 相关代谢性疾病的主要调节因素,而血浆中 miR-378a-3p、miR-486-5p 及 miR-100-5pa 可有效预测血压对 CPAP 治疗反应性。

表观遗传学研究,高 C 反应蛋白组 OSA 患儿外周血单个核细胞中 24 个主要炎症相关基因 DNA 甲基化水平研究显示,*FOXP3* 基因甲基化程度更高,*FOXP3* DNA 甲基化水平与 C 反应蛋白、髓样相关蛋白 8/14、AHI 等炎症指标正相关,提示特定候选基因的表观遗传学修饰可能造成 OSA 患儿表型差异。

蛋白质组学研究,应用同位素标记的相对与绝对定量(isobaric tags for relative and absolute quantitation,iTRAQ)技术检测到血清 C4 结合蛋白 α(component 4-binding protein alpha,C4BPA)与血栓黏合素等蛋白的变化可能与成人 OSA 脂质代谢及血管功能紊乱相关。近年来尿液蛋白质组学研究为 OSA 生物学标志物的探寻提供了新方向,尿 γ- 氨基丁酸与尿牛磺酸水平的变化可能与 OSA 患儿认知功能缺陷相关。

五、小结与展望

OSA 是一种异质性疾病,个体化评估与治疗是精准医学的精髓。然而,解决临床亚型与病理生理机制间的合理对接,以及预测并发症易感性、治疗反应性的简便易行的生物学标志物等问题仍需较长时间的探索。因此,未来除继续整合临床资料与高通量组学方法等筛查相关生物学标志物外,可有效利用 PSG 监测收集的各种信号分析,探寻更多生理学参数以实现与临床亚型对接,并应用人工智能实现自动判读,应用现代先进理念与手段研发判断上气道塌陷性与呼吸中枢稳定性等非结构因素的新技术。

(李庆云)

参考文献

【1】 中华医学会呼吸病学分会睡眠呼吸障碍学组. 阻塞性睡眠呼吸暂停低通气综合征诊治指南(2011 年修订版)[J]. 中华结核和呼吸杂志,2012,35(1):9-12.

【2】 汤思,周秀芳,胡克,等. 中重度阻塞性睡眠呼吸暂停综合征临床表现的聚类分析及其意义 [J]. 中华医学杂志,2016,96(30):2375-2379.

【3】 VAVOUGIOS GD,NATSIOS G,PASTAKA C,et al. Phenotypes of comorbidity in OSAS patients: combining categorical principal component analysis with cluster analysis[J]. J. Sleep Res,2016,25(1):31-38.

【4】 林莹妮,李庆云. 继发性中枢性睡眠呼吸暂停常见病因及其机制的研究进展 [J]. 中华结核和呼吸杂志,2012,35(10):777-780.

【5】 ECKERT DJ,YOUNES MK. Arousal from sleep: implications for obstructive sleep apnea pathogenesis and treatment[J]. J Appl Physiol,2014,116(3):302-313.

【6】 TERRILL PI,EDWARDS BA,NEMATI S,et al. Quantifying the ventilatory control contribution to sleep apnoea using polysomnography[J]. Eur Respir J,2015,45(2):408-418.

【7】 ECKERT DJ,WHITE DP,JORDAN AS,et al. Defining phenotypic causes of obstructive sleep apnea. Identification of novel therapeutic targets[J]. Am J Respir Crit Care Med,2013,188(8):996-1004.

【8】 EDWARDS BA,WELLMAN A,SANDS SA,et al. Obstructive sleep apnea in older adults is a distinctly different physiological phenotype[J]. Sleep,2014,37(7):1227-1236.

【9】 YE L, PIEN GW, RATCLIFFE SJ, et al. The different clinical faces of obstructive sleep apnoea: a cluster analysis[J]. Eur Respir J, 2014, 44 (6): 1600-1607.

【10】 LANG CJ, APPLETON SL, VAKULIN A, et al. Co-morbid OSA and insomnia increases depression prevalence and severity in men[J]. Respirology, 2017, 22 (7): 1407-1415.

【11】 LIM DC, PACK AI. Obstructive sleep apnea: update and future[J]. Annu Rev Med, 2017, 68 (1): 99-112.

【12】 YILMAZ AVCI A, AVCI S, LAKADAMYALI H, et al. Hypoxia and inflammation indicate significant differences in the severity of obstructive sleep apnea within similar apnea-hypopnea index groups[J]. Sleep Breath, 2017, 21 (3): 703-711.

【13】 ECKERT DJ. Phenotypic approaches to obstructive sleep apnea - new pathways for targeted therapy[J]. Sleep Med Rev, 2018, 37: 45-59.

【14】 CARTER SG, BERGER MS, CARBERRY JC, et al. Zopiclone increases the arousal threshold without impairing genioglossus activity in obstructive sleep apnea[J]. Sleep, 2016, 39 (4): 757-766.

【15】 CERTAL VF, ZAGHI S, RIAZ M, et al. Hypoglossal nerve stimulation in the treatment of obstructive sleep apnea: a systematic review and meta-analysis[J]. Laryngoscope, 2015, 125 (5): 1254-1264.

【16】 TARANTO-MONTEMURRO L, MESSINEO L, SANDS SA, et al. The combination of atomoxetine and oxybutynin greatly reduces obstructive sleep apnea severity: a randomized, placebo-controlled, double-blind crossover trial[J]. Am J Respir Crit Care Med, 2019, 199 (10): 1267-1276.

【17】 EDWARDS BA, SANDS SA, OWENS RL, et al. The combination of supplemental oxygen and a hypnotic markedly improves obstructive sleep apnea in patients with a mild to moderate upper airway collapsibility[J]. Sleep, 2016, 39 (11): 1973-1983.

【18】 李庆云, 林莹妮. 探索阻塞性睡眠呼吸暂停低通气综合征生物学标志物的意义及现状 [J]. 中华医学杂志, 2016, 96 (8): 593-595.

【19】 GUO Q, WANG Y, LI QY, et al. Levels of thioredoxin are related to the severity of obstructive sleep apnea: based on oxidative stress concept[J]. Sleep Breath, 2013, 17 (1): 311-316.

【20】 顾晨鹃, 李敏, 李庆云, 等. 阻塞性睡眠呼吸暂停低通气综合征患者血清 γ- 谷氨酰基转移酶的变化及其预测意义 [J]. 中华结核和呼吸杂志, 2016, 39 (8): 592-597.

【21】 KHALYFA A, KHEIRANDISH-GOZAL L, BHATTACHARJEE R, et al. Circulating microRNAs as potential biomarkers of endothelial dysfunction in obese children[J]. Chest, 2016, 149 (3): 786-800.

【22】 SANCHEZ-DE-LA-TORRE M, KHALYFA A, SANCHEZ-DE-LA-TORRE A, et al. Precision medicine in patients with resistant hypertension and obstructive sleep apnea: blood pressure response to continuous positive airway pressure treatment[J]. J Am Coll Cardiol, 2015, 66 (9): 1023-1032.

18

第十九章　儿童阻塞性睡眠呼吸暂停

第一节　儿童阻塞性睡眠呼吸暂停概述

阻塞性睡眠呼吸暂停（OSA）是指在睡眠过程中频繁发生部分或全部上气道阻塞，扰乱儿童正常通气与睡眠结构而引起的一系列病理生理变化。

一、流行病学

目前国内外有关儿童 OSA 的研究，绝大多数仍是基于问卷基础上获得的睡眠打鼾信息来初步估算儿童 OSA 的患病现状，不同国家基于问卷获得的儿童习惯性打鼾的患病率从 4.1% 到 27.6% 不等，美国儿科学会 2012 年公布的《儿童阻塞性睡眠呼吸暂停低通气综合征诊断与治疗指南》在参考 1999 年至 2010 年间发表的 3 166 篇文献中的 350 篇文献相关数据基础上指出，采用 PSG 诊断儿童 OSA 的研究中，儿童 OSA 的患病率为 0.7%～5.7%。

性别与患病率：在青春期前，OSA 患儿男女性别分布没有差异，在青春期后，与成人 OSA 患者相似，青少年男性 OSA 患者比例开始占优势。

年龄与患病率：OSA 的发病率存在两个高峰，一个高峰发生在 2～8 岁，主要由于腺样体、扁桃体肥大；另一个高峰出现在青春期，主要由于体重增加。

体重与患病率：研究显示肥胖者较其他儿童高发，肥胖可能是 OSA 的危险因素。

种族与患病率：有研究认为非洲裔美国儿童较白种人儿童患病率高，新加坡的研究显示马来族人习惯性打鼾的患病率高，而中国与印度儿童患病率相对较低。

儿童 OSA 的患病率，有关于地区、种族、性别与年龄的研究，不同的研究得出的结果并不相同，主要是因为有关 OSA 的诊断标准、目标人群选取的年龄段，以及人群抽样方法的不同所致。

二、发病机制

各种机制导致的解剖结构异常或神经肌肉调控异常，使上气道梗阻，诱发 OSA。造成上气道梗阻的主要危险因素如下：上气道解剖结构狭窄、咽部扩张肌与气道壁的神经调控异常、局部肌肉无力，以及呼吸中枢对低氧与高碳酸血症的调控异常。不同于成人 OSA 的病因机制，儿童 OSA 中腺样体与/或扁桃体肥大是造成上气道慢性阻塞的主要原因。儿童上气道解剖结构狭窄的原因除腺样体与/或扁桃体外，还包括喉软骨软化、鼻息肉、小下颌、鼻中隔偏曲等；此外还有各种综合征与遗传代谢病，如唐氏综合征、颅面骨发育不全综合征[即克鲁宗（Crouzon）综合征]、眼下颌面骨综合征、软骨发育不全综合征、甲状腺功能减退、皮埃尔·罗班（Pierre Robin）综合征、贝-维（Beckwith-Wiedemann）综合征、特雷彻·柯林斯（Treacher Collins）综合征等。神经肌肉调控异常的原因主要包括神经肌肉疾病、各种肌病、脊肌萎缩症、脑瘫、脊髓脊膜膨出等。

也有研究表明系统与局部炎症在 OSA 的发生发展中起重要作用。OSA 的间歇性低氧与睡眠片段化是机体产生系统炎症反应的基础。OSA 的反复缺氧-再通气过程，可以使机体产生过多的活性氧（ROS），而 ROS 可以活化核因子 kappa B（NF-κB），最终上调炎症因子的表达，如 C 反应蛋白、白三烯（leukotrienes，LTs）、IL-1、IL-6、TNF-α 等。血液循环中的炎症因子不仅逐渐加重了全身性炎症的发展，也同时维持着上气道局部炎症的进行，导致上气道淋巴组织的增生。OSA 患儿的上气道淋巴组织与呼出气冷凝液中分别检测出了高浓度的 LTs，并且发现 LTs 含量与疾病严重程度呈正相关；OSA 患儿的扁桃体组织中 LTs 的水平与 LTs 受体表达均明显升高，LTs 可以促进离体的腺样体与/或扁桃体肥大细胞增殖，尿液中 LTs 水平也明显高于对照组，均提示全身与局部炎症反应在 OSA 发病中的作用。

美国心脏病学会在 2005 年指出，与成人一样，肥胖可能是儿童发生 OSA 的危险因素。肥胖患儿的气道狭窄来源于脂肪组织的沉积，颈部的脂肪沉积加重咽腔的萎陷，胸腹部的脂肪堆积限制了横膈的运动幅度，进而增加了整体呼吸负荷。当睡眠时上气道的阻力增加，致使其正常开放不能维持，产生 OSA。另有研究表明，肥胖本身即是一种低度炎症状态，脂肪组织可以诱发多种炎症因子的产生，故肥胖还可能通过促发炎症反应的通路间接参与了OSA的发病。

此外，遗传与环境因素也在OSA的发病中起作用。已有证据表明，家族中如果有睡眠呼吸障碍者，则其他家庭成员患病的危险性就会增高。因此，儿科医师发现有睡眠呼吸障碍的患儿，一定要询问家族病史。

三、儿童OSA特点

儿童OSA在临床表现、多导睡眠图监测数据与治疗方案的选择上均与成人不同。

（一）儿童OSA临床表现特点

儿童OSA的典型病史是多动症或生长发育迟缓，以及家长观察到异常睡眠行为，这些异常行为包括睡眠时打鼾、张口呼吸、呼吸困难、出汗、胸腹矛盾运动与睡眠中的频繁活动。国内研究发现OSA儿童中生长发育迟缓率为8%，且病情越严重，影响越大，其可能的机制为OSA造成的低氧、高碳酸血症会影响下丘脑-垂体-生长激素-胰岛素样生长因子轴，睡眠结构紊乱影响生长激素分泌，夜间反复呼吸道阻塞使能量消耗增多，同时腺样体与/或扁桃体肥大造成梗阻，引起摄入减少等。学习能力差在学龄期OSA儿童中比较常见，其原因可能与低氧和睡眠片段化对大脑神经细胞损害造成的注意力不集中、反应能力低下与/或记忆力减退相关。已有研究证实不同严重程度的OSA都可造成儿童神经认知功能的损害，包括智力、注意力、执行力、对图片学习记忆能力等。遗尿也是儿童OSA的一种表现，这可能与大脑皮质缺氧，对排尿的控制减弱相关。此外还有报道指出儿童OSA还可以表现出晨起头痛、早上迟醒、情绪上的改变（包括挫折耐受力降低、抑郁、焦虑、情绪不稳定）等。与成人不同的是，OSA儿童日间嗜睡的发生率较低。

由于儿童处于生长发育阶段，长期张口呼吸还会影响面骨发育出现所谓的"腺样体面容"，即上唇短厚翘起、下颌骨下垂、鼻唇沟消失、硬腭高拱、牙齿排列不整齐、上切牙突出、咬合不良等。

（二）儿童OSA睡眠监测特点

睡眠监测判读呼吸事件时，在成人，每次呼吸暂停或低通气持续的时间需≥10秒被认为是一次呼吸事件，但儿童呼吸频率较成人快，且不同年龄呼吸频率不同，因而在儿童，通用的标准是判读呼吸暂停与低通气的持续时间是≥2个呼吸周期。混合性睡眠呼吸暂停的判读，在成人是指在1次呼吸暂停过程中，先出现中枢性呼吸暂停，后出现阻塞性呼吸暂停，而在儿童不分先后。

（三）儿童OSA治疗方案选择的特点

虽然造成儿童OSA最主要的原因是腺样体、扁桃体肥大，但轻症OSA是否应该手术治疗仍未达成共识。2012年美国儿科学会《儿童阻塞性睡眠呼吸暂停低通气综合征诊断与治疗指南》指出手术切除肥大的腺样体与/或扁桃体是治疗儿童OSA的首选方法，而药物治疗主要用于有手术禁忌或者腺样体扁桃体切除术后仍存在轻度OSA的患儿，选用的药物是鼻喷糖皮质激素，但由于此药效果的个体差异较大，且改善临床症状所需要持续的时间缺乏研究，故不推荐作为一线治疗方案。2016年我国《白三烯受体拮抗剂在儿童常见呼吸系统疾病中的临床应用专家共识》指出对于腺样体与/或扁桃体肥大的儿童OSA（轻-中度为主），可选择白三烯受体拮抗剂，即孟鲁司特与/或鼻喷激素治疗，疗程不少于12周；治疗后临床症状明显改善的患儿，可随访观察；对于药物治疗无效者宜行手术治疗。对于腺样体与/或扁桃体切除术后OSA残存患儿，可选择孟鲁司特与鼻喷激素治疗12周。口腔矫治在儿童尤为重要，可促进牙颌面协调发育，如果儿童期不治疗，造成不可逆的骨性畸形，到成人期再治疗就更困难了。

第二节　儿童阻塞性睡眠呼吸暂停临床表现与诊断

一、儿童OSA的临床表现

（一）症状

1. 夜间症状　入睡打鼾，可伴有张口呼吸、呼吸费力、反复惊醒、遗尿、多汗、睡眠不安、睡行症、梦语等。此外可出现呼吸停止、发绀等，典型睡眠姿势为俯卧位，头转向一侧，颈部过度伸展伴张口呼吸。

2. 日间症状　可表现为晨起头痛、早上迟醒，部分患儿出现嗜睡、乏力，而多数患儿则表现为活动增多或易激惹。

3. 非特异性行为异常　如不正常的害羞、反叛与攻击行为等，严重的病例可发生认知缺陷、学习困难、生长发育延迟等。

（二）体征

1. 生长发育的检查，了解患儿的身高、体重。有些表现为超重与肥胖，而有些则会有生长发育的落后。

2. 面部、眼、耳、鼻、喉的检查，要注意患儿有无小下颌、下颌后缩、说话是否带有鼻音、鼻腔中有无息肉或鼻甲有无肿胀、鼻中隔是否偏曲等；由于OSA患儿长期张口呼吸影响面骨发育可出现所谓的"腺样体面容"，口腔检查应注意舌的形态、扁桃体大小、悬雍垂大小、后部咽腔大小、硬腭与软腭的宽度与高度，注意有无腭咽部的狭窄或受压。耳部检查注意有无分泌性中耳炎等。

3. 因为OSA可引起多系统器官的损害，所以，当患儿有听力下降时，应检查耳部。当怀疑患儿有心血管病变时，要进行心脏、血压等的检查。

4. 在一些具有发生OSA高危因素的患儿，如颅面畸形、唐氏综合征、克鲁宗综合征患儿，在检查时还应注意其相应的体征。

二、多导睡眠图（PSG）

PSG是目前诊断睡眠呼吸障碍的标准方法。PSG监测应在夜间连续监测7小时以上，包括脑电图、眼动电图、下颌肌电图、肢体运动图与心电图，同时应监测血氧饱和度、胸腹壁运动、口鼻气流、鼾声等。其中，OSA是指睡眠时口鼻气流幅度较基线降低≥90%，但胸、腹式呼吸仍存在。低通气（hypopnea）是指口鼻气流幅度较基线降低≥30%，并伴有≥3%的血氧饱和度下降持续时间≥10秒。呼吸暂停低通气指数（apnea hypopnea index，AHI）是指平均每小时发生呼吸暂停与低通气的次数；阻塞性呼吸暂停指数（obstructive apnea index，OAI）是指平均每小时发生阻塞性呼吸暂停的次数。

PSG主要用于以下几个方面：①鉴别单纯鼾症与OSA；②确定OSA的诊断；③评价OSA的严重程度；④评估术后效果；⑤用于诊断中枢性呼吸暂停与肺泡低通气；⑥用于评估睡眠结构与非呼吸相关性睡眠障碍（如夜间癫痫发作、夜惊、发作性睡病等）。

目前国内外儿童OSA的睡眠监测诊断标准并不统一。2005年，ICSD-2中提出，儿童阻塞性睡眠呼吸暂停低通气指数（obstructive apnea-hypopnea index，OAHI）≥1次/h并伴有打鼾与OSA的临床表现即可以诊断OSA，2014年的ICSD-3沿用了这一标准。国内较为常用的标准是2007年在新疆乌鲁木齐制定的《儿童阻塞性睡眠呼吸暂停低通气综合征诊疗指南草案》，即每夜睡眠过程中AHI>5次/h，或OAI>1次/h。但国内已有学者指出，鉴于ICSD与国内诊断标准之间的打鼾儿童夜间症状明显、日间行为表现受到影响、PSG参数与OSA相似，故提出应将ICSD-3中OAHI≥1次/h，作为儿童OSA的PSG诊断界值。

PSG也存在缺陷，包括需要在专业的睡眠实验室进行、需要训练有素的技术人员分析判定、预约等候时间长与费用昂贵等，PSG监测本身有时也会影响睡眠。

三、诊断与鉴别诊断

1. 根据临床症状、体征与PSG监测结果可确立OSA的诊断。

2. 鉴别诊断

（1）中枢性睡眠呼吸暂停综合征：该病患儿夜间睡眠中也会出现呼吸暂停，但无打鼾、呼吸费力等表现，呼吸事件主要为中枢性呼吸暂停，阻塞性与/或混合性呼吸暂停或低通气较少。PSG监测有助于两者的鉴别。

（2）发作性睡病：该病患儿的特征是日间过度嗜睡，有时需与OSA鉴别。但发作性睡病患儿夜间无打鼾，病史中有发作性猝倒、睡瘫、入睡前幻觉等，多次睡眠潜伏时间试验有助于嗜睡程度的判断，以及发现异常的REM睡眠。根据临床病史、体格检查与PSG监测可鉴别。

（许志飞）

参考文献

【1】 GUILLEMINAULT C，PELAYO R，LEGER D，et al. Recognition of sleep disordered breathing in children[J]. Pediatrics，1996，98（5）：871-882.

【2】 PILLAR G，LAVIE P. Assessment of the role of inheritance in sleep apnea syndrome[J]. Am J Respir Crit Care Med，1995，151（3 Pt 1）：688-691.

【3】 American Academy of Sleep Medicine. International classification of sleep disorders[M]. 3rd ed. Darien，IL：

American Academy of Sleep Medicine，2014：108-128.

【4】 MARCUS CL，BROOKS LJ，DRAPER KA，et al. Clinical practice guideline：diagnosis and management of childhood obstructive sleep apnea syndrome[J]. Pediatrics，2012，130（3）：576-584.

【5】 赵忠新. 睡眠医学 [M]. 北京：人民卫生出版社，2016.

【6】 许志飞，吴云肖，冯国双，等. 儿童阻塞性睡眠呼吸暂停综合征多道睡眠监测诊断界值的探讨 [J]. 中华耳鼻咽喉头颈外科杂志，2016，51（11）：806-811.

【7】 TAN HL，GOZAL D，KHEIRANDISH-GOZAL L. Obstructive sleep apnea in children：a critical update[J]. Nat Sci Sleep，2013，5：109-123.

【8】 XU Z，AN J，SHEN K，et al. Case-control study of obstructive sleep apnea/hypopnea syndrome in obese and non-obese Chinese children[J]. Chest，2008，133（3）：684-689.

第三节　儿童阻塞性睡眠呼吸暂停治疗

目前 OSA 的治疗方法主要包括手术、控制体重、口腔矫治器、药物、无创正压通气（non-invasive positive ventilation，NIPV）等。NIPV 是一种无创通气治疗，操作简便，易于掌握，可明显改善患者生活质量，在医院与家庭均可使用，是成人 OSA 的主要治疗方法。儿童 OSA 的主要病因为腺样体、扁桃体肥大，因此腺样体、扁桃体切除术是儿童 OSA 的一线治疗，但某些特殊患儿仍需要 NIPV 治疗。

一、保守治疗

1. 治疗鼻阻塞　术前应用减充血剂滴鼻，减轻鼻阻塞；如果有过敏性鼻炎，应用鼻喷糖皮质激素与抗过敏药物治疗。有上呼吸道感染者应及时控制上呼吸道感染，以减低上呼吸道阻力与吸气时咽部负压，改善症状。

2. 体位治疗　是治疗轻中度 OSA 患儿的较好的辅助措施。打鼾患儿或 OSA 患儿在平卧时症状明显增加。即使在清醒状态下声门上气道很容易陷闭，睡眠时肺容量进一步下降，上气道肌肉活力下降，其机制尚不清楚，重力机制似乎起到重要作用。侧卧时舌头很少出现前后运动，平卧与侧卧时 AHI 变异明显。故体位治疗可能对轻中度 OSA 具有一定的临床价值。至于采取何种体位治疗因人而异，一般不睡高枕，避免颈部扭曲影响呼吸气流，不要仰卧，防止舌根后坠，减少气道阻塞。可以在患儿的背部放置一排软球，使其不能仰卧睡眠。

3. 减重治疗　肥胖患儿睡眠时更容易发生呼吸暂停，减重可减轻鼾声响度并改善憋气程度。CT检查发现，觉醒期咽横切面积随着肺容量而变化，减重使肺容量增大，咽阻力减低，吸气期咽腔内负压减少，达到改善氧合的目的。

二、无创正压通气（NIPV）治疗

NIPV 是一种辅助通气技术，这种通气方式是通过鼻罩、口鼻面罩或鼻枕，在患者的每一个呼吸周期中给予正压支持。与气管插管和气管切开不同，应用 NIPV 患者的呼吸道不受损伤。基本通气模式包括 CPAP 与 BPAP 两种方式。CPAP 是在吸气与呼气时给患者呼吸道一个持续的正压，BPAP 则给予患儿两个不同的压力，即吸气正压与呼气正压，吸气时提供较大的支持压力，呼气时使用较低水平的支持压力。

（一）NIPV 的适应证与相对禁忌证

1. 适应证　①中重度 OSA 患儿（如果 OSA 单纯由腺样体、扁桃体肥大引起，腺样体、扁桃体切除术仍是一线治疗方法）；②经过其他治疗（腺样体、扁桃体切除术等）后仍存在 OSA 的患儿；③有凝血功能异常、血小板减少等不适合外科手术的 OSA 患儿；④围手术期治疗，尤其是 OSA 患儿伴高危因素时，如颅面部畸形、唐氏综合征、脑性瘫痪、神经肌肉疾病、慢性肺疾病、镰状细胞病、胸廓畸形、全身代谢性疾病与病理性肥胖等；⑤拒绝接受手术或其他方法治疗无效者。

2. 相对禁忌证　①患儿昏迷，出现自主呼吸微弱、意识障碍，甚至心跳、呼吸停止；②呼吸道分泌物清除困难患儿；③血流动力学指标不稳定、血压明显降低甚至休克的患儿；④脑脊液漏、颅脑外伤患儿；⑤急性中耳炎、鼻 - 鼻窦炎感染未控制的患儿；⑥患儿及其家长不能合作者。

（二）NIPV 压力的滴定与面罩的选择

NIPV 治疗 OSA 的目标包括消除阻塞性呼吸事件，包括呼吸暂停、低通气、低氧血症、打鼾、呼吸努力相关觉醒（RERAs），恢复正常呼吸模式。CPAP压力滴定推荐儿童起始压力为 $4cmH_2O$（$1cmH_2O =$ $0.098kPa$），如果患儿 BMI 过高或本次压力滴定为

再次压力滴定，可适当提高起始压力，一般推荐最大压力：≥12 岁患儿为 20cmH_2O，< 12 岁患儿为 15cmH_2O。BPAP 吸气压力与呼气压力分别设置，呼气压力防止呼气时呼吸道塌陷，消除呼吸暂停；吸气压力在吸气时完全打开呼吸道，防止呼吸道部分狭窄，消除低通气、鼾声与 RERAs。BPAP 压力滴定推荐儿童起始吸气相压力（inspiratory positive airway pressure，IPAP）为 8cmH_2O，呼气相压力（expiratory positive airway pressure，EPAP）为 4cmH_2O。一般推荐最大吸气压力：≥12 岁患儿为 30cmH_2O，< 12 岁患儿为 20cmH_2O；推荐呼气压力差最小为 4cmH_2O，最大为 10cmH_2O。此后约每 5 分钟升压 1cmH_2O IPAP 与 / 或 EPAP，直至所有的呼吸事件、RERAs、血氧下降及鼾声被消除（观察 30 分钟，未见以上事件）或到达最大压力。滴定过程中如果患儿醒来并抱怨压力过大，应将压力调至更为舒适的低水平，以使患儿能够再次入睡并重新开始压力滴定。

面罩在 NIPV 能否成功中起着主要的作用，也是导致 NIPV 产生副作用的主要原因，但是在儿科患者中尚缺乏各种面罩之间的比较研究。另外，目前儿科可应用的面罩也非常缺乏。因而，面罩是目前急需研究与发展的一个问题。面罩包括标准的鼻面罩、塑型的鼻面罩与改良鼻导管。在有些情况下部分患者还应用口鼻面罩。在儿科患者中鼻面罩目前应用得最为广泛。

在应用鼻面罩时应注意，首先，面罩应该是透明的，这样便于观察患者的鼻孔是否被分泌物堵塞或面罩位置是否正常。其次，由于儿童在生长过程中面型不断发生变化，因此，需要经常检查面罩的大小以确保其适合患者。应使面罩在维持有效通气的同时对皮肤的压力尽可能小。还应注意观察面罩对颅骨发育的影响，尤其对上颌骨的影响，观察这些副作用比较好的方法是头颅侧位 X 线平片。再次，应使用尽可能小的面罩，这样可以尽可能减少无效腔通气，并提高患者气流触发机器的能力。此外，可以用橡皮奶头减少口部的漏气，在年长儿则可以使用下颌系带。合适的姿势不仅可以使患者的气道通畅并使其胸部与腹部自由活动，也可以减少漏气。不要为了防止漏气把面罩系带系得过紧，因为这样会造成皮肤损伤与头颅的畸形。少量的漏气是允许的，NIPV 一般在有少量漏气的情况下仍可以正常工作。口鼻面罩虽然避免了口部的漏气，但缺点是有可能使下颌骨后移，从而导致气道阻塞，而且可能引起误吸。

（三）NIPV 治疗的并发症与其对策

婴儿与儿童 CPAP 治疗最常见的并发症是面罩轻微不适与鼻腔干燥，尚无引起气胸与气压伤的报道。使用 NIPV 治疗常见合并症包括鼻与咽部发干、血管运动性鼻炎、漏气、鼻梁部的皮肤损伤、胃肠胀气，以及机器送气引起的夜间觉醒、由于患儿与机器不同步导致的患儿呼吸做功增加，无效腔通气增大导致的 CO_2 潴留等，长期应用可能会对颅面骨骼发育造成一定影响。

面部皮肤特别是鼻梁部皮肤的损伤是面罩通气最常见的副作用。在鼻梁部贴上薄的胶布能够减少这种皮肤损伤。但防止严重皮肤损伤的最关键一点是选择一个合适的面罩。应选鼻梁处可调的面罩，使面罩与患儿鼻梁接触严密，防止漏气损伤眼结膜。睡前检查患儿在各种体位时鼻面罩的松紧度。在整夜的治疗中，应根据患儿的体位密切观察，调节至合适的面罩松紧度，以保证无明显漏气，达到最佳治疗目的。可使用加温、加湿减轻鼻咽部发干、鼻炎的症状。经面罩通气引起的胃肠胀气并不常见，这往往是在急性呼吸衰竭的患者刚开始使用呼吸机时 IPAP 压力较高所致，在患儿呼吸改善、IPAP 压力下调后，胃肠胀气多能随之改善。而调节机器参数保证合适的压力，是减少患儿夜间觉醒、人机同步、避免颅面骨骼发育异常的关键。

（四）NIPV 依从性、疗效评价与随访

NIPV 的依从性是 NIPV 治疗成败的重要影响因素。NIPV 依从性良好界定为至少在 70% 的夜晚使用无创呼吸机≥4 小时。NIPV 依从性受很多因素的影响。在成人，NIPV 的依从性与下列因素有关：① OSA 的严重程度越重，患者的依从性相对越好；②采用自动调压模式的患者依从性好于固定压力模式；③应用具备呼气末压力释放功能者依从性好于固定压力者。有研究指出应用加热湿化功能与更舒适的面罩，患儿依从性更好；6～12 岁患儿的治疗依从性高于 6 岁以下与 13～18 岁患儿；患儿母亲受教育程度越高，患儿 NIPV 的依从性越好。我国 2018 年一项有关儿童 NIPV 依从性影响因素的研究指出，家长对患儿疾病较重视、患儿有颅面畸形、治疗前存在频繁呼吸暂停 / 憋醒者，其治疗的依从性明显高于其他患儿。

NIPV 的疗效评价包括患儿的临床症状、体格发育、行为认知能力、AHI、血氧饱和度、需要 NIPV

的时间、NIPV 的压力等。睡眠期鼾声、憋气、呼吸暂停等症状消失，日间多动、烦躁、注意力不集中、嗜睡等症状明显改善或消失，AHI、血氧饱和度监测在正常范围内，可判定为疗效良好。

儿童 NIPV 治疗一定要在有儿童 NIPV 治疗经验的专业医疗中心进行，应由呼吸、耳鼻喉科甚至营养专业的医务人员共同参与。由于儿童处在生长发育期，呼吸机的压力、面罩的大小型号是需要不断调整的，不能像成人那样持续使用一个面罩与压力，因此长期的随访很重要，应注意有无 NIPV 引起的相关问题或并发症。为提高呼吸机使用依从性，可每个月进行 1 次电话随访，询问呼吸机使用情况。患儿出院后 1 个月应进行复诊，此后根据患儿年龄与临床表现每 2~6 个月复诊 1 次，复诊内容包括患儿的症状、体格检查（包括身高、体重、行为发育，特别注意颌面部情况）与睡眠监测。在医院睡眠当晚应对面罩、呼吸机、管路与呼吸机参数进行检测，至少应当监测与评估患儿的夜间动脉血气、睡眠质量和对面罩的耐受程度。

三、口腔治疗

儿童 OSA 的口腔治疗有一个进阶过程，从无症状张口习惯，到病理性口呼吸、上气道阻力增高、打鼾，再到各种程度的 OSA，使用的手段方式是不同的；对于患儿个体，预防阶段、患病阶段、术后恢复阶段、复发阶段等各种不同时期，采取的干预也是不同的。具体方式包括但不限于如下：

（一）戒除不良习惯

儿童阶段由于生长发育活跃，一些对于成人无碍的姿势、功能运动与习惯，对于儿童则可能造成不良后果，需要干预，使其中断。因此，OSA 儿童腺样体与扁桃体进行成功的手术后，虽然已经消弭了睡眠呼吸事件与低氧血症，但仍可能保留因病造成的不良习惯，如张口呼吸，依然对儿童牙颌面的生长发育造成不良影响，依然需要阻断。

1. 肌功能训练　常见的口呼吸习惯会导致舌位下降、唇肌松弛，前者影响上颌宽度发育，后者造成开唇露齿。纠正口呼吸后遗症的肌功能训练包括三大类：唇肌训练，舌肌训练，以及建立与强化鼻呼吸。肌功能训练需要保证每天一定强度，并持续一定时期方可见效。因为基本上由患儿主导，缺乏督促，所以治疗最大的难点是坚持。

唇肌训练包括嘴唇的各种主动运动，任何嘴唇运动均可达到增强唇部肌肉闭合力量的目的。常见动作训练有三餐抿线、叼纸条、吹口哨、喷吐圆环等，培养一个诸如单簧管、口琴、长笛、黑管等吹奏乐器演奏爱好，也是可行的办法。

舌肌训练主旨在于引导舌位上抬，恢复到上腭部位，以各种方式重复进行舌尖抵触腭皱区，如前档刷法、接引注水法、口香糖法。

建立与完善鼻呼吸，重点在于强化鼻吸口呼的气流循环，所以常见训练方式有吹气球、吐泡泡等。

2. 前庭盾　口腔正畸科长久以来使用前庭盾纠正口呼吸习惯，系一个置于口腔前庭的盾状口腔矫治器，通常前部上下唇之间还设置一个拉环训练唇肌闭合，起封闭口唇的作用。经过几个月的戴用，患儿逐步建立闭唇与鼻呼吸的习惯。

3. 舌挡等活动矫治器　对于因扁桃体占位导致形成吐舌习惯的患儿，口腔正畸有成熟的舌挡、舌刺、舌栅等活动矫治器，阻断舌体前伸，还可以内收前突切牙，缓解开𬌗。

（二）缓解睡眠呼吸障碍

对于存在睡眠打鼾、上气道阻力增大、轻中度睡眠呼吸暂停的患儿，有时因为种种原因不能接受腺体（即腺样体与 / 或扁桃体）切除术，或是手术后存在一定腺体残余，或者出现术后复发，符合下述适应证的患儿可以采纳口腔治疗。下列治疗均为医疗干预，患儿口内需要安装与佩戴一些口腔装置，每天需要 12 小时以上的戴用，并需要一定时期的随访。

1. 上颌扩弓　上颌扩弓器有丰富的种类与设计，针对不同年龄阶段、咬合特点与牙齿条件。从加力装置区分，分为快速扩弓、慢速扩弓；从固位装置区分，分为活动扩弓器、固定式（粘结式）扩弓器、骨支抗式扩弓器；从加力方式区分，分为单向扩弓、扩缩式扩弓；从移动方向上区分，分为平行扩弓、扇形扩弓。

上颌扩弓一定要在腭中缝骨性闭合之前进行，通常在青春期之前，适宜上颌后部牙弓狭窄、后牙反𬌗，或后牙浅覆盖。年龄接近成人，或后牙深覆盖者不适宜。

上颌扩弓治疗睡眠呼吸障碍的机制是通过扩展牙弓带动腭中缝增宽、新骨沉积，从而扩宽腭板，扩宽鼻底，减小鼻阻力，拓展鼻腔通气量。

2. 下颌前导　下颌前导也有丰富的矫治器种类与设计，典型下颌前导装置有 Activator、TwinBlock、上颌斜面导板等。各种下颌前导装置有微妙的使用差异。

下颌前导适应证为：生长发育未完成，下颌有较大生长潜力，上颌一般发育正常而存在下颌后缩，前牙深覆盖。下颌平面角为高角者慎用。

下颌前导治疗睡眠呼吸障碍的机制是：通过影响颞下颌关节生发中心与下颌骨改建部位，造成下颌向前，从而带动舌体、软腭向前，绷紧咽腔肌肉张力，增宽上气道。

3. 上颌前方牵引 对于一些先天畸形、唇腭裂或家族遗传导致上颌发育不足的患儿，可以选择上颌前方牵引治疗，通过面具式或面架式牵引装置，以额部与颏部为支点，牵引上颌向前发育。通常会同时配合上颌扩弓。上颌发育不足特别严重的患儿也可采用牵张成骨手术的方法。

上颌前方牵引的适应证为处于上颌生长发育快速期，存在上颌骨性发育不足，口内牙齿替换最好能有一定数量恒牙作为基牙。

上颌前方牵引治疗睡眠呼吸障碍的机制是通过作用于额颌缝、颧颌缝、颧颞缝、翼腭缝四个骨缝的牵引力，刺激骨膜牵张，新骨沉积，导致上颌向前发育，扩展腭咽部位上气道，改善上气道狭窄与阻力。

4. 下颌骨牵张成骨 对于因接产、外伤、炎症等导致颞下颌关节损伤、关节强直，影响下颌生发中心功能，形成严重小下颌畸形（鸟嘴畸形）的患儿，已超出一般保守疗法可以缓解的范围。可采取下颌骨牵张成骨治疗方法，牵张成骨可提供多于下颌前导的骨组织生长量。

下颌骨牵张成骨要求骨组织与软组织的生长潜力旺盛，且需要患儿较多的配合，有些牵张成骨装置还会造成颌下皮肤瘢痕。

下颌骨牵张成骨在几个月之内可刺激产生非常大量的下颌生长骨量，下颌体延长，舌位前移，舌咽上气道增宽，通气、吞咽功能均有改善。

（三）调节生长发育

在儿童 OSA 治疗方法中，一线疗法与根本性治疗手段是腺体手术，口腔矫治方法常常为辅助手段。然而对于 OSA 患儿个体，口腔正畸学科是贯穿整个生长发育阶段，实施牙颌面协调发育的维护者，在这个过程中应注意以下问题：

1. 对患儿提供颅颌颜面生长发育评估。

2. 保持个性化，有针对性、灵活地选择上述手段之中的一种或几种。

3. 减弱来自口颌系统的病因因素。

4. 缓解一定程度的睡眠呼吸障碍。

5. 促进上下颌骨的协调发育。

四、手术治疗

儿童 OSA 的主要原因是扁桃体与 / 或腺样体肥大，因此应该到耳鼻喉科检查并进行腺样体扁桃体切除术（adenotonsillectomy, A&T）治疗。现在已经认识到鼻呼吸与面部生长发育之间有复杂的相互作用，这一点非常重要，所以如果儿童时期 OSA 不进行治疗，将发展为成人 OSA。

研究表明，单纯进行腺样体扁桃体切除术或同时进行下鼻甲射频消融是 OSA 患儿的首选治疗方法。无论腺样体、扁桃体大小，腺样体扁桃体切除术都可以使气道变宽。治疗时有两点应该注意，一是扁桃体与腺样体都肥大时，单纯腺样体切除或单纯扁桃体切除均不如腺样体扁桃体切除术效果好；二是如果合并鼻甲肿大，在手术的同时应进行鼻甲消融治疗。腺样体扁桃体切除术后患儿的打鼾、OSA、生长发育、行为问题、遗尿等均有改善，而且早期手术治疗可以防止并发症的发生。研究发现，包括肥胖患儿在内，腺样体扁桃体切除术治愈率为75%～100%。合并腺样体扁桃体肥大的重度肥胖患儿，即使肥胖依然存在，腺样体扁桃体切除术也可有效治疗其与睡眠相关的呼吸疾病。

（一）腺样体扁桃体切除术的手术适应证

1. 症状 夜间入睡打鼾、张口呼吸、睡眠不安、盗汗、遗尿等；日间鼻腔堵塞、流鼻涕、鼻涕不易擤出或擤不净；张口呼吸，稍活动即喘；听力下降，有注意力缺陷、烦躁、易激惹等行为问题，生长发育障碍，其主要症状常持续 2 个月以上。

2. 体征 严重的 OSA 患儿表现为生长发育落后，身高比同龄儿童矮小。面部表现为上颌骨长、张口呼吸、上唇翘起、牙齿外龇、眼神呆滞等，即"腺样体面容"。

3. 专科检查 下鼻甲肿大，鼻腔内分泌物多，扁桃体 2～3 度肿大，咽后壁附着黏液；鼓膜可显示慢性充血、增厚、内陷或外凸，鼓膜上的标志不清，鼓膜的活动度差等慢性分泌性中耳炎表现。

（1）鼻咽侧位片：了解腺样体、扁桃体与舌根阻塞上呼吸道的部位与程度。如果 A/N > 0.71，就具有一定的参考意义（以腺样体最突出点至颅底骨面的垂直距离为腺样体厚度 A，硬腭后端至翼板与颅底交点间的距离为鼻咽部的宽度N）。

（2）纤维或电子鼻咽镜：检查气道阻塞平面，特别是腺样体阻塞后鼻孔的程度。若腺样体组织堵塞后鼻孔的2/3，有临床意义。一般建议在平卧位检查，这样更能接近睡眠状态下鼻咽部狭窄的情况。

（3）PSG监测：AHI>5次/h或OAI>1次/h，夜间低氧血症，血氧饱和度<92%。

目前有争议的问题是实施腺样体扁桃体切除术的最小年龄，多数人同意为2岁，但是发现早在出生后3周的婴儿即可有OSA存在，而且，6个月至2岁有严重打鼾与临床症状的儿童确实并非罕见。文献报道最早实施腺样体扁桃体切除术的年龄是6个月，首都医科大学附属北京儿童医院耳鼻喉科腺样体扁桃体切除术的最小年龄为5个月，实际上该患儿在生后2个月就出现了症状。

（二）围手术期与手术方法

围手术期是指患儿从住院术前准备到术后出院整个过程。围手术期治疗的含义与要求是应有明确的疾病诊断、充分的术前准备、完善的术中监测、娴熟的手术操作、精心的术后监护与护理、认真而周密的预防并发症的措施等。患儿入院后应仔细了解其临床症状，进行必要的检查，以明确病情，确定治疗方法。腺样体扁桃体切除术前推荐进行PSG监测，以识别那些存在术后出现呼吸道并发症危险因素的儿童。一般儿童腺样体扁桃体切除术后发生呼吸道并发症的危险为0~1.3%，而OSA患儿则为16%~27%。易发生并发症的危险因素包括年龄小于3岁、肺动脉高压或其他心脏异常、颅面畸形综合征、生长发育障碍、肌张力减退、急性气道阻塞、病理性肥胖、重度OSA。

对重症OSA患儿，围手术期应用CPAP治疗可提高对手术的耐受性，减少手术危险。经CPAP治疗后患儿的呼吸暂停指数明显减少或消失，睡眠结构改善，化学感受器敏感性提高，通气驱动增加，促使肺泡通气量增加，血氧饱和度提高，心肌供血增加，心肺功能得到一定程度的改善，提高了OSA患儿对手术的耐受力，降低了术中、术后致死性并发症的发生。

对重度OSA患儿，存在严重低氧血症，合并高血压、心脏病、肺部疾病、糖尿病或心电图不正常等，均应术前进行内科治疗，将患儿的各项指标调整到能较好地耐受手术的水平后再进行手术治疗。

不同部位阻塞病变引起的OSA，应有不同的手术方法，如鼻息肉摘除术、腺样体扁桃体切除术、鼻甲射频消融术、鼻中隔偏曲矫治术、舌缩小成形术、下颌手术等。

手术应在全麻与气管插管下进行。麻醉与手术过程中进行心电、呼吸及血氧饱和度的监测。应同时行双侧腭腺样体扁桃体切除术。在临床中发现如果只行一侧扁桃体摘除，3~6个月后，则另一侧往往会代偿性增生，引起"疯"长，又造成气道阻塞，需要再次摘除，这在学龄前的儿童中更加多见。

手术方法如下：

1. 腺样体切除术　可以采用传统的用刮匙刮除腺样体组织的方法，简单易行。使用鼻内镜，在直视下切除腺样体将更加清楚，减少对周围组织的损伤。用动力切吸系统清除突入到鼻后孔处的腺样体组织将会大大减少术后复发的机会。

2. 扁桃体切除术　对于OSA患儿扁桃体仅1度肿大并很少反复感染的可以不予行扁桃体切除，但是当扁桃体3度肿大并呈悬垂型，或扁桃体为2度肿大呈包埋型，上极较厚时建议切除。

手术的方法有挤切法与剥离法。目前手术切除扁桃体既可以采用电烙器等器械进行手术，也可以采用传统的刀、剪等进行手术。前者术中出血较少，但术后恢复的时间较长。最近有研究使用等离子介导的消融术（plasma-mediated ablation）与传统的手术方法相比较，前者的原理是激活质子从而断裂组织之间的分子键，从理论上讲，该方法热损伤较小，可减少术后疼痛，但在儿童手术中的使用经验还不多。总之儿童的扁桃体手术要解决的是减少术中出血与降低术后疼痛。

3. 咽成形术　对于某些腭咽弓宽大、咽腔小、咽峡较紧的病例应做咽成形术。手术的方法是切除扁桃体后，在悬雍垂旁纵向切开腭咽弓，其目的是松解咽峡，然后再将双侧扁桃体腭咽弓、舌咽弓黏膜与表浅被膜层缝合，其结果可以减少术后出血、感染与充分扩大咽腔。

一般情况下应尽量避免切除儿童的悬雍垂，尽管有时看起来悬雍垂显得比较大，但是小儿在生长发育过程中这不是引起阻塞的主要问题，相反其在发声的共鸣中可以起到一定的作用。

除腺样体扁桃体切除术可以用于治疗OSA外，还应根据每个患儿的不同情况采用个体化的手术方案。

其他手术方法如下：

1. 悬雍垂腭咽成形术 在儿童中很少施行,如需施行,应与腺样体扁桃体切除术同时进行,此手术亦可应用于有神经肌肉病变的患儿,以扩大咽腔。

2. 颌面外科手术 上下颌骨截骨术与舌骨前移术。手术包括上颌骨 Le Fort Ⅰ型截骨、下颌骨升支与前下部矢状截骨、舌骨下肌群切开与舌骨前移术。此术式创伤大,必须做上下颌骨固定,患儿痛苦较大。

3. 气管切开术 是重度 OSA 患儿可选择的手术方法,但因降低患儿生活质量,不易被接受。

气管插管、拔管后应注意的问题:

1. 呼吸道的变化

(1)喉痉挛:喉痉挛本质上是呼吸道的一种保护性反射,拔管本身或气道中分泌物、胃内反流物、血凝块等,均可诱发喉痉挛。喉痉挛导致有效通气量锐减,低氧血症发生,处理不及时可能危及生命。

(2)呼吸道组织松弛:此类患儿咽腔组织张力低,由于麻醉药物的残余作用,更容易使咽腔软组织向中心塌陷,导致呼吸道阻塞,气体不能进入肺内。

(3)上呼吸道组织水肿:在狭小的咽腔中进行手术操作,咽腔软组织松弛,易肿胀。如压舌板持续压迫舌体,致使静脉血液与淋巴回流障碍,导致舌肿胀,咽成形手术后悬雍垂与软腭的肿胀可以加重呼吸困难。特别是在婴儿中更易发生。

(4)拔管后上呼吸道不完全阻塞:如果患儿术前正常睡眠情况下存在上呼吸道不完全阻塞,则全身麻醉拔管后很容易发生上呼吸道不完全阻塞,尤其患儿尚未完全清醒时。故应置入口咽通气道,并继续给予观察,直至患儿清醒后能自我调整。

2. 呼吸中枢调节变化 无论应用静脉麻醉药还是吸入麻醉药,以及静脉麻醉药与吸入麻醉药复合用药,均能抑制呼吸中枢对缺氧与二氧化碳的调节,这种抑制甚至可持续到拔管后一段时间,尤其是重度 OSA 患儿,更应予以重视。

3. 其他 拔管后应观察患儿呼吸动度有无异常,若咽腔分泌物较多,应快速吸引,保持上呼吸道通畅。对于术前插管较为困难的患儿,应备好各种抢救用具,一旦需要可再插管或进行其他相应处理。

在拔管前为防止胃内分泌物反流,应常规下胃管抽吸胃内容物。

手术完毕后,患儿意识完全清醒,呼吸恢复满意,表明术后拔管无异常,但仍然需要密切监测患儿生命体征变化,少数患儿有可能在术后 2~3 小时内出现上呼吸道急性阻塞,发生突发性窒息。因此,有条件者术后最好进入 ICU 或麻醉恢复室进行监测,以免发生意外。OSA 患儿术后可能存在不同程度的低氧血症,应面罩持续吸氧,最好根据血气分析中的氧分压、二氧化碳分压指标来调节氧浓度。

(三)术后并发症

1. 术中与术后出血 严格完善术前检查,术前与术中可应用止血药物,局部扁桃体前后弓缝合可有效减少伤口出血,鼻咽部可用棉球压迫止血,如鼻咽部有活动性出血,可行后鼻孔填塞,确定无活动性出血后再结束手术。术后应常规静脉应用抗生素,并静脉补充液体,保持水电解质平衡。

2. 呼吸道并发症 20% 以上的 OSA 儿童术后出现需要治疗的呼吸道并发症,包括急性呼吸衰竭、短时间呼吸障碍(憋气、发绀、昏睡)、过度换气等。重度 OSA 患儿常伴有低氧血症,他们对缺氧耐受性差,对镇静药、吗啡类、麻醉药等敏感,容易引起呼吸中枢抑制,突发呼吸意外。加之术后伤口肿胀,分泌物潴留,易造成喉痉挛与呛咳,使本已狭窄的上气道更为狭窄,极易引起窒息与呼吸暂停。

术后产生窒息的原因:①全身麻醉时插管对声门的损伤,造成声门、声门下水肿,或全身麻醉过程中使用镇静剂对呼吸中枢的抑制;②术前长期重度缺氧,呼吸中枢依赖缺氧与血中高二氧化碳浓度刺激来维持正常呼吸运动,插管后高浓度吸氧,呼吸中枢依赖的缺氧与高二氧化碳浓度刺激因素突然消失,易导致呼吸暂停;③术后出血、凝血块阻塞等。因此,为预防此类并发症的发生,常采用以下方法:①全身麻醉的患儿,术后延长拔管时间,等患儿完全清醒后再拔管;②重症患儿术前采用 nCPAP 治疗,可有效避免术中、术后出现严重并发症,大多数术后呼吸道并发症于术后 2 小时内发生,术后立即使用 nCPAP 治疗,可减少由于伤口局部肿胀、水肿引起的严重并发症;③行预防性气管切开术。

3. 打鼾症状复发 虽然腺样体扁桃体切除术后患儿睡眠呼吸障碍有明显改善,但这与他们是否得到治愈是完全不同的问题。手术后一些儿童依然存在 OSA 的危险,虽然 PSG 可以证实手术后 OSA 的存在,但术前的病史与体格检查并不能预示这种危险。伴随着上呼吸道感染或过敏性鼻炎,打鼾的症状可以复发,手术不能完全解决。当上呼吸道感染与过敏性鼻炎改善后，打鼾与呼吸暂停的症状通常可以自愈。有两项对青春期前儿童腺样体扁桃体切除术后至少10年的长期随访显示，呼吸暂停、低通气及睡眠中呼吸异常的长期存在，与最初手术时未同时处理的上下颌骨异常关系有关。特别是长期张口呼吸的患儿，其上腭的腭弓高耸，舌床窄，舌体在生长时将变厚，若不处理，舌根变得肥厚，这将是成人OSA的基础。在婴儿期就出现症状并实施手术，将来腺样体再生的概率较大，主要是其淋巴组织增生的旺盛时期很长。

4. 鼻咽狭窄或闭锁 可能与切除腺样体组织有关。在切除腺样体的同时，若损伤咽侧壁或软腭的鼻咽侧面的组织与黏膜过多，术后将很容易发生鼻咽狭窄或闭锁。术中注意尽量减少副损伤，必要时行瘢痕松解或nCPAP治疗。

5. 咽部疼痛 在咽成形术中注意缝合时仅缝合黏膜层与很浅的被膜，尽量不要缝合肌层，可减少术后伤口疼痛，术后使用镇痛药或持续使用镇痛泵将会有效减少疼痛。

（许志飞　张亚梅　赵靖）

参考文献

【1】 TAPIA IE, MARCUS CL. Newer treatment modalities for pediatric obstructive sleep apnea[J]. Paediatr Respir Rev, 2013, 14(3): 199-203.

【2】 N LEBOULANGER, B FAUROUX. Non-invasive positive-pressure ventilation in children in otolaryngology[J]. Eur Ann Otorhinolaryngol Head Neck Dis, 2013, 130(2): 73-77.

【3】 O'DRISCOLL DM, HORNE RS, DAVEY MJ, et al. Increased sympathetic activity in children with obstructive sleep apnea: cardiovascular implications[J]. Sleep Med, 2011, 12(5): 483-488.

【4】 TEO DT, MITCHELL RB. Systematic review of effects of adenotonsillectomy on cardiovascular parameters in children with obstructive sleep apnea[J]. Otolaryngol Head Neck Surg, 2013, 148(1): 21-28.

【5】 许志飞, 李蓓, 张亚梅, 等. 无创通气治疗儿童阻塞性睡眠呼吸障碍[J]. 中华实用儿科临床杂志, 2015, 30(4): 250-253.

【6】 JOHNSON EO, ROTH T. An epidemiologic study of sleep-disordered breathing symptoms among adolescents[J]. Sleep, 2006, 29(9): 1135-1142.

【7】 MONTGOMERY-DOWNS HE, GOZAL D. Sleep habits and risk factors for sleep-disordered breathing in infants and young toddlers in Louisville, Kentucky[J]. Sleep Med, 2006, 7(3): 211-219.

【8】 GOODWIN JL, BABAR SI, KAEMING KL, et al. Symptoms related to sleep-disordered breathing in white and Hispanic children: the Tucson Children's Assessment of Sleep Apnea Study[J], Chest, 2003, 124(1): 196-203.

【9】 杨微, 许志飞. 影响儿童家庭无创正压通气治疗依从性

的相关因素[J]. 中华实用儿科临床杂志, 2018, 33(16): 1275-1277.

【10】 杨微, 郑莉, 许志飞. 中重度阻塞性睡眠呼吸暂停低通气综合征儿童无创正压通气治疗长期随访研究[J]. 山东大学耳鼻喉眼学报, 2018, 32(2): 19-24.

【11】 中华医学会儿科学分会呼吸学组睡眠协作组. 无创正压通气治疗儿童阻塞性睡眠呼吸暂停综合征专家共识（草案）[J]. 中华实用儿科临床杂志, 2016, 31(19): 11-15.

【12】 BERRY RB, BUDHIRAJA R, GOTTLIEB DJ, et al. Rules for scoring respiratory events in sleep: update of the 2007 AASM manual for the scoring of sleep and associated events. Deliberations of the sleep apnea definitions Task Force of the American Academy of sleep medicine[J]. J Clin Sleep Med, 2012, 8(5): 597-619.

【13】 KIM J, HAKIM F, KHEIRANDISH-GOZAL L, et al. Inflammatory pathways in children with insufficient or disordered sleep[J]. Respir Physiol Neurobiol, 2011, 178(3): 465-474.

【14】 中华医学会儿科学分会呼吸学组. 白三烯受体拮抗剂在儿童常见呼吸系统疾病中的临床应用专家共识[J]. 中华实用儿科临床杂志, 2016, 31(13): 973-977.

【15】 GUILLEMINAULT C, LI KK, QUO S, et al. A prospective study of surgical outcomes of children with sleep-disordered breathing[J]. Sleep, 2004, 27(1): 95-100.

【16】 ASKER C, CROSBY JH, STADLING JR. Persistence of upper airway narrowing during sleep, 12 years after adenotonsillectomy[J]. Arch Dis Child, 2002, 86(1): 34-37.

【17】 RELLI P, SAPONARA M, GUILLEMINAULT C. Rapid maxillary expansion in children with obstructive sleep

19

19

apnea syndrome[J]. Sleep，2004，27（4）：761-766.

【18】GUILLEMINAULT C，LI KK. Maxillomandibular expansion for the treatment of sleep-disordered breathing：preliminary result[J]. Laryngoscope，2004，114（5）：893-896.

【19】NAMARA F，SULLIVAN CE. Obstructive sleep apnea in infants and its management with nasal continuous positive airway pressure[J]. Chest，1999，116（1）：10-16.

【20】SHATZ A. Indications and outcomes of adenoidectomy in infancy[J]. Ann Otol Rhinol Laryngol，2004，113（10）：835-838.

第二十章 女性阻塞性睡眠呼吸暂停

成人 OSA 患病率男女不同，约 2∶1，临床表现亦有不同。临床上因睡眠打鼾、憋气与日间嗜睡等原因到医院就诊并进行睡眠监测的 OSA 女性患者较少，造成就诊率低的可能原因包括：对疾病认识不足，不认为打鼾憋气等是疾病；病情相对较轻，临床表现没有男性显著；发病年龄较大，多发生在绝经期以后，不愿到医院就诊；多为肥胖患者，就诊时有意隐瞒打鼾等症状等。然而，越来越多流行病学研究显示女性 OSA 患病率较高。2013 年的数据显示美国 30～49 岁女性中重度 OSA（AHI＞15 次 /h）患病率为 3%，50～70 岁女性中重度 OSA 的患病率为 9%。因此 OSA 对女性的影响需得到重视。需要注意的是，女性不同生命阶段内分泌状态与生理改变对睡眠与睡眠障碍存在影响，本章阐述各阶段女性 OSA 临床特征与诊疗策略。

第一节 绝经前女性阻塞性睡眠呼吸暂停

一、流行病学与危险因素

绝经前女性 OSA 患病率较低，调整了 BMI 与颈围之后，患病率与严重程度均低于绝经后女性。绝经前女性患 OSA 的危险因素包括：

（一）肥胖

肥胖是公认的 OSA 发病的独立危险因素。同男性一样，女性 BMI 增加与 OSA 发病风险及严重程度均相关。对于绝经前女性而言，肥胖是导致 OSA 的主要危险因素。研究显示有明显症状女性 OSA 患者肥胖程度较男性患者更严重，少部分患者存在咽部结构异常。因此，与男性或绝经后女性相比，绝经前女性 OSA 患者存在上气道结构紊乱与肥胖。值得注意的是，相同 AHI 的女性比男性更肥胖，其原因可能是脂肪分布存在性别差异；BMI 相同时，女性平均体重、游离脂肪含量与颈围比男性要低。

（二）激素水平与月经周期

1. 黄体酮与雌激素 女性性激素对上呼吸道保持通畅与通气驱动等具有保护作用。黄体酮对睡眠的影响与苯二氮䓬类药物相似，可缩短非快速眼动（NREM）睡眠的潜伏期，降低低频脑电波（τ 波，δ 波）活性，提高高频脑电波（＞10Hz）活性。大剂量黄体酮可抑制小鼠快速眼动（REM）睡眠。孕激素是已知的呼吸兴奋剂，可增加对高碳酸血症与缺氧的化学感受器反应性。对于肥胖或气道解剖狭窄的女性而言，黄体酮可通过呼吸兴奋作用阻止气道阻塞发生，不过，此保护作用常常被肥胖加重这一因素所抵消。Popovic 与 White 研究结果显示觉醒期峰值与强直颏舌肌肌电活性在月经黄体期较高，卵泡期较低，绝经后期达到最低。因此认为女性激素（可能是黄体酮）对上气道扩张肌群活性有重要作用。

研究显示接受雌激素替代疗法的 50 岁以上女性 OSA 患病率低于未用雌激素替代疗法者，提示雌激素水平与 OSA 患病率密切相关。雌激素可能通过调控呼吸中枢稳定性、降低上气道肌肉塌陷性、提高颏舌肌等多种机制，导致 OSA 患病率的性别差异。当然，雌激素在 OSA 发病机制中的作用还存在许多争议，有待进一步研究。

此外，雌、孕激素与体脂分布关系密切，可激活脂蛋白脂酶，降低体脂蓄积，从而减少 OSA 的发生。

2. 月经周期 月经周期黄体酮水平的变化影响通气状态。在黄体期，女性中枢化学感受器驱动更为敏感，黄体酮水平的生理性升高可能导致每分通气量与对高碳酸血症的通气反应性增加。然而，这些通气改变效应并不能有效缓解 OSA。有研究显示，在整个月经周期，绝经前女性 NREM 睡眠的呼吸暂停与低通气的频率、持续时间并无变化。仅在黄体期 REM 睡眠时，这些指标才有略微改善。无论在 NREM 还是 REM 睡眠时相，黄体期继发于呼吸暂停事件的平均动脉压升高均较卵泡期更为显著。

3. 多囊卵巢综合征（polycystic ovary syndrome，PCOS） PCOS 在育龄期女性中发病率为 6%～15%，通常伴有肥胖、胰岛素抵抗、2 型糖尿病与情绪障碍、生活质量受损等。PCOS 是女性 OSA 的独立危险因素之一。Vgontzas 等发现在校正 BMI 影响后，PCOS 患者发生睡眠呼吸障碍（sleep-related

breathing disorder，SBD）的概率是非 PCOS 组的 30
多倍。PCOS 组日间嗜睡较对照组更频繁。系列研
究证实，PCOS 患者 SBD 患病率与 AHI 均高于非
PCOS 患者。肥胖是两者共同的病理生理学特征，
也是育龄妇女中 OSA 与 PCOS 共存的重要危险因
素。目前关于 PCOS 管理的临床指南建议对超重或
肥胖 PCOS 患者需要进行 OSA 症状筛查，必要时行
全夜 PSG 监测以确诊。

4. 甲状腺功能减退　甲状腺功能减退是绝经
前女性 OSA 发生的危险因素之一。甲状腺功能减
退引起或加重 OSA 的机制可能包括：①甲状腺功
能减退致机体基础代谢减慢，进而体重增加、肥胖
等。②甲状腺功能减退引起全身黏液性水肿，在上
气道表现为舌体肥大，软腭、悬雍垂，以及舌根松
弛，口咽部狭窄，最终造成气道堵塞。同时黏液性
水肿时咽肌慢而持续地收缩，颏舌肌肥大但张力下
降，导致吸气时不能对抗气道负压致使咽壁塌陷。
③甲状腺功能减退致上气道周围组织神经病变，使
其对维持上气道开放的咽部扩张肌的控制功能发生
异常。④甲状腺功能减退对呼吸中枢的抑制作用。
因此，对于甲状腺功能减退女性，需通过询问鼾声
与日间嗜睡以筛检有无合并 OSA，疑诊者应进一步
行全夜多导睡眠图（PSG）监测以确诊。

二、上气道阻力的性别差异

睡眠过程中上气道功能差异是 OSA 存在性别
差异的原因之一。Trinder 等的一项研究纳入男性
与女性各 14 名，观察睡眠初始期与整个 NREM 睡
眠期（从觉醒到慢波睡眠）通气功能与上气道阻力
（upper airway resistance，UAR）的变化。结果显示，
从觉醒期至 NREM 2 期的通气量与 UAR 的变化无
显著性别差异。一旦 NREM 睡眠期稳定并逐渐进
入慢波睡眠（slow wave sleep，SWS）时，UAR 的改
变存在性别差异。在睡眠期，男性 UAR 进行性升
高，而女性 SWS 期的 UAR 则与非 SWS 期类似，或
仅有轻微升高。睡眠对上气道肌群活性作用的性别
差异可能是男性更易患 OSA 的原因。

不论男女，BMI 与咽部横截面积无相关性，而
BMI 与 AHI 呈正相关。多项研究发现在体重匹配
的前提下，女性的口咽连接处与咽部横截面积均较
男性更小。尽管正常男性咽部面积较女性大，但咽
部阻力却更高，男性的咽部大小与睡眠呼吸暂停的
严重程度之间存在关联，而在女性则没有这种关

联，表明女性的 OSA 与咽部解剖相关性较小，而与
其他因素（如上呼吸道张力与 / 或气道顺应性）相关
性较大。

三、临床特征

除 OSA 常见症状外，女性患者还可出现其他
症状，如精神障碍、易怒、社会交往障碍、性欲减低、
夜尿增多与其相关的夜间睡眠干扰、晨起头痛与口
干等。女性比男性可能更多抱怨疲倦与晨起头痛，
而可能更少表述夜间睡眠不安或被告知睡眠呼吸
暂停，因此，女性患者不易辨识。尽管也存在日间
嗜睡，但女性患者却常常主诉入睡困难，因此她们
往往认为是由于失眠引起的。在女性患者正式就
诊前，嗜睡或其他 OSA 症状可能已持续 6～10 年
之久。针对轻度 OSA 与嗜睡的人群分析结果显示，
女性患者中 53% 被初诊为慢性疲劳综合征并接受
相应治疗。相反，72% 男性初诊为睡眠过多或发作
性睡病，仅 1 例被诊断为慢性疲劳综合征。此外，
一项研究显示，43% 女性诉月经不规律。40% 的
SBD 女性将离异与关系不和谐归因于长期嗜睡或
疲乏，认为其"社会隔离"是由于躯体因素，而并非
如抑郁等心理问题所致。由于女性患者常被误诊与
漏诊，因此并发症往往更多且更为严重。

四、PSG 特征

绝经前女性 OSA 患者的 AHI 低于年龄与 BMI
匹配的男性患者。PSG 特征亦存在性别差异。与
男性相比，女性患者 NREM 睡眠期呼吸事件较轻，
而在 REM 睡眠期呼吸事件发生频率较高。女性
REM 相关睡眠呼吸暂停事件发生率较高，而男性体
位相关性 OSA 发生率较高。这些差异与年龄或体
重无关。

第二节　妊娠期女性阻塞性睡眠呼吸暂停

由于孕期激素水平、生理因素等的特殊变化，
妊娠期 OSA 的患病率明显高于非妊娠期，且随着
妊娠月份增加，OSA 患病率呈递增趋势，高危孕妇
OSA 的患病率更是显著增加。妊娠期 OSA 与多种
母儿不良结局相关，OSA 既是妊娠期高血压（hyper-
tensive disorders in pregnancy，HDP）、妊娠期糖尿病
（gestational diabetes mellitus，GDM）等发生的独立
危险因素，同时也会增加早产、胎儿生长受限与新

生儿窒息的风险，甚至有研究报道 OSA 可能影响婴儿的神经发育。

一、流行病学

目前尚不清楚妊娠期睡眠呼吸紊乱确切的发病率。孕妇 OSA 发病率逐年升高，与肥胖发病率每年升高的趋势一致。孕妇 OSA 发病率与妊娠进程相关，有研究报道妊娠早期、晚期 OSA 患病率分别为 10.5%、26.7%，高于非妊娠期育龄女性。对高危孕妇（包括慢性高血压、子痫前期、GDM、孕前肥胖或既往不良孕产史）的研究显示妊娠早期、中期、晚期 OSA 患病率分别是 30.4%、33.3%、32.0%。多因素分析显示妊娠前 BMI、妊娠中期打鼾、孕期体重增加、妊娠晚期 BMI 与 OSA 的发病显著相关。妊娠前有 OSA 易患倾向者，妊娠可诱发 OSA，而妊娠前已患 OSA 者，妊娠可加重 OSA 病情。

二、发病机制

妊娠对睡眠状态下呼吸的影响包括保护性因素与不利因素。其中保护性因素包括：循环黄体酮可增加呼吸驱动；妊娠女性为了舒适的原因常能避免仰卧位；由于雌孕激素水平增高所致 REM 睡眠期缩短（此期上气道肌肉紧张性下降，故 OSA 发生率较高）等。不利因素包括体重增加、子宫增大与激素水平改变等。通过咽腔镜检查发现，妊娠期体重的增加与上气道阻塞性显著相关。肥胖的孕妇易出现 OSA。研究发现妊娠早期肥胖孕妇的 AHI 明显高于正常体重孕妇，且血氧饱和度下降的次数增多，打鼾的时间也明显延长。导致妊娠期呼吸改变最重要的机械性因素是子宫增大所致膈肌抬高。增大的子宫使膈肌上抬 3～4cm，功能残气量减少20%，加之睡眠本身（特别是仰卧位睡眠）使功能残气量下降的生理作用，两者叠加使妊娠女性睡眠时功能残气量的下降更加明显，可能存在引发动静脉分流与低氧血症的潜在风险，同时肺的氧储备降低，最终导致通气量不足时低氧血症的发生。妊娠期妇女血液中保持较高的雌二醇与黄体酮水平，除了维持妊娠外，还会引起呼吸生理变化。妊娠时咽部口径会减小，鼻腔部占 50% 的上气道阻力。由于雌激素的作用，鼻黏膜充血与水肿加重了打鼾与气道阻塞。据报道，42% 的妊娠女性在妊娠 36 周时有鼻充血与鼻炎，使鼻腔开放程度减小。黄体酮水平上调刺激中枢化学感受器，增加通气驱动，造成

过度通气，使睡眠状态中通气中枢控制不稳定，易发生中枢性睡眠呼吸暂停。此外，先兆子痫也可促使与加重睡眠呼吸暂停的发生。

三、妊娠期 OSA 对母体与胎儿的影响

（一）对母体的影响

妊娠期 OSA 对母体产生的不良影响包括 HDP、GDM、心理障碍、早产或剖宫产等发生率增加。

HDP 指妊娠与高血压并存的一类疾病，包括妊娠期高血压、子痫前期、子痫、妊娠合并慢性高血压、慢性高血压并发子痫前期等。有研究发现在匹配了年龄、种族与肥胖因素后，OSA 孕妇 HDP 发生率是非 OSA 孕妇的 4 倍。另有报道约 41%（21/51）的 HDP 患者经 PSG 监测后诊断为 OSA，而血压正常孕妇中 OSA 的患病率仅为 19%；且 HDP 中打鼾者的 AHI 显著高于非打鼾者；对 BMI 进行分层分析后，发现与非打鼾的高血压患者相比，打鼾伴有高血压者的 OSA 患病率显著升高。因此，建议对于有打鼾症状的高血压孕妇行 OSA 筛查与诊断。

研究显示，与非鼾症者相比，妊娠期 OSA 患者先兆子痫发生率明显增加。习惯性打鼾是引起先兆子痫的危险因素，独立于体重、年龄与吸烟等。睡眠时上气道阻塞促进先兆子痫的进一步发展。先兆子痫的一个重要临床特点是血压的昼夜节律颠倒，这种特殊的血压节律与睡眠打鼾或 OSA 相关。先兆子痫患者夜间睡眠血压增高与睡眠期间呼吸气流受限有关，而气流受限则与潮气量减少有关。另外，先兆子痫时全身血管的变化导致上气道水肿加重，可促使 OSA 的发生。与无先兆子痫或非妊娠女性相比，晚期妊娠合并先兆子痫者打鼾与“日间嗜睡”的症状更为常见。

OSA 与糖尿病或胰岛素抵抗之间的相关性在非妊娠人群中已经得到证实，且独立于其他危险因素（如肥胖）。其机制包括交感神经活化，全身性炎症与脂肪细胞因子的改变等。妊娠期 OSA 促进 GDM 的发展。已有研究显示 OSA 是 GDM 发病的相关危险因素。美国 2010—2014 年的数据分析结果显示，1 963 例孕妇确诊为 OSA 患者，调整了肥胖这一混杂因素后，OSA 致 GDM OR 值为 1.51（95%CI 1.34～1.72）。纳入 9 795 例研究对象的荟萃分析结果显示 OSA 患者中 GDM 的患病率升高 3 倍（BMI 校正后的 OR 值为 3.06，95%CI 1.89～4.96）。一项纳入高危孕妇（包括 BMI≥30kg/m²、慢性高血

压、前次子痫前期、双胎）的前瞻性队列研究亦发现 OSA 与 GDM 发病存在剂量 - 反应关系，中重度 OSA 致 GDM 发病 *OR* 值为 3.6（95%*CI* 0.6～21.8）。

（二）对胎儿的影响

迄今为止，妊娠期 OSA 对胎儿产生的不良影响并未得到足够重视。不过肥胖与围生期不良结局特别是与死胎之间的关联越来越受到关注。肥胖与胎儿运动障碍、胎儿生长受限、出生窒息率较高有关。长期打鼾或患 OSA 的母亲可能导致胎儿生长受限，主要是胎儿出生的体重减轻与 Apgar 评分（胎儿发育状况评分）降低。相关机制包括，OSA 引起孕妇睡眠时周期性低氧血症，进而引起高血压与外周血管收缩，导致胎盘供应给胎儿的血流量减少，对胎儿产生不利影响。

第三节　绝经过渡期与绝经后女性阻塞性睡眠呼吸暂停

绝经是女性生命周期的一个特殊时期，绝经后随着性激素水平的下降，许多疾病开始发生。由于更年期女性 OSA 的发病率与严重程度明显增加，OSA 的性别差异随着年龄的增长而下降。美国威斯康星睡眠队列研究表明，经调整年龄、体型与吸烟等潜在混杂因素，围绝经期与绝经后 SBD 患病率均显著高于绝经前，且随绝经时间增加而增加。一项针对宾夕法尼亚南部社区女性研究发现，绝经后女性 OSA 的发生率明显高于绝经前，与年龄相匹配的男性相当。来自冰岛、意大利、西班牙等不同人群的研究亦表明绝经是 OSA 的危险因素。

一、病因与发病机制

约 20 年前已证实绝经期 OSA 发生率增加，但绝经致睡眠呼吸暂停加重的相关机制尚不明确。大量临床与动物研究探讨了绝经过渡期中女性激素水平、体重、脂肪重新分布、呼吸驱动、通气稳定性、上气道力学机制的变化与 OSA 发病的相关性。归纳可能的机制包括：绝经后雌、孕激素在上呼吸道通畅与 / 或通气驱动等保护作用不复存在；激素变化影响体脂分布，与绝经前相比，绝经后妇女脂肪含量更高，脂肪分布在上半身与躯干区域多于下半身；绝经后女性觉醒期间颏舌肌肌肉活动度较妊娠期女性弱，经过 2 周激素替代治疗后颏舌肌肌肉明显增加。

雌激素与孕激素水平变化是发生 OSA 的危险因素。南宾夕法尼亚州队列研究结果显示，接受激素替代治疗（hormone replacement therapy，HRT）的绝经后女性 OSA 患病率与绝经前女性相似，未接受 HRT 的绝经后女性 OSA 患病率显著升高，此差异不能单用肥胖因素来解释。睡眠心脏健康研究（SHHS）发现接受 HRT 治疗的患者发生 OSA 的概率仅为未接受 HRT 的 1/2，HRT 的保护作用在 50～60 岁最为明显，而在 70 岁以上保护作用降至最小。使用雌激素单药替代与雌孕激素联合治疗所起的保护作用无显著差异。总之，绝经可增加 OSA 发生率，而 HRT 可降低患病危险。当然，绝经期并不仅仅是雌激素与孕激素水平发生变化，体内睾酮水平亦出现下降。女性中使用睾酮补充治疗可升高呼吸暂停阈值，加重呼吸调控不稳定性，从而增加呼吸暂停的发生风险。因此，雄激素补充可能会加重绝经后女性的睡眠呼吸暂停。相反，年龄相关的雄激素水平下降有望在一定程度上对抗更年期 OSA 发生。此外，与睡眠期相关的通气反应模式和上气道塌陷性改变亦参与绝经后女性 OSA 的发生，这些改变与激素水平的变化是否相关尚无定论。

二、临床特征

尽管 OSA 的性别差异业已明确，但绝经过渡期对 OSA 症状的影响尚不清楚。女性患者有日间嗜睡、打鼾、憋气、喘息与呼吸暂停等主诉，这一点与男性相似；不同的是，女性患者常主诉伴有失眠，或除日间嗜睡与夜间憋气之外的其他症状，且有抑郁或甲状腺功能减退等病史，这些可能干扰诊断。一项研究表明长期失眠而无日间嗜睡的绝经后女性中 67% 存在呼吸暂停（AHI≥5 次 /h）。因此，这部分患者应予以重视。PSG 监测特征，与绝经前相比，绝经后女性发生睡眠呼吸事件的频率更高，持续时间更长；绝经后女性发生呼吸暂停或氧饱和度下降事件的频率与 50 岁以上的男性无显著差异。绝经后 OSA 女性患者 REM 睡眠期 AHI 显著高于绝经前 OSA 患者。

第四节　女性阻塞性睡眠呼吸暂停治疗策略

治疗方案的选择需根据 OSA 的症状 / 体征与 PSG 监测结果综合考虑，同时需兼顾女性不同生理阶段特点调整治疗策略。

一、综合治疗策略

1. 行为治疗　推荐用于治疗 OSA 患者的生活方式调整策略也同样适用于绝经前 / 后女性。①减重：推荐改变饮食结构与增加运动相结合策略。不过，有研究发现女性 AHI 与 BMI 相关性低于男性，因此，减重对于女性呼吸暂停的改善效果可能不如男性明显。②体位治疗：侧睡可有效防止仰卧位的舌根后坠与上气道狭窄。③睡前至少 6 小时应避免饮酒，睡前避免镇静药物与饮食过饱，还要避免睡眠剥夺。

2. 治疗鼻部症状　合理治疗可引起鼻部充血的鼻部过敏症状，预防上气道阻塞。经鼻吸入激素如氟替卡松（含或不含非镇静类抗组胺药）需使用 4～6 周。同时应提倡戒烟以改善上气道环境。

3. 无创正压通气（NIPV）　NIPV 治疗在女性 OSA 中的应用受到越来越多的关注，其可显著改善中重度 OSA 女性患者的嗜睡、抑郁、焦虑，降低膀胱过度活动评分及缓解痛经等症状，从而提高患者的生活质量。一项针对合并上气道阻力综合征（upper airway resistance syndrome, UARS）与慢性失眠的绝经后女性随机研究结果表明，鼻甲射频消融术或鼻甲切除术与 NIPV 治疗均较 6 个月单纯给予行为治疗能更有效地改善日间疲劳。

4. 口腔矫治器　口腔矫治器适用于单纯打鼾者与轻、中度 OSA 患者，特别是有下颌后缩者。

5. 激素替代治疗　雌激素（或加用孕激素）补充治疗可显著改善围绝经期与绝经后女性的睡眠障碍。2013 年国际绝经学会已达成共识，指出对于年龄 <60 岁、绝经 <10 年的女性而言，激素替代治疗是改善绝经期症状最有效的办法。雌激素替代治疗可以改善围绝经期女性症状，包括潮热、睡眠障碍与泌尿生殖道症状等。近年来，国内学者大量研究亦发现，雌激素替代治疗可明显改善包括睡眠障碍在内的围绝经期症状，同时可有效地改善血管舒缩性症状引起的睡眠障碍，包括减少夜间觉醒次数、缩短入睡时间与延长 REM 睡眠时间，从而提高睡眠质量。已有研究发现，女性激素替代治疗可降低绝经后女性 OSA 患病风险，使用雌激素单药替代与雌孕激素联合治疗所起的保护作用无显著差异，但这种保护作用需长期替代治疗才能得以体现。

二、妊娠期 OSA 治疗的特殊性

对明显打鼾的孕妇，最好应用脉氧仪监测睡眠状态下血氧饱和度情况；有条件者且机体状况允许者可接受 PSG 监测。一旦诊断妊娠期 OSA，应由睡眠中心的专业人员与产科医师、孕妇、家属进行共同讨论以制订个性化治疗方案，必要时需麻醉科、儿科、重症医学科多学科协同合作。

妊娠期妇女要适当控制体重增长，妊娠期每日摄入总能量应根据不同妊娠前体重与妊娠期体重增长速度而定。孕期运动方法参考《妊娠合并糖尿病诊治指南（2014）》中的运动疗法。孕妇侧睡亦可有助于缓解妊娠子宫压迫所致的下肢静脉压力升高。适当升高床头可能也是有效的。

目前尚缺乏妊娠期患者 NIPV 治疗的大样本数据，但已有的小样本研究结果显示妊娠期应用 CPAP 治疗是安全有效的。OSA 患者通过夜间睡眠时使用 CPAP 治疗（每晚不小于 4 小时），可维持夜间理想的氧合水平并减轻症状。目前看来，CPAP 治疗是最有效与使用最广泛的治疗孕妇 OSA 的方法，可以显著改善孕妇 Epworth 嗜睡评分、疲劳评分与打鼾症状。对于合并先兆子痫与 HDP 的孕妇，低压力水平的 Auto-CPAP 安全有效，可有效消除吸气相气流受限，进而有效降低夜间血压。有学者推荐如果孕妇有以下情况应采用 CPAP 治疗：① AHI 5～30 次 /h，偶尔 SpO_2 <90%，并有临床症状；② AHI >30 次 /h；③经常性 SpO_2 <90%。治疗的主要目标是维持 SpO_2 >90%，AHI <5 次 /h，并减轻临床症状。由于 OSA 孕妇气道阻塞可能随妊娠的进程而加重，尤其在孕 24 周时其所需压力可能会上升 1～$2cmH_2O$。因此临床工作中应在睡眠呼吸诊疗中心的医护人员指导下，设定合适的 CPAP 治疗压力以保证疗效，初始压力可从 4～$6cmH_2O$ 开始，反复进行压力调定，以获得最佳治疗压力。由于使用 CPAP 治疗过程中可能产生鼻腔刺激、充血、压痕、头痛等不适感，妊娠期对患者进行依从性教育至关重要，鼓励患者配合治疗。

妊娠期合并 OSA 者通常不考虑各种外科手术治疗。合并 OSA 的 HDP、GDM 患者需联合专科治疗，必要时可请相关的心血管、内分泌科医师协助处理。

（梁丽　李庆云）

参考文献

【1】 EDWARD OB, ALEXANDROS NV, HUNG-MO L, et al. Prevalence of sleep-disordered breathing in women: effects of gender[J]. Am J Respir Crit Care Med, 2001, 163(3 Pt 1): 608-613.

【2】 AĞAN K, ÖZMERDIVENLI R, DEĞIRMENCI Y, et al. Evaluation of sleep in women with menopause: results of the Pittsburg Sleep Quality Index and polysomnography[J]. J Turk Ger Gynecol Assoc, 2015, 16(3): 149-152.

【3】 WIMMS A, WOEHRLE H, KETHEESWARAN S, et al. Obstructive sleep apnea in women: specific issues and interventions[J]. Biomed Res Int, 2016, 2016: 1764837.

【4】 BABAK M, SANDRA A, DAVID G. The effect of sex and age on the comorbidity burden of OSA: an observational analysis from a large nationwide US health claims database[J]. Eur Respir J, 2016, 47(4): 1162-1169.

【5】 VALIPOUR A. Gender-related differences in the obstructive sleep apnea syndrome[J]. Pneumologie, 2012, 66(10): 584-588.

【6】 ZAHIDE Y, PINAR BEKDIK S, BEKIR V, et al. Sexual dysfunction in premenopausal women with obstructive sleep apnea[J]. Urol J, 2017, 14(6): 5051-5056.

【7】 HASSAN K, IOANNIS K, ABD AT, et al. Obstructive sleep apnoea and polycystic ovary syndrome: a comprehensive review of clinical interactions and underlying pathophysiology[J]. Clin Endocrinol(Oxf), 2017, 87(4): 313-319.

【8】 PIOTR B, TADEUSZ P, MARTA K, et al. Thyroid hormone levels and TSH activity in patients with obstructive sleep apnea syndrome[J]. Adv Exp Med Biol, 2016, 878: 67-71.

【9】 FRANCESCA IF, CORETTE BP, UMA MR, et al. Association between sleep-disordered breathing and hypertensive disorders of pregnancy and gestational diabetes mellitus[J]. Obstet Gynecol, 2017, 129(1): 31-41.

【10】 GHADA B, VALERY AD, MARGARET HB, et al. Obstructive sleep apnea in pregnancy is associated with adverse maternal outcomes: a national cohort[J]. Sleep Med, 2017, 38: 50-57.

【11】 LIWEN L, KENA Z, JIN H, et al. Association between sleep-disordered breathing during pregnancy and maternal and fetal outcomes: an updated systematic review and meta-analysis[J]. Front Neurol, 2018, 9: 91.

【12】 GRACE WP, Allan IP, NICHOLAS J, et al. Risk factors for sleep-disordered breathing in pregnancy[J]. Thorax, 2014, 69(4): 371-377.

【13】 O'BRIEN LM, BULLOUGH AS, CHAMES MC, et al. Hypertension, snoring, and obstructive sleep apnoea during pregnancy: a cohort study[J]. BJOG, 2014, 121(13): 1685-1693.

【14】 SIRIMON R, NAUSHEEN Z, KRISTEN W, et al. SLEEp disturbances and their relationship to glucose tolerance in pregnancy[J]. Diabetes care, 2011, 34(11): 2454-2457.

【15】 Soo KK, GUN YA, JANG WC, et al. Obstructive sleep apnea in postmenopausal women: a comparative study using drug induced sleep endoscopy[J]. Braz J Otorhinolaryngol, 2017, 83(3): 285-291.

【16】 CISTULLI PA, BARNES DJ, GRUNSTEIN RR, et al. Effect of short term hormone replacement in the treatment of obstructive sleep apnoea in postmenopausal women[J]. Thorax, 1994, 49(7): 699-702.

【17】 MICHELLE MD, CHITRA L, SUCHIT K, et al. Impact of obstructive sleep apnea syndrome on cognition in early postmenopausal women[J]. Sleep Breath, 2016, 20(2): 621-626.

【18】 TUMAY I, GULGUN C, ORCUN C, et al. Continuous positive airway pressure therapy is associated with improvement in overactive bladder symptoms in women with obstructive sleep apnea syndrome[J]. Cent European J Urol, 2016, 69(1): 78-82.

【19】 李庆云. 女性睡眠障碍：管理实践指南 [M]. 上海：上海交通大学出版社, 2016.

【20】 何权瀛, 刘国莉. 妊娠期阻塞性睡眠呼吸暂停低通气综合征临床诊治专家共识（草案）[J]. 中国呼吸与危重监护杂志, 2018, 17(5): 439-444.

第二十一章　老年阻塞性睡眠呼吸暂停

人口老龄化是 21 世纪重大世界性社会问题之一。随着我国人口老龄化进程的加快，我国老年人口已高于世界平均水平，老年人的健康、疾病问题已备受关注。作为特殊的临床群体，老年疾病的发生发展与临床有其自身的特点。与许多老年疾病一样，睡眠呼吸障碍（sleep-related breathing disorder，SBD）、失眠是老年人最常见的两大睡眠疾病，本章简述老年 SBD。

成人 SBD 共分为 OSA、中枢性睡眠呼吸暂停（CSA）、睡眠相关的低通气综合征、睡眠相关的低氧血症、原发性打鼾与夜间呻吟。

临床最常见的 SBD 是 OSA，老年人也不例外，临床以 OSA 常见与危害最大，且具潜在危害，与多种慢性病有关，是慢性病发生发展过程中新的不可忽视的危险因素。在成年人中具有较高的患病率，调查显示 60 岁以上的老年人患病率更高，成为影响老年健康的重要公共卫生问题。伴随增龄，老年人的身体特征、生理功能都发生了改变，老年 OSA 的流行病学、病因、机制、表现与普通成人有所不同，掌握其特点，对老年 OSA 的研究与临床诊治有十分重要的意义。

一、老年人睡眠生理与结构特点

睡眠结构往往随年龄的变化而改变，不同年龄阶段，睡眠的需要不同，睡眠结构的分期也不一样。老年人随着年龄的变化睡眠结构最明显的变化是 N1 期睡眠所占比例增多，N3 期睡眠比例减少，且变化多发生在老年男性。从中年到老年快速眼动睡眠下降 2%～3%，睡眠有效率也降低，45 岁的成人睡眠有效率为 86%，而 70 岁以上的老年人则为 79%，短暂的觉醒在老年人中也更常见，觉醒指数大约是 15 次 /h，而有 SBD 的老年人觉醒指数是没有 SBD 老年人的 2 倍。增龄带来的老年人这种睡眠 - 觉醒周期的变化不固定，导致进一步的周期性呼吸，从而更易出现 SBD。

二、流行病学

（一）患病率

SBD 的患病率随着年龄的增长而增加，并且男性比女性更为常见。Young 等人报道在 30～60 岁成年美国人中 SBD 男性患病率为 4%，而女性为 2%（以 AHI≥5 次 /h 并存日间过度嗜睡为标准）。尽管亚洲人相对美国人肥胖程度为轻，但是韩国与我国香港地区的成人同样有相近的患病率，因此 2%～4% 一直用来代表成人的 SBD 患病率。

由于研究自身的受限，如调查对象年龄标准的不一致性、监测技术的多样性、睡眠呼吸暂停夜间的变异性与判断标准（AHI 大小）的不一致等，得出的 SBD 在老年人中的患病率结果不一，与中年人 SBD 患病率存在很大差异。不同学者认为老年人的 SBD 患病率从 5% 到 80% 不等，这可能与不同研究人群、研究方法与判断标准不同有关。

美国大型队列研究—— 睡眠心脏健康研究（Sleep Heart Healh Study，SHHS）采用全夜 PSG 监测，结果显示 AHI＞15 次 /h 的患病率为 18%。其中老年人 60～69 岁，AHI 在 5～14 次 /h 者占 32%、AHI≥15 次 /h 者占 19%；70～79 岁 AHI 在 5～14 次 /h 者占 33%、AHI≥15 次 /h 者占 21%；80～98 岁，AHI 在 5～14 次 /h 者占 36%、AHI≥15 次 /h 者占 20%。同样采用 PSG 的还有美国宾夕法尼亚研究中心（the Center Pennsylvania Study，CPS）的研究结果显示 65～100 岁的老年男性 AHI≥20 次 /h 的患病率为 13.3%，老年女性 AHI≥15 次 /h 的患病率为 7.2%。Enrightpl 等调查了 5 201 例年龄在 65 岁以上的美国社区老年人，发现有 33% 的男性与 19% 的女性有大声打鼾，睡眠呼吸暂停综合征的患病率男性为 13%，女性为 4%。慈书平调查 60～69 岁老年人 328 例，其中鼾症发生率为 29%；男性为 39%，女性为 17%。随机对 721 例老年人进行 PSG 监测，SBD 的患病率为 32%。

随着人们生活方式的变化、肥胖患者的增多，SBD 的患病率也随之增加，Peppard 等分析比较了 1988—1994 年与 2007—2010 年威斯康星睡眠队列研究（Wisconsin Sleep Cohort Study，WSCS）人群，结果发现 SBD 的患病率增长了 14%～55%，17% 的老年男性与 9% 的老年女性患有中重度 SBD（表 21-0-1）。

表 21-0-1 SBD 患病率趋势——威斯康星睡眠队列研究

项目	1988—1994 年 患病率		2007—2010 年 患病率	
	百分比/ %	95%CI	百分比/ %	95%CI
男性				
AHI≥5 次/h				
30～49 岁	20.0	17.2, 23.1	26.6	22.8, 30.5
50～70 岁	38.5	34.9, 42.4	43.2	39.4, 47.4
30～70 岁	26.4	23.9, 28.9	33.9	30.8, 37.0
AHI≥15 次/h				
30～49 岁	6.2	4.4, 8.1	9.5	7.0, 12.1
50～70 岁	13.9	11.5, 16.8	17.4	14.5, 20.6
30～70 岁	8.8	7.3, 10.5	13.0	10.8, 15.2
AHI≥5 次/h, ESS 评分>10 分				
30～49 岁	3.1	1.8, 4.4	4.8	3.1, 6.9
50～70 岁	5.4	4.0, 6.8	7.0	5.3, 8.9
30～70 岁	3.8	2.9, 4.9	5.8	4.5, 7.2
女性				
AHI≥5 次/h				
30～49 岁	6.6	4.9, 8.6	8.7	6.5, 11.3
50～70 岁	24.4	20.8, 28.2	27.8	24.0, 31.6
30～70 岁	13.2	11.4, 15.3	17.4	15.2, 20.0
AHI≥15 次/h				
30～49 岁	1.9	1.2, 3.0	2.7	1.7, 4.0
50～70 岁	7.4	5.5, 9.5	9.1	6.8, 11.4
30～70 岁	3.9	3.1, 5.0	5.6	4.4, 7.0
AHI≥5 次/h, ESS 评分>10 分				
30～49 岁	2.1	1.2, 3.3	2.9	1.7, 4.3
50～70 岁	6.6	5.1, 8.6	7.5	5.9, 9.7
30～70 岁	3.8	2.9, 4.9	5.0	3.9, 6.3
AHI≥15 次/h, ESS 评分>10 分				
30～49 岁	0.55	0.24, 0.99	0.79	0.35, 1.34
50～70 岁	2.6	1.8, 3.6	3.2	2.3, 4.4
30～70 岁	1.3	0.9, 1.8	1.9	1.4, 2.6

注：AHI，呼吸暂停低通气指数；ESS，Epworth 嗜睡量表。

（二）危险因素与发病机制

SBD 作为一种慢性病，其病因与发病机制至今尚不完全明确，已知它与许多因素有关，如年龄、性别、体重、上气道解剖因素、饮酒、吸烟、镇静药物及遗传因素均被认为是成人 SBD 发病的主要危险因素。但对于老年人，这些危险因素的关联与非老

年人有所不同，这些危险因素与老年 SBD 的联系强度并没有减弱，同时又具有老年人独有的特点。

增龄是老年生理或生物性衰老的一个典型标志，与增龄有关的 SBD 或叫年龄依赖性老年 SBD，也可能是衰老的一个表现，且在衰老的整个进程中也伴随着老年 SBD 其他危险因素的出现，因此，老年 SBD 的危险因素既有不同于年轻人之处，又与年轻人 SBD 的危险因素相混杂。

肥胖与超重是 SBD 发生发展中的重要危险因素，特别是在非老年人中明显。但是目前尚未清楚肥胖与老年 SBD 的关系是否如肥胖与青年 SBD 一样密切。尽管有数个研究认为肥胖仍然是老年 SBD 的一个强有力的预测因素。如 BMI 作为预测 SBD 的危险因素在老年人与青年人中是相同的，尽管特别肥胖者少有能存活到老年。但研究显示，作为能预测年轻人 SBD 危险性的颈围、腰围、臀围在 70～80 岁老年人中没有太大的意义，虽然 BMI 作为危险因素一直能影响到 80 岁以上的老年人，但是其影响的强度明显减弱。

性别作为 SBD 的危险因素，早期的研究认为男性的发病多于女性，来自美国 SHHS 的一些研究认为女性 SBD 的发病并没有随年龄的增加而减少，并且，来自 WSCS 与 CPS 的研究都认为老年 SBD 的患病率女性接近于男性。CPS 的一项 5 年的患病率分析显示，50 岁以后男性作为 SBD 发病的危险因素已大幅度减弱。

上气道与颌面部局部解剖异常容易导致睡眠呼吸暂停。过去的几十年都普遍认为老年 SBD 大多数是由中枢性事件引起的，中年是以阻塞性事件为主。但近年研究认为，OSA 的发生横跨所有年龄组，也就是说，睡眠期间上气道功能性塌陷这种特殊的变化也发生在老年人，随着增龄上气道顺应性减弱、肌张力衰退是老年 SBD 的特有危险因素。在中年人睡眠呼吸暂停的发生被认为与上气道结构与功能的改变有关，而在老年人则被认为是口咽部肌肉与年龄有关的老化。动物实验表明，在 24 月龄的老鼠身上发现维持上气道不塌陷的咽部肌肉出现纵向的损伤。这些及其他与年龄相关的危险因素也隐含着老年 SBD 的机制与中年 SBD 的机制既有相似之处，又有不同之处。

其他因素如睡眠-觉醒节律的变幻无常在老年 SBD 的发病中起着特有的作用，这种不稳定的睡眠-觉醒模式容易导致周期性呼吸从而发展为老年

性 SBD。SHHS 提示，老年人 N3、N4 期睡眠减少和 N1 期睡眠增加与异常 AHI 高发生率之间的联系，不仅代表 SBD 的高患病率，也可能是一种与增龄有关的存在。鉴于老年 SBD 的这种不确定性与潜在的重要性，有必要去尝试改变这种周期性呼吸的模式包括呼吸间隔、频率，以及随年龄增加呼吸暂停持续时间延长的现象。

三、结局

老年 SBD 的可能结局包括心血管疾病与神经精神疾病，以及相关的终末器官的损伤、病死率增加。由于缺乏大样本前瞻性的随机临床试验，有关 SBD 与老年人的最后不良结局之间的关系仍不确定，但仍集中在 SBD 与心血管疾病与神经精神疾病方面。

（一）心血管结局

研究证实 SBD 是心血管病的危险因素，在中年成人个体，中等程度的 OSA 被认为使患心血管疾病的风险增加了 30%～40%。在 SHHS 有相似的结论，并且 SBD 与心血管疾病之间的关系在青年人中比老年人更为明显。对于老年人而言，SBD 与心血管疾病的关系是减弱还是增强，早年的研究仍没有明确。SHHS 也只是部分地阐述了这个问题，他们认为当排除患有心血管疾病的个体时，SBD 与不同疾病包括高血压、糖尿病与高血脂之间的关系，在男性表现为 65 岁以上组比 65 岁以下组明显减弱，但在女性，影响并没有随年龄减弱。此外，对有高血压的个体进行分层分析的结果显示，年龄在 65 岁以上的老年人中 SBD 与高血压的关系表现为增强。另外，SBD 与广义的心血管疾病包括冠心病、充血性心力衰竭与卒中之间的关系随增龄有不同程度的减弱，但 SBD 仍然是独立于年龄之外的心血管疾病的危险因素。

一项大型社区人群研究结果显示在 45 岁以上人群中，SBD 与高血压有直接关系。流行病学、临床研究已证实 OSA 与高血压之间是独立的关系，即 OSA 是青年成人高血压非常明确的高危因素，Lavie 等研究结果显示呼吸暂停严重程度与血压的升高之间有明显的剂量 - 反应关系。与完全没有睡眠呼吸暂停比较（AHI 为 0），一直认为非病理性的 SBD（如 AHI 为 1 次 /h）也会增加高血压发病的风险。而多个研究也显示经 CPAP 治疗后的 OSA 患者可明显地减低血压，并在严重的呼吸暂停患者或

伴发嗜睡症状的患者中更为有效。

然而在老年人中，OSA 与老年人高血压之间的关系较弱。一个可能的解释是独立的收缩期高血压由于广泛存在的动脉硬化而随年龄的增加而增加，而将收缩期高血压作为结果分析可能会使呼吸暂停对血压影响的事实得到低估。

在充血性心力衰竭的患者中 SBD 具有特别高的发病率。尽管充血性心力衰竭与 SBD 可能具有互为因果的关系，似乎在 SBD 引起或者加重心力衰竭患者中，SBD 与心力衰竭两者是不良的结合体。Javaheri 等人在稳定、轻度并接受药物治疗的充血性心力衰竭的门诊患者中，发现有 40%～50%（主要为男性）患有 SBD，并且认为 AHI 是不良预后的一个重要的预测因素。CSA、OSA 与陈 - 施呼吸均被认为在心力衰竭患者中非常常见，然而，新近的一项基于大样本人群的研究结果发现基于社区人口的心力衰竭合并 SBD 的类型主要以 OSA 为主，而 CSA 仅为 0.9%，与早期基于临床样本的结果有所不同。

（二）神经精神结局

SBD 相关的最明显的神经精神表现是日间过度嗜睡，尽管对老年人日间嗜睡的评价有争论，但大多数研究认为 SBD 与日间嗜睡的联系并非局限于中年个体，对老年人而言，更可能表现为精神心理的损害或类似痴呆的表现，至少也有轻度的认知障碍。来自 San Diego 的一项纵向研究数据显示了精神心理评分的下降与 SBD 的发展有关联这一结果。Dealberto 等对 1 389 例 60～70 岁社区老年人的研究证实，睡眠打鼾、呼吸暂停、伴有日间嗜睡是老年人认知能力降低的危险因素。

认知损害是 SBD 另一个潜在的危害结果。其中最能得到一致认可的是对于注意力的损害。在一项关于 SBD 与认知的回顾性研究中，Aloia 等报道了大多数研究检验与 SBD 治疗有关的认知改变中，对注意力与警觉性的影响是最大的。但在另一项对居住在夏威夷的 79～97 岁高龄日本籍男性的大样本观察研究中，Foley 等认为客观地评价 SBD 应该与日间过度嗜睡相关，而并非包括记忆力、注意力的认知功能的测量。

对于 SBD 患者中出现的认知缺陷，有人提出两种解释：第一种理论认为，是缺氧导致了 SBD 患者认知功能的损害。有一些研究认为，对于那些持续缺氧的患者，其认知功能的损害程度与夜间血氧饱和度存在一定关系，随着血氧饱和度的下降，患者

21

在神经心理测试方面表现更差。而对于间断性缺氧患者，这种关系显得比较模糊。需要考虑到的一点是，SBD患者每晚病情的变化。目前仍不清楚缺氧引起的认知缺陷在治疗后是否可逆。第二种关于SBD患者中出现认知损害的解释是日间过度嗜睡。日间过度嗜睡已经被证实能引起注意力下降，以及在神经心理测试方面的矛盾表现。Cohen-Zion等对48例SBD高危的65岁老年人做了一项前瞻性研究，在2年的随访期里，患者认知功能的改变（用一种通用的测量方法）与AHI、日间嗜睡及血氧饱和度的变化有关。在多元统计分析中，只有日间嗜睡（而非AHI或血氧饱和度）的增加提示了认知功能下降。这似乎说明了SBD对认知功能的影响主要是由于睡意引起了注意力下降。

在住院老年人中，与轻中度痴呆或非痴呆的患者相比，重度痴呆（以痴呆等级评定量表区分）患者患有更严重的SBD。此外，越是严重的SBD患者在痴呆等级评定量表中的结果越差，提示越严重的SBD就造成越严重的痴呆。另一项研究估计，AHI每增加15次/h，相当于年龄增加5岁所降低的精神运动效率。此外，有学者推测SBD很可能是导致血管性痴呆的原因之一，因为有数据表明，SBD相关的高血压、心律失常，以及心排血量、每搏输出量、脑灌注量的降低似乎都有可能引起脑缺血或局部的梗死。

在住院与社区居住的阿尔茨海默病患者中，SBD已被证实与认知损伤有关。即使控制了年龄因素，随着AHI增高，住院的阿尔茨海默病患者的认知功能依旧变差。还有证据表明，严重的睡眠中断引起了阿尔茨海默病患者的认知功能受损。在解剖上，阿尔茨海默病的退行性改变，致使调节睡眠-觉醒模式的脑干区与神经通路受累。

有报道称，在年龄相一致的控制条件下，帕金森病患者同样有较高的SBD患病率。此外，帕金森病患者在认知上有一些细微的改变，有40%进展为帕金森病性痴呆。由于帕金森病患者在觉醒时通常会有呼吸功能改变的体验，这就不难想到他们会有夜间低氧血症与SBD了。在解剖上，帕金森病患者存在网状激动系统神经元，以及起源于中缝背核与蓝斑的神经通路的退行性改变，这些改变都有可能引起睡眠障碍及日间嗜睡。对于SBD引起认知功能障碍并在大多数帕金森病患者中最终发展为痴呆，其具体作用仍不为人们所了解。

（三）代谢紊乱

近年来国内外开展了大量的临床研究工作，发现老年人中OSA患病率明显高于普通人群，且与老年人高发的代谢综合征有密切联系。代谢综合征被认为是心血管疾病与糖尿病高危因素的集合体。代谢综合征在SBD患者中非常常见。然而，这两种疾病之间到底是反映了一个共同的病理现象还是SBD导致了代谢综合征的发生与发展，目前尚未清楚。同样，在老年个体中这两者之间的关系尚待解决。

总之，对于SBD的结局尽管有很多研究结果，但一致的是，不管是流行病学研究还是临床干预性研究，可以肯定的是，SBD与高血压、缺血性心脑血管病、心房颤动的关联随着AHI的增高而加重，尽管大型SAVE研究对OSA治疗后二次心血管事件的作用不显著，但对未合并过心脑血管疾病的OSA患者，多项研究证实不治疗的中重度SBD患者增加心脑血管疾病风险与全因死亡率，而治疗能降低风险。Racionero Casero等报道睡眠呼吸暂停低通气综合征的8年病死率为37%。Schmitt等对628名社区健康老年人调查发现，打鼾与健康状况、呼吸暂停、嗜睡的关系有非常显著的意义，提出睡眠及相关因素已构成社区老年健康的主要问题。人们对其缺乏认识使其相关疾病的患病率与病死率增高。尽管仍缺乏明确的指引来恰当地界定SBD引起的老年人功能改变、发病率及病死率，有关SBD症状或有与之相关并存病表现的老年患者应给予积极评估与治疗。

（四）病死率

若干研究报道了SBD与存活率下降的关系。一项研究跟踪随访了一组平均年龄66岁的非住院老年人长达12年，其中AHI≥10次/h的受访者的病死率比值为2.7%。Hoch等报道了SBD引起抑郁与认知损害的老年患者标化死亡率增加450%。Ancoli-Israel等发现患有严重SBD（AHI≥30次/h）的社区居住老年人明显比那些轻-中度或不患SBD的老年人存活率要低。

然而，一些研究报道SBD间接引起患者病死率升高，如一项对社区居住老年人的研究结果显示，在考虑了心肺条件（包括高血压）之后，AHI并不能独立地预测病死率。越来越多的证据表明SBD是导致病死率增高的心肺疾病的易感因素之一。Marin等报道重度SBD老年患者与健康人群（年龄与BMI均相一致），在一个超过 10 年的随访期里，未治疗严重 SBD 的患者其致死性心血管事件发生率（1.06/100 人年）与非致死性心血管事件发生率（2.13/100 人年）均高于未治疗的轻中度患者（0.55/100 人年，$P=0.02$；0.89/100 人年，$P<0.000\ 1$）、单纯鼾症患者（0.34/100 人年，$P=0.000\ 6$；0.58/100 人年，$P<0.000\ 1$）、经 CPAP 治疗的患者（0.35/100 人年，$P=0.000\ 8$；0.64/100 人年，$P<0.000\ 1$）及普通健康人群（0.3/100 人年，$P=0.001\ 2$；0.45/100 人年，$P<0.000\ 1$）。这项观察研究的结果显示，SBD 增加老年患者致死性与非致死性心血管事件的发生率，CPAP 治疗 SBD 可降低风险。在另一项研究中，Ancoli-Israel 与其同事们发现，患有充血性心力衰竭的老年人比没有患心脏病的老年人有更严重的 SBD；而且，同时患有这两种疾病（心力衰竭与 SBD）的患者其生存期要短于只有其中一种疾病的患者。但是，一项针对心力衰竭伴有 CSA 患者适应性伺服通气（adaptive servo-ventilation，ASV）治疗对心血管事件作用的随机临床研究结果表明，对于左心室射血分数≤45% 的心力衰竭患者，与对照组相比，ASV 治疗对主要心血管事件无显著性差别，同时加重了死亡率。因此，美国睡眠医学会（AASM）更新了"成人 CSA 综合征的治疗 2012 年指南"时指出，ASV 用于伴有 SBD 的心力衰竭患者，主要用于纠正 AHI，因此，对于射血分数≤45%、伴有中重度 CSA、SBD 的心力衰竭患者 ASV 并不适用。

作为 SBD 的主要症状，日间嗜睡同样与全因死亡率和心血管疾病病死率增高都有关系。Newman 及其同仁们从参与心血管健康研究的老年患者对睡眠质量的自我报告信息中发现，在老年女性中日间嗜睡与超过 2 倍的死亡危险度有关（风险比为 2.12，95%CI 1.66~1.72），男性则在某种程度上关系较小（风险比为 1.40，95%CI 1.12~1.73）。

一般来说，由心脏引起的猝死危险，在早上 6 点到中午是最高的，而从午夜到早上 6 点是最低的。然而，对于 SBD 患者而言，情况并非如此。Gami 与其同事检验了已做 PSG 监测的患者其心源性猝死的时间段，并以 SBD 患者与非 SBD 患者及普通人群作比较。他们发现，在午夜到早上 6 点死亡的患者其 AHI 都明显高于在其他时间段死亡的患者。该研究指出，对于 SBD 患者，从午夜到早上 6 点其心源性猝死的相对危险度为 2.57。SBD 患者在睡眠时间发生心源性猝死的危险度峰值，与一般人群在这一时段观察到的典型最低值正好相反。

还有待更进一步的研究去揭示 SBD 与老年人死亡率的确切关系，特别是对于老年女性的研究，因为大多数在该年龄段的研究都是主要针对男性的。

四、诊断

临床中最常见的 SBD 类型仍然是 OSA，老年 SBD 也不例外。诊断必须根据临床表现、体格检查与睡眠监测。

（一）临床表现

OSA 的临床表现随年龄、病情、夜间低氧的程度等不同表现为一定的个体差异，打鼾、可观察到的呼吸暂停、日间嗜睡是其典型表现。老年人 OSA 的临床表现有以下特点：

1. 打鼾　OSA 患者中 50% 有习惯性打鼾史，但习惯性打鼾在老年 OSA 中并不是特征性的表现。因为打鼾随增龄变化，75 岁以后打鼾反而减少，但响亮、时高时低、时断时续的鼾声，以及配偶发现睡眠时呼吸停止、憋醒仍是诊断老年 OSA 的重要依据。

2. 日间嗜睡　有人调查发现 30% 的社区人群有看电视时想睡的表现，90% OSA 患者嗜睡。与普通人不同的是，OSA 患者的嗜睡以日间为主，且不分地点，睡觉不解乏。醒后疲倦，常因打瞌睡而发生事故，是睡眠呼吸暂停致残与影响生活质量的主要原因。与嗜睡相关的症状还有疲劳、智力受损、记忆力丧失、判断力减弱、性格改变、性功能障碍等。

3. 失眠　失眠是老年 OSA 患者的另一常见表现，甚至是就诊的主要原因。Lichstinkl 等曾对有失眠症的老年人群进行调查，PSG 监测发现仅 29%~43% 不符合 OSA 的诊断。引起老年人失眠、早醒、嗜睡、疲劳的睡眠障碍的原因很多，除本身的生理因素外，老年体质虚弱、高龄、慢性病、老年心理社会问题、独立生活能力差等均可引起，应注意将 OSA 所致的睡眠障碍与这种增龄有关的睡眠障碍相鉴别。由 OSA 所致的老年失眠、嗜睡、疲劳症状经 CPAP 治疗后可得到有效改善，也是进一步确诊 OSA 的有力依据。

4. 心血管方面表现　长期频繁出现的夜间呼吸暂停与低氧血症可直接导致高血压、肺动脉高压，甚至心力衰竭。由 OSA 导致的高血压常为睡醒后血压升高，起床活动或治疗 OSA 后血压可恢复正常。有些患者可出现夜间心律失常、心绞痛、心肌梗死、脑卒中，表现为夜间胸闷、晨起头痛等症状，部分患者甚至表现为胃食管反流，继发性红细胞增多症。以上表现特异性不强，医师常仅看到疾病本身的表现，而忽略了所有这些多系统功能损害所产生的临床表现的原因与OSA有关，造成漏诊漏治，需引起重视。

此外，OSA还可引起其他症状，如晨起口干、睡眠不解乏、头痛、性欲减退、记忆力下降、精神抑郁等。

OSA的临床表现有明显的个体差异，有些患者呼吸暂停的次数很多，AHI>5次/h甚至更高，但并不具备以上症状，这种现象在不同年龄均可出现，老年人常见。目前还没有足够的证据证明AHI>5次/h或>30次/h的无症状患者的临床意义有多大，推测OSA患者因嗜睡与呼吸暂停而影响生活的表现除具有个体差异外，与时间也有关。评价与指导OSA治疗的临床指标需综合各方面因素。

老年人特别是高龄老年人对临床症状的主诉常常不主动描述或描述不清，应在配偶与家人配合下，通过仔细询问病史来了解上述症状，对有明显打鼾、呼吸暂停、日间嗜睡及其他功能障碍者，应高度怀疑睡眠呼吸暂停而进一步确诊。

（二）体格检查

应包括体质是否肥胖、颈围大小（男性>43cm、女性>39cm）、口咽部形状与大小、下颌是否后缩与小下颌，这些都是反映睡眠时上气道口径与功能的指标，其异常同时伴睡眠质量降低与日间嗜睡，常提示存在睡眠呼吸暂停。

此外，鼻部的检查，如是否有鼻中隔偏曲、过敏性鼻炎也很重要，对预测患者能否接受CPAP治疗有一定的意义。若患者存在明显的鼻腔解剖异常导致的狭窄时应先寻求耳鼻喉专家的诊疗。

体格检查还应注意血压、心率与心肺功能情况，了解是否合并存在心肺疾病，它们均可引起低氧血症而致呼吸调节不稳定，诱发呼吸暂停，而睡眠呼吸暂停又会加重高血压与原有的心肺疾病。

（三）睡眠呼吸监测

睡眠呼吸监测是诊断SBD标准方法，根据睡眠监测得出的记录结果可以确立或排除诊断SBD，并进行准确分型、评价呼吸紊乱的严重程度。通常分为PSG与便携式睡眠监测又称家庭睡眠监测（home sleep test，HST）两种方法。

PSG是诊断SBD的金标准，具有参数多、判断准确等优点，但同时又因需要专门的场地与夜间专人值班、导联多、价贵、患者排队等候时间长而受限制。随着HST设备的发展成熟，便携式睡眠监测已被广泛用于OSA的临床诊断，需要强调的是，HST仅适用于临床高度怀疑中重度OSA的确诊，尤其适用于怀疑OSA又不适应睡眠中心环境或PSG监测而难以入睡者。HST具有便捷、不需要人值守、可携带回家庭、病房、酒店等进行监测的优点。临床应用哪一种监测方法应根据患者实际情况决定，把握好适应证。

AHI≥5次/h被用来作为诊断OSA的常规标准，但对于老年无主诉不适者，单纯依靠AHI≥5次/h作出诊断，可出现假阳性，可采用AHI>10次/h甚至>15次/h并结合SpO_2下降的程度、临床症状综合考虑。同时OSA经治疗后，相应的临床症状是否改善，睡眠呼吸暂停是否减少，夜间低氧是否纠正，是进一步确诊OSA的重要指标。

五、治疗

老年OSA的治疗应将保守的非手术治疗与手术治疗加以区别。保守治疗包括行为治疗、CPAP治疗、口腔矫治器治疗，外科手术不作为老年OSA的一线治疗。

（一）行为治疗

OSA是一种与生活方式相关的疾病，因而改进生活方式成为治疗OSA的重要一环，包括鼓励患者减少体重、增加体育锻炼、戒烟、戒酒、不服用镇静药物、改良睡姿避免仰卧、养成良好的睡眠习惯等，在此基础上进一步使用CPAP治疗。

对于肥胖的OSA患者，体重的减少可以增大上气道的横截面积、适当减重可以明显地减少AHI。老年人受年龄、基础疾病等因素的影响活动量受限，减重更加困难，并且当使用其他治疗产生效果后，也忽略了老年人减重。减重药由于其疗效的不确定与对高龄产生的副作用，一般不主张老年人使用。此外，对于非肥胖的OSA患者可以采用体位疗法，让患者用网球垫在背部以避免仰睡从而减少睡眠呼吸暂停。

（二）CPAP治疗

对于老年OSA患者CPAP是使用最多、疗效肯定的治疗方法，被作为老年OSA的一线治疗。但对CPAP治疗的接受度很大程度上是基于症状而不

21

是呼吸暂停的时间，许多老年 OSA 患者难以接受治疗，我们对 124 例老年中重度 OSA 患者调查表明，治疗接受率为 22.6%，低于非老年组，不接受的原因排在第一位的是对该病缺乏认识。

CPAP 治疗成功与否很大程度上取决于患者的治疗依从性，Launois 等认为有症状的老年 OSA 患者依从性与年轻人没有差别，应该给予有效的治疗。有报道老年 OSA 患者依从性从 46% 到 80% 不等，影响老年人依从性的因素多数与治疗有关，如幽闭恐惧症、鼻充血、鼻干燥。老年患者使用鼻罩的动作灵活性、与年龄有关的认知困难、老年前列腺肥大引起的夜间排尿次数增多等都影响老年 OSA 患者对 CPAP 的依从性。

提高 CPAP 依从性的方法很多，家属与配偶的支持及使用上的帮助对老年患者很有必要，治疗初期对患者进行教育与适当的行为干预，定期开展小组活动，集体宣教与交流对提高老年人的依从性均有帮助。医师保持与患者的联系共同解决治疗过程中遇到的问题也可以提高老年患者的依从性。此外，患者通过诊疗改善了症状也能进一步帮助老年患者树立信心与引起重视。

（三）口腔矫治器治疗

近年来口腔矫治器用于睡眠呼吸暂停的治疗逐渐得到重视。根据口腔矫治器作用原理的不同，大概可以分成三类：软腭作用器、舌作用器与下颌作用器。其中以下颌作用器使用最为广泛。口腔矫治器对睡眠呼吸暂停有疗效，但有时不够稳定，此与适应证的选择、口腔矫治器的制作技术和材料

有关。高雪梅总结 300 多名病例，以呼吸紊乱指数（RDI）下降 50% 为有效标准，则有效率可达 80%，但对改善低氧效果不稳定。

矫治器的优点是小巧便携，戴用较为舒适，价格相对便宜，副作用小，对轻中度 OSA 患者有效。其主要副作用是初戴时唾液较多，晨间轻度咬合不适。老年人由于增龄带来的牙齿问题应根据实际情况而定。

（四）吸氧

吸氧不是 OSA 第一位的治疗措施，当患者拒绝接受其他治疗，而又有严重的夜间低氧血症时，可以给予吸氧。但由于吸氧本身不能消除或改善频繁发生的上气道阻塞，所以单纯吸氧不能减少患者夜间的微觉醒，因而也不能改善患者的日间嗜睡症状。对于 OSA 伴有心律失常的患者，夜间吸氧可能有帮助，但对同时伴有慢性阻塞性肺疾病的患者要警惕 CO_2 潴留。

（五）外科治疗

外科治疗包括鼻部手术、悬雍垂腭咽成形术（UPPP）、正颌外科手术等多种术式，在本书相应的章节已述，该方法一般不作为老年 OSA 的一线治疗方法。

（六）药物

到目前为止，研究结果表明药物治疗睡眠呼吸暂停的疗效十分有限，特别是对老年人不主张使用，理由是高发的副作用，包括耐受性与严重的毒副作用。

（欧琼）

参考文献

【1】 NIETO FJ, YOUNG TB, LIND BK, et al. Association of sleep-disordered breathing, sleep apnea, and hypertension in a large community-based study. Sleep Heart Health Study[J]. JAMA, 2000, 283（14）: 1829-1836.

【2】 DONOVAN LM. Prevalence and characteristics of central compared to obstructive sleep apnea: analyses from the Sleep Heart Health Study cohort[J]. Sleep, 2016, 39（7）: 1353-1359.

【3】 YOUNG T, FINN L, PEPPARD PE, et al. Sleep disordered breathing and mortality: eighteen-year follow-up of the Wisconsin sleep cohort[J]. Sleep, 2008, 31（8）: 1071-1078.

【4】 OU Q, CHEN YC, ZHUO SQ, et al. Continuous positive airway pressure treatment reduces mortality in elderly patients with moderate to severe obstructive severe sleep apnea: a cohort study[J]. PLoS One, 2015, 10（6）: e0127775.

【5】 MCEVOY RD, ANTIC NA, HEELEY E, et al. CPAP for prevention of cardiovascular events in obstructive sleep apnea[J]. N Engl J Med, 2016, 375（10）: 919-931.

【6】 黄念秋，吴善. 现代老年呼吸病学 [M]. 北京：人民军医出版社：735-743.

【7】 黄席珍. 睡眠呼吸障碍疾患诊治进展与国内 16 年来的经验 [J]. 中华结核和呼吸杂志, 1998, 21（8）: 463-465.

【8】 BLIWISE DL, KING AC. Sleepiness in clinical and nonclinical population[J]. Neuroepidemiology, 1996, 15(3): 161-165.

【9】 MARY SM, TSANG WT, LAM WK, et al. Obstructive sleep apnea syndrome: an experience in Chinese adults in Hong Kong[J]. Chin Med J (Engl), 1998, 111(3): 257-260.

【10】 ONG KC, CLERK AA. Comparison of the severity of sleep-disordered breathing in Asian and Caucasian patients seen at a sleep disorders center[J]. Respir Med, 1998, 92(6): 843-848.

【11】 DAVIES RJ, STRADLING JR. The relationship between neck circumferenc, radiographic pharyngeal anatomy, and the obstructive sleep apnoea syndrome[J]. Eur Respir J, 1990, 3(5): 509-514.

【12】 ZAMARRON C, GUDE F, OTERO Y. Prevalence of sleep disordered breathing and sleep apnea in 50 to 70 year old individuals[J]. Respiration, 1999, 66(4): 317-322.

【13】 LI KK, POWELL NB, KUSHIDA CK, et al. A comparison of Asian and white patients with obstructive sleep apnea syndrome[J]. Laryngoscope, 1999, 109(12): 1937-1940.

【14】 REDLINE S, TISHLER PV, TOSTESON TD, et al. The familial aggregation of obstructive sleep apnea[J]. Am J Respir Crit Care Med, 1995, 151(3 Pt 1): 682-687.

【15】 SANDERS MH. Medical therapy for sleep apnea[M] // Kryger MH, ROTH T, DEMENT WC, et al. Principles and practice of sleep medicine. 2nd ed. Philadelphia: WB Saunders, 1994: 678-693.

【16】 WETTER DW, YOUNG TB, BIDWELL TR, et al. Smoking as a risk factor for sleep-disordered treating[J]. Arch Intern Med, 1994, 154(19): 2219-2231.

【17】 OKI Y, SHIOMI T, SASANABE R. Multiple cardiovascular risk factors in obstructive sleep apnea syndrome patients and an attempt at lifestyle modification using telemedicine-based education[J]. Psychiatry Clin Neurosci, 1999, 53(2): 311-313.

【18】 VOOGEL AJ, VAN STEENWIJK RP, KAREMAKER JM, et al. Effects of treatment of obstructive sleep apnea on circadian hemodynamics[J]. J Auton Nerv Syst, 1999, 77(2/3): 177-183.

【19】 FLETHER EC, MUNAFO DA. Role of nocturnal oxygen therapy in obstructive sleep apneas. When should it be used?[J]. Chest, 1990, 98(6): 1497-1504.

【20】 STROLLO PJ, ROGERS RM. Obstructive sleep apnea[J]. N Engl J Med, 1996, 334(2): 99-104.

【21】 DEALBERTO MJ, PAJOT N, COURBON D, et al. Breathing disorders during sleep and cognitive performance in an older community[J]. J Am Geriatr Soc, 1996, 44(11): 1287-1294.

【22】 SCHMITT FA, PHILLIPS BA, COOK YR, et al. Self report on sleep symptoms in old adults: correlates of daytime sleepiness and health[J]. Sleep, 1996, 19(1): 59-64.

【23】 RACIO C, GARCIA RF, PINO GJM, et al. The sleep apnea syndrome as a health problem an estimation of its prevalence and morbimortality[J]. An Med Interna, 1999, 16(2): 97-102.

【24】 Magalang UJ, Pack AI. Adaptive servo-ventilation for central sleep apnea in heart failure[J]. N Engl J Med, 2016, 374(7): 691.

21

第五篇
中枢性睡眠呼吸暂停综合征

第二十二章　中枢性睡眠呼吸暂停综合征概论　350

第二十三章　中枢性睡眠呼吸暂停病因与发病机制　351

第二十四章　中枢性睡眠呼吸暂停临床表现与诊断　357

第二十五章　中枢性睡眠呼吸暂停治疗策略与展望　359

第二十六章　伴陈－施呼吸的中枢性睡眠呼吸暂停　363

第二十七章　不伴陈－施呼吸的疾病致中枢性睡眠呼吸暂停　373

第二十八章　高海拔周期性呼吸致中枢性睡眠呼吸暂停　375

第二十九章　药物或物质致中枢性睡眠呼吸暂停　379

第三十章　　原发性中枢性睡眠呼吸暂停　383

第三十一章　婴儿原发性中枢性睡眠呼吸暂停　385

第三十二章　早产儿原发性中枢性睡眠呼吸暂停　388

第三十三章　治疗后中枢性睡眠呼吸暂停　392

第二十二章　中枢性睡眠呼吸暂停综合征概论

一、中枢性睡眠呼吸暂停综合征（CSAS）概念

中枢性睡眠呼吸暂停综合征（central sleep apnea syndrome，CSAS）是以睡眠期间呼吸努力减弱或消失所致呼吸气流降低或中断为主要特征，可呈现周期性或间断性变化，伴或不伴有阻塞性呼吸事件。中枢性睡眠呼吸暂停综合征（central sleep apnea syndrome，CSAS）是一组睡眠呼吸障碍性疾病，其诊断标准包括睡眠期间出现呼吸暂停、睡眠片段化及日间嗜睡等症状或具有特征性基础疾病史，多导睡眠图（polysomnography，PSG）监测期间发现呼吸暂停低通气指数（apnea-hypopnea index，AHI）≥5 次 /h，其中中枢性呼吸事件占所有呼吸事件的 50% 以上。

二、CSAS 流行病学

CSAS 发病率较阻塞性睡眠呼吸暂停综合征（obstructive sleep apnea syndrome，OSAS）要低得多，近期一项社区人群流行病学调查发现，虽然睡眠呼吸障碍的整体发病率较高，但其中中枢性睡眠呼吸障碍事件所占比例很小，仅占 4%。CSAS 好发于高龄男性，尤其是伴有低碳酸血症或心房颤动者，有证据表明，CSAS 在老年人中发生更加频繁，65 岁以上人群中有 5% 存在 CSAS，这可能与老年人睡眠状态不稳定导致呼吸紊乱有关。此外，在某些特殊人群中 CSAS 发病率较高，如心力衰竭患者、长期服用阿片类药物及近期有登高原史的人群等。有一些研究报道了心力衰竭患者 CSAS 的发病率为 29%～44%。胡克等人观察了 36 例稳定期慢性充血性心力衰竭患

者，发现其睡眠呼吸障碍的发生率高达 41.7%，主要表现为伴中枢性睡眠呼吸暂停（CSA）的周期性呼吸。近年来，随着阻塞性睡眠呼吸暂停（OSA）发病率的逐年增高和持续气道正压通气（continuous positive airway pressure，CPAP）治疗的推广，人们开始对与治疗相关 CSA（treatment-emergent CSA，TE-CSA），即既往所说的复杂性睡眠呼吸暂停综合征（complex sleep apnea syndrome，CompSAS），有了更深的认识。一些国外的大样本回顾性研究报道 CompSAS 的发病率是 15%～19.8%，日本学者 Endo 发现 CompSAS 在睡眠呼吸紊乱中的发病率是 5%，且多见于男性。

CSAS 可导致夜间低氧血症、频繁觉醒、睡眠片段化及日间嗜睡，所以与心血管事件的发生及死亡风险增加密切相关。但近期的一项临床试验（SERVE-HF）结果令人出乎意料，发现对收缩性心力衰竭患者治疗夜间陈 - 施呼吸反而会增加其心血管事件的死亡率。这意味着迫切需要对特殊人群与 CSAS 患者中发生的陈 - 施呼吸的机制与病理生理学进行深入探究。

三、CSAS 疾病分型

2014 年美国睡眠医学会（American Academy of Sleep Medicine，AASM）发布的《睡眠障碍国际分类（第 3 版）》（ICSD-3）将这组疾病分为 8 种类型：①伴陈 - 施呼吸的 CSA；②不伴陈 - 施呼吸的疾病致CSA；③高海拔周期性呼吸致 CSA；④药物或物质致 CSA；⑤原发性 CSA；⑥婴儿原发性 CSA；⑦早产儿原发性 CSA；⑧治疗相关 CSA。

（王玮）

参考文献

【1】 HEINZER R，VAT S，MARQUES-VIDAL P，et al. Prevalence of sleep-disordered breathing in the general population: the HypnoLaus study[J]. Lancet Respir Med，2015，3（4）: 310-318.

【2】 American Academy of Sleep Medicine. International classification of sleep disorders[M]. 3rd ed. Darien, IL: American Academy of Sleep Medicine，2014.

【3】 胡克，陈喜兰，杨炯，等 . 老年人慢性充血性心力衰竭稳定期的睡眠呼吸障碍 [J]. 中华老年医学杂志，2002，20（1）: 15-18.

【4】 ENDO Y，SUZUKI M，INOUE Y，et al. Prevalence of complex sleep apnea among Japanese patients with sleep apnea syndrome[J]. Tohoku J Exp Med，2008，215（4）: 349-354.

第二十三章　中枢性睡眠呼吸暂停病因与发病机制

清醒状态下，呼吸中枢接收传入信号并进行整合，之后向呼吸肌（如膈肌）与上气道扩张肌群发放冲动，以满足机体气体交换的需求。睡眠中，来自脑桥上部神经传入信号几乎丧失，主要依赖非行为系统（自主神经 - 代谢系统）对呼吸的调控，通过负反馈调节机制进行呼吸调节，当呼吸中枢间断停止发放神经冲动时就表现为中枢性睡眠呼吸暂停（CSA）事件。

一、CSA 病因

根据患者是否存在高碳酸血症可将 CSA 从病因学上分为两种类型：①高碳酸血症型 CSA，多见于脑炎、脑干肿瘤、脑干血管病与多发性肌炎等引起的中枢性肺泡低通气，以及神经肌肉病变、重症肌无力、肌营养不良等造成的呼吸肌无力，也见于合并肺源性心脏病（简称肺心病）与红细胞增多症的患者；②非高碳酸血症型 CSA，多见于周期性呼吸、充血性心力衰竭、脑干损伤、肾衰竭与原发性 CSA 等患者。

二、CSA 易感因素

（一）呼吸控制系统不稳定

呼吸控制系统不稳定是高碳酸血症型 CSA 与非高碳酸血症型 CSA 的主要发病机制（表 23-0-1），主要包括两种情况：环路增益增高（high loop gain）与 CO_2 储量减小（narrow CO_2 reserve）。如上述两

表 23-0-1　CSA 的分类与病因

分类	特殊病因
非高碳酸血症型 CSA（低碳酸 / 血碳酸正常的）	正常事件（入睡开始、觉醒后、叹气后）
	原发性 CSA
	高海拔周期性呼吸致 CSA
	治疗相关 CSA
高碳酸血症型 CSA	药物或物质致 CSA
	肥胖低通气综合征
	先天性中枢性肺泡低通气综合征
	原发性 / 特发性中枢性肺泡低通气
	脑干与脊髓病变 / 疾病
	神经肌肉障碍与骨骼肌疾病（如重症肌无力、肌萎缩侧索硬化、肌肉萎缩症、肌肉疾病、脊柱后侧凸等）

种情况同时存在将增加通气调控的不稳定性，使过度通气与 CSA 周而复始地交替出现。这一现象主要出现在呼吸受代谢性因素调控为主的非快速眼动（non-rapid eye movement，NREM）睡眠期。相反，由于快速眼动（rapid eye movement，REM）睡眠期中存在呼吸的中枢性刺激，可防止代谢性因素刺激引发的通气功能失调 / 不稳定。

1. 环路增益增高　就呼吸系统而言，环路增益是指通气对呼吸刺激的反应（图 23-0-1），当通气与刺激的比值≥1 说明环路增益增高，较高的环路增益系统会对特定的呼吸紊乱产生迅速而强有力的反应。如果比值 <1，则刺激（如 $PaCO_2$ 或 PaO_2 的变化）所引起的反应小而适中，通气控制会很快地将 $PaCO_2$ 调至某一平衡点并使呼吸恢复到稳定的状态（图 23-0-1a）。存在较高控制器增益的个体将对刺激产生过高的通气反应，继而出现较严重的低碳酸血症，表现为 $PaCO_2$ 持续上下波动并引起渐强 - 渐弱式呼吸，即出现周期性呼吸（图 23-0-1b）。当这种通气控制不稳定与较低的 CO_2 储量并存的时候，由低碳酸血症所导致的 CSA 将周而复始地循环出现：过度通气→低碳酸血症→ CSA →高碳酸血症→过度通气→……

高环路增益系统所致通气调控不稳定的另一个因素是循环时间的延长，即在效应器（肺）产生效应（通气增大或减小）与感受器（外周、中枢化学感受器）感知 O_2、CO_2 的变化之间存在一定的延迟反应。由于血液循环需要一定的时间，感受器与效应器两者之间进行信息传导本身即存在时间间隔，而在心排血量减低（如慢性充血性心力衰竭）的患者中，由于左心室射血分数减低，每搏输出量减小，血流速度减慢，脑 - 肺循环时间延长，外周化学感受器所产生的传入冲动（感应动脉血 PaO_2 与 $PaCO_2$ 变化）与其后由呼吸中枢产生的传出冲动都相对延迟，因此该时间间隔被延长，进而使机体应有的负反馈转变为正反馈，导致过度应答，使呼吸控制系统不稳定。近期的研究提出，长期暴露于间歇性低氧环境可提高外周化学感受器对低氧的敏感性，但这一结论在睡眠状态下尚无从考证。另外一个潜在的影响环路增益的因素是脑血流量对于 $PaCO_2$ 变化的自动调

23

23

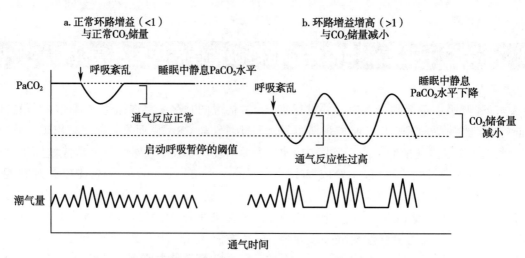

图 23-0-1　环路增益与 CO_2 储量在通气失调中的作用

a. 通气控制功能稳定时，呼吸紊乱（如觉醒、高碳酸血症与低氧刺激）所引发的通气反应适度且 CO_2 储量正常，此时，呼吸紊乱不会引起中枢性睡眠呼吸暂停；b. 通气控制功能不稳定时，呼吸紊乱可引发过度的通气反应（高环路增益）及减小的 CO_2 储量，此时，呼吸紊乱可引发一系列低通气与中枢性睡眠呼吸暂停。黑色箭头代表可引发过度通气的呼吸紊乱，如觉醒、高碳酸血症和低氧刺激。

节情况，这种调节可维持大脑中细胞外液 pH 的稳定，脑血管对于刺激（$PaCO_2$ 变化）的反应性减低可导致环路增益的增高，进而引起通气调控功能不稳定。

2. CO_2 储量减小　CO_2 储量是指静息 CO_2 调定点与呼吸暂停阈值之间的差值。睡眠中的静息 CO_2 调定点若接近启动睡眠呼吸暂停的 $PaCO_2$ 阈值，即 CO_2 储量减小时（见图 23-0-1b），也容易导致通气调控功能的不稳定。正常情况下，若睡眠中静息 CO_2 调定点与呼吸暂停阈值之间存在足够的差值，那么 $PaCO_2$ 在这一区间内的降低基本不会因触发呼吸暂停阈值而启动 CSA，就避免了随之而来的气体交换障碍。反之，当 CO_2 储量减小时，$PaCO_2$ 较小的波动即可触发呼吸暂停阈值并启动呼吸暂停。如若 CO_2 储量减小与 $PaCO_2$ 的大幅波动（即高环路增益状态）同时存在，则可周期性地出现 CSA 并导致通气控制不稳定的状态持续存在，但单纯 CO_2 储量减小（不伴有高环路增益状态）是否足以导致通气功能的不稳定尚无从考证。

（二）上气道阻塞

睡眠时上气道扩张肌活性与张力降低，可导致上气道可塌陷性增加，这不仅可以导致阻塞性呼吸事件的发生，在 CSA 的发生发展中亦发挥作用。当 CSA 发生时，上气道往往处于部分或完全关闭的状态，推测可能与中枢驱动向上气道扩张肌下放的冲动减少有关。动物实验表明，上气道负压与上气道

变形也可导致 CSA 的发生。解除吸气时增加的上气道阻力可引发通气"超射"（ventilatory overshoot），进而导致低碳酸血症与随之而来的 CSA。一些针对减低上气道可塌陷性的治疗措施，如 CPAP 治疗与改仰卧位睡姿为侧卧位，均可减少患者的 CSA 事件。

（三）睡眠－觉醒状态不稳定

正常睡眠中可出现若干个自发性觉醒，觉醒时的呼吸将暂时恢复到清醒时的通气控制状态，即呼吸驱动较睡眠时有所增加且静息 $PaCO_2$ 水平迅速降低至清醒时的调定点。当再次入睡时，$PaCO_2$ 调定点仍接近甚至跨过呼吸暂停阈值，进而造成此时通气控制系统内在的不稳定性。因此，若患者存在较低的觉醒阈值和/或周期性睡眠障碍性疾病（如 OSA、不宁腿综合征等），其夜间觉醒的发生率较高，睡眠－觉醒状态交替所致的呼吸不稳定的情况将更为严重，睡眠－觉醒和/或睡眠－清醒状态的交替出现会使机体更容易反复出现 CSA。此外，觉醒阈值还受外周化学感受器敏感性的影响，存在外周化学感受器敏感性增高的个体更易在睡眠中出现觉醒且其睡眠－觉醒不稳定的状况将更为严重。

引起通气控制不稳定的另一个因素可能是睡眠向清醒转换，这一过程本身亦可产生反射性的通气增大，增加的通气量会造成 $PaCO_2$ 水平的降低并导致再次入睡后 CSA 发生概率增加与持续时间延长。

三、CSA 病理生理学分型与发病机制

非高碳酸血症型 CSA 的特点为高环路增益所致的通气调控功能不稳定,表现为过度通气,睡眠中反复觉醒可增强过度通气而加重 CSA;而高碳酸血症型 CSA 则以低通气为主要特征,表现为反复发生的呼吸衰竭与夜间高碳酸血症的发生或加重,睡眠中进行机械通气可逆转 CSA 与呼吸衰竭。

2016 年 Hernandez 等人在 2014 年美国睡眠医学会发布的 ICSD-3 的基础上,根据高碳酸血症的伴随情况,又将 CSA 这一类疾病进行分类(见表 23-0-1),以便于更好地理解 CSA 相关的病理生理学机制。

(一)非高碳酸血症型 CSA

1. 正常的(生理性)CSA　正常个体从清醒向睡眠转换的过程中,或者觉醒及叹气式呼吸后,可发生通气控制不稳定。正常情况下,呼吸由代谢性与行为性呼吸控制系统进行调节,觉醒本身可兴奋呼吸神经元增加呼吸驱动并稳定呼吸,但当进入 NREM 睡眠时,清醒刺激消失,行为性呼吸调控减弱,呼吸仅靠代谢性呼吸调控系统来调节,而入睡后觉醒的消失可导致启动呼吸暂停的 $PaCO_2$ 阈值上升,进而引发 CSA。若入睡后很快进入稳定睡眠,则会在新的 CO_2 调定点处开始规律的呼吸周期,反之,如果不能进入稳定睡眠,中枢神经系统会重返觉醒状态从而增加通气量,使 $PaCO_2$ 水平降低至暂停阈值以下,此时出现的 CSA 可成为独立事件,或可引发一系列短暂的觉醒、过度通气及与高环路增益状态下类似的周期性呼吸暂停,直至觉醒或稳定睡眠建立。这些事件没有临床意义,属于正常的睡眠呼吸生理范畴。最终 CSA 事件将随着 $PaCO_2$ 水平的稳定而终止。

2. 高海拔周期性呼吸致 CSA　通常也被称作高原型 CSA(high-altitude CSA),是指进入高原或高海拔地区后在睡眠中出现的 CSA,表现为呼吸增强增快与减弱减慢交替出现的周期性呼吸。登高至海拔 1 500m 即可出现周期性呼吸,其发生率随海拔上升而增加,2 500m 时为 25%,4 000m 时几乎达 100%;长期生活于海拔 2 500m 以上的人群也可发生周期性呼吸。引起高原型 CSA 的病理生理学机制如下:①高原环境下大气中较低的氧分压可导致低氧血症,进而引起每分通气量增加,过度通气与 $PaCO_2$ 水平降低又可进一步缩小清醒状态下

静息 $PaCO_2$ 调定点与呼吸暂停阈值之间的差值(即 CO_2 储量减小)。此外,低氧血症可诱导出现呼吸暂停阈值的升高并进一步减低 CO_2 储量,入睡后容易发生通气功能不稳定随即引发 CSA,表现为周期性的过度通气与呼吸暂停交替出现。②高原型 CSA 的易患人群为低氧与高碳酸通气反应性较高(高控制器增益)者,且高原型 CSA 的严重程度随个体环路增益的增高而加重。③频繁觉醒所致的睡眠-觉醒状态不稳定可造成过度通气,进一步扰乱呼吸节律,促进高原型 CSA 的发生发展。最近,有学者提出机体脑血管反应性的改变也有可能对高原型 CSA 的严重程度造成影响。

3. 伴陈-施呼吸的 CSA　陈-施呼吸为一种周期性呼吸模式,表现为在一系列连续呼吸过程中呼吸幅度逐渐缓慢地由弱变强,然后又由强变弱,再暂停一段时间,如此反复循环。伴有陈-施呼吸的 CSA(CSA with Cheyne-Strokes respiration,CSR-CSA)单次循环长度常 >40 秒,与心排血量和左心室射血分数成反比,与动脉循环时间成正比。CSR-CSA 的呼吸模式常出现于清醒期向 NREM 睡眠期过渡及浅睡眠期间(N1、N2 期),而在深睡眠期(N3、REM 睡眠期)消失,因为深睡眠期 $PaCO_2$ 水平升高,CO_2 通气反应性降低,缓解了由过度通气所致的 $PaCO_2$ 下降程度。CSR-CSA 主要见于慢性心力衰竭的患者,有 61%~96% 的慢性心力衰竭患者存在不同类型的呼吸暂停事件,其中 CSA 的发生率为 25%~40%,许多心脏参数与陈-施呼吸的发生风险与严重程度呈正相关,包括左心房大小、高碳酸通气反应性、肺动脉楔压(又称肺毛细血管楔压)及清醒时或运动时较低的呼气末 CO_2 水平。由通气调控功能不稳定所致的陈-施呼吸主要发病机制为:①存在陈-施呼吸的患者环路增益较高,以控制器增益的增高最为显著,表现为高碳酸通气反应性的提高。其中,心力衰竭患者伴随的肺水肿即可导致高碳酸通气反应性的增高。②清醒或睡眠状态下出现的过度通气往往导致低碳酸血症并使静息 $PaCO_2$ 水平更接近呼吸暂停阈值,降低了 CO_2 储量;仰卧位时肺动脉楔压升高、肺部充血加重,可使慢性心力衰竭患者的肺部 J-感受器敏感性增高,增加迷走神经张力并反馈作用于脑干呼吸中枢,增加呼吸中枢的兴奋性,使患者产生过度通气,因此一些心力衰竭患者入睡后仍无法上调静息 $PaCO_2$ 水平。收缩性心力衰竭患者在清醒状态下若存在较

23

低的 $PaCO_2$ 水平,则可以高度预测其夜间 CSA 事件的发生。③收缩性心力衰竭患者,其动脉循环时间的延长可导致反馈延迟进而加重高环路增益系统中通气功能的不稳定性,而外周高碳酸通气反应的加速可能是陈 - 施呼吸周期性发作的决定因素,主要表现为陈 - 施呼吸的周期较其他形式的 CSA(大约 35 秒)更长,可持续长达 60～90 秒。④陈 - 施呼吸的特征之一是反复觉醒,而后者又可引发过度通气。这种睡眠 - 觉醒不稳定可促进通气功能失调与陈 - 施呼吸模式的延续。⑤脑血管接受低氧与高碳酸刺激后所出现的血管收缩与扩张反应可作为负反馈调节机制而削弱对低氧 / 高碳酸的通气反应性,但存在陈 - 施呼吸的患者其脑血管对低氧与高碳酸的反应性降低,导致环路增益的增强,进而引发通气控制不稳定。⑥心力衰竭患者中肺水肿与胸腔积液往往会导致肺残气量的降低,后者又可引起机体增益的提高,即肺通气量的轻微改变可导致 $PaCO_2$ 水平的大幅度变化。⑦上气道的不稳定也可促进陈 - 施呼吸的发生发展,慢性心力衰竭患者夜间颈部静脉回流增加可造成上气道阻力与每分通气量的增加并降低 $PaCO_2$ 水平,最终促进 OSA 与 CSA 的发生发展。

4. 治疗相关 CSA　治疗相关 CSA(TE-CSA)曾称为复杂性睡眠呼吸暂停综合征(CompSAS),为 OSA 患者接受不设置后备频率的 CPAP 治疗过程中,阻塞性呼吸事件消除后出现的 CSA,大部分(70%～90%)为一过性,可随时间的推移而好转。少数患者中 TE-CSA 可持续存在并对夜间气体交换与睡眠结构造成影响,此时应考虑可引起 CSA 的其他常见病因的存在,如心脏疾病、急性脑梗死或阿片类药物的应用。与其他类型的 CSA 相似,TE-CSA 更容易发生于 NREM 睡眠期,吸入 CO_2 治疗有效。TE-CSA 的病理机制不清,目前考虑为多因素所致,阻塞性睡眠呼吸暂停低通气综合征(OSAHS)患者中存在的高环路增益状态及 CO_2 储量减小很可能是在 CPAP 治疗过程中发生 CSA 的主要原因。其他可能引起 TE-CSA 的机制包括:①肺牵张反射,即刺激肺牵张感受器可引发 CSA;②经 CPAP 治疗上气道阻力降低后出现的过度通气及随之而来的 CO_2 储量的降低;③ CPAP 滴定与适应过程中出现的频繁觉醒及相继出现的通气调控不稳定。此外,很多学者发现如果延长 CPAP 的治疗时间,部分 TE-CSA 会消除,因此他们认为在使用 CPAP 治疗

OSA 的过程中,消除阻塞性呼吸事件却出现 CSA 的原因之一是压力不当,或者是患者应用呼吸机治疗初期的反应,通过调整压力或延长 CPAP 治疗时间可减少 CSA 的发生。Javaheri 等的研究显示,1 286 例 OSAHS 患者在 CPAP 滴定初期出现 CSA 的占 6.5%,但经过 8 周 CPAP 治疗后,只有 1.5% 的患者仍有 CSA,其他患者的中枢性呼吸暂停指数都减少到 5 次 /h 以下。

5. 原发性 CSA　也称为特发性 CSA(idiopathic central sleep apnea, ICSA),是一种少见的病因不明的发生在海平面的 CSA 类型,患者无心脏、神经系统或肾脏疾病且未接受气道正压等治疗。中老年男性患病率较高,表现为睡眠时周期性 CSA 后紧接着均匀的深大呼吸,最多持续 5 个呼吸周期,单次循环长度较短(20～40 秒),去血氧饱和度幅度较小,事件的发作频率较高(多于 5 次 /h),无类似陈 - 施呼吸的渐强渐弱表现,低氧程度较轻,不存在清醒期或睡眠相关的肺泡低通气。ICSA 事件主要发生在 NREM 睡眠期(N1 期,N2 期),而在 REM 睡眠期由于化学敏感性降低及相应通气控制功能调整使呼吸趋于稳定而不易发生 CSA。目前认为,ICSA 是由觉醒状态过渡至睡眠期时呼吸调控系统不稳定所致,因而大多发生于浅睡眠期,在 REM 睡眠期并不常见。其主要致病机制为高环路增益状态及 CO_2 储量减少。ICSA 患者的 CO_2 通气反应性较高,清醒期与睡眠期的静息 $PaCO_2$ 水平均较低,使睡眠期 $PaCO_2$ 水平与呼吸暂停阈值更接近,通气小幅度增加即可使 $PaCO_2$ 低于呼吸暂停阈值,进而抑制呼吸。

(二)高碳酸血症型 CSA

高碳酸血症型 CSA 患者 $PaCO_2$ 水平在清醒时即有所升高,睡眠后进一步加重。夜间高碳酸血症发生与加重原因是机体增益升高所致,睡眠时出现的正常生理性的每分通气量下降可产生更大幅度 $PaCO_2$ 增加。同样,由于机体增益提高,觉醒与叹气式呼吸所引发的生理通气量上升可导致更大幅度 $PaCO_2$ 减低,继而引发 CSA 事件。如果呼吸暂停阈值高于正常值,那么 $PaCO_2$ 跨过暂停阈值而引发 CSA 的概率将有所增加。

1. 慢性肺泡低通气疾病所致 CSA　先天性中枢性肺泡低通气综合征(congenital central hypoventilation syndrome, CCHS)是一类罕见的遗传病,主要见于新生儿与少数成人,其根本缺陷在于呼吸中枢不能对外周化学感受器传入的信号进行有效

整合，因而以显著睡眠中肺泡低通气及低氧／高碳酸通气反应性降低为主要特征。如果患者白天也有低通气发生但无确切病因（如已诊断的大脑、神经、肌肉或新陈代谢疾病），则称为原发性肺泡低通气，表现为长期慢性肺泡低通气。肥胖低通气综合征（obesity hypoventilation syndrome，OHS）发生在体重指数（body mass index，BMI）＞30kg/m² 且无其他可引起低通气病因的患者中，其日间存在高碳酸血症，夜间肺泡低通气较日间更为严重。此类患者中的睡眠呼吸障碍以 OSA 为主，可发生 CSA。此外，一些可引起慢性肺泡低通气的疾病（如脑干、脊髓、神经肌肉与骨骼疾病）亦可引起高碳酸血症型 CSA，称为不伴陈 - 施呼吸的疾病致 CSA（CSA due to a medical disorder without Cheyne-Strokes breathing），主要表现为明显的呼吸异常，如共济失调性呼吸模式，其呼吸节律与呼吸幅度／潮气量均不规则，一般持续时间≤5 个呼吸周期，且不符合

陈 - 施呼吸，患者可能同时存在睡眠相关肺泡低通气，这种不规则的呼吸模式反映了呼吸调控系统功能障碍。此类疾病常继发于可导致呼吸调控机制受损的血管性、肿瘤性、退化性、脱髓鞘性病变或创伤性损伤造成的脑干功能障碍。

2. 药物或物质致 CSA　阿片类药物是一种常见的呼吸抑制剂，以美沙酮最常见，其次为长效吗啡或氧可酮、芬太尼贴片或持续麻醉剂注射与用于戒断和疼痛治疗的纳洛酮等，它们可下调对低氧与高碳酸的通气反应性。半数以上长期服用此类药物的患者可发生 CSA，其中枢性呼吸暂停指数与血药浓度显著相关。阿片类药物还可通过降低睡眠中颏舌肌的肌张力来增加上气道的可塌陷性，导致 OSA 事件的发生，而后者又可进一步促进 CSA 的发生发展。终止使用阿片类药物可缓解甚至消除此类 CSA 的发生。

（王玮）

参考文献

【1】 HOFFMAN M，SCHULMAN DA. The appearance of central sleep apnea after treatment of obstructive sleep apnea[J]. Chest，2012，142（2）：517-522.

【2】 COWIE MR，WOEHRLE H，WEGSCHEIDER K，et al. Adaptive servo-ventilation for central sleep apnea in systolic heart failure[J]. N Engl J Med，2015，373（12）：1095-1105.

【3】 HERNANDEZ AB，PATIL SP. Pathophysiology of central sleep apneas[J]. Sleep Breath，2016，20（2）：467-482.

【4】 SYED Z，LIN HS，MATEIKA JH. The impact of arousal state，sex，and sleep apnea on the magnitude of progressive augmentation and ventilatory long-term facilitation[J]. J Appl Physiol，2013，114（1）：52-65.

【5】 SANDS SA，EDWARDS BA，KEE K，et al. Loop gain as a means to predict a positive airway pressure suppression of Cheyne-Stokes respiration in patients with heart failure[J]. Am J Respir Crit Care Med，2011，184（9）：1067-1075.

【6】 MATEIKA JH，SANDHU KS. Experimental protocols and preparations to study respiratory long term facilitation[J]. Respir Physiol Neurobiol，2011，176（1/2）：1-11.

【7】 SANDS SA，EDWARDS BA，KEE K，et al. Loop gain as a means to predict a positive airway pressure suppression

of Cheyne-Stokes respiration in patients with heart failure[J]. Am J Respir Crit Care Med，2011，184（9）：1067-1075.

【8】 MATEIKA JH，SYED Z. Intermittent hypoxia，respiratory plasticity and sleep apnea in humans：present knowledge and future investigations[J]. Respir Physiol Neurobiol，2013，188（3）：289-300.

【9】 BLOCH KE，LATSHANG TD，TURK AJ，et al. Nocturnal periodic breathing during acclimatization at very high altitude at Mount Muztagh Ata（7 546m）[J]. Am J Respir Crit Care Med，2010，182（4）：562-568.

【10】 BURGESS KR，LUCAS SJ，SHEPHERD K，et al. Worsening of central sleep apnea at high altitude--a role for cerebrovascular function[J]. J Appl Physiol，2013，114（8）：1021-1028.

【11】 CUNDRLE JR I，SOMERS VK，JOHNSON BD，et al. Exercise end-tidal carbon dioxide predicts central sleep apnea in heart failure patients[J]. Chest，2015，147（6）：1566-1573.

【12】 LYONS OD，CHAN CT，YADOLLAHI A，et al. Effect of ultrafiltration on sleep apnea and sleep structure in patients with end stage renal disease[J]. Am J Respir Crit Care Med，2015，191（11）：1287-1294.

【13】 ORR JE，MALHOTRA A，SANDS SA. Pathogenesis of central and complex sleep apnoea[J]. Respirology，2017，22（1）：43-52.

【14】 CASSEL W，CANISIUS S，BECKER HF，et al. A prospective polysomnographic study on the evolution of complex sleep apnoea[J]. Eur Respir J，2011，38（2）：329-337.

【15】 VAN RYSWYK E，ANTIC NA. Opioids and sleep-disordered breathing[J]. Chest，2016，150（4）：934-944.

23

第二十四章　中枢性睡眠呼吸暂停临床表现与诊断

一、CSA 临床表现

CSA 表现多样化，可为原发病，也可继发于心力衰竭、神经系统疾病与终末期肾病等，呼吸暂停严重程度决定了患者临床症状与各器官损伤程度，其与 OSA 不同，但 OSA 可发展为 CSA，CSA 也可因呼吸中枢反应性的恢复而转变为 OSA，因此，CSA 与 OSA 常并存。表 24-0-1 比较了 CSA 与 OSA 的临床表现。

表 24-0-1　CSA 与 OSA 的临床表现比较

特点	CSA	OSA
体型	正常体型	多肥胖
睡眠情况	嗜睡、入睡困难或维持睡眠	困倦、日间嗜睡
觉醒	频繁觉醒，不解除疲劳的睡眠	睡眠中很少觉醒
打鼾	轻度，间断性打鼾	严重打鼾，声音响亮
精神神经系统表现	抑郁	智力损害、晨起头痛
性功能	轻微性功能障碍	性功能障碍，遗尿

伴有高碳酸血症的 CSA 患者男女发病率无差别，患者常出现睡眠质量下降甚至失眠、打鼾、晨起头痛、慢性疲劳、日间嗜睡、反复发作性呼吸衰竭、肺动脉高压及右心衰竭，严重者可出现记忆与其他认知功能障碍，部分患者可出现抑郁。无高碳酸血症的 CSA 患者多见于男性、轻度肥胖患者，主要表现为过度通气、夜间觉醒次数多、夜间周期性肢体运动、失眠，日间嗜睡、夜间打鼾较少，通常无心肺并发症。

二、CSA 诊断

CSA 诊断需要综合临床症状与实验室多导睡眠图（PSG）监测结果。成年 CSA 所有类型的临床症状（1 个或多个）：①嗜睡；②入睡困难或维持睡眠，频繁觉醒，不解除疲劳的睡眠；③因气喘致醒；④打鼾；⑤他人目击呼吸暂停。PSG 监测标准包括：①监测时间，中枢性呼吸暂停和 / 或低通气≥5 次 /h；②中枢性呼吸暂停和 / 或低通气总数大于总的呼吸暂停与低通气数的 50%。

1. 不伴陈 - 施呼吸 CSA 的诊断需满足：A+B+C

A. 临床症状（1 个或多个）：①嗜睡；②入睡困难或维持睡眠，频繁觉醒，不解除疲劳的睡眠；③因气喘致醒；④打鼾；⑤他人目击呼吸暂停。

B. PSG：①中枢性呼吸暂停和 / 或低通气≥5 次 /h；②中枢性呼吸暂停和 / 或低通气数大于总的呼吸暂停与低通气数的 50%；③无陈 - 施呼吸。

C. 疾病属于全身或神经系统疾病的合并症，与药物或药物性疾病无关。

2. 高海拔周期性呼吸致 CSA 的诊断需满足：A+B+C+D

A. 近期进入高海拔地区。

B. 临床症状（1 个或多个）：①嗜睡；②入睡困难或维持睡眠，频繁觉醒，不解除疲劳的睡眠；③因气喘致醒；④打鼾；⑤他人目击呼吸暂停。

C. 临床症状可归因于高海拔周期性呼吸，或如行 PSG 监测显示非快速眼动（NREM）睡眠期反复发生中枢性呼吸暂停或低通气，频率≥5 次 /h。

D. 疾病不能用现有睡眠疾病、全身疾病、神经系统疾病、药物与药物性疾病解释。

3. 药物或物质致 CSA 的诊断需满足：A+B+C+D+E

A. 患者服用鸦片类药物或呼吸抑制剂。

B. 临床症状（1 个或多个）：①嗜睡；②入睡困难或维持睡眠，频繁觉醒，不解除疲劳的睡眠；③因气喘致醒；④打鼾；⑤他人目击呼吸暂停。

C. PSG：①中枢性呼吸暂停或低通气≥5 次 /h；②中枢性呼吸暂停与低通气数大于总的呼吸暂停与低通气数的 50%；③无陈 - 施呼吸。

D. 疾病的发生与服用鸦片类药物或呼吸抑制剂为因果关系。

E. 疾病不能以现有的睡眠疾病、神经系统疾病及服用其他药物解释。

4. 原发性 CSA 的诊断需满足：A+B+C+D

A. 临床症状（1 个或多个）：①嗜睡；②入睡困难或维持睡眠，频繁觉醒，不解除疲劳的睡眠；③因气喘致醒；④打鼾；⑤他人目击呼吸暂停。

B. PSG：①中枢性呼吸暂停或低通气≥5 次 /h；

②中枢性呼吸暂停与低通气数大于总的呼吸暂停与低通气数的 50%；③无陈 - 施呼吸。

C. 无日间或夜间低通气的证据。

D. 疾病不能用其他现有睡眠疾病、药物或药物性疾病解释。

5. 治疗后 CSA 的诊断需满足：A＋B＋C

A. 诊断性 PSG 显示睡眠中，以阻塞为主的异常呼吸事件（阻塞性或混合性呼吸暂停、低通气与呼吸努力相关觉醒（respiratory effort-related arousals，RERAs）≥5 次 /h。

B. 非 T 模式持续气道正压通气（continuous positive airway pressure，CPAP）治疗中 PSG 显示，阻塞性事件消失后，突然或持续出现中枢性呼吸暂停或低通气，符合以下条件者：①中枢性呼吸暂停

和 / 或低通气指数（central apnea-hypopnea index，CAHI）≥5 次 /h；②中枢性呼吸暂停和 / 或低通气总数占总呼吸暂停或低通气事件数量＞50%。

C. 中枢性呼吸暂停不能用其他 CSA 疾病解释（其他致 CSA 疾病或药物）。

三、CSA 鉴别诊断

CSA 需与以下疾病鉴别：①阻塞性睡眠呼吸暂停；②中枢性肺泡低通气综合征；③睡眠窒息综合征；④睡眠相关性喉痉挛；⑤发作性睡病；⑥睡眠不足综合征；⑦特发性过度睡眠；⑧周期性肢体运动障碍；⑨心理生理性失眠。通过病史询问、体格检查与睡眠呼吸监测、CO_2 监测有助于上述疾病的鉴别。

（王玮）

参考文献

【1】 American Academy of Sleep Medicine. International classification of sleep disorders[M]. 3rd ed. Darien，IL：American Academy of Sleep Medicine，2014.

【2】 FLORAS JS. Sleep apnea and cardiovascular disease：an enigmatic risk factor[J]. Circ Res，2018，122（12）：1741-1764.

【3】 VAN RYSWYK E，ANTIC NA. Opioids and sleep-disordered breathing[J]. Chest，2016，150（4）：934-944.

【4】 BURGESS KR，AINSLIE PN. Central sleep apnea at high altitude[J]. Adv Exp Med Biol，2016，903：275-283.

第二十五章　中枢性睡眠呼吸暂停治疗策略与展望

一、概述

中枢性睡眠呼吸暂停（CSA）是一类以睡眠期呼吸努力减弱或消失所致呼吸暂停与低通气为主要特征的睡眠呼吸障碍。CSA 的发生可呈间歇性或周期性，也可合并阻塞性睡眠呼吸暂停（OSA）共同出现于同一位患者。由于 CSA 与心脑血管疾病患者的预后有密切的相关性，因而正确评估、积极纠正与治疗 CSA 有重要的临床意义。但 CSA 复杂的病理生理发病机制与不同结论的治疗预后评价研究，使得 CSA 的治疗仍面临一定的困扰与挑战。对于 CSA 的特定有效的治疗措施取决于我们对于其发生机制的认识深度。近些年，随着对 CSA 研究探讨的深入，环路增益（loop gain，LG）效应在其病理生理发生过程中的基础作用得到了认可。这一理论的核心是将几种因素因 PCO_2 变化而产生的应答作用整合为一个共同的作用效应，亦即 LG 效应。LG 效应最终表现为这几种因素相互间增益的倍比放大，LG＝控制器增益 × 效应器增益 × 反馈时间（或循环时间）。LG 目前被用于评估呼吸调控系统的整体稳定性与 CSA 可能发生的概率。对这一理论的理解，可以从整体上诠释 CSA 的治疗原则，如因肺部充血、肺动脉楔压升高所致效应器增益增加，可以通过增加生理无效腔或持续气道正压通气（continuous positive airway pressure，CPAP）治疗而予以改善；因睡眠觉醒阈值变化致频繁觉醒、睡眠片段化与不稳定睡眠而引发的过度通气，高控制器增益可以通过镇静促眠剂予以缓解，减轻或消除 CSA。

LG 理论使我们对于复杂的 CSA 病理生理机制趋向于同一性。但在治疗原则趋于精准、个体化基础上，我们仍需对 CSA 的发病机制有个体化认识。基于这样的原则，我们看到与 LG 理论相反的某些 CSA 发生人群，其通气驱动能力与化学感受器敏感性并未因呼吸暂停时间延长而升高，甚至反而进一步被抑制，如神经肌肉疾病患者，在夜间尤其是在快速眼动（REM）睡眠期，由于化学感受器敏感性降低与严重的肌肉失张力相结合发生 CSA，此时患者并未因低氧血症与 PCO_2 的改变而出现高通气反应，虽然这些呼吸暂停事件因缺乏呼吸努力被归类

为 CSA，但有些学者主张用术语"伪 CSA"或"横膈膜 CSA"来强调肌肉无力在此类 CSA 发生中的主要作用，因而，个体化的 CSA 治疗策略需要建立在对 CSA 发生机制，甚至包括对所有可能的潜在发生机制所进行的深入探讨基础上，以求 CSA 治疗的精准、有效性，这也将是未来有关 CSA 的主要研究发展方向。

二、CSA 治疗策略

依据 2014 年美国睡眠医学会公布的 ICSD-3，CSA 因病因、症状与临床表现等被细化为 8 种类型，基于这种分型，对于 CSA 的管理与治疗原则首先要建立在控制基础疾病与相关诱发因素上，如内科疾病所致 CSA，需要积极控制充血性心力衰竭、心房颤动、卒中等触发因素；药物或物质导致的 CSA，需要戒断药物或物质；其次是针对 CSA 本身的治疗措施选择，包括一般行为治疗、药物治疗、气道正压通气（positive airway pressure，PAP）治疗、氧疗与其他一些正在探索中的治疗方案。

（一）一般行为治疗

部分 CSA 患者伴有夜间阵发性呼吸困难，甚至由此导致维持睡眠困难，因而建议夜间适当抬高床头，采取侧卧体位，部分患者可能通过提高肺容量与改善上呼吸道塌陷性减轻 CSA。另外，由于 CSA 在心力衰竭与肾衰竭患者中的发生率远远高于普通人群，其可能的机制涉及体液潴留问题，因为重力作用日间体液积聚在下肢的血管间隙与细胞间隙，当夜间身体处于卧位时体液也会因为重力作用而向肺部、颈部回流，肺部充血致肺动脉楔压升高，诱发或加重 CSA。此种情况下，建议穿压缩长袜，或睡觉时抬起腿，有助于预防下肢水肿，减少夜间体液回流作用。

（二）药物治疗

目前用于治疗 CSA 的药物一部分目的在于降低交感神经活性、改善血流动力学，如 β 受体阻滞剂、肾素 - 血管紧张素 - 醛固酮系统抑制剂等。因 β 受体阻滞剂能明显降低因交感神经兴奋性升高导致的高通气倾向，减少 LG 效应，因而 β 受体阻滞剂较多用于低碳酸血症的 CSA。其他应用于 CSA 的药

25

物包括利尿剂,如乙酰唑胺、催眠药与镇静剂、黄体酮激动剂与茶碱类。乙酰唑胺通过增加中枢化学感受器对高碳酸血症的敏感性,减轻部分高碳酸血症型 CSA 的发生。催眠药与镇静剂通过限制睡眠期间的自发觉醒次数,稳定睡眠结构,降低化学感受器的敏感性与 LG 效应,增加 CO_2 储备,抑制高通气反应来治疗 CSA。黄体酮激动剂因稳定呼吸系统对血气值的调控,有助于避免部分 CSA 的发生,但其临床意义还有待观察。茶碱在 CSA 患者中的应用也受到了不同的评价,作为一种磷酸二酯酶抑制剂,该药物与呼吸抑制剂腺苷竞争,可降低 $PaCO_2$ 基础值与呼吸暂停阈值,减少 LG,增加呼吸系统稳定性,减少 CSA 的发生。然而一些研究表明,长期使用茶碱会导致交感神经活性增强。但也有研究表明,低剂量茶碱不会增加此类患者的交感神经活性。因此,茶碱在 CSA 中的应用仍存在争议。

(三)气道正压通气(PAP)治疗

1. 持续气道正压通气(CPAP) 根据美国睡眠医学会的推荐,CPAP 是原发性 CSA 的首选治疗方案。CPAP 通过增加肺容量,增加 CO_2 储备,降低效应器增益,减少 LG,稳定呼吸,控制 CSA 的发生。虽然目前没有直接的证据表明 CPAP 可以改善 LG 中的循环延迟,但是 CPAP 通过改善心脏功能,增加心室充盈压力提高心排血量,达到改善循环延迟的效果。基于 CANPAP 研究,CPAP 可有效减少 CSR-CSA 的发生,提高夜间血氧含量,降低 N 末端脑钠肽前体(NT-proBNP)水平、提高左心室射血分数与显著改善运动耐量。随后的进一步研究分析证实,CSR-CSA 控制良好组(AHI≤15 次/h)的远期生存率较控制不良好组(AHI>15 次/h)显著改善。因而 CPAP 对于 CSR-CSA 的短期疗效是确定的,建议用于控制稳定期心功能不全伴有 CSR-CSA 的目标是 AHI<15 次/h,但远期预后的改善还有待进一步研究证实。

2. 双相气道正压通气(BPAP) 带有备用频率的 BPAP 可以在 CSA 发生时主动触发呼吸,但其对 LG 的影响是复杂的:由于消除暂停与低通气而使呼吸中枢的高通气驱动降低,减少控制器增益,另外 PAP 基线通气减少 CO_2 的储备,增加了效应器增益。BPAP 在 CSA 中的应用作用还尚未完全明确,建议在 CPAP、吸氧与适应性伺服通气失败的情况下尝试应用,以 AHI<15 次/h 为可接受的控制标准。

3. 适应性伺服通气(ASV) 是建立在 BPAP 基础上,通过连续探测患者呼吸模式、通气量的变化情况,实行自动适应性按需调节通气量的正压通气模式,以达到稳定呼吸的目的。在控制 CSA 发生与依从性方面,疗效明显优于 CPAP 与 BPAP,被推荐用于左心室射血分数(LVEF)≥45% 心力衰竭患者的 CSR 治疗。其对 CSA 尤其是 LVEF<30% 心力衰竭患者远程预后的改善还需进一步的临床研究验证支持。

(四)氧疗

目前研究较为肯定的是氧疗在婴儿 CSA 与高海拔所致 CSA 方面的疗效,对于部分心力衰竭患者的 CSA 也具有改善作用。因为吸氧在提高 PaO_2 的基础上可以降低外周化学感受器的敏感性,减少 LG 的控制增益反应。但是否能同步改善 LG 中的效应增益与反馈时间尚未明确,因而对于 CSA 呼吸系统稳定调控机制与在其他 CSA 分类中的疗效还需验证。

(五)其他

其他治疗措施包括 CO_2 吸入治疗与经静脉膈神经刺激(transvenous phrenic nerve stimulation,PNS)疗法。除外神经肌肉疾病等高碳酸血症型 CSA,多数 CSA 如心力衰竭患者的 CSA,其发生属于低碳酸血症性,因此这部分患者被认为吸入 CO_2 具有改善 CSA 的疗效。一些研究结论也证实其有效性,然而这些数据大多建立在短期或一整晚的疗效评估上,目前还缺乏多中心的远期疗效观察数据,而且 CO_2 获得途径困难与其毒副作用也限制了它的常规应用。目前最新研制的 PNS 治疗是一种植入式装置,它刺激膈神经以防止 CSA 发生。这项技术最早是由 Sarnoff 提出的,他于 1951 年首次报道使用单侧 PNS 技术暂时可逆性抑制了呼吸控制中枢,基于此原理,目前 PNS 技术在应用中可以通过减缓高通气期间的呼吸流速与检测过度换气初期排出增加的 PCO_2,刺激膈神经以降低自发性呼吸,达到使 $PaCO_2$ 升高并将 CO_2 保持在呼吸暂停阈值以上,从而防止 CSA 的发生。其可能的机制涉及 LG 中的效益增益与反馈时间,于 2017 年被美国食品药品监督管理局(FDA)批准应用于中重度 CSA 人群。

三、展望

CSA 是一种常见且常被忽视的疾病,在心力

25

衰竭与老年人中尤为普遍，可以不同的分类形式存在。其定义为暂时性呼吸努力缺乏，但多数CSA呼吸努力降低是因PCO_2或PO_2的改变所致通气努力度增加的结果，表现为LG升高。也有部分CSA发生是因为通气努力缺乏或被抑制，LG低于正常范畴。因而CSA治疗策略选择是建立在对LG的影响调控上。LG整体环路是由相对独立的PO_2与PCO_2两条环路构成的，所以对CSA精准治疗措施选择应该区分低氧刺激所致化学感受器敏感性增加还是高或低碳酸血症引发的通气努力改变，这种对LG个体化的调控原则才能保证CSA治疗的有效性，如氧疗对部分心力衰竭伴CSA的患者有效，这与其对PO_2的反应增加有关，部分患者对PCO_2的反应增加，此时氧疗无效，应考虑解决PCO_2的问题。所以更深入地了解CSA患者亚型的病理生理学发生机制，才能提供行之有效的干预措施。除此之外，CSA患者基础LG的大小与呼吸系统的调控稳定性对治疗策略的整体选择也很重要。如相较于LG基础值为1.08的患者，我们很难将LG基础值为1.98的CSA患者的LG值降低到1以下并解决其呼吸系统的稳定性问题。此时联合干预措施的选择可能是主要方向，可以在PAP治疗基础上联合催眠镇静剂的应用，辅助氧疗，进行行为干预治疗等。对于中重度CSA患者，PNS技术值得尝试。将来有望有更多的在CSA亚型LG的个体化病理生理机制上的临床研究进展为CSA的治疗策略提供可靠的数据支持。

（王菡侨）

参考文献

【1】 BERRY RB, BUDHIRAJA R, GOTTLIEB DJ, et al. Rules for scoring respiratory events in sleep: update of the 2007 AASM manual for the scoring of sleep and associated events: deliberations of the sleep apnea definitions task force of the American Academy of Sleep Medicine[J]. J Clin Sleep Med, 2012, 8(5): 597-619.

【2】 YUMINO D, WANG H, FLORAS JS, et al. Prevalence and physiological predictors of sleep apnea in patients with heart failure and systolic dysfunction[J]. J Card Fail, 2009, 15(4): 279-285.

【3】 SOMERS V, ARZT M, BRADLEY TD, et al. Servo-ventilation therapy for sleep-disordered breathing[J]. Chest, 2018, 153(6): 1501-1502.

【4】 HARUKI N, FLORAS JS. Sleep-disordered breathing in heart failure - a therapeutic dilemma[J]. Circ J, 2017, 81(7): 903-912.

【5】 AURORA RN, CHOWDHURI S, RAMAR K, et al. The treatment of central sleep apnea syndromes in adults: practice parameters with an evidence-based literature review and meta-analyses[J]. Sleep, 2012, 35(1): 17-40.

【6】 FOX H, KOERBER B, BITTER T, et al. Impairment of pulmonary diffusion correlates with hypoxemic burden in central sleep apnea heart failure patients[J]. Respir Physiol Neurobiol, 2017, 243: 7-12.

【7】 GRAYBURN R L, KAKA Y, TANG WHW. Contemporary insights and novel treatment approaches to central sleep apnea syndrome in heart failure[J]. Curr Treat Options Cardiovasc Med, 2014, 16(7): 322.

【8】 BRADLEY TD, LOGAN AG, KIMOFF RJ, et al. Continuous positive airway pressure for central sleep apnea and heart failure[J]. N Engl J Med, 2005, 353(19): 2025-2033.

【9】 ARZT M, FLORAS JS, LOGAN AG, et al. Suppression of central sleep apnea by continuous positive airway pressure and transplant-free survival in heart failure: a post hoc analysis of the Canadian continuous positive airway pressure for patients with central sleep apnea and heart failure trial (CANPAP)[J]. Circulation, 2007, 115(25): 3173-3180.

【10】 HEIDER K, ARZT M, LERZER C, et al. Adaptive servo-ventilation and sleep quality in treatment emergent central sleep apnea and central sleep apnea in patients with heart disease and preserved ejection fraction[J]. Clin Res Cardiol, 2018, 107(5): 421-429.

【11】 COWIE MR, WOEHRLE H, WEGSCHEIDER K, et al. Rationale and design of the SERVE-HF study: treatment of sleep-disordered breathing with predominant central sleep apnoea with adaptive servo-ventilation in patients with chronic heart failure[J]. Eur J Heart Fail, 2013, 15(8): 937-943.

【12】 GRAYBURN RL, KAKA Y, TANG WH. Contemporary insights and novel treatment approaches to central sleep apnea syndrome in heart failure[J]. Curr Treat Options Cardiovasc Med, 2014, 16 (7): 322.

【13】ORR JE, MALHOTRA A, SANDS SA. Pathogenesis of central and complex sleep apnoea[J]. Respirology, 2017, 22 (1): 43-52.

【14】COWIE MR, WOEHRLE H, WEGSCHEIDER K, et al. Adaptive servo-ventilation for central sleep apnea in systolic heart failure[J]. N Engl J Med, 2015, 373 (12): 1095-1105.

【15】O'CONNOR CM, WHELLAN DJ, FIUZAT M, et al. Cardiovascular outcomes with minute ventilation targeted adaptive servo-ventilation therapy in heart failure: the CAT-HF trial[J]. J Am Coll Cardiol, 2017, 69 (12): 1577-1587.

【16】SARNOFF SJ, SARNOFF LC, WITTENBERGER JL. Electrophrenic respiration. Ⅶ. The motor point of the phrenic nerve in relation to external stimulation[J]. Surg Gynecol Obstet, 1951, 93 (2): 190-196.

【17】DING N, ZHANG X. Transvenous phrenic nerve stimulation, a novel therapeutic approach for central sleep apnea[J]. J Thorac Dis, 2018, 10 (3): 2005-2010.

25

第二十六章　伴陈－施呼吸的中枢性睡眠呼吸暂停

一、概念

在某些患者群体，如充血性心力衰竭（congestive heart failure，CHF）患者中，中枢性睡眠呼吸暂停（CSA）常常以一种周期性呼吸模式出现。这种周期性呼吸模式表现在系列呼吸过程中呼吸幅度逐渐缓慢地由弱到强，然后又由强到弱，再呼吸暂停一段时间，如此反复循环。通常情况下这种呼吸变化循环周期持续 45 秒到 3 分钟。

1818 年 Cheyne 在 1 份病案回顾报道中详细描述了 1 例 60 岁肥胖的脑卒中患者在生命的最后阶段所表现出的这种异常呼吸模式，该患者当时尚合并严重的心律失常。1854 年，Stokes 在其出版的一部有关心血管疾病论著中再次描述了这种周期性呼吸模式。为了纪念这两位学者，人们遂将这种周期性呼吸命名为陈-施呼吸（Cheyne-Stokes respiration，CSR）。CSR 常常发生在非快速眼动（NREM）睡眠的 N1、N2 期，部分患者亦可在清醒状态下发生 CSR。CSR 最多见于 CHF，也可见于脑血管疾病、急性心力衰竭、肾衰竭、药物中毒、新生儿与初上高原的正常人等。

由于 CHF 患者的 CSA 常以 CSR 形式存在，所以许多学者将两者统一起来使用 CSR-CSA 这一术语，本文也将沿用这一名称。然而两者之间的关系不是必然的，不是所有的 CSA 都表现为 CSR，也不是所有 CSR 的呼吸暂停事件都是 CSA。某些 CHF 患者在 CSR 的低通气与 / 或暂停阶段可表现为阻塞性，但为数甚少，临床上最常见 CSR 的呼吸暂停事件还是以 CSA 为主。此外，CSA 只特定发生在睡眠状态中，CSR 既可出现在睡眠中，也可出现在清醒状态下。清醒状态下的 CSR 常预示患者的心功能处于恶化状态并且有可能发生反复性室性心律失常，应引起临床医师的高度注意。

CSR-CSA 特征是呼吸模式呈振荡性反复发生，伴有明显的换气过度引起的低碳酸血症，通常无明显的低氧血症，也较少出现打鼾、嗜睡等阻塞性睡眠呼吸暂停（OSA）人群的典型特征。一般情况下这种周期性呼吸由清醒进入 N1、N2 期后将进一步恶化并最终形成一个恶性循环，但在快速眼动

（REM）睡眠期情况则有所改善。其中的机制可能是因为 N1、N2 期睡眠状态的频繁转换与微觉醒等刺激性因素使呼吸控制系统失去稳定性，而在 REM 睡眠期由于睡眠状态相对稳定，微觉醒较少发生，呼吸控制系统趋于稳定，不易发生 CSR-CSA，具体原因将在后文"发生机制"中详述。

二、流行病学

CSR-CSA 通常见于 60 岁以上男性患者，较多发生于 CHF 这一特殊群体中。现有的临床研究表明，在 CHF 患者中睡眠呼吸障碍的发生率高达 37%～61%。其中 CSR-CSA 的发生率为 30%～45%，是 CHF 中很常见的并发症，其发生往往与晚期心力衰竭相关的低心排血量、高交感神经功能亢进与肺部充血等病理生理过程相关。近期一些学者的研究提示，CHF 患者睡眠的不稳定性与脑部微结构损伤也可能参与了 CSR-CSA 发生发展的病理生理过程。

致 CSR-CSA 发生的主要危险因素包括男性、低碳酸血症、心房颤动（简称房颤）与老龄化，而肥胖不是 CSR-CSA 发生的诱发因素。CSR-CSA 在女性 CHF 患者中很少见，男女发病率之比为 2 : 1～3 : 1 甚或更高，这可能与男性激素的作用有关，因为女性在 NREM 睡眠期出现呼吸暂停的阈值较低，即需要更高的通气幅度与更低的动脉血二氧化碳分压（$PaCO_2$）方能发生 CSA。这种性别的差异是否成为 CHF 患者中男性死亡率明显高于女性的原因尚待进一步验证。

在内科疾病中，除 CHF 外，部分脑血管疾病患者也可发生 CSR-CSA。50% 以上的脑卒中后患者报告存在某种类型的呼吸暂停，尽管报告以 OSA 为主，但部分人群在脑卒中后的最初几日可以出现 CSR-CSA，尤其是急性缺血性脑卒中患者的 CSR-CSA 发生频率较高。考虑到脑卒中患者急性期 CSR-CSA 的高发生率与其不良预后的相关性，可能有必要对脑卒中与短暂性脑缺血发作患者进行相关的筛查工作。

此外，肾衰竭患者中 CSR-CSA 的发生率也较高，尤其合并 CHF 的慢性肾病（chronic kidney disease，CKD）/ 终末期肾病（end stage renal disease，ESRD）

26

患者更容易发生 CSR-CSA。但在临床工作中，由于相关医务人员对 CSR-CSA 的认知不足，使其在这类人群中的检出率大大降低。现有的研究表明，CSR-CSA 是导致 CKD/ESRD 发病率与死亡率升高的重要因素，治疗 CSR-CSA 有助于改善 CKD/ESRD 患者的预后。

三、发生机制

（一）睡眠呼吸生理

1. 睡眠的呼吸反馈通路 生理情况下人类节律性呼吸源自体内自动平衡系统，这一系统可使动脉血 O_2 与 CO_2 维持在一个恒定水平。在该系统的平衡作用下，清醒状态的呼吸受自主 - 行为控制为主，当由清醒进入睡眠时，在睡眠过程中用于维持觉醒的网状上行系统功能受到抑制，清醒通气的自主控制能力丧失，此时的呼吸调控主要由代谢性控制反馈回路（自主神经 - 代谢系统）完成，此回路对呼吸运动的控制主要依赖于中枢与外周化学感受器的负反馈性调节。因而睡眠状态下的呼吸通气控制反馈回路主要由呼吸中枢、化学感受器（中枢与外周）、传入传出神经纤维与效应器（肺 / 呼吸肌群）共同组成。

外周化学感受器位于颈动脉体部与主动脉弓，此处血流灌注丰富且易于定位，可以快速检测到血流中的 PaO_2 与 $PaCO_2$ 的变化。代谢性控制反馈回路对通气控制的反应常常被认为是外周化学感受器对 $PaO_2/PaCO_2$ 水平的瞬时变化所作出的主要反应。中枢化学感受器位于髓质与脑桥，特别是延髓腹外侧的核团，感受脑脊液与细胞外液 $PaCO_2$ 变化引起的 H^+ 改变，以此完成对通气反应的调控。中枢化学感受器的反馈通常也决定了通气的基线水平。因而，在睡眠状态下的呼吸反馈通路是一个代谢性控制负反馈回路，在此过程中，外周与中枢化学感受器的反馈输入信号被整合并作用于呼吸中枢调控呼吸模式的发生器，由模式器输出神经信号到效应器，并将一定强度与频率的呼吸运动指令发放给吸气肌肉（即横膈膜与外部肋间），启动完成特定频率与幅度的呼吸运动。

2. 睡眠的呼吸调控 研究已经证明，睡眠过程中轻度 PaO_2 下降与 $PaCO_2$ 上升，是呼吸活动的主要刺激源。由于睡眠状态下，上气道阻力较清醒期增加，同时化学感受器的敏感性降低，因而每分通气量较清醒状态下降，CO_2 排出减少，$PaCO_2$ 上升，

尽管机体此时的代谢率也有所下降（CO_2 生成减少），但每分通气量较代谢率下降更为明显，因此最终表现为睡眠状态下 $PaCO_2$ 上升（较清醒上升 2～8mmHg，1mmHg＝0.133kPa），PaO_2 轻度下降（较清醒下降 3～10mmHg）。呼吸调控系统对这些变化的感知主要是由自主神经 - 代谢系统完成的，这是一个由负反馈构成的闭合的环路系统，即睡眠状态下的呼吸反馈通路，不稳定与震荡性是其特征。对负反馈系统敏感性描述的环路增益（LG）理论可以很好地阐述这种不稳定性与震荡性。

LG 理论涉及控制器增益、效应器增益与反馈时间三个主要概念因素。运用到睡眠状态下的代谢性呼吸调控模式，其核心即是控制器（呼吸中枢）与效应器（肺 / 呼吸肌）之间通过相互负反馈来调节 $PaCO_2$ 变化。因而，$PaCO_2$ 的改变与对其改变所作出的应答反应构成了 LG 的理论基石，我们可以将 LG 理解为通气紊乱所产生的机体效应与通气紊乱本身的比值。其中，控制器增益是指单位 $PaCO_2$ 变化引起的呼吸中枢对通气变化的反应能力。高控制器增益就表明微小的 $PaCO_2$ 变化就能引发呼吸中枢的强烈通气反应，即化学感受器对 $PaCO_2$ 的高敏感性，控制器增益大小可用 Δ 通气 /$\Delta PaCO_2$ 表示。效应器增益是指效应器（肺 / 呼吸肌）为降低 $PaCO_2$ 增加通气的反应能力，也可理解为效应器在既定的通气水平下减低 $PaCO_2$ 的能力。高效应器增益是指机体的小幅通气变化就可引起 $PaCO_2$ 的明显改变，这主要与高碳酸血症及生理无效腔减少有关。效应器增益可用 $\Delta PaCO_2/\Delta$ 通气表示。反馈时间是指从产生 $PaCO_2$ 变化到出现通气反应所需的时间。所以，高控制器增益或高效应器增益都会使系统稳定性降低，再加上反馈时间延长就构成了高环路增益。

当 LG≥1 时，呼吸代谢调控系统处于不稳定状态，亦即当机体出现呼吸紊乱时，调控系统快速作出大幅度通气反应（增大 / 减少）以快速纠正呼吸紊乱，但由于反馈时间延长使 $PaCO_2$ 变化不能及时反馈，呼吸中枢过度的通气反应会持续存在，从而使 $PaCO_2$ 被过度纠正，导致机体因呼吸紊乱所产生的效应变化多于呼吸紊乱本身的需求，此时呼吸中枢的负反馈系统就进入了矫枉过正的负性循环，产生震荡性的呼吸模式。

（二）CSR-CSA 病理生理机制

CSR-CSA 的发病机制十分复杂，目前仍在探

讨中。多数学者认为,呼吸调控系统的不稳定性是CSR-CSA 产生的主要病理生理基础,即高环路增益效应。在这种效应下,高控制器增益,亦即中枢、外周化学感受器与肺内的迷走神经感受器反应性增加与反馈时间延长导致呼吸控制系统不稳定,并使 $PaCO_2$ 在呼吸暂停阈值(apneic threshold, AT)周围上下波动,最终产生震荡性、周期性呼吸模式。

1. CSR-CSA 形成条件　由于睡眠状态下的呼吸调控主要是闭合环路的自主神经－代谢性调控,因而一个 CSA 事件的产生需具有一定的条件,即在睡眠状态下,当 $PaCO_2$ 下降到某一特定 AT 时,中枢神经系统不再对呼吸肌发放冲动并因而形成 CSA,之后随着呼吸完全暂停, $PaCO_2$ 将逐渐升高至睡眠状态下的 AT 水平,重新触发一次新的呼吸过程,若此时的睡眠与呼吸是一个稳定状态则能建立一个节律性呼吸过程。正常情况下睡眠期的 AT 略等于清醒期 $PaCO_2$ 值或较其低 1～2mmHg,并具有一定的个体差异性。由此可见,产生 CSA 事件的关键因素是睡眠期 $PaCO_2$ 与 AT 之间的差值($\Delta PaCO_2$),而非 AT 本身。若产生单次 CSA 事件的过程不能及时终止,当机体的 LG≥1,则 CSA 呈周期性发作,形成CSR-CSA 呼吸模式。因而,综上所述,CSR-CSA 的形成需要睡眠期 $PaCO_2$ 与 AT 之间的差值 $\Delta PaCO_2$ 足够小,并且呼吸调控的 LG≥1,当这两个条件同时具备时,CSR-CSA 的产生就成为可能。

2. CSR-CSA 形成过程

(1)高通气与 $\Delta PaCO_2$ 降低、低碳酸血症发生:目前的研究已证实,CHF 伴 CSR-CSA 患者的 $PaCO_2$ 基础数值无论在清醒抑或睡眠状态中都较不伴 CSR-CSA 的患者低,这种状态下患者的基础 $PaCO_2$ 与 AT 的 $\Delta PaCO_2$ 值明显降低,即使一次较小通气量的改变,如微觉醒或睡眠状态转换时所引起的通气量增加也可使 $PaCO_2$ 低于阈值触发 CSA;反之,在给予 CSR-CSA 或特发性 CSA(一种与 CSR-CSA 具有许多相似点的疾病)患者吸入 CO_2 含量丰富的混合气体,使 $PaCO_2$ 基础水平提高 1～3mmHg 后,亦即 $\Delta PaCO_2$ 增加 1～3mmHg 后,CSR-CSA 周期性呼吸也随之消失。

除了微觉醒或睡眠状态转换引起通气量增加,可以触发 CSR-CSA 的形成之外,CHF 患者左心室容积增大、充盈压升高、肺部充血等因素可使肺动脉楔压增高致肺部感受器敏感性升高,增加迷走神经张力并反馈作用于脑干呼吸中枢,增加呼吸中枢

的兴奋性使患者发生过度通气,降低 $\Delta PaCO_2$,产生低碳酸血症。进一步的研究证实,CHF 患者的肺动脉楔压与左心室充盈压这两项指标与 $\Delta PaCO_2$ 之间成反比,与 CSR-CSA 的发生率及严重性成正比关系。若 CHF 患者夜间取平卧位,其远端肢体静脉回流增加,中心静脉压随之升高,肺部充血将进一步加重,迷走神经兴奋引起的肺牵张反射更加明显,从而使肺部产生持续的过度通气状态,致 $\Delta PaCO_2$ 降低,低碳酸血症的发生呈周期性。

然而 CHF 患者的低碳酸血症状态可能还不仅仅是由于肺部充血、迷走神经张力增高等因素所致。临床上已进行双肺移植的 CHF 患者虽已处于去迷走神经状态,但仍有低碳酸血症与严重的 CSR-CSA 发生。因而这种状态还与交感神经活性及血浆中儿茶酚胺的浓度升高密切相关。

(2)LG 介导的呼吸调控

1)控制器增益效应:CHF 患者因低心排血量、高交感神经张力、肺部充血等因素可致化学感受器的增益效应增强。目前的研究结果表明,CHF 伴 CSR-CSA 患者的中枢与外周化学感受器的兴奋性,无论是在清醒或睡眠状态下都较不伴有任何睡眠呼吸障碍或只伴有 OSA 的患者升高。

前文已述及,化学感受器增益效应增强可致 LG 的控制器效应增加,表现为潮气量在基线水平或高或低呈高通气、低通气、呼吸暂停交替出现的模式并形成一个恶性循环。以兔子为模型的动物实验数据表明,CHF 可损伤颈动脉窦一氧化氮(NO)生成物,提高化学感受器兴奋性,随着化学感受器兴奋性增强,控制通气增益效应亦逐渐加强,使高通气之后的呼吸抑制更迅速持久, $PaCO_2$ 降低也因而更为明显并最终引发 CSR-CSA。因此控制器增益效应增强是 CSR-CSA 发生过程中的一个重要环节。

目前一些学者认为控制器增益效应中的外周化学感受器的敏感性增益与 CSA 事件的发生频率相关,而中枢性化学感受器的敏感性增益则与清醒状态下 $PaCO_2$ 水平降低程度相关,但有关作用机制尚待进一步研究探讨。目前尚不明确控制器增益效应增强是 CHF 病情进一步发展的结果抑或仅仅是一个病情预警信号。甚至有学者认为该过程可能是对晚期心力衰竭的一种补偿反应,是心脏衰竭的适应性反应。

2)效应器增益效应:高碳酸血症及生理无效腔减少与高效应器增益相关,因而,这一效应也与动脉

血气值发生变化时效应器官(肺/呼吸肌群)对改变的缓冲能力相关。临床指标中,基础肺容量、肺通气量及动脉血 CO_2 的含量变化均与增益反应有关。在高增益下,患者的小幅通气变化就可引起 $PaCO_2$ 的明显改变。CHF 患者可因心脏肥大、肺部充血及胸腔积液等因素出现基础肺容量降低,血液 CO_2 的贮备量下降,生理无效腔减少,同时又由于肺泡气与动脉血 CO_2 之间迅速达到的快平衡,使机体对 CO_2 的缓冲能力进一步减弱,$PaCO_2$ 水平随之升高,效应器增益效应也因此增强。其结果导致每次呼吸时肺泡气与毛细血管之间 CO_2 的交换量升高,呼气末 CO_2 排出量增多。通常情况下增益效应越大,肺泡气呼出 CO_2 越多,$PaCO_2$ 越容易下降至阈值水平以下而触发 CSA。在呼吸完全停止或低通气阶段动脉血中 CO_2 的浓度又逐渐升高,使增益效应反复加强,呼吸控制系统因而处于不稳定状态并最终形成 CSR-CSA 的呼吸模式。

3)反馈时间:动脉血气变化在从肺脏传递至化学感受器过程中具有一个延迟反应,这一延迟反应使机体从产生 $PaCO_2$ 变化到出现通气反应需要一定的反馈时间。反馈时间延长可使机体应有的负反馈转变成正反馈,导致过度应答,使呼吸控制系统不稳定,促进并维持 CSR-CSA 的形成过程。研究证实,CHF 患者 CSR-CSA 周期呼吸长度比单纯 CSA 患者的周期延长。典型 CSR-CSA 伴 CHF 患者的周期呼吸长度可达 60 秒甚至更长,而原发性 CSA 患者的周期呼吸长度仅为 35 秒。这与 CHF 患者心功能状态减退,每搏输出量、心排血量降低所致血流缓慢、肺-脑循环时间延长密切相关。CHF 伴 CSR-CSA 患者行心脏移植术后,约 1/3 患者仍存在 CSA,但一个周期呼吸长度从原来的 60 秒降至 30 秒左右,与原发性 CSA 的周期相接近。动物实验与近期研究结果也证实反馈时间与每个 CSR 周期长短成正比,反馈时间越长,CSR 周期与高通气时相就越长而呼吸暂停时间并无明显改变。

因而,CSR-CSA 的形成过程是呼吸系统稳态失衡的过程,维持平衡的临界点是基础动脉 PCO_2 与 AT 之间的 $\Delta PaCO_2$。在高通气诱发 $\Delta PaCO_2$ 降低、低碳酸血症发生的前提下,以高控制增益与效应增益反应为基础核心,辅之以循环反馈时间延长、微觉醒刺激与低氧反应等促进因素,最终形成震荡性、周期性 CSR-CSA 呼吸模式。在这一循环过程中 CSR-CSA 引起的化学、神经与血流动力学的改变与 OSA 有很多相似之处。CSR-CSA 患者也可由于肺部充血、顺应性降低与呼吸暂停期间的吸气努力动作使胸膜腔内压降低,左心室的跨壁压增大而致左心室后负荷增加,促进疾病进展,预后恶化。值得注意的是,CSR 也不是 CHF 患者的主导睡眠呼吸障碍类型,某些 CHF 患者可因某些因素伴发上气道塌陷而使 CSA 转换为 OSA,或 CSA 与 OSA 并存。CHF 患者,CSA 与 OSA 之间因心功能状态的转归存在一定的连续性,探讨这种连续性在 CHF 患者群体中具有非常重要的价值。

四、临床表现

CSR-CSA 患者因夜间频繁的微觉醒,睡眠常呈片段化,其中 N1、N2 期浅睡眠阶段占据了睡眠总构成比的主要成分,因而这类患者日间易出现疲乏与嗜睡等临床表现。尽管 CHF 伴 CSR 患者具有客观嗜睡表现,但主观嗜睡症状不如 OSA 患者明显且无明显的打鼾史,这种客观与主观嗜睡症状分离现象可能与 CSR 患者潜在的炎症机制相关。此外,有些患者诉夜间常有阵发性呼吸困难,原因可能是患者在呼吸暂停之后的高通气阶段觉醒并因此造成维持睡眠困难,因而部分 CHF 伴 CSR 的患者会有夜间失眠的临床表现。但大部分 CHF 伴 CSR 的患者除日间疲乏感外无其他不适临床表现,所以 CHF 伴 CSR 的患者常常缺乏特征性的临床表现。

五、诊断

CHF 患者的预后恶劣,CSR-CSA 又在 CHF 的恶性进展中起着催化剂的作用,所以明确 CSR-CSA 对于改善 CHF 患者的预后具有非常重要的意义。

(一)诊断技术

1. 睡眠监测仪 多导睡眠图(polysomnography, PSG)监测技术是临床诊断睡眠呼吸障碍包括 CSR-CSA 与 OSA 的"金标准"。但因其价格昂贵、不方便携带目前还不能完全满足临床诊断的需求。如何针对 CHF 伴 CSR-CSA 的患者群体找到更为简便易行,又有一定诊断价值的检查方法是目前需要解决的问题。近些年来,人们在不断探索、应用各种简便、易携、价格相对低又具有临床诊断价值的睡眠监测仪。这些便携式监测(portable monitoring, PM)在保留 PSG 基本特点的同时,尽可能简化操作步骤与对被监测者的束缚,使诊断过程简便易行,同时提高准确率。由于 PM 的监测导联较传统 PSG

明显减少，虽可简化操作手续，但所获信息也明显减少，监测结果的精准性受到一定程度的影响，其临床应用主要局限于睡眠呼吸障碍的初筛、大规模流行病学调查研究与医疗条件缺乏的基层单位。其远程应用价值仍需进一步研究探索。

2. 睡眠事件类型判定　目前普遍接受的关于CSA 的定义是无呼吸努力，口鼻气流停止至少 10 秒。因而测定有无呼吸努力是诊断 CSR-CSA 的关键。食管内压测定可定量、准确地提供呼吸肌肉机械运动的信息，是目前公认的确定有无呼吸努力的可靠、敏感的检测方法。由于需要从患者鼻部插入一个压力气囊，属有创检查，患者不易接受，临床较难推广。目前另一项无创检查新技术——脉搏传导时间（pulse transit time，PTT）技术，即动脉血压波从主动脉瓣传导到末梢所花费的时间，开始应用于临床。PTT 计算通常是以心电图 R 波与手指上相应的脉搏震动波之间的时间为准。因该技术能半定量反映呼吸努力程度，已开始试用于临床。从左心射血到指尖的传输时间一般在 200～250 毫秒，这种时间的延迟与血压高低成反比关系。呼吸动作可引起胸膜腔内压急剧改变继而导致血压的波动，最终使左心射血至外周脉搏的时间发生变化。测定这种变化可知胸膜腔内压改变情况，从而确定呼吸努力程度。此外，该技术还可用于判读睡眠中的微觉醒，了解睡眠稳定状态。由于心电图的 R 波是 PTT 技术中测定左心射血开始的标志，对于 CHF 伴有心房颤动等心电图 P 波消失或改变的心律失常患者，这项技术的应用受到了限制。同时由于相关的研究文献报道较少，其临床应用价值还待进一步探讨。

临床上还可通过在体表安放电极，测定膈肌或胸骨旁肌电活动情况，了解胸、腹呼吸努力程度。但由于较难获得可靠的肌电指标而限制其临床应用。

目前为多数睡眠中心接受，应用最为广泛的测定呼吸努力程度 - 呼吸动度的方法是通过呼吸电感体积描记器或类似的方法记录胸腹呼吸运动情况。其原理是通过探测胸腹腔横截面积的变化来确定胸腹呼吸运动程度。技术关键是胸腹带位置选择与固定程度，若位置选择不恰当和 / 或固定程度不合适可造成误诊或漏诊。

3. 睡眠事件评估　部分 CSR-CSA 患者可表现为日间嗜睡，多数睡眠中心使用 Epworth 嗜睡量表（Epworth sleepiness scale，ESS）来衡量患者嗜睡程度。ESS 是澳大利亚 Epworth 睡眠研究中心设计的用于主观评价日间嗜睡情况的量化表格。一些睡眠中心还设计了针对性较强的问卷调查以鉴别 CHF 与 CSR-CSA 症状相重叠的情况。此外，研究发现在 CHF 患者中下列因素：男性、年龄超过 40 岁、日间低碳酸血症，尤其当 $PaCO_2 < 35mmHg$ 时可作为评估 CSR-CSA 的重要指标。运动试验中的运动中通气对 CO_2 的反应（VE/VCO_2 直线的斜率）可较好地反映患者高通气倾向与化学感受器增益效应增强趋势，也可作为 CSR-CSA 的一项评估指标。但在老年患者中很难完全得到运动通气反应的实测值，相比之下 $PaCO_2$ 的临床应用价值更大。

PSG 监测后临床医师应根据患者口鼻气流压力、胸腹呼吸运动、体位与微觉醒状态等指标情况确定有无 CSR-CSA，并全面评估患者呼吸暂停与低通气指数、血氧饱和度与 CSR 周期参数，以确定 CSR-CSA 的严重性。完全的呼吸暂停与低通气事件具有同样的病理生理基础，对心血管功能的影响效应是同样的。因而，临床医师分析睡眠数据时能否判读全部中枢性事件（中枢性暂停与低通气）对患者预后的改善有着重要意义。

（二）高危人群

由于流行病学资料显示 CSR-CSA 与 OSA 在 CHF 这一特殊患者群体中的发病率很高，接近 80%，因此建议临床上对于心功能高于纽约心脏协会（New York Heart Association Class，NYHA）分级Ⅱ级和 / 或 LVEF 低于 50% 的患者常规进行睡眠监测，尤其是特发性扩张型心肌病患者更应被列为重点监测人群。一些具有舒张期功能障碍并处于稳定期的患者，因常有睡眠呼吸障碍发生，也需引起临床医师的高度注意。

（三）诊断指征

CHF 患者若出现下列任一情况均应考虑做 PSG 监测：①过度通气的临床表现或体征，如 $PaCO_2$ 降低、运动通气反应增高等；② PM 或 PTT 诊断可疑者；③被同床者观察到的呼吸停顿现象；④夜间失眠、频繁觉醒、阵发性呼吸困难、晨间头痛、日间疲乏、嗜睡等任一症状；⑤心脏移植、冠状动脉旁路移植术前术后；⑥积极抗心力衰竭治疗心功能无明显改善者；⑦ LVEF<40%；⑧夜间心律失常。

此外，根据目前的临床实用研究结果，年龄、性别、心房颤动节律也可作为 CSR-CSA 的临床诊断指征。

26

（四）诊断标准

诊断 CSR-CSA 需要满足以下（A 或 B）+C+D 条件：

A．出现下列至少一项：①嗜睡；②睡眠起始或维持困难，反复从睡眠中醒来或非恢复性睡眠；③因气短觉醒；④打鼾；⑤目击有呼吸暂停。

B．存在心房颤动 / 心房扑动、CHF 或神经系统疾病。

C．PSG 监测（诊断研究或 PAP 滴定）出现以下所有表现：①每小时睡眠存在 5 次以上的 CSA 和 / 或中枢性低通气；② CSA 和 / 或中枢性低通气的数量占呼吸暂停与低通气总数的 50% 以上；③通气形式满足 CSR 标准。

D．不能被其他睡眠疾病或药物（如阿片类）使用与物质滥用来解释。

六、临床意义

CSR-CSA 可通过以下几个方面影响 CHF 患者的病程发展。

（一）交感神经活性

研究结果显示，CHF 患者血浆儿茶酚胺浓度越高，死亡率越高。交感神经活性与 CHF 患者的死亡率呈正相关，是衡量 CHF 患者生存率的一项重要指标。

现已有明确的实验数据证实，心交感神经对心肌具有毒性作用，其活性增高可加重左心室后负荷，升高心率、血压，降低心排血量并容易使患者发生室性心律失常。此外，交感神经活性增高还可加强 CHF 患者的化学感受器增益效应并通过突触机制介导 CSR-CSA 的发生，而 CSR-CSA 本身也可在短期内迅速提高交感神经活性，但作用微弱。研究发现，CHF 伴 CSR-CSA 患者的心功能纽约心脏协会分级常较不伴 CSR-CSA 者高；另外 CHF 伴 CSR-CSA 患者的交感神经活性较具有相同 LVEF 但不伴任何睡眠呼吸障碍者高。

CSR-CSA 主要通过以下两方面的原因导致 CHF 患者的交感神经活性增高：首先是低氧血症，然而 CSR-CSA 患者夜间 SaO_2 下降常不明显，使得该机制缺乏足够依据；其次可能是夜间微觉醒指数升高导致交感神经活性瞬间增高，但持久增高效果尚不明确。

尽管目前尚无 CSR-CSA 可持久性升高交感神经活性的证据，但相关的临床研究已表明 CHF 伴 CSR-CSA 患者的交感神经活性、死亡率与心脏移植率均较无 CSR-CSA 者高。也有研究报道 CSR-CSA 的严重性与交感神经活性无直接相关性，CHF 本身的严重性才与交感神经活性直接相关。

总之，交感神经活性与 CSR-CSA 之间的因果关系是一个非常值得研究探讨的问题，它关系到 CSR-CSA 患者的临床治疗意义。解决这一问题就可明确 CSR-CSA 在 CHF 的病程演变过程中所起的作用，最终确定 CSR-CSA 是否应成为临床治疗的终极目标。

（二）低氧血症

血氧降低可使 CHF 患者心肌细胞的氧自由基生成增多，抗氧化能力减弱，氧化应激反应发生，导致心肌细胞功能受损甚至坏死。低氧还可使细胞因子生成增加，血管内皮功能受损，心肌细胞发生炎性改变，心肌肥厚劳损最终致心功能恶化。但 CSR-CSA 患者夜间 SaO_2 下降常不明显，CSR-CSA 伴发低氧血症的临床意义尚需进一步确定。

（三）觉醒与微觉醒

CSR-CSA 患者夜间频繁的觉醒与微觉醒可刺激交感神经活性增高，产生过度通气，使心脏跨壁压增大，后负荷加剧，心脏自律系统失常，加速 CHF 病程的进一步恶化。研究发现，CSR-CSA 患者的心律失常多发生在高通气阶段。

综上所述，CSR-CSA 一方面可使 CHF 患者的交感神经活性增高，心率、血压升高，心脏后负荷增大，心肌耗氧增强；另一方面可发生间歇性低氧，使心肌供氧不足，导致心肌细胞功能受损。这两方面常常相互作用，相互影响，形成一个恶性循环，加速疾病的进程。CSR-CSA 可作为 CHF 病程恶化的预警信号，它的出现应引起临床医师的高度注意。

七、治疗

目前 CSR-CSA 的治疗因其复杂与尚未完全明确的病理生理过程，仍然缺乏特定有效的方案。对于 CHF 伴有 CSR-CSA 的患者，抗心力衰竭措施是首选方案。研究证实，CHF 患者经有效抗心力衰竭治疗提高血流动力学指标或经心脏移植术后，CSR 的严重性可明显减低。其他有效控制 CSR-CSA 的治疗措施也以改善心功能指标、提高远期生存率为最终目的。

临床上，CHF 伴有 CSR-CSA 的治疗方式主要包括药物与非药物性治疗两个方面。

（一）药物治疗

以针对抗心力衰竭、改善心功能状态的药物治疗为主，如利尿剂、肾素－血管紧张素－醛固酮系统抑制剂、β受体阻滞剂、正性肌力药等，主要目的在于减轻心脏负荷、降低交感神经活性、强心、延缓心肌重构等。近几年研究较多的药物是β受体阻滞剂，对于它在CHF方面的作用也已有了越来越深刻的认识。目前认为使用β受体阻滞剂可减轻CSR-CSA，其机制可能是β受体阻滞剂明显降低了因交感神经兴奋性升高导致的高通气倾向，并能有效提高部分CHF患者的LVEF，降低LG效应，但目前还没有β受体阻滞剂减轻CHF伴CSR-CSA发病率的流行病学统计资料。其他，如乙酰唑胺，通过降低感受器的敏感性，减少LG的增益效应，减轻CSA的严重性；而催眠与镇静类药物如苯二氮䓬类（benzodiazepine）可以通过限制睡眠期间的自发觉醒次数，提高CO_2的AT来改善CSA，因其副作用、适应性与依赖性等因素，至今尚未被广泛推广使用。茶碱作为一种磷酸二酯酶抑制剂，可与呼吸抑制剂腺苷竞争，降低$PaCO_2$基础值与AT，减少呼吸效应，增加呼吸系统稳定性，减少CSA的发生。我国学者在对13例有周期性呼吸的稳定期CHF患者给予口服茶碱治疗5~7日后，发现中枢性AHI减少，微觉醒指数明显降低。因此茶碱类药物还可通过稳定CHF患者的睡眠，减少LG，使CSR的严重性降低。但目前尚无证据表明，茶碱类呼吸兴奋剂能改善CHF患者的心功能状态、神经内分泌功能与生活质量；另外，一些病例对照研究却发现CHF患者的血、肾茶碱药物浓度要比正常心功能状态者高出2倍，这使其毒副作用也更为明显。这一限制也使得该治疗方案至今未被临床医师广泛采纳。

（二）非药物治疗

1. 氧疗与二氧化碳疗法

1）氧疗：现有的研究已表明，低氧血症是CHF患者死亡的独立危险因素，因而经夜间吸氧消除CSR患者的低氧血症，不仅使CSR的严重性减轻，尿中儿茶酚胺含量与肌肉交感神经活动性减少；还能改善CHF患者室性心律失常、LVEF与生活质量。其可能的机制是吸氧能增加氧的储备，稳定呼吸模式，降低LG效应，改善睡眠结构。部分研究发现，吸入60%的高浓度氧可减轻CSR-CSA的严重性，原因可能是高浓度氧抑制了外周化学感受器的兴奋性反应，减弱了控制增益效应，使呼吸系统趋于稳定。但缺乏长期的随访观察资料，也无明确改善心功能、降低死亡率等临床证据，且由于长期高浓度吸氧具有较大的不良反应，使得这项治疗措施未被应用于临床。另外，需要注意的是，在无明显低氧血症的CHF患者中使用高流量氧气吸入可以引起不必要的高氧血症、全身血管阻力增加与心室功能受损，并且长期氧疗的潜在毒性还有待于进一步研究论证，尤其氧疗对于CHF伴有CSR患者的远期预后还需要更多的临床研究予以证实。

2）二氧化碳疗法：CO_2吸入与生理无效腔通气治疗能降低CSR-CSA的发生率。研究报道，$PaCO_2$水平升高可稳定呼吸系统，减轻CSR-CSA的严重性，吸入$PaCO_2$含量丰富的混合气体（1%~2%或3%）可消除CSR-CSA。CO_2疗法的机制在于升高$PaCO_2$水平，使$PaCO_2$值保持在AT之上，从而稳定了呼吸系统。另一种理论认为，吸入含$PaCO_2$丰富的混合气体能增加无效腔通气，体内CO_2储备量因此增多，并可避免血气值反复波动，降低LG，稳定呼吸系统。但由于直接吸入CO_2可能刺激心交感神经的兴奋性，加重心脏负荷，使衰弱的心脏功能进一步恶化。这一疗法目前仅适用于实验研究，尚未正式运用于临床。此外，增加生理无效腔通气治疗也是提高$PaCO_2$、消除特发性CSA的一项有效治疗措施。最近一项研究表明，增加生理无效腔400~600ml可在正常的生理范围内提高$PaCO_2$值，消除CHF患者的CSA并且对心血管功能状态无不良影响。然而由于生理无效腔的增加可能造成呼吸肌工作负荷加重，使上气道更易于塌陷，加重OSA，因而该项治疗还有待进一步验证后才能应用于临床。

2. 气道正压通气（PAP）治疗

现有的研究表明，PAP治疗在消除反复呼吸暂停事件所致的低氧血症及胸腔内因上气道关闭所致高负压、降低心脏跨壁压、减轻心脏后负荷、增加心肌供氧之后，可明显降低心脏的交感神经活性，阻断多种内源性的神经内分泌与细胞因子激活，减少心肌细胞的重塑，从而达到改善心脏功能的效应。此外，长期应用PAP治疗，尚能使扩大的心肌缩小，减轻瓣膜反流，降低心房钠尿肽分泌与肾上腺能活性，增加呼吸肌力；然而PAP提供的过高正性压力也可增加胸膜腔内正压，使静脉回心血量减少，降低左心室充盈压，减少心排血量。正常人可在短期内自行代偿这种现象，但低血压或心力衰竭、心功能损伤患者则具

26

有相对危险性，因而我们建议合并 CHF 的患者接受 PAP 治疗时应严格遵循压力滴定的原则。

PAP 治疗包括持续气道正压通气（CPAP）、双相气道正压通气（BPAP）与适应性伺服通气（ASV）3 种治疗模式。目前已知 CPAP 对于 CSR-CSA 的短期疗效是确定的，远期预后的改善还有待进一步探讨。

与 CPAP 相比，BPAP 在控制 CSR-CSA 上并没有明显优势，甚至有研究结果表明其可加重 CSR-CSA 病情。但也有研究证实，使用 BPAP 在减少 CSR-CSA 发生频率基础上，还能明显提高 CHF 患者的心功能状态。目前临床上最多用于控制 CSR-CSA 的 PAP 模式是 ASV，它可以根据每分通气量或峰流量来调整支持压力，使通气过程中呼吸气流稳定。在基于对每次呼吸气流的一系列测量基础上，ASV 的支持压力会随之调整，以保证与患者的呼吸一致。如果患者通气不足，机器会自动增加压力支持，而对于过度换气，它会迅速降低压力支持；一旦患者的呼吸模式正常化，ASV 将会随之提供最小的压力支持，以避免过度换气与低碳酸血症的发生，从而避免最大程度上的 PCO_2 波动，稳定呼吸调控。如果在连续稳定的工作模式下，患者突然出现呼吸暂停，ASV 又会自动调整为呼吸频率支持模式，维持稳定的呼吸节律。

有学者研究了吸氧与 CPAP、BPAP、ASV 几种 PAP 治疗模式在 CHF 合并 CSR-CSA 患者中的疗效，发现 ASV 优于其他几种治疗方式。进一步的系列研究结果证实，ASV 不仅较 CPAP 治疗的长期依从性提高，还能降低 N 末端脑钠肽前体（NT-proBNP）及血浆儿茶酚胺水平，降低交感神经活性，显著改善 CHF 患者的睡眠结构，提高 LVEF 与生活质量。Wu 等涵盖 7 项研究涉及 301 例患者的荟萃数据分析显示，ASV 优于其他方法，有效改善 CSR-CSA。但是一项多中心、前瞻性研究 SERVE-HF 的结果并不支持 ASV 在 CSR-CSA 中的应用。这项研究旨在评价 ASV 是否有效改善 CHF 合并 CSA-CSR 的终点事件，其结果表明 ASV 组全因死亡率与心血管死亡率明显高于对照组。尽管该项研究存在一些设计缺陷，所用 ASV 模式有一定局限性，然而后续的一些研究也未表明 ASV 对于 CHF 伴 CSR-CSA 远期预后的改善作用，甚至不推荐其在 CHF 伴 CSR-CSA 患者中应用。这也可能与 ASV 模式未被恰当合理应用有关，一些学者建议在 ASV 的应用中要进行有效测评，并要严格控制适应证，选择适当患者才能保证其安全有效性。

因此，ASV 在 CHF 合并 CSA-CSR 治疗中的有效性目前尚不明确，还有待进一步的研究，期待新的研究结论予以证实。尤其对于 LVEF<30% 的 CHF 患者，在使用 PAP 控制 CSR-CSA 的过程中，需要根据患者心功能状态进行通气模式与压力参数的设置，最大程度稳定血流动力学，达到最佳临床效果。

3. 心脏移植 心脏移植术后由于心功能状态改善，CHF 患者的交感神经活性明显减少。近年有关心脏移植的数据报道显示，近 80% 的 CSR-CSA 患者在术后，当其 LVEF 恢复正常之后 CSR-CSA 也随之消失。然而仍有 20% 的患者在移植术后持续患有 CSA，但这些患者的 AHI 及尿中儿茶酚胺的含量较术前明显降低。由于这部分患者的 LVEF 在移植术后也已恢复至正常范围，因而患者的 CSR 周期较前明显缩短，只表现为特发性 CSA 而非 CSR-CSA。由此可见，心功能状态恶化是 CSR-CSA 发生的必要前提条件。因此在 CHF 伴 CSR-CSA 患者的治疗措施中最重要的环节是提高心功能状态。另外，因为 CSA 与 OSA 之间具有连续性，部分患者在心脏移植术后呼吸暂停与低通气事件的类型发生转换，由中枢性转变为阻塞性，因而此时的治疗重心是使用 CPAP 解决 OSA。所以心脏移植术后应定期让患者进行 PSG 监测，根据结果做好随访工作。

4. 心脏起搏器治疗 对于 CHF 伴有心动过缓者心脏起搏器可能因增加心排血量，缩短肺脏至化学感受器的循环时间，降低左心室充盈压从而降低 LG 效益，防止过度通气，减轻或消除 CSR。但因缺乏大型随机对照观察，此结论还有待进一步证实。

截至目前，CHF 伴 CSR-CSA 的有效治疗仍是一个复杂问题，优化策略选择至关重要。针对心力衰竭与相关共病的治疗是首要的，常用方案如氧疗、CPAP 与 ASV 都具有一定的局限性。ASV 仅适用于 LVEF>45% 的 CSR-CSA 患者，目前正在积极探索的膈神经刺激疗法似乎是一项值得期待的治疗措施，此外，人们也在积极探索其他治疗方案。随着对 CSR-CSA 病理生理机制的更深入了解，新的治疗策略有望在改善 CHF 患者致残症状、降低死亡率方面有更大的突破。

（王菡侨）

参考文献

【1】 LYONS OD，BRADLEY TD. Heart failure and sleep apnea[J]. Can J Cardiol，2015，31（7）：898-908.

【2】 ROWLEY JA，BADR MS. Central sleep apnea in patients with congestive heart failure[J]. Sleep Med Clin，2017，12（2）：221-227.

【3】 NAUGHTON MT，KEE K. Sleep apnoea in heart failure: to treat or not to treat?[J]. Respirology，2017，22（2）：217-229.

【4】 PINNA GD，ROBBI E，TERZAGHI M，et al. Temporal relationship between arousals and Cheyne-Stokes respiration with central sleep apnea in heart failure patients[J]. Clin Neurophysiol，2018，129（9）：1955-1963.

【5】 HARUKI N，FLORAS JS. Sleep-disordered breathing in heart failure - a therapeutic dilemma[J]. Circ J，2017，81（7）：903-912.

【6】 HEIDBREDER A，SPIEβHÖFER J，STYPMANN J，et al. Microstructural cerebral lesions are associated with the severity of central sleep apnea with Cheyne-Stokes-respiration in heart failure and are modified by PAP-therapy[J]. Respir Physiol Neurobiol，2018，247：181-187.

【7】 MAY AM，BLACKWELL T，STONE PH，et al. Central sleep-disordered breathing predicts incident atrial fibrillation in older men[J]. Am J Respir Crit Care Med，2016，193（7）：783-791.

【8】 TERZIYSKI K，DRAGANOVA A. Central sleep apnea with Cheyne-Stokes breathing in heart failure - from research to clinical practice and beyond[J]. Adv Exp Med Biol，2018，1067：327-351.

【9】 PINNA GD，ROBBI E，TERZAGHI M，et al. Temporal relationship between arousals and Cheyne-Stokes respiration with central sleep apnea in heart failure patients[J]. Clin Neurophysiol，2018，129（9）：1955-1963.

【10】 FOX H，KOERBER B，BITTER T，et al. Impairment of pulmonary diffusion correlates with hypoxemic burden in central sleep apnea heart failure patients[J]. Respir Physiol Neurobiol，2017，243：7-12.

【11】 MEHRA R，WANG L，ANDREWS N，et al. Dissociation of objective and subjective daytime sleepiness and biomarkers of systemic inflammation in sleep-disordered breathing and systolic heart failure[J]. J Clin Sleep Med，2017，13（12）：1411-1422.

【12】 SOMERS V，ARZT M，BRADLEY TD，et al. Servo-ventilation therapy for sleep-disordered breathing[J]. Chest，2018，153（6）：1501-1502.

【13】 GRAYBURN RL，KAKA Y，TANG WHW. Contemporary insights and novel treatment approaches to central sleep apnea syndrome in heart failure[J]. Curr Treat Options Cardiovasc Med，2014，16（7）：322.

【14】 胡克，李清泉，杨炯，等. 茶碱对稳定期慢性充血性心力衰竭患者睡眠呼吸障碍的作用. 中国呼吸与危重监护杂志，2004，3（6）：292-296.

【15】 AURORA RN，CHOWDHURI S，RAMAR K，et al. The treatment of central sleep apnea syndromes in adults：practice parameters with an evidence-based literature review and meta-analyses[J]. Sleep，2012，35（1）：17-40.

【16】 OLDENBURG O，WELLMANN B，BUCHHOLZ A，et al. Nocturnal hypoxaemia is associated with increased mortality in stable heart failure patients[J]. Eur Heart J，2016，37（21）：1695-1703.

【17】 SANDS SA，OWENS RL. Congestive heart failure and central sleep apnea[J]. Crit Care Clin，2015，31（3）：473-495.

【18】 XIE A，SKATRUD JB，PULEO DS，et al. Influence of arterial O_2 on the susceptibility to posthyperventilation apnea during sleep[J]. J Appl Physiol，2006，100（1）：171-177.

【19】 BODEZ D，GUELLICH A，KHAROUBI M，et al. Prevalence，severity，and prognostic value of sleep apnea syndromes in cardiac amyloidosis[J]. Sleep，2016，39（7）：1333-1341.

【20】 VALIKA A，COSTANZO MR. Sleep-disordered breathing during congestive heart failure: to intervene or not to intervene?[J]. Card Fail Rev，2017，3（2）：134-139.

【21】 汪亚坤，王菡侨. 中枢型及复杂性睡眠呼吸暂停患者无创辅助通气的应用[J]. 中华结核和呼吸杂志，2015，38（3）：219-221.

【22】 BRADLEY TD，LOGAN AG，KIMOFF RJ，et al. Continuous positive airway pressure for central sleep apnea and heart failure[J]. N Engl J Med，2005，353（19）：2025-2033.

【23】 JOHNSON KG，JOHNSON DC. Bilevel positive airway pressure worsens central apneas during sleep[J]. Chest，2005，128（4）：2141-2150.

26

【24】 TESCHLER H，DÖHRING J，WANG YM，et al. Adaptive pressure support servo-ventilation：a novel treatment for Cheyne-Stokes respiration in heart failure[J]. Am J Respir Crit Care Med，2001，164（4）：614-619.

【25】 HEIDER K，ARZT M，LERZER C，et al. Adaptive servo-ventilation and sleep quality in treatment emergent central sleep apnea and central sleep apnea in patients with heart disease and preserved ejection fraction[J]. Clin Res Cardiol，2018，107（5）：421-429.

【26】 SPIEHFER J，FOX H，LEHMANN R，et al. Heterogenous haemodynamic effects of adaptive servoventilation therapy in sleeping patients with heart failure and Cheyne-Stokes respiration compared to healthy volunteers[J]. Heart Vessels，2016，31（7）：1117-1130.

【27】 SOMERS V，ARZT M，BRADLEY TD，et al. Servo-ventilation therapy for sleep-disordered breathing. Chest，2018，153（6）：1501-1502.

【28】 WU X，FU C，ZHANG S，et al. Adaptive servoventilation improves cardiac dysfunction and prognosis in heart failure patients with sleep-disordered breathing：a meta-analysis[J]. Clin Respir J，2017，11（5）：547-557.

【29】 COWIE MR，WOEHRLE H，WEGSCHEIDER K，et al. Adaptive servo-ventilation for central sleep apnea in systolic heart failure[J]. N Engl J Med，2015，373（12）：1095-1105.

【30】 YANG H，SAWYER AM. The effect of adaptive servo ventilation（ASV）on objective and subjective outcomes in Cheyne-Stokes respiration（CSR）with central sleep apnea（CSA）in heart failure（HF）：a systematic review[J]. Heart Lung，2016，45（3）：199-211.

【31】 MURASE K，ONO K，YONEDA T，et al. Adaptive servoventilation versus oxygen therapy for sleep disordered breathing in patients with heart failure：a randomised trial[J]. Open Heart，2016，3（1）：e000366.

【32】 MALFERTHEINER MV，LERZER C，KOLB L，et al. Whom are we treating with adaptive servo-ventilation? A clinical post hoc analysis[J]. Clin Res Cardiol，2017，106（9）：702-710.

【33】 MANSFIELD DR，SOLIN P，ROEBUCK T，et al. The effect of successful heart transplant treatment of heart failure on central sleep apnea[J]. Chest，2003，124（5）：1675-1681.

【34】 LÜTHJE L，UNTERBERG-BUCHWALD C，DAJANI D，et al. Atrial overdrive pacing in patients with sleep apnea with implanted pacemaker[J]. Am J Respir Crit Care Med，2005，172（1）：118-122.

【35】 DING N，ZHANG X. Transvenous phrenic nerve stimulation，a novel therapeutic approach for central sleep apnea[J]. J Thorac Dis，2018，10（3）：2005-2010.

第二十七章　不伴陈－施呼吸的疾病致中枢性睡眠呼吸暂停

一、流行病学

此类中枢性睡眠呼吸暂停（CSA）患者系在内科疾病基础上发生，呼吸暂停的性质为中枢性，但不是以陈－施呼吸（CSR）的形式来表现的，因而 ICSD-3 分类将其称为内科疾病所致 CSA 不伴 CSR。所涉及内科基础疾病可从躯体类到神经系统类疾病，如先天发育异常、肿瘤、退行性病变等引起的呼吸控制系统损伤，最终导致呼吸驱动异常发生 CSA。相较于躯体类疾病，神经系统疾病损伤脑干、影响呼吸中枢是此类 CSA 发生的主要诱因，如脑干肿瘤、脑卒中等疾病。这些基础疾病的患病率在不同人群有很大差异性，脑干肿瘤可见于任何年龄段人群，脑卒中多见于老年患者，且多合并高血压、糖尿病等多种心脑血管疾病，因而危险因素不同，患病率亦不同。发生于低龄患者群体的此类 CSA，报道较多的疾病是阿诺德－基亚里（Arnold-Chiari）畸形，Arnold-Chiari 畸形可见于婴儿、儿童，最常见于 20～40 岁人群。所以不伴 CSR 的内科疾病所致 CSA 的流行病学统计资料较难确定，视其基础疾病与诱发因素而定。

二、发病机制

ICSD-3 根据病因学的不同将 CSA 进行分类，但从病理生理发病机制上，Bradley 等根据 CSA 患者清醒状态与睡眠状态动脉血 CO_2 水平的变化将患者分为低碳酸血症 CSA 与高碳酸血症 CSA。因为与 CSA 相关的病理生理学过程就是基于呼吸控制系统失调所致的通气不足与换气过度两种状态。不论是这两种状态下的任一种情况，都可以引发呼吸调控的不稳定性，使呼吸变弱或停止，导致 CSA 的发生，引发低氧与 CO_2 水平升高，并激发交感神经的兴奋性，产生一系列病理生理损伤。躯体或神经系统疾病患者由于通气控制中枢驱动功能异常所发生的 CSA，往往伴随低氧与高碳酸血症，故此类 CSA 患者多为高碳酸血症型 CSA。与 CSR 的发生机制不同，这类由通气驱动与化学感受器反应性降低的 CSA，环路增益降低，化学反射控制系统是完整的，低氧的刺激调控会有更明确的作用。此外，神经肌肉疾病患者在睡眠状态，尤其是在 REM 睡眠期，由于化学感受器的敏感性与肌张力明显降低，可以发生呼吸暂停。在 PSG 监测中此时所记录到的是胸腹呼吸努力度的消失，因而将这种呼吸暂停归类于 CSA，但也有些学者主张此时的 CSA 界定为"伪中枢"或"膈肌 CSA"更能突出肌张力降低在其发生中的作用。

三、临床表现

内科疾病所致 CSA 患者其呼吸暂停本身无特异性临床表现，基础疾病的表现较为突出，CSA 多为被他人或监护过程中发现，患者可有打鼾或鼾声不明显，伴有呼吸暂停，部分患者夜间憋醒明显，常因夜间反复呼吸暂停事件所致的觉醒与低氧刺激致睡眠片段化，日间可有嗜睡、疲乏等症状。

四、诊断标准

依据 ICSD-3 诊断标准需满足以下条件：A+B+C

A. 至少出现以下表现中的一项：①嗜睡；②睡眠起始或维持困难，反复从睡眠中醒来或非恢复性睡眠；③因气短唤醒；④打鼾；⑤目击的呼吸暂停。

B. PSG 监测满足以下所有条件：① CAHI≥5 次/h；②中枢性呼吸暂停和/或低通气的数量占呼吸暂停与低通气总数的 50% 以上；③无 CSR 呼吸周期；④疾病是某种内科或神经系统疾病的后果，不是由于物质与药物所致。

C. 不能被其他睡眠疾病或药物（如阿片类）使用与物质滥用来解释。

注释：①在婴幼儿中，A 症状可为诊断提供支持，但不是必要条件；②定义参照美国睡眠医学会发布的《睡眠及其相关事件判读手册》；③如果患者同时满足 CSA 与睡眠相关肺泡低通气两项诊断标准，可作为共病同时诊断；④一些患者可能以其他类型呼吸异常为主，如共济失调性呼吸；⑤不排除阻塞性睡眠呼吸暂停（OSA）的共病诊断。

五、鉴别诊断

应与伴 CSR 的 CSA、高海拔周期性呼吸致 CSA、药物或物质致 CSA、原发性 CSA、治疗后

CSA（又称复杂性睡眠呼吸暂停）相鉴别。此外，部分神经系统疾病所致 CSA 患者常伴有一定量的低通气反应，还应与睡眠相关低通气疾病相鉴别。

六、治疗

有效控制基础疾病为首选治疗措施。如 Arnold-Chiari 畸形、脑干肿瘤患者，应首先手术解除病变部位对于通气控制中枢的压迫，CSA 才能有所减轻或缓解。脑卒中等引起的 CSA，在控制脑卒中急性期后，CSA 也会缓解或被控制。但对于神经肌肉疾病、Arnold-Chiari 畸形、脱髓鞘疾病与脑干肿瘤等

疾病相关的 CSA，由于基础疾病对通气控制中枢的慢性损伤，即使有效控制了基础疾病，CSA 也并不能被完全有效消除，还需要辅助通气治疗。通气治疗需要根据基础病变的影响选择具体模式，若患者在呼吸中枢节律受损的基础上合并上气道梗阻并伴有进行性的低氧与高碳酸血症，需要行有创机械通气，若无上述表现可行 PAP 治疗，建议选择 BPAP（ST，T）或 ASV（容量或流速触发）或平均容量保证压力支持通气模式。

（王菡侨）

参考文献

【1】 Cormican LJ，Higgins AC，Davidson R，et al. Multi system atrophy presenting as central sleep apnea[J]. Eur Respir J，2004，24：323-325.

【2】 Dauvilliers Y，Stal V，Abril B，et al. Chiari malformation and sleep related breathing disorders[J]. J Neurol Neurosurg Psychiatry，2007，78：1344-1348.

【3】 Parra O，Arboix A，Bechich S，et al. Time course of sleep-related breathing disorders in first-ever stroke or transient ischemic attack[J]. Am J Respir Crit Care Med，2000，161：375-380.

【4】 Siccoli MM，Valko PO，Hermann DM，et al. Central periodic breathing during sleep in 74 patients with acute ischemic stroke—neurogenic and cardiogenic factors[J]. J Neurol，2008，255：1687-1692.

第二十八章 高海拔周期性呼吸致中枢性睡眠呼吸暂停

一、概述

高海拔周期性呼吸致中枢性睡眠呼吸暂停(central sleep apnea due to high altitude periodic breathing)是中枢性睡眠呼吸暂停(CSA)的一种特殊类型,属于低碳酸血症型CSA。其特征为:患者近期到达高海拔地区后,出现中枢性呼吸暂停与过度通气交替发生的周期性呼吸紊乱,并伴有频繁觉醒、睡眠质量差、胸闷或窒息感、白天疲倦、嗜睡等症状。正常情况下,周期性呼吸是对海拔升高的一种生理反应,因而只有出现了相关的症状时才可以诊断为此类睡眠呼吸疾病。高海拔相关的周期性呼吸,其呼吸模式的循环长度一般 <40 秒(通常在 12~20 秒)。高海拔周期性呼吸的发生率随海拔升高而增加,到达 2 500m 海拔高度时发生率为 25%,到达 4 000m 时则几乎为 100%。发生周期性呼吸的海拔最低可在 1 500m。一些研究发现,除了高海拔地区会发生周期性呼吸外,长期处于海拔 2 500m 以上环境时也可引起周期性呼吸。

二、流行病学

高海拔周期性呼吸致 CSA 的人群患病率尚不清楚,也缺乏相关的人口统计学资料。高海拔周期性呼吸的易感人群是对低氧与高碳酸血症通气反应性增强的个体,即通气功能的化学反应性增高的人群,其中对低氧的化学反应性增高是发生高海拔周期性呼吸的首要原因。研究表明,人类的通气化学反应性是直接遗传的,因此,很可能存在高海拔周期性呼吸的家族模式,但尚无数据来证明。在性别差异上,由于男性的通气化学反应性高于女性,因此高海拔周期性呼吸更多见于男性。儿童发生高海拔周期性呼吸的情况与成人接近,有相似的夜间血氧饱和度下降与过度通气,但儿童的呼吸形式更稳定,可能与儿童的二氧化碳呼吸暂停阈值比成人更低有关。

到达海拔 4 000m 以上时,几乎所有人都会发生周期性呼吸,但有些人在较低的海拔即可出现周期性呼吸,这些人可能存在低氧化学通气反应性增高的情况。一项研究发现,无论是否出现周期性呼吸,处在高海拔地区的个体都会存在睡眠结构改变;尽管有周期性呼吸者的睡眠结构与无周期性呼吸者的相比没有明显差异,但有周期性呼吸者的觉醒指数相对更高。

三、病因与发病机制

引起高海拔周期性呼吸致 CSA 的病因,是到达高海拔地区后的低压低氧引起的过度通气反应。发病的危险因素是呼吸中枢的化学通气反应性增加,尤其是低氧通气反应性的增加。在海拔 2 500m 时大气压约 570mmHg,肺泡氧分压(P_AO_2)约为 55mmHg,动脉氧分压(PaO_2)会更低,尤其是在睡眠时。当 $PaO_2 < 55mmHg$ 时,机体处于缺氧状态,低氧通气反应会加剧。低氧诱发的通气增加会导致过度通气,$PaCO_2$ 下降,产生呼吸性碱中毒。由于 $PaCO_2$ 是驱动呼吸运动的主要刺激因素,当 $PaCO_2$ 低于某一数值时将不能驱动呼吸运动而出现呼吸暂停,这一数值即为呼吸暂停阈值。平静呼吸时 $PaCO_2$ 水平与呼吸暂停阈值之间的差值是决定 CSA 是否发生的关健,差值越小,发生 CSA 的可能性越大。在睡眠状态下,$PaCO_2$ 与呼吸暂停阈值之间的差值变小,当低氧通气反应导致 $PaCO_2$ 下降时,降低的 $PaCO_2$ 可导致呼吸驱动下降,低于呼吸暂停阈值时发生 CSA。在呼吸暂停发生的过程中,$PaCO_2$ 逐渐积累上升,达到呼吸暂停阈值后刺激通气恢复并再次发生过度通气,几次大口呼吸后 $PaCO_2$ 再次低于呼吸暂停阈值,启动另一个呼吸暂停。这个循环整夜重复发生,最终形成高海拔周期性呼吸暂停。

除低氧通气反应性增加外,高海拔环境所致的呼吸中枢化学反馈环路调节失衡也是发生高海拔周期性呼吸的重要发病机制。呼吸中枢化学反馈环路调节失衡即呼吸中枢调控稳定性障碍,可以用环路增益(loop gain,LG)来测定,当 LG>1 时,呼吸中枢调控不稳定;当 LG<1 时,呼吸中枢对刺激的反应较为稳定。LG 受呼吸中枢对 $PaCO_2$ 刺激的反应能力(控制器增益,Gc)、通气活动降低的 $PaCO_2$ 能力(效应器增益,Gp)及血液 $PaCO_2$ 的变化传达到呼吸中枢的能力(反馈时间,Gm)三个方面的综合影响,因此,呼吸中枢调控的稳定性可表示为 LG = 控

制器增益×效应器增益×反馈时间（或循环时间）。高海拔低氧环境下，呼吸中枢对刺激的反应性会增强，这在正常人当中也会存在，表现为呼吸增快增强与减慢减弱交替的周期性呼吸。而对低氧的通气反应性越高，$PaCO_2$ 下降越明显，因此，对低氧反应敏锐（呼吸中枢对刺激的反应性很强）的个体或家族，其 LG > 1 的可能性更大，更易发生高海拔周期性呼吸暂停。健康人在海平面上通气的峰值与动脉血氧饱和度的峰值之间存在 6.8～9.4 秒的滞后，而在高海拔水平时这种滞后时间可延长至 12 秒。这种滞后是由于局部气体混合与弥散速度下降导致的，这意味着血液化学信号传导到呼吸中枢的时间延长（即反馈时间增加），LG 变大，呼吸中枢调控的稳定性变差。

四、病理生理

与所有低碳酸血症型 CSA 一样，高海拔周期性呼吸在 NREM 睡眠中比在 REM 睡眠中更严重，这可能是由于在 REM 睡眠时，呼吸中枢对低氧与 $PaCO_2$ 的通气反应减低及伴随 REM 睡眠期的时相性通气变化，所以周期性呼吸的严重程度减低。高海拔的周期性呼吸可能是一种生理性的保护机制，在一定的海拔范围内（如 3 000～3 500m），周期性呼吸时的间歇性过度通气可以使平均动脉血氧饱和度维持在相对较高的水平，同时不会出现明显的睡眠结构紊乱。但是，这种保护作用是有限的，随着海拔的进一步升高，睡眠结构紊乱将出现并逐步加重，加之频繁发生的周期性呼吸通过觉醒-通气反应机制进一步加重睡眠剥夺的严重程度，从而影响患者的日间操作能力。

随着在高海拔地区停留的时间延长，机体可逐步适应高海拔环境，周期性呼吸暂停的发生次数逐渐减少。周期性呼吸的高原习服机制主要包括肾脏的代偿、对低氧的耐受及呼吸暂停阈值下调。有研究显示，在海拔升高的过程中，低氧通气反应持续上升长达 7 日，这导致 PaO_2 升高而 $PaCO_2$ 降低，这是由于呼吸中枢低氧感受器的控制器增益增加所导致。于是在高海拔适应的初始 2 周内出现了在氧饱和度改善的同时周期性呼吸的数量反而持续增加的现象。在高海拔持续低氧、低碳酸血症的环境下，呼吸调控的中枢与外周化学感受器的敏感性可能存在负相关，即中枢感受器接受二氧化碳的刺激减少（低碳酸血症）时，颈动脉体外周化学感受

器（感受低氧刺激）的反射增益增大。当机体逐步适应代偿后，呼吸暂停阈值降低，低碳酸血症对中枢感受器的刺激解除，相应地外周化学感受器的敏感性降低，低氧过度通气反应减轻，使呼吸调控趋于稳定。

海拔上升是周期性呼吸暂停发生的明确诱因，周期性呼吸最常在到达高海拔地区的第一夜出现，其发生情况与严重程度取决于海拔上升的速度、高度与个体易感性。海拔上升速度越快，越有可能出现高海拔周期性呼吸。

五、临床表现

发生高海拔周期性呼吸致 CSA 后，患者可能出现频繁觉醒、睡眠质量差、胸闷、窒息感与白日疲乏、嗜睡等症状。在中等海拔地区，这些症状往往会随时间推移逐渐改善，但在极高海拔地区可能会持续存在。与海拔升高相关的睡眠改变包括 N3 期睡眠减少与觉醒次数增加，而总睡眠时间与 REM 睡眠的量不变或者缩短。值得注意的是，大量研究显示，主观与客观睡眠质量及睡眠结构的受损程度和周期性呼吸的严重程度无相关性。

高原适应性研究表明，与刚到高海拔地区的第一夜相比，第三夜周期性呼吸的数量更多，但无论是夜间血氧饱和度，还是 N3 期睡眠量，在第三夜均比第一夜增加了。据此推测，干扰睡眠质量与睡眠结构的主要因素可能是低氧而不是周期性呼吸。因此，在高原适应过程中，即使周期性呼吸的量实际上增加了，但睡眠质量与日间症状可能会改善。

周期性呼吸与其他高原综合征（高原性肺水肿、急性高原病、高原性脑水肿等）之间没有明显的相关性。事实上，周期性呼吸是一种高原低氧过度通气反应的标志，一般在高海拔所致的低氧血症改善后及不适症状发生频率减少后可逐步消失。高海拔周期性呼吸的并发症，通常只限于来到高原最初时的睡眠紊乱症状，包括频繁的觉醒、经常出现气短与窒息感，可能会导致次日出现疲劳或困倦。

六、辅助检查

高海拔周期性呼吸患者进行 PSG 监测显示，睡眠中反复出现中枢性呼吸暂停/低通气事件，一个循环周期时间小于 40 秒（一般为 20 秒），呼吸事件伴或不伴动脉血氧饱和度下降。中枢性呼吸暂停事件持续的时间较短，一般为 8～10 秒。有研

显示，儿童中枢性呼吸暂停的持续时间平均为8秒（7～9秒），成人平均为12秒（10～14秒）。

高海拔周期性呼吸一般只发生在NREM睡眠期，而REM睡眠期的呼吸节律基本趋于稳定。周期性呼吸本质上是机体应对高海拔环境变化的生理过程，所以目前还没有用于界定正常或异常的呼吸暂停低通气指数（AHI）具体数值，需要出现相关的临床症状才能诊断本病。周期性呼吸暂停与相关过度通气可导致从睡眠中反复觉醒，这往往会增加N1与N2期睡眠，同时减少N3期睡眠，总睡眠时间也相应减少，REM睡眠期持续时间减少，但占总睡眠时间的比例一般不变。部分研究显示，高海拔周期性呼吸暂停患者的觉醒指数约为AHI的25%，提示睡眠质量受损与周期性呼吸的严重程度无明显相关。

七、诊断

高海拔周期性呼吸致CSA的诊断必须满足以下4项：

1. 最近到达高海拔地区。

2. 至少出现其中一项　①嗜睡；②入睡困难或睡眠维持困难，频繁觉醒，或非恢复性睡眠；③清醒后有气短或晨起头痛；④睡眠期间呼吸暂停。

3. 上述症状由高海拔周期性呼吸引起，或PSG监测证实反复出现中枢性AHI≥5次/h，主要发生在NREM睡眠期。

4. 不能被其他现有的睡眠疾病、躯体性或神经性疾病、药物使用（如麻醉、镇静药物）或物质滥用所致疾病等来解释。

CSA患者可以同时合并阻塞性睡眠呼吸暂停（OSA），诊断高海拔周期性呼吸致CSA时不排除OSA诊断。

八、鉴别诊断

1. 其他睡眠呼吸障碍（SBD）　主要鉴别点在于近期到达高海拔地区。若患者既往存在OSA，到达高海拔地区后OSA可持续存在，甚至可能加重。

2. 高原病　高原病患者在高海拔地区出现相对通气不足（指在类似的海拔高度与正常个体相比，存在肺泡低通气），因此与通气反应更大的个体相比，在相同缺氧环境下缺氧程度会更重，在睡眠期血氧饱和度进一步降低。部分患者也可表现为夜间呼吸暂停或周期性呼吸。尽管并非所有高原病患者均存在周期性呼吸，但周期性呼吸可能更常见于此类疾病。

九、治疗

应脱离高海拔环境或者予以吸氧。药物治疗疗效尚不确切。茶碱与乙酰唑胺均能有效改善高海拔周期性呼吸，其中乙酰唑胺还能显著提高基线的动脉血氧饱和度水平，但近半患者服用乙酰唑胺后出现手足感觉异常与味觉异常，服用茶碱后易出现心悸。伴有睡眠紊乱者可使用苯二氮䓬类药物治疗，例如替马西泮在不影响次日操作能力的情况下可显著降低高海拔周期性呼吸所占的时间比，但同时也有可能会轻度降低动脉血氧饱和度水平。值得注意的是，高海拔环境习服后，由于肾脏代偿作用及呼吸中枢化学感受器敏感性逐渐恢复，高海拔周期性呼吸可逐步缓解，药物治疗应在高海拔适应的初期阶段予以短期应用。

十、结论

周期性呼吸本质上是机体应对高海拔环境变化的生理反应，需要出现相关的临床症状才能诊断高海拔周期性呼吸致CSA。损害睡眠质量的主要因素可能是低氧血症而不是周期性呼吸。在高海拔地区，睡眠与周期性呼吸的相关改变还需进一步研究。

（吕云辉）

参考文献

【1】 ANHOLM J，POWLES A，DOWNEY R，et al. Operation everest Ⅱ: arterial oxygen saturation and sleep at extreme simulated altitude[J]. Am Rev Respir Dis，1992，145(4 Pt 1): 817-826.

【2】 BLOCH KE，LATSHAND TD，TURK AJ，et al. Nocturnal periodic breathing during acclimatization at very high altitude at Mount Muztach Ata(7，546m)[J]. Am J Respir Crit Care Med，2010，182(4): 562-568.

【3】 BURGESS KR，LUCAS SJ，SHEPHERD KL，et al. Worsening of central sleep apnea at high altitude--a role for cerebrovascular function[J]. J Appl Physiol，2013，114(8): 1021-1028.

【4】 COOTE JH，TSANG G，BAKER A，et al. Respiratory changes and structure oa sleep in young high-altitude dwellers in the Andes of Peru[J]. Eur J Appl Physiol，1993，66（3）：249-253.

【5】 GOLDBERG S，SCHOENE R，HAYNOR D，et al. Brain tissue pH and ventilator acclimatization to high altitude[J]. J Appl Physiol，1992，72（1）：58-63.

【6】 JOHNSON P，EDWARDS N，BURGESS KR，et al. Sleep architecture changes during a trek from 1400 to 5000 m in the Nepal Himalaya[J]. J Sleep Res，2010，19（1 Pt 2）：148-156.

【7】 KOHLER M，KRIEMLER S，WILHELM EM，et al. Children at high altitude have less nocturnal periodic breathing than adults[J]. Eur Respir J，2008，32（1）：189-197.

【8】 LAHIRI S，BARNARD P. Role of arterial chemoreflex in breathing during sleep at high altitude[J]. Prog Clin Biol Res，1983，136：75-85.

【9】 LAHIRI S，MERET K，SHERPA M. Dependenc of high altitude sleep apnea on ventilatory sensitivity to hypoxia[J]. Respir Physiol，1983，52（3）：281-301.

【10】 LOMBARDI C，MERIGGI P，AGOSTONI P，et al. High-altitude hypoxia and periodic breathing during sleep: gender-related differences[J]. J Sleep Res，2013，22（3）：322-330.

【11】 NICKOL AH，LEVERMENT J，RICHARDS P，et al. Temazepam at high altitude reduces periodic breathing without impairing next-day performance: a randomized cross-over double-blind study[J]. J Sleep Res，2006，15（4）：445-454.

【12】 NUSSBAUMER-OCHSNER Y，URSPRUNG J，SIEBENMANN C，et al. Effect of short-term acclimatization to high altitude on sleep and nocturnal breathing[J]. Sleep，2012，35（3）：419-423.

【13】 SCHOENE R. Control of ventilation in climbers to extreme altitude[J]. J Appl Physiol，1982，53（4）：886-890.

【14】 WAGGENER TB，BRUSIL PJ，KRONAUER RE，et al. Strength and cycle time of high-altitude ventilator patterns in unacclimatized humans[J]. J Appl Physiol，1984，56（3）：576-581.

【15】 WHITE D，GLEESON K，PICKETT C，et al. Altitude acclimatization: influence on periodic breathing and chemoresponsiveness during sleep[J]. J Appl Physiol，1987，63（1）：401-412.

【16】 HACKETT PH，ROACH RC. High altitude illness[J]. N Engl J Med，2001，345（2）：107-113.

28

第二十九章　药物或物质致中枢性睡眠呼吸暂停

一、概念

药物或物质致中枢性睡眠呼吸暂停（central sleep apnea due to a medication or substance），又称为麻醉与镇静剂或阿片类药物引发的中枢性睡眠呼吸暂停（narcotic or opioid induced central sleep apnea），是指由于患者长时间服用阿片类药物或其他呼吸抑制剂，导致睡眠期出现以中枢性睡眠呼吸暂停（CSA）为主要特征的一类睡眠呼吸疾病。

引起呼吸抑制的药物或物质主要包括阿片类药物、苯二氮䓬类药物、巴比妥类药物与酒精。其中最引人关注并研究最多的是阿片类药物。

阿片类药物是指作用于阿片受体，产生相同作用的一类天然与人工合成/半合成的精神活性物质。可分为医疗用途类（如吗啡、美沙酮、丁丙诺啡、哌替啶与芬太尼等）与非医疗用途类（如海洛因、鸦片等）。非医疗用途的阿片类物质也被称为毒品，其滥用能影响使用者的精神活动与行为，导致成瘾与造成个人、家庭与社会功能损害，以及社会危害。

阿片类药物通过作用于中枢与外周神经的阿片受体而发挥镇痛作用，广泛应用于治疗慢性非癌性疼痛与癌性疼痛。随着社会老龄化，慢性非癌性疼痛发生率明显增高，这是阿片类药物使用增加的主要原因。在北美，20% 的人有慢性疼痛，其中约 1/5 的患者使用阿片类药物。在过去 20 多年间，随着国际医疗委员会对阿片类药物处方的法律自由化，治疗慢性非癌性疼痛的阿片类药物处方明显增加，在美国，阿片类药物的使用与滥用量在 1996—2011 年增加了 40 倍，并且仍在持续增长。

二、发病率

长期接受阿片类药物治疗的患者睡眠呼吸障碍发生率高，为 70%～85%，主要包括 CSA、阻塞性睡眠呼吸暂停（OSA）及药物导致的睡眠相关肺泡低通气。长期使用阿片类药物（如美沙酮）的患者死亡率较普通人群高，其中很多患者的死亡发生在睡眠时，除了血液中可检测到阿片类药物与其他药物如苯二氮䓬类外，尸体解剖也不能确定死因，推测阿片类药物诱发的肺泡低通气、OSA、CSA 及觉醒阈值增加，均有可能是导致患者病死率过高的原因。

一项早期的研究比较了 50 例长期美沙酮治疗患者与 20 例性别、年龄、体重指数（BMI）匹配的正常对照组，发现 30% 的美沙酮治疗者有 CSA [中枢性呼吸暂停指数（CAI）> 5 次 /h]，而对照组 CAI < 1 次 /h。CSA 事件多发生于 NREM 睡眠期而非 REM 睡眠期。另一项回顾性分析比较了 60 例长期阿片类药物使用者与 60 例对照组，阿片组呼吸暂停低通气指数（AHI）与中枢性 AHI 均明显升高（分别为 44 次 /h vs. 30 次 /h，13 次 /h vs. 2 次 /h）。控制了 BMI、年龄、性别因素后发现，阿片剂量与 AHI 呈正相关。对连续就诊于疼痛诊所的长期阿片类药物使用者进行了共 140 次 PSG 监测，发现 75% 患者有睡眠呼吸暂停（AHI≥5 次 /h），其中 39% 为 OSA，24% 为 CSA，8% 同时有 CSA 与 OSA，4% 睡眠呼吸暂停无法分型。分析表明，中枢性 AHI 与每日美沙酮剂量呈正相关。一项文献复习研究发现，长期应用阿片类药物患者，CSA 发生率为 24%。另一项荟萃分析表明，OSA 患者如果长期使用阿片类药物，中度增加 CSA 而不是 OSA 的风险。

综上所述，长期阿片类药物治疗可以引起 CSA，需要引起重视。长效强阿片（opioids）类药物使用者在睡眠时可能出现中枢性呼吸暂停。最常见的致病药物是美沙酮（methadone）。然而，在服用长效吗啡或羟考酮（oxycodone）制剂及使用芬太尼贴剂（fentanyl patches）或连续输注麻醉剂治疗的患者中也有描述。赛宝松[suboxone，丁丙诺啡（buprenorphine）与纳洛酮（naloxone）的合剂]，经常用于治疗麻醉依赖与疼痛，也可导致药物诱发的 CSA。

三、发病机制

阿片受体主要有三种：μ 阿片受体（mu opioid receptor，MOR）、κ 阿片受体与 δ 阿片受体，每种受体都有多种亚型，这些阿片受体均通过作用于 γ- 氨基丁酸（GABA）能神经传递的 G 蛋白偶联受体而发挥生物学效应。广泛应用的阿片类镇痛剂主要作用于参与痛觉产生的神经回路中表达的阿片受体起到镇痛效果。这些回路包括皮质、皮质下与脑干区及脊髓回路。由于 MOR 在整个神经系统中广泛表达，它们不仅起到镇痛效果，而且还调节自主神经功能，如心血管与呼吸功能。阿片类药物通过与 MOR 结合，降低细胞内 cAMP 水平，从而抑制呼吸相关神经元功能。这种呼吸抑制可以出现在清醒时、睡眠时（表现为伴有高碳酸血症的低通气）及 CSA 与 OSA 中。

药物引发的 CSA，可能表现为一串中枢性呼吸暂停被短暂通气相隔开（2～4 次呼吸）的类似周期性呼吸的形式，或间歇性与散在中枢性呼吸暂停的呼吸形式。潜在的呼吸形式可能会表现为呼吸频率缓慢或共济失调性呼吸形式。术语共济失调性呼吸有时被用作比奥呼吸（Biot breathig）的同义词，不过后者的定义更广泛。共济失调性呼吸的特征是呼吸节律与呼吸深度（潮气量）不规则。

阿片类药物引起 CSA 的发病机制并不完全清楚，推测可能是通过阿片类药物作用于延髓腹侧表面的 MOR，产生呼吸抑制作用所致。前包钦格复合体（pre-Botzinger complex，PBC）位于延髓腹侧的呼吸相关神经元，主要控制呼吸节律，阿片类药物与位于前包钦格复合体的 MOR 结合，从而抑制呼吸的频率与深度，这种作用可以被纳洛酮逆转。动物研究结果表明，MOR 激动剂（如芬太尼）的持续刺激可使大鼠呼吸频率减慢或出现共济失调式呼吸，增加药物浓度后可引起大鼠呼吸暂停，且 NREM 睡眠期与麻醉状态下呼吸抑制最明显。

此外，阿片类药物也可能通过影响化学感受器敏感度而导致中枢性呼吸暂停。人体试验表明，摄入阿片类药物会产生剂量依赖性的呼吸过缓、潮气量下降、肺气血交换受损，以及清醒时对低氧与高二氧化碳通气驱动的抑制。尽管摄入阿片类药物后急性期出现通气驱动减低，但持续给药 5～8 个月后对通气驱动的抑制会减轻，提示可能出现对阿片类药物的耐受。一项研究发现，与不使用药物的对照组相比，长期使用美沙酮进行维持治疗的患者低氧通气驱动增加，提示长期使用阿片类药物使中枢化学敏感性下降而外周化学敏感性增加。当颈动脉体外周感受器成为呼吸中枢的优势传入感受器时，呼吸调控不稳定，更易促发 CSA。

阿片类药物导致共济失调性呼吸的机制尚未明确。但是，一项关于长期使用阿片类药物患者的研究发现，随着麻醉剂总量增加，共济失调性呼吸的发病率也增加。

四、临床表现

本病通常发生于那些正在使用阿片类药物治疗慢性疼痛的患者，相关药物以美沙酮最常见，其次为长效吗啡或氧可酮、芬太尼贴片或持续麻醉剂注射，以及用于戒断与疼痛治疗的纳洛酮等。通常发生于阿片类药物使用至少 2 个月之后。

与其他类型的 CSA 相似，药物或物质致 CSA 患者可以表现为日间嗜睡、睡眠打鼾、目击的睡眠呼吸暂停、睡眠起始或维持困难、频繁觉醒，以及非恢复性睡眠。

需要注意的是，长期使用阿片类药物治疗的慢性疼痛患者的日间嗜睡程度与中枢性呼吸事件并不同步，消除中枢性呼吸事件并不能使嗜睡明显改善，提示镇静药物本身对嗜睡的直接影响较大。

低氧血症是常见的临床特征，可以表现为持续低氧或间歇性低氧，高碳酸血症在患者清醒时也可出现。一项纳入 98 例慢性疼痛患者的研究发现，在清醒状态下，阿片类药物可导致 10% 的患者出现低氧血症（定义为血氧饱和度 <90%）；在睡眠期间，8% 的患者出现了与呼吸暂停和低通气无明显相关的低氧血症。

五、睡眠监测特点

阿片类药物（美沙酮）长期治疗的患者睡眠结构发生改变，其睡眠效率低，慢波睡眠、REM 睡眠与 N1 期睡眠减少，N2 期睡眠增加；睡眠潜伏期长，总睡眠时间减少。关于患者觉醒指数是否增加与 N3 期睡眠是否增加研究结果不一。其潜在的呼吸形式为共济失调性呼吸形式，特征是呼吸节律与呼吸深度（潮气量）不规则。

药物引发的 CSA 主要发生在 NREM 睡眠，当没有共存的 OSA 时，患者 REM 睡眠时 AHI 可能比 NREM 睡眠时要低得多。不同于其他形式的 CSA，药物引发的 CSA 可在 N3 期睡眠发生。

在使用强阿片类药物的患者中常见阻塞性呼吸事件，通常同时诊断 OSA 与 CSA 是合适的。可能会注意到长时间 OSA 导致严重动脉血氧饱和度下降。此外，还有可能合并药物相关的低通气。

六、诊断

ICSD-3 中定义药物或物质致 CSA 诊断必须满足标准 A～E：

A．患者正在服用阿片类药物或其他呼吸抑制剂。

B．存在以下一项或多项：①嗜睡；②睡眠起始或维持困难，频繁从睡眠中醒来或非恢复性睡眠；③因气短而唤醒；④打鼾；⑤目击的呼吸暂停。

C．PSG 监测（诊断或气道正压通气）出现以下所有表现：① PSG 示中枢性 AHI≥5 次 /h；②中枢性呼吸暂停和 / 或低通气事件的数量占呼吸暂停与低通气总数的 50% 以上；③无陈 - 施呼吸。

D．该疾病是使用阿片类或其他呼吸抑制剂的结果。

E．不能以其他睡眠障碍解释上述表现。

注释：①定义参照《AASM 睡眠与相关事件判读手册》。②可表现为共济失调性呼吸（呼吸周期时间与潮气量不规则变化）。③可能存在夜间和 / 或日间肺泡低通气，但不是诊断所必需。如果存在睡眠相关肺泡低通气，可诊断药物或物质使用导致的睡眠相关肺泡低通气，同时诊断药物或物质导致的 CSA。④诊断药物或物质导致的 CSA，不排除 OSA 的诊断。

七、鉴别诊断

本病与其他类型 CSA 最明显的不同就是患者持续使用长效阿片类药物。可能存在其他类型睡眠呼吸障碍使 PSG 结果复杂化。

八、治疗原则

关于药物或物质致 CSA 的治疗目前并无标准方案，多为经验性治疗。

为抑制阿片类药物导致的 CSA，可以停用药物并用相应的拮抗剂或至少控制治疗剂量，但这在临床上有时并不现实。有研究表明，阿片类药物拮抗剂可以逆转 CSA。此外，阿片类药物的给药时间可能会影响呼吸暂停的发生。一项研究发现，晨起给药与晚上给药相比，AHI 较低，而 SaO_2 较高，但未达统计学意义，尚需要进一步研究。

基于正压通气的治疗多为经验性治疗或病例报道。对 6 例长期使用阿片类药物患者的报道显示，仅 1 例在 CPAP 滴定中 CSA 消除，但由于压力高达 $20cmH_2O$，无法耐受治疗。4 例接受带有后备频率的 BPAP 治疗 6 个月后日间嗜睡等临床症状明显好转，另 1 例仅接受夜间氧疗，1 年后日间嗜睡等症状并未改善，提示带有后备频率的 BPAP 可能是有效的治疗手段，氧疗仅为机械通气治疗的辅助策略。另一项纳入 34 例阿片类药物导致的 CSA 患者的研究发现，初始予 CPAP 治疗有效率仅为 24%，BPAP 有效率 66%，ASV 有效率 60%，提示 CPAP 疗效不佳，更推荐使用 ASV 或有后备频率的 BPAP，必要时加用吸氧。尽管 ASV 或 BPAP 可能有效，因为患者对治疗的反应不同，仍需要对患者密切监测。ASV 或 BPAP 作为阿片类药物导致的 CSA 患者长期治疗的有效性需要大样本进一步研究。

一项回顾性研究发现，498 例在阿片类药物治疗过程中死亡且死因认为与阿片类药物有关的患者，301 例（60.4%）同时使用苯二氮䓬类药物。因此，服用阿片类药物的患者应避免睡前同时服用苯二氮䓬类、巴比妥类或酒精。

（王建丽　张立强）

参考文献

【1】 American Academy of Sleep Medicine. International classification of sleep disorders[M]. 3rd ed. Darien, IL: American Academy of Sleep Medicine, 2014.

【2】 张锐敏, 张瑞岭, 赵敏, 等. 阿片类物质使用相关障碍诊断治疗指导原则（三）[J]. 中国药物滥用防治杂志, 2017, 23（3）: 129-131.

【3】 MARSHANSKY S, MAYER P, RIZZO D, et al. Sleep, chronic pain, and opioid risk for apnea[J]. Prog Neuropsychopharmacol Biol Psychiatry, 2018, 87（Pt B）: 234-244.

【4】 ATLURI S, SUDARSHAN G, MANCHIKANTI L. Assessment of the trends in medical use and misuse of opioid analgesics from 2004 to 2011[J]. Pain Physician, 2014, 17（3）: E119-E28.

【5】 JUNGQUIST CR, FLANNERY M, PERLIS ML, et al. Relationship of chronic pain and opioid use with respiratory disturbance during sleep[J]. Pain Manag Nurs, 2012, 13（2）: 70-79.

【6】 WEBSTER LR, CHOI Y, DESAI H, et al. Sleep-disordered breathing and chronic opioid therapy[J]. Pain Med, 2008, 9（4）: 425-432.

【7】 MOGRI M, KHAN MI, GRANT BJ, et al. Central sleep apnea induced by acute ingestion of opioid[J]. Chest,

2008，133（6）：1484-1488.

【8】 LETSKY MC，ZUMWALT RE，SEIFERT SA，et al. Cause of death conundrum with methadone use: a case report[J]. Am J Forensic Med Pathol，2011，32（2）：193-196.

【9】 蔡永芳，胡克. 中枢性睡眠呼吸暂停的原因及临床基本特征 [J]. 国际呼吸杂志，2017，37（20）：1592-1596.

【10】 WANG D，TEICHTAHL H，DRUMMER O，et al. Central sleep apnea in stable methadone maintenance treatment patients[J]. Chest，2005，128（3）：1348-1356.

【11】 WALKER JM，FARNEY RJ，RHONDEAUSM，et al. Chronic opioid use is a risk factor for the development of central sleep apnea and ataxic breathing[J]. J Clin Sleep Med，2007，3（5）：455-461.

【12】 CORREA D，FARNEY RJ，CHUNG F，et al. Chronic opioid use and central sleep apnea: a review of the prevalence，mechanisms，and perioperative considerations[J]. Anesth Analg，2015，120（6）：1273-1285.

【13】 FILIATRAULT ML，CHAUNY JM，DAOUST R，et al. Medium increased risk for central sleep apnea but not obstructive sleep apnea in long-term opioid users: a systematic review and meta-analysis[J]. J Clin Sleep Med，2016，12（4）：617-625.

【14】 PRZYBYSZ KR，WERNER DF，DIAZ MR. Age-dependent regulation of GABA transmission by kappa opioid receptors in the basolateral amygdala of sprague-dawley rats[J]. Neuropharmacology，2017，117：124-133.

【15】 AL-HASANI R，BRUCHAS MR. Molecular mechanisms of opioid receptor-dependent signaling and behavior[J]. Anesthesiology，2011，115（6）：1363-1381.

【16】 CHOWDHURIS，JAVAHERI S. Sleep disordered breathing caused by chronic opioid use: diverse manifestations and their management[J]. Sleep Med Clin，2017，12（4）：573-586.

【17】 林莹妮，李庆云. 继发性中枢性睡眠呼吸暂停常见病因及其机制的研究进展. 中华结核和呼吸杂志，2012，35（10）：777-780.

【18】 李庆云，王琼. 中枢性睡眠呼吸暂停综合征. 中华结核和呼吸杂志，2015，38（9）：645-647.

【19】 DIMSDALE JE，NORMAN D，DEJARDIN D，et al. The effect of opioids on sleep architecture[J]. J Chn Sleep Med，2007，3（1）：33-36.

【20】 MOGRI M，DESAI H，WEBSTER L，et al. Hypoxemia in patients on chronic opiate therapy with and without sleep apnea[J]. Sleep Breath，2009，13（1）：49-57.

【21】 WEBSTER LR，SMITH MD，MACKIN S，et al. Comparative effects of morning vs. evening dosing of extended-release hydromorphone on sleep physiology in patients with low back pain: a pilot study[J]. Pain Med，2015，16（3）：460-471.

【22】 ALATTAR MA，SCHARF SM. Opioid-associated central sleep apnea: a case series[J]. Sleep Breath，2009，13（2）：201-206.

【23】 TROITINO A，LABEDI N，KUFELT，et al. Positive airway pressure therapy in patients with opioid-related central sleep apnea[J]. Sleep Breath，2014，18（2）：367-373.

【24】 GOMES T，MAMDANI MM，DHALLA IA，et al. Opioid dose and drug-related mortality in patients with nonmalignant pain[J]. Arch Intern Med，2011，171（7）：686-691.

第三十章　原发性中枢性睡眠呼吸暂停

一、概述

原发性 CSA（primary CSA，PCSA）属于 CSA 的一种特殊类型，较罕见，且病因不明，患者无明显心脏、神经系统疾病及其他已知 CSA 的病因，因而也称为特发性 CSA（idiopathic CSA，ICSA）。PCSA 属排他性诊断，在建立诊断时应明确排除其他因素所致 CSA。

二、发生情况

在睡眠呼吸障碍中，大多数属于阻塞性事件，CSA 相对更少见，占所有睡眠呼吸暂停＜5%。

目前尚不清楚 PCSA 的整体发生率。相关文献不仅量少，且多为个案报道。一般认为，PCSA 是一种较罕见 CSA，而且属于排他性诊断。多发生于老年男性，根据脑电图记录结果，主要见于 NREM 睡眠的浅睡眠期。国外一项旨在系统探讨 PCSA 发生状况和病理生理特征的研究尚在进行之中，该研究的关键点之一是需排除其他已知原因的 CSA，包括无症状左心室收缩和舒张功能障碍、多发性腔隙性脑梗死等疾病。

三、病理生理学

虽然 CSA 有着多种类型，但基本病理生理学机制为以下两者之一：过度通气（hyperventilation）与通气不足（hypoventilation）。低碳酸血症后过度通气（post-hypocapnia hyperventilation）是充血性心力衰竭、高海拔周期性呼吸致 CSA 及 PCSA 的基本病理生理学机制。

PCSA 患者在清醒时对高碳酸血症的通气反应水平通常更高；而在睡眠期，对低碳酸血症的通气反应水平也可能更高；同时无论在清醒及睡眠时，患者常有慢性过度通气及相应低碳酸血症，化学感受器敏感性增加，以及睡眠时相不稳定，这些均可促使患者在睡眠中发生 CSA。

原发性 CSA 大多发生于浅睡眠期，REM 睡眠期并不常见，这与从觉醒进入睡眠时呼吸调控系统不稳定有关。对 CO_2 通气反应水平较高者，清醒及睡眠期 $PaCO_2$ 水平均较低，且睡眠期 $PaCO_2$ 更接近呼吸暂停阈值，较小幅度通气量增加即可使 $PaCO_2$ 下降至呼吸暂停阈值以下，进而导致呼吸驱动降低和睡眠暂停发生。清醒时 $PaCO_2$ 常低于 40mmHg。

四、临床表现

本病大多见于中老年男性，呼吸暂停主要发生于浅睡眠期，在呼吸暂停结束时常伴随觉醒。由于 N1 期睡眠与觉醒频繁发生转换，常导致患者睡眠结构紊乱。在夜间，PCSA 患者可出现睡眠不安、失眠、睡眠片段化和反复觉醒；而在日间，则出现与睡眠不良相关的嗜睡与疲乏。尚不清楚其对心血管系统的远期影响。

五、多导睡眠图

在多导睡眠图（PSG）上，PCSA 的特点是出现反复发作性中枢性呼吸暂停；但循环时间短于心力衰竭发生的 CSA，而且呼吸暂停后通气阶段也与心力衰竭时不同，即并非渐进性发生。

PCSA 特征性 PSG 变化：①CSA 主要发生于浅睡眠期，发生次数随着睡眠状态加深而逐渐减少，即自 N1 期到 N2 期，再到 N3 期及 REM 睡眠期，发生次数逐步减少；②与呼吸暂停相关血氧饱和度下降的程度较轻，SaO_2 较少低于 90%；③可存在周期性呼吸，表现为睡眠时周期性 CSA 后紧接着均匀的深大呼吸，最多持续 5 个呼吸周期，单次循环时间较短（20～40 秒），但呼吸幅度无陈 - 施呼吸时逐步增强与逐步减弱的表现形式。

由于不同 PCSA 患者发生呼吸暂停与低通气的机制并不一致，因此 PSG 特征也存在不一致性。

六、诊断

PCSA 需同时满足以下几个条件：

第一，具备以下症状之一：嗜睡；入睡困难或片段化睡眠，反复觉醒，睡眠质量差；清醒后气短；打鼾；睡眠期间呼吸暂停。

第二，PSG 监测同时存在以下 3 项：中枢性 AHI≥5 次 /h；中枢性呼吸暂停和 / 或低通气事件总数占所有呼吸事件总数 50% 以上；不存在陈 - 施呼吸。

第三，无日间或夜间通气不足的证据。

第四，不存在可导致 CSA 的其他原因。

七、治疗

由于 PCSA 并不常见，因此旨在探讨 PCSA 干预的研究很有限。已有的文献中仅有 5 项共 51 例 PCSA 患者达到探讨治疗的纳入标准。这些研究共探讨了 4 种治疗方法，包括 CO_2 吸入、乙酰唑胺、唑吡坦和三唑仑。尚无以 CPAP、双相气道正压通气 ST 模式（BPAP-ST）或 ASV 治疗 PCSA 的对照性研究。

一项包括 6 例患者的非随机对照研究发现，与吸入室内空气相比，直接吸入一定浓度 CO_2 或增加无效腔均可显著降低 AHI。不过，由于 CO_2 气体难以通过商业途径获得，而且在开放性设计中难以滴定其吸入浓度，因此目前并不能将 CO_2 吸入推荐作为 CSA 治疗选择。

理想的治疗推荐是基于随机对照临床研究所获科学证据。然而，可以达到此标准、用来治疗 PCSA 和以改善预后为终点的临床研究极为有限。对 PCSA 治疗推荐主要来自对伴陈 - 施呼吸 CSA 的研究结果。

1. 气道正压通气（PAP） 可考虑用于 PCSA 治疗。推荐意见：虽然有关 PAP 包括 CPAP、BPAP-ST、ASV 治疗 PCSA 的文献极其有限，但 PAP 治疗可以改善中枢性呼吸事件，使用风险小，易获取，因而可以考虑用于 PCSA 治疗。

2. 乙酰唑胺 可考虑用于 PCSA 治疗，但支持证据有限，可选用。推荐意见：由于研究所获证据级别低，药物本身具有潜在副作用，如皮肤感觉异常、耳鸣、胃肠道症状、代谢性酸中毒、电解质紊乱及嗜睡等，因而推荐乙酰唑胺治疗 PCSA 的级别为可选。

3. 唑吡坦（ zolpidem ）和三唑仑（ triazolam ） 可考虑选择性地治疗 PCSA，但患者应不存在发生呼吸抑制的危险。推荐意见：研究证据有限，药物有着明显副作用尤其能抑制呼吸，因此，唑吡坦和三唑仑并非 PCSA 优先治疗方法，而是最后选择，仅在使用其他治疗方法失败后才考虑应用。同时，对使用患者须密切随访。

（胡克）

参考文献

【1】 American Academy of Sleep Medicine. International classification of sleep disorders[M]. 3rd ed. Darien, IL: American Academy of Sleep Medicine, 2014.

【2】 JAVAHERI S, DEMPSEY JA. Central sleep apnea[J]. Compr Physiol, 2013, 3（1）: 141-163.

【3】 WAKAI M, NISHIKAGE H, GOSHIMA K, et al. Polysomnographic features of idiopathic central sleep apnea[J]. Psychiatry Clin Neurosci, 2002, 56（3）: 323-324.

【4】 QUADRI S, DRAKE C, HUDGEL DW. Improvement of idiopathic central sleep apnea with zolpidem[J]. J Clin Sleep Med, 2009, 5（2）: 122-129.

【5】 ECKERT DJ, JORDAN AS, MERCHIA P, et al. Central sleep apnea: pathophysiology and treatment[J]. Chest, 2007, 131（2）: 595-607.

【6】 AURORA RN, CHOWDHURI S, RAMAR K, et al. The treatment of central sleep apnea syndromes in adults: practice parameters with an evidence-based literature review and meta-analyses[J]. Sleep, 2012, 35（1）: 17-40.

【7】 李庆云, 王琼. 中枢性睡眠呼吸暂停综合征 [J]. 中华结核和呼吸杂志, 2015, 38（9）: 645-647.

第三十一章　婴儿原发性中枢性睡眠呼吸暂停

一、概念

婴儿原发性中枢性睡眠呼吸暂停是指无明确发病原因而出现的呼吸气流消失（呼吸幅度下降≥90%），持续时间达到2个呼吸周期时长的90%以上，同时在呼吸暂停过程中没有吸气的努力，而且达到任何下列条件之一：①此呼吸事件持续≥20秒；②2个呼吸周期没有吸气努力，伴随微觉醒或≥3%的血氧饱和度下降；③此事件伴有心率下降达到<60次/min，维持时间≥15秒。其发生率与成熟程度相关。

二、发病机制

原发性中枢性睡眠呼吸暂停的发病机制尚不明确。国内外比较一致的观点认为主要与婴儿呼吸中枢和呼吸系统发育不成熟有关，呼吸中枢神经元树突发育不完善，神经冲动传出较弱，呼吸系统组织结构发育不完善，肺泡数量少，功能残气量少，潮气量较少，肺通气换气功能弱，肺代偿能力较差，缺氧时外周化学感受器不能持续反应而出现呼吸抑制导致呼吸暂停发生。研究发现，多种抑制性的神经递质与呼吸暂停的发生有关，主要是氨基丁酸与腺苷等，这些神经递质活性增强可抑制呼吸，引起膈肌收缩力降低，导致呼吸暂停。内啡肽在中枢神经系统中具有神经递质与神经内分泌作用，可降低呼吸中枢神经元对二氧化碳的敏感性，抑制呼吸运动。

三、临床表现

原发性中枢性睡眠呼吸暂停多发生在胎龄<34周或出生体重<1 750g的早产儿，常在生后2~7日开始出现，在生后数周内可反复发作。呼吸暂停发作时口鼻气流与呼吸运动停止，并出现青紫、肌张力低下、心率变慢、血氧饱和度下降及血压降低，如不及时发现可致脑缺氧损伤，甚至死亡。

四、PSG监测

PSG监测因能同时监测口鼻气流与胸腹运动，故能明确是否发生呼吸暂停与呼吸暂停的类型，对于临床诊断与治疗有指导意义。原发性中枢性睡眠呼吸暂停的PSG表现为：①中枢性呼吸暂停指数≥5次/h；②中枢性呼吸暂停事件占总呼吸暂停事件数量50%以上；③无陈-施呼吸。

五、诊断

根据患儿的病史、临床表现与PSG表现，婴儿呼吸暂停的临床诊断并不困难，但进一步明确病因则需完善相应的辅助检查，包括血常规、血糖、血电解质、胸部X线、心电图、脑电图及肺功能检查。必要时作血液、尿液、脑脊液培养，钡餐、食管pH、动脉血气分析、脑部超声波、CT等，借以了解患儿各系统情况，为病因学诊断提供客观依据。对于呼吸暂停患儿应当进行详细全面的体格检查，并且作相应的辅助检查以寻找原因，排除继发性呼吸暂停的多种病因后才能诊断为原发性呼吸暂停。

六、鉴别诊断

（一）继发性呼吸暂停

继发性呼吸暂停为各种基础疾病与其他附加因素所致的呼吸暂停，多见于足月儿，但也可发生于早产儿，常继发于下述情况：缺血缺氧性脑病、中枢神经系统疾病、严重感染、代谢紊乱等，也可因气道阻塞、环境温度过高、胃食管反流、颈部前屈过度而致气流阻塞等引起。

（二）周期性呼吸

周期性呼吸是指PSG监测中间隔20秒内连续出现3次及以上持续时间大于3秒的中枢性呼吸暂停。表现为呼吸加强加快与减弱减慢交替出现，不伴有心率减慢、皮肤发绀或苍白等表现。周期性呼吸是良性的，因呼吸停止时间短，故不影响气体交换。可见于正常新生儿与早产儿。

（三）婴儿猝死综合征

婴儿猝死综合征（sudden infant death syndrome，SIDS）是指1岁以内的婴儿与新生儿在睡眠中突然发生的且通过对病史、环境的详细调查与尸检等仍不能发现明确原因的意外死亡。其发病在生后2~3个月达高峰，95%的婴儿猝死综合征发生于生后6个月内。有报道显示，小于5%的婴儿猝死综合征病例在死亡前有较长时间呼吸暂停发作。

（四）阻塞性睡眠呼吸暂停综合征

阻塞性睡眠呼吸暂停综合征（OSAS）是指睡眠时上呼吸道梗阻导致的反复呼吸暂停与其所致的低氧血症、高碳酸血症等一系列并发症。儿童睡眠呼吸暂停诊断标准为睡眠时口、鼻气流暂停达到或超过2个呼吸周期，7小时内达30次以上或平均每小时>5次而且伴缺氧症状者。临床表现上白天以活动增多为主要表现，同时伴有语言缺陷、食欲降低与吞咽困难，经常出现非特异性行为困难。夜间最显著的症状是打鼾。PSG监测的诊断标准是呼吸暂停低通气指数>5次/h或阻塞性呼吸暂停指数>1次/h。

七、治疗原则

（一）非药物治疗

非药物治疗包括体位护理、温度、触觉与嗅觉刺激等。

1. 加强监护 有呼吸暂停的高危因素的患儿都应予心率、呼吸与血氧饱和度的监测。医师和护士应密切观察患儿的生命体征变化。

2. 体位护理 俯卧位能增强胸腹呼吸运动时的协调性并能稳定胸壁而不影响呼吸方式与血氧饱和度。有许多研究发现，俯卧位能降低呼吸暂停的发生率。

3. 温度 合适的温度可以减少小婴儿发生呼吸暂停的风险。

4. 触觉刺激 包括抚触皮肤的直接触觉刺激与水床振荡等间接刺激。头部、胸部的触摸有助于刺激中枢神经系统，兴奋呼吸中枢与肺反射；水床振荡的原理是当患儿卧于水床上时，其本身的呼吸运动使水床内的水振荡形成有规律的水波，而水的振荡能够提前对周期性呼吸给予干预，刺激患儿内耳前庭的位觉，兴奋呼吸中枢，使神经传导增强，促进膈肌与肋间肌的运动，诱导呼吸，并减少屏气时间，从而减少呼吸暂停次数。

5. 嗅觉刺激 愉悦的气味，如香草素等，可以调节婴儿呼吸方式，防治婴儿呼吸暂停。

（二）药物治疗

兴奋中枢是药物治疗原发性中枢性睡眠呼吸暂停的关键。

1. 甲基黄嘌呤类药物 主要有茶碱与氨茶碱、咖啡因与枸橼酸咖啡因制品。甲基黄嘌呤类是两种腺苷受体的非特异性拮抗剂，能通过提高呼吸中枢对二氧化碳的反应性兴奋呼吸，提高患儿呼吸频率，增加每分通气量；增强膈肌运动功能，避免膈肌疲劳，提高呼吸肌运动力；同时增强心肌收缩力，增加心搏出量，提高氧合作用；增快神经冲动传递，减少REM睡眠，从而避免呼吸暂停的发生。

（1）茶碱与氨茶碱：茶碱负荷剂量为5mg/kg，维持量、间隔用药时间与负荷剂量有关，维持量一般为2.5mg/kg，每8～12小时1次。一般用药至呼吸暂停发作停止后5～7日。茶碱不良反应情况和程度与血药浓度相关，目标有效血药浓度为5～10mg/L，超过13mg/L易出现中毒表现。

（2）咖啡因与枸橼酸咖啡因：枸橼酸咖啡因脂溶性好，更利于透过血脑屏障发挥作用，对呼吸中枢的兴奋作用比氨茶碱更强。咖啡因与其他黄嘌呤制剂一样能增强膈肌的收缩力，防止膈肌疲劳，避免呼吸暂停的发生。咖啡因的血浆半衰期较长，可达100小时，因此，与氨茶碱相比，咖啡因治疗呼吸暂停的安全范围更大。枸橼酸咖啡因基础负荷剂量为20mg/kg，间隔24小时给药，维持量为每次5mg/kg，推荐静脉滴注，给药时间应>10分钟，也可口服，吸收较好，0.5小时达到有效血药浓度（5～20μg/ml）。

2. 其他药物

（1）纳洛酮：纳洛酮是阿片受体特异性拮抗剂，与阿片受体结合后能有效阻断β-内啡肽介导的多种效应，解除呼吸抑制，增加呼吸频率，改善通气。纳洛酮剂量为0.2mg/kg，静脉注射，2～3次/d，呼吸暂停控制后减量。国内有较多有关纳洛酮联合氨茶碱治疗呼吸暂停效果优于单用氨茶碱治疗的研究报道。由于纳洛酮半衰期短，目前无双盲对照研究证据支持其用于治疗呼吸暂停。

（2）多沙普仑：作用类似甲基黄嘌呤类药，大剂量时可兴奋呼吸中枢，提高潮气量与每分通气量。但由于其不确定的副作用，目前使用仍有争议，仅用于对甲基黄嘌呤类药抵抗的患儿。

（三）辅助通气

1. 无创呼吸支持 对于反复发作的呼吸暂停，药物治疗无效者，持续气道正压通气（CPAP）是治疗呼吸暂停最有效的方法，可变流量的CPAP治疗比传统的经鼻间歇正压通气（nasal intermittent positive pressure ventilation，NIPPV）治疗疗效更好。NIPPV常用于反复或严重婴儿呼吸暂停。湿化高流量鼻导管通气（humidified high flow nasal cannula，HHFNC）亦可减少呼吸暂停发作次数，1～2.5L/min 的氧流量并不增加早产儿视网膜病与支气管肺发育不良的发生。

2. 机械通气　呼吸暂停频繁发生，药物与无创呼吸支持效果不理想者需使用机械通气。呼吸机参数一般不需要很高，初调值可为：吸入气氧浓度（FiO_2）21%～30%，呼气末正压（PEEP）3～4cmH_2O，吸气峰压（PIP）10～15cmH_2O，呼吸频率 20～30 次/min，吸气时间 0.3～0.4 秒，以后根据病情变化与血气分析结果调节参数。

3. 吸入二氧化碳　二氧化碳是刺激哺乳动物呼吸的生理兴奋剂，而早产儿呼吸暂停的发病机制之一是早产儿二氧化碳生理基线低于发生呼吸暂停阈值，因此将二氧化碳提高至阈值 1～2mmHg 以上可能减少呼吸暂停的发生。目前不同浓度二氧化碳治疗呼吸暂停的研究仍有待进一步深入。

（车大钿）

参考文献

【1】 American Academy of Sleep Medicine. International classification of sleep disorders[M]. 3rd ed. Darien, IL: American Academy of Sleep Medicine, 2014.

【2】 黄海燕. 早产儿原发性呼吸暂停病因分类、发病机制及治疗研究进展 [J]. 内科, 2014, 9(6): 732-734.

【3】 胡亚美, 江载芳. 诸福棠实用儿科学 [M]. 8 版. 北京: 人民卫生出版社, 2015: 458.

【4】 马利军. 2014 版 AASM 睡眠疾病国际分类解读 [J]. 中华实用诊断与治疗杂志, 2017, 31(3): 209-212.

【5】 黎念, 谭毅. 早产儿呼吸暂停治疗研究进展 [J]. 中国临床新医学, 2014, 7(6): 558-563.

【6】 刘敬, 陈自励. 婴儿猝死综合征 [J]. 中国当代儿科杂志, 2007, 9(1): 85-89.

【7】 王艳红, 多力坤. 儿童阻塞性睡眠呼吸暂停综合征的研究进展 [J]. 医学新知杂志, 2007, 17(6): 350-351.

【8】 NIEWERTH HJ, WIATER A, ECKARDT T, et al. Polysomnographische untersuchungen für sauglinge and kinder-anleitung für die laborarbeit[J]. Somnologie, 2000, 4(1): 43-52.

【9】 钟莉芳, 李崎. 简易水床及体位护理对早产儿呼吸暂停的干预 [J]. 南昌大学学报(医学版), 2010, 50(8): 46-47.

【10】 SCHMIDT B, ROBERTS RS, DAVIS P, et al. Long-term effects of caffeine therapy for apnea of prematurity[J]. N Engl J Med, 2007, 357(19): 1893-1902.

【11】 柳国胜. 新生儿呼吸暂停 [J]. 实用儿科临床杂志, 2007, 22(2): 89-92.

【12】 DAVIS PG, SCHMIDT B, ROBERTS RS, et al. Caffeine for apnea of prematurity trial: benefits may vary in subgroups[J]. J Pediatr, 2010, 156(3): 382-387.

【13】 MUENI E, OPIYO N, ENGLISH M, et al. Caffeine for the management of apnea in preterm infants[J]. Int Health, 2009, 1(2): 190-195.

【14】 赵素香. 纳洛酮联合氨茶碱治疗早产儿原发性呼吸暂停 [J]. 实用儿科临床杂志, 2007, 22(14): 1104-1106.

【15】 杜玉萍, 岳小哲. 纳洛酮联合氨茶碱治疗早产儿原发性呼吸暂停 74 例临床观察 [J]. 中国实用儿科杂志, 2006, 21(8): 623-625.

【16】 PANTALITSCHKA T, SIEVERS J, URSCHITZ MS, et al. Randomized crossover trial of four nasal respiratory support systems for apnoea of prematurity in very low birth weight infants[J]. Arch Dis Child Fetal Neonatal Ed, 2009, 94(4): 245-248.

【17】 ALVARO RE, KHALIL M, QURASHI M, et al. CO_2 Inhalation as a treatment for apnea of prematurity: a randomized double-blind controlled trial[J]. J Pediatr, 2008, 160(2): 252-257.

第三十二章　早产儿原发性中枢性睡眠呼吸暂停

一、概述

早产儿睡眠呼吸暂停是指早产儿呼吸停顿超过20秒或不足20秒而伴发绀、突发苍白、心动过缓或肌张力低下。早产儿原发性睡眠呼吸暂停的发生率与胎龄成反比。基于是否存在上呼吸道阻塞，睡眠呼吸暂停可分为三类：中枢性、阻塞性和混合性。中枢性睡眠呼吸暂停的特征是完全停止吸气，没有阻塞迹象。在阻塞性睡眠呼吸暂停中，婴儿试图靠着阻塞的上呼吸道呼吸，导致整个呼吸暂停过程中胸壁运动而没有气流。混合性睡眠呼吸暂停包括呼吸困难，通常在中枢性停顿之后。在早产儿中，混合性睡眠呼吸暂停最常见，通常占长期呼吸暂停发作的50%，其次是中枢性睡眠呼吸暂停（CSA）。

引发早产儿发生睡眠呼吸暂停的疾病较为多样化，部分患儿的发病机制在临床上能够较为准确地诊断，但是其中也有部分患儿的发病机制尚不明确，这一部分发病机制尚不明确的睡眠呼吸暂停称为原发性睡眠呼吸暂停。

二、发病机制

呼吸是一个必不可少的、主动的动态过程，通过中枢与外周调节，满足细胞与组织的氧气与代谢需求。由于胎儿不依赖通气进行氧合作用，也不需要呼吸调节血氧含量与物质代谢。胎儿呼吸的主要功能是为肺的结构发育提供间歇的伸展。对于早产儿来说，控制呼吸的中枢调节机制与外周调节机制仍在一定程度上保持胎儿的状态，呼吸不连续，常出现呼吸暂停。

在早期发育过程中，参与呼吸的所有组成部分的结构与功能都发生了巨大的改变，从而适应胎儿呼吸模式到婴儿呼吸模式的转变，维持稳定的呼吸节律。目前的研究认为，呼吸节律是由腹侧脑干内的中央发生器产生的，前包钦格复合体发出冲动，作用到运动前的吸气神经元，并传输到脊髓吸气神经元，然后投射到横膈膜、外肋间肌与上气道肌（咽与喉），引起吸气，同时又有侧支通过抑制性中间神经元对脊髓呼气肌运动神经元起抑制作用。反梯形核/面旁呼吸群对运动前神经元发出呼气信号，作用于肌肉上产生呼气。

尽管前包钦格复合体包含有固有起搏器活动的神经元，能够在没有感觉反馈的情况下产生有节律的呼吸运动输出，但这种系统性的中枢节律在早产儿中可能会失效。研究表明，早产儿呼吸暂停时，随着二氧化碳水平的升高，中枢调节反而延迟与减弱。同时，代谢环境的变化也可改变中枢与外周的呼吸调节系统，调整吸气与呼气活动的模式。兴奋性与抑制性神经递质与神经调节剂介导延髓神经元间的节律性突触通信，谷氨酸是调节脑干呼吸神经元兴奋性突触输入的主要神经递质，γ-氨基丁酸（GABA）与甘氨酸是神经网络中两种主要的抑制性神经递质，在呼吸神经元静默期调节抑制性突触后电位的波动。在胚胎晚期与出生后早期的发育过程中，GABA与甘氨酸可以介导兴奋性神经传递，而这种神经传递是由膜上氯离子梯度的变化引起的，目前尚不清楚这一现象与早产儿呼吸抑制及呼吸暂停的关系。另有研究表明，咖啡因是一种非选择性腺苷受体抑制剂，可能阻断GABA能神经元的兴奋性受体，从而抑制GABA输出，有助于咖啡因增强呼吸驱动力。血清素在调节呼吸功能中可能特别重要，血清素能神经元与其投射物可能是整合心肺反应的神经解剖基质，髓质血清素系统的缺陷可能对婴儿猝死综合征的发病机制起重要作用。

三、诊断和鉴别诊断

出生后早期，呼吸暂停事件是普遍存在的，它们的持续时间变化很大，通常伴有心动过缓和/或间歇性低氧血症。因此，美国儿科学会的指导方针历来将早产儿的临床呼吸暂停定义为呼吸暂停20秒，如果伴有低氧血症（<80%）和/或心动过缓（<80次/min），则可以更短。值得注意的是，即使短暂的呼吸暂停如10秒或更短，也可能与低氧饱和度或心动过缓有关。

与婴儿原发性CSA类似，早产儿原发性CSA的临床诊断并不困难，但进一步明确病因则需完善相应的辅助检查，借以了解患儿各系统情况，为病因学诊断提供客观依据。对于呼吸暂停患儿应当进行详细全面的体格检查，并且作相应的辅助检查以寻找原因，排除继发性呼吸暂停的多种病因后才能诊断为原发性呼吸暂停。

早产儿原发性睡眠呼吸暂停需除外继发性原因：①低氧血症，如肺炎、窒息、呼吸窘迫综合征、先天性心脏病、动脉导管未闭、持续胎儿循环、血容量不足及心功能不全等；②继发原因引起的呼吸中枢或功能障碍，如颅内感染、颅内出血、胆红素脑病、败血症、低血糖、低钙血症、电解质紊乱、酸中毒、分娩前孕母用过量镇静药等；③反射性原因，如导管吸引、插胃管、胃食管反流、吮奶时奶汁刺激等均可刺激咽喉部反射性引起呼吸暂停；④其他原因，如环境温度过高或过低、体位不当、被动的颈部弯曲或面罩给氧时颌下受压等。

四、监测

（一）流量传感器

呼吸速度描记器被认为是最能精确测量气体流量与体积的"金标准"，能计算出呼吸力学所需的最精确测量值。它在临床上的应用仅限于插管患者或密闭鼻/口面罩下可自行呼吸的患者。为了保持精确性，所有的气流都必须通过气管导管泄漏发生率低的装置检测。此外，它还为患者增加了一个电阻负载。由于频率响应、准确性与可监测阈值等原因，许多公司已经用热风速仪代替了呼吸速度描记器，用于机械通气期间的呼气容积的监测。

呼气末 CO_2 分压与热敏电阻/热电偶传感器在测量患者床边呼吸监测方面起着微小的作用。由于与潮气量相关的监测性较差，因此仅限于睡眠实验室，但可与胸壁运动传感器结合使用，用于识别是否存在与中枢性及阻塞性睡眠呼吸暂停相关的气流。

（二）胸壁运动传感器

阻抗技术目前广泛应用于医院内呼吸功能的监测。两个电极分别放在胸腔两侧、横膈膜插入处的上方与下方，阻抗监测可以测量呼吸过程中胸腔电阻的变化。吸气过程中，由于胸腔气体体积相对于液体体积的增加及随着胸壁扩张而增加的导管长度，传导率（及相应的阻抗增加）降低。阻抗监测的优点在于，它可以从心电图电极上获得，从而进行无创的、长期的监测。

呼吸感应体积描记术（respiratory inductive plethys-mography，RIP）已广泛应用于临床研究与肺功能实验室，目前尚未在临床使用。与阻抗法一样，它是一种非侵入性的呼吸测量方法，在胸壁与腹部包裹两条带。随着胸壁与腹部的扩张，每一条带子都会伸长。这种延伸引起带内正弦形导线的延伸，相应地增加电感。这种形式的电感强度的变化是呼吸作为三维模型的表现。因此，阻塞性睡眠呼吸暂停会在胸腔与腹部之间出现不同步、180°的异相运动。通过添加软件算法来校准胸腔与腹部波形，使 RIP 能够识别阻塞性呼吸暂停，而无须经口/鼻腔流量传感器。尽管与阻抗技术相比，RIP 具有这一优势，但它尚未广泛进入临床监测领域。

五、治疗

（一）监护

有睡眠呼吸暂停危险的婴儿应接受心肺监测，所有胎龄 <34 周的早产儿应进行呼吸暂停与心动过缓的监测。

（二）药物治疗

1. 茶碱类 茶碱类药物不仅能够通过兴奋呼吸的目的治疗呼吸暂停，还能够使细胞内的 cAMP 降解率降低，使其累积而刺激呼吸。负荷量 5～7mg/kg，口服或静脉用药；维持量 1～2mg/kg，每 6～12 小时 1 次，口服或静脉用药。血清有效药物浓度为 6～10μg/ml。更高剂量的甲基黄嘌呤可能更有效，但副作用更多。

2. 咖啡因 与茶碱类同样有效，但咖啡因的副作用较少（心动过速与进食不耐）。负荷量 20mg/kg，口服或静脉用药；维持量 5mg/kg，每 24 小时 1 次，口服或静脉用药。血清有效药物浓度为 8～20μg/ml。

3. 多沙普仑 多沙普仑与茶碱类药物和咖啡因类药物相比，属于临床治疗早产儿呼吸暂停的二线药物，其主要治病机制是作用于外周化学感受器，从而使得呼吸运动兴奋。

4. 氧气吸入 中枢介导的低氧抑制在出生后早期尤为显著。因此，避免低氧血症有利于治疗睡眠呼吸暂停。此外，缺氧会增加与周期性呼吸相关的暂停。早期的研究发现，FiO_2 比例的增加减少了早产儿与周期性呼吸的呼吸暂停。最近的数据表明，与较高的氧饱和度（91%～95%）相比，较低的基线氧饱和度（85%～89%）目标与早产儿间歇性低氧事件的发生率增加有关。由于吸氧过高导致氧中毒的主要并发症包括早产儿的视网膜病变，以及肺损伤导致的支气管肺发育不良，因此必须平衡补氧水平和氧相关并发症的潜在风险。

5. CPAP CPAP 对治疗阻塞性与混合性睡眠

呼吸暂停有效,因其有效性与安全性而被首选,但对中枢性睡眠呼吸暂停无效。

6. 机械通气　呼吸暂停频繁发生,药物与 CPAP 后仍持续发作呼吸暂停时,则需气管插管辅助通气。初始设置根据临床调整,避免再发生血氧饱和度下降与发绀。为减少压力伤,尽量采用短吸气时间、低吸气峰压、低呼气末正压、低呼吸频率,直至呼吸控制系统成熟。

7. 其他

(1)袋鼠式护理:包括不同年龄组早产儿在内的多项研究比较了袋鼠式护理对降低早产儿睡眠呼吸暂停与间歇性血氧水平下降发作的影响。在一项研究中,皮肤对皮肤的护理增加了心动过缓与血氧水平下降的发作。然而,在一项单独的研究中,没有发现显著的影响。因此,尽管使用皮肤与皮肤接触在新生儿护理中有好处,包括母亲与婴儿之间的联系与改善母乳喂养,但目前尚无已知的袋鼠式护理对治疗早产儿睡眠呼吸暂停的益处。

(2)运动刺激:使用振荡床垫预防睡眠呼吸暂停已被提出用于治疗早产儿睡眠呼吸暂停。在一项包括 154 名婴儿的统计分析中,没有明确的证据表明,这种疗法对睡眠呼吸暂停或心动过缓有效果。相比之下,最近对 10 名早产儿进行的一项小规模研究中,随机刺激减少了低氧饱和度的发生时间,这种新型的动觉刺激或相关刺激模式有可能改善呼吸驱动。

六、预后

早产儿脑室内出血(intraventricular hemorrhage, IVH)、支气管肺发育不良(broncho-pulmonary dysplasia, BPD)与视网膜病变的相关问题是决定窒息婴儿预后的关键。尽管早产儿睡眠呼吸暂停是发生于胎龄 37 周以内的早产儿,但仍可能在纠正胎龄足

月后持续存在,特别是在妊娠<28 周出生的极早产儿中,并且不能预测未来婴儿猝死综合征的发作。

因此,早产儿睡眠呼吸暂停是一种发育障碍,如果维持足够的氧合,短暂的呼吸暂停对机体的影响很小,但如果出现慢性间歇性低氧(chronic intermittent hypoxia, CIH),后果会比较严重。早产儿在生后第 1 周出现频繁的、严重的呼吸衰竭的风险更大,更易出现 CIH,频繁呼吸暂停导致 CIH 的婴儿需要更长时间的呼吸支持,经口喂养时间更晚,早产儿视网膜病变的发生率更高,并且神经发育不良后果风险更大。因此,呼吸暂停本身并不是主要问题,最主要的问题是其所伴随的相关低氧血症和 / 或心动过缓,以及其对重要器官和组织的氧合与灌注的影响。

睡眠呼吸障碍是儿童与年轻人的一种相对常见的疾病。啮齿类动物出生后早期接触 CIH 会导致成年期对缺氧的急性通气反应减弱,这表明早期 CIH 模式也会对呼吸稳定性产生长期影响。这可能是前早产儿与前健康足月儿相比,8～11 岁时阻塞性呼吸暂停低通气指数增加约 4 倍的原因之一。一项对早产儿进行的研究评估了出生后早期咖啡因的使用,对 5～12 岁婴儿睡眠结构与呼吸模式的影响,尽管咖啡因组之间没有差异,但约 10% 的婴儿患有阻塞性睡眠呼吸暂停,再次表明早产是儿童后期睡眠呼吸紊乱的危险因素。

另外,CIH 可能是影响早产儿生长轨迹的诸多因素之一,对新生大鼠的数据表明,CIH 诱导了大脑与身体的生长限制,在恢复数周后,这些限制又会导致追赶性生长。因此,CIH 对生长限制的影响可能是短期的、可逆的,但 CIH 对心血管控制的作用可能是持久的。

(车大钿)

参考文献

【1】 FINER NN, HIGGINS R, KATTWINKEL J, et al. Summary proceedings from the apnea of prematurity group[J]. Pediatrics, 2006, 117(3 Pt 2): S47-S51.

【2】 DI FIORE JM, ARKO MK, MILLER MJ, et al. Cardiorespiratory events in preterm infants referred for apnea monitoring studies[J]. Pediatrics, 2001, 108(6): 1304-1308.

【3】 BARRINGTON KJ, FINER NN. Periodic breathing and apnea in preterm infants[J]. Pediatr Res, 1990, 27(2): 118-121.

【4】 GAUDA EB, MARTIN RJ, GLEASON CA, et al. Avery's diseases of the newborn[J]. Semin Fetal Neonatal Med, 2012, 18(1): 584-589.

【5】 GIVAN DC. Physiology of breathing and related pathological processes in infants[J]. Semin Pediatr Neurol, 2013, 10 (4): 271-280.

【6】 FELDMAN JL, DEL NEGRO CA, GRAY PA, et al. Understanding the rhythm of breathing: so near, yet so far[J]. Annu Rev Physiol, 2013, 75: 423-452.

【7】 KATZ-SALAMON M. Delayed chemoreceptor responses in infants with apnea[J]. Arch Dis Child, 2004, 89 (3): 261-266.

【8】 MAYER CA, HAXHIU MA, MARTIN RJ, et al. Adenosine A2A receptors mediate GABAergic inhibition of respiration in immature rats[J]. J Appl Physiol, 2006, 100 (1): 91-97.

【9】 KINNEY HC, BROADBELT KG, HAYNES RL, et al. The serotonergic anatomy of the developing human medulla oblongata: implications for pediatric disorders of homeostasis[J]. J Chem Neuroanat, 2011, 41 (4): 182-199.

【10】 DI FIORE JM, MARTIN RJ, GAUDA EB, et al. Apnea of prematurity - Perfect storm[J]. Respir Physiol Neurobiol, 2013, 189 (2): 213-222.

【11】 MELLIES U, RAGETTE R, SCHWAKE C, et al. Daytime predictors of sleep disordered breathing in children and adolescents with neuromuscular disorders[J]. Neuromuscul Disord, 2003, 13 (2): 123-128.

【12】 WATERS K. Interventions in the paediatric sleep laboratory: The use and titration of respiratory support therapies[J]. Paediatr Respir Rev, 2008, 9 (3): 181-192.

【13】 BOHNHORST B, GILL D, DÖRDELMANN M, et al. Bradycardia and desaturation during skin-to-skin care: no relationship to hyperthermia[J]. J Pediatr, 2004, 145 (4): 499-502.

【14】 HEIMANN K, VAESSEN P, PESCHGENS T, et al. Impact of skin to skin care, prone and supine positioning on cardiorespiratory parameters and thermoregulation in premature infants[J]. Neonatology, 2010, 97 (4): 311-317.

【15】 OSBORN DA, HENDERSON-SMART DJ. Kinesthetic stimulation versus theophylline for apnea in preterm infants[J]. Cochrane Database Syst Rev, 1998, 1998 (2): CD000502.

【16】 BLOCH-SALISBURY E, INDIC P, BEDNAREK F, et al. Stabilizing immature breathing patterns of preterm infants using stochastic mechanosensory stimulation[J]. J Appl Physiol, 2009, 107 (4): 1017-1102

【17】 HOFSTETTER AO, LEGNEVALL L, HERLENIUS E, et al. Cardiorespiratory development in extremely preterm infants: vulnerability to infection and persistence of events beyond term-equivalent age[J]. Acta Paediatrica, 2012, 97 (3): 285-292.

【18】 MARTIN RJ, WANG K, KOROGLU O, et al. Intermittent hypoxic episodes in preterm infants: do they matter?[J]. Neonatology, 2011, 100 (3): 303-310.

【19】 PILLEKAMP F, HERMANN C, KELLER T, et al. Factors influencing apnea and bradycardia of prematurity implications for neuro development[J]. Neonatology, 2007, 91 (3): 155-161.

【20】 REEVES SR, GOZAL D. Respiratory and metabolic responses to early postnatal chronic intermittent hypoxia and sustained hypoxia in the developing rat[J]. Pediatr Res, 2006, 60 (6): 680-686.

【21】 MARCUS CL, MELTZER LJ, ROBERTS RS, et al. Long-term effects of caffeine therapy for apnea of prematurity on sleep at school age[J]. Am J Respir Crit Care Med, 2014, 190 (7): 791-799.

【22】 POZO ME, CAVE A, KÖROĞLU OA, et al. Effect of postnatal intermittent hypoxia on growth and cardiovascular regulation of rat pups[J]. Neonatology, 2012, 102 (2): 107-113.

32

第三十三章　治疗后中枢性睡眠呼吸暂停

一、概念

治疗后中枢性睡眠呼吸暂停（treatment-emergent central sleep apnea，T-ECSA）是指在治疗阻塞性睡眠呼吸暂停（OSA）之后出现的中枢性睡眠呼吸暂停（CSA），其治疗包括任何治疗 OSA 的方式，如气管切开术、下颌前移术及鼻腔手术等外科手术，也有口腔矫治器治疗后的报道，最常见的是使用 CPAP 或 BPAP 治疗后发生的 CSA。Gilmartin 等于2005 年首次将这种现象定义为复杂性睡眠呼吸紊乱，后由 Morgenthaler 等人提出了复杂性睡眠呼吸暂停综合征（complex sleep apnea syndrome，Comp-SAS）名称，其特征是诊断性睡眠监测时以阻塞性呼吸事件为主，经过治疗尤其是气道正压通气（PAP）治疗后，阻塞性呼吸事件明显消除，但持续存在或新近出现 CSA。具体操作性定义为：在治疗前呼吸暂停低通气指数（AHI）>5 次/h，以阻塞性呼吸事件为主，经过 PAP 治疗后阻塞性呼吸事件<5 次/h，但中枢性呼吸事件>5 次/h，即可诊断为 T-ECSA。

二、流行病学

国内外文献报道 T-ECSA 的发病率存在较大差异，其人口发病率在 1%~5%，占睡眠呼吸障碍人群的 5%~15%，同样男性发病率也较高，合并心力衰竭、使用阿片类药物与严重 OSA 患者易出现。据报道，整夜压力滴定显示其发病率为 5.0%~12.1%，分夜滴定显示发病率为 6.5%~20.3%。一项澳大利亚的调查结果报道发病率在 13.1%~20.4%，而一项日本的研究结果显示该病的发病率为 5.3%。有研究者指出，在心功能正常的患者中，较少出现 T-ECSA，相比之下，在合并心力衰竭的 OSA 患者中，发现高达 18% 的患者出现 T-ECSA。目前我国还缺乏大样本 T-ECSA 的流行病学资料。造成 T-ECSA 发病率报道差异较大的原因可能和诊断标准不统一、人种差异、研究中采用了分夜滴定或整夜滴定、调查设计为回顾性或前瞻性研究及样本大小均有关系。

一项荟萃分析纳入了 9 项关于 T-ECSA 流行病学研究，共有 4 375 例患者在诊断 OSA 后进行了压力滴定，其中 366 例患者符合 T-ECSA 标准，T-ECSA 总患病率为 8.37%。某些因素与 T-ECSA 患病率增高有关，如男性、年龄较大与相对低 BMI 者出现 T-ECSA 的可能性升高；充血性心力衰竭与缺血性心脏病患者中 T-ECSA 患病率显著增加；治疗前 PSG 的部分参数也与 T-ECSA 发生有关，治疗前更高的 AHI、觉醒指数与中枢性呼吸暂停指数（CAI），更具体地说，治疗前 NREM 仰卧睡眠中 CAI 的增加，可能预示着在随后的滴定中出现 T-ECSA 的可能性增大。另外，T-ECSA 可以出现在 CPAP 设置的任何压力水平上，但是更高的治疗压力导致 T-ECSA 发生的可能升高，T-ECSA 组平均有效 CPAP 设置压为 7.5~15.2cmH$_2$O，无 T-ECSA 组平均有效 CPAP 设置压为 7.4~13.6cmH$_2$O。

三、发病机制

目前学术界对 T-ECSA 发病机制尚有争议。部分学者认为，T-ECSA 不是一种独立的疾病，而是由多种临床疾病所组成，也有研究者认为 T-ECSA 是暂时的、自限性的疾病，是 OSA 诊治过程中的一个动态变化过程。随着研究的深入，目前主流的观点认为发病机制有以下几点：

1. 环路增益　T-ECSA 现象可能与 NREM 睡眠期呼吸控制不稳定，易出现 CSA 有关。当环路增益>1，表示呼吸调控不稳定，可以导致自给式周期样呼吸并伴有 CSA 出现。OSA 患者常有高环路增益，在 PAP 治疗后加重，即使在轻微的呼吸紊乱下，也可以造成明显的呼吸增强，导致 PaCO$_2$ 下降，当 PaCO$_2$ 低于呼吸暂停阈值的时候，就会发生中枢性呼吸暂停。通过长期 CPAP 治疗，高环路增益患者的化学反应性可能会逐渐降低，进而使部分 T-ECSA 患者缓解。

2. 间歇性低氧与过度通气　急性间歇性低氧可增加化学感受器的敏感性，导致患者易发生 CSA。CPAP 与 BPAP 可使 OSA 患者的 AHI 明显得到改善，但在后续治疗中，CSA 的表现会凸显出来，在高压力通气治疗者中更加明显，表明慢性缺氧改善可能会降低呼吸感受器的敏感性。而过度通气则会激活 CO$_2$ 牵张感受器，抑制中枢刺激，导致中枢性呼吸暂停。

3. 面罩漏气 在 CPAP 压力滴定期间发现面罩漏气会出现急性中枢性呼吸暂停，尤其是使用鼻罩者。据报道其最大漏气量与平均漏气量均与 CSA 的发生相关。鼻罩漏气在经口漏出时可以很迅速地减小解剖上的无效腔，而无效腔每减少 28ml，会导致 $PaCO_2$ 下降 3mmHg。根据现行的 CO_2 呼吸暂停阈值，即使无效腔的微小变化也可能在易感人群中产生 CSA，而此时机械感受与化学感受性稳态机制显然不足以快速消除 CSA。

4. 频繁的觉醒与睡眠转换 频繁的觉醒与睡眠转换也可能是导致 T-ECSA 患者发生 CSA 的重要原因。据觉醒驱动假说，在从觉醒过渡到睡眠阶段，觉醒驱动的快速撤离使呼吸中枢化学感受器还未能及时建立起一个适当的补偿反应，这促进了低通气或呼吸暂停的发生。相反，频繁地从睡眠阶段突然转变为觉醒，可使心肺系统的稳态控制产生突然变化，使呼吸的不稳定性增加，也会引起 CSA。

5. 其他 NREM 睡眠期，机体中二氧化碳储备（CO_2 reserve）并不稳定，PAP 治疗的模式与压力选择不合适，会启动这种不稳定性，导致 CSA 发生。在高海拔地区，低氧血症会增加正常肺组织对于二氧化碳分压的敏感性，而发生 CSA。对于鸦片类药物引起 CSA 的机制目前不清楚。

也有研究者认为，T-ECSA 是暂时的、有自然病程的，是 OSA 诊治过程中的一个动态变化而已。PAP 的使用让上气道开放，但同时抑制了 NREM 睡眠期 $PaCO_2$ 的正常生理性升高（2～8mmHg），可间歇性使 CO_2 低于呼吸暂停阈值，造成 T-ECSA 发作。随着时间的推移，呼吸暂停阈值会自我调整与重置，使 T-ECSA 成为一个瞬态的动态过程。绝大多数患者持续 CPAP 或 ASV 治疗数周至数月后 T-ECSA 会逐渐消失，但有 1.5%～3% 的 T-ECSA 患者可能会长期存在 CSA。此外，一些在第一次滴定研究中没有表现出 T-ECSA 的患者，在几个月后进行再滴定研究时，可能会开始表现出 T-ECSA。

四、临床表现

目前相关研究结果显示，大多数 T-ECSA 会随 PAP 治疗时间延长而消失，但仍有一部分患者持续出现 PAP 相关的 T-ECSA。根据 CSA 出现的时间分为以下两型：

1. T-ECSA 指 OSA（伴或不伴有 CSA）的患者经过首次 PAP 治疗后出现 CSA。

2. 迟发型 CSA 是指在实验室压力滴定后的数周到数月时间里，通过家庭 CPAP 治疗后的数据发现出现 CSA。

CSA 患者的临床表现因病因与亚型而异，T-ECSA 伴有高碳酸血症的患者临床表现为日间嗜睡、晨起头痛、打鼾，可有呼吸衰竭、肥胖、红细胞增多症和肺心病等合并症。不伴有高碳酸血症的患者往往存在失眠、轻度打鼾及夜间觉醒等症状。CSA 的症状与体征没有特异性，往往与 OSA 的症状及导致 CSA 的潜在条件重叠。

五、诊断和鉴别诊断

（一）诊断标准

诊断必须满足标准 A～C：

A. 诊断性 PSG 显示，每小时睡眠存在 5 次以上以阻塞性呼吸事件［阻塞性或混合性呼吸暂停，低通气或呼吸努力相关觉醒（RERAs）］为主的呼吸事件。

B. 使用无备用频率的气道正压设备治疗期间，PSG 显示 OSA 事件显著清除后，持续存在或新出现 CSA 或中枢性低通气，伴以下所有情况：①中枢性 AHI≥5 次 /h；②中枢性呼吸暂停和 / 或低通气事件数量占呼吸暂停与低通气事件总数的 50% 以上。

C. CSA 不能用另一种 CSA 呼吸障碍更好地解释［例如，CSA 伴陈 - 施呼吸（CSA），药物或物质导致的 CSA］。

注释：①呼吸事件定义参照《AASM 睡眠与其相关事件判读手册》；②诊断治疗后 T-ECSA 不排斥 OSA 的诊断，也就是说，OSA 诊断可根据诊断性睡眠监测确立。

（二）鉴别诊断

1. 不伴有高碳酸血症的 CSA 到高海拔地区旅行者经常会有睡眠不安、频繁觉醒和无法恢复体力的睡眠体验。造成这种现象的一部分原因是周期性呼吸与 CSA。这种现象的发生，在海拔超过 1 500m 的地方非常普遍，且其发生率具有性别差异，男性是女性的 2 倍。

2. 原发性 CSA 这类患者常常主诉失眠与夜间频繁觉醒，而 OSA 患者日间嗜睡较为常见。且原发性 CSA 患者中枢性呼吸暂停的时间周期更短（20～40 秒），没有 CSR 那样规律，在诊断该病之前一定要注意寻找潜在的原发疾病。

3. 心力衰竭与 CSA 主要是对于 >60 岁的老

年男性，同时存在心房颤动的人群，是心力衰竭共病 CSA 的常见人群。患者常常存在心力衰竭的常见症状，疲劳、虚弱比日间困倦更为常见，呼吸暂停的症状不随体位改变而改善，侧卧位阻塞症状并不改善，这种不依赖上呼吸道的体位效应，提示 J 受体激活或氧气储存在 CSR-CSA 的发病机制中发挥作用。

4. 其他躯体疾病相关的 CSA 终末期肾病、脑血管意外、肺动脉高压与心房颤动的患者也会出现 CSA，这类疾病出现的 CSA 尚无特异的临床特征。

六、治疗原则

无创机械通气是目前最有效的治疗方法，CPAP 与 BPAP 模式对 T-ECSA 具有一定疗效，但都存在一定程度上的缺陷，AASM 指南中指出如果压力滴定过程中出现 CSA，可以考虑使用 ASV。ASV 是指匹配压力支持伺服通气，它可以根据通气的变化，自动适应性按需调节通气量与必要时自动发放正压通气，动态调节压力工作范围，使患者的通气频率与潮气量始终处于平稳的规律状态，最大作用是稳定患者的 CO_2 水平。此外，已有研究证实，与 CPAP 治疗相比，心功能不全合并 OSA、CSR 及使用阿片类药物的 T-ECSA 患者，使用 ASV 治疗的效果更理想。

正压通气治疗为基本治疗方案，建议使用 CPAP 治疗后的患者应定期随诊，根据家用呼吸机使用数据发现存在 T-ECSA 者，可以建议继续 CPAP 治疗，因为多数情况下 T-ECSA 是暂时的。如果患者出现主诉压力过高，需要降低 CPAP 压力。进一步治疗方案包括选择 ASV 模式。多项研究结果发现，

CPAP 依从性不佳的主要原因是出现 T-ECSA，而使用 ASV 替换 CPAP 治疗后，依从性明显改善。但由于机器费用较高，难以用于长期家庭治疗。其他用于稳定呼吸的方法，如减少低碳酸血症、镇静剂、碳酸氢酶抑制与吸氧治疗等均有尝试。另有文献报道，在 CPAP 时使用无出气通道的面罩而增加无效腔，可改善睡眠中的低碳酸血症，使中枢通气控制更稳定，进而减少 CSA 的发生。

很多学者发现，延长 CPAP 治疗时间，部分 T-ECSA 会消除，如 Javaheri 等研究中，1 286 例 OSA 患者在 CPAP 滴定初期出现 CSA 的占 6.5%，但经过 8 周 CPAP 治疗后，只有 1.5% 的患者仍有 CSA，其他患者中枢性呼吸暂停指数（CAI）都减少到 5 次 /h 以下。至于长期 CPAP 治疗是否会充分消除上气道阻塞因素，并最终消除中枢性睡眠呼吸紊乱，尚无确切结论。

综上所述，T-ECSA 指曾经诊断为 OSA 且呼吸事件以阻塞性为主者，经 CPAP 治疗后其呼吸事件转变为以中枢性为主。在国内外报道的睡眠中心压力滴定的普通 OSAS 患者中，T-ECSA 并不少见。该类患者以男性为主，高危因素为重度 OSA、基线时出现较多的 CSA 或混合性睡眠呼吸暂停、合并心血管疾病，尤其是心力衰竭、使用阿片类药物者。CPAP 对 T-ECSA 患者治疗效果不理想，经过 CPAP 压力滴定患者仍残留有较多的中枢性呼吸事件，可推荐使用 ASV 模式。因此，应重视与早期识别 T-ECSA 并进行长期随访，为患者选择适当的无创呼吸机治疗方案，提高患者治疗的有效性与依从性，从而改善患者预后。

（陈锐）

参考文献

【1】 GILMARTIN GS, DALY RW, THOMAS RJ. Recognition and management of complex sleep disordered breathing[J]. Curt Opin Pulm Med, 2005, 11（6）: 485-493.

【2】 American Academy of Sleep Medicine. International classification of sleep disorders[M]. 3rd ed. Darien, IL: American Academy of Sleep Medicine, 2014.

【3】 ENDO Y, SUZUKI M, INOUE Y, et al. Prevalence of complex sleep apnea among Japanese patients with sleep apnea syndrome[J]. Tohoku J Exp Med, 2008, 215（4）: 349-354.

【4】 NIGAM G, RIAZ M, CHANG ET, et al. Natural history of treatment-emergent central sleep apnea on positive airway pressure: a systematic review[J]. Ann Thorac Med, 2018, 13（2）: 86-91.

【5】 PEPIN JL, WOEHRLE H, LIU D, et al. Adherence to positive airway therapy after switching from CPAP to ASV: a big data analysis[J]. J Clin Sleep Med, 2018, 14（1）: 57-63.

【6】 JAVAHERI S, SMITH J, CHUNG E. The prevalence and natural history of complex sleep apnea[J]. J Clin Sleep Med, 2009, 5（3）: 205-211.

第六篇
睡眠相关肺泡低通气障碍

第三十四章　睡眠相关肺泡低通气障碍概论　396

第三十五章　肥胖低通气综合征　403

第三十六章　先天性中枢性肺泡低通气综合征　408

第三十七章　伴下丘脑功能障碍迟发性中枢性肺泡低通气　413

第三十八章　特发性中枢性肺泡低通气　416

第三十九章　药物或物质致睡眠相关肺泡低通气　418

第四十章　疾病致睡眠相关肺泡低通气　423

第三十四章　睡眠相关肺泡低通气障碍概论

一、概述

睡眠相关肺泡低通气障碍（sleep related hypoventilation disorder，SRHD）是一组主要发生在睡眠期、以肺泡通气功能降低为特征的系列疾病，病因复杂，涉及呼吸系统及其他多个系统。《睡眠障碍国际分类（第3版）》（ICSD-3）首次将睡眠相关肺泡低通气障碍列为一种独立的睡眠呼吸疾病，这种新的分类既拓展了睡眠呼吸疾病的涵盖范围，又使呼吸病学与睡眠呼吸疾病更为系统与完善。

生理状态下，肺泡通气与新陈代谢密切相关，每分通气量受到机体所产生二氧化碳含量的调节，并将动脉血二氧化碳分压（$PaCO_2$）调节至35~45mmHg这一狭窄范围。每分通气量增加（过度通气）或降低（低通气）分别导致二氧化碳排出过多或潴留，并使酸碱失平衡，通气量发生急剧变化可致pH持续上升（呼吸性碱中毒）或降低（呼吸性酸中毒）。过度通气或低通气若持续数小时，机体可通过调节肾脏对碳酸氢盐（HCO_3^-）的排泄来稳定pH。

自大脑呼吸中枢到外周呼吸系统（肺泡）的任何部位发生异常均可引发慢性低通气，因此，此类疾病的范畴非常广泛。慢性低通气综合征的基本特征包括：①每分通气量降低，即潮气量或呼吸频率下降；② $PaCO_2$升高（>45mmHg）；③ pH可在正常范围，但HCO_3^-呈代偿性升高。

健康人的每分通气量在睡眠期间有一定程度下降，而患有基础性胸肺疾病的患者则下降更为显著，因此低通气首先发生于睡眠期间，即睡眠相关肺泡低通气常常是慢性低通气疾病的早期阶段。虽然在疾病的早期，低通气仅发生在睡眠阶段，但此后随着病情进展逐渐发展为日间低通气，甚至慢性呼吸衰竭。日间低通气疾病均存在睡眠相关肺泡低通气，以快速眼动睡眠期发生二氧化碳潴留出现最早，程度最重。此类患者可因上呼吸道感染或手术麻醉，病情迅速加重并发生急性呼吸衰竭，甚至昏迷与危及生命，是呼吸系统常见的重症疾病。睡眠相关肺泡低通气疾病不仅很易被漏诊，且由此类疾病引起的呼吸衰竭常被误诊为其他疾病所致，是一类值得临床医师，尤其是呼吸与危重症医学专业和睡眠医学专业医师特别关注的疾病。

睡眠相关肺泡低通气诊断标准采用的是最新版美国睡眠医学会（AASM）有关睡眠与相关事件的评定标准，如果存在以下两者之一，即可诊断为成人睡眠相关肺泡低通气：① $PaCO_2$（或替代检测法）升高，绝对值>55mmHg，且持续时间≥10分钟；②与清醒仰卧位时相比，睡眠中 $PaCO_2$（或替代检测法）升高≥10mmHg，绝对值>50mmHg，持续时间≥10分钟。对儿童的诊断标准是 $PaCO_2$>50mmHg，占总睡眠时间的25%以上。

诊断睡眠相关肺泡低通气疾病时，由于难于做到对睡眠中 $PaCO_2$进行持续监测，因此常以检测呼气末二氧化碳分压或经皮二氧化碳分压来替代检测 $PaCO_2$。睡眠相关肺泡低通气患者的动脉血氧饱和度（SaO_2）常常降低，但并不是诊断的必要条件。除肥胖低通气综合征需要满足日间低通气（$PaCO_2$>45mmHg）外，其他疾病可无日间低通气，一旦出现日间低通气提示睡眠相关肺泡低通气程度更为严重。

睡眠相关肺泡低通气患者肺泡通气量下降可导致二氧化碳潴留与高碳酸血症，继而对机体产生危害。当 $PaCO_2$高于45mmHg 即表示存在肺泡低通气，当达到50~70mmHg 时，可与低氧血症共同导致肺动脉高压、肺心病与呼吸衰竭等临床症状，并在感染与应激等情况下诱发急性呼吸衰竭或慢性呼吸衰竭急性加重，甚至肺性脑病。有研究表明，高碳酸血症在睡眠呼吸暂停患者神经认知功能损害中所起的作用大于低氧血症。因此，必须加强对睡眠相关肺泡低通气疾病的认识，做到早期诊断、早期治疗。

治疗策略方面，除了要对基础性疾病进行治疗外，需要以无创正压通气（non-invasive positive ventilation，NIPV）进行对症治疗，并对治疗过程进行密切管理。压力支持已成为最常用的 NIPV 模型，新式 NIPV 设施可以自动调整支持压力，能根据不同状况自动改变吸气压力与呼气压力及呼吸频率，稳定上呼吸道，使通气正常化，实现患者与设备之间的最佳同步，从而优化患者依从性。

二、病因

慢性低通气也称为高碳酸血症性呼吸衰竭或Ⅱ型呼吸衰竭。呼吸系统上自大脑呼吸中枢、下至气体交换单位的任何部位发生损害均可使每分通气量降低，包括呼吸驱动能力降低（脑干病变）、呼吸驱动的信号传递障碍（脊髓、周围神经病变），以及胸部肌肉/骨骼系统发生形态上或功能上的异常。

呼吸驱动的产生可因某些先天性疾病而受损（例如中枢性先天性肺泡低通气），也可因脑干病变或肥胖低通气等复杂疾病所致，均是机体对呼吸调节能力的减低，这种状况可称为"不愿呼吸"（won't breathe）。脊髓与周围神经病变可损害自中枢发向呼吸肌的信号传递，胸部骨骼或肌肉疾病则阻碍了对呼吸驱动信号的执行，这在病理生理学上可以称为"不能呼吸"（can't breathe）。

先天性中枢性肺泡低通气及使用阿片类药物是中枢呼吸调节障碍的典型病因。肌萎缩侧索硬化（amyotrophic lateral sclerosis，ALS）、膈神经麻痹、肌营养不良症、特发性硬化症则是机体对呼吸驱动信号执行不力的代表性疾病。而肥胖低通气综合征（obesity hypoventilation syndrome，OHS）则可能同时有着这两种病理生理学机制。存在日间高碳酸血症的慢性低通气与睡眠相关肺泡低通气在病理生理特性上并无差异，后者代表着慢性低通气的早期阶段。

在 ICSD-3 中，睡眠相关肺泡低通气障碍包括6 个临床类型：OHS、先天性中枢性肺泡低通气综合征（congenital central hypoventilation syndrome，CCHS）、伴下丘脑功能障碍迟发性中枢性肺泡低通气、特发性中枢性肺泡低通气、药物或物质致睡眠相关肺泡低通气及疾病致睡眠相关肺泡低通气。CCHS、伴下丘脑功能障碍迟发性中枢性肺泡低通气与特发性中枢性肺泡低通气多发生于儿童，尤其是前两者，仅少数在成年后发病。与这些罕见疾病相反，OHS 与由于疾病或药物所致睡眠相关肺泡低通气常发生于成人，也是临床上最为常见的慢性低通气与睡眠相关肺泡低通气。

CCHS 存在 *PHOX2B* 基因突变及广泛性自主神经系统失平衡，绝大多数病例的低通气始于出生后，且在睡眠期更严重；常伴有其他疾病如先天性巨结肠（Hirschsprung disease）、心律失常与肿瘤等。少数报道该疾病可在成年期发病，这种迟发性表型

的患者可因全身麻醉、严重呼吸系统疾病或使用呼吸抑制剂而出现呼吸衰竭。伴下丘脑功能障碍迟发性中枢性肺泡低通气是一种中枢通气控制障碍性疾病，睡眠相关肺泡低通气最常发生于出生后数年，存在肥胖、下丘脑起源的内分泌异常、严重情绪或行为障碍、神经源性肿瘤，并需排除 *PHOX2B* 基因突变与能够引起低通气的其他疾病。需要注意的是，只有在排除肺实质疾病、气道性疾病、肺血管性疾病、胸廓疾病、神经肌肉疾病（neuromuscular disease，NMD）、药物治疗、肥胖或先天性低通气等疾病后，才可作出特发性中枢性肺泡低通气的诊断。

常见于成人的睡眠相关肺泡低通气障碍包括疾病致睡眠相关肺泡低通气与 OHS。OHS 患者的特征是肥胖（BMI $> 30kg/m^2$）与清醒时存在高碳酸血症，且所存在的低通气不能由其他胸肺疾病、NMD、特发性疾病或使用药物来解释。疾病致睡眠相关肺泡低通气是以低通气为特征、与呼吸及全身多种疾病相关联的一大类疾病，尤其是基础性肺实质疾病、气道性疾病、肺血管性疾病、NMD 和胸廓疾病的患者，常见的有慢性阻塞性肺疾病（简称慢阻肺）、重叠综合征[慢阻肺合并阻塞性睡眠呼吸暂停（OSA）]、NMD 与胸廓畸形等。此外，一些能够抑制呼吸驱动或损害呼吸肌功能的药物，可以诱发睡眠相关肺泡低通气，即药物或物质致睡眠相关肺泡低通气，也是常见于成人的低通气疾病，包括各种麻醉剂、镇静剂、肌肉松弛剂及酒精，长期摄入阿片类药物不仅可引起中枢性呼吸暂停和共济失调呼吸，而且也可引起持续性低氧血症与肺泡低通气。

三、发病机制

（一）病理生理学机制

尽管每分通气量降低是所有慢性低通气疾病的共同特征，但不同疾病之间的基本病理生理学机制差异很大，且不同个体间的情况更为复杂。

呼吸力学受损是发生低通气的一个重要原因，多种疾病由于严重影响呼吸力学而促进慢性低通气的发生。典型的是存在膈肌功能障碍的 NMD，其吸气肌肌力明显减弱。胸椎过度侧凸和后凸（特发性或继发于 NMD）可损害腹式呼吸的功效并引起胸腔与肺部活动受限。肥胖因高 BMI 而额外增加呼吸系统的负荷并降低肺容量，严重中心性肥胖者不仅增加上、下气道阻力，并且降低呼吸系统顺应性。有研究发现，与非肥胖患者相比，OHS 患者的

34

肺顺应性下降60%，与正常碳酸血症肥胖患者相比下降20%。OHS患者的潮气量相对更低，小气道更易发生塌陷，导致气体陷闭并增加内源性呼气末正压（intrinsic positive end-expiratory pressure，PEEPi）。所有这些因素均增加OHS患者的呼吸功，包括在直立位与仰卧位时。同时，肥胖降低功能残气量与呼气储备，导致通气灌注不匹配与气体交换异常；膈肌变平直则损害其力学特性，并增加呼吸功。

通气控制系统功能障碍是引起慢性高碳酸血症性呼吸衰竭与睡眠相关肺泡低通气的另一个重要机制。虽然健康人的呼吸节律主要受二氧化碳水平的调控，但当存在慢性高碳酸血症时，机体对高碳酸血症的通气反应性通常发生改变。慢阻肺与OSA重叠的患者血浆碳酸氢盐浓度显著升高，提示有着慢性或长期夜间低通气，且其对高碳酸血症性通气反应性降低，而单纯OSA患者在清醒期的通气反应性正常。OHS患者对低氧与高碳酸血症性通气反应也减弱，而正常碳酸血症肥胖个体及OSA患者的通气反应性并未受到影响。胸部限制性疾病（NMD或胸壁疾病）也存在高碳酸血症性通气反应受损害证据，而夜间使用NIPV能有效控制这些患者日间$PaCO_2$水平，并使化学敏感性正常化，后者也是NIPV能改善气体交换的主要机制之一。中枢呼吸驱动损害可以是某些罕见疾病（如CCHS）的唯一病理生理机制，患者的每分通气量无论在清醒期还是睡眠期均下降。

瘦素（leptin）是由脂肪组织特异性产生的一种蛋白质，可通过血脑屏障，并与大脑各个区域的特异性受体相结合而产生作用，刺激呼吸是其作用之一。OHS患者血清瘦素水平升高，并与肥胖个体的通气量增加相关。血清瘦素与OSA患者的BMI相关，是高碳酸血症的唯一预测指标。值得注意的是，瘦素并不能有效刺激存在高碳酸血症患者的通气，这种现象被称为中枢性瘦素抵抗，并参与OHS的病理生理学机制。

上气道阻塞对呼吸系统造成应激，并影响二氧化碳排出，尤其在睡眠期。OSA与低呼吸可导致短暂急性高碳酸血症，NMD患者也可发生上气道阻塞。延髓中枢神经元与其支配肌肉在受到损伤后，可直接影响上气道肌肉功能，造成上气道阻塞。肌病或使用药物（如长期使用皮质类固醇）也可损害上气道肌肉功能。脂肪聚集与液体潴留可以缩小上气道口径，增加上气道阻力，引发OSA；存在右心

衰竭的慢阻肺或OHS患者常出现外周水肿及液体负荷过多，在夜间平睡时，液体可从身体下部转移到上部，增加上气道负荷。

一些药物治疗也对通气产生负性影响。皮质类固醇肌病是高剂量、长疗程、全身使用皮质类固醇所带来的一种不良反应，这种疗法也是引发并恶化骨质疏松症的重要因素。慢阻肺患者的骨质疏松症患病率在9%～69%，超过健康人群。因骨质疏松引起椎骨骨折与体重持续下降可降低呼吸肌效率，来自日本的研究显示，骨质疏松症与男性慢阻肺患者肺功能恶化存在相关性。

阿片类药物通常被用来治疗慢性疼痛或缓解患有严重症状性肺病患者的呼吸困难，但能钝化高碳酸血症性通气反应、降低呼吸频率、诱导上呼吸道塌陷与降低外周肌肉活性，成为发生低通气的重要原因。睡眠期间存在的持续低氧可延迟觉醒并增加NMD、慢阻肺与OHS患者的觉醒阈值。

（二）睡眠对通气的影响

从清醒期到非快速眼动（NREM）睡眠期，健康人体的每分通气量降低，并在快速眼动（REM）睡眠期进一步下降（下降约15%）。睡眠期间每分通气量降低的主要原因是低潮气量，且不能通过增加呼吸频率来代偿。胸部肌肉张力在睡眠期间下降，且在REM睡眠期达最低水平，肌肉松弛增加上气道阻力与发生上气道阻塞的易感性，而阻塞性呼吸事件能进一步增加肥胖与NMD患者的二氧化碳负荷。REM睡眠期发生的肌肉张力下降主要影响辅助呼吸肌，膈肌收缩功能保存；而慢阻肺因过度充气会降低膈肌的收缩效能，从而导致潮气量与每分通气量下降。此外，在REM睡眠期，机体对低氧与高碳酸血症的通气反应性产生钝化，以致不能对血气变化作出相应的有效调节。REM睡眠期发生的呼吸事件及NREM睡眠期频发觉醒，导致睡眠片段化与睡眠效率下降。总之，从这些病理生理学变化可知，睡眠相关肺泡低通气首先发生于REM睡眠期。

睡眠相关肺泡低通气患者在睡眠期间可同时存在不同程度的其他睡眠呼吸性事件。例如，90%的OHS患者存在OSA；慢阻肺同时合并OSA（即重叠综合征）的患者，更常发生夜间高碳酸血症，并与肺动脉高压及右心衰竭的发生有关；进行性假肥大性肌营养不良（Duchenne muscular dystrophy，DMD）患者的呼吸紊乱可从OSA开始，随着膈肌无力的

加重，可出现睡眠相关肺泡低通气，最后发生慢性低通气。长期使用阿片类药物的患者可发生慢性高碳酸血症性呼吸衰竭。除低通气外，高达 50% 的这些患者存在严重睡眠呼吸暂停，主要是中枢性呼吸暂停。CCHS 的特征是由于中枢化学性呼吸驱动障碍引起低通气，不过多导睡眠图（PSG）监测常发现这些患者同时存在中枢性呼吸暂停。

四、诊断与鉴别诊断

（一）对慢性低通气与睡眠相关肺泡低通气的诊断

由于基础性疾病的多样性及病理生理学机制的差异，并不存在能够确切提示或预测慢性低通气或睡眠相关肺泡低通气的某种单一典型临床症状或体征。因此，全面临床评估、详细病史询问（包括睡眠质量、晨起后症状、日间疲乏或活动后呼吸困难等）、仔细体格检查对于疾病的诊断至关重要。首先，受损的肺泡通气在睡眠期间或用力过程中更为明显。机体在入睡后伴随每分通气量下降，即使健康者也如此，而机体在应激时则增加二氧化碳的产生。睡眠期间的低通气可表现为睡眠质量差、日间过度嗜睡及晨起后头痛。不过，有相当数量患者并没有不适或只有轻微不适。典型的日间症状包括运动能力下降与活动后呼吸困难，但临床表现在不同个体间的差异很大，取决于基础性疾病。

在清醒期，可以简单地通过动脉血气分析来诊断慢性高碳酸血症性呼吸衰竭与低通气。然而，在睡眠期间则需要通过监测呼吸与二氧化碳水平来诊断睡眠相关肺泡低通气。PSG 是诊断睡眠呼吸疾病的金标准。PSG 是唯一能够区分睡眠与觉醒、诊断微觉醒及确定与呼吸紊乱关系的技术。睡眠 - 觉醒转换与微觉醒均显著影响呼吸，导致中枢性呼吸紊乱与周期性呼吸的发生。因此，PSG 对于精确定义单个患者的疾病并了解其基础性病理生理学至关重要。此外，对慢性低通气的最佳治疗不仅应关注血氧饱和度的改善与高碳酸血症的正常化，而且还应注重睡眠状况的稳定。因此，建议通过 PSG 来诊断慢性低通气，并将其用来随访在治疗后仍持续疲乏、嗜睡与晨起头痛的患者。

可以通过各种有创或无创性技术来监测二氧化碳水平。动脉血气分析是评估 $PaCO_2$ 的可靠方法，但在夜间频繁采样明显干扰睡眠并引起过度通气，而单份血液样本结果并不能反映整个夜晚的呼吸状态，因此并未被广泛应用于持续监测。近年来，常以无创方法连续监测呼气末 CO_2 分压（$PetCO_2$）或经皮 CO_2 分压（$PtcCO_2$），$PetCO_2$ 易受鼻充血与鼻腔分泌物的影响，还受到氧气吸入、NIPV 与面罩漏气的干扰；而 $PtcCO_2$ 则能可靠地连续监测二氧化碳水平的变化，与 $PaCO_2$ 的相关性良好。

AASM 评定标准推荐对睡眠相关肺泡低通气的诊断标准为符合以下条件之一：①睡眠时 $PaCO_2 >$ 55mmHg，≥10 分钟；②与清醒仰卧位值相比，$PaCO_2$ 增加≥10mmHg 且绝对值 >50mmHg，持续≥10 分钟；③对于儿童，如果 $PaCO_2$ 或替代参数增加 >50mmHg 且占总睡眠时间 >25%，则可定义为低通气。低通气可致血氧饱和度（SaO_2）持续下降，如果 SaO_2 下降且 <90%、>5 分钟，最低值≤85% 提示可能存在高碳酸血症，应进一步诊断。最后，觉醒后 HCO_3^- 水平升高提示存在睡眠相关肺泡低通气，即使清醒期 $PaCO_2$ 在正常范围也如此。

（二）对高碳酸血症性呼吸衰竭风险的识别

肺功能参数有助于识别存在高碳酸血症性呼吸衰竭风险的患者。NMD 患者在仰卧位出现矛盾呼吸，提示呼吸肌力进一步下降。健康个体的用力肺活量（forced vital capacity, FVC）从直立位到仰卧位下降 8%～10%，而膈肌功能受损的个体则下降 >25%。NMD 患者的日间和夜间吸气肺活量（inspiratory reserve volume, IRV）均与呼吸肌功能存在相关性，进而影响 CO_2 排出。IVC <60% 可发生睡眠呼吸障碍，低于 40% 时常持续存在睡眠相关肺泡低通气，如果睡眠与觉醒期均存在呼吸衰竭，则 IVC 常低于 25%。在预测 ALS 的呼吸肌力下降方面，吸鼻压优于肺活量（vital capacity, VC）。此外，同时有着脊柱侧凸的 NMD 儿童，更常发生睡眠相关肺泡低通气。能预测慢阻肺患者存在日间高碳酸血症的主要肺功能参数是高呼吸阻力与低时间呼吸容积，尤其是第 1 秒用力呼气容积（FEV_1）。

HCO_3^- 水平升高提示存在慢性低通气。对于肥胖患者，单纯 HCO_3^- 升高即足以预测高碳酸血症，$PaCO_2$ 与 BMI 相结合，可以作出 OHS 的诊断。此外，睡眠或觉醒期间血氧饱和度降低也可以作为慢性高碳酸血症的补充指标，与相匹配的 OSA 患者相比，OHS 患者的高碳酸血症与日间血氧饱和度下降独立相关。病态肥胖患者的肺功能参数呈限制性通气障碍，包括 VC 与 FEV_1 下降，而 OHS 患者的这些参数下降幅度更大。

34

（三）各类睡眠相关肺泡低通气疾病的诊断与鉴别诊断

OHS 是唯一需要依据日间低通气（$PaCO_2 > 45mmHg$）诊断的睡眠相关肺泡低通气疾病，其他类型睡眠相关肺泡低通气疾病在清醒期可以存在或不存在低通气。OHS 的诊断要点包括：①慢性低通气，即清醒与睡眠期均存在高碳酸血症（$PaCO_2 \geq 45mmHg$ 或 6kPa）；②肥胖，即 $BMI \geq 30kg/m^2$；③不存在可引起高碳酸血症的其他原因，如肺实质性疾病、气道性疾病、肺血管性疾病、神经性疾病、肌肉 - 骨骼性疾病或其他特发性疾病、CCHS、使用药物或物质；④存在睡眠相关呼吸障碍。90% 患者存在 OSA，伴有或不伴有睡眠相关肺泡低通气，10% 有着非阻塞性睡眠相关肺泡低通气（AHI < 5 次 /h）。OHS 患者在睡眠中常存在血氧饱和度下降，且可能见于觉醒期，但并不是诊断所必需。

特发性中枢性肺泡低通气是一种排他性诊断，其引起睡眠相关肺泡低通气的原因不明，也不存在某种已知致低通气原因。在作出本病的诊断时，必须同时满足：①存在睡眠相关肺泡低通气；②低通气并非肺实质疾病或气道性疾病、肺血管疾病、胸壁疾病、使用药物、神经系统疾病、肌无力、肥胖或先天性低通气综合征等所致。

CCHS 通常在出生后即发病，但也有晚发病例报道，检测 *PHOX2B* 基因突变是确诊条件。

药物或物质致睡眠相关肺泡低通气是由于使用某种能抑制呼吸驱动的药物或物质所致的睡眠相关肺泡低通气。低通气也可发生于觉醒期，但这对于诊断并非必备。诊断要点：①存在睡眠相关肺泡低通气；②某种已知能抑制呼吸和 / 或通气驱动的药物或物质，被认为是引起睡眠相关肺泡低通气的主要原因；③排除由肺实质性或气道性疾病、肺血管疾病、胸壁疾病、神经系统疾病、肌无力、OHS、某种已知 CCHS 等所致的低通气。其中①与③为必备条件。

疾病致睡眠相关肺泡低通气指睡眠相关肺泡低通气由已知疾病所致，如肺实质性疾病、气道性疾病、肺血管性疾病、胸壁疾病（不包括因肥胖对胸壁的影响）、神经系统疾病如神经肌肉疾病（脑、脊髓或膈神经）及肌病，但不包括 OHS 及中枢性肺泡低通气。低通气可以发生于清醒期，但并非诊断所必需。主要呼吸类型是潮气量下降、共济失调呼吸与 SaO_2 下降，而中枢性或阻塞性呼吸暂停不是主要

的呼吸事件。诊断要点：①存在睡眠相关肺泡低通气；②某种肺实质或气道性疾病、肺血管疾病、胸壁疾病、神经系统疾病、肌无力等，被认为是引起低通气的主要原因；③排除由于 OHS、使用药物或某种已知 CCHS 等所致的低通气。其中①与③为必备条件。

在诊断睡眠相关肺泡低通气疾病时，需要与睡眠相关低氧血症相鉴别。后者是指夜间睡眠中 $SaO_2 \leq 88\%$（成人）或 $\leq 90\%$，时间 ≥ 5 分钟，但不存在睡眠相关肺泡低通气。在 ICSD-3 中，睡眠相关低氧血症性疾病同样被单独列为一类。需要指出的是，如果未测定睡眠中 $PaCO_2$，或者虽然测定了但在正常范围内，则不能诊断伴低氧血症的睡眠相关肺泡低通气。相反，如果存在睡眠相关肺泡低通气的证据（高 $PaCO_2$ 或 $PetCO_2$ 或 $PtcCO_2$），则属于睡眠相关肺泡低通气范畴而不属于睡眠相关低氧血症性疾病。同样，如果没有监测睡眠中 $PaCO_2$，或者监测结果没有达到睡眠相关肺泡低通气的标准，则大多数由于疾病致睡眠相关肺泡低通气仅可诊断睡眠相关低氧血症性疾病。例如，某位慢阻肺患者（无论是否存在清醒期间 $PaCO_2$ 升高）的夜间脉氧仪监测显示血氧饱和度降低，但没有同时监测 $PaCO_2$，此病例就符合睡眠相关低氧血症性疾病。同样，许多肺部疾病包括慢阻肺、囊性肺纤维化、哮喘、间质性肺疾病及肺血管性疾病，常存在睡眠相关低氧血症，伴或不伴清醒期，或睡眠相关肺泡低通气；如果不存在睡眠相关肺泡低通气或者没有被发现（未监测 $PaCO_2$），则可以作出睡眠相关低氧血症性疾病的诊断。

总之，要对睡眠相关肺泡低通气疾病作出诊断，就需要有睡眠中存在肺泡低通气（$PaCO_2$ 升高）的证据，通常是测定 $PaCO_2$ 或替代参数——$PetCO_2$ 或 $PtcCO_2$。诊断 OHS 需要有着清醒期低通气的证据，而对于其他睡眠相关肺泡低通气疾病没有此要求。疾病致睡眠相关肺泡低通气则必须存在某种可引起低通气的疾病，如肺实质性疾病、气道性疾病、肺血管性疾病、胸壁疾病（非肥胖所致）、神经性疾病（脑、脊髓或膈神经疾病）或肌病。

五、治疗策略与原则

（一）慢性肺泡低通气的治疗策略

首先要针对任何可导致慢性肺泡低通气的致病因素进行治疗，包括停止或减少使用影响呼吸调

节、神经传递或肌肉功能的药物。严格掌握阿片类药物、苯二氮䓬类及其他精神类药物的使用适应证。对肌病患者应减轻肌肉负荷，提高肌肉功效。应针对不同情况，制订个体化治疗措施，如对脊柱侧后凸的患者减轻体重、稳定脊椎骨折、开展整形外科与减重手术等。膈肌电刺激有时有效。

特别要指出的是，单纯病因治疗不足以改善绝大多数患者的慢性低通气或睡眠相关肺泡低通气，而应选择无创机械通气进行对症治疗。由于并非所有肺泡低通气患者均合并上气道阻塞，因此在机器类型与通气模式选择及压力设定等方面，均与典型的 OSA 治疗有所差异。在压力滴定时不能以鼾声或呼吸暂停的消失为依据，应同时持续监测 $PaCO_2$。对存在中重度 CO_2 潴留患者，不能只考虑持续气道正压通气（CPAP）或自动持续气道正压通气（Auto-CPAP），而宜首选 NIPV。NIPV 已被证明可以改善各种慢性低通气疾病患者的睡眠质量、夜间血氧饱和度、日间与夜间 $PaCO_2$ 及生活质量。

NIPV 通过吸气相压力（inspiratory positive airway pressure，IPAP）与呼气相压力（expiratory positive airway pressure，EPAP）之间的压差（压力支持）或预设容量（容量支持）产生潮气量。EPAP 能扩张上呼吸道，减少呼吸做功与克服上气道阻力。应在 PSG 监测下滴定 EPAP，旨在优化血氧饱和度、消除呼吸暂停/低通气及呼吸事件相关微觉醒，改善睡眠质量，减少睡眠-觉醒转换，避免发生治疗后中枢性呼吸事件与周期性呼吸。

潮气量与呼吸频率影响 CO_2 排出，继而影响对低通气的治疗效果。IPAP 并非滴定主要目标，而应以 EPAP 与 IPAP 之压差（ΔIPAP-EPAP）作为主要目标，该压差决定潮气量。在滴定 EPAP 时，可通过调整 ΔIPAP-EPAP 这一压差（压力支持）来实现 $PaCO_2$ 或 $PtcCO_2$ 的正常化。

备用频率能消除中枢性呼吸暂停，并克服呼吸频率减慢。如果将备用频率设置为高于自主呼吸频率，则患者完全为控制通气，易发生人机对抗。就患者的顺应性与同步性而言，将备用频率设置为略低于患者自主呼吸频率更为合理。

总之，应根据不同患者的病理生理学特点对呼吸机参数进行个体化设置。基本原则是：通过增加气道内呼气压（CPAP、EPAP、BPAP-S）消除上气道阻塞，以控制呼吸消除对通气驱动的减弱（即呼吸频率减慢），以固定或可调节压力支持及控制呼吸，确保每分通气量。具有目标容量、压力支持通气模式的新型 NIPV，即平均容量保证压力支持（average volume-assured pressure support，AVAPS），可以自动调节压力支持水平来确保预定通气目标。

（二）不同疾病 NIPV 治疗的原则

患者如果出现日间高碳酸血症（$PaCO_2$>45mmHg），包括神经肌肉疾病、限制性疾病及 OHS，均是使用 NIPV 的指征。即使不存在日间高碳酸血症，也可对有症状夜间低通气的神经肌肉性或胸廓骨骼疾病患者使用 NIPV。需注意的是，夜间低通气表现差异极大，且不具特异性，应仔细甄别。要注意影响 NIPV 使用的其他因素，包括同时存在上气道阻塞或损害峰值咳嗽流速的合并症。

慢阻肺患者如存在慢性日间高碳酸血症（$PaCO_2$≥50mmHg），或 $PaCO_2$ 为 46～50mmHg，但患者在过去 12 个月内曾因高碳酸血症性呼吸衰竭住院治疗≥2 次，也是使用 NIPV 的指征。

对于神经肌肉疾病，选择以容量为设定目标的 NIPV 获益更大。患者常因咳嗽受损导致黏液潴留，因此以压力为目标的机型可能无法保证最低每分通气量。对神经肌肉或胸廓-骨骼疾病的患者可设定低潮气量，但对于慢阻肺患者常需要高支持压。大多数 OHS 患者宜首选 NIPV 治疗，且 AVAPS 模式使用渐多。

NIPV 可以改善患者的存活率，包括可显著改善 $PaCO_2$≥7kPa（51.9mmHg）慢阻肺患者的存活率，延长有端坐呼吸或日间高碳酸血症 ALS 患者的生存期。同样，DMD 患者也可从 NIPV 获得生存优势。推荐所有存在慢性低通气的慢阻肺患者（$PaCO_2$≥50mmHg）使用 NIPV。

总之，由于基础性疾病及其病理生理机制的不同，临床医师应根据患者的特点制订个性化治疗策略。NIPV 已成为慢性低通气的主要治疗选择，但需根据患者的使用情况进行持续监测并进行相应调节。单纯氧疗可能进一步加重 CO_2 潴留，必须给予氧疗时，应与 NIPV 同时进行，避免加重高碳酸血症。

（胡克）

参考文献

【1】韩芳. 肺泡低通气和低通气综合征 [J]. 中华结核和呼吸杂志, 2015, 38 (9): 648-650.

【2】李庆云, 王琼. 聚焦新版睡眠相关呼吸疾病国际分类 [J]. 中华结核和呼吸杂志, 2014, 37 (12): 883-884.

【3】韩芳, 陈宝元. 推进睡眠低通气性疾病临床诊治工作的开展 [J]. 中华结核和呼吸杂志, 2016, 39 (8): 578-579.

【4】IFTIKHAR IH, ROLAND J. Obesity hypoventilation syndrome[J]. Clin Chest Med, 2018, 39 (2): 427-436.

【5】MALONEY MA, KUN SS, KEENS TG, et al. Congenital central hypoventilation syndrome: diagnosis and management[J]. Expert Rev Respir Med, 2018, 12 (4): 283-292.

【6】KATZ ES, MCGRATH S, MARCUS CL. Late-onset central hypoventilation with hypothalamic dysfunction: a distinct clinical syndrome[J]. Pediatr Pulmonol, 2000, 29 (1): 62-68.

【7】American Thoracic Society. Idiopathic congenital central hypoventilation syndrome: diagnosis and management[J]. Am J Respir Crit Care Med, 1999, 160 (1): 368-373.

【8】JAVAHERI S, PATEL S. Opioids cause central and complex sleep apnea in humans and reversal with discontinuation: aplea for detoxification[J]. J Clin Sleep Med, 2017, 13 (6): 829-833.

【9】ANNANE D, ORLIKOWSKI D, CHEVRETS. Nocturnal mechanical ventilation for chronic hypoventilation in patients with neuromuscular and chest wall disorders[J]. Cochrane Database Syst Rev, 2014 (12): CD001941.

第三十五章　肥胖低通气综合征

肥胖低通气综合征（obesity hypoventilation syndrome，OHS），曾称作匹克威克综合征（Pickwickian syndrome），是指伴有不同程度睡眠呼吸疾病的肥胖患者（BMI≥30kg/m²），在清醒状态下存在二氧化碳潴留（$PaCO_2$>45mmHg），同时除外其他原因所致的高碳酸血症，如阻塞性气道疾病、限制性肺疾病与中枢性肺泡低通气综合征等。随着经济水平的提高，肥胖的发病率逐渐升高，OHS作为病态肥胖的严重并发症之一，在临床中越来越常见，在ICSD-3中，OHS已作为一种独立的疾病被放在疾病分类中。

一、流行病学

OHS的发生率随着肥胖显著增高，有报道在阻塞性睡眠呼吸暂停（OSA）中发病率为10%～20%，而在BMI>35kg/m²的住院人群中发病率为31%。但是由于研究样本量小，许多研究并没有排除慢性阻塞性肺疾病及OSA，OHS在普通人群中的准确发病率不清楚。有学者估计其在人群的发病率是0.15%～0.6%。国内尚缺乏相关数据。

二、临床表现与预后

虽然OHS常常伴有OSA的典型表现，如乏力、嗜睡、打鼾、夜间窒息与晨起头痛，但是OHS不同于单纯的OSA，常常有更严重的日间低氧血症与更高的$PaCO_2$，更高比例的夜间氧饱和度低于90%，常伴有中到重度的呼吸困难，下肢水肿、肺动脉压与肺心病的发生率增高。同单纯的OSA相比，OHS导致生活质量明显下降，社会经济负担增加，医疗费用增加，有着更严重的致病率与死亡率。有研究显示，相比匹配年龄与性别的单纯OSA患者，随诊7年，发现OHS患者5年生存率只有15%，比单纯OSA明显下降，OHS合并OSA比单纯OSA有着更高的心力衰竭与心律失常发生率。OHS也比单纯肥胖患者有着更差的预后。有报道，严重的OHS住院患者死亡率高达50%，包括突然的未预料的死亡，同没有低通气综合征的同样肥胖的患者相比，OHS患者入住ICU率、对无创正压通气（NIPV）的需要增加，死亡率较单纯OSA明显增加。

肥胖、高碳酸血症与睡眠呼吸疾病会引起机体代谢异常及其他重要脏器的结构功能异常，OHS常合并重要器官的功能障碍。心血管系统方面，因低氧与高碳酸血症可引起内皮功能紊乱、氧化应激水平升高、交感神经兴奋与高炎症状态，OHS患者发生心血管疾病（如高血压、冠心病、心力衰竭与心律失常）的风险增加。另外，OHS患者肺动脉高压的发生率也较高，且因肥胖患者的循环血量增加，心脏每搏输出量增加，从而右心负荷增加，导致右心室肥厚与扩大，最终会出现右心衰竭，如病情进一步加重可出现全心衰竭，并伴发心律失常。34%的患者会反复出现症状性的房性与室性心律失常。激素代谢方面，OHS患者机体的促炎症因子增多（肿瘤坏死因子、IL-6）与脂肪因子（瘦素与脂联素）水平变化，导致胰岛素抵抗、脂代谢异常，也可影响内分泌其他轴系的功能。2型糖尿病是OHS常见的并发症之一，且OHS患者2型糖尿病的发病率高于OSA与重叠综合征患者，这与胰岛素抵抗、睡眠期低氧事件及肥胖相关。肥胖女性会出现月经紊乱、慢性无排卵、生育能力下降，肥胖男性会出现勃起功能障碍、生育能力下降。部分肥胖患者会出现下丘脑-垂体-肾上腺轴（HPA）调节功能异常，表现为皮质醇水平清晨低、日间变异率低，对生理刺激与地塞米松抑制的反应迟钝，这会加重皮质醇给机体带来的不利影响，并进一步导致葡萄糖与脂质代谢的异常。感染方面，肥胖会扰乱T细胞代谢，并通过影响T细胞免疫监视与免疫应答使机体的免疫功能低下。因OHS患者同时存在肺功能异常，肺部感染的发生率较高，也常会出现急性呼吸衰竭。OHS也常会发生皮肤感染、消化系统感染（幽门螺杆菌感染、急性胰腺炎与病毒性肝炎）与泌尿系统感染，也易出现术后感染、菌血症与败血症。肾功能不全方面，OHS患者除了因高血压与糖尿病等代谢综合征引起的慢性肾功能不全外，也会出现肥胖相关性肾病，表现为不同程度的蛋白尿，伴或不伴肾功能受损，肾脏病理均可出现肾小球肥大，部分可见局灶性节段性肾小球硬化。此外，OHS患者长期合并高碳酸血症与低氧血症，也常会因感染、呼吸衰竭与心力衰竭而长期卧床，加之利尿剂的使用，使OHS患者极易出现血栓栓塞事件，下肢深静脉血栓、肺栓塞的风险明显增加。另外，OHS患者常合并较重的OSA、呼吸衰竭、心力衰竭与心律失常，这均增加了猝死的风险。

三、发病机制

肥胖患者引起低通气的机制仍然不甚清楚，有三个主要的因素参与，包括肥胖、呼吸中枢驱动力减弱与睡眠呼吸疾病。

1. 肥胖导致呼吸系统负荷过度 OHS患者比单纯的肥胖患者有着更小的肺容积、功能残气量、补呼气量，而呼吸功增加更加明显、吸气肌力下降，进一步损害了呼吸系统对肥胖的代偿机制。另外，随着BMI升高，$PaCO_2$水平升高也说明了肥胖在低通气中的作用。一篇新的研究提出，OHS的发病机制可能与肥胖导致CO_2产生过多有关，更进一步阐明肥胖在OHS发病机制中的作用。但肥胖并不是低通气的唯一决定因素，因为只有低于1/3的病态肥胖患者产生高碳酸血症。

2. 呼吸中枢驱动力减弱 与正常碳酸水平的肥胖患者相比，OHS患者对高碳酸血症呼吸中枢反应减弱，潮气量增加不足，而出现通气反应减弱。肥胖、遗传倾向、睡眠呼吸疾病与瘦素抵抗往往被认为是对高碳酸血症反应减弱的机制。

3. 睡眠呼吸疾病 OHS患者存在3种类型睡眠呼吸疾病：阻塞性呼吸暂停与低通气（obstructive apnea-hypopnea）、上气道阻力增加所致的阻塞性肺泡低通气（obstructive hypoventilation）、中枢性肺泡低通气（central hypoventilation）。在阻塞性呼吸事件期间，每分通气量增加，单纯OSA患者在睡眠期间，每分通气量不会减低。但如果同时存在肺泡低通气（hypoventilation），则不足以消除累积的CO_2，会产生急性高碳酸血症。急性高碳酸血症会引起血清中碳酸氢根的代偿性增加，后者将会减弱呼吸中枢对CO_2的通气反应。高碳酸血症将会触发代谢代偿，最终导致慢性高碳酸血症。

四、诊断与鉴别诊断

OHS的诊断标准必须符合以下条件：肥胖（BMI≥30kg/m²）与清醒时的CO_2潴留（$PaCO_2$≥45mmHg），并且排除其他疾病引起的高碳酸血症，如严重的阻塞性气道疾病、间质性肺疾病、胸壁疾病、甲状腺功能减退、神经肌肉疾病与先天性中枢性肺泡低通气综合征等。大约90%的OHS患者同时存在OSA。

诊断OHS需要明确是否有清醒时的$PaCO_2$≥45mmHg，但是睡眠实验室与门诊并不常规行动脉血气分析，而由于早期的OHS症状与单纯OSA相似，临床医师往往忽视了OHS，所以OHS的诊断常常被忽略或者延误。只有1/3的OHS患者因为急性或者慢性呼吸衰竭而最终诊断。Carrillo等分析了由于OHS出现急性高碳酸呼吸衰竭的173例患者，虽然有65%的患者是既往曾经由于相似的原因入住ICU，但是只有9%的患者长期应用NIPV治疗，这个结果表明了认识OHS及在肥胖的患者中筛查高碳酸血症患者的重要性，特别是在社区或肥胖门诊。有学者提出，应该把OHS的诊断标准扩大，包括计算的动脉血气中血浆碳酸氢根（HCO_3^-）>27mmol/L和/或计算的碱剩余（BE）>2mmol/L。根据这些指标可以早期发现OHS患者，应用这个阈值诊断OHS的敏感度是90%，而特异度是50%，阴性预测值是97%，可以尽早发现OHS可疑患者。此外，如果睡眠监测中发现持续的低氧血症，平均血氧偏低，不能应用呼吸暂停与低通气解释，需要考虑到OHS的可能。临床上可结合血清HCO_3^-的水平、夜间最低血氧饱和度及STOP-Bang评分来预测OHS。

五、治疗

OHS的治疗目标主要包括纠正睡眠与清醒状态下的低通气，改善异常的气体交换，从而改善生活质量，避免并发症。及时治疗OHS可以避免产生急性呼吸衰竭而需要插管上机，并且改善睡眠质量、日间嗜睡与生活质量，延长生存期。在未治疗的OHS患者中，18个月的死亡率估计为23%，当应用NIPV治疗后可降至3%。Castillejo等报道长期应用BPAP的OHS（伴或不伴OSA）患者1年、5年、10年生存率分别是93.3%、71.9%、60.1%，NIPV可以改善睡眠质量、日间嗜睡与生活质量。

（一）NIPV治疗

1. 应尽早开始治疗OHS 所有患者都应该给予NIPV治疗与减重来达到这个目标。无论是否合并OSA，NIPV治疗都应该作为OHS的首选治疗与初始治疗，且不能因为已经开始减重而推迟。

2. NIPV治疗模式的选择与实施 针对OHS的NIPV模式主要包括CPAP、BPAP与AVAPS-BPAP。根据OHS的不同特点与不同模式的优势选择NIPV模式。

35

NIPV 的具体操作步骤如下：

首先，开始 NIPV 治疗前进行患者宣教非常重要。开始 NIPV 治疗前，务必向患者及家属充分告知 NIPV 治疗的指征、治疗目标与选择及 NIPV 治疗的副作用。治疗前需要选择适合患者的面罩，以减少漏气，使患者获得最大的舒适度。开始 NIPV 治疗前让患者熟悉 NIPV 治疗的设备，并给予一定时间的低压力以适应。只有这样，才能坚定患者长期治疗的信心。

其次，开始给予 NIPV 前进行 NIPV 滴定，确定合适的模式与压力尤其重要，并且可以及早发现 OHS 患者应用 NIPV 后出现的副作用，包括人机不同步、漏气与对睡眠质量的影响，从而改善长期依从性。美国睡眠医学会（AASM）建议应用多导睡眠图（PSG）进行 NIPV 滴定来确定 OHS 夜间通气治疗的有效治疗水平。即使在已经经验性应用 NIPV 治疗的 OHS 门诊患者中，也应该应用 PSG 来确定最终的 NIPV 设置是否有效，并且明确是否需要调整。在 PSG 监测下进行 NIPV 滴定是 OHS 患者开始 NIPV 治疗确定最佳治疗压力的标准方法。当然，由于条件的限制，在我们临床实践中，许多 OHS 患者无法在长期治疗前进行 PSG 监测下的 NIPV 滴定。大多数患者的治疗都是基于临床判断经验性地开始给予低压力。治疗的压力值随着日间 $PaCO_2$ 值、夜间血氧饱和度、主观症状、夜间经皮 $PaCO_2$ 值等经过数日到数周逐渐升高。门诊患者直接开始应用 NIPV 而不做 NIPV 滴定必须由有经验的医务人员来进行，并且有足够的经验来应对治疗的问题与随诊。

在肥胖不明显、肺功能保存较好，同时呼吸暂停低通气指数（AHI）较高、血氧饱和度 <90% 的睡眠时间所占比例较小的患者中，可考虑选择 CPAP。CPAP 压力增加至所有的呼吸暂停、低通气（hypopnea）及气流受限被消除。长期应用 CPAP 治疗前，务必在 OHS 患者中进行人工滴定。

如果压力水平调至最大，患者仍有明显的血氧饱和度下降或低通气存在时，则需要更改为 BPAP 或加用吸氧措施来达到治疗目的。但是 Piper 等的研究显示，在 18 例随机分配至 CPAP 组的 OHS 患者中，初次 CPAP 滴定，平均 39% 的睡眠时间 SpO_2 低于 90%，但是经过 3 个月治疗后，只有 4 例患者在充分开放上气道后仍有持续的 REM 睡眠期氧饱和度下降而需要应用 BPAP。应用 BPAP 时，需要

增加 IPAP 压力至氧饱和度维持在 90% 以上。如果 IPAP 与 EPAP 之差在 8~10cmH_2O，氧饱和度仍然持续低于 90%，可考虑加用氧疗。BPAP 可以减少呼吸功，增加每分通气量，在中枢性呼吸暂停事件期间提供通气（有备用频率），提高肺泡通气量，减少夜间 $PaCO_2$，恢复呼吸中枢对 CO_2 的敏感性，降低日间 $PaCO_2$，从而改善 OHS 患者的临床症状，如晨起头痛、日间嗜睡与水肿，改善生活质量，减少对住院的需求。NIPV 比 CPAP 有着更多的优越性，人机不配合及产生的无效通气是 BPAP 潜在的问题，所以进行滴定时临床医师必须格外警惕。此外，S 模式会出现更多的中枢性与混合性呼吸事件及相关的氧饱和度下降，常常需要应用 BPAP（S/T）模式。研究显示，后备呼吸频率低的患者有着更好的睡眠质量。

平均容量保证压力支持（AVAPS）是近年来逐渐在 OHS 患者中应用的 NIPV 的一种混合模式。在这种模式中，除了常规设置 IPAP 与 EPAP，通常需要设置 7~10ml/kg 理想体重来达到一定的潮气量。一项随机对照研究显示，与 CPAP 相比，AVAPS 改善呼吸功能与夜间睡眠情况更加显著。与 BPAP 相比，早期的研究显示 AVAPS 与 BPAP 都可以改善动脉血气、睡眠质量与生活质量，而且 AVAPS 可以对通气有更大的改善，但是，AVAPS 可能损害了睡眠质量与睡眠结构，导致主观睡眠质量比 BPAP 下降。因此，AVAPS 可能是 BPAP 的替代治疗，特别是当需要快速缓解高碳酸血症来预防 OHS 的失代偿时。

（二）减重

减重在 OHS 中的作用是非常重要的。减重可以改善整体健康状况，改善肺泡通气，改善夜间氧饱和度下降，减少呼吸事件的频率，纠正肺动脉高压，改善左室功能与改善肺功能。所有的 OHS 患者都应该改善生活方式来减重。由于单独进行生活方式调整往往不够充分，而药物治疗的有效性与安全性欠缺，越来越多的医师开始关注外科方式来进行减重。减重手术可以导致热量摄入减少，或者同时可引起营养素的吸收不良，从而达到减重的目的。近年来，外科手术减重越来越受到关注。当 BMI≥35kg/m^2 伴有 OHS，或者希望最终脱离 NIPV 治疗或不能耐受夜间 NIPV 治疗时，需要考虑行外科减重手术来减重。

外科减重手术根据减重机制可以分为限制摄食量、减少肠道营养吸收，以及两者结合 3 类；按解

剖方式,可分为仅改变胃、仅改变肠道,以及同时改变胃与肠道的解剖结构 3 类。根据国际肥胖症与代谢病外科联盟发布的 2014 年全球数据,以及美国代谢病与肥胖症外科学会发布的 2015 年美国数据,全球范围内施行的减重手术方式按数量由多到少依次为:袖状胃切除术(sleeve gastrectomy,SG)、Roux-en-Y 型胃旁路术(Roux-en-Y gastric bypass,RYGB)、腹腔镜下可调节胃绑带术(laparoscopic adjustable gastric banding,LAGB)、胆胰分流并十二指肠转位术(biliopancreatic diversion with duodenal switch,BPDDS)。

目前绝大多数初次手术的肥胖患者选择的是 SG 或 RYGB。RYGB 的特征是建立一个小于 30ml 的近端小胃囊,将它与远端胃切开并分离,再将其与一段 75～150cm 长的小肠 Roux 肢相吻合,小胃囊与狭窄的吻合出口起到限制能量摄入的作用,而营养素的消化与吸收则主要发生在共同通路中,胃酸、胃蛋白酶、内因子、胰酶与胆汁在此处与摄入的食物相混合。SG 是一种胃部分切除术,术中切除了大部分胃大弯,从而形成了管状胃,通常采用腹腔镜的方式,在距离幽门 2～6cm 处切开胃窦,然后围绕一个 32～40Fr 的探条构建一个袖状胃。对部分符合适应证的患者,SG 治疗肥胖症与肥胖相关代谢性疾病的效果与 RYGB 近似,且手术风险低,术后远期并发症较少。但欧美随访数据显示,RYGB 的远期减重效果、体重复重概率与程度、代谢综合征的缓解程度、部分肥胖相关代谢病的复发率略优于 SG。

(三)其他治疗

其他关于 OHS 的治疗,包括氧疗、药物及气管切开手术,作用有限。在 OHS 患者中应用氧疗可能增加高碳酸血症的风险,所以在需要氧疗的 OHS 患者中,必须要与 NIPV 一起应用。如果患者不能耐受 NIPV,那么需要在密切监测下应用氧疗,以避免出现夜间窒息的风险,加重血流动力学、症状与肺泡低通气。呼吸兴奋剂(如黄体酮与乙酰唑胺)可以改善 OHS 的肺泡低通气,但是这些药物都有着潜在的、严重的副作用。另外,气管切开术可以缓解睡眠中出现的上气道阻塞,从而改善肺泡低通气与清醒时的动脉 CO_2 水平。但是并不是所有的患者都可以在气管切开术后恢复正常 CO_2 水平。

(四)注意事项

在治疗 OHS 的过程中,需要注意以下方面:合并慢性阻塞性肺疾病(COPD)的 OHS 患者,过度给氧会导致急性呼吸衰竭,所以需要密切监测血气变化。而 OHS 伴有周围水肿的患者如果应用过多的利尿剂会加剧代谢性酸中毒,继而恶化日间低通气与低氧。精神疾病的过多药物治疗,可能会恶化睡眠呼吸疾病,加重低氧,继而恶化精神症状。而由于临床医师认识不足,经常错误地诊断 OHS 为 COPD,导致 β 受体激动剂与糖皮质激素的使用,从而增加副作用。

总之,OHS 的发病率会随着全球肥胖的流行而增加,但漏诊率高,患者往往得不到及时的诊治,并发症与死亡率高,早期识别诊断并给予及时治疗可以改善预后。OHS 不同于 OSA,其诊断更多的是通过临床诊断,需要血气监测,而不仅仅是通过 PSG 监测来诊断。尽管对 OHS 的最佳治疗方法不确定,但家庭 NIPV 治疗在许多医院是主要的治疗方法,进一步的研究应该注意 OHS 患者长期 NIPV 治疗的结果,需要大规模随机对照研究。同时应该鼓励推广 NIPV 治疗,防止未治疗的 OHS 患者产生合并症。

(罗金梅　王晓娜　肖毅)

参考文献

【1】 LITTLETON SW, MOKHLESI B. The pickwickian syndrome-obesity hypoventilation syndrome[J]. Clin Chest Med, 2009, 30(3): 467-478.

【2】 SATEIA MJ. International classification of sleep disorders-third edition: highlights andmodifications[J]. Chest, 2014, 146(5): 1387-1394.

【3】 NOWBAR S, BURKART KM, GONZALES R, et al. Obesity-associated hypoventilation in hospitalized patients: prevalence, effects, and outcome[J]. Am J Med, 2004, 116(1): 1-7.

【4】 BALACHANDRAN JS, MASA JF, MOKHLESI B. Obesity hypoventilation syndrome epidemiology and diagnosis[J]. Sleep Med Clin, 2014, 9(3): 341-347.

【5】 ALPERT MA, LAVIE CJ, AGRAWAL H, et al. Obesity and heart failure: epidemiology, pathophysiology, clinical manifestations, and management[J]. Transl Res,

2014, 164（4）: 345-356.

【6】ALACEDONIA D, CARPAGNANO GE, PATRICELLI G, et al. Prevalence of comorbidities in patients with obstructive sleep apnea syndrome, overlap syndrome and obesity hypoventilation syndrome[J]. Clin Respir J, 2018, 12（5）: 1905-1911.

【7】FARAG NH, MOORE WE, LOVALLO WR, et al. Hypothalamic-pituitary-adrenal axis function: relative contributions of perceived stress and obesity in women[J]. J Womens Health（Larchmt）, 2008, 17（10）: 1647-1655.

【8】GREEN WD, BECK MA. Obesity altered T cell metabolism and the response to infection[J]. Curr Opin Immunol, 2017, 46: 1-7.

【9】ASHBURN DD, DEANTONIO A, REED MJ. Pulmonary system and obesity[J]. Crit Care Clin, 2010, 26（4）: 597-602.

【10】宗慧敏, 王霞, 刘春蓓, 等. 肥胖相关性肾病代谢指标的特点[J]. 肾脏病与透析肾移植杂志, 2018, 27（5）: 401-406.

【11】JAVAHERI S, SIMBARTL LA. Respiratory determinants of diurnal hypercapnia in obesity hypoventilation syndrome. What does weight have to do with it?[J]. Ann Am Thorac Soc, 2014, 11（6）: 945-950.

【12】CARRILLO A, FERRER M, GONZALEZ-DIAZ G, et al. Noninvasive ventilation in acute hypercapnic respiratory failure caused by obesity hypoventilation syndrome and chronic obstructive pulmonary disease[J]. Am J Respir Crit Care Med, 2012, 186（12）: 1279-1285.

【13】BINGOL Z, PIHTILI A, KIYAN E. Modified STOP-Bang questionnaire to predict obesity hypoventilation syndrome in obese subjects with obstructive sleep apnea[J]. Sleep Breath, 2016, 20（2）: 495-500.

【14】OJEDA CE, DE LUCAS RP, LOPEZ MS, et al. Noninvasive mechanical ventilation in patients with obesity hypoventilation syndrome. Long-term outcome and prognostic factors[J]. Arch Bronconeumol, 2015, 51（2）: 61-68.

【15】BERRY RB, CHEDIAK A, BROWN LK, et al. Best clinical practices for the sleep center adjustment of noninvasive positive pressure ventilation（NPPV）in stable chronic alveolar hypoventilation syndromes[J]. J Clin Sleep Med, 2010, 6（5）: 491-509.

【16】PIPER AJ, WANG D, YEE BJ, et al. Randomised trial of CPAP vs bilevel support in the treatment of obesity hypoventilation syndrome without severe nocturnal desaturation[J]. Thorax, 2008, 63（5）: 395-401.

【17】MASA JF, CORRAL J, ALONSO ML, et al. Efficacy of different treatment alternatives for obesity hypoventilation syndrome. Pickwick study[J]. Am J Respir Crit Care Med, 2015, 192（1）: 86-95.

【18】中华医学会肠外肠内营养学分会营养与代谢协作组, 北京协和医院减重多学科协作组. 减重手术的营养与多学科管理专家共识[J]. 中华外科杂志, 2018, 56（2）: 81-90.

【19】DEITEL M, GAGNER M, ERICKSON AL, et al. Third international summit: current status of sleeve gastrectomy[J]. SurgObes Relat Dis, 2011, 7（6）: 749-759.

【20】PUZZIFERRI N, ROSHEK TR, MAYO HG, et al. Long-term follow-up after bariatric surgery: a systematic review[J]. JAMA, 2014, 312（9）: 934-942.

35

第三十六章　先天性中枢性肺泡低通气综合征

一、概述

按照 2014 年《睡眠障碍国际分类（第 3 版）》（ICSD-3），睡眠呼吸障碍可分为五类，其中第三类是睡眠相关肺泡低通气障碍，先天性中枢性肺泡低通气综合征（congenital central hypoventilation syndrome, CCHS）是睡眠相关肺泡低通气障碍中重要的一个类型。CCHS 是以呼吸中枢的代谢控制障碍为特征的一种罕见病，属于常染色体显性遗传疾病，多在新生儿期起病。患儿由于呼吸中枢化学感受器原发性缺陷，导致对二氧化碳敏感性降低、自主呼吸控制衰竭、肺通气减少，发生高碳酸血症、低氧血症与一系列临床症状。如果不予治疗，将导致夜间猝死、肺动脉高压、右心功能不全等严重并发症，值得重视。本病最早是由 Mellins 等在 1970 年首先报道的，国外报道在新生儿中的患病率为 1/15 000～1/10 000，目前全世界报道 CCHS 有 1 000 多例。2004 年广州市儿童医院（现为广州市妇女儿童医疗中心）报道了国内首例 CCHS 患儿，截至目前国内共有 20 例报道。由于对该病的认识不足，国内外可能都存在漏诊病例。对本病的早期发现与治疗，有助于避免患者严重后果的发生。

二、发病机制

目前认为 CCHS 的发病机制是由于患者呼吸中枢在入睡后对动脉血二氧化碳分压（$PaCO_2$）与动脉血氧分压（PaO_2）的异常变化没有相应的通气反应所致。2003 年 Weese-Mayer 等最先在 18 例 CCHS 患者中发现类似配对同源基因 2B（paired-like homeobox gene 2B, *PHOX2B*）发生杂合突变，并证明 *PHOX2B* 基因是 CCHS 最主要的致病基因。目前的研究显示，90% 以上的 CCHS 患者存在 *PHOX2B* 基因突变。除 *PHOX2B* 外，其他基因如 *RET*、*HASH1*、*GDNF*、*EDN3*、*MYO01H* 突变也被证实为 CCHS 的致病基因。随着全外显子测序技术的发展，其他的相关基因可能也会逐渐被发现。

PHOX2B 基因位于染色体 4q12，约 4.8kb，由 3 个外显子与 2 个内含子组成，mRNA 长度为 3 074bp，其编码由 314 个氨基酸组成的配对同源盒转录因子。

PHOX2B 基因在自主神经网发育过程中具有极为重要的作用。CCHS 患儿中枢神经系统调节呼吸的通路存在缺陷，而该通路的发生与运作受 *PHOX2B* 基因调控。此外，*PHOX2B* 基因在神经嵴细胞演化过程中也起一定作用，很多患儿除了低通气外，还会出现自主神经失调的症状。*PHOX2B* 基因片段中的外显子 3 包含了 20 个丙氨酸重复序列，其中有 15～27 个核苷酸是整码复制的，造成丙氨酸重复扩展，而丙氨酸重复扩展长度与自主神经功能紊乱的严重性之间存在一定关系。CCHS 致病基因突变方式可分为两大类。第一类为丙氨酸重复扩展突变（polyalanine repeat expansion mutation, PARM），占 90%，在正常等位基因上会有一段 20 个丙氨酸（alanines）的重复片段，而突变的等位基因上其丙氨酸重复次数将增加为 24～33 次，基因型（genotypes）为 20/（24～33），其中，20/25、20/26 与 20/27 基因型是最常见的突变类型。近来，不太常见的突变也时有报道，但仍以前述 3 种突变最为常见。其中超过 90% 的 PARM 被认为是新发突变，而有不到 10% 的突变是来自无症状的父母。第二类突变方式为 non-PARM（NPARM），约占 10%，包含错义（missense）、无义（nonsense）与移码（frameshift）突变。不同的突变类型与其临床表现的严重程度相关。一病例回顾性研究显示，PARM 与 NPARM 患者中需要持续呼吸机通气支持的比率分别为 38% 与 69%，且 NPARM 中合并先天性巨结肠（19% *vs.* 1%）与神经嵴源性肿瘤（80% *vs.* 48%）的比率较 PARM 组更高，因此提示 PARM 临床表现相对较轻，而 NPARM 临床表现更为严重。同样为 PARM 的患儿，其突变类型不同，病情严重程度也有差异：20/24 与 20/25 患者病情较轻，仅需要夜间辅助通气，而 20/（27～33）的患者病情则相对较重。国内 20 例患儿中有 8 例有明确的 *PHOX2B* 结果，其中 7 例为 PARM，1 例为 NPARM。7 例 PARM 中，3 例为 20/25，2 例为 20/27，另 2 例分别为 20/26 与 20/29。

三、临床表现

CCHS 患儿典型的临床表现为清醒时肺泡通气良好，睡眠期间呼吸运动减弱，出现面色发绀，CO_2

逐步升高，血氧饱和度持续减低，但患儿并不出现吸气三凹征、鼻翼扇动等用力呼吸表现。呼吸衰竭严重程度因人而异，轻症患儿睡眠期有轻微低通气，清醒时肺泡通气良好，重症患儿睡眠期与清醒期均存在严重低通气。有些患儿出生后头几个月低通气表现并不明显，随月龄增长症状逐渐加重。部分患儿于出生数小时后即可出现症状，表现为睡眠期发绀，呼吸慢弱或不规则，有较长时间（＞40秒）的呼吸暂停，由于低通气而发生高碳酸血症与低氧血症，无呼吸增快与觉醒反应。当患儿清醒后，自主呼吸运动可增强而血气恢复正常。有的患儿在清醒期与睡眠期均有胸壁活动减弱与呼吸暂停。部分患儿因出现不可解释的长时间呼吸暂停导致死亡而被误诊为婴儿猝死综合征。

CCHS可发生在任何年龄，最早可发生在出生后数小时内。国内病例回顾性分析显示，20例患儿中发病年龄从出生后4小时至1岁5个月不等，多在新生儿期起病，多数为足月正常出生体重的患儿，外观无明显异常，但临床以反复撤机困难、CO_2潴留为主要表现，且不能以原发心、肺、神经系统异常解释。如遇到上述情况时需要考虑到该病的可能，并积极完善睡眠监测与基因检测以确诊。

本病还可同时伴有吞咽困难、先天性巨结肠（发生率13%~20%）及神经胶质瘤等。另外，缺乏正常的心率变化、眼睛调节障碍与体温调节障碍等自主神经功能障碍的表现在该病也较常见。有研究数据显示，CCHS患儿中心血管系统表现，如心率减慢、心律失常、迷走性晕厥或意识丧失的发生率甚至高达89%。有报道CCHS患者存在食管运动与血压调节异常，进一步表明该病不仅是呼吸调控异常，也可以有自主神经系统功能障碍的各种表现。

除原发病的表现外，低通气疾病患者由于高碳酸血症与低氧血症还可以有相应临床表现。由于$PaCO_2$升高，可引起脑血管扩张，患者可有晨起头痛，日间乏力、困倦、精神恍惚，甚至智力受损。低氧血症可引起继发性红细胞增多症，出现发绀。长期肺泡低通气、缺氧可造成肺血管痉挛，严重者可发生肺动脉高压、右心功能不全。儿童除了上述表现，还可能有烦躁、易激惹、生长发育落后、学习成绩下降等。患儿可因长期肺动脉高压、右心功能不全而死于右心衰竭，也可死于红细胞增多症引起的相关并发症，部分患者可因高碳酸血症、呼吸抑制发生夜间猝死。

四、PSG监测特点

CCHS属于睡眠相关肺泡低通气疾病，其PSG的表现应符合睡眠相关肺泡低通气的诊断。睡眠相关肺泡低通气疾病不同于其他疾病的特点是，症状首先出现在夜间睡眠中，其病理生理改变也是在夜间最为严重。而这种夜间的呼吸异常，往往被患者与医师所忽视。因此，整夜PSG监测有助于低通气疾病的诊断。在睡眠监测中，需要同时进行呼气末或经皮CO_2的监测，以观察CO_2的动态变化。

PSG监测关于睡眠相关肺泡低通气的标准，成人与儿童有所不同。成人诊断标准是：睡眠期$PaCO_2$升至＞55mmHg并持续超过10分钟，或$PaCO_2$（与清醒期仰卧位相比）上升幅度＞10mmHg并达到50mmHg以上且持续超过10分钟；儿童的诊断标准是：$PaCO_2$＞50mmHg，占总睡眠时间的25%以上。由于监测睡眠过程$PaCO_2$的不可行性，可以呼气末CO_2与经皮CO_2代替。常见动脉血氧饱和度减低，但不是诊断的必要条件。

五、基因检测

临床怀疑CCHS的患儿需要经*PHOX2B*基因检测确诊。CCHS致病基因突变方式可分为两大类。第一类为PARM，最为常见。第二类突变方式为NPARM，约占10%。研究报道，两种不同的突变类型与临床表现的严重程度相关。PARM临床表现相对较轻，而NPARM临床表现更为严重。

六、诊断与鉴别诊断

CCHS的诊断标准是：诊断需满足A＋B。

A. 出现睡眠相关肺泡低通气。

B. 同时伴有*PHOX2B*基因突变。

有两点需要说明：①PSG监测显示重度高碳酸血症与血氧饱和度减低，主要为呼吸流速与潮气量减低，也可发生一些中枢性呼吸暂停；②患者可表现为日间低通气（$PaCO_2$＞45mmHg），但日间$PaCO_2$可以在正常水平。

美国胸科学会在2010年就CCHS的基因学、诊断与管理发表了共识（*An Official ATS Clinical Policy Statement: Congenital Central Hypoventilation Syndrome: Genetic Basis Diagnosis and Management*）。其中CCHS的临床诊断标准包括如下4

条：①持续存在睡眠状态通气不足与高碳酸血症（$PaCO_2 > 60mmHg$）；②症状常在1年内出现；③除外可解释通气不足的肺部原发病或神经肌肉功能障碍；④无心脏原发病的表现。此共识也提出了基因检测在CCHS的诊断与治疗中起重要作用，可预测疾病临床严重程度分型及可能存在的合并症。

CCHS属于低通气疾病，不同于其他疾病的特点是症状首先出现在夜间睡眠中，其病理生理改变也是在夜间最为严重。而这种夜间的呼吸异常，往往被患者与医师所忽视。因此，整夜PSG监测有助于低通气疾病的诊断。在睡眠监测中，需观察清醒与睡眠时胸腹运动、呼吸气流与血气变化。在CCHS患儿，清醒时其呼吸运动、气流、血氧饱和度与CO_2是正常的，而进入睡眠期后，特别是深睡眠期（N3期），睡眠监测下可见患儿呼吸运动变浅、呼吸气流低平，血氧饱和度逐步减低而CO_2呈逐步升高的趋势，一旦清醒，其呼吸与血气可恢复正常，此为CCHS患者典型表现。

各种原因所致的呼吸中枢调控异常或呼吸系统神经肌肉疾病，都会导致通气不足，如病理性肥胖、呼吸中枢调节异常、脑干与脊髓损伤、胸廓限制性畸形、神经肌肉疾病及阻塞性肺疾病等。CCHS需与其他睡眠相关肺泡低通气疾病鉴别（如肥胖低通气综合征、伴下丘脑功能障碍迟发性中枢性肺泡低通气、特发性中枢性肺泡低通气、药物或物质致睡眠相关肺泡低通气和疾病致睡眠相关肺泡低通气）。患者同时存在病理性肥胖与通气不足导致的高碳酸血症时，应注意肥胖低通气综合征。在伴下丘脑功能障碍迟发性中枢性肺泡低通气患者，基因检测是正常的。中枢神经系统损害，如创伤、肿瘤，先天性中枢神经系统畸形，如Arnold-Chiari畸形等，均可由于呼吸中枢异常而导致继发性中枢性肺泡低通气。肌营养不良、膈肌麻痹等神经肌肉疾病则可由于呼吸肌力量不足而导致继发性肺泡低通气。除了基因检测之外，下列检查有助于排除常见的需要鉴别的疾病：脑与脑干MRI及CT检查排除脑或脑干的解剖学病变，以除外中枢神经系统异常导致的低通气；全面神经系统检查，必要时肌肉活检，以排除呼吸肌无力所致的继发性低通气；胸片（必要时胸部CT）与超声心动图检查排除心肺疾病导致的相应表现；还要考虑先天性代谢缺陷性疾病，可行相关的代谢性检查进行排除。

七、治疗

（一）无创正压通气

CCHS是一种终身罹患的疾病，伴有夜间低氧血症与高碳酸血症的CCHS患儿需长期夜间机械通气支持，有些严重患儿甚至在日间也需要呼吸支持。呼吸支持治疗包括有创通气与无创正压通气（NIPV）两种形式。有创通气即患者通过永久的气管切开接受正压通气治疗，已被证实是一种成功的治疗方法。但是这种通气方式的不足之处在于，由于患儿做了气管切开，其发声与语言交流受到影响。此外，气管切开还增加了感染的机会。过去绝大多数患者使用经气管切开的有创通气治疗。近年来，小年龄或重症患者可能仍需气管切开通气支持，而年龄较大或轻度患儿已转向NIPV治疗。

NIPV是通过口、鼻面罩给予患者气道一定的压力支持，包括压力限制型与容量限制型两种治疗机型。其中，压力限制型NIPV包括持续气道正压通气（CPAP）与双相气道正压通气（BPAP）两种方式，是睡眠呼吸障碍患者最常用的治疗机型。NIPV避免了上呼吸道梗阻的发生，装置简单，患者易于耐受，已逐渐被更多的临床医师应用。需要指出的是，CCHS患儿呼吸中枢缺乏对低氧与高CO_2的正常反应，不能采用CPAP，而必须使用BPAP治疗。因为CPAP只能应用于气道阻塞性睡眠呼吸障碍患者，只有BPAP方能解决患者呼吸驱动的异常。BPAP是在患者吸气与呼气时，机器分别给予两个不同的压力，即吸气正压与呼气正压，吸气时提供较大的支持压力，呼气时使用较低水平的支持压力，从而辅助呼吸肌做功，提高通气量，达到降低动脉CO_2分压、提高血氧分压、纠正呼吸功能不全的目的，是一种对有自主呼吸但呼吸不足的患者进行的一种NIPV模式。

目前，许多患者已无须住院进行经气管切开的机械通气支持，而可以回到家中接受NIPV治疗。Fauroux等所做的法国家庭NIPV应用的调查显示，NIPV已成功地应用于CCHS、神经肌肉疾病、脊柱侧凸等有低通气表现的患儿。在这102例患儿中，BPAP都至少使用了半年。国内外均有报道在年龄更小甚至出生1个多月的CCHS婴儿中成功地使用了鼻面罩正压通气治疗。患儿应在睡眠中心进行压力滴定，医师应把NIPV的有关知识告诉患儿与家长，并告知短期与长期的预后。患儿出院前，应对

36

患儿家长及其护理人员进行培训，使其掌握如何护理患儿与使用呼吸机。培训内容还应包括患儿在出现哪些症状、体征时，应向医师进行咨询与帮助。

由于儿童处在生长发育期，呼吸机的压力、面罩的大小型号需要不断调整，因此定期随访很重要。早期应密切随访，如有问题及时进行压力的再调定，以保证患儿长期治疗的依从性。之后的随诊一般3～6个月1次。一般说来，年龄越小，病情越不稳定，随诊的时间间隔应越短。患儿到医院随诊时，除了临床症状外，还应监测体重、身高，实验室检查方面应包括胸片、头颅侧位片（长期使用呼吸机面罩可能对颅面发育产生影响，应注意监测）、心肺监测、血气分析等。患儿需在睡眠中心过夜，并在PSG监测下行呼吸机治疗压力、面罩等的调整。

（二）膈肌起搏器

膈肌起搏器是近年来一种新的可用于CCHS患者的治疗方式。膈肌起搏器是通过手术在患者膈肌上放置电极与接收器，然后将信号自体外传送到置于膈肌的电极上，刺激膈肌运动，从而保证通气。膈肌起搏器可以使患者在很长一段时间内避免机械通气，并可以自由讲话。但其不足之处在于，费用昂贵，需要手术，起搏器本身有可能突然出现设备故障，膈肌运动产生的胸膜腔负压可导致上呼吸道梗阻，还可能导致膈肌疲劳。因此，目前膈肌起搏器治疗CCHS的适应证还在探索中。

八、预后

CCHS是一种终身罹患的疾病，如果不予治疗，

患者可因长期肺动脉高压、右心功能不全而死于右心衰竭，也可死于红细胞增多症引起的相关并发症，部分患者可因高碳酸血症、呼吸抑制而夜间猝死。在国内报道的20例患儿中，有5例患儿使用NIPV呼吸支持，患儿病情得到良好控制，而其余15例患儿均放弃治疗或死亡，可见NIPV治疗可在CCHS患儿中成功实施，避免了严重并发症与猝死的发生，同时也提示国内儿科医师与家长对CCHS呼吸支持的重要性与必要性认识不足。

可根据基因突变的类型判断CCHS预后。大多数NPARM突变型的CCHS患儿表现为更为严重的表型，并与先天性巨结肠及广泛的肠道受累相关，需要连续NIPV支持，且增加1岁以上患儿发生肿瘤的风险。因此，*PHOX2B*基因PARM与NPARM突变方式的不同可用于预测CCHS的预后。表现为NPARM突变方式的患儿，可能更易伴发先天性巨结肠和神经嵴源性肿瘤，需要长期NIPV支持。随着疾病的早期诊断与有效通气支持，一些CCHS患儿已随访10年以上并存活至成人期。

总之，CCHS表现为睡眠中呼吸表浅、发绀及CO_2升高，而清醒时呼吸与血气正常，是一种少见的单基因遗传病。但如果漏诊可能导致患者出现严重并发症与猝死，临床医师对此认识不足。对于不明原因睡眠中出现发绀、低氧血症、CO_2潴留的婴幼儿，应该注意本病，*PHOX2B*基因检测有助于协助诊断及判断预后，NIPV呼吸支持是有效的治疗方法。

（许志飞）

参考文献

【1】 WEESE-MAYER DE, BERRY-KRAVIS EM, CECCHERINI I, et al. An official ATS clinical policy statement: congenital central hypoventilation syndrome genetic basis, diagnosis, and management[J]. Am J Respir Crit Care Med, 2010, 181(6): 626-644.

【2】 陈克正. 疑难病研究——我国首例先天性中枢性低通气综合征的诊治[J]. 中国当代儿科杂志, 2004, 6(1): 42-45.

【3】 许志飞, 江载芳. 先天性中枢性低通气综合征一例[J]. 中华儿科杂志, 2005, 43(8): 636-637.

【4】 王慧欣, 何建平, 许志飞. 先天性中枢性低通气综合征一例[J]. 中国新生儿科杂志, 2007, 22(4): 246.

【5】 陆玲, 周伟, 卢伟能, 等. 先天性中枢性低通气综合征5例临床研究[J]. 中国实用儿科杂志, 2008, 23(7): 538-540.

【6】 董红红, 李彦敏, 王娜. 先天性中枢性低通气综合征1例[J]. 临床荟萃, 2008, 23(7): 518.

【7】 张承芳, 陈晓云, 王续栋. 先天性中枢性低通气综合征一例[J]. 山西医药杂志, 2009, 28(3): 288.

【8】 韩涛, 邓亚玲, 尹晓娟, 等. 先天性中枢性低通气综合征四例临床研究[J]. 中国小儿急救医学杂志, 2013, 20(6): 606-609.

【9】 梅牧, 杨琳, 周文浩, 等. 新生儿先天性中枢性低通气综合征二例基因型和表型的关联[J]. 中华围产医学杂

志，2014，17（10）：652-656.

【10】闫有圣，易彬，郝胜菊，等. 一例先天性中枢性低通气综合征患儿的临床特征及 PHOX2B 基因突变分析 [J]. 中华医学遗传杂志，2015，32（5）：665-669.

【11】赵兰兰，吴谨准. 小儿先天性中枢性低通气综合征 3 例分析 [J]. 临床儿科杂志，2015，33（7）：673-674.

【12】WEESE-MAYERDE, BERRY-KRAVISEM. Genetics of congenital central hypoventilation syndrome: lessons from a seemingly orphan disease[J]. Am J Respir Crit Care Med，2004，170（1）：16-21.

【13】SPIELMANN M, HERNANDEZ-MIRANDA LR, CECCHERINI I, et al. Mutations in MYO1H cause a recessive form of central hypoventilation with autonomic dysfunction[J]. J Med Genet，2017，54（11）：754-761.

【14】RAND CM, CARROLL MS, WEESE-MAYER DE. Congenital central hypoventilation syndrome: a neurocristopathy with disordered respiratory control and autonomic regulation[J]. Clin Chest Med，2014，35（3）：535-545.

【15】LOGHMANEE DA, RAND CM, ZHOU L, et al. Paired-like homeobox gene 2B（PHOX2B）and congenital central hypoventilation syndrome（CCHS）: genotype/phenotype correlation in cohort of 347 cases[J]. Am J Respir Crit Care Med，2009，179：A6341.

【16】BERRY RB, CHEDIAK A, BROWN LK, et al. Best clinical practices for the sleep center adjustment of noninvasive positive pressure ventilation（NPPV）in stable chronic alveolar hypoventilation syndromes[J]. J Clin Sleep Med，2010，6（5）：491-509.

【17】American Academy of Sleep Medicine. International classification of sleep disorders[M]. 3rd ed. Darien，IL: American Academy of Sleep Medicine，2014：108-128.

【18】许志飞，申昆玲. 儿童低通气综合征 [J]. 中华实用儿科临床杂志，2014，29（4）：251-254.

【19】李秋平，刘敬，何玺玉，等. 成功救治新生儿先天性中枢性低通气综合征 1 例报告 [J]. 临床儿科杂志，2013，31（6）：592-593.

第三十七章　伴下丘脑功能障碍迟发性中枢性肺泡低通气

伴下丘脑功能障碍迟发性中枢性肺泡低通气（late-onset central hypoventilation with hypothalamic dysfunction），又称迟发性中枢性肺泡低通气综合征（late-onset central hypoventilation syndrome，LO-CHS）、速发性肥胖伴下丘脑功能障碍、肺泡低通气与自主神经功能失调（rapid-onset obesity with hypothalamic dysfunction，hypoventilation and autonomic dysregulation，ROHHAD）。

一、概述

伴下丘脑功能障碍迟发性中枢性肺泡低通气是一种罕见的、与下丘脑功能紊乱相关的通气中枢控制障碍性疾病，可合并下丘脑源性内分泌异常、情绪或行为严重异常或存在神经嵴源性肿瘤。患者通常出生时正常，首发症状常表现为幼儿期（通常在 18 个月后）迅速发生肥胖与中枢性肺泡低通气，肥胖发生几年后开始出现呼吸衰竭的典型表现，并且需要经面罩或气管切开提供通气支持。随时间推移，呼吸衰竭无改善。目前此病预后较差，早期诊断有助于进行改善通气与代谢紊乱的治疗。此病有肿瘤源性倾向，高达 40% 的患者同时伴有肿瘤。这些交感神经系统的肿瘤通常为高分化，且不会明显地使患者预后变差。病例分析报道此病死亡率高。尚未见家族性病例的报道。目前没有患病率数据，男性与女性发病率几乎相同。年龄特点、易感与诱发因素及长期预后均未知。

二、发病机制

伴下丘脑功能障碍迟发性中枢性肺泡低通气潜在的病因目前仍然知之甚少，脑部影像学检查或尸体检查通常显示正常，或显示继发于低氧血症的征象。尽管有报道本病在兄弟姐妹之间同时发生，一直争论本病为单基因疾病，但通过家系直接测序排除了 *PHOX2B*、*ASCL1* 与 *NECDIN* 作为致病基因。目前病因研究聚焦于可能的基因异常、潜在的表观遗传学改变或自身免疫过程，这些研究结果可能为进一步了解病理生理学机制提供新的证据，包括可能的异常免疫过程与促食欲素系统水平调节异常。

三、临床表现

目前认为伴下丘脑功能障碍迟发性中枢性肺泡低通气是一种独特的临床综合征。特发性 LO-CHS/ 下丘脑功能障碍（HD）患者临床表现包括贪食、嗜睡、体温调节紊乱、情绪波动与内分泌系统病变。典型的 LO-CHS/HD 患儿通常出生时健康，1.5～4.0 岁之前身体发育与认知功能多表现为正常，但幼儿阶段往往突然发生贪食并导致肥胖，接着出现中枢性肺泡低通气（往往表现为伴高碳酸血症的呼吸衰竭），呼吸衰竭可由轻微的呼吸疾病或麻醉而诱发。大多数患者清醒时呼吸充分，睡眠时需要通气支持，但有些患者清醒与睡眠均需要呼吸支持。即使减重，肺泡低通气也会持续存在。

通常患者逐渐出现激素水平增加或降低等下丘脑源性内分泌功能障碍的特征，包括以下一种或多种：尿崩症、抗利尿激素分泌过多、性早熟、性腺功能减退症、高泌乳素血症、甲状腺功能减退及生长激素分泌减少。常见情绪与行为异常的报道，有时相当严重。可能出现发育迟缓或孤独症，但大多数患者认知功能正常。已有其他下丘脑功能障碍症状的报道，如温度调节障碍。可能会出现神经源性肿瘤，如神经节瘤。患者在二氧化碳分压改变时的通气调节功能存在明显障碍，因此通常需要使用夜间辅助通气。已经有因呼吸衰竭、肺心病或尿崩症继发高钠血症导致死亡的报道。

Ize-Ludlow 等人对 11 例 HD 患者引起的内分泌与神经特征进行分析，结果显示所有患者均肥胖，其中贪食 10 例，情绪障碍 7 例，高钠血症 6 例，甲状腺功能减退 6 例，疼痛敏感 5 例，高泌乳素血症 5 例，性腺功能减退 4 例，中枢性睡眠呼吸暂停（CSA）3 例，渴感减退 3 例，体温调节紊乱 3 例，斜视 3 例，瞳孔异常 3 例，尿崩症 2 例，青春期早熟 2 例，抗利尿激素分泌异常综合征 1 例。其症状分布变异较大，因人而异，6 例检测了二氧化碳反应性的患者均存在反应性降低。

四、实验室检查

（一）PSG 监测

PSG 监测显示存在低氧血症与高碳酸血症。可

37

能出现 CSA，但更常见伴潮气量与呼吸频率降低的肺泡低通气。也可能出现阻塞性睡眠呼吸暂停（OSA），但不是主要的异常呼吸形式。患者对低氧与高碳酸血症刺激呈现平台（flat）型反应。清醒时氧与二氧化碳测定可能正常，但在睡眠时会显示低氧血症与高碳酸血症。

（二）其他检查

伴下丘脑功能障碍迟发性中枢性肺泡低通气患者因长期不治疗或控制不佳的肺泡低通气，可能出现代偿性呼吸性酸中毒，血清碳酸氢盐水平升高。这些患者可能存在红细胞增多症。血清检验可能显示内分泌异常，常见高钠血症。头部 CT 与 MRI 检查正常。心电图、超声心动图或心导管检查可能出现肺动脉高压相关表现。肺功能检查可能正常或显示因伴随气管炎等导致的轻度阻塞性或限制性肺疾病的表现。基础的心肺检查、中枢神经系统与神经肌肉方面的评估有助于除外其他诊断或合并症。

五、诊断与鉴别诊断

（一）诊断标准

诊断必须满足标准 A～E：

A. 存在睡眠相关肺泡低通气。

B. 出生后最初几年无症状。

C. 患者具有至少下列 2 种情况：①肥胖；②下丘脑源性内分泌异常；③严重的情绪或行为障碍；④神经源性肿瘤。

D. 不存在 *PHOX2B* 基因突变。

E. 疾病不能以另一种睡眠障碍、内科或神经系统疾病和药物或物质的使用来解释。

注释：可能出现 CSA，但呼吸形式以气流/潮气量降低为主，伴肺泡低通气与动脉血氧饱和度下降。

（二）鉴别诊断

1. 先天性中枢性肺泡低通气综合征　先天性中枢性肺泡低通气综合征与 LO-CHS/HD 明显不同，往往在出生 24 小时内即发病，通常与 HD 无关，但在罕见的情况下 CCHS 也可能发生神经嵴源性肿瘤，提示 CCHS 与 LO-CHS/HD 的病理生理机制可能存在相关性。对于 LO-CHS/HD 患者，神经嵴源性肿瘤的发生可能意味着患者长期存在低通气与 HD。尽管 CCHS 患者 PSG 也显示存在低氧血症与高碳酸血症，但 LO-CHS/HD 患者不存在 CCHS 的

PHOX2B 基因突变。通过检测 *PHOX2B* 基因，可以将 LO-CHS/HD 与发病较晚的 CCHS 相鉴别。

2. 肥胖低通气综合征　伴下丘脑功能障碍迟发性中枢性肺泡低通气患者即使减重，肺泡低通气也会持续存在，这点与肥胖低通气综合征（OHS）不同。另外，通常此病患者高二氧化碳通气反应呈平台型，而 OHS 患儿反应迟钝。通过内分泌异常、其他与下丘脑相关的异常，以及减重后仍持续存在的肺泡低通气，可以将本病与 OHS 相鉴别。

3. Prader-Willi 综合征　基因检测可用来将此病与 Prader-Willi 综合征相鉴别。Prader-Willi 综合征特征是存在已知类型的基因异常，多数 Prader-Willi 综合征患儿出生时有肌张力低下，且发育迟缓更严重。

4. 其他　此病还应该与孤立的垂体功能低下或其他不伴肺泡低通气的下丘脑疾病，以及肥胖相关 OSA 相鉴别。

六、治疗原则

关于此病的治疗，除了对感染的控制与脏器功能的保护外，为尽可能地减少缺氧导致的损害，呼吸支持、通气治疗是关键，包括气管切开进行气道正压通气、无创的经鼻罩呼吸支持与膈肌起搏等。由于不同的基因型对持续通气支持的依赖性不同，针对不同的患儿应给予不同的个体化治疗方案，改善其预后。文献报道，采用适当压力的 NIPV 与合适的通气支持模式治疗此病，疗效较理想，可降低 CSA 事件，改善夜间低氧血症与高碳酸血症，改善长期预后与生存率。需联合整夜 PSG 监测行压力滴定，以评估在不同睡眠期 NIPV 的疗效。

总之，现有的文献报道支持这一新的疾病分类方式，在临床上伴下丘脑功能障碍迟发性中枢性肺泡低通气代表一种与 CCHS 不同的综合征。LO-CHS/HD 基本特征为：在既往正常的儿童中突然发生贪食与肥胖、高碳酸血症型呼吸衰竭与下丘脑功能障碍而缺少明确的中枢神经系统的病变。神经嵴的转移病变，如肿瘤或家族性自主神经异常也可能会存在。早期识别出 LO-CHS/HD 的患儿将有利于进行相关治疗，显著降低该病的发生发展与病死率。

（王彦）

参考文献

【1】 薛荣,张希龙. 迟发型中枢低通气伴下丘脑功能障碍:一种新的疾病分类 [J]. 中华结核和呼吸杂志,2016,39(11):837-838.

【2】 American Academy of Sleep Medicine. International classification of sleep disorders[M]. 3rd ed. Darien, IL: American Academy of Sleep Medicine, 2014.

【3】 何权瀛. 提高对睡眠低通气性疾病的认识 [J]. 中国呼吸与危重监护杂志,2017,16(2):1-2.

【4】 GOTHI D, JOSHI JM. Late onset hypoventilation syndrome: is there a spectrum of idiopathic hypoventilation syndromes? [J]. Indian J Chest Dis Allied Sci, 2005, 47(4):293-297.

【5】 李庆云,王琼. 聚焦新版睡眠相关呼吸疾病的国际分类[J]. 中华结核和呼吸杂志,2014,37(12):883-884.

【6】 TRANG H, BRUNET JF, ROHRER H, et al. Proceedings of the fourth international conference on central hypoventilation[J]. Orphanet J Rare Dis, 2014, 9: 194.

【7】 PATWARI PP, WOLFE LF. Rapid-onset obesity with hypothalamic dysfunction, hypoventilation, and autonomic dysregnlation: review and update[J]. Curr Opin Pediatr, 2014, 26(4):487-492.

【8】 DE PONTUAL L, TROCHET D, CAILLAT-ZUEMAN S, et al. Delineation of late onset hypoventilation associated with hypothalamie dysfunction syndrome[J]. Pediatr Res, 2008, 64(6):689-694.

【9】 GOTHI D, JOSHI JM. Late onset hypoventilation syndrome: is there a spectrum of idiopathic hypoventilation syndromes? [J]. Indian J Chest DisAIlied Sci, 2005, 47(4):293-297.

【10】 HEIDE S, MASLIAH-PLANCHON J, ISIDOR B, et al. Oncologic phenotype of peripheral neuroblastic tumors associated with PHOX2B non-polyalanine repeat expansion mutations[J]. Pediatr Blood Cancer, 2016, 63(1):71-77.

【11】 WEESE-MAYER DE, MORROW AS, BROUILLETTE RT, et al. Diaphragm pacing in infants and children. A life-table analysis of implanted components[J]. Am Rev Respir Dis, 1989, 139(4):974-979.

【12】 KERBL R, LITSCHER H, GRUBBAUER HM, et al. Congenital central hypoventilation syndrome(Ondine's curse syndrome)in two siblings: delayed diagnosis and successful noninvasive treatment[J]. Eur J Pediatr, 1996, 155(11):977-980.

【13】 VILLA MP, DOTTA A, CASTELLO D, et al. Bi-level positive airway pressure(BiPAP)ventilation in an infant with central hypoventilation syndrome[J]. Pediatr Pulmonol, 1997, 24(1):66-69.

【14】 ONAL H, ERSEN A. A case of late-onset central hypoventilation syndrome with hypothalamic dysfunction: through a new phenotype[J]. Turk J Pediatr, 2010, 52(2):198-202.

【15】 KATZ ES, MCGRATH S, MARCUS CL. Late-onset central hypoventilation with hypothalamic dysfunction: a distinct clinical syndrome[J]. Pediatr Pulmonol, 2000, 29(1):62-68.

【16】 RAND CM, PATWARI PP, RODIKOVA EA, et al. Rapid-onset obesity with hypothalamic dysfunction, hypoventilation, and autonomic dysregulation: analysis of hypothalamic and autonomic candidate genes[J]. Pediatr Res, 2011, 70(4):375-378.

【17】 BARCLAY SF, RAND CM, BORCH LA, et al. Rapid-onset obesity with hypothalamic dysfunction, hypoventilation, and autonomic dysregulation(ROHHAD): exome sequencing of trios, monozygotic twins and tumours[J]. Orphanet J Rare Dis, 2015, 10: 103.

【18】 PATWARI PP, RAND CM, BERRY-KRAVIS EM, et al. Monozygotic twins discordant for ROHHAD phenotype[J]. Pediatrics, 2011, 128(3):e711-e715.

【19】 中华医学会呼吸病学分会睡眠呼吸障碍学组. 睡眠呼吸疾病无创正压通气临床应用专家共识(草案)[J]. 中华结核和呼吸杂志,2017,40(9):667-677.

37

第三十八章　特发性中枢性肺泡低通气

一、概念

特发性中枢性肺泡低通气（idiopathic central alveolar hypoventilation，ICAH），又名原发性肺泡低通气（primary alveolar hypoventilation，PAH），是指在无明确的中枢性或外周性神经系统损伤，且肺机械储备与呼吸泵结构功能正常的患者中存在肺泡低通气，从而导致睡眠相关高碳酸血症与低氧血症，是原发病因未明的中枢性肺泡低通气。患者睡眠期间存在慢性肺泡低通气，却无任何易识别的导致呼吸异常的基础疾病存在，如神经肌肉疾病或胸壁异常、气道或肺部实质疾病、重度肥胖、其他睡眠相关呼吸障碍，或使用呼吸抑制的药物或物质等。

二、流行病学

ICAH 多为散发，发病率尚未统计，可发生在所有年龄组，以 20～50 岁男性多见。婴儿或儿童的家族性 ICAH 可见个别报道，而成人家族性 ICAH 发病罕见。ICAH 常无明显自觉症状，易被忽略，通常于某些诱因存在的情况下（如感染、常规剂量的麻醉剂与镇静剂应用等），症状明显才被重视，得以诊断。

三、发病机制

ICAH 病因不明，鉴于对尸检患者进行的神经病理学研究未发现脑延髓呼吸神经元的异常与特异性损害，且对中枢神经系统影像学检查无明显的病变存在，目前部分学者认为该病与通气控制异常有关。脑干网状系统的代谢性呼吸控制系统或中枢化学感受器功能不全可能是 ICAH 的主要发病机制，其稳态调节异常，导致对 CO_2 与 O_2 的化学反应性降低与呼吸驱动抑制，最终导致肺泡低通气，引发高碳酸血症与低氧血症。ICAH 可为中枢神经系统抑制剂与睡眠所诱发。中枢神经系统抑制剂的使用，如酒精摄入、药物使用（如抗焦虑药、安眠药等），可通过抑制中枢神经系统进一步加重高碳酸血症与低氧血症。病情较重患者清醒期可存在高碳酸血症与低氧血症，在睡眠期间通常会更为显著，或肺泡低通气可只发生于睡眠期，尤其是快速眼动睡眠，考虑与睡眠中化学感受器敏感性及呼吸肌活性进一步降低有关。

四、临床表现

ICAH 起病时间不定，多发生于青春期或成年早期，通常呈缓慢进行性发展。早期表现为晨起头晕头痛、易感疲劳、神经认知功能下降、睡眠障碍或完全无症状，部分患者可在睡眠中观察到频繁的浅表呼吸、发绀。随着病情进展，可出现日间嗜睡、发绀，同时可有继发性红细胞增多症、呼吸障碍、肺动脉高压、肺心病、右心衰竭与心律失常等并发症，严重时可有全心衰竭。伴睡眠呼吸障碍的患者睡眠期间低通气严重程度可能比孤立的 ICAH 患者更为严重，且持续时间更长。

五、辅助检查

1. 血常规　部分患者可见红细胞增多。

2. 血气分析　日间血气可正常或出现低氧与高碳酸血症。日间血氧饱和度减低（$SaO_2 \leq 92\%$）或血清 HCO_3^- 升高（可能是慢性呼吸性酸中毒的代偿）提示存在肺泡低通气，日间动脉血气 $PaCO_2 \geq 45mmHg$ 是确诊日间肺泡低通气最可靠的方法。在疾病早期，部分患者只有夜间肺泡低通气，夜间肺泡低通气在清醒即刻采集动脉血可确诊。

3. PSG 监测　在 PSG 监测时通过非侵入性方法包括呼气末 CO_2 或经皮 CO_2 行 CO_2 监测，显示睡眠相关肺泡低通气，可见低潮气量持续数分钟，伴持续血氧饱和度下降，同时可观察到间歇觉醒。

4. 心电图、胸片与超声心动图　早期无明显改变，严重时可见肺动脉高压、肺心病的表现。

5. 中枢神经系统影像检查　一般无异常。

6. 肺功能　正常，尤其在自主呼吸时。

六、诊断

目前 ICAH 是一种排他性疾病，其诊断通过排除法建立，ICSD-3 中提出的 ICAH 诊断标准，必须同时满足①与②两个条件：①存在睡眠相关肺泡低通气［成人睡眠期 $PaCO_2 > 55mmHg$，并持续超过 10 分钟；或 $PaCO_2$（与觉醒时平卧位相比）上升幅

度 >10mmHg，且达到 50mmHg 以上，持续超过 10 分钟]。②肺泡低通气的主因需排除肺实质或呼吸道疾病、肺血管病变、胸壁疾病、中枢神经系统抑制药的使用、神经系统疾病、肌无力、肥胖与先天性肺泡低通气综合征等。

注意事项：①呼吸形式以潮气量降低或共济失调性呼吸为主，伴有动脉血氧饱和度降低。尽管 OSA 可能同时存在，但并不认为其是引起低通气的主要原因；若诊断条件同时满足 OSA 诊断标准，应同时诊断 OSA 与特发性中枢性肺泡低通气。②患者往往存在动脉血氧饱和度下降，但它并不是诊断的必要条件。

七、鉴别诊断

任何可以导致睡眠期间发生肺泡低通气的疾病均需鉴别；若患者存在一个以上疾病引起的睡眠相关肺泡低通气，则所有相关疾病均需鉴别诊断。

1. 先天性中枢性肺泡低通气综合征 该病与 *PHOX2B* 基因突变相关，其特征是发作性肺泡低通气，以睡眠期间更为严重，常在出生时就被发现，其典型表现是一个其他方面表现正常的婴儿出现呼吸变浅、发绀、喂养困难与肌张力下降，PSG 显示严重低氧与高碳酸血症，主要的异常呼吸形式为低通气，CSA 可出现但不常见。

2. 肥胖低通气综合征 患者需达肥胖标准（BMI≥30kg/m²），存在清醒期二氧化碳潴留（$PaCO_2$≥45mmHg），90% 患者合并阻塞性睡眠呼吸暂停低通气综合征。

3. 疾病致睡眠相关肺泡低通气 有影响肺通气功能的基础疾病（如胸壁、气道或肺实质疾病、神经肌肉疾病等），且低通气与基础疾病存在明确因果关系。

4. 伴下丘脑功能障碍迟发性中枢性肺泡低通气 该病患者出生后最初几年无症状，而后出现食量增加、肥胖，病程中常逐渐出现下丘脑源性内分泌异常，可有情绪或行为严重障碍或存在神经源性肿瘤。

5. 睡眠呼吸暂停 OSA 与 CSA 通过周期性的气流改变伴随着周期性的 SaO_2 波动，这与睡眠相关肺泡低通气的血氧下降通常持续数分钟或更长时间不同。

八、治疗原则与方法

由于 ICAH 罕见，对其相关研究甚少，因此目前对于 ICAH 的治疗方法尚未明确，存在争议。

1. 无创正压通气（NIPV） 是指在不需要气管插管或切开建立人工气道的情况下，使用 NIPV 设备增加自主呼吸患者的通气量。它具有非侵入性、设备简单与成本低廉等优点，且无气道阻塞风险，可有效避免气管切开带来的狭窄，适用于 ICAH 患者。有研究表明，NIPV 不仅可改善夜间通气，同时也可改善日间通气功能，其可能机制为提高呼吸中枢驱动力与化学感受器的敏感性，解除低氧通气的抑制，以及缓解呼吸肌疲劳，但停用 NIPV 后 ICAH 患者的病情均有不同程度的复发。

2. 膈肌起搏 又称膈神经起搏，其治疗适应证之一即 ICAH。基本工作原理是通过电脉冲刺激膈神经，从而引发膈肌的收缩，模拟人体生理模式的呼吸运动。有文献报道，原发性肺泡低通气患者经长期双侧夜间膈神经起搏后，膈肌力量与耐力显著提高，从而改善临床症状、血气状况与右心的结构与功能，最终改善生活质量。但相关的临床资料甚少，膈肌起搏的确切疗效、长期治疗可能存在的并发症与开始干预的最佳时间尚需进一步研究以确定。

3. 药物及其他 可用呼吸中枢兴奋剂（如乙酰唑胺）、低流量吸氧等，但对于长期治疗收效甚微。

（陈公平 林其昌）

参考文献

【1】American Academy of Sleep Medicine. International classification of sleep disorders[M]. 3rd ed. Darien, IL: American Academy of Sleep Medicine, 2014.

【2】Hida W. Novel aspects of primary alveolar hypoventilation[J]. Intern Med, 2001, 40（6）: 463-464.

【3】Hazama GI, Inoue Y, Higami S, et al. Primary alveolar hypoventilation syndrome combined with severe obstructive sleep apnea hypopnea syndrome in a post-middle-aged patient[J]. Psychiatry Clin Neurosci, 2004, 58（5）: 582-583.

第三十九章　药物或物质致睡眠相关肺泡低通气

一、概述

近些年来，随着急、慢性疼痛规范化治疗策略的推广与人们对生活质量要求的提高，阿片类与镇静催眠类药物应用日趋广泛，作用于 μ 阿片受体（mu-opioid receptor, MOR）的药物，如吗啡、芬太尼、羟考酮与氢考酮，被广泛应用于急、慢性疼痛的治疗。在美国阿片类镇痛剂的处方数量高达 2.5 亿 / 年，阿片类药物的使用量在 1996—2011 年间增加了 40 倍，并且仍在持续增长。虽然阿片类药物是治疗疼痛的主要药物，过去曾一度忽视阿片类药物导致呼吸抑制的患病率与影响，但目前越来越多地认识到长期使用阿片类药物的不良反应，包括死亡率增加，特别是对睡眠期呼吸的不良影响。长期应用上述药物可导致睡眠呼吸障碍的发生率与相关病死率增加，且睡眠猝死风险增加与应用药物频率和持续时间相关。在普通人群中，阻塞性睡眠呼吸暂停（OSA）与慢性疼痛的患病率较高，临床医师经常遇到已存在或未诊断出 OSA 的正在使用阿片类药物治疗慢性疼痛的患者，认识长期使用阿片类药物对睡眠与呼吸的影响对这些患者的治疗安全性非常重要。阿片类与镇静催眠类药物除可导致 OSA、药物性中枢性睡眠呼吸暂停（CSA）以外，还可引起睡眠期肺泡低通气。药物或物质致睡眠相关肺泡低通气（sleep related hypoventilation due to a medication or substance）定义为药物或物质抑制呼吸引起的睡眠期肺泡低通气，导致高碳酸血症，并除外肺实质病变、气道疾病、肺血管疾病、胸壁疾病、神经肌肉疾病、肥胖低通气或已知的先天性中枢性肺泡低通气综合征等疾病。

二、常见相关药物与作用机制

阿片类镇痛药又称麻醉性镇痛药，是一类能消除或减轻疼痛并改变患者对疼痛情绪反应的药物，部分药物还具有松弛平滑肌作用。阿片类药物的镇痛机制主要是与存在于中枢和外周神经系统或胃肠道的阿片受体结合，介导阿片类药物的精神与躯体效应。阿片类受体主要有 μ、κ 与 δ 受体，还包括阿片受体样 ORL1 受体与 ξ 受体等，这些阿片类受体均作用于 γ- 氨基丁酸（GABA）能神经传递的 G 蛋白偶联受体，通过受体磷酸化与制动蛋白募集内化介导的 MAPK/ERK/p38/JNK 信号通路而发挥生物学效应。广泛应用的阿片类镇痛剂主要作用于参与痛觉产生的神经回路中表达的 MOR 受体而起到镇痛效果。这些回路包括皮质、皮质下与脑干区及脊髓回路。由于 MOR 在整个神经系统中广泛表达，它们不仅起到镇痛效果，还调节自主神经功能，如心血管与呼吸功能。

处方阿片类药物的主要适应证是阿片类药物依赖、急性疼痛、终末期疼痛与慢性非癌性疼痛的治疗。常用的药物包括美沙酮、长效吗啡、氧可酮及芬太尼等。过去我们对镇痛剂的相关副作用认识不足，但多项研究均提示长期使用阿片类药物使睡眠呼吸障碍的发病率增加，带来严重的不良后果。与阿片类药物相关的主要副作用之一是肺通气不足，其特征是呼吸频率降低与气流减少。此外，MOR 镇痛剂会加重睡眠呼吸暂停。吗啡即使小剂量也能显著降低呼吸频率。当使用大剂量吗啡或更强效 MOR 药物如芬太尼时，若不使用 MOR 拮抗剂纳洛酮治疗，它们会引起严重的呼吸抑制和 / 或呼吸完全停止。除对呼吸频率的影响外，MOR 镇痛剂如吗啡还降低了对二氧化碳的通气反应性，证实了吗啡除直接影响呼吸频率外还降低了机体对二氧化碳化学感受器的敏感性。

研究证实，阿片类药物引起呼吸抑制的严重程度取决于 MOR 药物的类型、用药剂量、用药时间、患者的意识状态（睡眠或清醒），以及是否同时服用其他呼吸抑制药物，如镇静剂。连续 2 个月以上使用长效阿片类药物即可出现睡眠相关肺泡低通气的典型表现，即睡眠期高碳酸血症。美沙酮、长效吗啡或氧可酮、芬太尼贴片或持续麻醉剂注射及用于戒断与疼痛治疗的纳洛酮均可导致睡眠相关肺泡低通气。阿片类与镇静药物联合用药广泛应用于躯体疾病合并心理疾病，镇静药以苯二氮䓬类药物较为常见。研究显示，苯二氮䓬类与阿片类联合治疗可使儿童患者的上气道肌张力下降，抑制呼吸，导致机体对二氧化碳通气反应性下降。美沙酮联合抗抑郁药也显示出叠加效应。Teichtahl 等对美沙酮维持治疗的 50 例患者进行研究，发现其通气反应性降低，其中 7 例联合应用抗抑郁药的患者通气反应性进一步下降。镇静剂可与阿片类药物协同作用降低中枢性呼吸驱动，并抑制上气道肌肉，导致上气道塌陷。

有限的研究显示，阿片类药物虽具有镇静作用，但可破坏机体的睡眠结构。短期使用阿片类药物可导致睡眠状态变化更频繁、睡眠中觉醒增加、非快速眼动（NREM）N2 期睡眠增加、睡眠总时间减少、慢波（3 期）睡眠量与快速眼动（REM）睡眠减少。长期使用阿片类药物时，REM 与慢波睡眠所占的时间比例趋于恢复正常，但日间嗜睡与疲劳的情况增加。清醒状态下机体呼吸运动是呼吸中枢、中枢及外周化学感受器与肺机械性 / 牵张感受器之间相互作用的结果，且受自主行为与环境因素的影响。在正常睡眠过程中呼吸运动发生变化，其中很多变化易受阿片类药物的影响。在 REM 睡眠期，呼吸不规则表现为潮气量变化。在 NREM 睡眠期，呼吸通常维持一定的规律性，呼吸频率降低与潮气量轻微增加使每分通气量轻微下降。对高碳酸血症产生反应的呼吸驱动与辅助呼吸肌活动减弱，上气道肌的活动能力下降。阿片类药物可减弱中枢呼吸驱动，从而导致潮气量、呼吸频率与每分通气量下降。在清醒时，中枢与外周化学感受器对缺氧与高碳酸血症的反应减弱。有研究发现，短期给予阿片类药物可导致上气道阻力增加与辅助呼吸肌僵硬。在睡眠过程中，呼吸的生理性变化与长期使用阿片类药物可导致呼吸显著改变且不规则。

苯二氮䓬类药物是一类促进睡眠药物，与 GABAA 型受体多个亚型结合。这类药物可缩短入睡时间、延长 N2 期睡眠、延长总睡眠时间，并可能轻度减少 REM 睡眠的相对量。此外，它们还能减轻焦虑、损害记忆，以及具有抗惊厥性。大多催眠药是呼吸抑制剂，可加重 OSA 或通气不足。若催眠药与其他中枢神经系统抑制药物或酒精联合使用，则风险增高。苯二氮䓬受体激动剂降低了上呼吸道肌张力，同时降低了化学受体对缺氧的反应性。一项随机对照试验（RCT）研究证实，苯二氮䓬类药物会使睡眠相关肺泡低通气的风险增加 1 倍，这是一种严重的药物不良反应。尤其是对老年人、重度 OSA、呼吸功能受损、神经肌肉疾病的人群应用苯二氮䓬类药物出现呼吸睡眠相关肺泡低通气的风险更高。因此，对已知但未经治疗的睡眠呼吸暂停患者使用任何苯二氮䓬类催眠药都是不合适的。

使用呼吸抑制剂导致睡眠相关肺泡低通气的流行病学尚不清楚。很明显基础有肺通气不足的患者在应用呼吸抑制剂后病情会恶化。因此，在神经肌肉无力对肺功能有显著影响的患者中发病率更高。清醒时存在慢性高碳酸血症患者在睡眠时肺泡的通气降低更明显。目前尚未完全确定阿片类药物长期使用者出现睡眠相关肺泡低通气的危险因素。目前比较公认的危险因素是体重指数偏低或处于正常低限，以及每日规律使用阿片类药物，且每日用药剂量 >200mg 吗啡的等效剂量可使风险增加。在某些研究中发现，抗抑郁药或苯二氮䓬类药物同时使用更易发生睡眠相关肺泡低通气。

综上所述，目前认为药物致睡眠相关肺泡低通气的发生与通气反应性下降、呼吸中枢抑制及上气道肌张力减弱有关。主要涉及的受体机制包括神经调节和化学调节两种受体机制。①神经调节的受体机制：以阿片类药物为例，其通过与阿片受体结合发挥作用，后者是一类重要的 G 蛋白偶联受体，包括 μ、κ 与 δ 受体与痛敏肽 / 孤啡肽受体。阿片类药物主要通过 μ 受体与 κ 受体导致呼吸抑制。动物研究结果表明，MOR 激动剂或芬太尼的持续刺激可使大鼠呼吸频率减慢或出现共济失调式呼吸，增加药物浓度后可引起大鼠呼吸暂停，且 NREM 睡眠期与麻醉状态下呼吸抑制最明显。此外，药物对上气道肌功能的影响，以苯二氮䓬类药物为例，可同时激活中枢抑制神经元 GABAA 型受体神经末梢的突触后膜特异结合位点，α_2 与 α_3 受体使上气道肌松弛，夜间上气道更易塌陷，引起高碳酸血症与低氧血症。②化学调节的受体机制：阿片受体广泛分布于整个中枢与外周神经系统，阿片类药物除了引起潮气量下降、每分通气量减少以外，主要影响患者的呼吸频率。呼吸频率减慢，呼气相延长伴随吸气延迟，使 $PaCO_2$ 升高、PaO_2 下降，但严重程度往往被低估。睡眠状态下，呼吸运动的行为调节消失，主要依靠化学调节，而阿片类与镇静催眠药物可损害呼吸驱动，降低对高 CO_2 与低 O_2 的化学敏感性。阿片类药物降低对高 CO_2 的通气反应性是由 μ 受体介导的。

三、临床表现

药物或物质致睡眠相关肺泡低通气的主要特征是慢性肺通气不足与长期使用抑制通气驱动和 / 或

损害呼吸肌力学的药物而导致的高碳酸血症。呼吸衰竭的风险随着酒精的使用或多种药物的使用而增加。呼吸抑制剂可使肺功能储备有限的患者出现呼吸衰竭或使基础存在高碳酸血症的患者加重肺通气不足。患者呼吸模式变化或不规则，尤其是共济失调性呼吸，又称间停呼吸。该模式的特征是呼吸的潮气量与频率不规则，且间隔出现中枢性呼吸暂停。呼吸暂停与低通气主要呈中枢性，还可出现长期阻塞性低通气。肺泡气体交换异常出现低氧血症与高碳酸血症。低氧血症是常见的临床特征，可以表现为持续性低氧或间歇性低氧，高碳酸血症在患者清醒时即可出现。一项纳入 98 例慢性疼痛患者的研究发现，在清醒状态下，阿片类药物可导致 10% 患者出现低氧血症（定义为血氧饱和度 <90%）。在睡眠期间，8% 的患者出现了与呼吸暂停及低通气无明显相关的低氧血症。在 NREM 睡眠期，呼吸模式不规则尤其常见。一项回顾性队列研究将 60 例慢性阿片类药物患者与 60 例非阿片类药物患者进行比较，明确吗啡剂量对睡眠呼吸模式的影响。结果显示，在 60 例长期接受阿片类药物治疗的患者中（其中 92% 的患者每日用药剂量 >200mg 吗啡的等效剂量），70% 的患者在 NREM 睡眠期出现了共济失调性呼吸。

药物致睡眠相关肺泡低通气的患者可能无症状，也可有呼吸困难、胸闷、乏力等不适，用药后新出现的认知功能障碍可能是由药物直接引起，或是由慢性低氧血症与高碳酸血症间接引起。睡眠期呼吸模式以潮气量降低或共济失调性呼吸为主，高碳酸血症，伴或不伴动脉血氧饱和度下降，清醒期可有二氧化碳分压升高。疾病的发生发展与药物使用时间及剂量有关。由于药物敏感度与耐受性个体差异显著，因此，还与机体对药物的耐受性相关。肺部疾病或神经系统疾病可能加重肺通气不足。患者可能在可疑 OSA 或至少一次呼吸衰竭后被确诊。长期使用呼吸抑制剂是否会导致肺动脉高压、红细胞增多症与心律失常，尚不明确。

四、诊断与鉴别诊断

ICSD-3 中定义药物或物质致睡眠相关肺泡低通气诊断必须满足标准 A、B 和 C。

A．睡眠期存在低通气（睡眠期间二氧化碳分压上升至 >55mmHg 且持续 >10 分钟，或睡眠期间 CO_2 分压与清醒仰卧位相比升高超过 10mmHg，且

绝对值 >50mmHg 并持续 >10 分钟）。

B．已知某种药物或其他物质的使用致呼吸系统和 / 或呼吸驱动受到抑制是造成睡眠相关肺泡低通气的主要原因。

C．低通气的原因除外肺实质、气道疾病、肺血管疾病、胸壁疾病、神经系统疾病、肌无力、肥胖低通气或已知的先天性中枢性肺泡低通气综合征等疾病。

补充说明：①尽管可能存在 OSA 或 CSA，但不认为它们是导致肺通气不足的主要原因。主要的呼吸模式是潮气量减少或共济失调性呼吸及与之相关的动脉血氧饱和度降低。当符合标准时，药物或物质所致的 OSA、CSA 与睡眠相关肺泡低通气可同时存在。②动脉血氧饱和度降低经常出现，但不是诊断所必需。③清醒时可能出现肺泡低通气，但并不是诊断所必需。

鉴别诊断基本上包括所有能够导致睡眠相关肺泡低通气的疾病，包括肥胖低通气综合征、气道与肺实质疾病、肺血管疾病、神经肌肉与胸壁疾病、严重未经治疗的甲状腺功能减退及先天性或特发性肺泡低通气综合征。OSA 和 CSA 与睡眠相关肺泡低通气的区别在于气流量的变化与伴随的血氧饱和度周期性波动；相反，睡眠相关肺泡低通气导致的血氧饱和度下降通常更持久，持续几分钟或更长时间。如果不止一种疾病被认为是睡眠相关肺泡低通气的原因，那么所有相关的诊断都应该有所体现。

五、治疗原则与方法

首先应停用或减量影响呼吸调控、神经传递或肌肉功能的药物，重度药物依赖者应在专业机构的严格监督下进行治疗，并避免同时使用可能加重睡眠期间低氧血症的药物。研究证实，每日阿片类药物的剂量与睡眠相关肺泡低通气的严重程度存在剂量 - 反应关系，故如果可行应考虑将减少或停用阿片类药物作为一线治疗方案。可考虑使用其他非阿片类镇痛药及其他疼痛替代治疗方法。

使用阿片类药物治疗慢性疼痛的患者或参与美沙酮维持治疗项目的患者还可能同时使用其他处方药物，包括苯二氮䓬类药物与抗抑郁药，这些药物可加重睡眠期间的低氧血症与高碳酸血症。在存在睡眠相关肺泡低通气的情况下，当同时开具这些药物与阿片类药物时，应尽可能减少前者的剂量。

重度药物依赖者或停用药物后仍无法解决睡眠相关肺泡低通气者，可选用无创正压通气辅助治疗。治疗低通气需保证足够的潮气量与每分通气量，以有效排出 CO_2。目前气道正压通气（PAP）治疗已用于阿片类药物导致的睡眠呼吸障碍且获得了不同程度的成功，但目前尚无使用 PAP 的一致标准，必须根据疾病、症状的严重程度与患者对 PAP 治疗的意愿，个体化制订治疗决策。建议如下患者试用 PAP 治疗：睡眠期间出现低氧血症、中至重度睡眠呼吸障碍[呼吸暂停低通气指数（AHI）≥15 次 /h]及轻度睡眠呼吸障碍（AHI 5～15 次 /h）但报告睡眠质量差或夜间睡眠障碍的患者。虽然持续气道正压通气（CPAP）治疗是有效的 OSA 一线治疗，但在阿片类药物导致睡眠呼吸障碍的情况下，其效果不太令人满意。几项小型研究表明，CPAP 治疗可消除阻塞性事件，但对共济失调性呼吸与低氧血症的作用极小，甚至可能加重慢性阿片类药物治疗相关的 CSA。其他 PAP 模式可能更有效，如带有备用频率的双相气道正压通气（BPAP）与适应性伺服通气（ASV），但数据仅限于小样本量的病例队列研究，在阿片类药物相关睡眠呼吸障碍患者中对不同通气模式进行对比的研究不多。2013 年一项有关不同 PAP 模式治疗阿片类药物相关睡眠呼吸障碍的系统评价纳入了 5 项研究（共 127 例患者），结果发现，BPAP（伴或不伴辅助供氧）在 62% 的患者中消除了 CSA，ASV 成功治疗了 58% 的受试者。在消除中枢性事件方面，CPAP 大多无效。在多数研究中，共济失调性呼吸的存在预示 PAP 的疗效不佳。在该系统评价后，发表了另外两项有关 ASV 的研究。其中一项研究表明，在所有 16 例阿片类药物相关睡眠呼吸障碍患者中，ASV 均有效消除了 CSA 并改善了血氧饱和度。多数患者在至少 9 个月的随访中，继续坚持接受 ASV 治疗。另一项前瞻性研究显示，CPAP 可改善总体 AHI、CSA 与低通气，但不能使其完全恢复正常；而在随访 3 个月时，ASV 更显著有效地降低了这些参数。这些研究均未对患者的症状与生存质量进行报道。在进行 PAP 压力调试时，选择 CPAP 还是选择带有备用频率的 BPAP 或 ASV，应根据个体情况而定。推荐在睡眠实验室内专业技术人员严密监测下对患者进行压力滴定，并进行密切临床随访。

在睡眠实验室中进行 PSG 与压力滴定时，某些患者虽然接受了 PAP 治疗，但仍持续存在显著的睡眠相关低氧血症（如基线血氧饱和度 <90%），且血氧饱和度下降与呼吸暂停和低通气并不明确相关。在这些患者中，进行 PAP 治疗时通常联合辅助供氧，以使睡眠期间的血氧饱和度维持在 >90%。单纯氧疗（不进行 PAP 治疗）可能诱发或加重睡眠相关肺泡低通气，应谨慎使用。据推测，这些患者出现的持续性睡眠相关低氧血症多数情况下是由于阿片类药物本身导致的通气不足。如果临床怀疑存在潜在的肺或心脏疾病，或清醒状态下也存在低氧血症，可能需行进一步评估。

若病情仍持续或危重者，可经气管插管或气管切开行机械辅助通气，同时纠正电解质紊乱、酸碱失衡等对症支持治疗。关于拮抗药物，最近有研究结果显示谷氨酸受体调控剂能拮抗阿片类药物所致呼吸抑制作用。另有文献报道，米诺环素具有潜在的增强阿片类药物止痛作用，并削弱其呼吸抑制作用。关于逆转阿片类药物致呼吸抑制的机制尚需进一步研究证实。

药物或物质导致的通气不足 / 高碳酸血症在不同个体之间的敏感性与耐受性差异尚需进一步研究。目前对长期使用呼吸抑制剂的远期影响知之甚少。对于应用呼吸抑制剂的患者监测睡眠期间 $PaCO_2$ 的价值尚不清楚。此外，对怀疑睡眠相关肺泡低通气的患者在睡眠期间获取动脉血样不太现实，故需经皮或呼气末测定 CO_2 水平。关于氧气疗法与无创机械通气对疾病发病过程的影响研究有限，未来需要进一步研究何时应进行有效的干预措施与确定哪类人群更容易从治疗中获益。

综上所述，阿片类药物与镇静催眠药可通过受体机制抑制呼吸中枢，降低通气反应性与上气道肌张力，从而导致睡眠期间 CO_2 水平增高，重则导致昏迷甚至猝死。药物或物质致睡眠相关肺泡低通气带来的危害应得到广泛关注，虽然流行病学资料尚缺乏，但可以肯定的是应用呼吸抑制剂会诱发或加重夜间肺泡低通气，尤其已有肺功能受损或神经肌肉功能障碍者发生率更高。临床医师应提高对该病的诊治水平并开展更多关于发病机制的研究。

（刘贝贝　张立强）

39

参考文献

【1】 ATLURI S, SUDARSHAN G, MANCHIKANTI L. Assessment of the trends in medical use and misuse of opioid analgesics from2004 to 2011[J]. Pain Physician, 2014, 17(2): E119-E128.

【2】 American Academy of Sleep Medicine. International classificationof sleep disorder[M]. 3rd ed. Darien, IL: American Academy of Sleep Medicine, 2014.

【3】 李庆云, 王琼. 中枢性睡眠呼吸暂停综合征 [J]. 中华结核和呼吸杂志, 2015, 38(9)645-647.

【4】 ZUTLER M, HOHY JE. Opioids, sleep, and sleep-disordered breathing[J]. Curt Pharm Des, 2011, 17(15): 1443-1449.

【5】 PRZYBYSZ KR, WERNER DF, DIAZ MR. Age-dependent regulation of GABA transmission by kappa opioid receptors in the basolateral amygdala ofsprague-dawley rats[J]. Neuropharmacology, 2017, 117: 124-133.

【6】 AL-HASANI R, BRUCHASMR. Molecular mechanisms of opioid receptor-dependent signaling and behavior[J]. Anesthesiology, 2011, 115(6): 1363-1381.

【7】 MACINTYRE PE, LOADSMAN JA, SCOTT DA. Opioids, ventilation and acute pain management[J]. Anaesth Intensive Care, 2011, 39(4): 545-558.

【8】 FERGUSON LM, DRUMMOND GB. Acute effects of fentanyl on breathing pattern in anaesthetized subjects[J]. Br J Anaesth, 2006, 96(3): 384-390.

【9】 MONTANDON G, CUSHING SL, CAMPBELL F, et al. Distinct cortical signatures associated with sedation and respiratory rate depression by morphine in a pediatric population[J]. Anesthesiology, 2016, 125(5): 889-903.

【10】 TEICHTAHL H, WANG D, CUNNINGTON D, et al. Ventilatory responses to hypoxia and hyperecapnia in stable methadone maintenance treatment patients[J]. Chest, 2005, 128(3): 1339-1347.

【11】 YUE HJ, GUILLEMINAULT C. Opioid medication and sleep-disordered breathing[J]. Med Clin North Am, 2010, 94(3): 435-446.

【12】 WALKER JM, FARNEY RJ, RHONDEAU SM, et al. Chronic opioid use is a risk factor for the development of central sleep apnea and ataxic breathing[J]. J Clin Sleep Med, 2007, 3(5): 455-461.

【13】 CORREA D, FARNEY RJ, CHUNG F, et al. Chronic opioid use and central sleep apnea: a review of the prevalence, mechanisms, and perioperative considerations[J]. Anesth Analg, 2015, 120(6): 1273-1285.

【14】 MASON M, CATES CJ, SMITH I. Effects of opioid, hypnotic and sedating medications on sleep-disordered breathing in adults with obstructive sleep apnoea[J]. Cochrane Database Syst Rev, 2015(7): CD011090.

【15】 FARNEY RJ, WALKER JM, BOYLE KM, et al. Adaptive servoventilation(ASV) in patients with sleep disordered breathing associated with chronic opioid medications for non-malignant pain[J]. J Clin Sleep Med, 2008, 4(4): 311-319.

【16】 RAMAR K, RAMAR P, MORGENTHALER TI. Adaptive servoventilation in patients with central or complex sleep apnea related to chronic opioid use and congestive heart failure[J]. J Clin Sleep Med, 2012, 8(5): 569-576.

【17】 TROITINO A, LABEDI N, KUFEL T, et al. Positive airway pressure therapy in patients with opioid-related central sleep apnea[J]. Sleep Breath, 2014, 18(2): 367-373.

【18】 REDDY R, ADAMO D, KUFEL T, et al. Treatment of opioid-related central sleep apnea with positive airway pressure: a systematic review[J]. J Opioid Manag, 2014, 10(1): 57-62.

【19】 SHAPIRO CM, CHUNG SA, WYLIE PE, et al. Home-use servo-ventilation therapy in chronic pain patients with central sleep apnea: initial and 3-month follow-up[J]. Sleep Breath, 2015, 19(4): 1285-1292.

【20】 SELIM BJ, JUNNA MR, MORGENTHALER TI. Therapy for sleep hypoventilation and central apnea syndromes[J]. Curr Treat Options Neurol, 2012, 14(5): 427-437.

【21】 LIEBERMAN JA. Update on the safety considerations in the management of insomnia with hypnotics: incorporating modified-release formulations into primary care[J]. Prim Care Companion J Clin Psychiatry, 2007, 9(1): 25-31.

【22】 HORNER R. Respiratory physiology[M]//KRYGERM, ROTH T. Principles and practice of sleep medicine. 6th ed. Philadelphia: Elsevier, 2017.

【23】 LINSELLE M, SOMMET A, BONDON-GUITTON E, et al. Can drugs induce or aggravate sleep apneas? A case-non-case study in VigiBase, the WHO pharmacovigilance database[J]. Fundam Clin Pharmacol, 2017, 31(3): 359-366.

39

第四十章　疾病致睡眠相关肺泡低通气

第一节　疾病致睡眠相关肺泡低通气概述

随着睡眠医学的发展，睡眠相关肺泡低通气疾病越来越被关注。在 2014 年发布的《睡眠障碍国际分类（第 3 版）》（ICSD-3）中，睡眠相关肺泡低通气障碍被分为 6 类，包括：①肥胖低通气综合征；②先天性中枢性肺泡低通气综合征；③伴下丘脑功能障碍迟发性中枢性肺泡低通气；④特发性中枢性肺泡低通气；⑤药物或物质致睡眠相关肺泡低通气；⑥疾病致睡眠相关肺泡低通气。其中疾病致睡眠相关肺泡低通气（sleep related hypoventilation due to a medical disorder）在呼吸与危重症学科最常见。

一、定义

疾病致睡眠相关肺泡低通气是指由基础疾病如胸廓疾病、气道疾病、神经肌肉疾病等所致、以睡眠时反复出现通气不足为临床特征的疾病。

二、临床表现

由于潜在疾病的多样性与病理生理学改变的不同，患者临床表现差异大，目前尚无特异性临床表现可以确诊或预测睡眠相关的低通气，因此，进行详细的临床评估（包括详细询问既往睡眠情况、晨起症状、有无日间乏力、活动后气短等，以及仔细的体格检查）非常重要。除原发病的表现外，患者首先在夜间睡眠中出现气短，常难以被察觉。典型的临床表现是运动耐力下降与呼吸困难，也可出现睡眠质量下降、日间嗜睡、晨起头痛等症状。

三、诊断与鉴别诊断

ICSD-3 建议，疾病致睡眠相关肺泡低通气的诊断需要满足以下 4 项：①出现睡眠相关肺泡低通气，即成人睡眠期 $PaCO_2 > 55mmHg$ 并持续超过 10 分钟，或 $PaCO_2$（与觉醒时平卧位相比）上升幅度 > 10mmHg 且达到 50mmHg 以上、持续超过 10 分钟；②儿童睡眠期 $PaCO_2$ 或替代参数上升 > 55mmHg 且持续时间超过总睡眠时间的 25%；③低通气及其他全身性疾病存在明确因果关系；④排除其他导致肺泡低通气的疾病。此外，由于临床表现的非特异性与多样性，通过辨别疾病致睡眠相关肺泡低通气的高危因素来预测疾病尤为关键。由于低通气与长期血氧饱和度下降密切相关，当 $SaO_2 < 90\%$ 且持续时间超过 5 分钟，且最低 $SaO_2 < 85\%$ 时常意味着伴随高碳酸血症。即使觉醒期 $PaCO_2$ 水平正常，若存在 HCO_3^- 水平升高，也提示睡眠过程中通气不足，应当进行进一步检查。

清醒状态下的通气不足很容易通过动脉或末梢的血气分析测量出来，而睡眠中的血 O_2 与 CO_2 水平对于诊断肺泡低通气疾病更为重要。除了基础疾病之外，目前诊断疾病致睡眠相关肺泡低通气主要依靠多导睡眠图（polysomnography，PSG）监测与 CO_2 监测。PSG 监测是诊断睡眠呼吸疾病的金标准，在患者睡眠过程中同时记录 CO_2 水平的方法目前有 3 种：动脉置管监测 $PaCO_2$，目前主要用于研究；临床常用的是经皮 CO_2 和呼气末 CO_2 监测。呼气末 CO_2 监测受面罩、鼻腔分泌物、无创正压通气及吸氧等影响，通常略低于动脉血 $PaCO_2$，而经皮 CO_2 监测易受皮肤温度等影响，一般略高于 $PaCO_2$。

诊断疾病致睡眠相关肺泡低通气需要与其他类型的睡眠相关肺泡低通气疾病相鉴别，鉴别要点可参见表 40-1-1。

四、治疗

疾病致睡眠相关肺泡低通气的治疗包括基础疾病治疗与改善睡眠相关肺泡低通气，寻找病因、治疗基础疾病非常关键。

1. 治疗基础疾病　如果患者存在慢性阻塞性肺疾病或神经肌肉损伤等基础疾病，应根据诊治指南积极诊治原发病。

2. 无创正压通气　由于简单、有效、易耐受，无创正压通气已逐渐被广泛应用。临床常用的无创正压通气（NIPV）包括持续气道正压通气（CPAP）、自动 CPAP（Auto-CPAP）与双相气道正压通气（BPAP），通过面罩持续将正压气流送入气道，使气道在整个呼吸周期因处于正压状态而不出现塌陷，其中 CPAP 最常用，Auto-CPAP 与 BPAP 可用于那些不能耐受 CPAP 治疗的患者，CO_2 潴留明显者建议使用

表 40-1-1　疾病致睡眠相关肺泡低通气的鉴别诊断

指标	疾病致睡眠相关肺泡低通气	肥胖低通气综合征	先天性中枢性肺泡低通气综合征	伴下丘脑功能障碍迟发性中枢性肺泡低通气	特发性中枢性肺泡低通气	药物或物质致睡眠相关肺泡低通气
发病年龄	—	—	幼年发病，部分成年发病	—	—	—
体重指数	—	≥30kg/m^2	—	—	—	—
主要表现	原发病表现，睡眠中气短、睡眠质量下降、晨起头痛、日间嗜睡	呼吸困难，常伴肺源性心脏病	发绀、喂养困难、肌张力低下	迅速发生贪吃、肥胖、嗜睡，之后发生低通气，可有下丘脑内分泌功能障碍	突发晕厥、肺动脉高压	有药物或物质接触史，呼吸困难、胸闷乏力、认知功能障碍
日间低通气	—	+	可有	—	—	可有
基因检测	—	—	PHOX2B 基因突变	—	可有家族史	—
合并症	—	多合并 OSA	先天性巨结肠、自主神经功能障碍	—	—	OSA、CSA
治疗策略	治疗基础病、辅助呼吸、吸氧、呼吸肌锻炼	无创正压通气、减重	通气支持	呼吸支持	机械通气、膈神经刺激	停用药物/物质，应用拮抗剂、无创正压通气

注：表中"—"表示无相应特征或表现。OSA，阻塞性睡眠呼吸暂停；CSA，中枢性睡眠呼吸暂停。

BPAP。通过人工滴定来选择无创正压通气的适合设置与最佳压力水平，可以更好地改善低通气与睡眠质量，并提高患者的依从性。

3. 吸氧、呼吸肌训练　睡眠相关肺泡低通气也可通过吸氧、呼吸肌训练等方法进行治疗。但应注意，吸氧可改善缺氧状态，但是无法改善疾病致睡眠相关肺泡低通气，而且单独吸氧反而可能加重高碳酸血症。

总之，由于原发疾病的存在与早期临床表现的隐匿性，疾病致睡眠相关肺泡低通气易被忽视，需要我们在临床实践中不断认识与完善，提高这类疾病的临床诊治水平，改善患者的生存与生活质量。

（王玮）

参考文献

【1】 American Academy of Sleep Medicine. International classification of sleep disorders[M]. 3rd ed. Darien, IL: American Academy of Sleep Medicine, 2014.

【2】 BÖING S, RANDERATH WJ. Chronic hypoventilation syndromes and sleep-related hypoventilation[J]. J Thorac Dis, 2015, 7（8）: 1273-1285.

【3】 BERRY RB, BUDHIRAJA R, GOTTLIEB DJ, et al. Rules for scoring respiratory events in sleep: update of the 2007 AASM Manual for the scoring of sleep and associated events. Deliberations of the sleep apnea definitions task force of the American Academy of Sleep Medicine[J]. J Clin Sleep Med, 2012, 8（5）: 597-619.

【4】 何权瀛. 提高对睡眠低通气性疾病的认识 [J]. 中国呼吸与危重监护杂志, 2017, 16（2）: 101-102

【5】 SATEIA MJ. International classification of sleep disorders-third edition: highlights and modifications[J]. Chest, 2014, 146（5）: 1387-1394.

【6】 SIMONDS AK. Chronic hypoventilation and its management[J]. Eur Respir Rev, 2013, 22（129）: 325-332.

【7】 HILLMAN D, SINGH B, MCARDLE N, et al. Relationship between ventilatory impairment, sleep hypoventilation and type 2 respiratory failure[J]. Respirology, 2014, 19（8）: 1106-1116.

【8】 DONIC V, TOMORI Z. Hypoventilation syndromes/chronic respiratory insuffciency in sleep[M]//SIMONDS AK, DE BACKER JW. ERS handbook respiratory sleep medicine. Sheffeld: European Respiratory Society, 2012: 48-51.

第二节　慢性气道疾病与睡眠相关肺泡低通气

ICSD-3 将睡眠相关肺泡低通气障碍（sleep related hypoventilation disorder，SRHD）划分为六大类，其中疾病致睡眠相关肺泡低通气是指以基础病伴有睡眠时低通气为临床特征的疾病，包括气道、肺实质或胸壁疾病引起的阻塞性或限制性通气功能障碍，以及神经系统与神经肌肉疾病等，导致睡眠中通气功能受损，出现慢性高碳酸血症，可同时伴有低氧血症。本节讲述的是慢性气道疾病，常见的有慢性阻塞性肺疾病（COPD）与哮喘，引起睡眠期肺泡低通气，导致高碳酸血症，但应除外神经肌肉疾病、肥胖低通气、药物使用或已知的先天性中枢性肺泡低通气综合征。

一、疾病概念

COPD 与支气管哮喘均为全球范围内患病率与病死率居高不下的慢性呼吸系统疾病，COPD 是以持续气流受限为特征的慢性支气管炎和 / 或肺气肿，可进一步发展为肺心病与右心衰竭；哮喘以气道高反应与可逆性呼气气流受限为特征，两者都存在不同程度的气流受限、气道的慢性炎症，以及黏液分泌的增加。患者的临床表现为反复发作的咳嗽、咳痰伴有喘息、胸闷等症状，常在夜间与凌晨发作或加重。随着病程延长与疾病进展，会导致一系列气道结构改变，气道重构，甚至出现气道壁损伤、肺实质破坏；持续气流受限导致肺通气功能障碍，通气血流比例失衡，晚期可形成肺动脉高压，产生慢性肺心病与呼吸衰竭。

睡眠相关肺泡低通气是指睡眠中肺泡低通气，导致睡眠中二氧化碳分压升高，大于正常值 45mmHg。近年来很多研究发现，慢性气道疾病患者常合并睡眠中通气量的下降，出现睡眠相关肺泡低通气，导致夜间高碳酸血症，可同时伴有低氧血症。睡眠会导致呼吸肌活动形式改变，特别是在 REM 睡眠期，由于肋间肌与辅助呼吸肌活动下降，膈肌需承受过多的通气负担，加之慢性气道疾病引起的肺过度充气，膈肌运动受限，加重了睡眠相关肺泡低通气的发生。由于 COPD 患者的气流阻塞是不完全可逆的，因此 COPD 合并睡眠相关肺泡低通气较哮喘更为常见。慢性气道疾病合并睡眠相关肺泡低通气患者，一旦出现清醒期的高碳酸血症，其睡眠期间肺泡通气量会进一步降低，病情更为严重，患者预后差，病死率高。

二、发病机制

正常睡眠本身会对呼吸造成影响，包括对呼吸中枢神经调控、肺力学与肌肉收缩力的影响。这些变化程度轻微，对健康个体一般无不利影响。但存在慢性气道疾病的基础上，可能会导致患者更显著的低氧血症与高碳酸血症。其机制主要有以下几方面：

1. 上气道肌张力下降　正常人睡眠时上气道咽部肌张力下降，导致生理性通气量下降。慢性气道疾病患者睡眠过程中，声门上气道对 $PaCO_2$ 增加的延迟反应显著降低，可能进一步加重夜间高碳酸血症与低氧血症。

2. 呼吸肌张力减弱　睡眠状态下，特别是 REM 睡眠期，骨骼肌肌肉松弛，肋间内肌、肋间外肌、胸锁乳突肌等辅助呼吸肌张力下降，呼吸活动主要依赖于膈肌。这使得在日间依靠辅助呼吸肌与膈肌共同维持足够肺泡通气的患者，更容易出现夜间通气量下降。据报道在 NREM 睡眠期下降约 16%，在 REM 睡眠期下降 32%。此外，COPD 患者常因肺部过度充气导致膈肌拉伸，减少膈肌收缩的效率，而辅助呼吸肌活动减弱可进一步加重睡眠时低通气的程度。

3. 通气血流比例失调　一方面，慢性支气管炎症、肺泡萎陷、肺不张可引起部分肺泡低通气；另一方面肺气肿、肺大疱可以压迫与破坏肺部的毛细血管床，同时肺微小动脉血栓形成，引起部分肺泡血流不足。加之由于张力性肌肉活动的减少与气道阻力的增加，进一步加重通气血流比例的异常。

4. 呼吸驱动下降　生理状态下，血二氧化碳水平决定每分通气量的改变，体内二氧化碳水平增高，呼吸驱动增加，每分通气量相应增加。在慢性气道疾病患者，由于 $PaCO_2$ 升高，呼吸驱动增加，通气量往往增加。但在重度哮喘与 COPD 患者，高碳酸血症导致化学感受器的敏感性下降，降低呼吸中枢对二氧化碳的反应性，呼吸驱动下降，反而加重了低通气的发生。

5. 睡眠时体位的改变　体位改变与肺容积的减少有关，从立位到仰卧状态，肺容积大约减少500ml，减少的肺容积导致平均气道直径减少，从而发生夜间通气量下降。此外，仰卧位时，由于腹部内容物的推挤，膈肌抬高，再加上膈肌失去重力辅助，导致呼气相膈肌收缩不足，通气量下降。

6. 其他问题 对哮喘产生的不利影响包括鼻后滴漏、食管反流、睡眠呼吸障碍、糖皮质激素反应的昼夜恶化、褪黑素及周围与核心体温的降低，夜间哮喘患者气道狭窄加重，导致肺泡低通气发生。

7. 长期不适当的药物治疗与氧疗 如茶碱本身可以扰乱睡眠、长期使用皮质类固醇可能损害气道肌的功能、阿片类或苯二氮䓬类药物可能会进一步加剧睡眠状态下呼吸驱动的下降。另外，长期不适当的家庭氧疗也会使通气状态恶化，尤其是吸氧浓度过高时导致通气驱动的下降。

8. 其他 合并右心衰竭的慢性气道疾病患者常出现外周水肿与液体超载，仰卧位液体可能从下肢转移到上身。COPD 急性加重时，呼吸道感染可以通过气道狭窄加重或肺顺应性进一步下降来增加呼吸负荷。此外，慢性气道疾病患者消瘦、呼气肌无力、合并骨质疏松症的患病率高，与肺功能恶化有关，以上这些都会影响慢性气道疾病患者夜间睡眠时的低通气。

三、临床表现

睡眠本身可以引起通气量的下降，由于程度轻微，一般不引起相应的临床表现。对于 COPD 与哮喘等慢性气道疾病者，低通气症状首先出现在睡眠期，患者首先在夜间睡眠中出现气促、呼吸困难，但可能没有症状或主诉胸闷、乏力，往往容易被忽视，也有部分患者表现为睡眠质量下降，日间头痛、嗜睡等。由于病情的严重程度不一，潜在合并疾病的多样性与病理生理学改变的不同，患者的临床表现差异很大。慢性气道疾病合并睡眠相关肺泡低通气者，按照低通气严重程度从轻到重，依次可出现以下情况：睡眠监测发现的睡眠障碍、夜间睡眠障碍症状（入睡困难、睡眠维持困难、早醒等）、日间血气交换的异常、日间症状（包括日间头痛、嗜睡等）、合并肺心病与慢性呼吸衰竭。此类患者除原发疾病的表现外，由于 $PaCO_2$ 升高，可引起脑血管扩张，患者可有晨起头痛；夜间低氧血症可能与觉醒有关，可延迟觉醒，提高觉醒阈值，患者可出现嗜睡或睡眠障碍，日间乏力、困倦、精神恍惚，甚至智力受损。低氧血症可引起继发性红细胞增多，而出现发绀症状；当血氧饱和度降到 80% 时，易出现心室异位搏

动增加，导致心律失常的发生。长期肺泡低通气、缺氧可造成肺血管痉挛，严重者可发生肺动脉高压、右心功能不全与呼吸衰竭。总之，慢性气道疾病导致的呼吸功能受损越重，相伴的睡眠肺泡低通气与低氧血症也越重。

2003 年 O'Donoghue 等首次报道了稳定期高碳酸血症 COPD 患者夜间低通气的发生，研究纳入 54 例稳定期合并高碳酸血症的 COPD 患者，排除已知睡眠呼吸暂停或严重肥胖，行肺功能、睡眠前后血气分析、整夜 PSG 监测与经皮二氧化碳检测。研究发现，COPD 患者中夜间高碳酸血症高发，有 43% 的患者夜间睡眠中超过 20% 的时间存在二氧化碳水平比清醒期升高 10mmHg 以上，且 $PaCO_2$ 与夜间低通气严重程度显著相关。国内王玮等观察了 30 例 COPD 患者的日间肺功能、动脉血气与夜间血氧水平，并与正常对照组进行了比较，发现 COPD 患者夜间会有低氧血症、高碳酸血症的发生或加重，尤以 REM 睡眠期明显。

COPD 合并低通气患者，慢性高碳酸血症导致生活质量与生存率下降。研究表明，其急性加重率（2.8 次 / 年）显著高于不合并低通气的患者（0.8 次 / 年），经无创正压通气（NIPV）治疗后，急性加重频率由 2.6 次 / 年下降至 1.1 次 / 年。另一项研究随访了 3.8 年，发现合并高碳酸血症的 COPD 患者的病死率显著增高。但也有研究认为患者生存率下降与低通气无明显相关，如 Takigawa 等研究报道，COPD 患者其 $PaCO_2$ 与生存率呈负相关，而经校正年龄等因素之后，患者生存率仅与 6 分钟步行距离及低氧血症程度相关。Almagro 等的研究纳入了 135 例 COPD 患者，发现患者 2 年死亡率 36%，相关分析提示，生活质量、合并症、抑郁程度与再住院率是死亡率的独立预测因子，而 $PaCO_2$ 经校正后并非预测因子。

支气管哮喘患者夜间易出现打鼾、呼吸暂停或因夜间哮喘发作而反复觉醒。很多研究表明哮喘控制不佳与睡眠有关。但与 COPD 不同，哮喘患者并不常合并肺功能异常与高碳酸血症，患者动脉血二氧化碳水平也与病死率无明显相关性，即使轻度的肺功能异常也可能出现致死性的哮喘急性发作。一项纳入了约 6 000 例哮喘患者的随访研究发现，在因哮喘死亡的患者中，有超过 50% 的患者 $PaCO_2$ 在 45mmHg 以下，第 1 秒用力呼气容积（FEV_1）、肺活量（VC）等均不是患者病死率的预测因子。哮喘患

者出现睡眠相关肺泡低通气，往往是由于重叠的疾病，如合并胸廓畸形、肥胖低通气综合征（OHS），合并阻塞性睡眠呼吸暂停（OSA）或哮喘与COPD重叠综合征等。

四、诊断与鉴别诊断

慢性气道疾病合并睡眠相关肺泡低通气诊断标准须同时符合以下两点：①存在睡眠相关肺泡低通气；②肺泡低通气与慢性气道疾病如COPD、哮喘等肺实质或气道疾病有因果关系。鉴别诊断需排除上气道疾病、胸廓运动障碍性疾病、神经肌肉疾病等其他疾病所致的肺泡低通气，并与肥胖低通气综合征、药物或物质致睡眠相关肺泡低通气、先天性中枢性肺泡低通气综合征等相鉴别。

目前尚无特异性临床表现可以确诊睡眠相关肺泡低通气，诊断需进行全面的病史收集、仔细的体格检查，并进行包括夜间睡眠监测、动脉血气分析或经皮CO_2监测等辅助检查，明确是否存在睡眠相关肺泡低通气，并判定慢性气道疾病是否是造成睡眠相关肺泡低通气的主要原因。

1. 病史与体格检查 除了COPD和哮喘的症状与体征外，睡眠状况、晨起症状、有无日间乏力、活动后气短及夜间端坐呼吸等典型症状的询问，意识状态判断、呼吸频率与深度、胸腹部矛盾运动等体征检查对诊断均至关重要。然而，尽管呼吸功能明显受损，慢性气道疾病患者睡眠相关肺泡低通气的相关症状或体征往往很少，但系统的病史与体格检查常可提示低通气的病因，发现与低通气有关的并发症并评价其严重程度。另外，还有助于了解原发病的进展情况，估计预后。

2. 夜间PSG监测与二氧化碳监测 PSG是判断夜间睡眠与呼吸状态的金标准，监测睡眠期间的呼吸与CO_2水平，以确定睡眠相关肺泡低通气的诊断。美国睡眠医学会（AASM）提出的睡眠相关肺泡低通气判读标准为：①在睡眠期间，$PaCO_2>55mmHg$持续10分钟及以上；②与清醒时仰卧位相比，$PaCO_2$增加≥10mmHg且达到50mmHg持续10分钟及以上；③在儿童中，如果动脉血$PaCO_2$或替代参数增加到50mmHg，并占睡眠时间的25%以上。患者常存在动脉血氧饱和度下降、清醒肺泡低通气，但均不是诊断所必需。PSG监测中可能合并存在OSA或中枢性睡眠呼吸暂停（CSA），但不认为其是导致肺泡低通气的主要原因，如果满足其诊断标准，应同时

诊断OSA、内科疾病致CSA，以及慢性气道疾病导致的睡眠肺泡低通气。

不同的侵入性与非侵入性技术可以用来测量夜间CO_2水平，留置动脉导管连续监测是诊断睡眠相关肺泡低通气的金标准，但它是侵入性的，单次标本无法反映整晚的通气状态，且夜间反复采血会扰乱睡眠，故可行性差。呼气末CO_2分压（$PetCO_2$）与经皮CO_2分压（$PtcCO_2$）是无创与持续性的，成为目前临床上常用的评估手段。当然两者亦存在一定的局限性，$PetCO_2$受鼻塞与分泌物的影响，在很大程度上受到氧气吸入、NIPV面罩的限制，数值上略低于$PaCO_2$；$PtcCO_2$受到皮肤细胞新陈代谢与皮肤加热的影响，通常高于$PaCO_2$，因此这些替代方法的诊断效能需经临床进一步验证。

3. 实验室检查

（1）日间动脉血气分析：肺泡低通气最典型的特征是$PaCO_2$升高，常伴低氧血症。对COPD或哮喘引起的慢性低通气患者，日间的动脉血气分析已成为常规检查。早期肺泡低通气的高碳酸血症仅出现在睡眠时，所以日间单次的动脉血气分析可能检测不到$PaCO_2$的升高，动脉血气中HCO_3^-水平升高，提示睡眠时通气不足；一旦发现清醒时存在慢性高碳酸血症者，其睡眠期间肺泡低通气会更为严重。

（2）肺功能测定：即使慢性气道疾病症状典型、诊断明确者，肺功能测试包括支气管激发/舒张试验也应作为常规检查。有研究报道，正常人用力肺活量（FVC）从直立位到仰卧位下降8%～10%，主要归因于仰卧位时肺血容量的增加，下降>25%表明膈肌功能受损；高碳酸血症与FEV_1降低相关，$FEV_1<0.5L$，高碳酸血症发生的可能性显著增加；随着呼吸肌无力的进展，FEV_1与FVC的比值增加，最大自主通气量（MVV）下降。

4. 呼吸驱动的评估 持续血氧监测与持续二氧化碳监测可评估呼吸驱动。口腔阻断压力的检测，用吸气第0.1秒时的口腔阻断压，也可以反映呼吸驱动情况。呼吸肌力测定与膈肌肌电检测被认为是评价呼吸中枢驱动的金标准。当然如发现呼吸肌功能障碍，需要进一步检查以排除神经肌肉疾病。

5. 其他指标 低通气通常伴随着长期的血氧饱和度下降，如$SaO_2<90\%$，持续5分钟，最低值为≤85%，可能预示高碳酸血症。血细胞比容与血红蛋白升高通常提示合并严重的低氧血症。其他，如

X 线胸片、心电图表现为肺动脉高压与右心室肥大等也可提示慢性低通气的存在。

五、治疗

目前对于慢性气道疾病合并睡眠相关肺泡低通气的治疗，主要包括原发疾病的治疗，如吸入支气管舒张剂、吸入糖皮质激素等，纠正电解质紊乱与酸碱失衡，治疗相应并发症。低通气的改善临床上主要采用 NIPV 治疗，但患者是否能从中获益仍有争议。其他治疗方案还包括氧疗等，但其是否改善患者夜间低通气 / 高碳酸血症，亦有待进一步认证。

（一）原发病的治疗

针对原发病的治疗非常关键，会减少睡眠相关肺泡低通气的发生。慢性气道疾病的治疗如下：

1. 一般治疗　哮喘患者避免过敏原的接触十分重要，需进行过敏原检测以明确过敏原。COPD 患者戒烟、肺康复训练对患者病情的延缓与稳定有益，如缩唇呼吸动作等简单的康复训练对稳定期患者肺功能改善有一定好处。

2. 药物治疗　慢性气道疾病的主要治疗药物有抗胆碱药物、β_2 受体激动剂、糖皮质激素（包括口服与吸入糖皮质激素）、白三烯调节剂、茶碱类药物、抗 IgE 抗体等，需根据患者疾病严重程度（如哮喘控制程度分级、GOLD 分级）等选择相应的药物。有研究结果显示，抗胆碱药物如异丙托溴铵可改善患者夜间气体交换并提高睡眠质量，噻托溴铵可提高睡眠期间 SaO_2 水平。茶碱可刺激呼吸中枢并增加膈肌的收缩性，进而影响睡眠期间 SaO_2 与 $PaCO_2$ 水平。孕激素与乙酰唑胺等亦有呼吸兴奋作用，但起效慢，副作用大。此外，阿米替林、三环类抗抑郁药与选择性 5- 羟色胺再摄取抑制剂也被报道应用于慢性气道疾病合并睡眠相关肺泡低通气的治疗中，注意慎用镇静安眠药。

（二）机械通气治疗

机械通气治疗目前被认为是治疗慢性气道疾病合并低通气的有效手段，可以提高患者每分通气量，改善二氧化碳潴留，缓解因低通气导致的睡眠效率下降、日间嗜睡等症状。大多数患者采用经鼻 NIPV 如 CPAP 或 BPAP 可取得良效，部分患者需长期家庭应用，但大多只需睡眠时应用即可。对病情危重者可通过气管插管或气管切开进行机械通气。

1. 哮喘患者的机械通气治疗　哮喘患者机械通气治疗分为稳定期与急性发作期的治疗。对于非急性发作期哮喘患者，低通气及其导致的慢性高碳酸血症、碳酸氢盐潴留并不常见，这使得哮喘区别于 COPD，机械通气治疗对非急性期哮喘患者并无益处。当哮喘患者出现慢性低通气时，常常是合并了其他疾病，比如合并 COPD、肥胖低通气、睡眠呼吸暂停等。根据合并疾病的不同，选择不同的机械通气模式，如 CPAP 用于睡眠呼吸暂停患者、BPAP 用于治疗合并高碳酸血症的肥胖低通气患者。

当哮喘急性发作或处于持续状态时，可能出现急性低氧与高碳酸血症，此时严重的气道痉挛导致的呼吸衰竭往往需要机械通气治疗。一项纳入哮喘急性发作患者的研究显示，使用 NIPV 可改善患者的 FEV_1 水平，减少住院时间。如果患者气道分泌物过多或者合并神志的改变及存在误吸的风险高，则需要气管插管有创机械通气。对于这些患者，前期的 NIPV 治疗可以帮助减少气管插管的发生率，以及减少插管后的住院时间。一项随机对照研究发现，与气管插管前未经过 NIPV 治疗的患者相比，经过前期 NIPV 治疗的患者其住院时间从平均 12.6 日减少至 8.4 日。

2. COPD 患者的机械通气治疗　NIPV 治疗已经被证明可以改善神经肌肉疾病与脊髓损伤等导致的夜间低通气与高碳酸血症，其对 COPD 患者的夜间低通气 / 高碳酸血症及其导致的生存率下降是否有疗效，目前尚无统一定论。早期小样本非随机对照研究显示，NIPV 治疗降低高碳酸血症，改善 6 分钟步行距离及睡眠质量与生活质量，减少患者再住院率与治疗费用。Struik 等也发现，与 $PaCO_2 < 55mmHg$ 组相比较，在第 3 个月随访时 $PaCO_2 > 55mmHg$ 组，应用家庭 NIPV 治疗显著降低了 $PaCO_2$ 水平。目前，夜间 NIPV 被推荐用于伴高碳酸血症的稳定期 COPD 患者，但其疗效仍存在争议。一项对 4 项随机对照研究的荟萃分析发现，NIPV 对于伴有高碳酸血症的稳定期 COPD 患者不能改善睡眠质量、呼吸肌力、肺功能、气体交换与运动耐力。另一项纳入了 144 例重度 COPD 合并日间高碳酸血症的患者，对比单纯氧疗与氧疗合并 NIPV 治疗 6～12 个月，合并治疗组患者睡眠质量、高碳酸血症明显改善，生存率提高，但 FEV_1 水平无明显改善。另有研究认为，对于病情较严重（动脉血气分析示 $pH < 7.3$）的 COPD 患者，NIPV 治疗的疗效更加显著。由此可见，NIPV 可能更适用于存在低通气的重度稳定期 COPD 患者，患者的基础 $PaCO_2$ 水平越高可能越受益。

近年提出了高强度 NIPV 的概念，以高吸气压力、高后备呼吸频率与最大程度降低患者 $PaCO_2$ 为主要特点。Dreher 等给予稳定期合并高碳酸血症的 COPD 患者 NIPV 治疗，将患者分为高压力组与低压力组，高压力组的平均治疗压在 28.6cmH₂O，低压力组的平均治疗压在 14.6cmH₂O。结果显示，高压力组显著改善患者夜间二氧化碳水平。Köhnlein 等的一项多中心随机对照研究，纳入 195 例稳定期 GOLD 分级 4 级的高碳酸血症 COPD 患者，其 $PaCO_2 > 51.9$mmHg，进行 12 个月的 NIPV 治疗，要求治疗压力使患者基线 $PaCO_2$ 值下降 20%，或将 $PaCO_2$ 降至 48.1mmHg 以下。结果发现，患者的平均治疗压在 22cmH₂O，治疗组 1 年的总死亡率为 12%，较对照组 33% 显著下降。近期的一项研究表明，与高强度 NIPV 相比，平均容量保证压力支持（AVAPS）模式结合了压力支持与容量目标的优点，可以更好地改善这些患者的低通气与睡眠质量。总之，COPD 合并睡眠相关肺泡低通气疾病的主要治疗手段是无创机械通气，但在机器类型、通气模式选择与压力设定等方面，需要参考持续监测的 CO_2 指标。

（三）氧疗

长期氧疗（long term oxygen therapy, LTOT）是 COPD 患者低氧血症最基本的治疗方法，研究表明，长期家庭氧疗可以降低患者住院率、提高生活质量与运动耐量。然而，夜间氧疗并不会增加患者夜间通气量，反而会升高夜间二氧化碳水平。Samolski 等进行的一项多中心的前瞻性随机研究，纳入 38 例合并高碳酸血症的重度 COPD 患者，研究发现，夜间仅给予 1L/min 的氧疗，患者二氧化碳水平由 59.9mmHg 升高至 62.9mmHg，动脉血 pH 由 7.34 降至 7.32。氧疗可以改善患者夜间低氧血症，对于合并睡眠相关肺泡低通气患者夜间给予的氧疗同时应给予 NIPV 治疗，避免加重高碳酸血症。日本有个例报道，经鼻高流量氧疗改善了 COPD 合并睡眠相关肺泡低通气导致的二氧化碳麻醉，该患者出院后序贯进行了长期家庭经鼻高流量氧疗。总之，给予合并夜间低通气的慢性气道疾病患者氧疗时，为减少二氧化碳潴留，应仔细调整给氧浓度，并注意监测睡眠中二氧化碳情况。

综上，慢性气道疾病与睡眠障碍密切相关，这些共病可能使本已降低的生活质量更加恶化，包括更高的死亡率。对于这些患者的睡眠问题需进行常规调查，必要时进行 PSG 监测，了解潜在的睡眠障碍，并提供管理。睡眠相关肺泡低通气疾病易被忽视，需要我们在临床实践中不断完善认识，监测睡眠时的二氧化碳水平，及早发现疾病的变化，从而给予合适的治疗方案，以降低这些潜在的风险，改善患者的生活质量与生存质量。

（陈锐 王玮）

参考文献

【1】 王玮. 疾病相关性睡眠低通气 [J]. 中华结核和呼吸杂志, 2016, 39（8）：580-581.

【2】 韩芳. 肺泡低通气及低通气综合征 [J]. 中华结核和呼吸杂志, 2015, 38（9）：648-650.

【3】 CRINION SJ, MCNICHOLAS WT. Sleep-related disorders in chronic obstructive pulmonary disease[J]. Expert Rev Respir Med, 2014, 8（1）：79-88.

【4】 MCNICHOLAS WT, VERBRAECKEN J, MARIN JM. Sleep disorders in COPD: the forgotten dimension[J]. Eur Respir Rev, 2013, 22（129）：365-375.

【5】 BUDHIRAJA R, SIDDIQI TA, QUAN SF. Sleep disorders in chronic obstructive pulmonary disease: etiology, impact, and management[J]. J Clin Sleep Med, 2015, 11（3）：259-270.

【6】 HILLMAN D, SINGH B, MCARDLE N, et al. Relationship between ventilatory impairment, sleep hypoventilation and type 2 respiratory failure[J]. Respirology, 2014, 19（8）：1106-1116.

【7】 HOLMEDAHL N, OVERLAND B, FONDENES O, et al. Sleep hypoventilation and daytime hypercapnia in stable chronic obstructive pulmonary disease[J]. Int J Chron Obstruct PulmonDis, 2014, 9（27）：265-275.

【8】 BEUTHER DA. Hypoventilation in asthma and chronic obstructive pulmonary disease[J]. Semin Respir Crit Care Med, 2009, 30（3）：321-329.

【9】 RACHEL J, YANRU L, OWENS RL, et al. Sleep in chronic obstructive pulmonary disease: evidence gaps and challenges[J]. Can Respir J, 2016, 2016: 7947198.

【10】 LUO YM, HE BT, WU YX, et al. Neural respiratory drive and ventilation in patients with chronic obstructive pulmonary disease during sleep[J]. Am J Respir Crit Care Med, 2014, 190(2): 227-229.

【11】SINGANAYAGAM A, SCHEMBRI S, CHALMERS JD. Predictors of mortality in hospitalized adults with acute exacerbation of chronic obstructive pulmonary disease[J]. Ann Am Thorac Soc, 2013, 10(2): 81-89.

【12】KITAJIMA T, MARUMO S, SHIMA H, et al. Clinical impact of episodic nocturnal hypercapnia and its treatment with noninvasive positive pressure ventilation in patients with stable advanced COPD[J]. Int J Chron Obstruct Pulmon Dis, 2018, 13(6): 843-853.

【13】KRACHMAN SL, CHATILA W, MARTIN UJ, et al. Physiologic correlates of sleep quality in severe emphysema[J]. COPD, 2011, 8(3): 182-188.

【14】TARREGA J, ANTON A, GUELL R, et al. Predicting nocturnal hypoventilation in hypercapnic chronic obstructive pulmonary disease patients undergoing long-term oxygen therapy[J]. Respiration, 2011, 82(1): 4-9.

【15】MURPHY PB, BRIGNALL K, MOXHAM J, et al. High pressure versus high intensity noninvasive ventilation in stable hypercapnic chronic obstructive pulmonary disease: a randomized crossover trial[J]. Int J Chron Obstruct Pulmon Dis, 2012, 7: 811-888.

【16】OKUDA M, KASHIO M, TANAKA N, et al. Nasal high-flow oxygen therapy system for improving sleep-related hypoventilation in chronic obstructive pulmonary disease: a case report[J]. J Med Case Rep, 2014, 13(8): 341.

【17】STRUIK FM, LACASSE Y, GOLDSTEIN RS, et al. Nocturnat noninvasive positive pressure ventilation in stable COPD: a systematic review and individual patient data meta-analysis[J]. Respir Med, 2014, 108(2): 329-337.

【18】KHNLEIN T, WINDISCH W, KHLER D, et al. Non-invasive positive pressure ventilation for the treatment of severe stable chronic obstructive pulmonary disease: a prospective, multicentre, randomised, controlled clinical trial[J]. Lancet Respir Med, 2014, 2(9): 698-705.

【19】SAMOLSKI D, TRREGA J, ANTN A, et al. Sleep hypoventilation due to increased nocturnal oxygen flow in hypercapnic COPD patients[J]. Respirology, 2010, 15(2): 283-288.

【20】BING S, RANDERATH WJ. Chronic hypoventilation syndromes and sleep-related hypoventilation[J]. J Thorac Dis, 2015, 7(8): 1273-1285.

【21】EKKEMKAMP E, STONE JH, WINDISCH W, et al. Impact of intelligent volume·assured pressure support on sleep quality in stable hypercapnic chronic obstructive pulmonary disease patients: a randomized, crossover study[J]. Respiration, 2014, 88(4): 270-276.

第三节　神经肌肉疾病与睡眠相关肺泡低通气

一、神经肌肉疾病与睡眠呼吸障碍

神经肌肉疾病包括了许多导致运动神经受损的疾病，包括下运动神经元、神经根、周围神经、神经肌肉接头与肌肉损伤等疾病。这类疾病可以累及呼吸肌，导致呼吸功能缓慢下降，通常早期表现为睡眠中的睡眠呼吸障碍，逐渐进展至夜间低通气，并最终发展为日间低通气、肺心病及呼吸衰竭。目前最常见的可以累及呼吸肌的神经肌肉疾病包括肌萎缩侧索硬化（amyotrophic lateral sclerosis，ALS）与进行性假肥大性肌营养不良（Duchenne muscular dystrophy，DMD）。由于神经肌肉疾病的发病率低，这一人群中睡眠呼吸相关的问题很少受到重视，即使是在专门的神经肌肉门诊中，也只有不到2%的患者被询问睡眠相关的问题或者做相关睡眠的评估。而神经肌肉疾病中睡眠呼吸障碍的发病率研究很少。Labanowski的研究在约300例的门诊神经肌肉疾病患者中发现超过40%的患者伴发睡眠呼吸障碍。近年来，关于这两者之间的研究逐渐引起众多学者的重视。

（一）神经肌肉疾病睡眠呼吸障碍的发生机制与表现类型

1. 神经肌肉疾病睡眠呼吸障碍的发病机制　虽然神经肌肉疾病的病因很多，但是神经肌肉疾病对呼吸系统的作用都是类似的。清醒与睡眠中发挥主要作用的呼吸肌是膈肌。首先，在NREM睡眠期，由于化学敏感性改变，呼吸系统阻力增大，通气量整体下降。但在REM睡眠期，躯体运动神经元的后突触抑制作用可以导致肋间肌及其他呼吸辅助肌张力进一步下降或者完全消失，而膈肌相对不受影响。因此，在REM睡眠期，胸壁的扩张主要取决于膈肌功能，任何影响膈肌活动的因素，无论是肌病还是神经支配的过程受到影响，均会导致呼吸与氧合受到显著的改变。在双侧膈肌麻痹的患者中，主要依靠肋间肌与辅助呼吸肌来维持呼吸，而在 REM 睡眠期时由于没有膈肌的作用，可以发现在 REM 睡眠期出现显著的血氧饱和度下降，并且导致与睡眠分期相关的复杂低通气。其次，神经肌肉疾病患者清醒时平卧位与坐位的肺功能有明显变化。研究表明，平卧位肺活量比坐位肺活量下降 > 25% 提示膈肌乏力的敏感度是 79%，特异度是 90%。这些因素都会导致神经肌肉疾病患者在夜间平卧位睡眠时发生睡眠呼吸障碍。

在遗传性神经肌肉疾病中，早期可出现肌肉乏力，从而影响骨骼与面部骨骼的发展。例如，面部肌肉乏力可以影响上颌骨与下颌骨的生长，从而导致肌强直性营养不良患者中的"长脸"。在恒河猴中，试验性结扎鼻部，减小鼻腔面积，从而损伤鼻部呼吸，引起异常的面部肌肉收缩与异常的口面部骨生长。人类与之相似，如果鼻部呼吸受损会引起咬肌收缩，并影响口面部骨生长。由于肌肉收缩，会引起牙齿生长异常，从而导致上颌骨拱形长度的下降，前牙反𬌗，上颌骨覆盖与面部骨骼生长的全面狭窄。这些面部骨骼改变减少了上气道直径，增加了睡眠期气道的塌陷性。

根据神经肌肉疾病的不同类型，睡眠呼吸障碍可以表现为中枢性睡眠呼吸暂停（CSA）、阻塞性睡眠呼吸暂停（OSA）、鼻气流受限、睡眠相关肺泡低通气，甚至同时合并多种睡眠呼吸障碍，导致神经肌肉疾病治疗困难。伴有频繁皮质下觉醒的睡眠紊乱可能由于在某种体位下不舒适、肌肉痉挛、难以清除气道分泌物、括约肌功能障碍，或者由于肌肉乏力与颌面部改变导致上气道阻力增加，从而出现伴有频繁皮质下觉醒的睡眠紊乱。由于觉醒、睡眠时间减少，以及血氧饱和度下降与高碳酸血症导致的通气变化和觉醒，进一步导致睡眠剥夺，从而导致周期性的低通气。这些改变都可能短期保护通气，但是随着时间改变，机体对于氧与二氧化碳的通气反应变得迟钝。这种变化导致通气不足进一步加重，最终导致睡眠与清醒状态下均可出现低通气。

2. 神经肌肉疾病睡眠呼吸障碍的不同表现类型　不同类型与不同严重程度的神经肌肉疾病，可以表现为不同的睡眠呼吸障碍。

（1）伪中枢性睡眠呼吸障碍或膈肌样睡眠呼吸障碍：在神经肌肉疾病中最常见的睡眠呼吸障碍是在 REM 睡眠中快速眼动时出现低通气事件或者肺泡低通气，伴有锯齿状的氧减，提示早期的呼吸肌肉受累。有学者把这种表现称为"伪中枢"或者"膈肌样"睡眠呼吸障碍。这种现象是由于在 REM 睡眠中，肋间肌肉的活性受到抑制，潮气量减少，膈肌乏力加重呼吸的负担，从而造成低通气与氧减。在多导睡眠图中，我们可以通过观察到在快速眼动时出现低通气，而胸部运动较腹部运动明显减少来识别。但是这一定义并没有广泛应用。

（2）夜间肺泡低通气：随着神经肌肉疾病进展，逐渐出现低通气，最初是 REM 睡眠期肋间肌电活性下降而出现低通气，接着出现在 NREM 睡眠期。低通气是由于睡眠时平卧位肺容量减少及对高碳酸血症的通气反应减少的共同作用。通气反应的减少可能来源于神经肌肉乏力或者是伴有慢性高碳酸血症的化学敏感性下降。文献报道，在没有进行无创正压通气（NIPV）与没有日间高碳酸血症的神经肌肉疾病患者中，至少 40% 患者伴有夜间低通气。

（3）OSA：神经肌肉疾病中的 OSA 危险因素与普通人群中的类似（包括肥胖、男性、儿童腺样体肥大），血氧饱和度下降是因为吸气肌乏力引起的低通气导致的，有些神经肌肉疾病的病理生理特点，如上气道肌肉张力下降、神经病变、延髓功能不全及增加气道塌陷性的解剖因素均可能使 OSA 更加严重。

（4）CSA、周期性呼吸与陈 - 施呼吸：神经肌肉疾病中的中枢性睡眠紊乱包括由于心肌疾病导致的陈 - 施呼吸，或者肌强直性营养不良、脊髓损伤或小儿脊髓灰质炎后综合征引起膈肌无力所导致的呼吸控制的不稳定性。文献报道，在颈髓损伤的情况下，63% 的患者有 CSA，88% 有周期性呼吸，四肢瘫痪是 CSA 的危险因素之一。

（二）神经肌肉疾病睡眠呼吸障碍的临床特点

神经肌肉疾病临床表现不特异，乏力、日间嗜睡或睡眠紊乱可以是成人神经肌肉疾病出现睡眠呼吸障碍的早期表现，也可以是神经肌肉疾病逐渐进展的唯一表现。清除分泌物功能障碍（如无法清除唾液或者胃内容物）可能导致患者流口水、胃食管反流或者是咳嗽机制损伤均可能引起吸入性肺炎。

自主神经功能损伤可能表现为对温度或者压力的异常敏感，如对毛毯与薄垫子的不舒适感。自主神经功能损伤同样可以导致精神障碍，比如焦虑、抑郁或者失眠等。由于神经肌肉疾病所服用的夜间药物可能导致患者失眠，而早晨给予的药物可能导致日间嗜睡。总的来说，有着慢性神经肌肉疾病的患者可能有着许多影响睡眠的因素，从而加重日间的功能与生活质量，而伴发的睡眠相关问题可以加重已经存在的神经问题。

1. 累及运动神经元的退行性神经疾病　ALS是一种运动神经元退行性疾病，累及上下运动神经元，导致肌肉乏力与萎缩。ALS 并没有直接影响脑部的睡眠调节中心，可能间接导致睡眠紊乱。ALS患者中睡眠呼吸障碍的发生率高，ALS 患者即使有着正常的呼吸功能、正常的膈肌运动反应与正常的肌电图，仍然可能会存在睡眠呼吸障碍，表现为与睡眠分期无关的周期性的血氧饱和度下降，与呼吸相关的睡眠紊乱通常并不显著。当膈肌运动神经元受累及膈肌乏力时，呼吸相关的睡眠紊乱逐渐显著，可能会出现 REM 睡眠期严重的低通气与低氧血症，而且几乎所有这些患者都需要呼吸支持。此外，焦虑、抑郁、疼痛、窒息、分泌物过多、肌肉收缩、痉挛与无法保持舒适的体位都可能导致睡眠紊乱。

2. 脊髓性疾病　脊髓灰质炎通过多种方式损害神经系统，包括损伤颅脑运动神经元与脊髓前角细胞，导致急性轻瘫，从而对呼吸系统造成许多影响。1958 年 Plum F 与 Swanson AG 曾经描述急性与恢复期的脊髓灰质炎可以出现异常的呼吸中枢调节，此后出现过关于中枢性、混合性与阻塞性睡眠呼吸暂停的报道。脊髓灰质炎可以出现各种睡眠紊乱，包括睡眠效率下降、觉醒频率增多、睡眠呼吸暂停与低通气。通过治疗睡眠呼吸紊乱，许多由于脊髓灰质炎后综合征导致的症状得到改善。

脊髓灰质炎可以在急性感染后数十年改变中枢与周围呼吸功能，是脊髓灰质炎后综合征的一个重要表现。据报道，在脊髓灰质炎后综合征中易合并睡眠呼吸紊乱。肌肉萎缩与移动欠佳可以导致脊髓后侧凸与限制性通气功能障碍。脊髓灰质炎引起的解剖异常可以导致慢性疼痛与睡眠异常。延髓受累可以影响上呼吸道肌肉。脑桥被盖的神经元损伤使传入时间延长可能导致 REM 睡眠潜伏期延长。

此外，脊髓空洞症累及延髓与高位神经元时，可能出现中枢性、混合性与阻塞性呼吸事件。颅底部畸形或者高位颈部结合部（扁平颅、Arnold-Chiari畸形）可能同时导致 CSA 或者 OSA。

脊髓性疾病患者所应用的药物（如抗痉挛药物、镇静药物、作用于自主神经的药物、精神类药物）同样可以引起睡眠障碍。中低位的颈髓损伤可能会出现延迟性睡眠呼吸紊乱，可能在损伤后的第15 日与第 13 周出现进行性通气功能损伤，这种情况常常在患者离开重症监护室后出现，容易导致高死亡率。

3. 多神经病变　与睡眠呼吸障碍有关的最常见的多神经病变是 Charcot-Marie-Tooth 病。这个疾病表现为周围神经与神经根的慢性退行性变，导致远端肌肉萎缩，最初累及足部与腿部，随后累及双手。当咽部神经发生病变时，可以导致上气道阻塞，从而引发睡眠呼吸障碍，或者累及膈肌导致睡眠呼吸障碍。

4. 神经肌肉接头疾病　重症肌无力是一种表现为骨骼肌肉乏力、累及神经肌肉接头的疾病。当出现膈肌与咽部肌肉无力时可以出现睡眠呼吸异常。重症肌无力的患者出现睡眠相关通气问题的风险包括年龄、限制性通气功能障碍、膈肌乏力与日间低通气。病程短的年轻患者较少出现睡眠相关肺泡低通气或低氧血症，而 BMI 升高、肺容积异常与血气异常的老年患者更可能出现低通气或者呼吸暂停，特别是 REM 睡眠期。即使是在疾病稳定期，也有 60% 的重症肌无力患者合并睡眠呼吸暂停。OSA 是最常见的睡眠呼吸障碍，发生在 36% 的重症肌无力患者中，与高龄、男性、BMI 升高、应用糖皮质激素有明显的关系。

其他可以导致睡眠障碍的神经肌肉疾病包括遗传性肌无力、肉毒中毒、高镁血症与蜱瘫痪。在这种情况下进行详细的病史询问对于作出明确的诊断非常重要。活动后呼吸困难加重、晨起头痛、阵发性夜间呼吸困难、睡眠片段化与日间嗜睡这些症状均提示可能出现睡眠呼吸障碍。

5. 肌肉疾病　强直性肌营养不良（myotonic dystrophy，MD）是一种常染色体显性遗传病，导致肌强直、肌肉乏力与日间嗜睡。MD 是一种远端肌肉疾病，但是也可以导致咽喉部肌肉和呼吸肌受累，特别是膈肌受累。MD 也可以出现中枢性神经系统异常，导致日间嗜睡。如丘脑背内核的退行性变可以导致内侧丘脑综合征，表现为冷漠、记忆丧失与精神状况恶化。呼吸肌受累可以引发睡眠呼吸障碍，包括 REM 睡眠期为主的肺泡低通气、OSA与 CSA。但是 MD 患者中睡眠呼吸障碍不仅仅是

40

由于肌肉乏力造成的，很多证据表明 MD 患者存在呼吸中枢的异常。另外 MD 患者在青少年时期出现口面部生长异常。颌面部肌肉无力可以影响骨生长，特别是口面部肌肉影响上颌间肌肉软骨结合处，使得面部生长更加垂直，从而导致咽腔的骨性狭窄。这种颌面部结构改变导致更小的上下颌，从而更容易产生上气道狭窄，从而导致 OSA。

进行性假肥大性肌营养不良（DMD）可以导致限制性肺疾病与胸壁异常，从而引起通气异常、睡眠片段化、高碳酸血症与低氧血症、畸形、慢性疼痛与不舒适。在儿童 DMD 中，有着睡眠呼吸紊乱的双模式改变，即在疾病早期表现为 OSA，逐渐开始进展为重叠低通气或者单纯低通气。在幼年时，OSA 是最常见的睡眠呼吸障碍，而且腺样体扁桃体手术治疗后效果好，但在年长儿童中，应用 NIPV 治疗更好。

（三）神经肌肉疾病睡眠呼吸障碍的诊断

神经肌肉疾病的评估需要综合考虑以下因素：①神经肌肉疾病的类型、感觉与运动损伤及可能致残的程度，相关的自主神经缺陷、对患者情绪的影响，以及患者与社会和家庭的联系。②详细采集睡眠病史，包括睡眠问题的类型与严重程度，同时包括神经肌肉疾病导致的疼痛与不适感程度的评估（特别是在平卧位与睡眠状态下的表现），清醒状态与睡眠状态下括约肌功能是否存在障碍，是否存在泌尿系统与消化系统功能不全，是否存在清醒状况与睡眠状态下的自主神经功能不全。可以应用问卷帮助评估神经肌肉疾病的睡眠情况，包括伤残指数量表、睡眠问卷与睡眠日记或 PSG 等。

体格检查与实验室检查方面，还需要进行详细的上气道检查，包括硬腭的抬高与狭窄、牙列拥挤、舌体有齿痕，Mallampati 或者 Friedman 分级；常规的肺功能评估（流速仪、肺容积与弥散功能）与气体交换（PaO_2、$PaCO_2$）能力的评估。在呼吸肌乏力的患者中，特别是膈肌无力的患者中，直立与 15 分钟后平卧位的静态肺容积测定常常出现显著的改变。FEV_1 或者 FVC 小于预计值的 40%，$PaCO_2$ 大于 45mmHg 及碱剩余大于 4mmol/L 常常提示睡眠相关肺泡低通气风险，这时候应该做整夜 PSG 监测。

整夜 PSG 监测是评估神经肌肉疾病相关的睡眠呼吸障碍的主要方法。虽然目前便携式多导睡眠监测越来越普及，但是在有人值守的实验室的评估仍然非常重要，在实验室里可以进行经皮或者呼气末 CO_2 的测量，持续评估睡眠中的低通气与监测 NIPV 非常必要。美国睡眠医学会（AASM）的临床指南建议在神经肌肉疾病与睡眠相关症状的诊治中，应常规应用 PSG 评估那些经过睡眠病史、睡眠卫生学与睡眠日记无法确定的睡眠疾病的相关症状。

在应用 PSG 进行睡眠呼吸事件的分类时，容易发生误判。如在缺乏测量呼吸努力（如膈肌肌电、食管或声门上压力监测、脉搏传递事件）的情况下，神经肌肉疾病中由于呼吸肌乏力，OSA 容易误诊为 CSA。所以，胸腹矛盾运动可以发生于无气道狭窄的神经肌肉疾病患者中。相反，在经过食管压监测的明确的阻塞性事件中，在存在肌肉乏力的情况下，也可能看不到矛盾运动。此外，伪中枢性事件或者膈肌相关事件可以被误诊为阻塞性事件。特别是在应用了膈肌肌电图或食管监测来区别阻塞性事件与非阻塞性事件后，可以发现在神经肌肉疾病中 OSA 的发生率相对更低。

（四）神经肌肉疾病睡眠呼吸障碍的治疗

治疗神经肌肉疾病伴发的睡眠呼吸障碍主要根据 PSG 监测的结果进行治疗，并且根据随访的 PSG 监测结果进行调整。氧疗可以改善缺氧，但是无法改善神经肌肉疾病伴发的低通气。机械通气是改善低通气的主要方法。既往的治疗方法主要是气管切开后正压通气，但是严重限制了患者的活动，而且气管切开后可能会带来不可预知的并发症。近 20 年来，NIPV 是治疗神经肌肉疾病伴发睡眠呼吸障碍的主要方法。

1. 决定开始辅助夜间通气的时机与 NIPV 模式 神经肌肉疾病的病程有两个阶段，早期仅表现为夜间低通气，后期表现为与临床症状相关的日间低通气。当存在夜间低通气时，应该开始夜间 NIPV。已有相关指南与专家共识提出了在这些疾病中应用 NIPV 的时机。2004 年美国胸科学会建议在 DMD 伴有睡眠相关的上气道阻塞与慢性呼吸功能不全时应用夜间 NIPV，而清醒时当 $PaCO_2 > 50mmHg$ 或者日间 $SpO_2 < 92\%$ 时可以开始日间 NIPV。2010 年《进行性假肥大性肌营养不良临床诊治专家共识》更加具体化，建议在以下情况下开始 NIPV 治疗：有低通气的症状，$SpO_2 < 95\%$ 或 $PetCO_2 > 45mmHg$，或 AHI > 10 次 /h 或 ≥4 次 /h，$SpO_2 < 92\%$，或者每小时睡眠中 SpO_2 下降至少 4%。当出现日间呼吸困难、低通气的症状、清醒时 $SpO_2 < 95\%$ 与

40

$PetCO_2 > 45mmHg$ 时应该开始日间 NIPV 治疗。

此外，肺功能相关的指标在评估 NIPV 时机也非常重要。如 FVC < 50% 预计值是最常用的开始进行日间 NIPV 的指标，也有研究提出最大吸气压（maximal inspiratory pressure，MIP））比 FVC 更加敏感，当 $MIP > -60cmH_2O$ 时应该开始进行 NIPV。

对于神经肌肉疾病伴发的 OSA，首选的治疗是经鼻 CPAP 或者 BPAP；而以低通气或 CSA 与严重的氧减为主的睡眠呼吸障碍，应首选 BPAP 治疗（伴或不伴后备频率与伴或者不伴氧疗）。

近年来，目标容量双相气道正压通气（volume targeted BPAP，VT-BPAP）开始逐渐在慢性肺泡低通气的患者中应用，这是一种可以自动调整吸气压力来达到目标潮气量，从而改善通气的 NIPV 设备。目前只有两种 VT-BPAP 设备，即平均容量保证压力支持（average volume-assured pressure support，AVAPS）与自动滴定双水平正压通气（Auto-BPAP）。这两种类型已经逐渐在肥胖低通气综合征与 COPD 患者中应用，但目前的研究非常有限，这些结果显示在肥胖低通气患者中，与传统 BPAP 比较，AVAPS 可以使呼气末 CO_2 下降更有效，但并不改善睡眠质量与生活质量。Jaye 等在 20 例神经肌肉与胸壁疾病患者中比较了 Auto-BPAP 与传统的 BPAP 设备，结果显示 Auto-BPAP 只是更好地提高了夜间的氧合，对睡眠质量与夜间 $PaCO_2$ 并没有更好的作用。所以目前 VT-BPAP 在神经肌肉疾病中的作用有待进一步确定。

2. NIPV 滴定　在神经肌肉疾病中开始进行 NIPV 初期是否进行 NIPV 滴定仍有争议。有的神经肌肉疾病诊治中心有严格的、结构化的开始 NIPV 的治疗计划，即在日间从最低的压力开始，根据症状并监测日间的 $PaCO_2$ 调整压力，可以缓解症状与改善生活质量。另一方面，在已经开始 NIPV 的神经肌肉疾病患者中，仍然存在夜间低通气。另外，一些神经肌肉疾病可能伴发复杂的睡眠呼吸障碍，在实验室通过监测呼气末或经皮 CO_2 以避免过度通气导致的中枢性呼吸暂停，随着增加的呼气末正压来维持或增加压力支持尤其重要。

2010 年 AASM 指南建议在神经肌肉疾病伴发慢性肺泡低通气患者，开始进行 NIPV 时，应进行 NIPV 人工滴定，以决定 NIPV 的设置、夜间通气最佳压力水平、面罩及漏气问题等。指南建议在 BPAP 设备上应用后备频率，首先控制阻塞性事件，

然后控制低通气（通过经皮 CO_2 监测来发现氧减或者高碳酸血症），通过调整吸气时间在一次呼吸的 30%～40% 可以改善同步性。通常，神经肌肉疾病患者可以设置更长的吸气时间，设置更加缓慢的上升时间（通常 400～600 毫秒）至设定的压力更加舒适。

3. NIPV 治疗对神经肌肉疾病的影响　目前国内外有关机械通气治疗神经肌肉疾病伴发睡眠呼吸障碍的研究总体质量不高，大多数为观察性研究，观察时间较短，也缺乏有创机械通气与 NIPV 的随机对照研究。最新的系统研究表明，机械通气治疗（包括无创与有创）可以延长神经肌肉疾病（特别是运动神经元疾病）的生存时间，减少住院时间。

NIPV 在肌萎缩侧索硬化（ALS）中应用广泛。美国神经学会建议应用 NIPV 来治疗 ALS 伴发的呼吸功能不全，可以延长生存期，延缓 FVC 的下降，改善生活质量，而且早期开始可以提高依从性。最新的系统分析结果显示，在那些没有严重延髓功能不全的 ALS 患者中应用 NIPV，可以显著改善生活质量、睡眠相关的症状与生存，这些比目前现有的药物治疗更加明显，而在伴有严重延髓功能不全的 ALS 患者中，NIPV 改善了睡眠相关的症状，但是并未显著提高生存率。Sancho 等比较了不同模式的 NIPV 对 ALS 的作用，结果显示容量切换通气（volume-cycled ventilation）比压力切换通气（pressure-cycled ventilation）的通气效果更好，但两者对生存率的影响相似，NIPV 的作用与延髓功能相关。

此外，在 DMD 患者中应用 NIPV 也有很好的效果，可以延长生存时间，避免气管切开。Ishikawa 等比较了三组 DMD 人群的寿命，分别是 20 世纪 80 年代前未治疗的 DMD、90 年代前行气管切开术的 DMD 与 90 年代后应用 NIPV 的 DMD 患者，平均寿命分别是 18.6 岁、28.1 岁与 39.6 岁。

神经肌肉疾病易合并睡眠呼吸障碍，这一现象很少受到重视，目前缺乏相关的流行病学研究。睡眠呼吸障碍往往是神经肌肉疾病累及呼吸肌的早期表现，当患者出现疲乏加重、日间乏力或者是夜间睡眠质量差时，需警惕合并睡眠呼吸障碍。积极行肺功能检查与 PSG 监测可以早期发现神经肌肉疾病与不典型的神经肌肉疾病，并且更好地评估疾病的进展。必要时在进行 NIPV 的滴定治疗指导下，尽早开始夜间 NIPV 可以改善神经肌肉疾病患者的生存与生活质量。

二、主要神经肌肉疾病与睡眠相关肺泡低通气

（一）神经肌肉疾病概述

神经肌肉疾病（neuromuscular disease，NMD）是累及周围神经、神经肌肉接头与肌肉组织的疾病，在进行性NMD中，不可避免地会出现睡眠障碍，其中睡眠呼吸障碍多见。伴发一种神经肌肉疾病患者中有27%～62%的儿童与36%～53%的成人至少同时患有一种类型的睡眠呼吸障碍。NMD导致睡眠呼吸障碍的临床特征与严重程度，取决于参与呼吸的神经肌肉与控制心肺功能的神经肌肉受累的情况，可表现为以阻塞性睡眠呼吸事件为主，也可表现为以中枢性睡眠呼吸事件为主，或两者同时存在。睡眠呼吸障碍的存在，使得原发疾病的临床表现更为复杂，治疗也更为困难，且更易并发其他系统器官的损害，严重影响患者的生活质量，显著增加了NMD患者的死亡率。

NMD导致睡眠呼吸障碍的机制主要与呼吸肌无力有关，在不同的患者、不同的疾病类型、不同的病程中，每种机制所起的作用可能不同。与睡眠相关肺泡低通气相关的NMD包括中枢、传导神经、呼吸肌肉的多种疾病影响到夜间正常通气功能，如脊髓性肌萎缩、酸性麦芽糖酶缺乏（儿童）、进行性假肥大性肌营养不良（儿童）、强直性肌病、ALS、膈肌麻痹与高位截瘫等。下文将具体介绍与睡眠相关肺泡低通气相关的常见NMD。

（二）运动神经元病与睡眠相关肺泡低通气

运动神经元病（motor neuron disease，MND）是一组病因未明的选择性侵犯脊髓前角细胞、脑干后组运动神经元、皮质锥体细胞与锥体束的慢性进行性神经变性疾病。运动神经元病相对少见，发病率为每年（1～3）/10万，患病率为每年（4～8）/10万。

1. 发病机制　确切发病机制至今未明，目前较为统一的认识是，在遗传背景基础上的氧化损害与兴奋性毒性作用共同损害了运动神经元，主要影响了线粒体与细胞骨架的结构与功能。以下发病机制被研究得最为确切：分子遗传机制、氧化应激机制、兴奋性氨基酸介导的神经毒性作用与转运缺陷机制及神经营养因子缺乏机制等。

2. 临床表现　由于上、下运动神经元损害的不同组合，表现为肌无力、肌萎缩与锥体束征的不同组合，而感觉与括约肌功能一般不受影响。运动神经元病一般可分为4种类型。① ALS：上、下运动神经元均有损害，表现为肌无力、肌萎缩与锥体束征；②进行性肌萎缩（PMA）：损害仅限于脊髓前角细胞，表现为无力与肌萎缩而无锥体束征；③进行性延髓麻痹（PBP）：单独损害延髓运动神经核而表现为咽喉肌与舌肌无力、萎缩；④原发性侧索硬化（PLS）：仅累及锥体束而表现为无力与锥体束征。不少病例先出现一种类型的表现，随后又出现另一类型的表现，最后演变成ALS。为了诊断的需要，通常将全身骨骼肌从上到下根据部位分为4段，即球部、颈段、胸段与腰骶段，依次寻找以上4个部分上下运动神经元受损的证据。对于不同的患者，首发症状可以有多种表现。多数患者以不对称的局部肢体无力起病，如走路发僵、拖步、易跌倒、手指活动（如持筷、开门、系扣）不灵活等；也可以吞咽困难、构音障碍等球部症状起病。少数患者以呼吸系统症状起病。随着病情的进展，逐渐出现肌肉萎缩、"肉跳"感（即肌束震颤）、抽筋，并扩展至全身其他肌肉，进入病程后期，除眼球活动外，全身各运动系统均受累，累及呼吸肌，出现呼吸困难、呼吸衰竭等。多数患者最终死于呼吸衰竭或其他并发症。因该病主要累及运动神经系统，故病程中一般无感觉异常与大小便障碍。统计显示，起病部位以肢体无力者多见，较少数患者以吞咽困难、构音障碍起病。不同的疾病亚型其起病部位、病程与疾病进展速度也不相同。

3. 睡眠监测特点　早在1979年ALS与睡眠结构及睡眠障碍的关系就已经被详细描述。ALS患者睡眠异常包括总睡眠时间减少，N1期睡眠相增加，睡眠潜伏期延长，异相睡眠相与慢波睡眠相仍有肌电活动，异相睡眠出现延迟，REM睡眠减少，觉醒时间更长更频繁，每小时睡眠相转换更加频繁。其中伴有膈肌功能障碍的ALS患者REM睡眠减少更为显著，且具有更短的生存周期；相比于无膈肌功能障碍的ALS患者，膈肌功能正常的ALS患者也有不同程度的呼吸暂停/低通气。多个小样本研究人群中均发现ALS患者存在一定程度的呼吸障碍事件：通常低通气与呼吸暂停事件主要出现在REM睡眠中；其中延髓型ALS更容易出现OSA，这可能与延髓和呼吸肌参与程度相关。周期性肢体抽动症在ALS患者中是一种较为常见的表现，Alexander等发现伴有周期性肢体抽动症的ALS患者生存时间更短。在脊髓性肌萎缩患者，肋间肌无

40

力引起漏斗状胸、胸腹矛盾呼吸,进而导致肺不张与支气管肺感染。相比于健康人群,脊髓性肌萎缩患者的胸腹矛盾呼吸明显增多,不仅在睡眠时还在清醒时出现,包括吸气相、呼气相。

4. 诊断与鉴别诊断 根据中年以后隐袭起病,慢性进行性病程,临床主要表现为上、下运动神经元损害所致肌无力、肌萎缩与肌束震颤、延髓麻痹与锥体束征的不同组合,无感觉障碍,有典型神经源性改变,肌电图、脑脊液正常,影像学无异常,通常可作出临床诊断。ALS 患者往往在延髓、颈、胸与腰骶不同神经节段所支配的肌肉出现进行性失神经支配与慢性神经再生支配现象。运动神经元病需要与其他以上运动神经元和/或下运动神经元病变为主要症状的疾病鉴别,如颈椎病或腰椎病、延髓与脊髓空洞症、多灶性运动神经病、颈段脊髓肿瘤、上肢周围神经损伤、良性肌束颤动与脊肌萎缩症等。

5. 治疗原则与方法 运动神经元病的治疗包括病因治疗、对症治疗与各种非药物治疗。利鲁唑(riluzole)具有抑制谷氨酸释放的作用,每次 50mg,每日 2 次,服用 18 个月,能延缓病程、延长延髓麻痹患者的生存期。对症治疗包括针对吞咽、呼吸、构音、痉挛、疼痛和营养障碍等并发症与伴随症状的治疗。对于运动神经元病患者常规需行肺功能检查、夜间血氧饱和度、晨起动脉血气与呼气末 CO_2 分压测定等,这些检测对于监测患者呼吸功能情况与是否使用 NIPV 有重要的指导作用。近些年来,推荐使用 NIPV 来提高运动神经元病患者的生存率,目前的建议是尽早使用 NIPV 支持治疗,然而确切的最佳使用时机还需要进一步大量的临床研究证实。Kleopa KA 团队研究发现,NIPV 使用能延长 ALS 患者的生存时间,其对 ALS 患者肺功能下降的速度有减慢的效果;还能治疗呼吸衰竭与睡眠阻塞性事件,进一步提高吸气肌力与呼吸驱动;尽早使用还能为患者提供充足的时间去适应设备。Boentert 等研究表明 NIPV 能提高非延髓与延髓型 ALS 患者的夜间呼吸与生命质量,其中对非延髓型 ALS 患者生存时间的延长效果更加显著。短时间应用 NIPV 能改善 ALS 患者的睡眠结构(增加慢波睡眠与 REM 睡眠),提高睡眠质量(降低 AHI、呼吸频率与最高经皮 CO_2 张力)。长时间应用 NIPV 能维持患者正常的血氧与血碳酸;维持夜间的正常通气,减慢了 ALS 患者睡眠质量的下降;同时还可以延长患者无气管造口术的生存时间。

Davis 等发现 NIPV 治疗 6 个月能改善 ALS 患者因夜间低通气与睡眠障碍所导致的认知功能障碍。Mellies 等使用 NIPV 治疗显著延长 1 型与 2 型脊髓性肌萎缩(SMA)患者的生存时间,改善睡眠相关受损指标(RDI、睡眠结构与氧合指数等)与提高生活质量(减轻反复觉醒、头痛等)。Petrone 等研究表明夜间使用无论高频还是低频 BPAP 呼吸机均能改善 SMA 患儿胸腹协调运动,该研究未识别患者的阻塞性或中枢性睡眠呼吸事件。在另外一个病例报告中,2 例 SMA 患者均以阻塞性睡眠呼吸事件为主,给予 CPAP 治疗后,纠正了患者的呼吸状况。

(三)进行性肌营养不良与睡眠相关肺泡低通气

进行性肌营养不良(progressive muscular dystrophy,PMD)是一组遗传性肌肉变性疾病,临床特征主要为缓慢进行性加重的对称性肌肉无力与萎缩,无感觉障碍,部分类型还可累及心脏、骨骼系统。根据遗传方式、起病年龄、萎缩肌肉的分布、病程进展速度与预后,进行性肌营养不良症可以分为:假肥大型(Duchenne 型与 Becker 型)、面肩肱型(FSHD)、肢带型(LGMD)、Emery-Dreifuss 型、眼咽型(OPMD)、眼肌型、远端型与先天性肌营养不良。在这些类型中,Duchenne 型(即进行性假肥大性肌营养不良)最常见,其次为 Becker 型、FSHD 与 LGMD。遗传方式主要为常染色体显性、隐性与 X 连锁隐性遗传。

1. 发病机制 进行性肌营养不良各种类型的基因位置、突变类型与遗传方式均不相同,其致病机制也不一样。各种类型均是一种独立的遗传病。如假肥大型肌营养不良(Duchenne 型与 Becker 型)的基因位于染色体 Xp21,属 X 连锁隐性遗传,*FSHD* 基因定位在 4 号染色体长臂末端(4q35),在此区域有一与 KpnI 酶切位点相关的 3.3kb 重复片段。在肌细胞膜外基质、跨膜区、细胞膜内面及细胞核膜上有许多蛋白,基因变异可导致编码蛋白的缺陷,导致肌营养不良。由于不同的蛋白在肌细胞结构中所起的作用不完全相同,导致不同类型的肌营养不良。

2. 临床表现 各种类型的肌肉病理改变主要为肌纤维的变性、坏死、萎缩与再生,肌膜核内移增多。组织学特征主要为进行性的肌纤维坏死、再生与脂肪和纤维结缔组织增生,肌肉无异常代谢产物堆积。电生理表现主要为肌源性损害、神经传导速度正常。Duchenne 型是我国最常见的 X 连锁隐性遗传的肌病，发病率约 30/10 万男婴。1/3 的患儿是 *DMD* 基因新突变所致。女性为致病基因携带者，所生男孩有 50% 的发病概率，无明显地理或种族差异。最后因呼吸肌萎缩而出现呼吸变浅、咳嗽无力、肺容量明显下降、心律失常与心功能不全，多数患者在 20~30 岁因呼吸道感染、心力衰竭而死亡。

3. 睡眠监测特点　睡眠呼吸障碍在进行性肌营养不良中普遍存在，其呼吸衰竭最开始的征象发生在睡眠中，尤其是 REM 睡眠。DMD 患者存在的睡眠问题包括启动与维持睡眠的障碍、觉醒指数增高、浅睡眠时间增加、睡眠效率下降、AHI 增加（包括 REM 与 NREM 睡眠）、睡眠多汗症等。其中 REM 睡眠的变化最为显著：REM 睡眠潜伏期延长，REM 睡眠时间减少，REM 时相 AHI 显著增加。DMD 患者更易出现 OSA，尤其在 REM 睡眠中。少数也会出现 CSA（如陈 - 施呼吸）。Suresh 研究发现，DMD 患者睡眠呼吸障碍存在两个发病高峰，在 10 岁以前出现 OSA，在 10~20 岁更容易出现肺通气不足，这与不同年龄组患者肌肉功能障碍的不同效应有关。睡眠相关肺泡低通气的程度与肌肉受累的严重程度及部位具有相关性。所有 DMD 患儿都应常规行肺功能与 PSG 监测，至少对于依赖轮椅患者需要每年行一次带有 CO_2 监测的 PSG 监测。通常夜间血氧饱和度监测可以监测到动脉氧气低饱和（低氧血症），但是并不能反映肺通气不足的程度。PSG 监测的呼气末 CO_2 或经皮 CO_2 值更能反映患者的低通气状态。症状、体征与肺功能数值并不能准确地反映睡眠呼吸障碍的严重程度。

4. 诊断与鉴别诊断　根据临床表现、遗传方式、起病年龄、家族史，加上血清酶测定与肌电图、肌肉酶组织化学、免疫组织化学与基因分析检查，可明确诊断。需要与以下疾病相鉴别：少年型近端脊肌萎缩症、慢性多发性肌炎、ALS、重症肌无力及进行性眼外肌麻痹等。

5. 治疗原则与方法　进行性肌营养不良至今无特异性治疗，只能对症治疗与支持治疗，如增加营养、适当锻炼。应进行适当的康复训练，适时应用康复支具支撑患儿的肢体，尽可能保持与延长患儿独立行走的能力。小剂量皮质类固醇激素可以降低肌酸磷酸肌酶水平，但不能阻止疾病的进展。出现睡眠呼吸障碍的患者应该及时给予治疗，尤其是无创机械通气治疗。NIPV 被广泛使用，已经被证实是一种治疗 DMD 有效且有益的方法，能够增加

高碳酸血症患者的存活率，提高动脉 O_2 与 CO_2 张力。尽管 CPAP 可以纠正 DMD 患者的 OSA，但临床上通常更倾向于使用 BPAP 呼吸机治疗可能出现的夜间与日间通气不足。DMD 应用经鼻 CPAP（nCPAP）存在一个局限性：其仅仅是保持了上气道的开放而并没有辅助患者通气。而 DMD 患者之所以需要 NIPV，正是其呼吸肌无力不能提供充足的通气。到目前为止，使用 NIPV 的最佳时间仍有争议：如果使用太早，存在诱导膈肌萎缩的危险；使用太晚，呼吸衰竭可能会过早导致死亡。2010 年 Birnkrant 等归纳总结了 DMD 患者夜间与日间 NIPV 使用指南。①使用夜间 NIPV 标准：肺功能 FVC < 30%；基础脉氧饱和度 < 95% 或呼气末 CO_2 分压 < 45mmHg；②使用日间 NIPV 标准：肺通气不足的症状伴随基础脉氧饱和度 < 95% 或呼气末 CO_2 分压 < 45mmHg。使用 PSG 监测的结果来调节最佳滴定压力。注意单独氧疗不能用于治疗由于肺通气不足所致的夜间低氧，这时氧疗可能会加重夜间低氧进而导致高碳酸血症。

（四）重症肌无力与睡眠相关肺泡低通气

重症肌无力（myasthenia gravis，MG）是一种神经肌肉接头传递功能障碍的获得性自身免疫性疾病，主要由于神经肌肉接头突触后膜上乙酰胆碱受体（AChR）受损引起。临床主要表现为部分或全身骨骼肌无力与极易疲劳，活动后症状加重，经休息与胆碱酯酶抑制剂（cholinesterase inhibitors，ChEI）治疗后症状减轻。患病率为（77~150）/100 万，年发病率为（4~11）/100 万。女性患病率大于男性，约 3 : 2，各年龄段均有发病，儿童 1~5 岁居多。

1. 发病机制　MG 主要由 AChR 抗体介导，在细胞免疫与补体参与下突触后膜的 AChR 被大量破坏，不能产生足够的终板电位，导致突触后膜传递功能障碍而发生肌无力。神经肌肉接头的传递功能发生障碍，当连续的神经冲动到来时，不能产生引起肌纤维收缩的动作电位，从而在临床上表现为易疲劳的肌无力。

2. 临床表现　MG 患者发病初期往往感到眼或肢体酸胀不适，或视物模糊，容易疲劳，天气炎热或月经来潮时疲乏加重。随着病情发展，骨骼肌明显疲乏无力，显著特点是肌无力于下午或傍晚劳累后加重，晨起或休息后减轻，此种现象称为"晨轻暮重"。常见诱因有感染、手术、精神创伤、全身性疾病、过度疲劳、妊娠、分娩等，有时甚至可以诱发

重症肌无力危象。成年型 MG 可分为以下类型：Ⅰ．眼肌型；ⅡA．轻度全身型，四肢肌群常伴眼肌受累，无假性延髓麻痹的表现，即无咀嚼与吞咽困难、构音不清；ⅡB．中度全身型，四肢肌群常伴眼肌受累，有假性延髓麻痹的表现，多在半年内出现呼吸困难；Ⅲ．重度激进型，发病迅速，多由数周或数月发展到呼吸困难；Ⅳ．迟发重症型，多在 2 年左右由Ⅰ型、ⅡA 型、ⅡB 型演变而来；Ⅴ型．肌萎缩型，少见。

3. 睡眠监测特点 近 30% 的 MG 患者存在不同程度呼吸肌无力的症状；MG 患者通常死于凌晨的呼吸衰竭。40%～60% MG 患者存在睡眠呼吸障碍，相比而言仅有 15.9% 正常人存在睡眠呼吸障碍。同大多数神经肌肉疾病一样，MG 患者在睡眠中表现为日间过度嗜睡，睡眠质量下降，血氧饱和度降低，REM 睡眠时间减少，NREM 睡眠 3 相时间增加，AHI 增高，不宁腿综合征等。部分研究发现，MG 患者中的睡眠呼吸障碍绝大部分为阻塞性睡眠呼吸事件（占 36%～41% MG 患者）。也有研究中检测到了较高比例的中枢性睡眠呼吸事件。然而也有研究未能发现任何上述睡眠异常。这可能与各个研究群体中 MG 患者病情严重程度不同密切相关。"晨轻暮重"的 MG，肌无力症状在夜间加重也是常见的。在极少数病例中，MG 患者主诉是晨起疲劳与无力，也被称为"反相肌无力"(paradoxical weakness，PW)。Ji 等报道了 2 例典型 PW 型 MG 患者，PSG 监测结果均提示为 OSA，CPAP 治疗后显著改善晨起症状与生活质量。PW 型 MG 发病机制不详，考虑可能与 MG 患者合并睡眠呼吸障碍有关。此外，未及时诊断的睡眠呼吸障碍引起的呼吸功能不全可能导致不必要的激素使用，导致中枢性肥胖与体重增加，进而在睡眠过程中危害上气道与加重睡眠呼吸障碍。故 MG 患者均有必要行 PSG 监测。

4. 诊断与鉴别诊断 根据病变所累及骨骼肌呈波动性与晨轻暮重特点，肌疲劳试验阳性，应考虑本病可能。若新斯的明试验呈阳性，重复神经电刺激提示波幅递减现象，单纤维肌电图提示颤抖增宽与 AChR 抗体滴度增高者，可明确本病的诊断。需要与以下疾病相鉴别：兰伯特 - 伊顿 (Lambert-Eaton) 肌无力综合征、慢性炎性肌病、眼肌型肌营养不良、进行性延髓麻痹及肉毒杆菌中毒等。

5. 治疗原则与方法 MG 治疗可以分为两部分，一是对症治疗，不针对病因，仅用于暂时改善肌无力症状。胆碱酯酶抑制剂可以通过抑制胆碱酯酶的活性来增加突触间隙乙酰胆碱的含量。它只是暂时改善症状，维持基本生命活动，争取进一步实施免疫治疗的时间。二是针对 MG 病理生理机制中的不同环节进行干预治疗。病因治疗包括药物治疗、放射治疗与手术治疗。肾上腺皮质激素是现今国际公认有效的常规药物疗法；现今认为胸腺切除是治疗 MG 最根本的方法；MG 危象的处理：一旦发生严重的呼吸困难，应立刻行气管插管或气管切开，机械辅助通气。加强呼吸管理是挽救 MG 危象患者生命的关键环节。早期使用 PSG（带有呼气末 CO_2）诊断睡眠呼吸障碍可以尽早使用 BPAP，同时避免了不必要的激素使用与体重增加。针对呼吸肌无力的 MG 患者出现的 OSA，CPAP 可以纠正；然而睡眠呼吸障碍是否能促进 MG 患者的呼吸衰竭与 CPAP 治疗的效果还是未知的。有报道发现 CPAP 治疗能缓解 MG 病情的急性发作。

（五）强直性肌营养不良与睡眠相关肺泡低通气

强直性肌营养不良（myotonic dystrophy，MD）是一组以肌无力、肌强直与肌萎缩为特点的多系统受累的常染色体显性遗传病。由 Delege（1890）首先描述，主要分为强直性肌营养不良 1 型（MD1）、强直性肌营养不良 2 型（MD2）与近端肌强直性肌病。MD1 与 MD2 的遗传方式不同。

1. 发病机制 MD1 是一种多系统受累的常染色体显性遗传病，基因缺陷位于染色体 19q13.2-19q13.3，基因三核苷酸 CTG（胞嘧啶、胸腺嘧啶、鸟嘌呤）重复序列扩增，这种扩增的三核苷酸重复构成了诊断试验的基础。这一基因编码的蛋白被称为肌强直性蛋白激酶。基因外显率为 100%。全球患病率为（3～5）/10 万，发病率约为 1/8 000 活婴，是成人最常见的肌营养不良，无明显地理或种族差异。

2. 临床表现

（1）MD1（Steinert 病）：通常在 30 岁或 40 岁时出现症状，尽管儿童早期也可出现。男性多于女性，且症状较重。主要症状是肌无力、肌萎缩与肌强直，前两种症状更突出。肌无力见于全身骨骼肌，前臂肌与手肌无力伴肌萎缩与肌强直，有足下垂与跨阈步态，行走困难易跌跤。部分患者构音障碍与吞咽困难。肌萎缩常累及面肌、咬肌、颞肌与胸锁乳突肌，患者面容瘦长，颧骨隆起，呈斧状脸，颈部瘦长稍前驱。肌强直常在肌萎缩前数年或同时发生，分布不如先天性肌强直广泛，仅限于上肢肌、面肌与舌肌。检查可证明肌强直存在，如患者持续握拳后不能立即将手松开，需重复数次后才能放松；用力闭眼后不能立即睁眼，欲咀嚼时不能张口等。

（2）MD2：临床特征与 MD1 相似，表现为显著的肢体远端肌、面肌、胸锁乳突肌的肌无力与肌萎缩，伴肌强直，也可有白内障、额秃、睾丸萎缩、糖尿病、心脏异常与智力异常等。

（3）近端肌强直性肌病：表现肌强直、近端为主肌无力与白内障，病程不如 MD1 严重，也曾报道肌肉严重受累并有听力丧失的变异型。

3. 睡眠监测特点　常规建议 MD 患者行多次睡眠潜伏时间试验（multiple sleep latency test，MSLT）与 PSG 监测评估睡眠情况，尤其是 MD1 患者，因为 MD1 更易累及心脏与呼吸肌。MD1 有一个重要的临床表现就是睡眠障碍，包含以下几种：日间过度嗜睡、CSA 与 OSA、高碳酸血症、不宁腿综合征、觉醒期周期性肢体运动、睡眠期周期性肢体运动、夜间与日间 REM 睡眠调节异常与某些原发性中枢神经疾病。其中 70%～80% 的 MD1 患者表现有日间过度嗜睡与慢性睡眠过度。目前有效的研究表明，MD1 相关的日间过度嗜睡主要是由睡眠调节的中枢障碍所致，而并非睡眠片段化、睡眠相关呼吸事件或周期性肢体运动所致。大脑/脑干（参与睡眠觉醒周期的神经核团）中的 MD 蛋白激酶（MDPK）可能参与其中。研究也并没有发现主观/客观日间过度嗜睡与 AHI 或呼吸异常事件具有相关性。此外，MD1 患者也更倾向于表现出 OSA（55%～86% 的 MD1 患者），这与面部、下颚、咽与喉区域肌无力有关；但 OSA 的严重程度与其他常规临床参数（如神经系统表现或肺功能参数）无显著相关性。Tobaldini 等研究发现 MD1 患者合并 OSA 可能会降低 NREM 睡眠时相的心血管自主控制力（cardiovascular autonomic control，CAC）。MD2 也存在睡眠障碍，包括日间过度嗜睡、睡眠呼吸暂停、不宁腿综合征、睡眠质量不佳，然而 REM 睡眠行为障碍并不常见。MD2 患者的 AHI 可能与肺功能参数具有某种相关性，MD2 患者的睡眠质量较 MD1 患者差。

4. 诊断与鉴别诊断

（1）诊断：根据中青年起病的特征性肌无力、肌萎缩与肌强直症状，主要累及四肢远端肌、头面部肌与胸锁乳突肌。体检可见肌强直，叩击出现肌球，典型肌强直放电肌电图，以及 DNA 分析出现异

常 CTG 重复扩增等。

（2）鉴别诊断：临床需要与其他类型肌强直鉴别，如先天性肌强直和先天性副肌强直。

5. 治疗原则与方法　本病无有效的治疗方法，是对症治疗。针对肌强直可口服拉莫三嗪、苯妥英钠、卡马西平等膜系统稳定药。肌无力尚无治疗方法，肌萎缩可试用苯丙酸诺龙治疗，加强蛋白合成代谢。康复疗法能保持肌肉功能，有益于成年患者，应定时检查心电图与眼部疾病。对于伴有睡眠呼吸障碍的 MD 患者常规行 PSG 监测评估，再提供合适的通气治疗（如 CPAP、BPAP 等）。由于 MD1 发病是由于 CTG 重复序列扩增的结果，研究发现 CTG 的长度能预测患者通气不足的严重程度。持续的 NIPV 能改善患者日间过度嗜睡，夜间通气不足与维持日间血气水平。研究还发现低峰值咳嗽流量有助于辅助咳嗽，避免气道分泌物的滞留。

（六）先天性肌强直与睡眠相关肺泡低通气

先天性肌强直（congenital myotonia）又称 Thomsen 病，是以肌强直与肌肥大为主要临床表现的一种遗传性肌病，分为常染色体显性遗传与隐性遗传两型，多见于肢体近端肌肉、眼睑与舌。

1. 发病机制　先天性肌强直是由位于染色体 7q35 的氯离子通道（chloride channel，CLCN1）基因突变所致。该基因编码的骨骼肌电压门控性氯离子通道蛋白，是一种跨膜蛋白，对骨骼肌细胞膜内外氯离子的转运起重要作用。当 CLCN1 基因点突变引起氯离子通道蛋白主要疏水区的氨基酸替换时，氯离子的通透性降低，从而诱发肌强直。

2. 临床表现　多数患者自婴儿期或儿童期起病，也有在青春期起病者。肌强直与肌肥大逐渐进行性加重，在成人期趋于稳定。患者全身骨骼肌普遍性肌强直，呼吸肌与尿道括约肌受累可出现呼吸与排尿困难，眼外肌强直可出现斜视或复视；全身骨骼肌普遍性肌肥大，酷似运动员。

3. 睡眠监测特点　先天性肌强直患者普遍存在睡眠障碍，包括睡眠质量差、癫痫发作、睡眠呼吸暂停与睡眠易觉醒等。Striano 等报道了 1 例主要以 OSA 为主要表现的先天性肌强直患者。该患者表现出日间肺泡低通气，清醒时慢性高碳酸血症，这可能是由肌强直导致上气道狭窄所致。Kryger 等报道了 2 例主要以 CSA 为主要表现的先天性肌强直患者，其中 1 例出现了夜间癫痫，另 1 例出现清晨头痛。Pinard 等研究发现 PSG 监测尤其适用于

层粘连蛋白(merosin)缺陷诱导的先天性肌强直，同时伴有轻中度的限制性呼吸疾病。研究表明，夜间阵发性活动与夜间呼吸事件具有某种程度的相关性，这可能与呼吸障碍导致神经兴奋性增加有关。不同类型与不同年龄的先天性肌强直患者表现出睡眠障碍的不同症状。且这些睡眠障碍一般都是无特殊临床表现的。如果先天性肌强直的呼吸并发症未能及时治疗将带来严重的疾病预后，故尽早监测 PSG 是极为重要的。

4. 诊断与鉴别诊断　根据阳性家族史，临床表现为婴儿期或儿童期起病的全身骨骼肌普遍性肌强直、肌肥大，结合肌电图、肌活检及血清肌酶检查可以作出诊断。临床需要与其他类型肌强直鉴别：如强直性肌营养不良、先天性副肌强直、萎缩性肌强直、肌纤维颤搐、持续性肌活动综合征、痛性痉挛 - 肌束震颤综合征、高钾型周期性瘫痪、软骨营养不良性肌强直(Schwartz-Jampel 综合征)、病理性痛性痉挛综合征、僵人综合征与磷酸化酶或磷酸果糖激酶缺乏性收缩等。

5. 治疗原则与方法　先天性肌强直与强直性肌营养不良的治疗原则相同，对局麻药、抗心律失常药反应较好，这类药物主要对钠通道起抑制作用，对氯通道的作用不清。美西律是首选药物，奎尼丁硫酸盐与普鲁卡因胺均有明确疗效。乙酰唑胺、卡马西平、氯硝西泮也有一定疗效，中等剂量皮质激素可减轻肌强直。

（七）黏多糖贮积症与睡眠相关肺泡低通气

黏多糖贮积症(mucopolysaccharidosis，MPS)是一组溶酶体累积病，是由于溶酶体水解酶缺陷，造成酸性黏多糖(葡糖氨基聚糖)降解受阻，黏多糖在体内积聚而引起一系列临床症状。该病是溶酶体贮积病中非常重要的一类，可分为Ⅰ、Ⅱ、Ⅲ、Ⅳ、Ⅵ、Ⅶ、Ⅸ型等 7 种，其中Ⅲ型又分为ⅢA、ⅢB、ⅢC、ⅢD 4 个亚型，Ⅳ型分为ⅣA 与ⅣB 亚型，虽然各型致病基因与临床表现有差异，但由于贮积的底物都是黏多糖而被统称为 MPS。其中 MPS Ⅰ、Ⅳ型最为常见且较具特征性，而尤以Ⅰ型最典型，为 MPS 的原型。

1. 发病机制　此类疾病除Ⅱ型为性染色体隐性遗传外，均为常染色体隐性遗传。Ⅱ型又称 Hurler 综合征，由 α- 左旋艾杜糖醛酸酶缺陷所致。Ⅳ型又称 Morguio-Brailsford 综合征，为一种常染色体隐性遗传病，因 N- 乙酰胺基半乳糖 6- 硫酸酯酶缺陷不能参与黏多糖分解而致病。

2. 临床表现　经典型的患者，以Ⅰ型为例，粗糙面容：头大，舟型头，前额突出，眉毛浓密，眼睛突出，眼睑肿胀，鼻梁低平，鼻孔上翻。嘴唇大而厚，舌大，易突出口外。牙龈增生，牙齿细小且间距宽。皮肤厚，汗毛多，头发浓密粗糙，发际线低。角膜混浊：随着疾病的进展，角膜混浊逐渐明显严重，可致失明。关节僵硬：累及大关节，如肘关节、肩关节与膝关节，使这些关节的活动度受限；手关节受累，显示出"爪形手"的特征。身材矮小：患者脖子短，脊柱后凸，2～3 岁生长几乎停止。肝脾增大：腹部膨隆，腹腔压力大导致脐疝与腹股沟疝，手术修复后仍易复发。智力落后：患者在 1 岁左右可能就表现有智力落后，最好的智力水平只有 2～4 岁，智力严重障碍。心脏瓣膜病：大部分患者的心脏累及发生在疾病的后期，表现为瓣膜病，可导致淤血性心力衰竭。耳鼻喉部病变：常有慢性复发性鼻炎，呼吸粗，睡眠打呼噜，慢性阻塞性呼吸暂停，讲话声音粗，重型患者常有慢性听力缺失。

3. 睡眠监测特点　酸性黏多糖不断沉积于上呼吸道进而导致气道阻塞，各型 MPS 患者一个常见的临床表现就是睡眠障碍。各型 MPS 通常表现为日间嗜睡、打鼾及肺泡低通气。PSG 监测结果为以中重度 OSA 为主(超过 80% 的 MPS 患者)与睡眠时相片段化。不同类型 MPS 患者的 OSA 严重程度不同。研究发现，儿童比成人 MPS 的 AHI 偏高。研究还发现，MPS 患者 OSA 严重程度与肺动脉高血压具有一定相关性。随着上气道阻塞的逐渐加重，患者也逐渐发展为呼吸衰竭进而导致死亡。对于 MPS 患者应用 PSG 评估睡眠事件、监测临床表现与治疗干预效果是必不可少的。

4. 诊断与鉴别诊断　当在临床上遇到面容丑陋、骨骼畸形、肝脾增大、智力低下的患儿时需考虑 MPS 的可能，确诊需要相关的辅助检查，如骨骼 X 线检查、尿液黏多糖检测、酶学分析、DNA 分析。本病影像学检查主要依靠传统 X 线平片，最后确诊需要实验室检查确立发生缺陷的酶。

5. 治疗原则与方法　本病迄今为止没有很好的办法，多采取对症治疗，但疗效并不理想，酶替代与基因治疗法正在研究中。在过去，所有 MPS 患者患有重度 OSA 均行扁桃体切除术 / 腺样体切除术或者气管造口术。随着便携式呼吸机的出现和发展，CPAP 已经广泛应用于 MPS 患者并取得了很好的效果。一旦晚期 MPS 患者表现为重度 OSA 与日间呼吸衰竭，此时 CPAP 治疗是无效的，并且会造成急性呼吸窘迫。如Ⅱ型 MPS 浸润上气道可能导致黏液瘤的形成，只有当手术切除声带黏液瘤后，CPAP 治疗才能发挥作用。对于 MPS 患者的术前麻醉会有一定的困难，如插管困难与呼吸障碍等，故对 MPS 患者进行术前上气道评估、围手术期检测与呼吸观察是相当重要的。除了上呼吸道受累，MPS 患者还有耳部受累，如浆液性耳炎、感觉神经性听力损失，需要耳鼻喉科医师共同参与治疗。目前骨髓移植是重度 MPS 的首选治疗方法，然而此方法本身存在难度且治疗效果不一。

（八）膈肌麻痹／功能障碍与睡眠相关肺泡低通气

膈肌麻痹是由于膈神经受损、神经冲动被阻断而产生的一侧或两侧膈肌麻痹，上升运动障碍。影响膈肌神经支配、收缩性或与胸壁机械耦合的疾病（过程）均可致膈肌功能障碍。这类功能障碍反过来可引起呼吸困难、运动能力减退、睡眠呼吸障碍、全身症状、睡眠过度、生活质量降低、肺不张与呼吸衰竭。

1. 发病机制　其病因广泛，最常见为肺癌转移至纵隔的淋巴结压迫或侵袭膈神经引起。其他如脊髓前角炎、运动神经元病、带状疱疹、结核、白喉、心包炎、纵隔炎、肺炎、铅中毒、巨大主动脉瘤、颈深部手术或外伤、分娩时婴儿颈部过度牵拉、胸腔手术不慎伤及神经等亦可累及膈神经，导致膈肌麻痹。部分患者病因不明。长期膈肌麻痹可产生膈肌萎缩，形成一层薄膜。

2. 临床表现　膈肌功能障碍是引起呼吸困难的一种易误诊的原因，在无法解释的呼吸困难中，应该时时考虑到该原因的可能。膈肌功能障碍的严重程度从产生压力能力的部分丧失（无力）至膈肌功能完全丧失（麻痹）不等。膈肌无力或麻痹可影响一侧或两侧半膈，可见于有代谢性或炎性肌病的情况、创伤或手术后、接受机械通气期间及存在纵隔肿块、肌病、神经病或引起肺通气过度的肌病时。单侧膈肌麻痹的患者通常没有症状，不过可能出现劳力性呼吸困难与运动能力受限。单侧膈肌麻痹的患者在平卧时偶尔报告有呼吸困难。一些共存疾病，如肥胖、其他肌群的无力或潜在的心脏与肺部疾病（例如慢性阻塞性肺疾病），可能加重单侧膈肌麻痹患者的呼吸困难（尤其在患者平卧时）。双侧膈

肌麻痹或膈肌严重无力的患者更可能出现症状，并可能表现为难以解释的呼吸困难或反复发生的呼吸衰竭。双侧膈肌麻痹患者出现睡眠片段化与睡眠中低通气的危险性增加。因此，最初的症状可能包括乏力、睡眠过度、抑郁、晨起头痛与夜间频繁觉醒。双侧膈肌麻痹的其他并发症包括亚段肺不张与下呼吸道感染。双侧完全性膈肌麻痹时，患者表现为严重的呼吸困难，腹部反常呼吸（吸气时腹部凹陷），呼吸费力与辅助呼吸肌动用。通常有发绀等呼吸衰竭的表现。在接受机械通气治疗的患者中，多数造成呼吸机依赖。由于肺膨胀受限与排痰无力，容易有反复肺炎与肺不张。

3. 睡眠监测特点　膈肌功能正常对保证睡眠中的有效通气必不可少。膈肌一旦出现无力或者瘫痪就会引起日间呼吸困难及夜间睡眠呼吸障碍，后者主要表现为夜间觉醒与 REM 睡眠时相比例的下降及睡眠呼吸障碍（阻塞性与中枢性睡眠障碍）。单侧膈肌功能障碍时即可导致夜间低氧血症。单侧病变比双侧病变累及程度轻，且发病特点也有所不同。有报道表明，单侧膈肌功能障碍可以在 REM 睡眠时相出现位置依赖性低通气伴血氧饱和度的下降。膈肌功能障碍多表现为 REM 睡眠时相的肺泡低通气。其中的发病机制是膈肌功能障碍导致肋间肌与辅助呼吸肌活动力度下降，尤其是 REM 睡眠时相。

4. 诊断与鉴别诊断　双侧完全性膈肌麻痹时的临床表现有一定的特征性，可以根据临床上严重的呼吸困难与腹部反常呼吸，结合有可能引起膈肌麻痹的基础疾病，作出临床诊断。单侧膈肌麻痹者，尤其是不完全性麻痹者，临床上通常无症状，需要通过辅助检查来明确诊断。对膈肌麻痹有确诊意义的检查包括 X 线胸部透视、膈神经电磁波刺激诱发动作电位与跨膈肌压测定。

5. 治疗原则与方法　治疗上首先明确病因，针对病因治疗。牵拉性与炎症性膈神经麻痹，大部分患者可在 4～7 个月内自然恢复。切断性或侵犯性（如恶性肿瘤）膈神经麻痹是永久性损害。单侧膈肌麻痹通常无明显症状，无须特殊治疗。两侧膈肌麻痹引起严重呼吸困难与呼吸衰竭时，多数需用机械通气辅助呼吸。应该首选无创性鼻（面）罩正压机械通气或胸外负压通气。当无创机械通气不能达到理想的通气效果或有明显肺部感染时，应考虑做气管插管或切开。对于双侧膈神经永久性麻痹的患者，当基础疾病稳定时，可考虑做膈肌折叠术。通

过缩短膈肌的长度来增加膈肌被动向上牵拉的张力，减轻呼吸困难。

CPAP 与 BPAP 均可用于治疗膈肌功能障碍所致的睡眠呼吸障碍。研究表明，尽管 CPAP 在某些患者身上是有疗效的，但是绝大多数膈肌功能障碍患者更需要用 BPAP 治疗，少部分患者还需要 BPAP-ST 模式的机械通气。

（九）蓬佩病与睡眠相关肺泡低通气

蓬佩病（Pompe disease）是一种罕见疾病，又称酸性麦芽糖酶缺乏症（acid maltase deficiency，AMD）或肝糖贮积症Ⅱ型（glycogen storage disorder，GSD），也叫"糖原贮积症Ⅱ型"（glycogen storage disease type Ⅱ）。临床上根据发病年龄分为婴儿型（Pompe's disease）、儿童型（Hers' disease）与成人型，各型的临床表现存在差异。全球新生儿罹患概率在 1 : 40 000 左右，但不同的地区有所差异，例如在非洲裔的美国人中，发生率估计略高，约为 1 : 14 000；而在中国大陆与台湾地区的发生率则约为 1/50 000。

1. 发病机制 病因为第 17 对染色体出现病变，导致体内缺乏酸性 α- 葡萄糖苷酶这种酵素，而无法分解肝醣，导致肌肉无力、心脏扩大等，可分成婴儿型与晚发型两种，刚出生的婴儿若得此病症，通常活不过 1～2 岁。属于常染色体隐性遗传性疾病，由于染色体 17q23-25 上编码酸性麦芽糖酶的基因异常，造成溶酶体内的酸性麦芽糖酶缺乏，糖原不能被分解，堆积在溶酶体与胞质中，引起溶酶体的增生与破坏，细胞结构与功能损害。

2. 临床表现 婴儿型：在 6 个月左右发病，常在 1 岁前就死亡；严重的肌肉无力，舌头肥大，心脏肥大，肝大，呼吸困难，无法如期达到发育的标准。晚发型：在 20～60 岁发病，逐渐肌肉无力，特别是躯干与下肢，行动时感到疲惫，呼吸短促，睡眠呼吸暂停综合征或间歇性睡眠，晨起头痛，日间嗜睡，脊柱侧凸，下背疼痛。

3. 睡眠监测特点 睡眠障碍在各型蓬佩病患者中较为常见。Margolis 等人首次报道了蓬佩病中的睡眠呼吸暂停综合征。膈肌无力是蓬佩病患者睡眠呼吸障碍与呼吸衰竭的主要原因。膈肌无力可以预测睡眠呼吸障碍，吸气肺活量可以预测夜间通气不足。尸检结果发现蓬佩病患者的舌肌与膈肌上大量肌肉组织被纤维脂肪组织替代，而其他非呼吸类肌肉组织被大量保留。Kansagra 等分析了 17 例婴儿期发病的蓬佩病患者的 PSG 情况，结果发现

OSA 与肺泡低通气都是极为常见的，与迟发型蓬佩病（LOPD）的情况基本一致。建议蓬佩病患者常规行 PSG 监测，即使患者能保持正常的最大肺活量，仍需尽早给予恰当的治疗。

4. 诊断与鉴别诊断 当前诊断方法主要是酶学活性检测。实验室检查可见血清肌酸磷酸激酶与心肌酶（如谷草转氨酶）增高，肌电图提示肌源性损伤，肌肉活检光镜检查提示为空泡性肌肉病，胸部 X 线检查可见心脏呈球形增大。确诊需进行酶学活性检测与酶基因突变检测，检测 α- 葡萄糖苷酶的活性。

5. 治疗原则与方法 目前的治疗手段主要为酶替代疗法，即通过静脉注射的方式定期向患者体内注射含有缺失的 α-1, 4- 葡萄糖苷酶的药剂，酶替代疗法需终身进行，其成功与否取决于疾病阶段、疾病严重程度、酶治疗剂量及抗体产生等因素。控制本病最有效的方法为做好携带者的检测与采用基因治疗。诊断出睡眠呼吸障碍者给予无创机械通气治疗后，患者的夜间低氧被纠正，日间二氧化碳分压正常，日间嗜睡减少，晨起头痛与夜间觉醒明显好转，夜尿减少。研究还发现，夜间通气 12 个月后患者血气、心电图与超声心动图表现基本恢复正常，生命质量与寿命均得以明显提高，即使仅首次使用 NIPV 也能显著提高各项呼吸参数。

（十）脊髓灰质炎后综合征与睡眠相关肺泡低通气

脊髓灰质炎后综合征（post-polio syndrome，PPS）也称为进行性脊髓灰质炎后肌萎缩症，是患者急性感染脊髓灰质炎病毒，经过后遗症期后新发生的综合征。PPS 是一种感染脊髓灰质炎后出现的缓慢进展性的运动神经元综合征。目前全世界有 15 万至 20 万人，PPS 发病率各国报道不一。我国脊髓灰质炎曾有较大规模流行，后遗症患者众多，近年来 PPS 的报道与研究逐渐增多。

1. 发病机制 PPS 的发病机制存在多种学说，仍无定论。首先是运动神经元过度负荷学说，即残存运动神经元远端轴突变性学说；其次是脊髓灰质炎病毒持续存在学说，可能是由于持续存在的潜伏病毒重新激活使运动神经元损失；第三个发病机制可能是脊髓灰质炎幸存者的运动神经元被肠道病毒感染，持续的脊髓灰质炎病毒感染与慢性炎症可能起致病作用；近年也有人提出免疫介导学说，即自身免疫机制可能参与 PPS 发病。

2. 临床表现 脊髓灰质炎患者在发病病情稳定后（至少 15 年），再次出现新的神经肌肉症状与体征，表现为原来受累或未受累的肌肉出现新的无力或无力加重、肌肉萎缩、疲劳或疼痛、不耐受寒冷。同时，大多数患者感到功能变差，表现在日常生活活动、移动、上肢功能、呼吸量等方面存在困难。PPS 患者有累及肌肉的慢性神经源性损害，导致疲劳、疼痛、呼吸与睡眠呼吸障碍及跌倒风险等，严重时影响健康状况与生活质量，肌电图随访有助于帮助判断病情进展情况。

3. 睡眠监测特点 睡眠呼吸障碍在 PPS 患者中普遍存在。在 PPS 患者中，可以鉴定出 3 种形式的睡眠呼吸障碍：OSA、肺泡低通气与两者兼并。睡眠监测结果提示 PPS 患者的总睡眠时间减少，睡眠效率降低，N2 相睡眠比例降低，慢波睡眠减少，REM 睡眠减少而觉醒次数增加，N1 相睡眠比例增加。呼吸异常与低氧血症也存在。睡眠呼吸障碍还会影响日间的功能症状如早晨困倦、头痛、日间过度嗜睡。Hsu 等研究发现，在大多数 PPS 患者中极易出现过度嗜睡与打鼾。研究发现，合并延髓症状的患者 NREM 睡眠相更易出现 CSA，而 OSA 更容易出现在 REM 睡眠相，间接说明 PPS 患者前脑在 NREM 睡眠相控制延髓呼吸中枢的能力下降。目前研究认为，PPS 出现睡眠呼吸障碍的原因可能是急性脊髓灰质炎导致的脑干损伤与进行性神经元丢失所致。

4. 诊断与鉴别诊断 PPS 是一种少见的、缓慢进展的临床综合征，诊断时需要排除其他神经肌肉疾病，又出现以进行性肌无力、萎缩，乏力或疲劳、关节、肌肉功能障碍与疼痛为主要症状的新综合征，经临床与电生理学检查排除了其他神经肌肉疾病，而诊断为 PPS。

5. 治疗原则与方法 PPS 目前无特效治疗，总体预后良好。对 PPS 患者给予支持治疗，可以通过帮助患者改变自我生活方式，进而减轻症状并维持功能。对于 PSG 诊断出合并睡眠呼吸障碍的患者，必须给予恰当的治疗。治疗的选择包括 NIPV（如 CPAP、BPAP 与吸气正压通气等）、气管切开、氧疗或给予普罗替林等。有效的治疗可以提高生命质量，同时增加生存率。

（十一）吉兰 - 巴雷综合征与睡眠相关肺泡低通气

吉兰 - 巴雷综合征（Guillain-Barre syndrome，GBS）是一种自身免疫介导的周围神经病，主要损害多数脊神经根与周围神经，也常累及脑神经，病理改变是周围神经组织中小血管周围淋巴细胞、巨噬细胞浸润及神经纤维脱髓鞘，严重病例可出现继发轴突变性，常有脑脊液蛋白 - 细胞分离现象。急性炎性脱髓鞘性多发性神经病（acute inflammatory demyelinating polyneuropathy，AIDP）是 GBS 中最常见的类型，也称经典型 GBS，主要病变为多发神经病与周围神经节段性脱髓鞘。该病还包括急性运动轴突性神经病、急性运动感觉轴突性神经病、Miller-Fisher 综合征、急性全自主神经病与急性感觉神经病等亚型。

1. 发病机制 病因尚未充分阐明。目前认为本病是一种自身免疫性疾病，由于病原体（病毒、细菌）的某些组分与周围神经髓鞘的某些组分相似，机体免疫系统发生了错误识别，产生自身免疫性 T 淋巴细胞与自身抗体，并针对周围神经组分发生免疫应答，引起周围神经髓鞘脱失。

2. 临床表现 多数患者起病前 1～3 周可有胃肠道或呼吸道感染症状或疫苗接种史，急性或亚急性起病，首发症状为肌无力，多于数日至 2 周发展至高峰，常见类型为上升性麻痹。首先出现对称性双腿无力，典型者在数小时或短短数日后无力从下肢上升至躯干、上肢或累及脑神经。下肢较上肢更易受累，肢体呈弛缓性瘫痪，腱反射降低或消失，通常在发病早期数日间患者即出现腱反射消失，部分患者轻度肌萎缩，长期卧床可出现失用性肌萎缩。除极少数复发病例，所有类型 AIDP 患者均呈单相病程，多在发病 3 周时肌无力开始恢复。

3. 睡眠监测特点 GBS 患者中普遍存在睡眠呼吸障碍问题。GBS 患者 MSLT 睡眠潜伏期显著延长；PSG 监测结果显示总睡眠时间缩短，睡眠效率下降，最低血氧饱和度与脉搏传导时间均减少；而入睡后清醒时间增加，睡眠阶段转换指数、AHI、氧饱和度下降指数、觉醒指数、打鼾指数与周期性肢体运动指数均增加。通常 GBS 患者还合并不同程度的精神症状，进而影响到患者的睡眠。Cochen 等研究发现伴有幻觉的 GBS 患者 REM 睡眠潜伏期显著减少。此外，幻听患者的睡眠结构也存在显著异常，如 NREM 睡眠的异常眼动（57%）、大量 REM 睡眠时相不伴有肌肉迟缓（92%）、REM 睡眠行为障碍疾病与自主神经功能紊乱。然而在无幻觉 GBS 患者中几乎未见明显睡眠异常，这也间接说明了幻觉是

GBS 患者的一种睡眠梦境相关疾病的临床表现。

4. 诊断与鉴别诊断 急性起病的、对称性的四肢弛缓性瘫痪，可伴有双侧第Ⅶ、Ⅸ或Ⅹ对脑神经麻痹，脑脊液有蛋白 - 细胞分离现象，神经电生理检查有神经传导速度的减慢即可诊断 GBS。AIDP 诊断标准：①常有前驱感染史，呈急性起病，进行性加重，多在 2 周左右达高峰；②对称性肢体与延髓支配肌肉、面部肌肉无力，重症者可有呼吸肌无力，四肢腱反射减低或消失；③可伴轻度感觉异常与自主神经功能障碍；④脑脊液出现蛋白 - 细胞分离现象；⑤电生理检查提示远端运动神经传导潜伏期延长、传导速度减慢、F 波异常、传导阻滞及异常波形离散等；⑥病程有自限性。需要鉴别诊断的疾病包括急性脊髓炎、周期性瘫痪、多发性肌炎、脊髓灰质炎、重症肌无力、急性横纹肌溶解症、白喉神经病、莱姆病、卟啉病、周围神经病、癔症性瘫痪及中毒性周围神经病。

5. 治疗原则与方法 包括对症支持治疗、免疫治疗（静脉注射免疫球蛋白与血浆置换治疗等）、神经营养与康复治疗等。血浆置换可迅速降低血浆中抗体及其他炎症因子；免疫球蛋白可与大量抗体竞争性阻止抗原与淋巴细胞表面抗原受体结合，达到治疗作用。

（十二）腓骨肌萎缩症与睡眠相关肺泡低通气

腓骨肌萎缩症（Charcot-Marie-Tooth disease，CMT）亦称为遗传性运动感觉神经病（hereditary motor-sensory neuropathy，HMSN），是一组最常见的家族性周围神经病，约占全部遗传性神经病的90%。本组疾病的共同特点为儿童或青少年发病，慢性进行性腓骨肌萎缩，症状与体征比较对称，多数患者有家族史。根据神经电生理、神经病理所见，将其分为 HMSN Ⅰ 型与 HMSN Ⅱ 型。

1. 发病机制 随着分子遗传学的进展，已发现其至少有 7 个疾病基因位点，分别为 8q13-21.1，11q22，11p15，5q23-33，8q24，19q13.1-13.3，10q22-23。其中 5 种疾病基因已被克隆，分别为神经节苷脂诱导分化相关蛋白 1（*GDAP1*）、肌管蛋白相关蛋白 2（*MTMR2*）、下游调节基因 1（downstream-regulated gene 1，*NDRG1*）、早期生长反应蛋白 2（*EGR2*）、轴突周围蛋白（periaxin）等基因突变已被发现能导致本病。

2. 临床表现 HMSN Ⅰ 型主要特征是发病年龄早，常在儿童期起病，神经传导速度减慢，周围神经有髓纤维髓鞘脱失或减少，是典型的腓骨肌萎缩症，双下肢呈倒立酒瓶状或呈鹤立腿，同时出现足弓高耸、爪形趾及马蹄内翻畸形等，行走时表现为特殊的跨越步态，表现为肌无力、肌萎缩、肌束颤动、腱反射减退或消失。首发于手部肌前臂肌萎缩而后下肢远端肌萎缩者仅见于少数病例。四肢末梢可出现手套状、袜状深浅感觉障碍和一系列自主神经与营养代谢障碍。局部皮肤呈青紫色，皮肤温度低及溃疡形成。HMSN Ⅱ 型发病晚，成年开始有肌萎缩部位与症状，与 HMSN Ⅰ 型相似，但程度较 HMSN Ⅰ 型轻。临床上按症状组合有多种变异型，如肩胛腓骨肌萎缩型、视神经萎缩型及腓骨肌萎缩型共济失调（Roussy-Levy 综合征，弗里德赖希共济失调伴有腓骨肌萎缩）。

3. 睡眠监测特点 Reilly 等报道 HMSN 患者（$n=61$）中存在阻塞性睡眠呼吸暂停（OSA）、不宁腿综合征（RLS）与睡眠期周期性肢体运动（PLMS）等睡眠呼吸障碍：OSA（约占 38%）主要出现在男性患者，RLS（约占 41%）主要出现在女性患者，PLMS（约占 41%）并没有显著降低睡眠质量。在 HMSN Ⅰ 型患者中夜间 PSG 监测结果显示动脉血氧饱和度下降，出现 CSA。睡眠呼吸暂停与神经病变的程度高度相关，两者在男性 HMSN 患者中更加严重。其中的机制是由于 HMSN 引起的咽肌神经病变导致上气道塌陷，进而出现睡眠呼吸阻塞事件。患者为了克服睡眠时上气道阻塞增加了吸气压，然而这种逐渐增强的呼吸模式将打乱 NREM/REM 睡眠时相，进而导致日间嗜睡与疲劳。

4. 诊断与鉴别诊断 诊断主要依靠遗传家族史、临床特征、神经电生理检查与神经活检。在条件具备的情况下，分子遗传学分析也可以用于诊断。发生在儿童或青少年的慢性运动感觉神经病，应考虑本病的可能，根据青少年起病隐匿，进行性下肢远端肌萎缩，且有特殊的分布形式（以大腿下 1/3 为限，呈"鹤腿"），但肌力相对较好，腱反射常减弱或消失，套式感觉障碍等特点，诊断不难，有阳性家族史者可助确诊。

5. 治疗原则与方法 本病目前尚无特殊治疗，治疗包括对症治疗、理疗与矫形手术。补充大量的 B 族维生素，同时给予周围血管扩张药可能有利于减慢病情发展。由于病程进展缓慢，大多数患者可存活数十年，应注意防止周围神经与皮肤创伤的发生，注意患肢保暖，避免长期站立或从事站立位置的工作。通过基因诊断确定先证者基因型，用胎儿绒毛、羊水或脐带血分析胎儿基因型，进行产前诊断，如为阳性可终止妊娠。

（十三）其他神经肌肉疾病与睡眠相关肺泡低通气

线粒体脑肌病（mitochondrial encephalomyopathy，ME）是一组少见的线粒体结构与/或功能异常所导致的以脑与肌肉受累为主的多系统疾病。其肌肉损害主要表现为骨骼肌极度不能耐受疲劳，神经系统主要表现有眼外肌麻痹、卒中、癫痫反复发作、肌阵挛、偏头痛、共济失调、智力障碍及视神经病变等，其他系统表现可有心脏传导阻滞、心肌病、糖尿病、肾功能不全、假性肠梗阻与身材矮小等。Sembrano 等报道了 1 例 23 岁的女性 ME 患者，表现为 OSA。PSG 结果发现存在呼吸暂停、脑电图减慢与睡眠纺锤波缺乏。Manni 等报道了 8 例伴有眼肌麻痹的 ME 患者。PSG 结果主要为 CSA 与 REM 相关性低通气事件，考虑合并眼肌麻痹可能为中枢来源的发病原因。

先天性肌无力综合征（congenital myasthenic syndrome，CMS）是一组由于遗传缺陷导致的异质性神经肌肉接头功能（或神经肌肉传导功能）障碍的非常罕见的疾病。CMS 通常见于年幼儿童，但围生期及成年病例已有报道。该综合征的发病率很低，欧洲约为 1/500 000，而我国目前仅见个例报道，尚无有关发病率的统计报道。Caggiano 等报道了 5 例婴儿 CMS 患者，全部患儿的 AHI 均明显升高。Younas 等报道了 1 例成年 CMS 患者，表现为 OSA 与肺泡低通气。其 OSA 是由于口咽肌张力差、声

带麻痹所致。该患者病变为神经肌肉接头蛋白中的 MuSK 分子突变所致。

Ⅵ型胶原蛋白肌病是由于 3 个基因发生致病突变，对Ⅵ型胶原蛋白功能造成不良影响后，导致以肌肉无力萎缩、关节挛缩为主要临床表现的遗传性肌病。其主要临床表型为 Bethlem 肌病和 Ullrich 先天性肌营养不良。部分患者从成年起病，老年期仍具备行走能力，不影响生存期的轻症表型；也有患者为出生即有表现，终身无法行走，早期出现呼吸衰竭的重症表型。Quijano-Roy 等评估了 7 例不同程度Ⅵ型胶原蛋白肌病患者的膈肌功能，结果发现在所有患者中均有不同程度的膈肌疲劳。Ⅵ型胶原蛋白肌病与层粘连蛋白 α2 相关性肌病是先天性肌营养不良的两种类型。研究表明，Ⅵ型胶原蛋白肌病较后者的膈肌受累更为严重。膈肌疲劳是Ⅵ型胶原蛋白肌病的特点之一，对于睡眠呼吸障碍的早期诊断有重要的辅助作用。

高位截瘫（high paraplegia）是指横贯性病变发生在脊髓较高水平位上，一般将第 2 胸椎以上的脊髓横贯性病变引起的截瘫称为高位截瘫，第 3 胸椎以下的脊髓损伤所引起的截瘫称为下半身截瘫。高位截瘫一般都会出现四肢瘫痪，预后多不良。截瘫患者多数在正常劳动、意外事件，如车祸、工伤、自然灾害中突然受伤。Proserpio 等评估了 35 例脊髓损伤患者睡眠呼吸障碍与 PLMS 的特点。结果发现在损伤发生后 1 年，患者普遍出现了睡眠呼吸障碍与 PLMS 的症状，且脊髓损伤的平面及程度与睡眠呼吸障碍及 PLMS 的严重程度呈正相关。

（罗金梅　肖毅　李善群）

参考文献

【1】 LABANOWSKI M，SCHMIDT-NOWARA W，GUILLEMINAULT C. Sleep and neuromuscular disease：frequency of sleep-disordered breathing in a neuromuscular diseaseclinic population[J]. Neurology，1996，47（5）：1173-1180.

【2】 KRYGER MH，ROTH T，DEMENT WC，et al. Principles and practice of sleep medicine[M]. 6th ed. Philadelphia：Elsevier，Inc，2017.

【3】 ABOUSSOUAN LS. Sleep-disordered breathing in neuromuscular disease[J]. Am J Respir Crit Care Med，2015，191（9）：979-989.

【4】 BAUMAN KA，KURILI A，SCHMIDT SL，et al. Home-based overnight transcutaneous capnography/pulse oximetry for diagnosing nocturnal hypoventilation associated with neuromuscular disorders[J]. Arch Phys Med Rehabil，2013，94（1）：46-52.

【5】 BERSANINI C，KHIRANI S，RAMIREZ A，et al. Nocturnal hypoxaemia and hypercapnia in children with neuromuscular disorders[J]. Eur Respir J，2012，39（5）：1206-1212.

【6】 SANKARI A，BASCOM AT，CHOWDHURI S，et al. Tetraplegia is a risk factor for central sleep apnea[J]. J

Appl Physiol（1985），2014，116（3）：345-353.

【7】 HUKINS CA，HILLMAN DR. Daytime predictors of sleep hypoventilation in Duchenne muscular dystrophy[J]. Am J Respir Crit Care Med，2000，161（1）：166-170.

【8】 BERRY RB，CHEDIAK A，BROWN LK，et al. Best clinical practices for the sleep center adjustment of noninvasive positive pressure ventilation（NPPV）in stable chronic alveolar hypoventilation syndromes[J]. J Clin Sleep Med，2010，6（5）：491-509.

【9】 FINDER JD，BIRNKRANT D，CARL J，et al. Respiratory care of the patient with Duchenne muscular dystrophy：ATS consensus statement[J]. Am J Respir Crit Care Med，2004，170（4）：456-465.

【10】 JAYE J，CHATWIN M，DAYER M，et al. Autotitrating versus standard noninvasive ventilation：a randomised crossover trial[J]. Eur Respir J，2009，33（3）：566-571.

【11】 ANNANE D，ORLIKOWSKI D，CHEVRET S. Nocturnal mechanical ventilation forchronic hypoventilation in patients with neuromuscular and chest wall disorders[J]. Cochrane Database Syst Rev，2014，2014（12）：CD001941.

【12】 MILLER RG，JACKSON CE，KASARSKIS EJ，et al. Practice parameter update：the care of the patient with amyotrophic lateral sclerosis：drug，nutritional，and respiratory therapies（an evidence-based review）：report of the Quality Standards Subcommittee of the American Academy of Neurology[J]. Neurology，2009，73（15）：1218-1226.

【13】 RADUNOVIC A，ANNANE D，RAFIQ MK，et al. Mechanical ventilation for amyotrophic lateral sclerosis/motor neuron disease[J]. Cochrane Database Syst Rev，2013（3）：CD004427.

【14】 SANCHO J，SERVERA E，MORELOT-PANZINI C，et al. Non-invasive ventilation effectiveness and the effect of ventilatory mode on survival in ALS patients[J]. Amyotroph Lateral Scler Frontotemporal Degener，2014，15（1/2）：55-61.

【15】 ISHIKAWA Y，MIURA T，ISHIKAWA Y，et al. Duchenne muscular dystrophy：survival by cardio-respiratory interventions[J]. Neuromuscul Disord，2011，21（1）：47-51.

【16】 NOZOE KT，MOREIRA GA，TOLINO JR，et al. The sleep characteristics in symptomatic patients with Duchenne muscular dystrophy[J]. Sleep Breath，2015，19（3）：1051-1056.

【17】 ALBDEWI MA，LIISTRO G，EL TAHRY R. Sleep-disordered breathing in patients with neuromuscular disease[J]. Sleep and Breathing，2018，22（2）：277-286.

【18】 ABOUSSOUAN LS，MIRELES-CABODEVILA E. Sleep-disordered breathing in neuromuscular disease：diagnostic and therapeutic challenges[J]. Chest，2017，152（4）：880-892.

【19】 中华医学会呼吸病学分会睡眠呼吸障碍学组. 睡眠呼吸疾病无创正压通气临床应用专家共识（草案）[J]. 中华结核和呼吸杂志，2017，40（9）：667-677.

【20】 SELIM BJ，JUNNA MR，MORGENTHALER TI. Therapy for sleep hypoventilation and central apnea syndromes[J]. Curr Treat Options Neurol，2012，14（5）：427-437.

【21】 马利军. 2014版AASM睡眠疾病国际分类解读[J]. 中华实用诊断与治疗杂志，2017，31（3）：209-212.

【22】 BOENTERT M，BRENSCHEIDT I，GLATZ C，et al. Effects of non-invasive ventilation on objective sleep and nocturnal respiration in patients with amyotrophic lateral sclerosis[J]. J Neurol，2015，262（9）：2073-2082.

【23】 LOMAURO A，D'ANGELO MG，ALIVERTI A. Sleep disordered breathing in Duchenne muscular dystrophy[J]. Curr Neurol Neurosci Rep，2017，17（5）：44.

【24】 LAI YC，CHEN JY，WU HD，et al. Sleep disordered breathing mimicking myasthenia crisis in a patient with myasthenia gravis[J]. J Clin Sleep Med，2016，12（5）：767-769.

【25】 RAPOPORT DM，MITCHELL JJ. Pathophysiology，evaluation，and management of sleep disorders in the mucopolysaccharidoses[J]. Mol Genet Metab，2017，122S：49-54.

【26】 KHAN A，MORGENTHALER TI，RAMAR K. Sleep disordered breathing in isolated unilateral and bilateral diaphragmatic dysfunction[J]. J Clin Sleep Med，2014，10（5）：509-515.

【27】 BAHNASY WS，EL-HENEEDY Y，EL-SHAMY AM，et al. Sleep and psychiatric abnormalities in Gullian Barre Syndrome[J]. Egypt J Neurol Psychiatr Neurosurg，2018，54（1）：5.

第四节　胸廓异常疾病与睡眠相关肺泡低通气

一、概述

睡眠相关肺泡低通气疾病是主要发生在睡眠中、以肺泡通气功能降低为病理生理改变的一系列呼吸疾病。2014年睡眠相关肺泡低通气障碍作为睡眠疾病的一种新分类正式命名并被列入《睡眠障碍国际分类（第3版）》（ICSD-3）中。它的病因复杂，包括6个临床类型，其中疾病相关的睡眠相关肺泡低通气与呼吸疾病关系最为密切，以胸廓疾病为例，脊柱后侧凸、胸膜纤维化、胸廓成形术后等均可造成睡眠相关肺泡低通气。

二、病因

胸廓畸形为最常见的胸廓疾病，其可因胸内或全身性疾病引起，也可因先天性原因所致。胸廓畸形的常见病因如下：

1. 胸廓疾病引起的胸廓畸形　常由肋骨、肋软骨、脊柱及胸壁的急、慢性炎症或肿瘤引起。如肋骨骨折、肋软骨炎、胸椎结核、胸壁的良恶性肿瘤及胸廓外伤等。

2. 胸膜疾病引起的胸廓畸形　胸腔积液、气胸可使胸廓（患侧）饱满；广泛胸膜粘连、肥厚时则胸廓塌陷；胸膜间皮瘤使胸廓畸形饱满。

3. 呼吸系统疾病引起的胸廓畸形　肺广泛纤维化、肺不张、肺气肿等可使胸廓整体或局部发生畸形、塌陷或膨隆。肺癌可因伴发肺不张、肺气肿或向胸膜、肋骨转移而继发胸廓畸形。

4. 循环系统疾病引起的胸廓畸形　心脏扩大、心包积液、主动脉瘤、缩窄性心包炎等均可引起局部胸廓畸形。

5. 营养缺乏引起的胸廓畸形　小儿缺乏维生素D可引起佝偻病，钙、磷缺乏时骨质不能钙化，可出现胸廓畸形。

三、发病机制

低通气的发病机制包括呼吸控制中枢、感受器与效应器受损，胸廓疾病属效应系统受损，虽经有意识过度呼吸也不能达到正常的通气量，此类可称为"不能呼吸者（can't breathe）"。胸廓疾病时胸壁顺应性降低，可作为一种机械负荷作用于呼吸系统，脑干呼吸中枢的调节不能完全代偿胸廓扩张障碍所引起的通气不足，这部分患者就会出现低通气，再加上呼吸力学的改变、气道功能及咳嗽功能的减弱、肺通气血流比例失调、呼吸中枢调控迟钝及呼吸肌肉疲劳等因素，使通气不足加重。因此，此类患者在清醒期即可出现低通气异常。在睡眠期，尤其是REM睡眠期，正常人即可出现呼吸肌抑制，上呼吸道阻力增加，机体对缺氧与高碳酸血症的反应性减弱，导致睡眠时平均二氧化碳分压增加约4mmHg，峰值增加9mmHg，而在胸廓疾病患者，上述因素使睡眠期通气不足进一步加重。

四、临床表现

胸廓疾病引起睡眠相关肺泡低通气的关键在于由通气不足所导致的高二氧化碳与低氧血症及其继发的血流动力学与神经系统改变。患者的临床症状主要分为两部分，一是与基础疾病有关的症状，二是与低通气有关的表现。胸廓畸形来源于胸部检查，正常人胸廓前后径小于左右径，两者比例约为1:1.5，胸廓畸形见表40-4-1。低通气有关表现与$PaCO_2$和PaO_2水平、起病缓急和病程长短有关。存在长期低氧血症的患者可出现发绀、红细胞增多、肺动脉高压及肺心病，而头痛、意识模糊、嗜睡等神经精神症状多与高碳酸血症和睡眠质量下降有关。早期患者几乎感觉不到或仅有轻微的呼吸不适感。随着病情进展，患者开始出现气短、呼吸困难，初期只在活动时出现，逐渐发展到静息状态病情，严重者可出现Ⅱ型呼吸衰竭。

表40-4-1　胸廓畸形的常见表现及常见基础疾病

外形改变	临床意义
扁平胸	慢性消耗性疾病（如肺结核）
桶状胸	矮胖体型、严重肺气肿
佝偻病胸	佝偻病（漏斗胸、鸡胸、肋膈沟、佝偻病串珠）
胸廓一侧变形	一侧膨隆：大量胸腔积液、气胸、一侧严重代偿性肺气肿 一侧塌陷：肺不张、肺纤维化、广泛胸膜增厚与粘连
胸廓局部膨隆	心脏明显增大、心包大量积液、主动脉瘤、胸内或胸壁肿瘤、肋骨骨折、肋软骨炎

40

五、诊断

（一）病史与体格检查

与低通气有关的症状及体征缺乏特异性，但系统的病史采集与体格检查常可提示胸廓疾病，并发现与低通气有关的并发症，并评价其严重程度。

（二）辅助检查

胸廓疾病致睡眠相关肺泡低通气的有关辅助检查包括胸片、动脉血气分析、肺功能检查、PSG监测、持续无创二氧化碳监测及超声心电图等。

一旦明确胸廓疾病诊断，就应该对患者进行睡眠呼吸评估，内容包括日间肺功能与夜间睡眠呼吸功能的评估。胸廓疾病所引起的睡眠相关肺泡低通气的诊断主要根据：①存在引起胸廓异常的病因；②睡眠呼吸监测（包括二氧化碳监测）判定存在睡眠相关肺泡低通气。

六、治疗

轻度的胸廓异常对人体的生理功能影响不大，主要应采取预防措施，以防止其继续发展。漏斗胸与鸡胸畸形不严重的幼儿，随年龄增长、身体的发育还可有所矫正。对严重的畸形，又合并严重心肺功能障碍的患者，则应给予外科手术治疗。

当胸廓异常无法纠正时，应积极给予适当的通气辅助支持治疗。大量的研究显示，夜间通气辅助支持治疗可部分改善患者的气道呼吸力学、呼吸肌力量及呼吸驱动，并减轻日间与夜间的通气血流比例失调。近期有学者评价了夜间通气辅助支持治疗的效果，发现它的确可以有效改善胸廓疾病致睡眠相关肺泡低通气患者夜间平均血氧饱和度，并缓解低通气相关的临床症状，提高生活质量并减少住院率与病死率，延长生存时间，但该治疗需要在密切监控下应用。美国胸科医师协会共识（《2020临床实践指南：慢性稳定型高碳酸血症性慢性阻塞性肺疾病长期无创通气治疗》）推荐将通气辅助支持治疗长期应用于存在日间慢性高碳酸血症及夜间有症状的高碳酸血症患者中，尤其是由胸廓疾病继发而来的患者。

（王玮）

参考文献

【1】 American Academy of Sleep Medicine. International classification of sleep disorders[M]. 3rd ed. Darien, IL: American Academy of Sleep Medicine, 2014.

【2】 SIMONDS AK. Chronic hypoventilation and its management[J]. Eur Respir Rev, 2013, 22(129): 325-332.

【3】 ANNANE D, ORLIKOWSKI D, CHEVRET S. Nocturnal mechanical ventilation for chronic hypoventilation in patients with neuromuscular and chest wall disorders[J]. Cochrane Database Syst Rev, 2014, 2014(12): CD001941.

【4】 CHATWIN M, HEATHER S, HANAK A, et al. Analysis of home support and ventilator malfunction in 1211 ventilator-dependent patients[J]. Eur Respir J, 2010, 35(2): 310-316.

【5】 BACH JR, GONÇALVES MR, HON A, et al. Changing trends in the management of end-stage neuromuscular respiratory muscle failure: recommendations of an international consensus[J]. Am J Phys Med Rehabil, 2013, 92(3): 267-277.

【6】 SIMONDS AK. Chronic hypoventilation and its management[J]. Eur Respir Rev, 2013, 22(129): 325-332.

【7】 SOWHO M, AMATOURY J, KIRKNESS JP, et al. Sleep andrespiratory physiology in adults[J]. Clin Chest Med, 2014, 35(3): 469-481.

【8】 HILBERT J. Sleep-disordered breathing in neuromuscular and chest wall diseases[J]. Clin Chest Med, 2018, 39(2): 309-324.

【9】 HESS DR. Noninvasive ventilation for neuromuscular disease[J]. Clin Chest Med, 2018, 39(2): 437-447

40

第七篇
睡眠相关低氧血症

睡眠相关低氧血症（sleep related hypoxemia）是指由多种原因造成的睡眠状态下患者动脉血氧水平下降达到一定程度（血氧饱和度，成人≤88%，儿童≤90%），且持续一定时间（≥5分钟）的睡眠呼吸疾病。多继发于气道疾病、肺实质疾病、胸壁疾病、肺血管疾病与神经肌肉疾病等，不伴有睡眠相关肺泡低通气，不能为OSA或CSA所解释。轻度睡眠期低氧患者可无临床症状，中重度患者有睡眠呼吸困难、睡眠质量受损、日间胸闷或疲劳等，严重者可出现红细胞增多症、肺动脉高压与肺心病等并发症。

一、流行病学

睡眠相关低氧血症只是在2014年《睡眠障碍国际分类（第3版）》中才作为睡眠呼吸疾病分类中的一种，因此临床上对于睡眠中单纯低氧疾病的归类与认识的时间尚短。尽管睡眠中发生低氧血症的患者可能并非少见，但其人口学特征与疾病流行程度的资料十分有限。应该说所有影响机体氧供的疾病都可以发生睡眠期低氧，且程度越严重越容易出现睡眠期低氧，日间已经发生低氧的患者睡眠状态下低氧的程度会更为严重，特别是肺功能障碍与神经肌肉疾病患者的患病率可能较高。

二、病因与发病机制

（一）易感因素与诱发因素

呼吸功能损伤越严重，睡眠相关低氧血症的风险越大。然而，肺实质或肺血管疾病的严重程度或神经肌肉无力的程度并没有公认的阈值来充分预测个别患者发生睡眠相关低氧血症的风险。清醒时低氧的患者一般在睡眠时血氧更低，尤其是REM睡眠。睡眠相关低氧血症的最佳预测指标是基线清醒期血氧减低与高碳酸血症，清醒时高碳酸血症患者应怀疑睡眠相关低氧血症。然而，清醒期的$SaO_2/PaCO_2$与睡眠相关的血氧饱和度减低之间的相关关系还不够强，不足以在个体患者中具有实质性的预测价值。睡眠相关低氧血症的遗传模式尚不清楚，可能与其原发疾病的遗传模式一致。α1-抗胰蛋白酶缺乏症是一种遗传性疾病，其特征是酶抑制剂的生产缺陷，严重的缺乏会导致肺气肿。支气管扩张的遗传原因包括原发性纤毛运动障碍与囊性纤维化。肌营养不良是遗传性的。由这些疾病引起的睡眠相关低氧血症的家族遗传模式与其原发疾病一致。

（二）病理与病理生理

呼吸受到许多生物机制的严格控制，以确保充足的氧气吸入与二氧化碳排出，以维持体内适宜的酸碱状态。发生睡眠期低氧的机制包括呼吸中枢驱动作用减低、血氧感受器敏感度下降及呼吸系统本身异常。呼吸系统的异常体现在肺通气功能与肺弥散功能的下降，包括间质性肺疾病、气道疾病、胸廓疾病与神经肌肉疾病等。通气功能下降表现为肺泡低通气，机体不能得到足够的氧气供给，发生低氧血症。弥散功能的下降主要指氧气通过肺间质进入肺泡的过程发生障碍，间质性肺疾病、肺纤维化与心功能不全产生的肺间质水肿都可以发生睡眠期低氧。肺血管病，包括肺栓塞，同样会发生活动后睡眠期低氧或低氧程度加重。

睡眠相关低氧血症可能由生理性动静脉分流、通气血流比例失调、低混合静脉氧和/或高海拔引起。肺泡低通气也会引起睡眠期低氧，有证据表明存在肺泡低通气时应诊断为睡眠相关肺泡低通气，而不是睡眠相关低氧血症。肺实质疾病的特点是肺容积改变（如功能残气量减少）与通气血流比例失调，可导致清醒时低氧血症。肺容量减少与氧储备量减少有关，而后者会增加低氧血症的风险。此外，之所以发生睡眠期低氧是因为睡眠状态下呼吸活动减弱，包括呼吸驱动与整体呼吸活动的改变，致使一些日间尚未表现低氧的疾病，发生低氧血症，特别在REM睡眠期。睡眠时肋间肌与呼吸辅助肌的活动减弱，膈肌承受了不成比例的通气负担，出现通气不足。肺过度膨胀对膈肌造成机械上的不利影响也会影响通气功能。镰状细胞贫血患者氧合血红蛋白亲和力下降是导致低氧血症的主要原因。许多神经系统和神经肌肉疾病与呼吸力学受损及二氧化碳化学敏感性降低有关。存在日间低氧血症者，如果足够严重可能会使患者接近或处于氧合血红蛋白解离曲线的陡峭部分，此时即使是动脉血氧分压相对较小幅度的降低，也会导致血氧饱和度大幅度下降。因此，患者如果存在睡眠相关通气不足可能对血氧饱和度有较大影响。

三、临床表现

睡眠相关低氧血症患者的临床表现，可以因潜在的系统性或神经肌肉疾病而异。其发生、发展与严重程度往往与原发疾病的病程和严重程度是一致的。原发疾病的加重也可以导致低氧血症的加重。部分患者，即使基础疾病相同，其继发的睡眠相关低氧血症的病情与临床特征也可能有较大差异。

睡眠相关低氧血症早期患者可以无症状，也可以有睡眠呼吸困难、睡眠质量受损、日间胸闷或疲劳，严重者可出现红细胞增多症、肺动脉高压与肺心病等并发症。慢性高碳酸血症与低氧血症的后果包括肺动脉高压、肺心病与神经认知功能障碍。一些引起低氧血症的疾病是普遍存在并可以重叠的。患有多种呼吸障碍患者的睡眠相关低氧血症的严重程度与持续时间比单一疾病的患者更严重。

睡眠期低氧可以导致各种系统性高血压、肺动脉高压与夜间心律失常。与没有睡眠期低氧患者比较，睡眠期低氧患者的生存率降低。睡眠期低氧会造成睡眠结构紊乱与睡眠质量下降，两者间又会交互影响，形成恶性循环。典型的例子是夜间哮喘，哮喘使患者睡眠质量差，睡眠质量差又加重哮喘与夜间低氧。患有睡眠期低氧疾病患者多伴有睡眠呼吸暂停，两种或以上睡眠呼吸疾病并存的患者其临床症状更重，死亡率更高，如肺纤维化、镰状细胞贫血、哮喘与慢阻肺合并 OSA 的概率很高。

四、睡眠监测

睡眠过程中可以观察到各种形式的血氧饱和度降低（持续的、间断的或间歇性的）。诊断通常是在夜间血氧监测（单独或作为 PSG 或睡眠中心外监测的组成部分）的基础上作出的。动脉血气检查仅用于怀疑并发睡眠相关肺泡低通气疾病者。PSG 可能表现为正常的睡眠结构或频繁的觉醒，睡眠开始后清醒程度增加，睡眠效率降低。然而，与睡眠相关的低氧血症对睡眠结构改变的影响是不确定的。日间动脉血氧正常或表现为缺氧与高碳酸血症；夜间血氧测量通常显示持续的动脉血氧减少，但由于 REM 睡眠期呼吸恶化，每 1~2 小时就会出现动脉血氧饱和度的严重下降。短时间的去饱和呈锯齿状（通常少于 1 分钟），提示出现了离散事件（呼吸暂停或低呼吸）。一些锯齿状变化可能叠加在低基线血氧饱和度上，但不是主要的模式。

五、诊断与鉴别诊断

（一）诊断标准
诊断须同时满足以下 A 与 B 两条标准：
A. PSG、OCST 或夜间血氧仪显示脉氧饱和度

（SpO_2）在成人≤88%、在儿童≤90% 且持续时间≥5 分钟。

B. 没有睡眠相关肺泡低通气的证据。

备注：①如果存在睡眠相关肺泡低通气的证据（通过动脉血气、经皮二氧化碳分压或呼气末二氧化碳传感器测量），该障碍被归类为睡眠相关低通气；②可能存在 OSA 或 CSA，但这些被认为不是低氧血症的主要原因；③如果已知生理原因，如分流、通气血流比例失调、低混合静脉氧与/或高海拔，则应说明。

（二）鉴别诊断
鉴别诊断包括所有可能导致睡眠期低氧血症的疾病。这包括气道与肺实质疾病、肺血管疾病、神经肌肉与胸壁疾病等。

同时需要鉴别的一大类疾病是睡眠相关肺泡低通气疾病，包括肥胖低通气综合征、先天性或特发性中枢性肺泡低通气综合征、药物或物质所致睡眠相关肺泡低通气等。该类疾病通常需要通过血气分析与睡眠期监测二氧化碳分压水平来确定。对于其他系统性疾病如心血管病等导致的睡眠期低氧如能除外肺泡低通气则可以考虑睡眠相关低氧血症。

睡眠相关低氧血症还应与 OSA 及 CSA 进行鉴别。OSA 与 CSA 导致的睡眠期低氧在 PSG 上显示气流的周期性变化与伴随的 SaO_2 的周期性波动，而与睡眠相关低氧血症有关的血氧饱和度降低通常更持久，持续数分钟或更长时间。如果确定存在超过一种以上的疾病导致睡眠期通气不足时，所有相关的疾病都应被列入诊断。

六、治疗

治疗目标主要是提高血氧，改善夜间睡眠，提高生活质量，防止长期低氧引起的并发症，如肺动脉高压与慢性心力衰竭等。

（一）病因治疗
睡眠相关低氧血症常由呼吸系统或神经系统疾病导致，原发疾病本身的发生发展会影响睡眠期低氧的病程、严重程度和预后，因此针对病因或原发疾病的治疗是睡眠相关低氧血症治疗的基础，积极治疗原发疾病可能是预防与治疗睡眠相关低氧血症的最佳方法。

1. 继发于呼吸系统疾病的睡眠相关低氧血症 呼吸系统疾病常可累及血氧水平，睡眠中血氧可进一步下降，表现为睡眠相关低氧血症，多见于慢阻肺、

哮喘与肺栓塞等，其中慢阻肺相关的睡眠期低氧最常见。已确诊为慢阻肺的患者可通过 PSG 明确是否存在睡眠相关低氧血症或重叠综合征。一旦诊断成立，需积极治疗原发病，达到减少慢阻肺急性加重、提高生活质量、延缓慢阻肺进展的目的，有睡眠相关低氧血症者根据病情（夜间低氧、呼吸衰竭）进行氧疗或无创正压通气（NIPV）；若同时存在慢阻肺与 OSA，需要强化对两种疾病的联合治疗。有研究观察中重度慢阻肺患者，每日吸入异丙托溴铵 4 次，能改善夜间血氧饱和度与主观睡眠质量。噻托溴铵与长效 β 受体激动剂也可改善夜间血氧饱和度。在稳定性慢阻肺患者口服类固醇激素治疗已被证实可以改善夜间低氧并增加总睡眠时间，因此虽然没有明确的数据，但我们可以推测使用吸入性糖皮质激素后会有类似的改善。积极治疗导致睡眠相关低氧血症的呼吸系统疾病将改善夜间睡眠期低氧。

2. 继发于神经肌肉疾病的睡眠相关低氧血症　膈肌无力是神经肌肉疾病患者出现呼吸障碍的主要原因，尤其在 REM 睡眠期，膈肌是唯一有效的呼吸泵。早期针对神经肌肉疾病进行针对性治疗，增加膈肌及其他辅助呼吸肌的肌力，可以改善夜间睡眠期低氧。对神经肌肉疾病引起的睡眠相关低氧血症进行有效干预可以在不改变原发病自然病程的情况下改善生活质量，延长生命。长期研究结果显示，NIPV 治疗使肌萎缩侧索硬化患者的症状减轻，生活质量改善。由于神经肌肉疾病本身的特点，选用带有备用频率的 BPAP 呼吸机更为适宜。

（二）呼吸支持治疗

1. 氧气疗法　氧气疗法（简称氧疗）是改善或纠正低氧血症、达到目标血氧饱和度的重要手段。但是大多数学者认为氧疗可能引起二氧化碳潴留，因此对于睡眠相关低氧血症实施氧疗的时机、浓度与疗程等仍有待商榷。根据英国胸科协会的氧疗指南，对于确实需要氧疗的患者根据原发疾病不同，治疗原则亦有不同。

原发疾病为急性发病者，建议所有急症患者都应该通过脉搏血氧仪检测血氧饱和度（必要时补充血气检测）。同时提出了"目标血氧饱和度"的概念，即要求大部分急重症患者通过氧疗使 SpO_2 达到 94%～98% 的治疗目标，伴有高碳酸血症的呼吸衰竭患者达到 88%～92% 的治疗目标。给氧时需要标注清楚治疗的目标血氧饱和度，并建议氧疗过程

中通过指脉氧饱和度监测与血气分析监测，保持其目标血氧饱和度以调整氧疗的使用。在大多数急性病中，随着患者的康复，氧疗将会逐渐地减少。一旦患者在呼吸空气时 SpO_2 维持在 94%～98%（或者已知患者基线 SpO_2 水平），氧疗将会终止。一些已经建立长期氧疗的慢性肺部疾病患者，应该逐步降低氧流量至其日常维持量。但对于仅有夜间睡眠期低氧患者，暂无指南性的临床规范指导，有待于进一步的临床研究明确。

原发疾病为慢性疾病者，往往需要家庭氧疗。根据病情又分为长期氧疗、夜间氧疗及姑息氧疗等。

（1）长期氧疗

1）慢阻肺：静息 $PaO_2 \leq 55mmHg$ 的稳定期慢阻肺患者，应评估是否需要长期氧疗，能提供存活收益与肺血流动力学改善。静息 $PaO_2 \leq 60mmHg$ 的稳定期慢阻肺，合并外周水肿、红细胞增多（血细胞比容≥55%）或肺动脉高压者需要处方长期氧疗。静息时高碳酸血症的患者满足长期氧疗的其他条件应该处方长期氧疗。

2）间质性肺疾病：静息 $PaO_2 \leq 55mmHg$ 的间质性肺疾病患者应处方长期氧疗。静息 $PaO_2 \leq 60mmHg$ 的间质性肺疾病，合并外周水肿、红细胞增多（血细胞比容≥55%）或肺动脉高压者需要处方长期氧疗。

3）囊性纤维化：静息 $PaO_2 \leq 55mmHg$ 的囊性纤维化患者应处方长期氧疗。静息 $PaO_2 \leq 60mmHg$ 的囊性纤维化，合并外周水肿、红细胞增多（血细胞比容≥55%）或肺动脉高压者需要处方长期氧疗。

4）肺动脉高压：肺动脉高压且 $PaO_2 \leq 60mmHg$ 应该处方长期氧疗，包括特发性肺动脉高压。

5）神经肌肉与胸壁疾病：导致Ⅱ型呼吸衰竭的胸壁与神经肌肉疾病应选择 NIPV 治疗，如果 NIPV 不能纠正缺氧则需要额外的长期氧疗。

6）进展期心力衰竭：静息 $PaO_2 \leq 55mmHg$ 的进展期心力衰竭患者应处方长期氧疗。静息 $PaO_2 \leq 60mmHg$ 的进展期心力衰竭，合并外周水肿、红细胞增多（血细胞比容≥55%）或心电图或超声心动图证实的肺动脉高压者需要处方长期氧疗。

（2）夜间氧疗：不推荐有夜间低氧血症但不满足长期氧疗标准的慢阻肺患者应用夜间氧疗。不满足长期氧疗标准的严重心力衰竭患者，在除外引起夜间低氧的其他原因（如肥胖低通气、OSA）后，如果有证据显示日间症状是由睡眠呼吸障碍导致且心力衰竭治疗已达最佳的情况下推荐夜间氧疗。不推

荐仅有夜间低氧而不满足长期氧疗标准的囊性纤维化患者应用夜间氧疗，如有证据证明存在通气障碍应予 NIPV 治疗。不推荐仅有夜间低氧而不满足长期氧疗标准的间质性肺疾病患者应用夜间氧疗。不推荐神经肌肉疾病患者单独应用夜间氧疗，此种通气障碍首先给予 NIPV 治疗。不推荐 OSA、肥胖低通气或重叠综合征患者单独应用夜间氧疗，此种通气障碍首先给予 NIPV 治疗并可获益。

指南对长期氧疗的时间与目标做了具体规定，其他类型的氧疗仅引用了少数文献数据。长期氧疗应该每日至少 15 小时，以 1L/min 起始，1L/min 递增直到 $SpO_2 > 90\%$，这时应行血气分析以证实达到静息时目标 $PaO_2 \geqslant 60mmHg$。同时推荐开始长期氧疗后 3 个月及第 1 次随访后 6～12 个月要随访，评估血气与氧流量，并由专业的家庭氧疗团队评估是否需要继续长期氧疗。

2. NIPV 治疗睡眠相关低氧血症 使用无创机械通气治疗能增加夜间睡眠期间的通气量并可能改善夜间低氧，特别是有证据证明存在通气障碍应予无创机械通气治疗。NIPV 模式与参数的选择取决于引起低氧血症的基础病因及其严重程度，是否合并高碳酸血症等。并按照要求进行无创呼吸机压力滴定随访评估与调整。

继发于呼吸系统疾病特别是慢阻肺的睡眠相关低氧血症，除应监测血氧水平外，还应关注是否存在高碳酸血症。目前对于慢阻肺清醒状态下存在高碳酸血症的稳定期患者并不推荐广泛应用 NIPV 治疗。然而对于合并 OSA 的患者（重叠综合征），单纯氧疗可能使低通气恶化，因此建议应用 NIPV。适应证：①常规治疗措施通气功能改善欠佳者。②清

醒静息状态下 $PaCO_2 \geqslant 55mmHg$ 的患者 $PaCO_2$ 为 50～54mmHg，伴夜间 $SpO_2 \leqslant 88\%$（吸氧 $\geqslant 2L/min$）持续 5 分钟；$PaCO_2$ 为 50～54mmHg，反复因高碳酸血症呼吸衰竭住院需要机械通气治疗 $\geqslant 2$ 次 / 年。③症状符合睡眠呼吸障碍，且对生活质量造成不良影响；或存在并发症，如肺动脉高压和 / 或心力衰竭等。④整夜 PSG 显示夜间低通气 / 血氧饱和度下降无法纠正，或单纯长期氧疗病情仍进展（基于 CO_2 测量）。⑤存在严重呼吸肌无力需要通气支持者。呼吸机模式选择与实施：① BPAP 为重叠综合征患者长期治疗的首选策略，必要时联合氧疗；② CPAP 适用于无 CO_2 潴留、慢阻肺心功能不全患者与部分无条件应用 BPAP 者；③ AVAPS 适用于重度慢阻肺或病情进展者；④ ASV 不适合治疗慢阻肺；⑤长期 NIPV 治疗需要个体化实施。

继发于神经肌肉疾病的睡眠相关低氧血症，家庭 NIPV 治疗可以提高血氧，改善夜间睡眠质量，改善生活质量，延长寿命。此类患者肌张力下降，多无肺与胸廓结构病变，因此顺应性佳，所需压力小，可选择经口器连接。适应证：①明显的呼吸困难；②日间高碳酸血症；③有睡眠呼吸障碍的临床症状及睡眠呼吸监测证实存在睡眠呼吸障碍；④ FVC 占预计值百分比 <50%；⑤最大吸气压 <40cmH_2O，如果呼吸肌未达到休息状态的时间超过 10 分钟，需要增加压力；⑥ SpO_2 低于 90% 的时间达到或超过 5 分钟，或潮气量 <6ml/kg，需要增加压力；⑦即使患者需要每日持续 24 小时的通气治疗，依然推荐 NIPV。呼吸机模式选择与实施：推荐使用 BPAP-ST 模式。

（张静 陈宝元）

参考文献

【1】 BERRY RB, SRIRAM P. Evaluation of hypoventilation[J]. Semin Respir Crit Care Med, 2009, 30(3): 303-314.

【2】 Brown LK. Hypoventilation syndromes[J]. Clin Chest Med, 2010, 31(2): 249-270.

【3】 CASEY KR, CANTILLO KO, BROWN LK. Sleep-related hypoventilation/hypoxemic syndromes[J]. Chest, 2007, 131(6): 1936-1948.

【4】 CHEBBO A, TFAILI A, JONES SF. Hypoventilation syndromes[J]. Med Clin North Am, 2011, 95(6): 1189-1202.

【5】 MOGRI M, DESAI H, WEBSTER L, et al. Hypoxemia in patients on chronic opiate therapy with and without sleep apnea[J]. Sleep Breath, 2009, 13(1): 49-57.

【6】 American Academy of Sleep Medicine. International classification of sleep disorders[M]. 3rd ed. Darien, IL: American Academy of Sleep Medicine, 2014.

【7】 O'DRISCOLL BR, HOWARD LS, DAVISON AG, et al. BTS guideline for emergency oxygen use in adult patients[J]. Thorax, 2008, 63(Suppl Ⅵ): vi1-vi68.

【8】 HARDINGE M, ANNANDALE J, BOURNE S, et al.

British Thoracic Society guidelines for home oxygen use in adults[J]. Thorax, 2015, 70（Suppl 1）：i1-i43.

【9】　中华医学会呼吸病学分会睡眠呼吸障碍学组. 睡眠呼

吸疾病无创正压通气临床应用专家共识（草案）[J]. 中华结核和呼吸杂志, 2017, 40（9）：667-677.

第八篇
睡眠孤立症状及正常变异

第四十一章 鼾症 456

第四十二章 上气道阻力综合征 460

第四十三章 夜间呻吟 463

第四十一章　鼾症

一、概述

睡眠打鼾是生活中常见的现象,对于大多数人来说司空见惯,甚至还有人认为打鼾是"睡得香"的表现,但打鼾其实是睡眠中呼吸不顺畅的信号。正常情况下人在睡眠时呼吸应该是均匀、无声的过程,出现鼾声往往提示上呼吸道发生了狭窄,呼吸气流通过狭窄部位时振动周边软组织而发出声响,即为鼾声。

鼾症也称为习惯性打鼾、原发性鼾症、单纯性鼾症,表现为睡眠中反复出现可轻可重的鼾声,可影响到床伴的睡眠,甚至使患者自身被惊醒,但除了打鼾外,没有呼吸暂停、低通气、呼吸努力相关觉醒或肺泡低通气,也没有失眠或睡眠紊乱、晨起头痛、疲乏、日间嗜睡等症状。1975 年 Lugaresi 等人第一次提出睡眠打鼾本身就是一种病理现象,鼾症就是一种以打鼾为主要表现的睡眠呼吸障碍,不伴有呼吸暂停的单纯打鼾也会引起血压升高,习惯性打鼾是阻塞性睡眠呼吸暂停的前兆。

在此基础上,各国学者从二十世纪八九十年代起又进行了一系列研究,目的是确定打鼾是否是导致白天生理功能失调与心血管疾病的一个独立危险因素。现在已经清楚打鼾本身并不能作为一类症候(所谓症候,即在所有打鼾者中都会产生相似的后果),打鼾的人当中有一部分是完全没有症状的,他们往往是应伴侣的要求才来就医的,像这样一类人通常称为单纯鼾症患者(在这里"单纯"是指不伴有任何其他临床表现或症状)。有一些打鼾的人则很胖,通常伴有日间嗜睡与其他临床疾病(例如心脑血管疾病、内分泌紊乱等),常表现为白天生理功能显著不良,夜间多导睡眠图(PSG)监测显示有明显的睡眠呼吸暂停,这样一类人就是睡眠呼吸暂停综合征患者。本章主要讨论不伴睡眠呼吸暂停的单纯鼾症。

二、流行病学

偶尔打鼾非常普遍,根据评判标准的不同,对鼾症发生率的估计相差很大。资料显示,儿童鼾症的发生率为 10%～12%。美国威斯康星睡眠队列研究报道,成年女性鼾症的发病率约为 24%,成年男性约为 40%。随着年龄增长,鼾症在两性中的发病率均增加,有研究表明,年龄超过 40 岁的人群中,高达 60% 的男性与 40% 的女性有习惯性打鼾。但 70 岁以后鼾症的发病率开始下降。

三、病因与发病机制

打鼾是因为气流通过狭窄或塌陷的上呼吸道时气流加速、出现涡流,引起周围软组织振动而发出的声音。振动可以发生在上呼吸道的任何部位,从软腭上方直到喉下方均可发生。Quinn 等人对 50 例单纯鼾症患者进行睡眠状态下的经鼻内镜检查发现,以单独软腭振动最为常见,约占 70%,另外 30% 还伴有其他部位振动,如会厌、舌底组织及咽壁等。

上呼吸道狭窄或睡眠中塌陷是鼾症发生的原因,任何导致上呼吸道出现狭窄、鼻部阻力增加或上呼吸道肌张力降低的因素均可导致或加重打鼾。这些因素中有患者自身的因素和外源性因素。①患者自身的因素:肥胖、鼻部充血与阻塞、上呼吸道周围组织占位、颅颌骨畸形或外伤变形、上呼吸道软组织瘢痕粘连等形态学方面的因素;患者呼吸中枢驱动与调节功能异常、上呼吸道神经肌肉功能障碍等功能方面的因素也可以造成上呼吸道在睡眠中塌陷狭窄,进而引起打鼾,正因为如此,如果进行 PSG 监测,打鼾多出现于 N3 或 REM 睡眠期,且此期鼾声往往更响亮。②外源性因素:仰卧体位、吸烟、摄入酒精,使用镇静催眠药、肌肉松弛剂及麻醉剂等,均可使上呼吸道扩张肌群松弛而引起上呼吸道塌陷,造成上呼吸道狭窄而出现打鼾。

成人打鼾与肥胖密切相关,尤其是在男性中。儿童的鼾症多与腺样体和 / 或扁桃体肥大相关。妊娠也是导致打鼾的一个常见因素,妊娠时鼾症的发生率明显增加。

确定打鼾时振动产生的部位对手术治疗具有重要的意义,目前已经能够对整个上呼吸道进行观察,结果发现不少患者打鼾时上呼吸道有多个部位产生振动,这就是为什么仅对软腭与悬雍垂进行手术有时并不能取得满意疗效的原因。

41

四、病理生理

（一）鼾症与心脑血管疾病的联系

Lugaresi 等人很早就证实打鼾与睡眠中血压升高及白天持续高血压有关。Lee 等研究发现，鼾症与颈动脉粥样硬化有关，但是此结论未被其他研究所证实。一些研究也表明成人鼾症患者的心血管疾病发生率较高，包括高血压、脑卒中与缺血性心脏病等。但是，一项对鼾症患者（所有患者都经过PSG 诊断）的大样本观察研究发现，鼾症患者的心血管疾病发病率与死亡风险都没有增加。因此，鼾症是否像阻塞性睡眠呼吸暂停低通气综合征一样会导致全身多系统病理损害并对健康造成不良影响尚待深入研究。

（二）鼾症与白天功能紊乱

有很多研究显示，打鼾是白天功能紊乱的独立相关因素，主要原因是鼾症患者上呼吸道狭窄导致的上气道阻力增高会引起夜间频繁觉醒，使睡眠片段化，导致日间嗜睡、功能不良及出现精神心理问题（如焦虑、忧郁等）。同时，频繁的夜间觉醒还会影响自主神经的自律活动，引起交感神经活性增加，睡眠中血压升高，导致继发性高血压。经过持续气道正压通气治疗后可使上呼吸道阻力降低，日间嗜睡等症状得到改善。

（三）鼾症与妊娠风险

妊娠期鼾症的发病率增加，所以研究鼾症对孕妇健康的影响是一个有意义的方向。有研究报道，仅在孕期打鼾而平时没有打鼾的孕妇，妊娠高血压与先兆子痫的风险增加，这方面还需要进一步研究来证实。

（四）鼾症对儿童的影响

儿童打鼾大多与腺样体和 / 或扁桃体肥大有关。有研究提出，儿童鼾症患者肿大的扁桃体与腺样体可压迫与堵塞咽鼓管开口，造成内耳道气压调节障碍与慢性炎症。同时，打鼾可能是最常见、最频繁与最持久的噪声，对于儿童成长发育中的听力会造成损害。因此，儿童鼾症会导致听力受损。还有资料显示，儿童鼾症可能与在校的学习表现欠佳有关。然而，是否确实如此，目前尚缺乏确凿证据。

五、临床表现

睡眠中出现打鼾为最主要表现，同时患者没有晨起头痛、疲乏、日间嗜睡等相关症状。体格检查与上呼吸道评估多存在造成上呼吸道狭窄的因素，如肥胖、上呼吸道软组织占位及颅颌骨畸形等。

六、诊断

与睡眠呼吸暂停不同，鼾症到目前为止还没有一个统一的客观标准与检测方法。对于打鼾的患者，需要进行临床检查与 PSG 或中心外睡眠监测（OCST）以排除阻塞性睡眠呼吸暂停低通气综合征，同时 PSG 监测中没有睡眠片段化、没有睡眠期低氧、呼吸暂停低通气指数（AHI）< 5 次 /h、没有日间疲乏 / 嗜睡等症状，才可以诊断为鼾症。

整夜 PSG 监测是按照睡眠呼吸暂停的特征来设计与记录的，不适于用来监测与量化鼾症。如果能有评判打鼾严重程度的客观指标，并能确定振动发生的部位，将有助于更准确地制订治疗方案，并最大限度地提高治疗的成功率。有一种数字化的声音频谱分析技术可以通过对鼾声的频谱进行测定来对鼾声进行定性与定量分析。鼾声大多数是一种低频声音，频谱一般在 0～600Hz，睡眠监测显示鼾声的频谱是会发生变化的，取决于睡眠时气道的解剖结构、体位、气流流经的路径及其他一些影响因素。利用这种技术可以通过测定鼾声的频谱来重建气道的几何模型，从而确定产生鼾声的部位。如果某位患者的鼾声频谱只显示一个单峰，就意味着该患者的气道内只有一个部位会产生鼾声。而大多数患者会出现数量不同的多个峰，提示这些患者的气道内存在多个可以产生鼾声的部位，通过在气道内不同位点进行压力测定可以证实。实际上大多数因打鼾就诊的患者，鼾声是由于上气道多个部位异常而产生的，因此简单的外科手术矫正很难完全消除打鼾。

七、治疗

单纯鼾症常常是阻塞性睡眠呼吸障碍的前期状态，其上呼吸道的狭窄程度相对较轻，治疗方案类似轻度阻塞性睡眠呼吸暂停低通气综合征，治疗方法有较多选择。

1. 改变生活方式 主要是为了去除会导致与加重打鼾的危险因素，这些危险因素按重要性排序分别是：仰卧、饮酒、服用药物（镇静药、安眠药、肌松药）与吸烟。

（1）侧卧睡眠：睡眠中当打鼾者从仰卧位改为侧卧位时，鼾声会减轻甚至完全消失。对鼾症患者睡眠中气道特性的研究发现，颈部的弯曲或伸展会影响上气道的特性，仰卧位时上气道比侧卧位或床头抬高 30° 时更加不稳定，更易出现上气道塌陷而发生打鼾。因此，在睡眠时尽量采取侧卧位或抬高床头 45° 的体位可以有效减轻打鼾，可以通过在打鼾者的睡衣背部缝入一个网球来使其保持侧卧。

（2）戒酒：酒精是导致打鼾与呼吸暂停的另一个常见危险因素。流行病学研究显示，打鼾与饮酒之间呈正相关，睡前饮酒可以使不打鼾的人出现打鼾、使单纯鼾症变成伴有呼吸暂停的打鼾。酒精的作用与其剂量有关，酒精使打鼾与睡眠呼吸暂停加重的机制是：酒精的抑制作用使咽部肌张力降低，并损害了觉醒反应，使吸气阻力增加、吸气努力加大。因此，对于鼾症患者来说，建议其不要在睡前喝含酒精的饮料。

（3）慎服镇静安眠与肌松类药物：鼾症患者应当避免使用镇静安眠与肌松类药物，这些药物会使打鼾加重，其机制类似于酒精的作用。有研究报道服用苯二氮䓬类药物后会使打鼾加重、睡眠呼吸暂停的次数增加。因此，鼾症患者建议谨慎应用此类药物。

（4）戒烟：吸烟可对上呼吸道产生病理性损害，继发气道炎症，加重上气道的塌陷性，从而增加打鼾的风险。但目前仅有流行病学的统计显示吸烟与打鼾之间呈正相关，而没有戒烟对打鼾影响的相关研究，即两者之间没有显示出直接的因果联系。

2．减重　体重超重是导致打鼾最常见、最重要的一个危险因素。打鼾的症状可随着体重增加而加重。对打鼾者咽部的病理研究显示脂肪组织环绕上气道侧壁沉积，脂肪细胞向肌肉组织内浸润，导致气道的横截面积减小、咽侧壁的顺应性增加，引起机械力学异常，这种条件下就易于出现打鼾。降低体重可以使鼾声明显减轻甚至消失。

3．口腔矫治器治疗　口腔矫治器始创于 19 世纪，作为治疗鼾症的一种方法被广泛应用。常见的口腔矫治器可归为两大类，即舌保持（牵引）型口腔矫治器与下颌前移型口腔矫治器，后一型又分为固定式与可调式两种。可调式下颌前移型口腔矫治器是目前最常用的口腔矫治器，将其放入口腔后可调整下颌骨的位置，使下颌骨前移，同时带动舌体与舌根前移，从而使上呼吸道扩大，减轻上气道狭窄来消除或减轻打鼾。研究显示，口腔矫治器对鼾症治疗的反应率在 55%～100%，长期治疗对牙、颌形状及功能的改变微小，安全性良好。

4．上呼吸道手术　上呼吸道的手术治疗包括软组织减容手术、呼吸道内重建手术、轻度颌骨畸形的矫正手术等，是治疗鼾症的传统方式，通过在鼻、咽、舌、颌骨等部位进行手术来治疗打鼾。

上呼吸道软组织减容手术通过切除或消融上呼吸道内多个部位增生肥大的软组织，来达到去除上呼吸道狭窄、增加呼吸气流通畅性，从而消除或减轻打鼾的目的。常用手术方式有鼻腔的减容，如鼻息肉切除、下鼻甲肥大低温等离子消融等；咽腔减容，如腺样体和 / 或扁桃体摘除、软腭 / 舌体低温等离子打孔消融等。

上呼吸道内重建手术是通过切除部分多余软组织，并对呼吸道内的结构重新塑形，以达到矫正气道狭窄、恢复气道通畅，从而减轻打鼾的目的。常用的手术方式有鼻中隔偏曲矫正、悬雍垂腭咽成形术（UPPP）及激光辅助悬雍垂软腭成形术（LAUP）等。

颌骨畸形整复手术通过矫正下颌后缩、颞颌关节挛缩等颌骨畸形，改善咽部结构，减轻气道狭窄，从而减轻打鼾。常用手术有颏前移术、舌骨悬吊术等。

手术治疗鼾症的有效率平均为 84%（范围为18%～100%），手术的近期有效率通常很高，但随时间推移，打鼾复发的比例也非常高，随访 1 年后有效率就降低了一半以上（从 80% 下降到不足 40%）。

手术治疗的近期副作用包括疼痛、吞咽困难、鼻腔反流、说话有鼻音等，少见的还有流血过多，大多数副作用都能自行恢复。远期副作用主要是说话有鼻音与鼻腔反流，但较少见。

5．经鼻持续气道正压通气（CPAP）治疗　CPAP是治疗睡眠呼吸暂停的最主要方法，在减轻睡眠呼吸暂停的同时也能使鼾声减轻或消失，因此，也可用于鼾症的治疗。由于 CPAP 治疗的不方便性，治疗的依从性较低，仅有约 20% 的鼾症患者接受CPAP 治疗，且每夜使用的时间不足 3 小时。专业技术人员的协助可以帮助回答患者的各种问题与处理各种不舒适情况，以提高患者治疗的依从性。CPAP 治疗鼾症时也需要先进行适当的压力滴定。

6．药物治疗　打鼾本身没有药物可以治愈，不过由于鼻腔阻塞是引起打鼾的原因之一，因此一些能够改善鼻腔阻塞的药物可以用来减轻打鼾，最常用的是鼻腔黏膜血管收缩剂与皮质激素喷雾剂，一般建议用于非解剖因素导致的鼻腔阻塞。

其他一些可增加咽部肌张力并降低气道顺应性

的药物(如普罗替林)与减少上气道内气体素流形成的药物(如鼻内润滑剂)理论上也可以用于治疗打鼾,但对这些药物的疗效目前尚没有太多的资料支持。

八、预后

鼾症患者经过有针对性的适当治疗,多数可以取得良好效果,其中,养成良好的生活习惯、戒烟酒、控制体重、消除引起打鼾的危险因素等是鼾症患者需牢记并坚持执行的措施。由于鼾症是睡眠呼吸障碍的前期状态,有一部分患者会逐渐发展成阻塞性睡眠呼吸暂停,因此,需要定期进行 PSG 或 OCST 监测,以评估病情与进展情况。

传统观念上,打鼾只被当作一种鼾声滋扰别人的社会问题。然而,现在的研究认为打鼾也有可能会对健康带来不利的后果。如果一个习惯性打鼾者出现了睡眠方面的问题或白天功能不良,就应当进行临床评估以排除阻塞性睡眠呼吸暂停,可按照图 41-0-1 总结的流程来进行诊断与治疗。根据患者上呼吸道是否存在解剖结构方面的障碍,来选择采用手术治疗还是采用无创方法治疗。

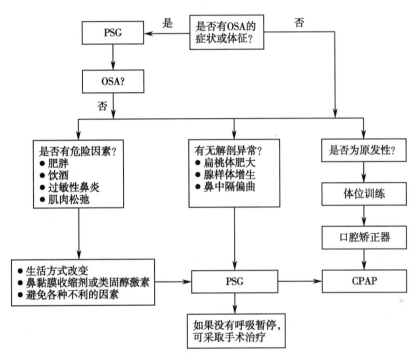

图 41-0-1　习惯性打鼾的诊断与治疗流程

(吕云辉)

第四十二章　上气道阻力综合征

一、概述

上气道阻力综合征（upper airway resistance syndrome，UARS）是由睡眠诱发的上呼吸道阻力异常增加导致白天一系列症状的临床综合征。UARS 也是一种夜间睡眠呼吸障碍疾病，患者大部分有严重的打鼾，伴有日间疲倦、嗜睡，PSG 监测有睡眠片段化，但没有呼吸暂停、低通气与血氧饱和度下降，食管压力监测可显示有上气道阻力的不正常增加。

UARS 是介于无打鼾、无症状的正常人与出现打鼾、睡眠呼吸暂停的患者之间的一个过渡状态，UARS 患者上呼吸道的机械力学性能介于正常人与睡眠呼吸暂停患者之间，随着上呼吸道塌陷性的逐步增加，UARS 可逐步发展成阻塞性睡眠呼吸暂停综合征（obstructive sleep apnea syndrome，OSAS）。

二、流行病学

UARS 主要见于中青年人，平均年龄 43 岁，可能与中青年人外周感受器较敏感，能够对睡眠中上气道阻力增加及时代偿而不致发生呼吸暂停有关。UARS 患病率无明显性别差异，女性患者约占一半。绝大多数 UARS 患者有睡眠打鼾史，吸烟者 UARS 患病率高于非吸烟者，可能与长期吸烟减低呼吸道纤毛清除黏液的能力，导致上气道阻力增加有关。

三、病因与发病机制

UARS 的病理特征是睡眠中上呼吸道阻力异常增加，继而引起呼吸努力增加与频繁觉醒，导致睡眠干扰并出现一系列白天功能不良的症状。导致上气道阻力增加的机制主要有上气道结构、功能与呼吸中枢的神经调控异常等几方面。

1. 上气道结构异常　上气道任何部位出现解剖上的狭窄均会使上气道的阻力增加，包括鼻咽部、口咽部与喉咽部的一处或多处狭窄。常见的上气道结构异常有鼻中隔偏曲、鼻甲肥大、鼻息肉、腺样体增生、高而窄的硬腭、软腭低平、悬雍垂增大或延长、扁桃体肥大、侧咽壁肥厚、小下颌、下颌后缩、舌体肥大等。

2. 上气道功能异常　上气道开放的程度取决于两种力的平衡，上气道扩张肌收缩产生的力使上气道口径增大，而吸气肌（如膈肌、肋间肌等）收缩产生的力产生气道内负压，一方面吸引空气进入呼吸道，另一方面使上气道产生陷闭倾向。正常情况下，发往上气道扩张肌群的中枢冲动略早于发往吸气肌群的冲动，因此上气道肌群首先收缩确保上气道的开放状态，然后吸气肌开始收缩，产生正常呼吸运动。在清醒平静呼吸时，两者可以保持平衡以维持上气道开放。当进入睡眠时，α 脑电波停止活动，UARS 患者到达上气道扩张肌的神经冲动减少或延迟，肌肉收缩的能力减低或延迟，肌张力降低，软腭与咽壁的顺应性增高，塌陷性加大，在上气道存在结构性狭窄的基础上，不能有效地保持上气道开放，上气道截面积变小，阻力增加。这种情况在仰卧位睡眠由于出现舌后坠而更为显著。UARS 患者发生上气道功能异常的原因不清，可能存在遗传的因素。

3. 呼吸中枢的神经调控　与 OSAS 患者相比，UARS 患者咽壁组织没有神经病变，来自口咽部的外周信号像正常人一样能够被输送到中枢神经系统。当上气道发生狭窄塌陷导致阻力增加时，患者的中枢神经系统会立即做出反应，导致觉醒，中断睡眠，气道扩张肌收缩力加强，阻止气道进一步塌陷发展成为呼吸暂停与低通气，但与此同时则会造成频繁的觉醒，出现 UARS 的一系列日间症状。

4. 其他致病因素　吸烟可以减弱气道纤毛对黏液的清除，增加上气道阻力；酒精通过引起血管扩张产生咽部黏膜水肿，并且抑制延髓的呼吸中枢、选择性降低咽部扩张肌的张力，导致气道狭窄与塌陷性增加，上气道阻力增加；一些全身性疾病也会引起上气道阻力增加，例如甲状腺功能减退会产生气道黏液水肿与肌肉收缩性能下降，肢端肥大症引起巨舌、咽部黏膜肥厚、面部软骨与骨骼改变，均可导致气道狭窄与塌陷性增加，增加上气道阻力；镇静催眠药（如苯二氮䓬类药物）与肌松剂可通过降低肌张力、减低通气动力、抑制觉醒反应而加重上气道阻塞。

四、病理生理学

睡眠诱发的上气道阻力增加与频繁的呼吸努力

相关觉醒是 UARS 最基本的病理生理变化。

UARS 与 OSAS 同属于睡眠时上气道阻塞性疾病，但 UARS 患者的气道阻塞程度较轻，代偿机制较强，故 UARS 的阻塞性呼吸事件与呼吸暂停和低通气不同，这些事件不导致通气与血氧下降，但在气道阻力增高的情况下要维持有效通气，就需要增加呼吸努力度克服气道阻力的影响，而呼吸努力增加会引起频繁的觉醒，称为呼吸努力相关觉醒（respiratory effort-related arousals, RERAs）。RERAs 的出现使患者睡眠片段化，睡眠质量受损，进而导致日间嗜睡等一系列相关症状。

RERAs 可以通过 PSG 监测结合食管压力监测来进行检测与诊断，RERAs 表现为在监测中出现食管内压力向负压方向波动幅度逐渐加大，最后突然恢复到基础值水平，同时 PSG 监测显示脑电图出现觉醒波，整个过程持续时间≥10 秒。脑电图觉醒波产生之后，立即出现打鼾中断，上气道阻力下降，恢复正常呼吸。

UARS 患者在出现上气道阻塞时，如果需要上气道肌群活动增加来打开气道，则脑干中控制上气道肌群活动的呼吸性运动神经元的状态需要发生转变，这个转变有可能导致觉醒反应。上气道阻塞时出现的脑电觉醒反应具有重要的生理意义，它通过增加发放至上气道扩张肌的神经冲动来刺激上气道扩张肌收缩，在恢复气道通畅的过程中起到关键作用，可以避免气道塌陷持续进展而发生呼吸暂停。但另一方面，睡眠期反复出现的这种脑电觉醒反应可造成睡眠片段化，进而导致一系列病理生理反应。UARS 患者日间嗜睡等症状与睡眠期反复的脑电觉醒反应有直接关系。

五、临床表现

1. 乏力　UARS 患者最常见的主诉是白天乏力，较嗜睡更常见。日间疲劳、乏力是最常见的症状，但无特异性。

2. 睡眠打鼾　UARS 患者常常有睡眠打鼾，鼾声多半响亮而规则，但不会出现呼吸暂停。尽管打鼾不是该综合征的必要条件，但是打鼾提示上气道阻力增加。

3. 睡眠异常　慢性失眠在 UARS 中较为常见，很多 UARS 患者主诉夜间易醒，且难以再次入睡，同时日间嗜睡。失眠、日间嗜睡与上气道阻力增加、频繁出现 RERAs、睡眠片段化有关，部分患者

还会出现反复噩梦（如溺水、窒息等）。

4. 躯体症状　UARS 可引起情绪异常与非特异性的躯体症状，包括焦虑、抑郁、肌痛、头痛、心慌、胸闷、腹胀、胃灼热、晕厥等，常被误认为慢性疲劳综合征或纤维肌痛。

六、辅助检查

1. PSG　PSG 是诊断 UARS 的必要检查，可以监测到患者觉醒增多，出现 RERAs，深睡眠期减少，浅睡眠期增多。同时可确定呼吸暂停低通气指数（AHI），以排除 OSAS。

2. 上气道阻力的检查　夜间持续食管压力监测是测量上气道阻力的有效方法，可以用来诊断 UARS。食管压力的异常可表现为吸气时食管负压进行性增加，以压力突然回到睡眠时的基础水平终止，事件的终止常伴有脑电觉醒。目前认为食管负压大于 −10cmH$_2$O 为异常，但食管压力的测定还受到睡眠状态、睡眠体位、肥胖等因素的影响，同时，这种方法为半有创性检查，需要取得患者的配合，因而限制了其临床应用。

其他用于检查上气道阻力的方法还有：PSG 吸气气流图形检测可以发现气流受限，是一个非创伤性且很有价值的方法，有可能代替食管压力监测来诊断 UARS。在检测气流受限时，鼻气流压力传感器较热敏传感器更敏感。在上气道阻力正常时，吸入气流的图形呈圆滑曲线，而当上气道阻力增加时，因气流受限则呈平台样改变。用膈肌肌电来测量吸气努力，是一种半定量的方法，但技术上有一定难度，尚未得到广泛应用。用压力脉冲振荡法测量上气道阻抗的技术与用脉搏传递时间来监测上气道阻力变化也有可能用于 UARS 的检查。

3. 头颈部的影像学检查　头颈部的 X 线或 CT 检查，可详细了解上气道的解剖情况，既有助于寻找病因，也有助于选择合适的治疗方案。

4. 评价患者日间嗜睡程度的检查　多次睡眠潜伏时间试验（multiple sleep latency test, MSLT）可客观反映患者日间嗜睡的严重程度；Epworth 嗜睡量表（Epworth sleepiness scale, ESS）用于主观评估患者白天在日常生活中不同情况下的嗜睡程度，反映患者睡眠的倾向。

七、诊断与鉴别诊断

美国睡眠医学会（AASM）2000 年发表了 UARS

42

的定义：一种在睡眠时的异常呼吸形式，有日间嗜睡，且不能用其他原因解释，包括 OSAS。

（一）诊断

UARS 目前尚无统一的诊断标准，打鼾的患者可能是 UARS，如果患者有类似 OSAS 的临床表现，但 PSG 不符合 OSAS 的标准，则应高度怀疑为此病，确诊需要行食管压力监测，并除外 OSAS 与其他睡眠紊乱性疾病。

下述特征的存在提示可能为 UARS：

1. 主要特征　①临床主诉有过度嗜睡；②脑电觉醒指数 >10 次 /h，且觉醒与呼吸努力增加有关；③呼吸紊乱指数 <5 次 /h。

2. 次要特征　①临床主诉有打鼾；②在脑电觉醒前打鼾强度增加；③与脑电觉醒有关的气流受限；④经鼻持续气道正压通气（nCPAP）短期试验性治疗后临床症状改善。其中，临床主诉是诊断的必要条件，这可以用 ESS 评分 >10 分来明确，或用其他量表来评价。另外，呼吸紊乱指数 <5 次 /h 用以区分 OSAS；脑电觉醒指数升高，且觉醒与呼吸努力增加有关是鉴别其他原因嗜睡的特异诊断方法。

诊断儿童 UARS 的临床特征与成人类似。儿童 UARS 的临床症状与 OSAS 类似，幼儿可能会出现夜间呼吸声音粗糙，睡眠不安，学龄期儿童可以表现为白天困倦。诊断儿童 UARS 要求呼吸暂停指数应 <1 次 /h，AHI 应 <5 次 /h，同时，与食管负压增加有关的异常呼吸直接导致脑电觉醒的次数应较成人增加。

（二）鉴别诊断

与打鼾、特发性嗜睡症、发作性睡病、OSAS 等疾病进行鉴别。OSAS 与 UARS 临床表现类似，主要区别为 UARS 患者 PSG 监测无呼吸暂停与低通气，根本原因在于 UARS 患者呼吸调节完善，在呼吸暂停出现之前觉醒，因而不发展为呼吸暂停与低通气。

八、治疗

UARS 经过积极治疗可改善患者的主观症状，提高患者的生活质量。治疗方法与轻度 OSAS 相近，主要手段包括口腔矫治器、手术与 nCPAP 治疗。

一般治疗主要是消除与纠正危险因素，包括减轻体重、侧卧睡眠、戒烟酒、避免服用镇静与肌松药物、应用改善鼻腔通气的药物等。

针对气道阻力增加的治疗常用以下方法：①口腔矫治器治疗，主要作用是使下颌骨前移，防止睡眠时舌根后坠，减轻上气道陷闭。口腔矫治器无创，使用方便，价格便宜，且随着制作工艺的改进，患者更易接受。②对于有上气道解剖结构异常的患者，可选择手术治疗来解除上气道的狭窄，包括上气道软组织减容手术、上气道内重建手术、轻度颌骨畸形的矫正手术等。常用的手术方式有鼻甲肥大射频消融、悬雍垂腭咽成形术、激光辅助腭成形术、舌骨悬吊术等。③ nCPAP 治疗可显著降低上气道阻力，减少脑电觉醒波，改善夜间睡眠结构，改善临床症状，是治疗 UARS 的一种有效手段，但患者治疗的顺应性仍有待进一步提高。

九、预后

UARS 患者经过有针对性的治疗，多数可以取得良好效果，提高生活质量。由于 UARS 可进展为 OSAS，因此，需要定期进行 PSG 监测，以评估病情进展情况。

总之，UARS 是一种睡眠呼吸障碍疾病，临床症状与 OSAS 类似，但 PSG 监测没有呼吸暂停、低通气与血氧饱和度下降，需要结合上气道阻力检测来进行诊断。UARS 可以看作 OSAS 的早期阶段，需要进行治疗干预与随访观察，治疗方法类似于轻度 OSAS 的治疗。

（吕云辉）

第四十三章　夜间呻吟

夜间呻吟（catathrenia），也被称作睡眠相关呻吟（nocturnal groaning），1983 年，由 De Roek J 首先发现并公开提出，典型的夜间呻吟为深吸气后呼气相延长并伴随像呻吟般单调的声音，多发生在年轻人，主要就诊原因为社交障碍，因此 2005 年《睡眠障碍国际分类（第 2 版）》（ICSD-2）中将其归类为异态睡眠（parasomnia）。但因为夜间呻吟具有典型的呼吸模式改变，所以夜间呻吟究竟属于何种睡眠障碍一直存在争议。2006 年有一例夜间呻吟合并阻塞性睡眠呼吸暂停的报道，发现使用持续气道正压通气（CPAP）治疗阻塞性睡眠呼吸暂停后夜间呻吟也好转。因此，2014 年《睡眠障碍国际分类（第 3 版）》（ICSD-3）将夜间呻吟纳入睡眠呼吸障碍中，与单纯鼾声并列属于正常变异或单纯症状，这种新的睡眠呼吸障碍目前病例报道不到 100 例，国内外均认识不足，由于其以夜间发声为主要表现，在门诊中常被误认为阻塞性睡眠呼吸暂停。又因夜间呻吟患者的 PSG 监测表现与中枢性睡眠呼吸暂停相似，均有口鼻气流暂停伴胸腹运动消失，常被误诊为中枢性睡眠呼吸暂停。因此，呼吸专科医师应该加强对夜间呻吟这一新的睡眠呼吸障碍的认识。

一、病因与发病机制

有研究发现，伴猝倒的发作性睡病患者口服 γ-羟丁酸钠后夜间呻吟发病率升高约 13.7%，其他病因不详。目前夜间呻吟的发病机制也不明确，主要有以下推论：

1. 呼吸中枢发育不成熟　新生儿学专家观察到新生儿在呼气相也发出"嘟哝"，这可能对新生儿后期肺发育有重要作用。因为夜间呻吟患者年轻，其临床表现类似于婴儿睡眠中的"嘟哝"。推测夜间呻吟可能是残留的呼吸模式，因脑干的呼吸中枢发育不成熟导致夜间睡眠时功能不稳定。

2. 神经元功能性病变　夜间呻吟事件均发生在呼气相，连续出现的事件导致呼吸频率减慢。目前无神经系统器质性病变证据，有作者推测夜间呻吟是控制通气的神经元功能性病变所致。推测夜间呻吟的产生是由于吸气后神经元功能障碍所致，或者吸气后神经元之间的相互作用功能不全所致。

3. 声门部分阻塞　夜间呻吟事件发生时可见口鼻气流暂停，但就发声而言提示气流未完全停止。声音性质研究提示声音产生于声带，多点食管测压提示声门处阻塞，推测机制为声门部分阻塞导致反应性强迫呼气，为克服声门阻力而延长呼气相。纤维喉镜也排除了喉骨软化症与其他咽喉部器质性病变。目前尚不能解释为何事件仅出现在睡眠时期，尤其是 REM 睡眠期。

二、临床表现

有研究报道，夜间呻吟就诊的患者人数占睡眠中心总就诊人数的比例为 0.06%～0.54%，事实上夜间呻吟是一种更为常见的现象，目前报道患者主要因社交障碍就诊。因此文献报道的患者人数可能远远小于人群中真实的患者数量。在既往的报道中，男性夜间呻吟患者多于女性。

夜间呻吟患者发病年龄波动在 4～36 岁。患者对夜间呻吟不自知，多由家人、室友发现其夜间发出单调的声音，对患者造成社交障碍而就诊。患者大多身体健康，仅少数患者合并其他疾病，如肺动脉高压、癫痫、脑膜瘤及抑郁。病例报道中，部分患者合并其他睡眠障碍，如磨牙、周期性肢体运动、梦游、遗尿、梦话、夜惊及失眠。

患者体重指数（BMI）在 15.7～46kg/m² ，其中 BMI 正常者居多。颌面部检查方面，仅在 Guilleminault 的研究中，7 例患者 Mallampati 评分均较高，部分患者有小下颌，作者认为提示夜间呻吟患者存在上气道狭窄。但其他研究中 Mallampati 评分正常。

既往主要病例系列报道中日间嗜睡患者比例差别较大，ESS 评分大于 10 分的患者比例波动在 0～80%。

三、相关检查

1. 多导睡眠图（PSG）监测　PSG 监测中夜间呻吟有典型表现，深吸气后出现呼气相延长伴发声，可见口鼻气流暂停，胸腹带检测无胸腹运动，夜间呻吟事件连续出现导致呼吸频率减慢（图 43-0-1）。夜间呻吟事件常常成簇发生在后半夜，最早报道在 REM 睡眠期出现，后逐渐发现夜间呻吟事件也出现在 NREM 睡眠期。

根据已发表的文献,8.04% 患者合并的 OSAS 多为轻度,仅 1 人为重度(AHI 38 次/h)。PSG 发现夜间呻吟患者觉醒指数、呼吸紊乱指数多升高。夜间呻吟患者脉氧基本在正常范围。

2. 声音分析　夜间呻吟患者发声的长度差异较大,对于声音持续时间有争议。在 2005 年 ICSD-2 中夜间呻吟诊断标准为声音持续 2～49 秒。有研究报道,在夜间呻吟整夜声音事件中,95% 发声时间小于 2 秒。2014 年 ICSD-3 未将声音持续时间作为判定标准。

在声音性质方面,Iriarte 等人使用波形图与频谱图方式分析研究显示夜间呻吟患者的发声是规则的、有节律的,考虑声音由声带发出。Dae 等人通过波形图与光谱图分析夜间呻吟患者的发声,并将发声分为两种亚型,第一种是在基础频率上有正弦曲线形态,第二种是基础频率较高但正弦表现较少,两种声音均有共振峰与弦波,从此角度提示夜间呻吟的发声来自声带。关于夜间呻吟患者发声与鼾症患者鼾声的示波振荡图的对比可见图 43-0-2。

3. 经食管测压　有研究报道,夜间呻吟患者食管测压,吸气时食管为负压,呻吟事件刚开始时食管内压力轻度升高为正压,呻吟事件发生时胸膜腔内压力稍下降,逐渐降至 0,提示呻吟事件发生时没有呼吸肌参与。研究中同时使用两个测压传感器,变化也不相同。夜间呻吟开始时,置于食管的传感

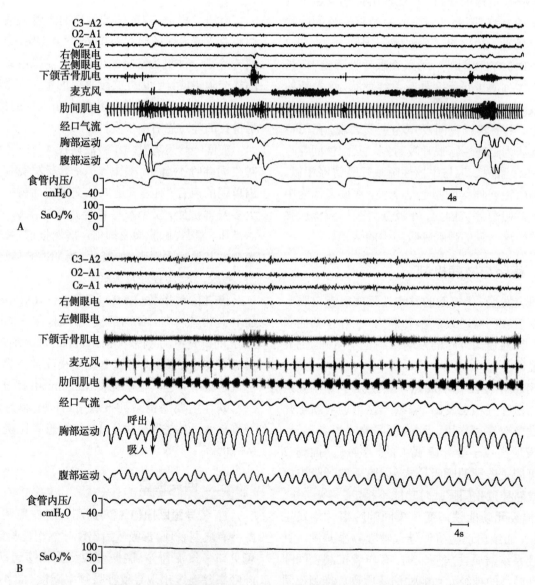

图 43-0-1　夜间呻吟患者(A)与呼气相鼾症患者(B)PSG 对比

A、B 展示了相同长度时间的记录,可观察到:①两者发声持续时间不同;②夜间呻吟患者呼气相延长、胸腹运动停止;③夜间呻吟患者呼吸节律减慢。

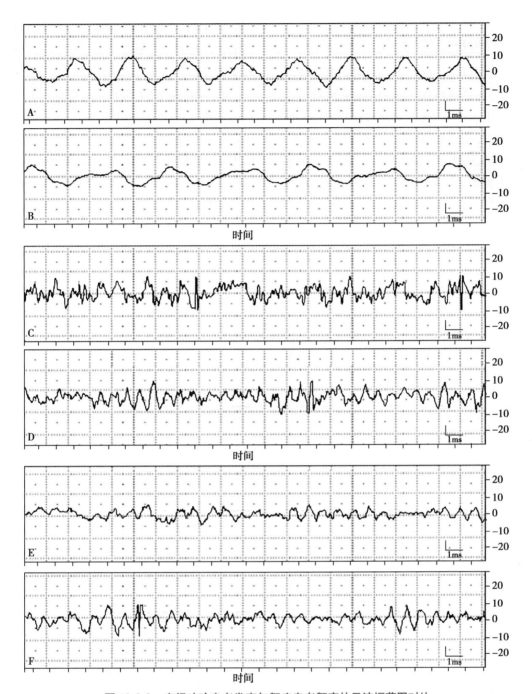

图 43-0-2　夜间呻吟患者发声与鼾症患者鼾声的示波振荡图对比

A、B 是 2 例夜间呻吟患者，声音有典型的正弦节律；C、D、E 和 F 为 4 例单纯鼾症患者，声音杂乱没有规律；每个样本持续 25 毫秒。

器显示压力轻度升高，而置于下咽部的传感器在夜间呻吟开始时没有感受到任何压力升高，由此推测夜间呻吟患者事件发生时声门处发生阻塞。

4. 脑 CT、脑磁共振　在神经系统影像学检查中，无明显异常。1 例患者经神经系统影响学检查发现脑膜瘤，但脑膜瘤切除后患者夜间呻吟情况无明显变化。

四、诊断与鉴别诊断

夜间呻吟的诊断主要依靠临床症状、PSG 与声音监测。也有夜间发出单调、扰人声音的症状，PSG 可见深吸气后呼气相延长，口鼻气流暂停伴有胸腹运动消失，延长的呼气相伴有发声即可诊断夜间呻吟。主要需与睡眠呼吸暂停鉴别。

43

五、治疗选择与治疗方法

当患者确诊夜间呻吟后，首先应考虑是否需要治疗。在 ICSD-3 中将夜间呻吟归类为睡眠呼吸障碍中的睡眠孤立症状和正常变异。目前报道的不到 100 例患者中仅小部分接受治疗，经 3～5 年随访，未发现明确对健康损害的证据。目前亦没有需要积极治疗的分类标准，笔者认为，若没有严重的社交障碍，无日间嗜睡，无合并阻塞性睡眠呼吸暂停与其他需要积极治疗的疾病，可选择不治疗。若患者需要治疗，目前报道治疗有效的方式包括持续气道正压通气（CPAP）与上气道成形术。

1. CPAP 治疗　CPAP 治疗一方面通过 PSG 与声音表现分析考虑发生机制可能为上气道狭窄，另一方面夜间呻吟合并阻塞性睡眠呼吸暂停的患者使用 CPAP 试验性治疗后对夜间呻吟有效。目前 CPAP 是夜间呻吟的主要治疗方式，研究中 CPAP 压力水平波动在 5～14cmH$_2$O，大部分研究结果显示 CPAP 对夜间呻吟有效，但有效的程度不一致。Guilleminault 的研究认为 CPAP 治疗可以完全消除夜间呻吟，但多数研究认为 CPAP 可以减少但难以消除夜间呻吟。少数研究结果显示 CPAP 对夜间呻吟无效。

2. 手术治疗　Guilleminault 所报道的 7 例患者在颌面部结构检查时发现 Mallampati 评分均升高，考虑存在气道狭窄证据，其中 5 例患者选择上气道成形术，术后予口腔矫治器佩戴维持气道开放，夜间呻吟均消失，经 3～5 年随访，夜间呻吟均未复发。但目前接受上气道成形术治疗的病例数少。此外，大部分的研究未发现夜间呻吟患者有上气道狭窄证据，因此笔者认为，上气道成形术的选择存在一定局限性。

综上所述，从 1983 年发现第一例夜间呻吟患者至今，研究集中在病例报道。夜间呻吟有呼吸紊乱的表现，CPAP 治疗有效，经食管测压、声音分析等提示夜间呻吟发生时声门处存在一定程度阻塞，夜间呻吟于 2014 年成为睡眠呼吸障碍的新成员。但其发病机制、病程及预后均不清楚。期待更多的病例报道与相关研究。

（张希龙　许力月）

参考文献

【1】 DE ROEK J, VAN HOOF E, CLUYDTS R. Sleep-related expiratory groaning: a case report[J]. J Sleep Res, 1983, 12: 237.

【2】 American Academy of Sleep Medicine. The international classification of sleep disorders[M]. 2nd ed. Westchester, IL: American Academy of Sleep Medicine, 2005: 165-167.

【3】 American Academy of Sleep Medicine. The international classification of sleep disorders[M]. 3rd ed. Darien, IL: American Academy of Sleep Medicine, 2014: 141.

【4】 POLI F, RICOTTA L, VANDI S, et al. Catathrenia under sodium oxybate in narcolepsy with cataplexy[J]. Sleep Breath, 2012, 16(2): 427-434.

【5】 PRAUD JP, ARSENAULT J, RENOLLEAU S. The preterm lamb. A unique animal model of neonatal respiratory instability[M]//CARLEY DW, RADULOVACKI M. Sleep-related breathing disorders: experimental models and therapeutic potential. New York: Marcel Dekker Inc, 2003: 223-238.

【6】 PEVERNAGIE DA, BOON PA, MARIMAN AN, et al. Vocalization during episodes of prolonged expiration: a parasomnia related to REM sleep[J]. Sleep Med, 2001, 2(1): 19-30.

【7】 BRUNNER DP, GONZALEZ HL. Catathrenia: a rare parasomnia with prolonged groaning during clusters of central or mixed apneas[J]. J Sleep Res, 2004, 13: 107.

【8】 OTT SR, HAMACHER J, SEIFERT E. Bringing light to the sirens of night: laryngoscopy in catathrenia during sleep[J]. Eur Respir J, 2011, 37(5): 1288-1289.

【9】 IRIARTE J, FERNANDEZ S, FERNANDEZ-ARRECHEA N, et al. Sound analysis of catathrenia: a vocal expiratory sound[J]. Sleep Breath, 2011, 15(2): 229-235.

【10】 VETRUGNO R, LUGARESI E, PLAZZI G, et al. Catathrenia (nocturnal groaning): an abnormal respiratory pattern during sleep[J]. Eur J Neurol, 2007, 14(11): 1236-1243.

【11】 OLDANI A, MANCONI M, ZUCCONI M, et al. Nocturnal groaning: just a sound or parasomnia?[J]. J Sleep Res, 2005, 14(3): 305-310.

【12】 OVERLAND B, AKRE H, BERDAL H. Sleep-related

groaning: prevalence and haracteristics in a cohort of patients with suspected obstructive sleep apnea[J]. Acta Oto-Laryngologica, 2012, 132(1): 90-95.

【13】ADNAN A, ABBASI, TIMOTHY I, et al. Nocturnal moaning and groaning-catathrenia or nocturnal vocalizations[J]. Sleep Breath, 2012, 16(2): 367-373.

【14】SONGU M, YILMAZ H, YUCETURK AV, et al. Effect of CPAP therapy on catathrenia and OSA: a case report and review of the literature[J]. Sleep Breath, 2008, 12(4): 291-294.

【15】PRIHODOVA I, SONKA K, KEMLINK D, et al. Arousals in nocturnal groaning[J]. Sleep Med, 2009, 10(9): 1051-1055.

【16】ZINKE J, RUPPRECHT S, SCHWAB M, et al. Nocturnal groaning(catathrenia) and epilepsy[J]. Epileptic Disord, 2010, 12(2): 136-137.

【17】MANCONI M, ZUCCONI M, CARROT B, et al. Association between bruxism and nocturnal groaning[J]. Mov Disord, 2008, 23(5): 737-739.

【18】GUILLEMINAULT C, HAGEN CC, KHAJA AM. Catathrenia: parasomnia or uncommon feature of sleep disordered breathing?[J]. Sleep, 2008, 31(1): 132-139.

【19】KOO DL, HONG SB, JOO EY. Acoustic characteristic of catathrenia and snoring: different subtypes of catathrenia[J]. Sleep Med, 2012, 13(7): 961-964.

【20】ALSHAIKH MK, GACUAN D, GEORGE S, et al. Long-term follow-up of patients with narcolepsy-cataplexy treated with sodium oxybate(Xyrem)[J]. Clin Neuropharmacol, 2011, 34(1): 1-4.

43

第九篇
常见呼吸疾病与睡眠呼吸障碍

第四十四章　常见呼吸疾病与睡眠呼吸障碍概论　470

第四十五章　支气管哮喘与睡眠呼吸障碍　472

第四十六章　慢性阻塞性肺疾病与睡眠呼吸障碍　480

第四十七章　间质性肺疾病与睡眠呼吸障碍　483

第四十八章　慢性咳嗽与睡眠呼吸障碍　488

第四十九章　肺血管病与睡眠呼吸障碍　495

第五十章　肺癌与睡眠呼吸障碍　499

第五十一章　呼吸危重症与睡眠呼吸障碍　503

第五十二章　肺移植与睡眠呼吸障碍　512

第四十四章　常见呼吸疾病与睡眠呼吸障碍概论

睡眠呼吸障碍（sleep-related breathing disorder, SBD）是发生在睡眠中的呼吸障碍性疾病，该类疾病的诊治是现代呼吸疾病体系的重要组成部分之一，也催生了一门新兴的交叉学科——睡眠医学。根据《睡眠障碍国际分类（第3版）》，SBD包括阻塞性睡眠呼吸暂停综合征（OSAS）、中枢性睡眠呼吸暂停（CSAS）、睡眠相关肺泡低通气障碍、睡眠相关低氧血症、单独症候群与正常变异5个类别。

睡眠时间约占人生的1/3。正常生理状态下，人入睡后通气量会减少。但存在基础呼吸疾病的患者会因此加重原发病，特别是在合并SBD情况下，还可能出现急性或慢性呼吸功能不全而危及患者的健康与生命。SBD对健康的影响逐渐得到临床医师的重视，对不少疾病的诊治不再仅仅停留在日间，而是将重点放在夜间，特别是睡眠状态下。SBD在呼吸疾病患者中并不少见，但临床实践中还未得到广泛的认识与重视，诊治率较低。本篇将就常见呼吸疾病患者的SBD问题进行探讨。

慢性阻塞性肺疾病（简称慢阻肺）是呼吸系统常见病，也是国家慢病防治的重要疾病。目前临床工作中对慢阻肺更多重视的是日间的诊疗，常规开展夜间患者睡眠与呼吸状态的诊断与针对性治疗有待提高。多项研究发现，慢阻肺患者低氧与高碳酸血症最严重的时间是在睡眠期，特别是快速眼动（rapid eye movement，REM）睡眠期。反过来，慢阻肺病情的加重也会影响患者的睡眠质量。慢阻肺合并SBD比例很高，两者叠加的危害更大，患者睡眠质量更差，并发症如呼吸衰竭、肺心病的发生早、程度重，生活质量更低，病死率更高。因此，认识与诊治慢阻肺患者的SBD对于提高慢阻肺诊治质量、改善患者生活质量与降低病死率非常必要。

支气管哮喘（简称哮喘）的发病有明显的昼夜节律，夜间与凌晨睡眠期间易出现症状加重，干扰正常睡眠结构，损害睡眠质量。哮喘与OSA均以夜间症状为主，两者合并发生时，哮喘更不易控制。OSA诱发的胃食管反流、干冷空气刺激与间歇性低氧相关的氧化应激均不利于哮喘控制，为难治性哮喘的重要原因之一。而同时具有这两种疾病的患者

并不少见，值得临床重视。

特发性肺纤维化（idiopathic pulmonary fibrosis, IPF）患者合并OSA的比例在58%~88%，然而IPF患者进行睡眠监测者不到3%，说明临床还未重视这个问题。低氧血症可预测IPF患者的预后，患者REM睡眠期血氧饱和度显著下降，可发生呼吸衰竭，严重影响患者预后，需早期干预。

对肺癌患者，精神与心理因素、肺癌对呼吸系统的直接影响及放、化疗的不良反应，都会影响其睡眠质量，此类患者发生抑郁、失眠与睡眠结构破坏的比例更高，直接影响患者的治疗效果。近期研究发现，肺癌患者合并OSA比例高达49%。更值得关注的是，OSA患者中肺癌发生率升高。两者同时存在会加重肿瘤病情，影响疗效，及时干预OSA可能使患者受益。

处于重症监护病房（intensive care unit，ICU）的患者普遍存在睡眠障碍，影响其疗效与预后，相关因素包括长期光照的环境、麻醉与镇痛药物的应用、多种监护与治疗手段的不适、噪声的干扰等，当给予呼吸机治疗时，更应该关注夜间的病情，因为呼吸机的压力处方在清醒与睡眠状态下是有区别的，这个问题常常被忽视。另外，呼吸重症合并OSA、肥胖低通气综合征（OHS）很常见，其治疗相对特殊，病情更重且治疗难度加大。机械通气治疗由于插管的原因容易忽略上气道问题，OSAS患者因上气道易塌陷会出现拔管后再插管的问题，应用无创正压通气需要注意提高压力以保持睡眠时上气道的开放。

此外，由于SBD引起的慢性间歇性低氧还可导致肺动脉高压，常常是肺动脉高压的筛查病因之一。OSA患者的红细胞增多、血管内皮损伤与凝血机制异常可导致肺栓塞，也是临床上不明原因肺栓塞易被忽视的原因之一。

鉴于常见呼吸疾病的SBD存在的普遍性与严重性，临床医师需要对其相关的睡眠与睡眠呼吸问题给予必要关注，它关系到治疗的整体性与全面性，更决定着患者的最终疗效与预后。

（陈宝元　王玮）

参考文献

【1】 American Academy of Sleep Medicine. International classification of sleep disorders[M]. 3rd ed. Darien, IL: American Academy of Sleep Medicine, 2014.

【2】 申慧, 王玮. 慢性阻塞性肺疾病昼夜血氧变化与其临床意义[J]. 中国实用内科杂志, 2012, 32(7): 549-550.

【3】 CHANG CH, CHUANG LP, LIN SW, et al. Factors responsible for poor sleep quality in patients with chronic obstructive pulmonary disease[J]. BMC Pulm Med, 2016, 16(1): 118.

【4】 HE BT, LU G, XIAO SC, et al. Coexistence of OSA may compensate for sleep related reduction in neural respiratory drive in patients with COPD[J]. Thorax, 2017, 72(3): 256-262.

【5】 JOHNSON DA, MELTZER LJ, ZHANG T, et al. The influence of psychosocial stressors and socioeconomic status on sleep among caregivers of teenagers with asthma, the Puff City study[J]. Sleep Health, 2018, 4(2): 141-146.

【6】 OLDHAM JM, COLLARD HR. Comorbid conditions in idiopathic pulmonary fibrosis: recognition and management[J]. Front Med(Lausanne), 2017, 4: 123.

【7】 MERMIGKIS C, BOULOUKAKI I, SCHIZA SE. Sleep as a new target for improving outcomes in idiopathic pulmonary fibrosis(IPF)[J]. Chest, 2017, 152(6): 1327-1338.

【8】 DREHER M, KRÜGER S, SCHULZE-OLDEN S, et al. Sleep-disordered breathing in patients with newly diagnosed lung cancer[J]. BMC Pulm Med, 2018, 18(1): 72-78.

【9】 THILLE AW, CÓRDOBA-IZQUIERDO A, MAITRE B, et al. High prevalence of sleep apnea syndrome in patients admitted to ICU for acute hypercapnic respiratory failure: a preliminary study[J]. Intensive Care Med, 2018, 44(2): 267-269.

【10】 SEQUEIRA TCA, BAHAMMAM AS, ESQUINAS AM. Noninvasive ventilation in the critically Ill patient with obesity hypoventilation syndrome: a review[J]. J Intensive Care Med, 2017, 32(7): 421-428.

【11】 JEAN RE, GIBSON CD, JEAN RA, et al. Obstructive sleep apnea and acute respiratory failure: an analysis of mortality risk in patients with pneumonia requiring invasive mechanical ventilation[J]. J Crit Care, 2015, 30(4): 778-783.

【12】 GHIASI F, AHMADPOOR A, AMRA B. Relationship between obstructive sleep apnea and 30.day mortality among patients with pulmonary embolism[J]. J Res Med Sci, 2015, 20(7): 662-667.

44

第四十五章　支气管哮喘与睡眠呼吸障碍

第一节　夜间哮喘

夜间哮喘是一种普遍存在且具有重要临床意义的哮喘类型，约占哮喘患者的 2/3。夜间哮喘的急性发作可导致患者睡眠质量下降，表现为入睡困难与睡眠时间缩短，其中多达一半的患者可出现白天困倦并影响生活质量。此外，夜间哮喘的急性发作使哮喘症状更难控制，不仅增加了药物的使用，也增加了哮喘的死亡率。由此可见，夜间哮喘是一种潜在的、可致命的哮喘类型，需要大家提高对它的认识，并寻求相应的治疗方案。

一、夜间哮喘的特征

Clark 等发现约 2/3 哮喘患者的夜间呼气流速峰值较白天下降 30%～50%，这一数值明显高于正常人。Ballard 等对比了夜间哮喘患者在夜间清醒时与睡眠时的下气道阻力（lower airway resistance，LAR），发现即使是在夜间清醒状态，下气道阻力也会增加，但在夜间睡眠时，下气道阻力增加更多。由此可见，哮喘患者在夜间更易发生下气道阻力的增加。

在睡眠刚开始的 REM 睡眠期，随着肺容量的下降，功能残气量也明显下降。由于肺容量与气道阻力之间存在一定相关性，故最初研究者们认为夜间下气道阻力的增加是睡眠相关的肺容量下降造成的。然而，在夜间哮喘患者睡眠时进一步应用胸膜腔负压技术，使得其肺容量维持在清醒水平，此时测得的下气道阻力仍增加。这种在睡眠时并不明显，但在清醒状态下表现出的肺容量与下气道阻力之间的负相关性现象被称为"气道 - 实质解偶联（airway-parenchyma uncoupling）"，这种现象提示可能存在着某种神经调节机制。

二、夜间哮喘的发生机制

人体睡眠阶段的生理性改变、昼夜节律的变化、夜间环境的暴露、哮喘共患疾病等因素使夜间肺呼气流速下降，是哮喘发作的主要原因。目前考虑可能导致夜间哮喘发生的潜在机制如下：

1. 睡眠时气道副交感神经张力增加　睡眠是一种在哺乳动物中普遍存在的自然休息状态。正常人体的肺功能在睡眠阶段有所下降，主要表现为通气功能降低、血氧水平降低和呼吸道阻力增加等。这些变化对健康人体不会产生影响，但在哮喘患者中则会导致不良后果。由睡眠诱导、在脊髓左侧核中产生、与气道相关的迷走神经节前神经元（airway-related vagal preganglionic neurons，AVPNs）及迷走神经背侧运动核中的神经元，在睡眠时气道副交感神经活性的调节中起着重要作用。AVPNs 与气管支气管神经节的节后神经元共同支配调节气道平滑肌、黏液腺与血管的相关活性。由促觉醒系统中蓝斑核与副蓝斑核神经元释放的去甲肾上腺素能介质可抑制 AVPNs 的活性，而这些促觉醒中心又能被下丘脑促眠神经元抑制。睡眠时，与其相关的肾上腺素能神经紧张性减退，使 AVPNs 抑制作用解除，气道副交感神经活性增强，促进呼吸道黏膜腺体分泌增加，支气管血流增加、下气道阻力增加，并出现"气道 - 实质解偶联"现象，上述研究结果也为夜间哮喘的治疗提供了理论依据。

2. 睡眠时肺容量下降、气道反应性增加与气道平滑肌收缩　睡眠时肺容量的下降可导致气道阻力的增加。与正常个体相比，肺容量增加的患者对胆碱受体的反应性更高。正常人在深吸气或叹息动作停止时，气道反应性迅速增加。然而，在乙酰胆碱激发前的深吸气动作可降低支气管的收缩。应用气道平滑肌的肌动蛋白 - 肌球蛋白偶联的理论可以解释上述现象。这一理论认为，肺充气过程是一种机械性的拉伸，它会传递到肌球蛋白的末端，使其与肌动蛋白纤维分离，从而破坏肌动蛋白 - 肌球蛋白偶联，降低气道平滑肌的收缩力。陈 - 施呼吸与偶尔的深吸气可使肌动蛋白 - 肌球蛋白结合保持在平衡状态。睡眠时偶尔出现的深吸气与叹息动作，能增加肌动蛋白 - 肌球蛋白的结合，收缩支气管，从而导致夜间哮喘的发生。在哮喘患者中，气道的慢性炎症可引起周围支气管壁的增厚，这种增厚不仅能降低气道平滑肌的顺应性，还能进一步增加支气管的收缩力。这一想法在兔子模型实验中得到了验证，研究者们发现通过使用持续气道正压通气

（continuous positive airway pressure，CPAP）不仅能保持气道的扩张，还能降低气道高反应性。这一研究为临床评估 CPAP 治疗夜间哮喘的效果提供了理论依据。

3. 机体昼夜节律的变化对气道功能的影响　除睡眠相关因素外，夜间哮喘的加重与哮喘患者清晨死亡率的增加也可能与机体本身的昼夜节律变化有关。人体中，一些神经激素水平呈昼夜节律变化。其中，血浆皮质醇浓度在清晨醒来时达峰值，凌晨降至谷值。肾上腺素水平也呈现 24 小时周期性变化，在下午达到峰值，凌晨降到谷值。Shea 等发现哮喘患者因受睡眠的不利因素影响，在睡眠过程中会出现呼气流速峰值的急剧减弱与气道阻力的增加。但由于昼夜节律变化对行为、环境及睡眠本身均有影响，使得单独观察昼夜节律对气道功能的影响变得尤其困难，故目前昼夜节律对哮喘患者肺功能影响的机制尚未可知。虽然皮质醇水平表现出昼夜节律性，但提前输注氢化可的松不能阻止夜间哮喘患者糖皮质激素水平的下降。同样，即使夜间儿茶酚胺活性减弱，但由于注射儿茶酚胺类药物并不能缓解夜间支气管的收缩，故这也不太可能是夜间哮喘加重的原因。非肾上腺素能、非胆碱能神经系统的昼夜节律改变可导致夜间气道功能的改变。夜间哮喘患者气道白细胞、中性粒细胞与嗜酸性粒细胞的计数水平在清晨较下午较高，这与夜间呼气气流的下降有关。

4. 睡眠相关的外源性因素影响　多种与睡眠相关的外源性因素被认为可能会引起夜间哮喘的发生。床上用品中的过敏原能诱发夜间哮喘，但避免接触这些过敏原后并不能缓解患者夜间支气管的收缩。夜间冷空气的吸入与体温的降低也被认为可引发夜间哮喘，然而即使将温度与湿度保持在白天水平，夜间呼气流量依然会出现下降。

5. β_2- 肾上腺素受体的多态性　吸入性 β_2- 肾上腺素受体（beta 2-adrenergic receptor，β_2-AR）激动剂是治疗哮喘急性发作的重要方法。人类 β_2-AR 基因的遗传多态性，尤其是 16、27 位基因型的改变，可导致受体功能的不同。β_2-AR 由于基因突变可导致 16 位精氨酸（arginine，Arg）替换为甘氨酸（glycine，Gly），27 位谷氨酰胺（glutamine，Gln）替换为谷氨酸（glutamic，Glu）。多项研究调查了 β_2-AR 多态性与夜间哮喘的关系。一项针对 27 例儿童的研究显示，β_2-AR 的 16 位点的多态性与夜

间哮喘的发生密切相关。与哮喘非夜间发作组相比，Gly16 等位基因在夜间哮喘组中明显增多，而 Arg16 等位基因则明显减少。另一项针对中国国民的研究显示，β_2-AR 的 16 位点的多态性与夜间哮喘的发生密切相关。同样，一项荟萃分析显示 Gly16 能诱发夜间哮喘。在定位诱变与重组表达研究中发现，β_2-AR 的 16 位点上的突变（Arg 突变为 Gly）能增强激动剂所促发的受体下调，由此推测，Gly16 可能与夜间哮喘的 β_2-AR 下调有关，是夜间哮喘的重要遗传因素。

6. 共患疾病的影响

（1）阻塞性睡眠呼吸暂停（OSA）：多项研究表明，哮喘与 OSA 之间存在潜在相关性。哮喘患者常伴有严重的打鼾与日间嗜睡现象。在排除体重指数（BMI）与年龄等相关因素后，重度哮喘人群中 OSA 患病率高于中度哮喘人群。此外，几项小型试验显示 CPAP 治疗能改善同时患有 OSA 的哮喘患者的症状。多种机制可以解释哮喘与 OSA 之间的相关性。OSA 患者睡眠时气道相对狭窄，使气道阻力增加，胸膜腔负压增加，刺激迷走神经张力升高，可导致夜间哮喘的发作。此外，呼吸暂停可刺激喉与声门处的神经受体，引起反射性的支气管收缩，强烈的支气管收缩与高反应性也可引起哮喘的发作。OSA 患者睡眠时常出现低氧血症，可通过刺激颈动脉体，反射性地诱发支气管收缩。OSA 还能引起促炎状态的产生，这种促炎状态对全身与上气道炎症都有影响。脂肪因子也有可能参与 OSA 与哮喘的发生。在 OSA 患者中升高的瘦素，具有促炎特性，能增加过敏原诱导的支气管收缩，而针对 OSA 患者的 CPAP 治疗可降低体内的瘦素与其他促炎因子的水平。

（2）胃食管反流：全球哮喘防治创议（GINA）指南指出对难治性哮喘患者需进行胃食管反流（gastro-esophageal reflux，GER）评估。一项针对 2 600 人进行的横向研究显示，同时合并 GER 的患者夜间哮喘症状更加明显。Mastronarde 等人使用质子泵抑制剂埃索美拉唑（每日 2 次，每次 40mg），对一些哮喘未控制的成年人进行了一项为期 6 个月的随机双盲对照试验。试验中，研究人员对 3/4 参与者进行了食管 pH 监测，其中 40% 的人证实同时患有 GER。目前多认为 GER 引发夜间哮喘的机制与神经反射调节机制及微吸入有关。非胃酸（如胆汁）反流可能在哮喘的发生中也起到一定作用，但这一

45

现象与相关机制尚缺乏试验研究。

7. 生物钟基因的影响　在下丘脑视交叉上核与外周器官中，生物钟基因表现活跃。这些基因在特定转录因子的作用下，由复杂的转录-翻译反馈回路组成，能调节多达 10% 的细胞转录因子的表达。啮齿类动物模型中虽然能观察到夜间哮喘与生物钟基因功能的关系，但吸入性糖皮质激素（inhaled corticosteroid，ICS）或 β_2-AR 激动剂易对人类的生物钟基因产生影响。一项针对人支气管上皮细胞的生物钟基因 mRNA 表达的在人体、体外研究表明，ICS 或 β_2-AR 激动剂能诱导人体 Per 1 mRNA 的表达，这也是一种重要的生物钟基因。今后的研究将进一步阐明这些生物钟基因与其产物是如何振荡与破译夜间哮喘的特定分子通路的。

三、夜间哮喘的特殊治疗——时间疗法

根据人体的昼夜节律变化与疾病本身特点，结合相应的药理学知识，调整给药时间与剂量，确保能在夜间达到最大效果的治疗方案，即为夜间哮喘的时间疗法（chronotherapy）。

ICS 是哮喘治疗的基石，由于一些 ICS 制剂在肺内能较长时间滞留，睡前用药成为控制夜间哮喘的理想用药方式。研究证实，每日下午一次性吸入 ICS 与每日分 2 次给药相比疗效相当、应用方便，夜间可达到最大效果，且对肾上腺抑制无明显差异。同样道理，睡前使用缓释型 β_2-AR 激动剂可改善清晨支气管的收缩。日本研发了一种经皮给药的 $\beta2$-AR 激动剂，这种制剂在睡前使用能有效改善夜间哮喘症状。哮喘临床研究中心的一组数据显示，低剂量的氨茶碱较孟鲁司特纳及安慰剂能更有效地控制哮喘症状，且因其价格便宜，可作为控制夜间哮喘症状的廉价选择。另一项小型研究也显示，睡前使用氨茶碱控释片能有效控制夜间哮喘症状与减少清晨肺功能的下降。

总之，夜间睡眠阶段人体的呼吸系统功能下降。夜间哮喘患者常表现为哮喘控制不佳、睡眠质量下降与日间嗜睡，严重影响生活质量，并增加了哮喘的死亡率。因此，掌握夜间哮喘的临床特征，探求其发病机制，在治疗上根据哮喘的夜间变化规律，调整相应的给药时间与剂量，具有重要意义与临床价值。

（金羚琳　张希龙）

参考文献

【1】 RAHERISON C, ABOUELFATH A, LE GROS V, et al. Underdiagnosis of nocturnal symptoms in asthma in general practice[J]. J Asthma, 2006, 43（3）: 199-202.

【2】 MASTRONARDE JG, WISE RA, SHADE DM, et al. Sleep quality in asthma: results of a large prospective clinical trial[J]. J Asthma, 2008, 45（3）: 183-189.

【3】 BRAIDO F, BAIARDINI I, GHIGLIONE V, et al. Sleep disturbances and asthma control: a real life study[J]. Asian Pac J Allergy Immunol, 2009, 27（1）: 27-33.

【4】 IRVIN CG, PAK J, MARTIN RJ. Airway-parenchyma uncoupling in nocturnal asthma[J]. Am J Respir Crit Care Med, 2000, 161（1）: 50-56.

【5】 HAXHIU MA, KC P, BALAN KV, et al. Modeling of sleep-induced changes in airway function: implication for nocturnal worsening of bronchial asthma[J]. Adv Exp Med Biol, 2008, 605: 469-474.

【6】 DING DJ, MARTIN JG, MACKLEM PT. Effects of lung volume on maximal methacholine-induced bronchoconstriction in normal humans[J]. J Appl Physiol, 1987, 62（3）: 1324-1330.

【7】 KING GG, MOORE BJ, SEOW CY, et al. Time course of increased airway narrowing caused by inhibition of deep inspiration during methacholine challenge[J]. Am J Respir Crit Care Med, 1999, 160（2）: 454-457.

【8】 SKLOOT G, PERMUTT S, TOGIAS A. Airway hyperresponsiveness in asthma: a problem of limited smooth muscle relaxation with inspiration[J]. J Clin Invest, 1995, 96（5）: 2393-2403.

【9】 PEREZ-PADILLA R, WEST P, KRYGER MH. Sighs during sleep in adult humans[J]. Sleep, 1983, 6（3）: 234-243.

【10】 XUE Z, YU Y, GAO H, et al. Chronic continuous positive airway pressure（CPAP）reduces airway reactivity in vivo in an allergen induced rabbit model of asthma[J]. J Appl Physiol, 2011, 111（2）: 353-357.

【11】 SHEA SA, SCHEER FA, HILTON MF. Predicting the daily pattern of asthma severity based on relative contributions of the circadian timing system, the sleep-wake cycle and the environment[J]. Sleep, 2007, 30: A65.

45

【12】 YIN K，ZHANG X，QIU Y. Association between beta2-adr-energic receptor genetic polymorphisms and nocturnal asth-matic patients of Chinese Han nationality[J]. Respiration，2006，73（4）：464-467.

【13】 CONTOPOULOS-IOANNIDIS DG，MANOLI EN，IOANNIDIS JP. Meta-analysis of the association of beta2-adrenergic receptor polymorphisms with asthma phenotypes[J]. J Allergy Clin Immunol，2005，115（5）：963-972.

【14】 JULIEN JY，MARTIN JG，ERNST P，et al. Prevalence of obstructive sleep apnea-hypopnea in severe versus moderate asthma[J]. J Allergy Clin Immunol，2009，124（2）：371-376.

【15】 CIFTCI TU，CIFTCI B，GUVEN SF，et al. Effect of nasal continuous positive airway pressure in uncontrolled nocturnal asthmatic patients with obstructive sleep apnea syndrome[J]. Respir Med，2005，99（5）：529-534.

【16】 LAFOND C，SERIES F，LEMIERE C. Impact of CPAP on asthmatic patients with obstructive sleep apnoea[J]. Eur Respir J，2007，29（2）：307-311.

【17】 LAVIE L. Obstructive sleep apnoea syndrome：an oxidative stress disorder[J]. Sleep Med Rev，2003，7（1）：35-51.

【18】 RYAN S，TAYLOR C，MCNICHOLAS WT. Predictors of elevated nuclear factor-κB dependent genes in obstruc-tive sleep apnea syndrome[J]. Am J Respir Crit Care Med，2006，174（7）：824-830.

【19】 WONG CK，CHEUNG PF，LAM CW. Leptin-mediated cytokine release and migration of eosinophils：implica-tions for immunopathophysiology of allergic inflamma-tion[J]. Eur J Immunol，2007，37（8）：2337-2348.

【20】 MASTRONARDE JG，ANTHONISEN NR，CASTRO M，et al. Efficacy of esomeprazole for treatment of poorly controlled asthma[J]. N Engl J Med，2009，360（15）：1487-1499.

【21】 ASANO K，SUZUKI H. Silent acid reflux and asthma control[J]. N Engl J Med，2009，360（15）：1551-1553.

【22】 VASALOU C，HERZOG ED，HENSON MA. Multicel-lular model for intercellular synchronization in circadian neural networks[J]. Biophys J，2011，101（1）：12-20.

【23】 BURIOKA N，FUKUOKA Y，KOYANAGI S，et al. Asthma：chronopharmacotherapy and the molecular clock[J]. Adv Drug Deliv Rev，2010，62（9/10）：946-955.

第二节　哮喘与睡眠障碍

许多哮喘患者均体验过夜间症状加重，尤其是在午夜至清晨期间更易发生，从而影响睡眠。哮喘患者夜间症状易于加重的原因可归结于与通气、气道反应性及炎症、黏液清除、对低氧和高碳酸血症的通气反应及体内激素水平的生物钟节律变化有关。认识夜间哮喘与睡眠期哮喘加重的机制有利于理解和处理哮喘患者的夜间睡眠障碍。虽然哮喘夜间加重的确切机制尚未完全明了，但已明确睡眠本身对气道功能具有很重要的影响。如睡眠可能促进支气管的炎症与反应性并增加气道阻力，同时降低气流率与功能残气量。这些改变可能与睡眠期气道冷却、副交感神经张力增高、暴露于过敏原及某些激素水平变化有关。

一、觉醒与通气反应

睡眠期机体对低氧与高碳酸血症的通气反应减弱，在夜间哮喘或睡眠呼吸障碍患者可表现为睡眠期对血气指标改变的觉醒反应变化。已发现，与清醒时相比，各睡眠时相对低氧与高碳酸血症的通气反应均降低，尤其是在 REM 睡眠期。同时对气道阻力增高的觉醒反应也发生类似的降低。该反应性降低在男性中更为明显。在哮喘患者中支气管收缩的峰值与最长持续期在 N3 睡眠期，而在此期对气道阻力增高的觉醒反应要低于 N2 期与 REM 睡眠期。这种降低的觉醒反应可能是哮喘易于在夜间发病甚至死亡的原因。

二、睡眠结构

睡眠与觉醒的生物节律通常受光线的调控，褪黑素水平于 24 小时生物节律期间的周期性波动调控着睡眠。虽然已知哮喘患者的睡眠质量差，但补充外源性褪黑素对他们睡眠的影响却缺少研究。

夜间哮喘症状的患者易于在睡眠期发生频繁的觉醒并感觉睡眠质量差。该类患者中约 40% 每晚因哮喘症状而觉醒，约 75% 每周在睡眠中至少发生哮喘问题一次。睡眠监测显示，与正常人相比，哮喘患者平均睡眠时间缩短、清醒时间延长且睡眠中觉醒次数增多，但睡眠潜伏期与 REM 睡眠期的次数并无显著差异，N3 期睡眠显著减少，N1 期睡眠无显著变化，N2 期睡眠个体差异较大。其实睡眠片段化与睡眠质量差、哮喘未能得到良好控制及生活质量低有关。而且只有有效控制哮喘、提高生活质量及睡眠质量，日间嗜睡才能得到明显改善。夜间哮喘患者的白天认知功能与夜间客观睡眠质量均较差，而且睡眠剥夺可以使机体对低氧与高碳酸血症的通气增强反应钝化。

哮喘患者似乎易从 REM 睡眠期惊醒。在慢波睡眠期因阻力增加而导致惊醒是较少发生的。动物实验示 REM 睡眠期哮喘易发作，可能与交感神经变化有关。但是哮喘发作在睡眠各期随机分布，与各期睡眠时间成比例分布。

睡眠患者在睡眠实验室，连续两个晚上从 REM 睡眠期、NREM 睡眠期被叫醒，并在清醒状态下立即用力呼气，比较每一患者两个晚上同一时间被叫醒的第 1 秒用力呼气容积（FEV_1），结果显示从 REM 睡眠期被叫醒时 FEV_1 较低。但是两期 FEV_1 仅相差 200ml，而一般夜间 FEV_1 变异约 800ml。

食管压力测定提示肺阻力在睡眠各期没有差异或在慢波睡眠期可能轻微下降。但是睡眠各期呼吸道狭窄程度看上去并没有多少差异。

三、睡眠呼吸暂停

近期资料显示，哮喘与 OSA 相关。睡眠呼吸暂停可以通过多种机制使哮喘加重。有报道应用经鼻持续气道正压通气（nCPAP）治疗睡眠呼吸暂停明显改善了并存哮喘的白天与夜间症状。其机制应为 nCPAP 消除了反复打鼾与呼吸暂停对上气道的影响，该影响可反射性地引起支气管收缩。另一个潜在的哮喘加重机制就是 OSA 易于造成胃食管反流，后者即为哮喘加重的重要诱因。除了酸性产物对气道的直接刺激作用外，食管下端受酸性反流物刺激可通过迷走神经反射引起支气管收缩。此外，睡眠呼吸暂停造成的间歇性低氧也是促使支气管收缩的潜在原因。已推荐对于哮喘控制不佳且有睡眠呼吸障碍的患者行睡眠监测以示有无睡眠呼吸暂停。目前认为儿童睡眠呼吸障碍不仅与哮喘相关，而且是哮喘严重程度的独立危险因素。

（苏梅 张希龙）

参考文献

【1】 KHAN WH, MOHSENIN V, D'AMBROSIO CM. Sleep in asthma[J]. Clin Chest Med, 2014, 35（3）: 483-493.

【2】 OWENS RL, MACREA MM, TEODORESCU M. The overlaps of asthma or COPD with OSA: a focused review[J]. Respirology, 2017, 22（6）: 1073-1083.

【3】 ABDUL RAZAK MR, CHIRAKALWASAN N. Obstructive sleep apnea and asthma[J]. Asian Pac J Allergy Immunol, 2016, 34（4）: 265-271.

【4】 MADAMA D, SILVA A, MATOS MJ. Overlap syndrome--Asthma and obstructive sleep apnea[J]. Rev Port Pneumol, 2016, 22（1）: 6-10.

【5】 KHAN WH, MOHSENIN V, D'AMBROSIO CM. Sleep in asthma[J]. Clin Chest Med, 2014, 35（3）: 483-493.

【6】 PUTHALAPATTU S, IOACHIMESCU OC. Asthma and obstructive sleep apnea: clinical and pathogenic interactions[J]. J Investig Med, 2014, 62（4）: 665-675.

【7】 SALLES C, TERSE-RAMOS R, SOUZA-MACHADO A, et al. Obstructive sleep apnea and asthma[J]. J Bras Pneumol, 2013, 39（5）: 604-612.

第三节 阻塞性睡眠呼吸暂停与难治性哮喘

目前全球至少有 3 亿患者，我国有近 3 000 万哮喘患者。全球哮喘防治创议（Global Initiative for Asthma，GINA）发布的 2019 年指南在治疗中强调哮喘控制，重视改善哮喘患者的生活质量。目前哮喘控制现状并不乐观，亚太地区的调查结果显示我国哮喘的控制率为 3%。而难治性哮喘占哮喘患者的 5%～10%。

一、难治性哮喘的概念

2000 年美国胸科学会（American Thoracic Society，ATS）描述：在除外诱发因素与保证治疗依从性的前提下符合 1 项或 2 项主要特征和 2 项次要特征可诊断难治性哮喘，目前认为难治性哮喘的主要特征为：①持续性或近于持续（每年半数时间以上）口服激素治疗；②需要高剂量吸入激素治疗。而难治性哮喘的次要特征为：①每日除吸入激素作为控制性药物外，需加用长效 β2- 肾上腺素受体激动剂或茶碱 / 白三烯调节剂；②需要每日或近于每日使用短效 β2- 肾上腺素受体激动剂缓解症状；③持续性气流受限（FEV1<80% 预计值，PEF 日变异率>20%）；④每年 1 次或以上急诊医疗；⑤每年 3 个或以上疗程口服激素治疗；⑥口服或吸入激素剂量减少 25% 即出现加重；⑦既往有致死性哮喘事件。2006 年 GINA 哮喘指南认为采用第 4 级治疗方案即 2 种或以上控制性药物尚不能达到理想控制的哮喘患者则称为难治性哮喘。

二、哮喘与 OSA 的相关性

近年来的研究表明，哮喘患者易出现打鼾、呼吸暂停、日间嗜睡。瑞典的研究发现，经年龄、性别、吸烟习惯校正后，普通人群的打鼾发病率为 10.7%，反复喘息者发病率为 21.3%，确诊哮喘者则为 17.0%；呼吸暂停的发生率在普通人群为 6.8%，反复喘息者为 17.1%，确诊哮喘者为 14.3%。对哮喘患者应用柏林（Berlin）问卷调查发现，OSA 症状在哮喘患者的出现概率明显高于普通人群。

哮喘患者易发展为 OSA。威斯康星（Wisconsin）睡眠研究中心一项始于 1988 年为期 8 年的睡眠随访研究发现 205 例哮喘患者中有 84 例出现 OSA，1 287 例没有哮喘病史的随访者中只有 369 人出现 OSA，可见既往诊断为哮喘的患者中 41% 发展为 OSA，而无哮喘病史的患者中仅 29% 发展为 OSA（P<0.001），但出现 OSA 的严重程度无差别。该研究还提示有哮喘病史的患者 8 年后出现 OSA 的风险较无哮喘病史者增加了 76%，而且这种风险的增加在儿童中更为明显。

OSA 更易出现哮喘控制不佳。Turner-Warwick 调查了 7 729 例哮喘患者，其中 74% 的患者存在至少一周一次的夜间咳嗽与喘息，64% 的患者每周至少三次因夜间哮喘发作而反复觉醒，40% 的患者在夜间醒来。应用睡眠呼吸紊乱评分与哮喘控制问卷评估了 472 例哮喘患者，发现 OSA 是哮喘控制不佳的高危因素，且独立于肥胖与其他已知的急性加重因素（如胃食管反流、鼻部疾病等）。此外，对 752 例哮喘患者进行睡眠呼吸暂停问卷与哮喘控制问卷调查结果显示，白日症状持续与夜间反复发作的哮喘患者均存在 OSA 高发。Yigla 等报道不稳定哮喘患者中 OSA 发病率达 95.5%。这些发现均提示 OSA 与哮喘控制不佳有关。

OSA 的存在可使哮喘控制不佳的概率增加 3.6 倍，而 CPAP 治疗 OSA 有助于哮喘控制。收集 1950 年至今 Ovid、MEDLINE 与 PubMed 上关于哮喘与 OSA 关系的研究进行分析，发现 OSA 是哮喘急性加重的独立危险因素，对于哮喘合并 OSA 患者进行 CPAP 治疗可明显改善哮喘症状。Guilleminault 等人对 10 例 OSA 患者用 CPAP 治疗 6 个月，发现哮喘发作次数与夜间哮喘症状明显减少。Ciftci 等人也发现，2 个月的 CPAP 治疗 OSA 合并哮喘的患者可以明显改善夜间哮喘发作。

三、OSA 引起哮喘反复发作的可能机制

（一）神经反射因素

1. 哮喘患者已存在气道敏感性增高，反复出现呼吸暂停可引起睡眠中气道阻力升高、副交感神经张力增高，后者可刺激大气道黏膜受体，进而引起气道痉挛与夜间哮喘发作。

2. 严重打鼾与呼吸暂停会刺激声门与喉部的神经受体，导致哮喘发作。

3. 呼吸暂停时胸膜腔内负压增高使肺毛细血管容量增加，易引起哮喘夜间发作。

4. OSA 导致的缺氧常可刺激颈动脉体，引起支气管收缩。此外，缺氧可致气道高反应，出现哮喘发作。

（二）胃食管反流

睡眠中发生的胃食管反流是夜间哮喘的发作诱因。食管暴露于酸性环境，一方面可增加气道阻力，另一方面可通过副交感神经反射诱发哮喘，治疗胃食管反流可降低夜间哮喘发作、减少哮喘急性加重及改善哮喘相关的生活质量。与肥胖者及酗酒者相比，OSA 患者容易出现胃食管反流，发生率为 58%～62%，两者并存可协同导致夜间哮喘加重。

（三）炎症

1. OSA 患者存在气道炎症（如 NO、IL-6），后者不仅影响气道口径和气流速率，还会引起气道反应性增高，进而诱发哮喘。

2. OSA 患者诱导痰检查中性粒细胞增高，后者将参与难治性哮喘患者非嗜酸性粒细胞介导的炎症。

3. OSA 可以引起全身炎症反应（如 CRP、TNF-α 升高），且与疾病严重程度相关，进而能促进气道炎症的发生或直接引起气道平滑肌收缩。

（四）睡眠结构紊乱

哮喘患者睡眠质量下降，尤其是夜间哮喘反复发作患者，其 PSG 监测结果显示自发觉醒增多、睡眠效率下降、睡眠结构紊乱，睡眠结构紊乱易进一步使哮喘患者出现 OSA。与睡眠剥夺相比，睡眠片段化更易引起上气道阻力增加，导致气道塌陷。哮喘引起的睡眠片段化会通过增加气道塌陷性而掩盖或加重并存的 OSA，使哮喘难以控制。

（五）肥胖

哮喘在肥胖人群中高发，肥胖易引起严重哮喘。75% 的哮喘急性发作发生于超重人群，而体重减轻后哮喘的症状与严重程度也减轻。有证据表明肥胖是哮喘的高危因素，也是哮喘控制不佳的因素，因为 BMI 增加与气道高反应相关。人体与动物实验发现肥胖可诱发气道高反应，且肥胖可导致呼吸系统机械特性改变，加重气道炎症。

（六）血管内皮生长因子水平升高

血管内皮生长因子在哮喘的发生中起重要作用，它可以引起气道炎症与高反应，并参与血管重塑，哮喘患者的血管内皮生长因子水平与气道阻塞程度相关。近年研究表明，OSA 患者血管内皮生长因子水平也升高，且与 AHI、夜间血氧下降相关。如果不治疗 OSA，通过这一途径也会促使哮喘反复发作。

（七）心功能异常

OSA 可以引起充血性心力衰竭、缺血性心脏病等心脏并发症，是心血管疾病的独立危险因素。OSA 睡眠结构紊乱、间歇性缺氧与高碳酸血症可导致血管内皮细胞损害，进而使心肌缺氧、心肌重塑与心力衰竭加重。这些变化可使肺顺应性减低，外周气道阻力增加，同时激活肾素 - 血管紧张素 - 醛固酮系统（RAAS），醛固酮增加导致颈部脂肪堆积，增加气流阻力，加重 OSA。还有些研究认为，心力衰竭可引起气道平滑肌对乙酰胆碱刺激的反应性增高，导致支气管收缩与气道高反应，易出现夜间哮喘的发作。

（八）激素治疗

难治性哮喘患者会应用吸入性糖皮质激素治疗，重症患者甚至会选用口服激素治疗。Teodorescu 等研究发现使用小剂量、中等剂量与大剂量吸入性糖皮质激素的哮喘患者，其发展为 OSA 的风险相对于未使用吸入性糖皮质激素的哮喘患者分别为 2.29 倍、3.67 倍与 5.43 倍。其发生机制为长期激素应用可能产生向心性肥胖与颈围增粗，口服激素还会影响上气道肌肉功能进而增加上气道的可塌陷性，易诱发与加重 OSA。

（九）鼻部疾病

哮喘患者常并发慢性鼻窦炎与鼻炎，100% 的重症哮喘与 77% 的轻中度哮喘患者 CT 检查发现有鼻窦炎。过敏或鼻窦炎引起的夜间鼻充血是一些患者打鼾的独立预测因子，易引起 OSA，使哮喘恶化，鼻炎与鼻塞可导致气道阻力与流速发生变化，在吸气时使上气道负压升高，进而使气道塌陷造成打鼾与呼吸暂停。OSA 患者通过对鼻炎与鼻窦炎的治疗，可显著减少 AHI，从而增加哮喘的控制率。

综上所述，哮喘患者常出现 OSA 症状，而 OSA 是难治性哮喘反复加重的独立因素。由于 OSA 可使哮喘恶化，成为难治性哮喘，反之亦然。美国国家哮喘教育与预防计划更新的诊断和控制哮喘指南已推荐对于难治性哮喘患者筛查是否存在 OSA。进一步的研究应着重于探讨 OSA 与哮喘的因果关系及最佳治疗方法。对于难治性哮喘患者中 OSA 的及时发现与有效治疗可望使难治性哮喘成为可控制的哮喘。

（吴睿　张希龙）

参考文献

【1】 LARSSON LG, LINDBERG A, FRANKLIN KA, et al. Symptoms related to obstructive sleep apnoea are common in subjects with asthma, chronic bronchitis and rhinitis in a general population[J]. Respir Med, 2001, 95(5): 423-429.

【2】 AUCKLEY D, MOALLEM M, SHAMAN Z, et al. Findings of a Berlin Questionnaire survey: comparison between patients seen in an asthma clinic versus internal medicine clinic[J]. Sleep Med, 2008, 9(5): 494-499.

【3】 GARCIA-AYMERICH J, LANGE P, BENET M, et al. Regular physical activity reduces hospital admission and mortality in chronic obstructive pulmonary disease: a population based cohort study[J]. Thorax, 2006, 61(9): 772-778.

【4】 TURNER-WARWICK M. Nocturnal asthma: a study in general practice[J]. J R Coll Gen Pract, 1989, 39(323): 239-243.

【5】 TEODORESCU M, POLOMIS DA, HALL SV, et al.

Association of obstructive sleep apnea risk with asthma control in adults[J]. Chest, 2010, 138（3）: 543-550.

【6】 YIGLA M, TOV N, SOLOMONOV A, et al. Difficult-to-control asthma and obstructive sleep apnea[J]. J Asthma, 2003, 40（8）: 865-871.

【7】 GUILLEMINAULT C, QUERA-SALVA M A, POWELL N, et al. Nocturnal asthma: snoring, small pharynx and nasal CPAP[J]. Eur Respir J, 1988, 1（10）: 902-907.

【8】 CIFTCI TU, CIFTCI B, GUVEN SF, et al. Effect of nasal continuous positive airway pressure in uncontrolled nocturnal asthmatic patients with obstructive sleep apnea syndrome[J]. Respir Med, 2005, 99（5）: 529-534.

【9】 ALKHALIL M, SCHULMAN E, GETSY J. Obstructive sleep apnea syndrome and asthma: what are the links? [J]. J Clin Sleep Med, 2009, 5（1）: 71-78.

【10】 VALIPOUR A, MAKKER HK, HARDY R, et al. Symptomatic gastroesophageal reflux in subjects with a breathing sleep disorder[J]. Chest, 2002, 121（6）: 1748-1753.

【11】 GREEN BT, BROUGHTON WA, O'CONNOR JB. Marked improvement in nocturnal gastroesophageal reflux in a large cohort of patients with obstructive sleep apnea treated with continuous positive airway pressure[J]. Arch Intern Med, 2003, 163（1）: 41-45.

【12】 DUONG-QUY S, HUA-HUY T, TRAN-MAI-THI HT, et al. Study of exhaled nitric oxide in subjects with suspected obstructive sleep apnea: a pilot study in vietnam[J]. Pulm Med, 2016, 2016: 3050918.

【13】 MAEDER MT, STROBEL W, CHRIST M, et al. Comprehensive biomarker profiling in patients with obstructive sleep apnea[J]. Clin Biochem, 2015, 48（4/5）: 340-346.

【14】 TEODORESCU M, BROYTMAN O, CURRAN-EVERETT D, et al. Obstructive sleep apnea risk, asthma burden, and lower airway inflammation in adults in the Severe Asthma Research Program（SARP）Ⅱ[J]. J Allergy Clin Immunol Pract, 2015, 3（4）: 566-575. e1.

【15】 DE LUCA CANTO G, PACHECO-PEREIRA C, AYDINOZ S, et al. Biomarkers associated with obstructive sleep apnea and morbidities: a scoping review[J]. Sleep Med, 2015, 16（3）: 347-357.

【16】 SERIES F, ROY N, MARC I. Effects of sleep deprivation and sleep fragmentation on upper airway collapsibility in normal subjects[J]. Am J Respir Crit Care Med, 1994, 150（2）: 481-485.

【17】 ZHANG XB, JIANG XT, CAI FR, et al. Vascular endothelial growth factor levels in patients with obstructive sleep apnea: a meta-analysis[J]. Eur Arch Otorhinolaryngol, 2017, 274（2）: 661-670.

【18】 MAEDER MT, SCHOCH OD, RICKLI H. A clinical approach to obstructive sleep apnea as a risk factor for cardiovascular disease[J]. Vasc Health Risk Manag, 2016, 12: 85-103.

【19】 WILHELM CP, DESHAZO RD, TAMANNA S, et al. The nose, upper airway, and obstructive sleep apnea[J]. Ann Allergy Asthma Immunol, 2015, 115（2）: 96-102.

【20】 FERRANDO M, BAGNASCO D, ROUSTAN V, et al. Sleep complaints and sleep breathing disorders in upper and lower obstructive lung diseases[J]. J Thorac Dis, 2016, 8（8）: E716-E725.

45

第四十六章　慢性阻塞性肺疾病与睡眠呼吸障碍

一、概述

慢性阻塞性肺疾病（简称慢阻肺）是一种具有气流受限特征的可以预防与治疗的疾病。任何存在呼吸困难、慢性咳嗽或咳痰并伴有危险因素暴露史的患者，都应考虑慢阻肺的诊断。1962 年，Trask 等人发现慢阻肺患者睡眠时其低氧血症程度较日间清醒时加重。后来的研究证实，其与睡眠对慢阻肺患者呼吸的影响有关。我国慢阻肺患者人数约 1 亿，而睡眠问题在慢阻肺患者中普遍存在。

二、慢阻肺与睡眠

1998 年，王玮等人观察了 30 例慢阻肺患者的白日肺功能、动脉血气与夜间血氧水平，并与正常对照组进行了比较，发现慢阻肺患者睡眠时血氧水平较正常人明显下降，尤以 REM 睡眠期显著，夜间平均血氧饱和度、最低血氧饱和度下降更为明显。从血氧分布情况来看，慢阻肺患者睡眠时 $SaO_2 < 90\%$ 的时间显著高于正常人，进一步的相关分析提示，夜间血氧水平与白天 SaO_2、$FEV_1\%$ 相关，夜间血氧分布与白天 SaO_2、$PaCO_2$ 相关。为什么慢阻肺患者夜间会有低氧血症的发生或加重呢？目前认为与睡眠对慢阻肺的影响有关：

1. 通气量下降　睡眠状态下，由于肋间内肌与辅助呼吸肌功能下降，呼吸活动主要依赖膈肌，而慢阻肺患者白日已有膈肌疲劳、收缩力下降，因此每分通气量降低更为明显。

2. 通气血流比例失调　睡眠中发作性短暂低通气时心排血量并无明显改变，而分泌物在气道潴留，使通气血流比例降低，从而造成低氧血症。在 REM 睡眠期，心排血量增加，使静动脉分流增加，也加重了低氧血症。

3. 呼吸驱动降低　部分慢阻肺患者呼吸中枢对化学刺激的反应性下降，清醒时反应性已出现下降者受影响更加明显，特别是低氧通气反应，后者在慢阻肺患者睡眠呼吸紊乱的发病中发挥重要作用。

4. 功能残气量降低　正常人在 REM 睡眠期功能残气量下降，但其下降幅度非常小，而慢阻肺患者睡眠时功能残气量明显下降，易产生严重的低氧血症。

有学者通过比较发现，伴夜间血氧降低较不伴夜间血氧降低的慢阻肺患者生存率下降，平均生存时间缩短。申慧等人进一步计算了慢阻肺患者的昼夜血氧变异率，并评估了它与慢阻肺病情的关系，结果表明昼夜血氧变异率与呼吸困难、生活质量、急性发作频率相关，较日间血氧更能反映患者的病情与预后。不仅睡眠影响慢阻肺，慢阻肺也会影响睡眠质量，使病情恶化，形成恶性循环。由于慢阻肺患者常有气促、呼吸困难与喘息，常常采用半卧位睡眠，加上夜间咳嗽与排痰频繁，使患者入睡困难与频繁觉醒，因此许多慢阻肺患者夜间总睡眠时间短，浅睡增多，慢波睡眠与 REM 睡眠减少，频繁觉醒，睡眠效率下降，于是白日出现焦躁、头痛及嗜睡等症状。崔月丽等人采用睡眠状况自评量表（self-rating scale of sleep, SRSS）了解了 112 例慢阻肺患者的睡眠结构，发现 81.5% 的患者存在不同程度的失眠，主要表现为睡眠质量差、睡眠不稳与失眠后反应。

三、慢阻肺与睡眠呼吸问题

睡眠呼吸障碍是一组以睡眠中呼吸异常为主要表现的疾病，可伴有或不伴有清醒期呼吸功能障碍。慢阻肺常并存睡眠呼吸问题，如阻塞性睡眠呼吸暂停（OSA）、睡眠相关低氧血症、睡眠低通气等，临床上常见的是慢阻肺合并 OSA 的患者，称为重叠综合征（overlap syndrome）。

1. 流行病学　慢阻肺与 OSA 均为呼吸系统常见疾病，1985 年 Flenley 等人首次将 OSA 合并慢阻肺称为重叠综合征，在慢阻肺患者中，尤其是肥胖的慢阻肺患者中，OSA 患病率明显升高，OSA 患者中慢阻肺的患病率也显著升高。世界卫生组织主办的 MONICA Ⅱ研究中，11.3% 的受试者 AHI > 5 次 /h，而 $FEV_1/FVC < 70\%$ 的患者占 10.7%。

2. 发病机制　睡眠通过影响气道阻力、肌肉收缩力与中枢呼吸控制的变化影响呼吸，这些变化对健康人并不会产生不良影响，但会对慢阻肺患者产生显著影响，尤其在 REM 睡眠期，造成严重的低氧

血症与 / 或高碳酸血症。其主要机制包括：①睡眠时机体对大脑皮质的反应减弱及呼吸相关化学感受器的敏感性降低，从而导致通气不足。②多种原因造成的夜间上气道狭窄，包括气道口径的生理性昼夜变化，导致睡眠时上气道阻塞或部分阻塞，上气道阻力增加，通气血流比例失调。③睡眠时肺顺应性降低，功能残气量降低，特别是在 REM 睡眠期，导致慢阻肺通气血流比例失调，在慢阻肺患者中随着黏液积聚，其通气血流比例失调进一步加重。④ REM 睡眠期辅助呼吸肌活动的减少可能导致通气不足，慢阻肺患者尤其依赖辅助呼吸肌活动来维持通气。由于上述睡眠对呼吸道通畅程度与呼吸模式的影响，睡眠呼吸问题在慢阻肺患者中十分常见，并与慢阻肺患者入院治疗、急性加重及生存率下降密切相关。

慢阻肺中的几种病理生理学因素可能会导致 OSA 的发生。仰卧位时外周水肿液从腿部转移到颈部可能会导致 OSA，增加咽部的塌陷性，这种现象在肺心病患者中尤为常见。此外，用于治疗慢阻肺的药物也可能影响 OSA，激素的使用可能会导致 OSA，特别是在需要长期口服激素的慢阻肺患者中，激素会诱导咽旁组织中的脂肪积聚与肌肉病变，这可能增加上呼吸道塌陷性。而由香烟烟雾引起的上呼吸道局部炎症改变与水肿也可能通过缩小口咽来促进 OSA 的发展。另一方面，与慢阻肺相关的几个因素可能会阻止 OSA 的发展，包括 REM 睡眠减少及慢阻肺患者使用的某些药物，如茶碱。在许多重度慢阻肺患者中，体重指数（BMI）较低，也会减少 OSA 发生的可能。

3. 临床表现与预后　重叠综合征患者往往同时具备慢阻肺与 OSA 的临床特点，这两种疾病症状表现出明显的重叠，如有长期吸烟史，多较肥胖，有长期咳嗽、咳痰、睡眠时打鼾或呼吸暂停、日间嗜睡等病史，还有睡眠质量差、晨间头痛、白天困倦乏力、记忆力下降等临床特点。查体可见患者肥胖、舌体肥大、颌面结构异常等睡眠呼吸暂停的易患因素。肺功能表现为混合性通气功能障碍，若肺功能损害较轻但二氧化碳潴留严重常提示存在睡眠呼吸障碍。

重叠综合征患者往往较单纯慢阻肺或 OSA 患者更易并发高血压、心律失常、肺心病、呼吸衰竭和冠心病等，睡眠结构的紊乱与睡眠质量的降低更为显著，日间注意力、行为能力、记忆力等认知功能

下降也更明显，焦虑、抑郁等情感障碍发生率更高。重叠综合征患者总体死亡率高于单独患一种疾病，最常见的死亡原因是心血管疾病，有研究表明，合并 OSA 的慢阻肺患者死亡风险增加了 7 倍。

慢阻肺患者还可以并发睡眠低通气、睡眠相关低氧血症等睡眠呼吸问题，表现出相应的症状，通过睡眠时血氧与二氧化碳监测可协助判断。

4. 诊断　重叠综合征可通过分别确立慢阻肺与 OSA 的诊断来确诊，大部分重叠综合征患者均是先诊断为慢阻肺或 OSA，在后续诊治过程中发现伴有相关疾病而诊断为重叠综合征。对于重度慢阻肺患者，常常会伴有睡眠异常，从而发现 OSA 的存在，但对于轻中度慢阻肺（GOLD Ⅰ 与 Ⅱ 期）患者，其睡眠结构与睡眠质量改变较轻微，如果患者有睡眠方面的主诉或睡眠呼吸障碍的典型症状，或伴有肺动脉高压，应考虑进行 PSG 监测。对于行夜间氧疗后出现晨起头痛的慢阻肺患者也需要进行 PSG 监测。另一方面，对于诊断为 OSA 的患者，若伴有白天低氧血症或高碳酸血症应检测有无慢阻肺，仔细询问吸烟史并判断有无呼吸疾病的症状与体征，必要时应完善肺功能检测。

四、治疗

既然睡眠质量下降对慢阻肺患者有很多危害，如何改善慢阻肺患者的睡眠质量对慢阻肺患者至关重要。夜间症状的控制对慢阻肺患者夜间睡眠与生活质量十分重要。Calverley 等人研究发现，大约一半的中度至重度稳定期慢阻肺患者每周报告一次或一次以上与慢阻肺相关的夜间觉醒，而噻托溴铵的应用使夜间觉醒的次数减少。褪黑素可以改善睡眠参数，还可改善睡眠潜伏期与增加睡眠持续时间，而不会导致日间嗜睡或影响肺功能。此外，肺康复、肌肉训练也可以改善慢阻肺患者的睡眠质量。对合并抑郁或焦虑的患者，针对其心理问题进行干预也许会改善慢阻肺患者的失眠情况。

重叠综合征在临床上并没有统一的标准治疗方法。而认识重叠综合征的异质性（例如轻度慢阻肺伴严重 OSA 或轻度 OSA 伴重度慢阻肺）将对临床上重叠综合征的治疗有很大帮助：若为 OSA 中重度、慢阻肺轻度，主要以 OSA 治疗为主；若为慢阻肺中重度、OSA 轻度，以慢阻肺治疗为主；若慢阻肺与 OSA 同为中重度，则两种疾病需联合治疗。在慢阻肺常规治疗（如戒烟、控制感染、平喘等）与 OSA 相

46

关治疗（如减轻体重、侧卧睡眠等）的基础上还应进行以下治疗：①氧疗是伴有低氧血症的慢阻肺患者主要的治疗方法，而对于单纯 OSA 给予氧疗缺少有效的证据。②无创正压通气治疗，经鼻与 / 或面罩正压通气现已成为治疗重叠综合征的首选治疗措施，包括持续气道正压通气（CPAP）与双相气道正压通气（BPAP），CPAP 可以明显减少呼吸暂停与低通气，从而减少睡眠相关低氧血症。对于存在缓解期高碳酸血症的重叠综合征患者，需采取 BPAP 治疗策略。③药物治疗，目前尚无有效治疗重叠综合征的药物，但有研究发现，抗胆碱药物可改善夜间低氧血症与睡眠质量。

总之，慢阻肺患者的睡眠呼吸问题十分普遍，在临床工作中早期识别、早期干预慢阻肺患者的睡眠异常与睡眠呼吸问题至关重要，对改善慢阻肺患者的生命质量与预后具有重要的意义。然而目前临床上对慢阻肺患者睡眠呼吸问题并未引起足够重视，对睡眠质量的评估也多限于科学研究，在临床上并未广泛开展。慢阻肺急性加重后睡眠质量变化的数据也十分有限，慢阻肺患者合并睡眠障碍的发病机制与相应的治疗方法仍待进一步探索与研究。

（王玮）

参考文献

【1】 WANG C, XU J, YANG L, et al. Prevalence and risk factors of chronic obstructive pulmonary disease in China (the China Pulmonary Health [CPH] study): a national cross-sectional study[J]. Lancet, 2018, 391(10131): 1706-1717.

【2】 TRASK CH, CREE EM. Oximeter studies on patients with chronic obstructive emphysema, awake and during sleep[J]. N Engl J Med, 1962, 266: 639-642.

【3】 MCNICHOLAS WT. Chronic obstructive pulmonary disease and obstructive sleep apnoea-the overlap syndrome[J]. J Thora Dis, 2016, 8(2): 236-242.

【4】 FLENLEY DC. Sleep in chronic obstructive lung disease[J]. Clin Chest Med, 1985, 6(4): 651-661.

【5】 SOLER X, GAIO E, POWELL FL, et al. High prevalence of obstructive sleep apnea in patients with moderate to severe chronic obstructive pulmonary disease[J]. Ann Am Thorac Soc, 2015, 12(8): 1219-1225.

【6】 GREENBERG DOTAN S, REUVENI H, TAL A, et al. Increased prevalence of obstructive lung disease in patients with obstructive sleep apnea[J]. Sleep Breath, 2014, 18(1): 69-75.

【7】 BEDNAREK M, PLYWACZEWSKI R, JONCZAK L, et al. There is no relationship between chronic obstructive pulmonary disease and obstructive sleep apnea syndrome: a population study[J]. Respiration, 2005, 72(2): 142-149.

【8】 MARIN JM, SORIANO JB, CARRIZO SJ, et al. Outcomes in patients with chronic obstructive pulmonary disease and obstructive sleep apnea: the overlap syndrome[J]. Am J Respir Crit Care Med, 2010, 182(3): 325-331.

【9】 MIECZKOWSKI B, EZZIE ME. Update on obstructive sleep apnea and its relation to COPD[J]. Int J Chron Obstruct Pulmon Dis, 2014, 9: 349-362.

【10】 WHITE LH, BRADLEY TD. Role of nocturnal rostral fluid shift in the pathogenesis of obstructive and central sleep apnoea[J]. J Physio, 2013, 591(5): 1179-1193.

【11】 YIGLA M, TOV N, SOLOMONOV A, et al. Difficult-to-control asthma and obstructive sleep apnea[J]. J Asthma, 2005, 40(8): 865-871.

【12】 MCNICHOLAS WT. Chronic obstructive pulmonary disease and obstructive sleep apnea: overlaps in pathophysiology, systemic inflammation, and cardiovascular disease[J]. Chest, 2009, 180(8): 692-700.

【13】 BUDHIRAJA R, SIDDIQI TA, QUAN SF. Sleep disorders in chronic obstructive pulmonary disease: etiology, impact, and management[J]. J Clin Sleep Med, 2015, 11(3): 259-270.

【14】 刘辉国, 徐永健. 应重视重叠综合征与慢性阻塞性肺疾病夜间低氧的异同 [J]. 中华医学杂志, 2012, 92(32): 2235-2237.

第四十七章　间质性肺疾病与睡眠呼吸障碍

间质性肺疾病（interstitial lung disease，ILD）是一组种类繁多、病因各异、临床表现与 X 线影像学表现多样、以限制性通气功能障碍为特征的异质性疾病。有关 ILD 与睡眠相关的研究可以分为两个阶段，分水岭是在美国胸科学会与欧洲呼吸学会联合发布特发性肺纤维化（idiopathic pulmonary fibrosis，IPF）诊断标准的 2002 年。从 20 世纪 80 年代中期到 20 世纪 90 年代，对各种 ILD 相关睡眠问题的研究较少，且样本量小；进入 21 世纪后，相关研究明显增多。大多数 2002 年后所发表的研究只包括 IPF 确诊患者，其原因是 IPF 仅涉及肺，而其他 ILD 多发生在全身性疾病的基础上，如结缔组织病或结节病，这些疾病涉及多个器官与系统，本身可影响睡眠质量与引起睡眠相关呼吸障碍。基于有关文献，本节主要介绍 IPF 的睡眠呼吸障碍。

一、概述

IPF 是一种致死性疾病，中位生存期仅 3 年，虽然吡非尼酮（pirfenidone）与尼达尼布（nintedanib）为 IPF 患者的治疗带来前景，但两者仅可减轻而非终止疾病进展，并不能显著改善生活质量，因此早期诊断与治疗其合并症包括阻塞性睡眠呼吸暂停（OSA）与肺动脉高压对改善患者的生活质量具有重要意义。近年研究发现，OSA 在 IPF 患者中的发病率很高，已被纳入可影响 IPF 患者生命质量的合并症中。因此，临床医师应该警惕 IPF 患者的睡眠问题，对所存在的 OSA 及时进行诊断与治疗。

二、IPF 与睡眠障碍

疾病对身体的影响可同时发生于清醒状态与睡眠期，但发生于睡眠期间的影响常被医师和患者所忽视。睡眠低通气尤其是发生于 REM 睡眠期的低通气，虽对健康个体影响不大，但对慢性呼吸系统疾病患者则具有潜在风险性。在 REM 睡眠期，膈肌是唯一保持活性的呼吸肌，而辅助呼吸肌则丧失功能，即所谓 REM 相关肌麻痹。

尽管对于 ILD 包括 IPF 等限制性肺疾病的睡眠问题研究的较少，但已发现此类患者常同时存在睡眠呼吸障碍与严重夜间氧合异常，并对生活质量、病程及死亡可产生重要影响（表 47-0-1）。IPF 的睡眠障碍包括睡眠结构异常、呼吸节律改变、因夜间通气过低而发生的血氧饱和度下降（尤其 REM 睡眠期）、OSA 发生率增加、周期性肢体运动增多等。

表 47-0-1　IPF 患者的睡眠问题及表现

睡眠问题	表现
睡眠结构异常	N1 期睡眠增多，REM 睡眠与慢波睡眠减少
睡眠效率降低	入睡后觉醒时间增多 觉醒指数增加
呼吸节律改变	睡眠期间呼吸频率增快 浅快呼吸（尤其在 REM 睡眠）
夜间氧合水平降低	REM 睡眠期发作性氧减 NREM 睡眠期氧减 因呼吸暂停与低通气等呼吸事件而发生氧减
睡眠呼吸障碍	OSA 发生率增加
其他睡眠问题	睡眠中周期性肢体运动增多 失眠 夜间咳嗽

IPF 患者的睡眠呼吸障碍并非少见，但不同时期的研究差异较大。20 世纪 80 年代中期，Bye 等以 PSG 对 13 例 ILD 患者（包括 3 例 IPF）研究发现，ILD 患者的睡眠呼吸障碍明显高于正常人群，9 例无打鼾患者中 7 例存在 REM 睡眠严重氧减，另 2 例在 REM 与 NREM 睡眠期均存在氧减；4 例打鼾者中，2 例存在 OSA。同时期另一项研究发现，与匹配对照组相比，11 例 ILD 患者（包括 7 例 IPF）的睡眠质量差，REM 睡眠减少，N1 期睡眠增多，明显睡眠片断化，呼吸频率增加，尽管部分患者存在低氧血症与肥胖，但 AHI 值并不高。近年的研究认为，IPF 患者 OSA 发生率高。Mermigkis 等对 18 例 IPF 患者进行整夜 PSG 监测，11 例存在 OSA，其他则诊断为上气道阻力综合征或原发性打鼾；睡眠中不宁腿综合征与周期性肢体运动也明显增多；肥胖与肺功能损害程度被认为是 OSA 的预测因子。该作者首次提出需高度关注 IPF 人群的 OSA。Lancaster 等对 50 例 IPF 患者进行前瞻性研究，发现 44 例（88%）存在 OSA，10 例（20%）为轻度 OSA，

47

34 例（68%）为中重度 OSA。但 Epworth 嗜睡量表与其他问卷的筛查作用有限，诊断以 PSG 为准。Mermigkis 等对 34 例在确立 IPF 诊断后立即进行 PSG 监测，以排除皮质类固醇或 IPF 其他治疗对研究结果的影响，发现 59%（20 例）存在 OSA，15 例为轻度，5 例为中重度，另 14 例（41%）正常。

至于 ILD 患者发生 OSA 的机制，可能与以下因素有关：限制性肺疾病所致肺容量下降，可降低上气道稳定性与对上气道的牵拉作用，增加上气道阻力，促进上气道塌陷，尤其是在功能残气量与肋间肌活性进一步降低的 REM 睡眠期。而且，接受皮质类固醇治疗的 IPF 患者可增加 BMI，并通过增加脂肪在颈部区域的沉积而促发 OSA。

值得重视的是，OSA 对 IPF 的影响可能比已认识的更重要。OSA 引起的胃食管反流、胸内机械性应变力、伴有氧化应激的间歇性低氧，在一定程度上可促进 IPF 病程进展；同时，OSA 与心脑血管疾病的发病率及死亡率密切相关，是一种潜在威胁生命的严重疾病，这也是 2015 年 IPF 指南将 OSA 纳入 IPF 相关合并症的主要原因。对此类患者，宜进行合适的 CPAP 压力滴定并长期使用 CPAP 治疗，否则，随着 IPF 病程进展，患者将更早出现致残与最终死亡。关键问题是应当在 IPF 早期阶段诊断睡眠呼吸障碍并接受 CPAP 治疗，而不是当患者接近死亡时再使用，此时患者不仅病情危重，且大多不能耐受 CPAP。

一些研究评价了 CPAP 治疗对存在 OSA 的 IPF 患者生活质量与生命质量的影响。最早的一项研究包括 12 例有着中重度 OSA、使用 CPAP 治疗的 IPF 患者，发现 CPAP 有效治疗 OSA 后，可显著改善 IPF 患者的日常生活。Kolilekas 等对 31 例新诊断 IPF 患者研究后发现，患者睡眠中发生的间歇性氧减超过了最大运动时的水平，而 CPAP 治疗可延长患者的生存时间。Mermigkis 等研究了 92 例新诊断、初始使用 CPAP 治疗、有着中重度 OSA 的 IPF 患者，分为 CPAP 依从性差与依从性好两组，在 CPAP 治疗前与治疗后 1 年进行的生活质量与睡眠评估包括 FOSQ、匹兹堡睡眠质量指数、Epworth 嗜睡量表、疲劳严重程度量表、SF-36 健康调查与贝克（Beck）抑郁量表。CPAP 治疗 1 年后，依从性良好组所有生活质量与睡眠参数均有统计学意义的显著改善，而依从性差者仅少数有着幅度较小的改善。随访 24 个月，3 例依从性差者死亡，而依从性良好

者全部存活。此项研究表明，对合并中重度 OSA 的 IPF 患者，CPAP 有效治疗能够显著改善患者日常活动能力、睡眠质量与生活质量，同时可能影响 IPF 死亡率。

IPF 是一种致死性疾病，与癌症一样，迄今为止尚无有效治疗手段。IPF 患者的睡眠可能并非恢复状态，而似一场马拉松，每当进入 REM 睡眠就如同进行 100m 短跑。存在 OSA 的 IPF 患者其主要症状是日间疲劳，这受多种因素影响且较难评估。仅通过问卷或日间过度嗜睡等症状常难以准确发现 OSA，因此，应尽量以 PSG 进行诊断。

三、OSA 与肺动脉高压

OSA 在夜间可反复发生动脉血氧饱和度降低与高碳酸血症。反复间歇性低氧可降低血管内皮一氧化氮合酶与一氧化氮水平，内皮素 -1 表达增加，导致内皮增殖与内皮损伤，肺小动脉发生重构与张力增加。动物模型已证实，间歇性低氧可导致肺动脉高压（pulmonary hypertension，PH）、肺小动脉重构与右心室肥大。

临床上，存在 PH 的 OSA 患者较多见，有报道 PH 发生率达 20%～40%。一项研究以右心导管为评价方法对 83 例 OSA 患者进行分析，发现 58 例（70%）存在 PH，其中 18 例为动脉型肺动脉高压（pulmonary arterial hypertension，PAH）。与无 PH 组相比，PH 组夜间氧减事件更频繁、持续时间更长。重度 PH 患者比轻中度 PH 或无 PH 患者的夜间氧减事件更多、血流动力学指标更差、死亡率更高。右室收缩压、BMI、女性及夜间氧减持续时间与 PH 的相关性最强。而 3～6 个月夜间 CPAP 治疗可以降低肺动脉压。一项前瞻性研究分别以右心导管与 PSG 诊断 PH 和睡眠呼吸障碍，169 例 PH 患者中，45 例（26.6%）有着轻中度睡眠呼吸障碍，平均 AHI 为 20 次 /h，其中 27 例（16.0%）存在 OSA，18 例（10.7%）存在 CSA。OSA 主要见于慢性血栓栓塞性肺动脉高压（CTEPH）与慢阻肺相关 PH 患者，而大多数 CSA 见于特发性 PAH、CTEPH 与其他原因 PH。

四、IPF 与肺动脉高压

32%～85% 的 IPF 患者在病程中并发 PH，PH 发生率与 IPF 疾病严重程度相关。队列研究发现，等待接受肺移植的 IPF 患者在首次评估时 36% 存在 PH，而在进行移植时 PH 发生率达 85%。大多数

IPF 患者的 PH 属轻度，约 10% 等待移植的 IPF 患者存在重度 PH（平均肺动脉压 >40mmHg）。存在的 PH 可使 IPF 患者的病情恶化，死亡率更高。肺血管阻力是严重弥漫性肺病患者 1 年内死亡的强烈预测因素，独立于疾病严重程度与 IPF 诊断。不过，临床上常用的无创诊断方法常难于早期发现 PH，包括超声心动图、6 分钟步行距离、脉氧饱和度（SpO_2）及步行距离 - 血氧饱和度值。

五、IPF 与夜间低氧血症及氧疗

ILD 包括 IPF 患者的夜间氧减事件很常见。有报道 36% 的 ILD 患者 SaO_2<90%，且 >10% 睡眠时间。氧减指数（指每小时睡眠中氧减 >4% 的次数）越高，预后越差，不仅与更短存活时间独立相关，而且与弥散功能障碍肺纤维化患者的 PH 显著相关。

ILD 患者夜间低氧血症与日间低氧（无论静息或运动期间）的相关性并不强，夜间血氧饱和度与日间动脉血氧分压之间无显著相关性；同时，夜间氧减事件与肺功能损害严重程度之间的相关性也不强。但睡眠中最低 SpO_2 和生存及右心室收缩压（right ventricular systolic pressure，RVSP）相关，RVSP 与睡眠期间平均 SaO_2 相关，而与 FVC 不相关。

显然，ILD 患者夜间氧减事件与所合并 OSA 有关。无睡眠呼吸障碍 ILD 患者也可发生夜间氧减，相当数量 IPF 患者具有独立于 OSA 的夜间氧减事件。因而，需要进行包括不同患者群体与样本量更大的研究，并对各种可能因素进行分层分析如种族、BMI、是否使用激素治疗等，以探讨 IPF 不同模式夜间氧减的发生与可能机制。

氧疗不仅能纠正夜间低氧血症与氧化 / 抗氧化失平衡，而且能改善患者日间疲劳与生活质量，更为重要的一点是有可能预防 ILD 患者 PH 的发生。但尚缺乏评估有无 OSA 的 ILD 或 IPF 患者夜间氧减发生状况的大样本临床研究，以及夜间氧疗对 IPF 患者呼吸功能、呼吸节律、肺血管系统、生活质量及生命质量的确切作用；也无针对非晚期患者夜间低氧作为治疗目标的研究，对这些患者进行氧疗更有可能预防肺血管系统发生不可逆转变化。同样，也不清楚需要氧疗的氧减阈值与氧减事件持续时间。

六、IPF 与 OSA 的生物标志物

生物标志物是能够客观测量与评价正常生理过程、病理过程或是对治疗干预后生物反应的特征性标志。理想生物标志物应当具备以下特点：对疾病既敏感且特异、与疾病严重程度相关、存在因果关系、在疾病早期即可廉价检测。显然，对于 IPF 与 OSA 而言，尚不存在理想生物标志物，至今也无 IPF 与 OSA 共同生物标志物。

IPF 标志物包括诊断性、疾病易感性与预后性三组。与疾病诊断相关标志物有 KL-6，表面活性蛋白（SP）A、D，YKL-40，基质金属蛋白酶（MMP）1、7，CXCL13。与疾病易感相关标志物包括端粒酶基因、端粒酶长度、黏蛋白（MUC）5B，Toll 相互作用蛋白 - 信号肽肽酶样 2C（TOLLIP-SPPL2C）。与预后相关标志物包括 KL-6、CCL-18、YKL-40、循环性纤维细胞、CD28、CD28/ICOS/Lck/ITK、MMP-7/ICAM-1/IL-8/VCAM-1/S100A12、MUC5B、纤毛相关基因、抗周斑蛋白抗体、抗 HSP-70 抗体、LOXL2、CXCL13、TLR-3。

与 OSA 相关生物标志物也有多种，如炎症标志物（CRP、IL-6、TNF-α、纤维蛋白原、趋化因子 CCL-18）、全身性高血压、颈动脉内膜中层厚度（carotid intimal-medial thickness）、代谢性标志物（糖化血红蛋白）、氧化应激标志物（8- 异前列腺素、IL-6、一氧化氮）、其他（半胱氨酸）。这些标志物来自以下机制：睡眠剥夺、低氧血症及肥胖患者过多的脂肪组织可以增强炎症；呼吸暂停与氧减可激活交感神经系统兴奋性，并导致高血压的发生；OSA 与 2 型糖尿病存在相关性；发作性低氧血症与随后的氧减可产生活性氧簇。

对同时反映 IPF 与 OSA 生物标志物的研究很少。

七、IPF 与 OSA 的表观遗传与微小 RNA 标志

除起始转录水平的基因表达主要受到转录因子的控制外，人体细胞尚有其他机制控制各种基因在空间与时间水平上的限制性表达，包括表观遗传修饰与微小 RNA（miRNA）表达。表观遗传信息通过大量的化学修饰而传递，包括 DNA 甲基化、可逆性组蛋白修饰与 ATP 依赖核小体重构。

IPF 有表观遗传学特征的改变，DNA 甲基化是 IPF 的重要发病机制。已发现 DNA 甲基化基因表达谱发生改变，相关基因表达水平与相应 DNA 甲基化之间呈负相关，DNA 甲基转移酶（Dnmt）-3a 与 Dnmt-3b 的表达水平增加，且有着中间 DNA 甲基化特征。

至今有关 OSA 表观遗传学改变主要来自对儿童 OSA 的研究。表观遗传修饰与儿童 OSA 不同炎症表型之间存在相关性。对调节 T 淋巴细胞的表达起调控作用的 *FOXP3* 基因，在炎症表型 OSA 儿童中更可能出现高水平甲基化；*FOXP3* DNA 超甲基化呈剂量依赖性增加，且与 AHI 相关。*FOXP3* DNA 甲基化水平不仅与炎症生物标志物和血清脂质相关［包括高敏感 C 反应蛋白、骨髓相关蛋白 -8/14（myeloid-related protein-8/14）、载脂蛋白 B］，而且与 AHI 和 BMI、Z 评分相关。此外，OSA 儿童内皮型一氧化氮合酶（endothelial nitric oxide synthase，*eNOS*）基因启动子区域甲基化水平显著更高，而 *eNOS* mRNA 表达水平明显降低。这些研究均提示 DNA 甲基化与 OSA 表型之间存在相关性。

目前尚无 IPF 或 OSA 在组蛋白修饰方面的研究结果，可能与研究所需技术受到限制有关。

miRNA 包含一组非编码 RNA，调节特定基因在转录后水平的表达。miRNA 在 IPF 发病机制中起着作用，阵列分析发现 IPF 中 10% miRNA 表达水平显著异常，其中 Let-7、miR-29、miR-30、miR-31、miR-200、miR-326 与 miR-17-92 簇表达下调，而 miR-155 与 miR-21 上调。miRNA 表达水平改变与 IPF 自身的重要特征相关，包括对肺上皮 - 间质转化、转化生长因子 -β1 与 p53 的调节，血管内皮生长因子途径及其他复杂的调节网络。DNA 甲基化与 miRNA 机制之间可形成串联，表现在 Dnmt-1 与 miR-17-92 簇之间形成反馈环，上调 IPF 标志性基因。进一步研究表观遗传标记不仅能深入了解 IPF 与 OSA 的发病机制，而且能提高对两者的诊治，包括寻找出更可靠的生物标志物与无创筛选手段，识别 OSA 易感人群，并为开发新的治疗策略提供基础。

综上所述，IPF 与睡眠呼吸障碍可共存于同一患者，并可能有着共同致病途径。当怀疑 IPF 患者合并 OSA 时，应以 PSG 进行确诊。当两者合并存在时，夜间氧疗很重要，因为如果不加以处理，合并症将促进 IPF 病情恶化。对 IPF 患者开展包括对表观遗传学改变与生物标志物的研究，可进一步了解发病机制，更好地对 IPF 与睡眠障碍进行管理。

（胡克）

参考文献

【1】 SCHIZA S, MERMIGKIS C, MARGARITOPOULOS GA, et al. Idiopathic pulmonary fibrosis and sleep disorders: no longer strangers in the night[J]. Eur Respir Rev, 2015, 24（136）: 327-339.

【2】 RAGHU G, COLLARD HR, EGAN JJ, et al. An official ATS/ERS/JRS/ALAT statement: idiopathic pulmonary fibrosis: evidence-based guidelines for diagnosis and management[J]. Am J Respir Crit Care Med, 2011, 183（6）: 788-824.

【3】 AGARWAL S, RICHARDSON B, KRISHNAN V, et al. Interstitial lung disease and sleep: what is known?[J]. Sleep Med, 2009, 10（9）: 947-951.

【4】 PEREZ-PADILLA R, WEST P, LERTZMAN M, et al. Breathing during sleep in patients with interstitial lung disease[J]. Am Rev Respir Dis, 1985, 132（2）: 224-229.

【5】 LANCASTER LH, MASON WR, PARNELL JA, et al. Obstructive sleep apnea is common in idiopathic pulmonary fibrosis[J]. Chest, 2009, 136（3）: 772-778.

【6】 PIHTILI A, BINGOL Z, KIYAN E, et al. Obstructive sleep apnea is common in patients with interstitial lung disease[J]. Sleep Breath, 2013, 17（4）: 1281-1288.

【7】 LEDERER DJ, JELIC S, BHATTACHARYA J, et al. Is obstructive sleep apnea a cause of idiopathic pulmonary fibrosis?[J]. Arch Pathol Lab Med, 2012, 136（5）: 470.

【8】 MERMIGKIS C, MERMIGKIS D, VAROUCHAKIS G, et al. CPAP treatment in patients with idiopathic pulmonary fibrosis and obstructive sleep apnea-therapeutic difficulties and dilemmas[J]. Sleep Breath, 2012, 16（1）: 1-3.

【9】 MERMIGKIS C, BOULOUKAKI I, ANTONIOU KM, et al. CPAP therapy in patients with idiopathic pulmonary fibrosis and obstructive sleep apnea: does it offer a better quality of life and sleep?[J]. Sleep Breath, 2013, 17（4）: 1137-1143.

【10】 KOLILEKAS L, MANALI E, VLAMI KA, et al. Sleep oxygen desaturation predicts survival in idiopathic pulmonary fibrosis[J]. J Clin Sleep Med, 2013, 9（6）: 593-601.

【11】 CORTE TJ, KEIR GJ, DIMOPOULOS K, et al. Bosentan in pulmonary hypertension associated with fibrotic idiopathic interstitial pneumonia[J]. Am J Respir Crit Care Med, 2014, 190（2）: 208-217.

【12】RICHARDS TJ, KAMINSKI N, BARIBAUD F, et al. Peripheral blood proteins predict mortality in idiopathic pulmonary fibrosis[J]. Am J Respir Crit Care Med, 2012, 185（4）: 67-76.

【13】VUGA LJ, TEDROW JR, PANDIT KV, et al. C-X-C motif chemokine 13（CXCL13）is a prognostic biomarker of idiopathic pulmonary fibrosis[J]. Am J Respir Crit Care Med, 2014, 189（8）: 966-974.

【14】ARMANIOS MY, CHEN JJ, COGAN JD, et al. Telomerase mutations in families with idiopathic pulmonary fibrosis[J]. N Engl J Med, 2007, 356（13）: 1317-1326.

【15】ARNARDOTTIR ES, MACKIEWICZ M, GISLASON T, et al. Molecular signatures of obstructive sleep apnea in adults: a review and perspective[J]. Sleep, 2009, 32（4）: 447-470.

【16】SANDERS YY, AMBALAVANAN N, HALLORAN B, et al. Altered DNA methylation profile in idiopathic pulmonary fibrosis[J]. Am J Respir Crit Care Med, 2012, 186（6）: 525-535.

【17】LIU G, FRIGGERI A, YANG Y, et al. miR-21 mediates fibrogenic activation of pulmonary fibroblasts and lung fibrosis[J]. J Exp Med, 2010, 207（8）: 1589-1597.

【18】ROSAS IO, YANG IV. The promise of epigenetic therapies in treatment of idiopathic pulmonary fibrosis[J]. Am J Respir Crit Care Med, 2013, 187（4）: 336-338.

47

第四十八章　慢性咳嗽与睡眠呼吸障碍

随着睡眠医学的迅猛发展及对睡眠呼吸障碍的深入研究，医务工作者对此类疾病引起的健康危害认识也越来越广泛，除既往已被人们熟知的 OSA 与难治性高血压、冠心病、脑卒中、2 型糖尿病等疾病之间的相关性外，近年来，OSA 与肿瘤、妊娠高血压及慢性咳嗽的相关性也逐渐被关注。

慢性咳嗽发病率较高，是呼吸专科门诊就诊的主要原因之一。有研究报道，成年人慢性咳嗽的患病率高达 9%～33%，每年治疗费用超过 10 亿美元。多项研究提示，OSA 与慢性咳嗽的病因和气道炎症存在一定的相关性，但两者的相关性仍未引起临床工作者足够的重视。本文就 OSA 与慢性咳嗽的相关研究进展作一简要综述。

一、慢性咳嗽常见的病因

慢性咳嗽是指咳嗽作为唯一症状且持续时间大于 8 周，慢性咳嗽的病因繁多且涉及面广，特别是胸部影像学检查无明显异常的患者易被临床医师所疏忽，从而使患者长期未得到适当的治疗。目前国内外有关慢性咳嗽的各种指南指出慢性咳嗽常见的病因包括咳嗽变异性哮喘（cough variant asthma，CVA）、上气道咳嗽综合征（upper airway cough syndrome，UACS）——既往曾称为鼻后滴漏综合征（post-nasal drip syndrome，PNDS）、嗜酸性粒细胞性支气管炎（eosinophilic bronchitis，EB）、胃食管反流病（gastroesophageal reflux disease，GERD）、变应性咳嗽（atopic cough，AC），但在不同的国家其病因略有所不同，如日本以 AC 占首位、CVA 其次，美国、欧洲以 UACS 占首位、CVA 其次，国内多数资料显示以 CVA 占首位，UACS 其次。2016 年韩国发表了新的慢性咳嗽诊治指南，在该指南中指出慢性气管炎、支气管炎、肺癌、阿司匹林相关的咳嗽、血管紧张素转换酶抑制剂（ACEI）相关的咳嗽、习惯性咳嗽、心因性咳嗽、间质性肺疾病所致的咳嗽、环境与职业暴露所致的咳嗽、腹膜透析相关的咳嗽及 OSA 均可能是慢性咳嗽的病因。国内的《咳嗽的诊断与治疗指南（2015）》中罗列了一些少见与罕见的慢性咳嗽的病因，可参见表 48-0-1。

尽管有如此众多的特殊病因是导致慢性咳嗽的

表 48-0-1　慢性咳嗽少见病因

分类	疾病
上气道疾病	OSA、声门下多形性腺瘤、声门下黏膜相关组织淋巴瘤、喉癌、会咽发育不全、舌根异位涎腺、扁桃体肿大、悬雍垂过长
气管疾病	气管支气管软化症、骨化性支气管病、复发性软骨炎、巨大气管支气管征、气管狭窄、支气管内错构瘤、支气管异物、气管腺样囊腺癌、气管支气管淀粉样变、支气管结石
肺部疾病	肺泡微石症、肺间质纤维化、肺泡蛋白沉积症、淋巴管肌瘤病、肺朗格汉斯细胞组织细胞增生症
纵隔疾病	心脏副神经节瘤、心包囊肿、胸腺瘤、创伤性假性主动脉瘤、心律失常与左心功能不全、食管囊肿、食管肿瘤、霍奇金淋巴瘤、纵隔脂肪过多症
其他	颈椎病、肝海绵状血管瘤、迷走神经球瘤、乳糜泻、舌下异位甲状腺、外耳道耵聍、胸膜子宫内膜异位症

原因，但仍有 5%～30% 的慢性咳嗽患者的病因不明，使患者饱受慢性咳嗽的折磨。《咳嗽的诊断与治疗指南（2015）》中指出慢性咳嗽可引起心血管、消化、神经、泌尿、肌肉骨骼等多个系统的并发症。慢性咳嗽的治疗原则首先是要明确诊断、对因治疗，而慢性咳嗽的对因治疗不能即刻见效，常需对症治疗，控制咳嗽症状。多数慢性咳嗽与感染无关，故应避免滥用抗生素。当诊断条件不足时，可以进行诊断性治疗以明确诊断。我国咳嗽指南对咳嗽诊断的步骤如图 48-0-1 所示。

二、OSA 常见的病因

睡眠呼吸障碍是一组以睡眠中呼吸异常为主要表现的疾病，主要包括单纯打鼾、睡眠呼吸暂停、睡眠低通气、睡眠相关低氧血症及其他。2014 年发布的《睡眠障碍国际分类（第 3 版）》将睡眠呼吸障碍进行了新的命名与分类，将睡眠呼吸障碍分为以下五大类：阻塞性睡眠呼吸暂停综合征、中枢性睡眠呼吸暂停综合征、睡眠相关肺泡低通气障碍、睡眠相关低氧血症、单独症候群与正常变异。OSA 是睡眠呼吸障碍中常见的临床类型，其以夜间反复发

48

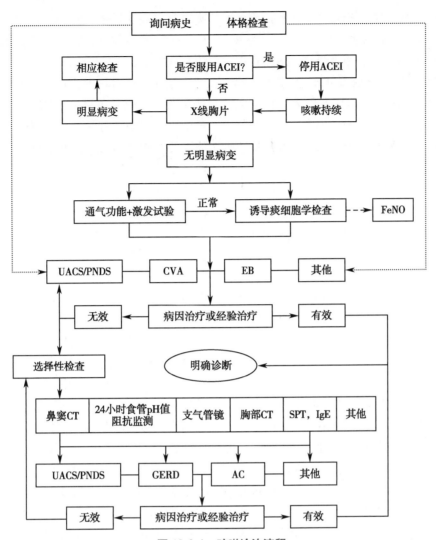

图 48-0-1　咳嗽诊治流程

ACEI，血管紧张素转换酶抑制剂；FeNO，呼出气一氧化氮；UACS，上气道咳嗽综合征；PNDS，鼻后滴漏综合征；CVA，咳嗽变异性哮喘；EB，嗜酸性粒细胞性支气管炎；SPT，皮肤点刺试验；GERD，胃食管反流病；AC，变应性咳嗽。

生的上气道阻塞、塌陷为特征，表现为睡眠时打鼾、呼吸暂停与睡眠中断，引起反复发生的低氧血症与高碳酸血症，进而导致严重的心、肺、脑、血管等多个靶器官损害，目前已得到广大医务工作者的高度关注。

《成人阻塞性睡眠呼吸暂停基层诊疗指南（2018年）》指出 OSA 常见的病因与危险因素包括肥胖、性别、年龄、家族史和长期大量饮酒与/或服用镇静、催眠或肌松弛类药物，长期大量吸烟可加重 OSA，另外一个重要因素是上气道解剖异常，包括鼻腔阻塞（鼻中隔偏曲、鼻甲肥大、鼻息肉与鼻部肿瘤）、Ⅱ度以上扁桃体肿大、软腭松弛、悬雍垂过长或过粗、咽腔狭窄、咽部肿瘤、咽腔黏膜肥厚、舌体肥大、舌根后坠、下颌后缩与小颌畸形等咽喉部与

口腔颅面等解剖学异常，其他相关疾病包括内分泌疾病（甲状腺功能减退、肢端肥大）、心功能不全、脑卒中、胃食管反流与神经肌肉疾病等多种因素。

三、OSA 与慢性咳嗽的相关性

目前有关 OSA 与慢性咳嗽相关性的研究较少，缺少有力的证据。国外学者 Chan 等研究发现慢性咳嗽有时可成为 OSA 的唯一症状，通过研究发现 OSA 患者中慢性咳嗽的患病率为 33%，经过无创呼吸机治疗 OSA 可明显改善慢性咳嗽的症状。而国外学者 Sundar 等研究发现在 75 例慢性咳嗽患者中有 44% 的人患有 OSA，经过 CPAP 治疗后有 73% 的慢性咳嗽得到缓解。随着近年来有关慢性咳嗽与 OSA 相关的研究逐渐增多，许多国家的相关组织已

将 OSA 列入慢性咳嗽的临床指南中，这些指南中指出慢性咳嗽是 OSA 的常见症状之一，治疗 OSA 后可明显改善慢性咳嗽症状，且指出与 OSA 相关的慢性咳嗽经过 CPAP 治疗后有 93% 的患者能得到良好的治疗效果，因此也将 OSA 作为慢性咳嗽的病因之一列入了慢性咳嗽诊治指南中。为了更好地了解 OSA 与慢性咳嗽之间的相关性，现从以下几个方面介绍：

（一）OSA 与慢性咳嗽常见病因的相关性

慢性咳嗽与 OSA 均为常见疾病，好发年龄段均在 40～60 岁，但两者的发病性质有明显不同。OSA 与许多导致慢性咳嗽的疾病密切相关，同时 OSA 与上呼吸道感染也密切相关，而这也是引起慢性咳嗽的常见原因，因此 OSA 与慢性咳嗽之间的关系密不可分。下面将分别介绍 OSA 与慢性咳嗽常见病因之间的联系。

1. 胃食管反流病　胃食管反流病（GERD）是因胃酸与其他胃内容物反流进入食管而致的一种疾病，而其导致的以咳嗽为突出表现的临床综合征是 GERD 的一种特殊类型。2016 年 CHEST 指南《胃食管反流患者引起的慢性咳嗽》中罗列了大量的临床研究，证实了慢性咳嗽与 GERD 的相关性，其中有项英国的研究报道在 40～49 岁的成年人中 12% 的慢性咳嗽与 GERD 相关，且 91% 与反流相关的慢性咳嗽经抗反流治疗后症状可缓解。发病机制涉及微量误吸、食管 - 气管反射、食管运动功能失调、自主神经功能失调与气道神经源性炎症等，其中以食管 - 气管反射引起的气道神经源性炎症起主要作用，部分患者还与弱酸弱碱等异常非酸性反流有关。目前常用的诊断方法以 24 小时食管 pH 值（多通道阻抗监测 DeMeester 积分≥12.70 与 / 或 SAP≥80%）为诊断标准，没条件进行 24 小时食管 pH 值监测时应根据症状进行诊断，现推荐使用 PICO［Population（对象），Intervention（干预），Comparison（对照），Outcome（预后）］问卷调查来判断两者的相关性，该问卷分为两部分，分别从临床症状与对相关治疗的反应情况来进行判断。

国内学者通过研究均证实了 OSA 与 GERD 之间的相关性，早在 20 世纪 80 年代末期 Samelsone 等对 30 例 OSA 患者进行 24 小时食管 pH 值监测，证实 70% 左右的 OSA 患者存在病理性反流。目前相关研究也证实 OSA 患者中有 60%～70% 存在胃食管反流。有研究报告显示，GERD 患者比健康对照组有更高的发生 OSA 的风险（28.2% *vs.* 20.4%，$P = 0.036$），同时年龄、BMI 均是 GERD 发生 OSA 的高危因素。

但目前针对胃食管反流与 OSA 是因果关系还是伴随关系尚不清楚，且 OSA 引起胃食管反流的机制也不明确。有学者认为，OSA 引起胃食管反流的主要机制是：OSA 患者夜间因气道阻塞频繁出现呼吸暂停，呼吸暂停到再次呼吸恢复时均可导致胸膜腔内压力快速下降，胸膜腔内压力波动使患者的跨膈压增加，一旦其负压超过食管下端括约肌的闭合压则可发生"吸吮"作用而引发胃食管反流，这时测食管内 pH < 4.0，证实胃食管反流的存在。但新近的研究发现，BMI 与反流的相关性更大，无论是否存在 OSA，肥胖者 GERD 发生率比无肥胖者高 4 倍，该结论似乎推翻了气道阻塞是引起 GERD 发生的原因。但无论是何原因导致了 OSA 患者发生 GERD，两者之间的相关性是明确的。

2. 上气道咳嗽综合征 / 鼻后滴漏综合征　上气道咳嗽综合征（UACS）是指由于鼻部疾病引起分泌物倒流入鼻后与咽喉等部位，直接或间接刺激咳嗽感受器，导致以咳嗽为主要表现的临床综合征，因此称鼻后滴漏综合征（UACS）。但由于无法明确上呼吸道相关咳嗽是否为鼻后滴流直接刺激或炎症刺激上呼吸道咳嗽感受器所致，2006 年 ACCP 循证临床实践指南建议用 UACS 代替 PNDS 这一名词，但国内 2015 年《咳嗽的诊断与治疗指南（2015）》仍采用 PNDS 的说法，并认为它仍然是慢性咳嗽常见的病因之一，针对鼻咽部疾病的病因治疗是主要的治疗，对症治疗有助于缓解症状。目前有关 UACS 的诊断标准以临床症状、鼻咽喉部的相关检查与针对病因治疗后咳嗽症状的变化为主。

鼻、咽部也是 OSA 的主要病变部位，它既是导致 OSA 发生的部位之一，也是 OSA 多种治疗方法的靶器官。清醒状态下鼻腔阻力占整个呼吸道阻力的 50%，入睡后咽部上气道阻力增加而鼻腔阻力保持不变，导致鼻腔阻力所占比例缩小，因而任何可使上气道阻力增加的原因均可引起 OSA。因鼻炎常表现为鼻阻塞，致使上气道阻力进一步增大，故患者多采用张口呼吸而导致 OSA 的发生，而 OSA 由于打鼾而存在张口呼吸，高频率的鼾声震荡导致鼻咽部充血、水肿、破溃，引起炎症反应，同时张口呼吸引起的口腔干燥，进一步导致鼻咽部的物理刺激加强，以上各种原因共同作用可加重鼻部症

48

状,形成恶性循环。这种炎症刺激长期存在,可引起鼻部分泌物增加,夜间入睡后沿后鼻道流入咽喉部,造成鼻后滴流现象即可引起咳嗽;同时在使用CPAP治疗OSA时也可因其激发黏膜的压力感受器,使血管扩张与黏液分泌,导致分泌物流入咽腔,引起咳嗽;另外在使用无创呼吸机治疗过程中由于湿化过度,也可出现鼻、咽腔分泌物增加,加重鼻后滴流现象,引起咳嗽。同时鼻炎、鼻窦炎均可增加鼻阻力,尤其在儿童OSA患者中该方面的影响更为明显,由此可见OSA与PNDS/UACS之间存在着密切的关系。

3. 咳嗽变异性哮喘　咳嗽变异性哮喘(CVA)是哮喘的一种特殊类型,咳嗽是其唯一或主要临床表现,无明显喘息、气促等症状或体征,但存在气道高反应性,CVA是慢性咳嗽最常见的病因,国外多中心研究提示CVA约占慢性咳嗽原因的1/3。目前诊断不建议将支气管舒张剂治疗有效作为诊断标准,建议以诱导痰嗜酸性粒细胞与呼出气一氧化氮(FeNO)增高及呼气流量峰值(PEF)平均变异率作为诊断标准。

有关哮喘与OSA的相关性研究,国外流行病学调查发现在去除年龄、性别与肥胖程度等因素的影响后,成人打鼾者夜间哮喘症状的危险度是2.2,但正常人仅为1.5,说明在夜间哮喘的诱发因素中打鼾与呼吸暂停也是重要因素之一,因此目前全球哮喘防治创议(GNIA)指南已将超重或肥胖且哮喘治疗效果差的患者应注意进行有关OSA的检查列入了哮喘治疗的指南中。

研究认为,OSA引起哮喘的病理机制如下:①发生呼吸暂停时,胸膜腔内负压增大,显著升高迷走神经张力,加重或诱发哮喘的发生;②反复夜间呼吸暂停导致缺氧,致使全身发生氧化应激反应,介导多种炎症因子与炎症介质增多,加重或诱发哮喘发生;③OSA患者常在夜间睡眠时呈张口呼吸,气流不经过鼻腔加温与湿化而直接到达咽、喉与气道,增加气道的反应性,引起或加重哮喘的发生。

(二)OSA与气道炎症相关

众所周知,气道炎症是慢性咳嗽产生的原因之一,国外Grabowski等研究发现慢性咳嗽患者痰中单核细胞趋化蛋白-1(monocyte chemoattractant protein-1,MCP-1)与胸腺基质淋巴生成素(thymic stromal lymphopoietin,TSLP)的水平较高,说明慢

性咳嗽患者存在气道炎症反应。现在有关气道是否存在炎症的检测有许多种方法,临床上常用的方法有诱导痰中嗜酸性粒细胞计数、FeNO的测定(用于诊断纤毛系统疾病、评估上气道炎症性质与炎症控制水平)。

已有众多研究证实,OSA患者由于其特有的病理生理学特征——慢性间歇性低氧,这种低氧/再氧合过程产生大量的活性氧(ROS)基团,从而促进了氧化应激反应,氧化应激反应引发体内炎症因子与抗炎因子平衡失调,最终导致全身炎症反应与局部炎症反应,而在OSA导致慢性咳嗽发生发展中起决定作用的是气道存在的炎症反应。瑞士的一项研究提示,在睡眠相关疾病中14%～29%的患者存在气道炎症,也有学者发现OSA患者中许多气道炎症指标升高。研究发现,OSA患者体内的炎症标志物如FeNO、诱生型一氧化氮合酶(iNOS)、IL-6、IL-8、IL-1、TGF-α、血浆细胞间黏附分子-1(ICAM-1)、C反应蛋白(CRP)、粒细胞趋化蛋白-2(GCP-2)等均升高,同时还有研究发现气管壁的厚度与AHI呈正相关,从另一方面证实OSA患者存在气道炎症反应,而炎症介质的升高会刺激咳嗽感受器进而导致咳嗽敏感性大幅度提高而引起咳嗽症状。

目前推测OSA引起气道炎症的机制可能为:①由于OSA患者存在持续打鼾与频繁发生的呼吸暂停,导致气道上皮细胞损伤与炎症细胞渗出,痰中中性粒细胞数增高;②由于患者频繁发生呼吸暂停导致上气道阻塞与缺氧,进而引起气道的反复性创伤与缺血再灌注损伤;③OSA患者较肥胖,其脂肪组织作为内分泌器官释放细胞因子(脂肪因子)引起轻度的全身炎症反应;④OSA诱导炎症蛋白转录因子HIF-1与NF-κB的表达,促使炎症蛋白表达增强;⑤除上述研究证实OSA患者存在气道局部炎症反应外,另有学者发现OSA患者存在全身的氧化应激反应,导致患者交感神经兴奋性增高,因此目前有学者将OSA称为全身炎症性疾病。

四、无创正压通气治疗对慢性咳嗽的疗效

迄今为止,已有多项临床研究证实CPAP治疗对OSA导致的慢性咳嗽有一定的疗效,但也有研究发现CPAP治疗并不能改善慢性咳嗽治疗的效果,有关这方面的研究效果目前尚存在分歧,有待多中心、大样本的研究来证实其疗效。目前有关CPAP治疗慢性咳嗽的可能机制有以下几个方面:

48

（一）CPAP 与咳嗽反射

国外学者 Widdicombe 等人的相关研究证实肺牵张感受器的变化由肺的膨胀与收缩通过迷走神经 C 传入纤维而引起，因此无论是物理或化学刺激均通过气管或支气管的快速或间接牵张感受器反应而引起咳嗽。这种咳嗽感受器的敏感性可由于 CPAP 治疗而降低，因 CPAP 治疗时肺内与胸膜腔内压力的升高影响迷走神经 C 传入纤维的传导，从而导致咳嗽感受器活动减弱而使咳嗽消失，但有关睡眠呼吸暂停过程中影响咳嗽感受器敏感性的机制目前仍不明了。

（二）CPAP 治疗慢性咳嗽相关疾病

CPAP 治疗对许多导致慢性咳嗽的病因（如 GERD、CVA 与 UASC 等）有效，可减轻慢性咳嗽症状并使 Leicester 咳嗽评分（Leicester cough questionnaire，LCQ）明显下降；同时 CPAP 治疗可减少因 OSA 导致的颈部液体负荷过大使气道咳嗽感受器活化而引起的慢性咳嗽；CPAP 治疗亦可使甲状腺疾病相关的睡眠呼吸障碍患者炎症介质分泌减少，气道炎症反应减轻，促使咳嗽症状消失。目前常使用 LCQ 评分来判断咳嗽的严重程度（表 48-0-2）。

现将 CPAP 治疗对慢性咳嗽相关疾病的疗效简单介绍如下：

1. CPAP 治疗对 GERD 的影响 虽然 OSA 引起 GERD 的发病机制仍不明确，但 CPAP 治疗能改善胃食管反流症状、降低食管内的 pH 却是肯定的

表 48-0-2 LCQ 咳嗽评分内容

下列问题是为评估咳嗽对您生活质量的全方位影响而设计的，请您认真阅读每一个问题，如实回答并圈出您的最佳答案。

1. 近两周来，咳嗽会让您胸痛或肚子痛吗？	①一直都会	②大多数时间会	③时常会	④有时会	⑤很少会	⑥几乎不会	⑦一点也不会
2. 近两周来，您会因咳嗽有痰而烦恼吗？	①每次都会	②大多数时间会	③不时会	④有时会	⑤偶尔会	⑥极少会	⑦从来不会
3. 近两周来，咳嗽会让您感到疲倦吗？	①一直都会	②大多数时间会	③时常会	④有时会	⑤很少会	⑥几乎不会	⑦一点也不会
4. 近两周来，您觉得能控制咳嗽吗？	①一点也不能	②几乎不能	③很少能	④有时能	⑤常常能	⑥多数时间能	⑦一直都能
5. 近两周来，咳嗽会让您觉得尴尬吗？	①一直都会	②大多数时间会	③时常会	④有时会	⑤很少会	⑥几乎不会	⑦一点也不会
6. 近两周来，咳嗽会让您焦虑不安吗？	①一直都会	②大多数时间会	③时常会	④有时会	⑤很少会	⑥几乎不会	⑦一点也不会
7. 近两周来，咳嗽会影响您的工作或其他日常事务吗？	①一直都会	②大多数时间会	③时常会	④有时会	⑤很少会	⑥几乎不会	⑦一点也不会
8. 近两周来，咳嗽会影响您的整个娱乐生活吗？	①一直都会	②大多数时间会	③时常会	④有时会	⑤很少会	⑥几乎不会	⑦一点也不会
9. 近两周来，接触油漆、油烟会让您咳嗽吗？	①一直都会	②大多数时间会	③时常会	④有时会	⑤很少会	⑥几乎不会	⑦一点也不会
10. 近两周来，咳嗽会影响您的睡眠吗？	①一直都会	②大多数时间会	③时常会	④有时会	⑤很少会	⑥几乎不会	⑦一点也不会
11. 近两周来，您每日阵发性咳嗽发作多吗？	①持续有	②次数多	③时常有	④有一些	⑤偶尔有	⑥极少有	⑦一点也没有
12. 近两周来，您会因咳嗽而情绪低落吗？	①一直都会	②大多数时间会	③时常会	④有时会	⑤很少会	⑥几乎不会	⑦一点也不会
13. 近两周来，咳嗽会让您厌烦吗？	①一直都会	②大多数时间会	③时常会	④有时会	⑤很少会	⑥几乎不会	⑦一点也不会
14. 近两周来，咳嗽会让您声音嘶哑吗？	①一直都会	②大多数时间会	③时常会	④有时会	⑤很少会	⑥几乎不会	⑦一点也不会

续表

15. 近两周来，您觉得精力充沛吗？	①一点也不	②几乎不	③很少	④有时	⑤常常	⑥多数时间	⑦一直都
16. 近两周来，咳嗽会让您担心有可能得了重病吗？	①一直都会	②大多数时间会	③时常会	④有时会	⑤很少会	⑥几乎不会	⑦一点也不会
17. 近两周来，咳嗽会让您担心别人觉得您身体不对劲吗？	①一直都会	②大多数时间会	③时常会	④有时会	⑤很少会	⑥几乎不会	⑦一点也不会
18. 近两周来，您会因咳嗽中断谈话或接听电话吗？	①每次都会	②大多数时间会	③时常会	④有时会	⑤很少会	⑥几乎不会	⑦一点也不会
19. 近两周来，您是否会因咳嗽惹恼了同伴、家人或朋友？	①每次都会	②多数时间会	③不时会	④有时会	⑤偶尔会	⑥极少会	⑦从来不会

48

结论，其主要的机制是由于 CPAP 治疗的患者食管下端括约肌紧张度增高，因此减少了胃食管反流，食管内 pH 明显下降，减少了对气道的刺激，使与之相关的慢性咳嗽也随之减轻或消失。

2. CPAP 治疗对 CVA 的影响　目前仍没有 CPAP 治疗可以改善夜间哮喘的大规模的临床研究结果，仅有与 OSA 相关的哮喘患者经过 CPAP 治疗后可明显降低气道反应性、改善哮喘症状取得临床疗效的研究结果，但也证实了 CPAP 治疗可改善与 OSA 相关的慢性咳嗽。目前研究认为，OSA 是哮喘控制的一个重要因素，Ciftci 等通过研究证实对于哮喘合并 OSA 的患者经 CPAP 治疗后取得明显的效果，如控制哮喘的症状，减少支气管扩张药物的使用及呼气流速峰值（peak expiratory flow rate, PEFR）变异率的降低。

3. CPAP 治疗对 UACS 的影响　国外学者 Koustsourelakis 等通过随机对照的临床研究证实 CPAP 治疗可以降低鼻部炎症反应，改善 UACS 症状，从而减轻与之相关的慢性咳嗽。

4. CPAP 改善气道炎症　众多研究证实，OSA 患者存在系统炎症反应，Xie 等通过对 35 项研究证实 CPAP 治疗可以明显降低 OSA 患者血清中炎症标志物的浓度，减轻系统炎症反应，因此也可对炎症所致的慢性咳嗽起到良好的治疗作用。

综上所述，OSA 是慢性咳嗽的常见病因之一，高龄、BMI 大的 OSA 患者更易出现慢性咳嗽，OSA 与慢性咳嗽常见的病因及气道炎症均相关，使用 CPAP 治疗可治愈或改善慢性咳嗽相关的疾病并降低气道炎症与 LCQ 咳嗽评分，因此可证实 OSA 与慢性咳嗽具有一定的相关性。但目前仍缺少针对 CPAP 治疗 OSA 相关的慢性咳嗽临床疗效的多中心、大规模的研究，且目前仅有少数国家的慢性咳嗽指南将 OSA 作为慢性咳嗽的病因之一，因此提高临床医务工作者对与 OSA 相关的慢性咳嗽诊断的关注已成为当务之急，建议对根据《咳嗽的诊断与治疗指南（2015）》诊断步骤仍不能明确病因的慢性咳嗽患者，查体应注意是否存在肥胖、颈部短粗、下颌后缩短小等体征，同时应注意有关 OSA 相关症状的询问，如有部分或全部症状存在时应进行 PSG 监测或 ESS 评分，尽快明确 OSA 的诊断，尽早对患者进行相应的治疗，以提高慢性咳嗽的疗效。

（王蓓）

参考文献

【1】 CHUNG KF, PAVORD ID. Chronic cough prevalence pathogenesis and causes of chronic cough[J]. Lancet, 2008, 371(9621): 1364-1374.

【2】 中华医学会呼吸病学分会哮喘学组. 咳嗽的诊断与治疗指南（2015）[J]. 中华结核和呼吸杂志, 2016, 39(5): 323-340.

【3】 CHAN KK, ING AJ, LAKS L, et al. Chronic cough in patients with sleep-disordered breathing[J]. Eur Respir J, 2010, 35(2): 368-372.

【4】 SUNDAR KM, DALY SE, PEARCE MJ, et al. Chronic cough and obstructive sleep apnea in a community-based pulmonary practice[J]. Cough, 2010, 6(1): 2.

【5】 TEODORESCU M, POLOMIS DA, HALL SV, et al. Association of obstructive sleep apnea risk with asthma control adults[J]. Chest, 2010, 138（3）: 543-550.

【6】 ALKHALIL M, SCHULMAN E, GETSY J. Obstructive sleep apnea and asthma: what are the links? [J]. J Clin Sleep Med, 2009, 5（1）: 71-78.

【7】 CARPAGNANO GE, SPANEVELLO A, SABATO R, et al. Systemic and airway inflammation in sleep apnea and obesity: the role of ICAM-1 and IL-8[J]. Transl Res, 2010, 155（1）: 35-43.

【8】 CARPAGNANO GE, SPANEVELLO A, SABATO R, et al. Exhaled pH, exhaled nitric oxide, and induced sputum cellularity in obese patients with obstructive sleep apnea syndrome[J]. Transl Res, 2008, 151（1）: 45-50.

【9】 CULLA B, GUIDA G, BRUSSINO L, et al. Increased exhaled nitric oxide in obstructive sleep apnoea[J]. Respir Med, 2010, 104（2）: 316-320.

【10】 SARIMAN N, LEVENT E, CUBUK R, et al. Bronchial hyperreactivity and airway wall thickening in obstructive sleep apnea patients[J]. Sleep Breath, 2011, 15（3）: 341-350.

【11】 SOOD A. Obesity, adipokines and lung disease[J]. J Appl Physiol, 2010, 108（3）: 744-753.

【12】 SUNDAR KM, DALY SE, WILLIS AM. A longitudinal study of CPAP therapy for patients with chronic cough and obstructive sleep apnoea[J]. Cough, 2013, 9（1）: 19.

【13】 SHEPHERD KL, HOLLOWAY RH, HILLMAN DR, et al. The impact of continuous positive airway pressure on the lower esophageal sphincter[J]. Am J Physiol Gastrointest Liver Physiol, 2007, 292（5）: G1200-G1205.

【14】 KURIBAYASHI S, MASSEY BT, HAFEEZULLAH M. Upper esophageal sphincter and gastroesophageal sphincter pressure changes act to prevent gastroesophageal and esophagopharyngeal reflux during apneic episodes in patients with obstructive sleep apnea[J]. Chest, 2010, 137（4）: 769-776.

【15】 CIFTCI TU, CIFTCI B, GUVEN SF, et al. Effect of nasal continuous positive airway pressure in uncontrolled nocturnal asthmatic patients with obstructive sleep apnea syndrome[J]. Respir Med, 2005, 99（5）: 529-534.

【16】 KOUSTSOURELAKIS I, VAGIAKIS E, PERRAKI E, et al. Nasal inflammation in sleep apnoea patients using CPAP and effect of heated humidification. A randomized, sham-controlled, cross-over study[J]. Eur Respir J, 2011, 37（3）: 587-594.

【17】 FORTUNA AM, MIRALDA R, CALAF N, et al. Airway and alveolar nitric oxide measurements in obstructive sleep apnea syndrome[J]. Respir Med, 2011, 105（4）: 630-636.

【18】 GIBSON P, WANG G, MCGARVEY L, et al. Treatment of unexplained chronic cough: chest guideline and expert panel report[J]. Chest, 2016, 149（1）: 27-44.

【19】 SHEPHERD K, ORR W. Mechanism of gestroesophageal reflux in obstructive sleep apnea: airway obstructive or obesity? [J]. J Clin Sleep Med, 2016, 12（1）: 87-94.

【20】 LAI K, CHEN R, LIN J, et al. A prospective, multicenter survey on causes of chronic cough in China[J]. Chest, 2013, 143（3）: 613-616.

【21】 中华医学会呼吸病学分会哮喘学组. 上 - 下气道慢性炎症性疾病联合诊疗与管理专家共识 [J]. 中华医学杂志, 2017, 97（26）: 2001-2022.

48

第四十九章　肺血管病与睡眠呼吸障碍

肺动脉高压（pulmonary hypertension，PH）是一种临床常见的病症，可由许多心、肺、肺血管病本身引起，典型临床症状为右心衰竭。按照欧洲呼吸学会（ERS）与欧洲心脏病学会（ECS）的 PH 指南，PH 是指经右心导管检查证实的静息状态下 mPAP≥25mmHg，肺动脉楔压（PAWP）≤15mmHg，以及肺血管阻力（PVR）>3Wood 单位。PH 按照临床表现、病理学发现、血流动力学特征与治疗策略不同分为五大类，睡眠呼吸障碍（以阻塞性睡眠呼吸暂停最为常见）在 PH 患者中有较高的发病率，属于第Ⅲ大类 PH，即与呼吸系统疾病或缺氧相关的 PH。此外，睡眠呼吸障碍与肺栓塞密切相关，阻塞性睡眠呼吸暂停（OSA）是肺栓塞的一个危险因素，睡眠呼吸障碍也与第Ⅳ大类 PH 即慢性血栓栓塞性肺动脉高压（CTEPH）密切相关。

一、流行病学

1. PH 中睡眠呼吸障碍的流行概况　研究表明，PH 患者中睡眠呼吸障碍的患病率均明显高于普通人群。Seiichi 等研究发现，49 例经右心导管确诊的 PH 患者中，78% 有睡眠呼吸暂停（以 AHI>5 次 /h 为诊断标准），其中 OSA 18%，中枢性睡眠呼吸暂停（CSA）32%，混合性者 50%。Dumitrascu 等对 169 例经右心导管检查确诊的毛细血管前 PH 患者行便携式睡眠监测，发现 26.6% 的患者 AHI>10 次 /h；其中 OSA 占 16%，多见于由慢阻肺或慢性肺血栓栓塞症引起的 PH；CSA 占 10.6%，多见于特发性 PH 及先天性心脏病等所致 PH。国内一项研究对 65 例 PH 患者进行睡眠呼吸监测，发现 OSA 患病率为 60%。近期一项对 50 例 CTEPH 患者的研究发现，睡眠呼吸障碍（AHI≥5 次 /h）的发生率为 64%，其中 44% 以 OSA 为主，20% 以 CSA 为主；行肺动脉内膜剥脱术后 1 个月复查，50% 的 CSA 为主的患者转为 OSA 为主，这些患者与术前术后均是 CSA 为主的患者相比，不同之处在于从术前的低碳酸血症转变为 $PaCO_2$ 恢复正常，作者认为这些患者在患 CTEPH 之前可能已有 OSA，出现 CTEPH 后由于与左心衰竭类似的血流动力学改变使通气不稳定，导致 CSA 为主，因此术后恢复到原有的 OSA。

提示 PH 可以导致右心功能不全，引发 CSA；而 OSA 则可能为 PH 的原因，引起或加重 PH。

2. 睡眠呼吸障碍中 PH 的流行概况　多数临床研究结果提示 OSA 患者中 PH 患病率较普通人群高。一组 220 例 AHI>20 次 /h 的 OSA 患者中，有 17% 存在 PH（mPAP>20mmHg），但多为轻度升高，37 例患者中只有 2 例患者的肺动脉压力 >35mmHg；这些患者体型普遍肥胖，存在白天低氧血症与高碳酸血症，部分可能有潜在的慢阻肺。Minai 等所做的回顾性研究中，对 83 例有右心导管测量结果的 OSA 患者进行分析，发现 70% 患者有 PH，其中毛细血管前 PH 占 22%（其中 10% 为重度 PH，mPAP>40mmHg），毛细血管后 PH 占 48%。以上研究患者并不限于单纯的 OSA，可能合并慢性心肺疾病，故很难判断 PH 是归因于睡眠呼吸暂停导致的夜间间歇性低氧血症，还是伴随疾病所致白天持续性低氧血症。

有些研究试图控制并存心肺疾病作为混淆因素的影响，小样本研究显示不伴慢性心肺疾病的 OSA 患者中 PH 患病率为 20%～40%。Shehata 等对 54 例无基础心肺疾病的 OSA 患者用超声心动图进行评估，PH 发生率为 44.4%，mPAP 范围为 28～42mmHg，以轻中度 PH 为主；重度 OSA 的 mPAP 明显高于轻中度 OSA，且此组患者夜间 SaO_2 也较低；伴有 PH 的 OSA 患者 BMI、颈围、AHI 高于不伴 PH 者，而清醒时 SaO_2 与最低 SaO_2 明显低于不伴 PH 者。多数研究发现，OSA 所引起的 PH 多为轻中度，PH 的发生主要与 BMI 及夜间低氧相关，部分研究显示 PH 的发生与 OSA 的严重程度有关（据 AHI 值分度），考虑可能与重度 OSA 的夜间低氧血症程度重有关，经多因素回归分析后 AHI 并非 PH 的独立危险因素。

一项荟萃分析总结了 25 项病例对照研究，其中 1 503 例 OSA 患者，796 例健康对照者，心脏超声检查的结果发现 OSA 患者存在右心室重塑与功能的异常，包括右心室内径增大与右心室壁增厚，提示 OSA 可能与 PH 相关。

二、OSA 引起 PH 的机制

1. OSA 对肺循环的急性影响　正常睡眠期间，

血压与心率减低,在慢波睡眠早期降到最低点;心排血量保持不变或减少,周围血管阻力轻微减低、不变或增加;而有限的关于肺循环的资料提示在不同的睡眠阶段,肺动脉压没有明显改变。在呼吸暂停早期,血氧正常或轻微低氧,心率不变,吸气努力导致胸膜腔内压轻度增加;呼吸暂停的晚期,血氧逐渐下降,胸膜腔内压逐渐增加,心率增加,血压持续增加,心排血量降低;通气恢复后出现短暂微觉醒,血氧饱和度升高,胸膜腔内压突然减小,心率进一步增加,血压升高达到高点。肺动脉压在整个呼吸暂停期间出现显著的变化。呼吸暂停的早期肺动脉压轻度减低;呼吸暂停的晚期肺动脉压逐渐增加,通气恢复后肺动脉压到达高点;肺动脉压通常在醒后返回到基线水平。患者反复出现低氧时肺动脉压反应会增强,但清醒后多恢复至基线水平。Schäfer 等发现呼吸暂停过程中,跨壁肺动脉压可从呼吸暂停开始时的 (28 ± 12) mmHg 升至呼吸暂停末的 (39 ± 16) mmHg。

OSA 引起肺动脉压急性升高的主要机制为:①低氧性肺血管收缩。低氧性肺血管收缩在肺动脉压的急性升高中可能起主要作用。呼吸暂停时肺泡通气量降低与通气血流比例失调导致血氧饱和度下降,反射性引起低氧性肺血管收缩,从而引起肺动脉压升高。②高碳酸血症的影响。高碳酸血症可诱导肺血管收缩并可增强肺动脉血管对低氧的反应性。伴有高碳酸血症的 OSA 患者比无高碳酸血症者低氧性肺血管收缩引起的肺动脉压升高更明显。因此高碳酸血症所诱导的肺血管收缩在肺动脉压升高中也起着一定的作用。③胸膜腔内压力的变化。OSA 患者为对抗气道阻塞,吸气时可产生巨大胸膜腔内负压,使静脉回心血量增加,导致右心室容量负荷与肺血流量增加,引起肺动脉压升高;胸膜腔内负压的升高还会增加左心室后负荷,可能导致毛细血管后 PH。动物实验也证实肺动脉经壁压升高与 OSA 时胸膜腔内负压的升高相关。④睡眠时相的影响。OSA 患者最大肺动脉压在 REM 睡眠期高于 NREM 睡眠期,并且两期都明显高于清醒状态,这可能与 REM 睡眠期呼吸暂停时间更长、血氧饱和度更低有关,但也有研究表明,矫正血氧因素后,REM 睡眠期肺动脉压升高仍高于 NREM 睡眠期,提示可能还有其他尚未明确的机制。⑤氧化应激因素。大量研究表明,OSA 患者存在氧化应激,其程度随疾病严重程度而加重。OSA 氧化应激状态形成的原因,推测可能与间歇性低氧、交感神经兴奋性增强及睡眠紊乱有关。其中,最重要的就是 OSA 的特征性低氧方式——慢性间歇性低氧。慢性间歇性低氧比持续性低氧更容易产生氧化应激,可导致低氧-复氧过程反复发作,类似于缺血再灌注损伤,可产生大量的氧自由基。氧自由基的增多是 OSA 患者高血压形成的重要机制,可以引起血管内皮功能障碍,推测在 OSA 引发的 PH 中也会起一定的作用。⑥神经体液因素。患者睡眠呼吸暂停时可出现觉醒反应,交感神经兴奋性增强。患者儿茶酚胺释放增加,内皮素、肾上腺髓质素、C 型利尿钠肽等水平发生变化,通过影响肺动脉血管张力影响肺动脉压变化。

2. OSA 引起日间持续 PH 与／或肺栓塞的机制 ①间歇性低氧引起的肺血管重塑:睡眠呼吸暂停时反复低氧血症可导致肺动脉血管重塑,从而引起持续性 PH。早期动物实验表明间歇性低氧血症可使肺动脉结构发生改变,导致肺动脉血管重塑,从而引起 PH。夜间低氧血症严重的 OSA 患者 PH 发生率较高,也提示低氧引起的肺血管重塑在 PH 的发生中起重要作用。②血管内皮功能受损:间歇性缺氧导致低氧血症与高碳酸血症,造成体内氧自由基增多,损伤血管内皮细胞,使血管内皮功能受损。同时 OSA 患者体内大量的炎性因子释放增加,C 反应蛋白、IL-6、TNF-α 等细胞因子水平升高,而炎性递质也加重了血管内皮细胞的损伤。OSA 患者收缩、舒张血管的细胞因子失衡,收缩血管的 ET-1 增加,而舒张血管的 NO 减少,导致血管收缩与内皮受损。血管内皮功能受损容易导致血栓形成与肺动脉压力增高。③血液高凝状态:正常机体内血液中组织型纤溶酶原激活物(t-PA)、纤溶酶原激活抑制物-1(PAI-1)两者水平处于动态平衡,但在 OSA 患者血液中 PAI-1 活性与 PAI-1 抗原水平明显增高,纤溶酶原含量、t-PA 抗原含量降低。相关凝血因子Ⅶa 与Ⅻa、凝血酶-抗凝血酶复合物(TAT)、纤维蛋白原水平升高。以上变化导致纤溶功能紊乱,血液处于高凝状态,OSA 患者处于高凝状态易形成血栓,造成患者器官与功能损害。另外慢性低氧可以刺激促红细胞生成素水平的升高,使红细胞生成增多,导致血液黏度增加,肺循环压力增高,既容易导致 PH,又容易形成血栓。④交感神经兴奋:OSA 患者夜间间歇性低氧与频繁觉醒,导致交感神经兴奋性增强,并持续到白天。交感神经兴奋性增

49

强直接或间接激活肾素 - 血管紧张素 - 醛固酮系统，导致肺血管收缩，肺动脉压力增高。⑤胸膜腔内负压增大：如前所述，OSA 患者为对抗气道阻塞，吸气时可产生巨大胸膜腔内负压，使静脉回心血量增加，导致右心室容量负荷与肺血流量增加，引起肺动脉压升高。

3. OSA 引起日间持续 PH 与 / 或肺栓塞的影响因素　① OSA 严重程度：虽然有一些研究认为，重度 OSA 患者 PH 发生率较高，但多数研究发现 PH 发生率与 OSA 的 AHI 值无关，原因可能为重度 OSA 往往有严重的夜间低氧血症，从而表现为 PH 发生率高，而多元回归分析后发现 OSA 的严重程度（如 AHI）在发病中不起主要作用。②肥胖：伴有 PH 的 OSA 患者 BMI 往往高于无 PH 的 OSA 患者，提示肥胖是 PH 的一项危险因素。肥胖易引起 PH 的原因可能在于肥胖者血清脂联素明显下降，而脂联素可以通过抑制血管收缩物质，从而抑制肺血管炎症。③性别：女性在各种原因引起的 PH 中发病率均偏高，女性 OSA 较男性更易出现 PH。一项研究发现，38% 的女性 OSA 患者并发 PH，而男性仅有 11%；女性与男性比例为 86% 和 58%，具体原因不明，可能与潜在的结缔组织病、雌激素的作用或基因易感性有关。④遗传因素：OSA 是一种复杂疾病，有家族聚集现象与遗传倾向，与 OSA 存在相关性的遗传基因种类繁多，多是肥胖与体脂分布异常、上气道通气控制异常及颌面部形态相关的基因。Nakagawa 等通过对脂联素基因敲除的小鼠的研究发现，脂联素可以减轻间歇性低氧相关的肺动脉重塑，提示遗传因素可能在 OSA 的 PH 发生中起一定作用，但遗传因素在 PH 的发生中到底起多大作用尚需进一步研究。

三、PH 合并 OSA 的诊断

PSG 监测是确诊 OSA 的金标准，而右心导管检查是确诊 PH 的金标准。由于右心导管检查为有创检查，临床上经常用心脏超声检查来估测肺动脉收缩压。心脏超声检查是无创、廉价、安全、可重复并能较准确评估心脏结构与功能改变的方法，被美国心脏超声协会推荐用于成人右心功能评估。一般定义为估测的肺动脉收缩压 >40mmHg，也有的定义为肺动脉收缩压 >30mmHg。

既往对 OSA 与 PH 的联系关注不够，在 PH 的诊断、病因寻找、危险分层与治疗上常常忽视 OSA 的存在和影响，尤其是对日间嗜睡症状不明显的患者，从而延误治疗。OSA 与肺栓塞之间虽有着密切的联系，但由于肺栓塞症状临床表现较为多样，但无明显的特异性，且在诊断方面需特殊的检查，从而使得漏诊误诊率高，使得一部分患者未能及时得到救治，导致 CTEPH 发生发展，严重影响了疾病的预后。

四、PH 合并 OSA 的治疗

PH 由于病因不同，治疗并不完全相同。如果 PH 继发于 OSA，多为轻中度 PH，主要针对 OSA 进行治疗，首选治疗是 CPAP。规律使用无创正压通气治疗 OSA 患者，可以逆转患者的白天缺氧、高碳酸血症，改善血管内皮功能，降低血小板活化与聚集。在一项小样本的随机对照试验中，10 例同时有 OSA 与 PH 但排除其他心肺疾病的患者，经 12 周的 CPAP 治疗后，肺动脉压力从（28.8±7.9）mmHg 降至（24.0±5.8）mmHg，提示 CPAP 治疗可以降低肺动脉压力。一项荟萃分析也报告使用无创正压通气治疗可以降低 OSA 患者的肺动脉压力。除无创正压通气治疗以外，OSA 患者合并 PH 的基础治疗还包括氧疗、支气管扩张剂与利尿剂的使用。关于治疗 PH 的靶向药物，目前没有证据支持用于 OSA 相关的 PH。

OSA 患者发生肺栓塞与夜间反复低氧有关，积极治疗 OSA，纠正夜间低氧血症，增强患者血氧饱和度，可有效降低肺栓塞的发生率。肺栓塞的治疗有药物治疗（包括抗凝与溶栓治疗）与血管介入手术治疗。CPAP 对除低氧引起的 PH 外的事件意义不明确；由于正压通气可能增加肺血管阻力，日本 PH 治疗指南不推荐用 CPAP 治疗 CTEPH；CTEPH 的治疗包括肺动脉内膜剥脱术和肺血管内球囊成形术，内科治疗包括抗凝、利尿及长期氧疗。因为不能对所有的 PH 患者均推荐 CPAP 治疗，因此应该尽可能辨别 PH 的病因。

（王建丽　张立强）

参考文献

【1】 KOVACS G, DUMITRESCU D, BARNER A, et al. Definition, clinical classification and initial diagnosis of pulmonary hypertension: updated recommendations from the Cologne Consensus Conference 2018[J]. Int J Cardiol, 2018, 272S: 11-19.

【2】 TANIAI S, SATOH T, KATAOKA M, et al. How treatment changes sleep apnea syndrome in patients with pulmonary arterial hypertension[J]. JACC, 2010, 55(10): A172.E1614.

【3】 DUMITRASCU R, TIEDE H, ECKERMANN J, et al. Sleep apnea in precapillary pulmonary hypertension[J]. Sleep Med, 2013, 14(3): 247-251.

【4】 高柳, 柳志红, 赵智慧, 等. 肺动脉高压合并阻塞性睡眠呼吸暂停患者的临床特点[J]. 中国循环杂志, 2017, 32(11): 1107-1111.

【5】 LA ROVERE MT, FANFULLA F, TAURINO AE, et al. Chronic thromboembolic pulmonary hypertension: Reversal of pulmonary hypertension but not sleep disordered breathing following pulmonary endarterectomy[J]. Int J Cardiol, 2018, 264(8): 147-152.

【6】 CHAOUAT A, WEITZENBHM E, KRIEGER J, et al. Pulmonary hemodynamics in the obstructive sleep apnea syndrome: results in 220 consecutive patients[J]. Chest, 1996, 109(2): 380-386.

【7】 MINAI OA, RICAURTE B, KAW R, et al. Frequency and impact of pulmonary hypertension in patients with obstructive sleep apnea syndrome[J]. Am J Cardiol, 2009, 104(9): 1300-1306.

【8】 SAJKOV D, MCEVOY RD. Obstructive sleep apnea and pulmonary hypertension[J]. Prog Cardiovasc Dis, 2009, 51(5): 363-370.

【9】 SHEHATA ME A, EI-DESOKY ME, MAATY AE, et al. Pulmonary hypertension in obstructive sleep apnea hypopnea syndrome[J]. Egypt J Chest Dis Tuberc, 2013, 62(3): 459-465.

【10】 MARIPOV A, MAMAZHAKYPOV A, SARTMYRZAEVA M, et al. Right ventricular remodeling and dysfunction in obstructive sleep apnea: a systematic review of the literature and meta-analysis[J]. Can Respir J, 2017, 2017: 1587865.

【11】 肖毅. 阻塞性睡眠呼吸暂停综合征能否引起肺动脉高压[J]. 中华结核和呼吸杂志, 2009, 32(10): 724-725.

【12】 SAJKOV D, DOUGMCEVOY R. Obstructive sleep apnea and pulmonary hypertension[J]. Prog Cardiovasc Dis, 2009, 51(5): 363-370.

【13】 BADRANM, AYAS N, LAHER I. Insights into obstructive sleep apnea research[J]. Sleep Med, 2014, 15(5): 485-495.

【14】 MINIC M, RYAN CM. Significance of obstructive sleep apnea in the patient with pulmonary hypertension[J]. Curr Opin Pulm Med, 2015, 21(6): 569-578.

【15】 王海月, 王在义. 探讨 OSAHS 与肺栓塞的相关性[J]. 临床医药文献杂志, 2018, 5(4): 196-198.

【16】 WONG HS, WILLIAMS AJ, MOK Y. The relationship between pulmonary hypertension and obstructive sleep apnea[J]. Curr Opin Pulm Med, 2017, 23(6): 517-521.

【17】 SUMMER R, WALSH K, MEDOFF BD. Obesity and pulmonary arterial hypertension: is adiponectin the molecular link between these conditions?[J]. Pul Circ, 2011, 1(4): 440-447.

【18】 NAKAGAWA Y, KISHIDA K, KIHARA S, et al. Adiponectin ameliorates hypoxia-induced pulmonary arterial remodeling[J]. Biochem Biophys Res Commun, 2009, 382(1): 183-188.

【19】 ARIAS MA, GARCIA-RIO F, ALONSO-FERNANDEZ A, et al. Pulmonary hypertension in obstructive sleep apnoea: effects of continuous positive airway pressure: a randomized, controlled cross-over study[J]. Eur Heart J, 2006, 27(9): 1106-1113.

【20】 TORALDO DM, DE BENEDETTO M, SCODITTI E, et al. Obstructive sleep apnea syndrome: coagulation anomalies and treatment with continuous positive airway pressure[J]. Sleep Breath, 2016, 20(2): 457-465.

【21】 NAKAMOTO T. Sleep-disordered breathing-a real therapeutic target for hypertension, pulmonary hypertension, ischemic heart disease, and chronic heart failure?[J]. J Nippon Med Sch, 2018, 85(2): 70-77.

第五十章　肺癌与睡眠呼吸障碍

肺癌是对人群健康与生命威胁最大的恶性肿瘤之一，也是呼吸系统最常见的肿瘤。尽管采取了多种干预措施，肺癌的发生率与死亡率还在持续上升，已经成为一个严重的社会性健康问题。睡眠被定义为精神与身体的一种自然且有节奏的休息状态，是人类健康与生存所必需。任何睡眠障碍都会影响人体的正常生理活动，导致疾病的发生与加重，程度严重时还会危及患者的生存。肺癌患者的睡眠障碍与睡眠中的呼吸障碍问题普遍存在，其存在与危害还远没有得到临床医师与研究者的关注与重视。

一、肺癌患者的睡眠障碍

肺癌严重影响患者的睡眠质量，引起睡眠障碍。睡眠障碍包括入睡困难、频繁觉醒、睡眠结构异常，深睡期与 REM 睡眠期过短，一天中总睡眠时间过短等。一般情况下，正常人群的睡眠障碍为 10%～15%，肺癌患者睡眠质量差者达 52%，睡眠 - 觉醒障碍发生率为 79%。在多种肿瘤患者中肺癌的睡眠质量最差，睡眠障碍的发生率最高。有研究经 PSG 监测显示，肺癌患者与正常人及乳腺癌患者比较，在入睡与保持睡眠等方面有更大的困难，睡眠中觉醒次数更多。肺癌患者失眠发生率高于正常人，更高于其他肿瘤患者。调查显示，肿瘤患者失眠发生率 19%～63%。一项针对 1 635 例癌症患者的流行病学研究显示，59% 的患者失眠是最常见的单一症状。肺癌与乳腺癌是失眠症发病率最高的肿瘤。

近期研究报告，56% 的肺癌患者有睡眠障碍，60% 的患者有心理障碍，睡眠障碍患者的生活质量评分（QOL）显著低于无睡眠障碍患者。我们还观察到睡眠障碍与心理障碍、疲劳和疼痛评分间的显著相关性。

肺癌的进展、症状加重与治疗的副作用显著降低了患者的生活质量。肺癌患者的生活质量低于健康人群与其他恶性肿瘤患者。晚期肺癌研究显示，78.1%、70.3%、60.9% 与 60.2% 的患者分别存在症状性呼吸困难、咳嗽、气短、胸闷。62.5% 的患者发生睡眠障碍。严重呼吸系统症状对患者睡眠影响更严重，其生活质量也更低。呼吸系统症状对生活质量的影响与睡眠障碍相关。肺癌患者发生睡眠障碍的原因是多方面的，有患病后的心理障碍如焦虑与抑郁，有疾病本身症状如疼痛、疲乏无力、咳嗽、呼吸困难等，包括晚期肺癌患者对死亡的恐惧。肺癌治疗也会直接影响患者的睡眠，如化疗药物的反应。除了精神因素影响外，频繁的呕吐与消化功能障碍也会影响睡眠质量。研究还发现肺癌患者的唾液褪黑素水平较低，唾液皮质醇水平较高，两者与差的睡眠质量相关。

肺癌患者的睡眠障碍首先影响生活质量，多项研究证实伴有睡眠障碍的患者生活质量更差。睡眠障碍减少了患者对疾病的应对能力，加重了疼痛与不适，增强了疾病的严重性。难以为继的生活质量会加重患者的原发疾病与破坏患者的心情及减低生存自信心等。研究显示，肺癌患者每日过短的睡眠时间会降低生存率。因此，临床医师除了针对性地治疗肺癌之外，还需要认真地关注患者的睡眠障碍与生活质量问题。对肺癌的治疗应该包括必要的心理治疗、情感支持与不同手段改善睡眠与生活质量。能否提高肺癌患者睡眠质量也是肺癌治疗的重要方面和患者预后的重要指标。

二、阻塞性睡眠呼吸暂停（OSA）促进肺癌发生与进展

1. OSA 与肺癌相关性研究　2012 年流行病学研究首先证实 OSAS 患者的癌症发病率与死亡率均高，在美国威斯康星社区对 1 522 名受试者进行了长达 22 年的跟踪随访，结果发现轻、中、重度的 OSA 患者的癌症死亡率分别是未患癌症对照组的 1.1、2.0 与 4.8 倍。其中重度 OSA 患者的癌症死亡率达到了 7.27%。2014 年的一项多中心队列研究也显示，老年男性 OSA 患者的肿瘤发病率随夜间血氧饱和度低于 90%（T_{90}）的时间比例增加而增加。2016 年的一项随访 20 年的前瞻性队列研究也证实中重度 OSA 患者肿瘤患病率、死亡率均显著增加。这些研究均证实 OSA 人群的肿瘤发病率与死亡率都高于正常人群，其中肺癌的病死率最高，且与 OSA 的低氧程度和持续时间密切相关。

OSA 与肺癌相关的流行病学研究并不多见。

2018 年的研究报道了新诊断肺癌患者合并睡眠呼吸障碍者高达 49%。然而，这些患者在诊断肺癌之前，并没有明确的睡眠呼吸障碍诊断，说明肺癌患者的睡眠呼吸障碍问题可能常被忽视。另一研究发现，OSA 与一般人群肺癌诊断的发生率相似，诊断为肺癌的患者中，OSA 的存在与死亡风险的增加有关。在基因表达与网络水平信息中发现，缺氧条件下肺癌细胞中低氧诱导因子 -1（HIF-1）和代谢途径相关分子发生显著改变，对缺氧条件下的肺癌细胞起到重要作用。临床上还忽视了一个问题的存在，那就是 OSA 人群中还存在相当比例的与慢阻肺并存的患者。这些患者的慢阻肺与吸烟密切相关，特别是在我国更是如此。这类人群受到 OSA、吸烟与慢阻肺的多重危害，对肺癌的发生率与预后的影响是非常严重的，只是还没有被关注。

OSA 与肺癌的相关性得到了动物研究的证实，即 OSA 模式间歇性缺氧与肿瘤的生长和进展有关。动物实验的研究发现在黑色素瘤诱导的肺转移小鼠模型中，OSA 模式不但可以促进黑色素瘤的生长，还可以诱导肿瘤相关的巨噬细胞改变，增加侵袭力，促进其肺转移过程。虽然 OSA 发病与肺癌的发展可能紧密相关，但目前由于对 OSA 促进肺癌发生发展的机制研究还很少，病理机制尚不完全明确。因此，研究 OSA 促进肿瘤发生发展的内在分子机制，对于预防肿瘤的发生与对已发生的肿瘤进行科学、合理、有效的治疗具有重要的理论与临床应用价值。

2. OSA 致癌的病理机制　研究显示，OSA 诱发与加重癌症的因素主要与间歇性低氧有关，包括氧化应激、全身炎症反应、睡眠片段化、交感神经张力增高与免疫功能受抑制等。

（1）氧化应激与炎症反应：间歇性低氧所产生的低氧与再氧合可引起氧自由基即活性氧（ROS）生成增多，从而激活氧化应激反应，使得体内某些氧化与抗氧化物质的产生失衡，进一步导致细胞功能与结构的急性与慢性退变、DNA 损伤与基因组不稳定，从而促进细胞增殖加强与恶变转化。此外氧化应激造成核因子 κB（NF-κB）活化，后者的活化可使癌症发生率增高。OSA 患者存在全身与局部的炎症反应。氧化与抗氧化物质的产生失衡及 ROS 的生成增多可进一步导致炎症因子如 TNF-α、IL-6、IL-8 等增高，这些炎症因子可进一步活化 NF-κB，促进癌症发生与发展。

（2）睡眠结构紊乱：睡眠片段化作为一种变相的睡眠剥夺现象，可以成为促癌生长的原因。目前的研究已经确认各种癌症的恶性程度与失眠及睡眠缺乏相关。虽然由于制作相关动物模型比较困难，迄今关于睡眠对癌症的影响仍知之甚少，但有些研究显示睡眠缺乏对癌症生长与癌症的死亡率起促进作用。Hapkin 等最近的研究发现睡眠片段化不仅使肿瘤的体积即生长速度翻了一倍，还使肿瘤向邻近周围组织的侵袭能力增强，机制同肿瘤相关巨噬细胞（tumor-associated macrophage，TAM）与 Toll 样受体 4（toll-like receptor 4，TLR4）信号通路有关。该研究提示，睡眠片段化过程中 TAM 在提升肿瘤的恶性程度上起到了积极的作用。虽然详细机制尚未阐明，但已有证据表明睡眠片段化可促使巨噬细胞向动脉迁移并发生代谢改变，可能成为恶性程度增高的机制基础。睡眠片段化促进肿瘤发生发展可能还与睡眠紊乱造成的与肿瘤发生密切相关的生物钟紊乱有关。

（3）交感神经张力增高：OSA 患者的间歇性低氧与睡眠片段化均可引起交感神经张力增高，进而激活肾素 - 血管紧张素 - 醛固酮系统，使组织与全身儿茶酚胺浓度增高，增高的儿茶酚胺与位于上皮细胞、成纤维细胞、神经元细胞、血管肌细胞、外膜细胞、淋巴系与髓系表面的肾上腺素受体结合后，可进一步刺激与肿瘤生长、迁移及参与调节肿瘤功能密切相关的信号通路。已有研究显示，β 受体信号通路可调节肿瘤细胞生长、血管生成、细胞外基质浸润等生物行为，而长期使用 β 受体阻滞剂可能有预防肿瘤与改善其预后的功效。还有研究发现肾上腺素可促进肿瘤细胞的侵袭与转移。因而 OSA 患者的交感神经张力增高可促进肿瘤的发生与发展。

（4）免疫功能改变：近期研究发现，肿瘤的恶变与间歇性低氧的关系部分受到免疫系统如 TAM 的调控。TAM 增多可使肿瘤的预后变差。TAM 通过调节一系列的生长因子、细胞因子和蛋白酶从而调控肿瘤的生长与向外浸润。其他研究也发现，模仿 OSA 的间歇性低氧模型可促进肺癌 TAM 向促肿瘤 M2 表型的转变，间歇性低氧暴露小鼠的 TAM 可增加肺上皮肿瘤细胞的增殖与侵袭性。此外，间歇性低氧可能激活 HIF-1α，HIF-1α 可转化激活血管内皮生长因子（VEGF）的编码基因、上调 VEGF 的基因表达从而刺激血管生成，同时上调肿瘤生长因子 -β

（TGF-β）的表达，改变肿瘤微环境，导致肿瘤微环境中产生免疫逃逸，降低机体抗肿瘤的组织免疫力，从而促进肿瘤组织的生长。

三、OSA 相关肿瘤的防治探讨

既然 OSA 可能为癌症的危险因素，那么治疗 OSA 则可减少癌症的危险性，并提高治疗效果。近期的研究已有报道对重度 OSA 患者经过 CPAP 治疗 1 个月后发现患者的多种肿瘤相关基因的表达出现了普遍的下调现象。也有报道显示，对 OSA 患者进行 CPAP 治疗 12 个月之后，患者的抑制性非杀伤 T 细胞表达频度增高。这些均提示，对 OSA 患者进行有效治疗有助于预防癌症。Lee 等报道，由于 VEGF 对 OSA 相关肿瘤的产生具有潜在的重要

作用，当在间歇性低氧的动物实验中抑制 VEGF 通道时，植入肿瘤的播散与转移被完全阻止。近年国内天津医科大学总医院开展的该领域研究中还发现采用抗氧化剂 Tempol 可以显著改善间歇性低氧动物实验中黑色素瘤向肺部的转移与生长。这些均可能成为一种降低 OSA 对肿瘤发生与发展影响的干预方法。近年来越来越多的证据显示 OSA 可能是癌症发生与发展的重要危险因素。一些相关机制的研究也取得了新的发现与进展，然而，还需进行进一步分子水平的研究来详尽理解相关机制。此外，还需要开展大样本、设计完好的 CPAP 治疗 OSA 的临床试验来反证 OSA 是否为癌症发生与发展的重要危险因素。

（张希龙　陈宝元）

参考文献

【1】 AKYUZ RG，UGUR O，ELCIGIL A. Sleep quality in lung cancer patients[J]. Asian Pac J Cancer Prev，2013，14（5）：2909-2913.

【2】 DEAN GE，ABU SABBAH E，Yingrengreung S, et al. Sleeping with the enemy: sleep and quality of life in patients with lung cancer[J]. Cancer Nurs，2015，38（1）：60-70.

【3】 INDURU RR，WALSH D. Cancer-related insomnia[J]. Am J Hosp Palliat Care，2014，31（7）：777-785.

【4】 NISHIURA M，TAMURA A，NAGAI H, et al. Assessment of sleep disturbance in lung cancer patients: relationship between sleep disturbance and pain, fatigue, quality of life, and psychological distress[J]. Palliat Support Care，2015，13（3）：575-581.

【5】 CHANG WP，LIN CC. Relationships of salivary cortisol and melatonin rhythms to sleep quality, emotion, and fatigue levels in patients with newly diagnosed lung cancer[J]. Eur J Oncol Nurs，2017，29：79-84.

【6】 PHIPPS AI，BHATTI P，NEUHOUSER ML，et al. Pre-diagnostic sleep duration and sleep quality in relation to subsequent cancer survival[J]. J Clin Sleep Med，2016，12（4）：495-503.

【7】 CHEVILLE AL，KOLLASCH J，VANDENBERG J，et al. A home-based exercise program to improve function, fatigue, and sleep quality in patients with Stage IV lung and colorectal cancer: a randomized controlled trial[J]. J Pain Symptom Manage，2013，45（5）：811-821.

【8】 MARSHALL NS，WONG KK，CULLEN SR，et al. Sleep apnea and 20-year follow-up for all-cause mortality, stroke, and cancer incidence and mortality in the Busselton Health Study cohort[J]. J Clin Sleep Med，2014，10（4）：355-362.

【9】 DREHER M，KRÜGER S，SCHULZE-OLDEN S，et al. Sleep-disordered breathing in patients with newly diagnosed lung cancer[J]. BMC Pulm Med，2018，18（1）：72-78.

【10】 LI L，LU J，XUE W，et al. Target of obstructive sleep apnea syndrome merge lung cancer: based on big data platform[J]. Oncotarget，2017，8（13）：21567-21578.

【11】 薛震，李莲，任方元，等. OSAS 模式 IH 对肺癌细胞系 YAP 以及 P-YAP 表达的影响 [J]. 天津医药，2016，44（12）：1414-1417.

【12】 LI L，REN F，QI C，et al. Intermittent hypoxia promotes melanoma lung metastasis via oxidative stress and inflammation responses in a mouse model of obstructive sleep apnea[J]. Respir Res，2018，19（1）：28.

【13】 MARTÍNEZ-GARCÍA MÁ，CAMPOS-RODRÍGUEZ F，ALMENDROS I，et al. Relationship between sleep apnea and cancer[J]. Arch Bronconeumol，2015，51（9）：456-461.

【14】 LAPOSKY AD，VAN CAUTER E，DIEZ-ROUX AV. Reducing health disparities: the role of sleep deficiency and sleep disorders[J]. Sleep Med，2016，18：3-6.

【15】HAKIM F，WANG Y，ZHANG SX，et al. Fragmented sleep accelerates tumor growth and progression through recruitment of tumor-associated macrophages and TLR4 signaling[J]. Cancer Res, 2014, 74（5）: 1329-1337.

【16】BARRON TI，CONNOLLY RM，SHARP L，et al. Beta blockers and breast cancer mortality: a population-based study[J]. J Clin Oncol, 2011, 29（19）: 2635-2644.

【17】AHLUWALIA A, TARNAWSKI AS. Critical role of hypoxia sensor--HIF-1α in VEGF gene activation. Implications for angiogenesis and tissue injury healing[J]. Curr Med Chem, 2012, 19（1）: 90-97.

【18】GHARIB SA，SEIGER AN，HAYES AL，et al. Treatment of obstructive sleep apnea alters cancer-associated transcriptional signatures in circulating leukocytes[J]. Sleep, 2014, 37（4）: 709-714.

【19】GAOATSWE G，KENT BD，CORRIGAN MA，et al. Invariant natural killer T cell deficiency and functional impairment in sleep apnea: links to cancer comorbidity[J]. Sleep, 2015, 38（10）: 1629-1634.

50

第五十一章　呼吸危重症与睡眠呼吸障碍

睡眠是人类不可或缺的生理过程,对疾病的康复有重要意义。半个多世纪以来,学者们对睡眠呼吸障碍这一疾病进行了深入研究。特别是对睡眠呼吸障碍相关的心血管并发症的发生率与防治措施研究人员更是投入了巨大的精力。《睡眠障碍国际分类(第3版)》(ICSD-3)中对睡眠呼吸障碍作了更详细的分类,除阻塞性睡眠呼吸暂停(OSA)多器官损害严重患者外,尚有许多中枢性睡眠呼吸暂停综合征、睡眠相关肺泡低通气障碍、睡眠相关低氧血症患者就诊于急诊或重症监护病房(ICU);而危重患者,尤其是接受机械通气的患者,也许更容易发生睡眠或/与睡眠呼吸障碍,并由此引发心血管与其他系统的并发症。因此,对危重症患者的睡眠与睡眠呼吸障碍进行研究可能会成为今后的主流方向。但由于ICU患者病情复杂多变,环境与操作影响大,对于危重症患者的睡眠与睡眠呼吸障碍的研究还非常缺乏。

一、ICU危重症与睡眠紊乱

危重症患者是指生理功能处于不稳定的患者,体内重要器官功能的任何微小改变即可导致机体器官系统不可逆的功能损害或死亡。间断或连续监护的目的在于早期发现这些微小功能的改变,并提供适当的治疗以使患者恢复较为稳定的生理状态,从而防止器官的系统损害与死亡;危重症患者需要进行某种特殊的治疗。这种治疗可能为间断进行的如透析,或者是连续的如机械通气。

ICU内的诊断过程、治疗干预、用药、护理、疾病发展过程、仪器噪声、工作人员谈话噪声等多种因素均可影响睡眠。在ICU工作的医师与护士对危重症患者睡眠与睡眠呼吸障碍认识不足,会影响患者的康复。正常睡眠对于危重症患者是非常重要的,它是维持机体正常代谢与蛋白质合成等各种生理功能的重要因素。睡眠中机体分泌的生长激素可迅速刺激蛋白质与核糖核酸(RNA)的合成,以及细胞对氨基酸的摄取。因为清醒时分解代谢增强,而在睡眠时可使分解代谢减慢,合成增加。而睡眠紊乱如睡眠缺失时,可使机体处于分解代谢增强状态。研究显示,睡眠缺失可使正常青年人的尿素氮排泄增多,这反映了机体处于代谢增强的状态。此外,睡眠缺失尚可影响许多重要的生理功能,包括心血管问题、胃液分泌的增多、垂体与肾上腺受体刺激后功能的变化、机体的免疫系统与抗感染的能力。尚可引起谵妄等精神紊乱。

二、危重症患者的睡眠监测

患者的睡眠评估需要通过标准PSG的记录来完成。ICU患者的睡眠评估可以从睡眠的量与质两方面进行,比如睡眠中断(觉醒与唤醒)与各睡眠阶段的时长比例(R期与N1、N2、N3期)、睡眠呼吸紊乱等。PSG是睡眠的标准诊断监测,但在ICU里进行标准PSG监测较困难。有学者通过体动仪、脑电双频指数(bispectral index,BIS)、患者的自我报告等来评价患者睡眠情况,但评价不一,近几年有多项研究在ICU应用便携式PSG进行监测。

1. 标准PSG监测　Elliott等在澳大利亚对57名成年人ICU患者进行了睡眠研究,应用24小时PSG,评估患者在ICU期间的睡眠总量与质量,采用Rechtschaffen与Kales标准对睡眠进行评价,同时记录ICU噪声、光照度与护理事件,患者使用Richards-Campbell睡眠问卷与重症监护睡眠问卷,报告他们在ICU的睡眠质量。结果提示,患者总睡眠时间平均为5小时(2:52—7:14),睡眠以N1与N2期为主(中位数分别为19%与73%),慢波睡眠与REM睡眠较少,平均每小时有1.7次护理活动。患者的自我报告显示睡眠质量较差,慢波睡眠时睡眠分期的可信度最高,N1期睡眠的可信度最低。该研究提示,ICU患者的睡眠质与量均较差,持续睡眠时间短,睡眠片段化,可能与环境、危重病本身及治疗事件有关。这项研究突出了在重症监护环境中定量睡眠的挑战及其他测量睡眠方法的必要性。Friese和Randall等人对外科或创伤ICU的16例患者(机械通气占31.3%)进行了持续24小时的PSG监测,中位年龄37.5岁(20~83岁),男性占81.3%,受伤占62.5%,机械通气占31.3%。PSG记录时间共计315小时(平均每名患者19.7小时),总睡眠时间为132小时(平均每名患者8.28小时)。PSG显示这种睡眠是高度分散的,每小时睡眠片段为6.2

51

次，浅睡眠时间所占比例增加，深睡眠阶段时间与所占比例均减少。REM 睡眠与健康对照组比较有显著性差异。作者认为在外科 ICU 环境中，患者睡眠是可测量的，然而睡眠是片段化的，睡眠质量明显异常，深睡眠阶段与 REM 睡眠显著减少。Andersen 等进行的一项纳入 38 个关于运用 PSG 监测 ICU 患者睡眠的系统研究也提示了相似结果。上述研究者均认为，在 ICU 期间，需要减少噪声水平与采取其他干预措施，以改善重症监护患者的睡眠，有必要对促进睡眠的策略进行进一步的研究。

2. 便携式 PSG 监测　Melissa 等探讨了在 ICU 应用无人值守、便携式 PSG 监测的可行性。该研究对 29 例患者进行了无人值守的 24 小时 PSG 监测，可行性指标包括获得足够的脑电图数据、睡眠阶段、睡眠效率与觉醒指数，结果提示 27 例（93%）患者脑电图资料不受电干扰的影响，具有可解释性。夜间睡眠效率为 48%，平均夜间睡眠时间为 3.7 小时，提示在 ICU 中，患者睡眠时间短且高度片段化。便携式 PSG 能产生高质量的睡眠数据，有助于 ICU 患者睡眠障碍的研究。Resta 等在 ICU 用便携式 PSG 在一组病因不明且临床怀疑睡眠呼吸障碍的急性呼吸衰竭患者中的应用价值进行了评价。研究共纳入 14 例患者（男 8 人，女 6 人），有不同程度的急性呼吸衰竭。平均年龄 57 岁，血气分析 pH 为 7.28 ± 0.04，PaO_2 为 $(5.6 \pm 0.7)\,kPa$，$PaCO_2$ 为 $(8.8 \pm 1.6)\,kPa$，BMI 为 $(42.7 \pm 9.6)\,kg/m^2$。患者无骨骼病变、神经肌肉或心血管疾病史、慢性肺病史或明显的呼吸道感染。便携式 PSG 提示 10 例患者有睡眠呼吸障碍，平均呼吸紊乱指数（RDI）为 60.1 次/h，其中有 5 例为肥胖低通气综合征，几乎所有患者都有夜间低通气事件。有 3 例患者进行了 CPAP 治疗，8 例患者接受了 BPAP 治疗，2 例患者进行了气管插管与机械通气治疗。在 ICU 急性呼吸衰竭合并睡眠呼吸障碍很少被诊断，因为这种诊断所需的技术（标准 PSG）在 ICU 中使用难度较大，因而是很少进行的。研究者认为，在 ICU 中由于睡眠呼吸障碍引起的急性呼吸衰竭并不是特例，如果临床高度怀疑，建议进行便携式 PSG 监测，以帮助提供适当的无创正压通气治疗，避免侵入性通气治疗。

3. 体动记录仪　体动记录仪（actigraphy）是一个基于加速度传感器，用于测量身体活动水平的仪器，类似于一个腕表。在身体运动的基础上，这个传感器可区分睡眠期与清醒期，体动记录仪不能评

估睡眠深度。有一项纳入 60 名正常成年人的研究发现，在正常健康成年人群中，体动记录仪与 PSG 结果有显著的相关性及一致性。已经有一个高水平的共识——将体动记录仪用于评估健康个体睡眠。但有研究显示将体动记录仪运用于 ICU 患者与 PSG 比较结果令人失望，在总睡眠时间、睡眠效率或觉醒次数方面，这两种方法之间没有显著相关性，作者对体动记录仪的低敏感性与低特异性给出的解释是 ICU 患者通常是卧床或是镇静状态，他们卧床记录期间，很少有身体姿势的变化。van der Kooi 等一项在 ICU 进行的体动记录仪与 PSG 同步监测的研究显示，在 ICU 术后复苏患者中，体动记录仪低估了觉醒时间，高估了睡眠时间，体动记录仪的中位特异度小于 19%，敏感度超过 94%，体动记录仪对睡眠监测是不可靠的，在这些患者中，体动记录仪不能作为 PSG 的替代方法。

4. 脑电双频指数（bispectral index，BIS）　BIS 是一种神经生理指标，主要用于监测麻醉过程中的镇静程度。BIS 提供一个从 0 到 100 的数值，连续分析脑电模式，BIS 值越高表示更高层次的意识水平，可以评估睡眠深度。Gimenez 等通过对 12 名健康志愿者进行 BIS 与 PSG 记录，结果显示 BIS 与 PSG 高度相关，BIS 评分能够识别睡眠深度。Nieuwenhuijs 等为研究 BIS 是否可以预测睡眠阶段，对 10 例疑似睡眠呼吸暂停低通气综合征患者（平均年龄 38 岁，25～54 岁；6 名男性，4 名女性）进行了 BIS 与边缘频率（spectral edge frequency，SEF）检测，同步记录所有患者一夜的 PSG。研究发现，BIS 与 SEF 均不能准确地判定睡眠阶段，BIS 的反应缓慢，需要一定时间才能进行判读，由于睡眠分期中断的大量重叠与变化性导致睡眠结构描述不准确。近期有多个研究将 BIS 用于监测 ICU 患者使用镇静药物后对睡眠影响的研究，但未同步进行 PSG 监测。此外，患者活动使电极与导联的脱落也导致 BIS 在 ICU 研究中使用变得复杂，BIS 在 ICU 使用中尚未显示临床受益。

5. 心肺耦合技术　心肺耦合（cardiopulmonary coupling，CPC）睡眠分析技术是基于连续的心电信号，并运用傅里叶变换技术分析信号的两种特征：①心率变异；②由呼吸所引起的心电图 R 波振幅的波动。通过计算两种信号的互谱功率与相干度，生成睡眠期间 CPC 动力学频谱图，可评估睡眠质量与呼吸状态。国内外均有报道 CPC 与呼吸事件相关

51

性较强,可用于 OSA 筛查。但 ICU 患者血流动力学不稳定,是否能将 CPC 用于重症患者的睡眠与睡眠呼吸监测未见研究报道。

6. 主观评估方法(医护与患者量表评估) 主观的睡眠评估一直尝试用于 ICU 患者,主观评估方法包括患者自我评估与护士评估。在现有主观睡眠评估方法中,应用最广泛的是 Richards-Campbell 睡眠问卷(RCSQ)。RCSQ 采用视觉模拟评分,评估睡眠的 5 个项目:睡眠深度、睡眠潜伏期、觉醒、觉醒时间百分比和睡眠质量。更高的分数表明更好的睡眠质量。有学者认为,因为 ICU 患者常有被镇静、谵妄/痴呆或回忆偏倚等情况,所以患者自我评估是不可靠的。因为难以区分镇静与实际睡眠状态,有学者使用 RCSQ 进行护士与患者睡眠评估的可靠性研究,护士评估与患者自我评估相比,护士倾向于高估睡眠质量。而另一项研究显示,患者与护士对睡眠质量的评估有高度的相关性。

7. 睡眠监测在 ICU 面临的挑战 标准 PSG 可能会因镇静、镇痛、疾病与电气干扰改变脑电图(EEG)显示。Beecroft 等通过一项在外科 ICU 进行的有 12 名病情稳定、格拉斯哥昏迷评分 11 分、接受机械通气的危重患者参与的观察性研究,12 名危重患者均进行 PSG、体动记录仪与护士床边行为评估 3 种睡眠监测方法监测睡眠,结果显示与标准的 PSG 监测系统相比,体动记录仪高估了患者总睡眠时间与睡眠效率,体动记录仪评估结果与 PSG 全部相符者 <65%。护士床边行为评估低估了患者觉醒次数、总睡眠时间、睡眠效率与微觉醒次数。故认为体动记录仪与护士床边行为评估用于危重患者的睡眠监测是不准确、不可靠的方法。一些危重症患者的睡眠 EEG 可能丧失典型特征,代之以弥漫性慢波,影响 PSG 分析。

Cooper 等观察了 20 名机械通气患者,12 名无法准确确定睡眠分期。除了深度镇静的影响,感染中毒性脑病可能与弥漫性慢波 EEG 有关。全身性感染时的弥漫性慢波 EEG 可能归结于细菌与炎症细胞释放白细胞介素 1 与肿瘤坏死因子。此外,心肺复苏后的多器官功能衰竭或缺氧性脑损伤也可能出现弥漫性慢波 EEG。疾病与并发症的严重程度可能与睡眠紊乱的程度相关。Parthasarathy 与 Tobin 发现,微觉醒及觉醒次数与 APACHE Ⅱ评分(急性生理、年龄、慢性健康评分)明显相关。与此类似,昏迷与非典型睡眠患者的 APS 评分(急性生理学评分)也高于仅发生睡眠中断的患者。另一些研究未发现两者之间的关系,这可能是因为其他因素如镇静剂的影响。

一些研究发现,危重症患者一半或一半以上的睡眠可以出现在白天。这类患者的总睡眠时间正常或接近正常,平均 7~10.4h/d。而另外一些研究发现总睡眠时间下降,为 3.6~6.2h/d,这些研究或者限制了镇静催眠药物的使用,或者在接受镇静治疗的患者中也观察到睡眠片段化。即使在那些报告睡眠总时间正常的研究中,每个患者的睡眠时间差异也非常大,为 1.7~19.4h/d。那些睡眠时间偏低的患者显然正遭受睡眠障碍的困扰。各个患者的睡眠质量不同,同一患者不同晚上的睡眠质量也有可能不同,这是因为病情波动、疼痛程度、镇静或镇痛药物使用的情况不同。可见,睡眠中断可出现在一些危重症患者身上。为了获得关于睡眠中断的发生频率与严重程度的分类资料,需要对更多患者进行更长时间的研究。在研究中也必须控制镇静剂、止痛药与疾病程度的影响。

正常人 R 期占睡眠总时长的 25%,而危重症患者只有 6% 或更少。R 期睡眠的减少可归结于药物(麻醉剂)影响、缺乏持续睡眠以达到 R 期、生理节律紊乱、原发疾病与内毒素释放。R 期睡眠的减少也可能是机体对疾病的适应反应,因为在 R 期,交感-副交感神经的平衡被打破,更容易出现呼吸异常。但危重症患者的 N3 期睡眠也减少,这期睡眠中呼吸平稳,自主神经系统稳定。Parthasarathy 与 Tobin 报告了 11 例危重症患者睡眠事件的出现频率,为每小时 54 次微觉醒与觉醒,是相同环境中健康人的两倍。其他一些研究也有类似发现,危重症患者睡眠事件的比例与 OSA 患者相似。

三、影响危重症患者睡眠与睡眠呼吸的因素

Andersen 等通过 PubMed 系统查询发现有 38 项研究认为,在 ICU 环境中,睡眠剥夺伴有昼夜节律缺失与睡眠过度片段化。镇静、护理干预、噪声、疾病与机械通气是导致睡眠剥夺的主要因素。Gabor 等报道,约有 21% 的睡眠中断事件(微觉醒与觉醒)是由环境噪声导致的,7% 由医护操作引起,但这项研究中尚有 68% 的睡眠中断事件无法用上述原因解释。除了机械通气外,ICU 环境中的其他因素(如灯光、温度、湿度)、疼痛与原发疾病都可能影响睡眠。

1. 机械通气 经气道插管或气管切开进行机械通气是一种有创性治疗，可能影响危重症患者的睡眠质量。大约 40% 的 ICU 患者接受机械通气治疗，但是关于机械通气对睡眠影响的原创研究很少，要考察机械通气对睡眠的影响尚需要更长时间与更多的研究。

（1）机械通气对睡眠的影响：研究已经证实，接受机械通气的患者出现异常睡眠结构。导致睡眠中断的具体机制可能与呼吸机警报、不适当的呼吸机模式及不合理的呼吸机参数有关。但目前有研究认为，机械通气可能不是引起危重症患者睡眠障碍的主要因素，对某些接受机械通气的患者，通过采取适当的模式与合理的参数设置，减少患者呼吸做功，改善气体交换，并使用优化的镇静方案，可能改善患者的睡眠质量。有研究对 239 名危重症生存者的研究中进行了回顾性问卷调查，了解他们在 ICU 住院期间的睡眠质量。接受机械通气与未接受机械通气的患者所报告的睡眠质量无差别。这项研究的结果表明机械通气不影响睡眠。但由于患者做出的回顾性评估可能存在回忆偏差、睡眠状态感知错误、镇静药物导致的逆行性遗忘，以及仅针对幸存者进行研究所导致的研究对象选择偏差可能影响研究结论。Cooper 等观察了 20 例 ICU 患者，平均年龄 62 岁，均进行机械通气并伴有轻到中度急性肺损伤。每例患者的 24 小时 PSG 均发现异常。8 人出现睡眠中断，表现为夜间睡眠效率（总睡眠时间 / 总研究时间）严重下降，N1 期睡眠比例增加，REM 睡眠减少。严重睡眠片段化表现为高频率的微觉醒与觉醒次数。5 人为"非典型睡眠"，表现为 N1 期向慢波睡眠过渡时，N2 期睡眠缺失，R 期睡眠下降。7 名"昏迷"患者中，5 名 EEG 的 delta（δ）或 theta（θ）波 >50%，另外两名无自主的 EEG 活动，疼痛刺激时 EEG 也无反应。后两类患者的 APS 评分高于第一类。另外的几项研究也证实机械通气患者与自主呼吸患者的睡眠状态显著不同，出现严重的睡眠中断。机械通气的危重症患者 N1 期睡眠的比例明显增加，意味着与非机械通气的危重症患者相比，睡眠片段化更严重。然而，这样的比较也可能是不恰当的。因为接受机械通气的患者常比非机械通气患者病情危重，对前者的医疗护理操作也远多于后者；自主呼吸的患者可能发生 OSA，机械通气的患者由于气管插管可防止该现象的发生；机械通气患者都接受气管插管或气管切开，需要定时吸痰，这

显然会中断睡眠。此外，口腔护理、鼻胃管留置、身体制动、定时翻身拍背等因素都可能导致睡眠片段化。也有一些与上面不同结论的研究报道，Fanfulla 等进行的一项 22 例患者（11 例接受机械通气，11 例自主呼吸）参与的 24 小时 PSG 监测的研究发现，大多数患者表现出睡眠减少、慢波睡眠与 REM 睡眠减少，但接受机械通气的患者与自主呼吸患者相比较，在睡眠质量与数量上并没有差异。机械通气本身似乎并不是导致睡眠障碍的主要因素。Rdoba-Izquierdo 等进行的一项 24 例患者接受夜间间断无创正压通气治疗的研究显示，与自主呼吸相比，接受无创正压通气时睡眠质量更好，慢波睡眠与 REM 睡眠时间增加。由此可以推论机械通气可能不是导致睡眠障碍的一个主要因素，对某些特定人群可能改善睡眠。Roche-Campo 等通过对 16 例气管插管患者延长脱机与自主呼吸的比较，研究机械通气对睡眠的直接影响，研究发现在低水平压力支持的机械通气中，总睡眠时间与睡眠效率高于自主呼吸。在慢波睡眠、REM 睡眠与睡眠片段化方面，两者没有观察到显著差异。在机械通气的患者中有 5 例患者出现呼吸事件，占睡眠片段化的 11%。Roche-Campo 等认为如果通过更加合理的通气设置，机械通气的更大优势可能被发现。在一些研究中发现，某些特殊的患者使用机械通气后睡眠改善，尤其是脱机困难及患有慢性呼吸衰竭急性发作的患者，机械通气改善睡眠的机制可能包括：减少呼吸肌做功；通过减少气流阻力改善气体交换；减少在自主呼吸中可能发生的焦虑与呼吸困难。

（2）机械通气对内分泌促眠物质的影响：褪黑素是参与睡眠调控的激素。一项研究监测了 16 例危重症患者褪黑素的代谢产物尿 6- 硫酸巯氧褪黑素水平，机械通气患者比自主呼吸患者降低 65%。通气模式——CPAP 与辅助控制通气（assist-control ventilation，ACV）并不影响尿 6- 硫酸巯氧褪黑素水平。Mundigler 等对尿 6- 硫酸巯氧褪黑素水平进行了 24 小时监测，结果 7 例非感染性危重症患者与 21 名健康志愿者的监测结果波动幅度明显低于 17 例感染性休克的患者。在这项研究中，所有感染性休克的患者均接受机械通气，非感染组中仅 3 例进行机械通气。由此推断，与非感染患者相比，机械通气可明显影响感染患者 6- 硫酸巯氧褪黑素水平的昼夜波动。另一方面，也提示感染尤其是感染性休克可能会影响 ICU 患者的昼夜节律。另一项

51

研究发现，在8例接受机械通气与镇静治疗的患者中，7例患者褪黑素释放的昼夜波动完全消失。但是，褪黑素水平与镇静深度不相关。这提示我们，与褪黑素相比，其他影响因素如镇静剂可能在决定患者反应性时起到更大的作用。尽管这些研究初步说明了机械通气与感染可能对昼夜节律产生影响，但还需要大样本、对每种影响因素控制对照的研究。

（3）机械通气对睡眠呼吸的影响：睡眠结构紊乱与中枢性睡眠呼吸暂停（CSA）是ICU机械通气患者研究的重心。CSA分两种类型：高碳酸血症型、低碳酸血症型。前者是由于呼吸中枢反应性下降或呼吸肌功能障碍引起的，可见于慢性高碳酸血症患者，如中枢性肺泡低通气综合征、慢性阻塞性肺疾病及神经肌肉疾病；后者是由于呼吸中枢调节功能的不稳定性与对CO_2反应增强引起的，见于特发性CSA、慢性充血性心力衰竭及高海拔周期呼吸等。对健康志愿者的研究发现，睡眠时高通气量机械通气后的低碳酸血症可降低呼吸中枢对低氧血症的反应，这可能是机械通气患者发生CSA的机制之一。但有学者提出不同意见，在一项研究中，7名健康志愿者在正常睡眠时间接受辅助控制（AC）模式机械通气，同时在吸入气体中加入CO_2以维持正常血碳酸浓度。结果持续高潮量与高频率的机械通气完全抑制了呼吸肌运动，在机械通气停止后几乎立即出现了呼吸暂停。故认为呼吸暂停的发生与呼吸中枢的神经机械阻滞有关。患者在接受机械通气后，建立新气道，通过吸痰等护理，基本上不会出现OSA，但某些通气模式及不合理的参数设置会引起睡眠呼吸暂停。

在睡眠期间$PaCO_2$呼吸暂停阈值增加，因过度通气导致$PaCO_2$水平低于这个阈值可能迅速导致CSA。在一个小的生理研究中（12名健康受试者），显示周期性呼吸、潮气量与$PaCO_2$的变化有关，压力支持提供一个高于所需的每分钟肺泡通气量，出现过度通气与低碳酸血症将不可避免地发生呼吸暂停。Parthasarathy与Tobin的研究发现，在夜间对11例患者均按随机顺序应用ACV、压力支持通气（pressure support ventilation，PSV）、压力支持（PS）+无效腔通气模式，各2小时。有6例在PS模式下出现CSA，但在ACV下未见发作。而睡眠片段化事件的发生率在PS模式时也高于AC模式。PS模式下$PetCO_2$增高较AC模式更明显，增加无效腔量可降低CSA事件的发生率。这项研究说明，机械通气

的模式也可能影响睡眠情况。Cabello等研究根据患者的需求调整辅助水平以防止呼吸事件与睡眠中断的发生，在15例非镇静的患者中，临床校正PSV与自动校正PSV适应患者的需要减少通气不足与过度通气，与ACV模式相比较，三种模式在睡眠结构、睡眠效率、睡眠中断方面没有差异，但在每分通气量有差异。Little等通过对116例ICU患者（男63例，女53例，平均年龄为55.5岁，APACHE Ⅱ评分为16.0分，其中45.7%患者是机械通气，45.7%患者接受静脉注射镇静剂与/或止痛剂）进行研究。该研究发现睡眠质量与疾病严重程度或机械通气之间没有显著的相关性，接受静脉注射镇静剂的患者报告睡眠质量更好（$P < 0.01$）。

2. 其他影响因素 研究者通过对弗兰克斯顿（Frankston）医院ICU的出院非机械通气65例患者进行调查，受访者认为以下是导致他们在ICU出现睡眠障碍的因素：夜间噪声水平（53.6%）、不适（33.9%）、疼痛（32.1%）、被唤醒过程（32%）、被附加到医疗设备（28.6%）、压力/焦虑（26.8%）及光照（23.2%）。

（1）护理活动：ICU夜间护理活动主要包括护理评估（观察瞳孔变化等）、护理干预（输液、拔针、静脉采血）与患者护理活动（洗浴、翻身、换床单等），频繁的护理活动会导致ICU危重症患者的睡眠中断。有研究表明只有20%的患者护理活动导致微觉醒，大约占患者睡眠中断总数的7%。通过使用Newcastle护理满意度量表调查发现，尽管夜间护理会影响睡眠，导致睡眠中断，但是并没有导致患者对护理满意度评分有负面影响。

（2）环境因素

1）噪声：噪声是影响ICU危重症患者睡眠的重要因素，Bihari等研究发现，ICU中噪声的来源主要是医护人员交谈、监控报警、输液泵报警器与电话铃声等。Darbyshire等通过对英国5家成年人ICU的24小时噪声监测研究发现，所有的ICU平均噪声水平总是超过45dB，个别ICU 50%的时间超过52~59dB，噪声峰值均超过85dB，夜间超过峰值的频率为16次/min，白天的频率更高。世界卫生组织（WHO）和世界环境保护组织建议医院夜间平均噪声水平不超过35dB，最大不超过40dB。ICU噪声水平经常超过上述要求的水平，有研究发现噪声超过一定范围（>80dB）时才会引发微觉醒，运用PSG研究发现由于噪声引起的微觉醒占微觉醒总

数的 11%～24%。这些数据表明 ICU 危重症睡眠障碍患者大部分的微觉醒与其他因素有关。

2）光照：睡眠受昼夜节律的调节，睡眠 - 觉醒周期往往与 24 小时环境刺激周期同步，主要是光照。没有光 / 暗周期的环境中，睡眠 - 觉醒周期很容易被破坏。褪黑素是一种激素，参与睡眠 - 觉醒周期调节。晚上没有光时褪黑素的分泌是最大的。1 500 lx 强度的光会引起睡眠的中断，100～500 lx 强度的光会抑制褪黑素的释放（普通室内光线强度是 180 lx）。在 4 个 ICU 中心进行的连续光测量结果提示，ICU 夜间的光强度为 128～1 445 lx，达到了抑制褪黑素的水平，但低于导致睡眠中断的阈值。在独立的光水平情况下，ICU 患者夜间褪黑素分泌水平仍有变化（分泌增加或抑制），表明睡眠的昼夜节律可能受到了除光照以外的其他因素的影响。不过有研究发现在 ICU 环境中，夜间适当的照明水平有助于患者与医护人员互相交流，产生平静与安全的感觉。

（3）镇痛药物、镇静药物和抗精神药物：在 ICU 使用大量的药物可能导致睡眠的数量与质量的改变。这些药物可以透过血脑屏障直接影响中枢神经系统或间接地干扰躯体或精神状态，从而改变睡眠。此外，当突然停药时它们可以有类似的干扰影响。虽然很难研究这些药物与危重患者睡眠之间的准确相互作用，其相互影响在健康个体已经被证实。

阿片类药物是治疗危重症患者疼痛与不适的主要手段。阿片类药物与 REM 睡眠和慢波睡眠的抑制及睡眠片段化有关，甚至能引起中枢性呼吸暂停或谵妄。非甾体抗炎药还可以消极地影响睡眠，增加夜间觉醒并使睡眠效率下降。虽然镇痛药物在缓解患者痛苦上发挥重要作用，但应该力求这些药物的平衡管理。

苯二氮䓬类药物可以提高睡眠效率，因为其减少了睡眠潜伏期与觉醒的次数，从而增加总睡眠时间。然而浅睡眠与长期使用苯二氮䓬类药物有关，因为其减少了深度睡眠与 REM 睡眠。突然停掉苯二氮䓬类药物导致反跳性失眠。丙泊酚主要用于深镇静，抑制 REM 睡眠，ICU 人群睡眠质量差与之相关。危重症患者精神紊乱与使用异丙酚（即使在低剂量）有关，也与使用苯二氮䓬类药物有关。

抗精神病药物是现在 ICU 治疗躁动与谵妄的主要手段。氟哌啶醇是目前使用最广泛的非典型抗精神病药物。作为健康受试者单剂量服用时，倾向

于提高睡眠效率，特别是 N2 期，对慢波睡眠几乎没有影响。奥氮平与利培酮似乎能提高睡眠效率与总睡眠时间，以及增加深度睡眠。

（4）患者本身疾病因素：ICU 危重症患者疾病所导致的疼痛、不适感觉等会影响睡眠与睡眠呼吸，Fanfulla 等进行有 22 名 ICU 患者参与的 24 小时 PSG 严密监测记录与脱机的研究。结果显示，在危重症患者中严重程度评分（SAPS）高与碱中毒是影响睡眠障碍的主要原因。

ICU 危重症患者睡眠与睡眠呼吸障碍的影响因素是多方面的，最近有研究提出患者入 ICU 之前的睡眠质量也是影响 ICU 危重症患者睡眠质量、导致睡眠障碍的因素之一。目前的研究还不能确定哪种因素是首要的因素，还需要更多的研究以促进 ICU 危重症患者的睡眠。

四、ICU 危重症患者睡眠与睡眠呼吸障碍的主要潜在后果

1. 对神经认知功能的影响　谵妄是 ICU 患者死亡的一个独立危险因素，导致过度镇静、延长机械通气时间与住院时间。有些研究表明，ICU 危重症患者精神状态进展为谵妄与日常睡眠感知质量评级之间并没有直接关联，而在 ICU 机械通气的患者中，静脉注射苯二氮䓬类与 / 或阿片类药物是导致谵妄的一个重要危险因素。Kamdar 等对 223 名 ICU 患者进行连续 2 日谵妄评估的研究，在患者日常睡眠感知（Richards-Campbell 睡眠问卷）评分与转变为谵妄状态之间没有发现联系。在 ICU 机械通气的患者中，过渡至谵妄状态与患者持续注入苯二氮䓬类与 / 或阿片类药物显著相关（校正 OR 值：4.02；95%CI：2.19～7.38；$P<0.001$），是危重症患者发生谵妄的一个重要的可改变的危险因素。在危重症患者中谵妄与睡眠质量差是常见的，往往同时发生在相同的患者身上，这些疾病之间是否有因果关系及是否有共同的发生机制尚未确定。

2. 对心血管系统的影响　ICU 危重症患者频繁睡眠中断，导致睡眠剥夺。长期睡眠剥夺与心血管发病率和死亡率增加有关。在德国进行的一项队列研究显示，那些每晚睡眠少于 6 小时的人，心血管疾病与冠状动脉疾病的相对危险度（RR）分别为 1.11（95%CI：0.97～1.27）与 0.97（95%CI：1.00～1.00）。比那些每晚睡 6 小时以上的人高出 60% 以上。一项总样本为 474 684 名参与者的系

统评价显示，个人长期睡眠剥夺增加冠状动脉疾病（$RR=1.48$；$95\%CI$：$1.48\sim1.22$；$P<0.0001$）与脑卒中（$RR=1.15$；$95\%CI$：$1.15\sim1.00$；$P=0.047$）发展与死亡的风险。但是对危重症患者睡眠剥夺是否增加心血管死亡率还有待确定。

3. 影响患者离开 ICU 后的睡眠质量　在 ICU 出现睡眠中断可能会继续影响患者出院后的生活质量。Orwelius 等通过研究发现 497 名患者离开 ICU 后有 20% 的患者会报告睡眠质量差，比一般人群更难以入睡。在这项研究中发现，患者从 ICU 离开后，睡眠障碍也会影响精神健康与躯体疼痛等健康相关的生活质量。一项有 61 名急性肺损伤行气管插管的患者参与的队列研究发现，将近半数的幸存者在离开 ICU 后有失眠症。离开 ICU 的患者（ICU 幸存者）报告，失眠是他们在 ICU 期间糟糕记忆的主要来源之一。在一项研究中，60 名患者从 ICU 出院后 $6\sim12$ 个月被访问，50% 患者报告在 ICU 期间存在睡眠障碍，在离开 ICU 后大约 30% 的人持续有这种障碍。

五、ICU 危重症患者睡眠与睡眠呼吸障碍的干预措施

许多研究已经证明，危重症患者存在睡眠结构改变、褪黑素水平异常及昼夜节律的缺失。褪黑素主要作用是控制昼夜节律与睡眠的监管等对免疫系统的影响，具神经保护作用与抗氧化活性。有研究显示，在健康受试者暴露于模拟 ICU 噪声与光线条件下，使用耳塞和遮眼睛的面具与褪黑素，可改善睡眠质量与提高血清褪黑素水平。Bourne 等通过一项有 24 例气管切开的 ICU 患者参与的随机双盲对照试验研究发现，使用褪黑素可增加患者夜间睡眠效率。少数研究中 ICU 患者使用褪黑素，但是显示的疗效并未确定，因此需要更多的研究来分析危重症患者使用外源性褪黑素的可行性。右旋美托咪啶，一个新的 α2 受体激动剂，具有镇静、抗焦虑、镇痛效果，有最小的呼吸抑制，可以改善机械通气患者的睡眠结构，但在非机械通气患者其有效性是未知的，同时还需要进一步的研究来确定右旋美托咪啶对于危重症患者的睡眠影响的具体血浆浓度。一项 76 例（年龄 >65 岁）非心脏手术术后 ICU 患者参与的平行随机对照试验，患者被随机分配接受低剂量右旋美托咪啶与安慰剂 15 小时。结果显示右旋美托咪啶增加 N2 期睡眠及总睡眠时间，提高睡眠效率和主观睡眠质量。

有学者在心脏外科 ICU 进行研究，对 50 名计划接受心脏手术的患者进行干预研究，干预措施：组合使用耳塞、眼罩与轻音乐，主观睡眠质量评估使用 Richards-Campbell 睡眠问卷调查。研究结果显示干预组的睡眠质量更好，组合使用耳塞、遮盖眼睛的面具与放松背景音乐可以促进心脏外科 ICU 成年患者的睡眠。未来研究设计应考虑包括更大的样本，包括更多样的危重症患者，延长数据收集时间与出院后随访来确定干预是否获益。

六、临床意义

1. 临床预后　Valente 等记录了 24 名外伤后昏迷患者的 24 小时 PSG。睡眠形态正常的患者（即在 PSG 中可识别 REM 与 NREM 睡眠）生存率高于睡眠形态异常的患者（即睡眠脑电波特征消失或呈低电压 theta-delta 波），在后续随访中功能恢复的情况也较好。Freedman 等观察 22 名全身性感染患者，发现 5 人 EEG 出现轻到中度脑病的表现，且先于感染的其他症状出现；而对照组的非感染患者无一出现类似 EEG 特征。昏迷与 N2 期睡眠 EEG 特征消失的患者 APS 评分高于仅出现睡眠中断的患者。也有研究报道疾病严重程度与睡眠紊乱的严重程度无关。因此，睡眠紊乱是否会导致危重症患者死亡率增加，疾病严重程度与睡眠紊乱的严重程度是否相关，两者之间的关系尚不清楚。动物实验发现，睡眠剥夺可导致死亡。但睡眠剥夺对人体影响的研究目前仅局限于健康人群，而非危重症患者。

2. 呼吸机设置　睡眠-觉醒状态的改变可能会影响人机协调性。医师在白天调节呼吸机参数时常常忽略患者是否在睡眠中。与清醒时相比，睡眠可使呼吸频率分别下降 33%（PS 模式）与 15%（AC 模式）。PS 模式的呼吸频率反映了患者的吸气努力，呼吸频率增快常提示压力支持水平过低。压力支持水平是根据呼吸频率进行滴定调控的。如果医师在睡眠时设定的压力支持水平在患者苏醒后就可能显得偏低，使得呼吸努力增加。研究还发现，睡眠时的 $PetCO_2$ 较觉醒时升高，因为睡眠时的呼吸驱动与呼吸频率均降低。PS 模式睡眠时的 $PetCO_2$ 升高 11%；AC 模式下升高 5%。

3. 脱机成功率　电生理检查证实睡眠剥夺可导致颏舌肌肌肉组织功能失调，对健康个体的研究也发现睡眠剥夺可导致上气道塌陷。这对气管插管

51

的患者不足为虑，但对于拔管后患者却可能影响再插管率，尤其是当患者已经出现营养不良或神经肌肉麻痹所导致的骨骼肌无力时。有研究证实，在近期拔管的患者如出现口咽部和腭咽部组织水肿、张力下降，就可能导致呼吸功增加。根据这些发现，睡眠障碍对上气道肌肉组织的影响可能具有更重要的临床意义。睡眠剥夺还会影响气体交换。睡眠障碍使机体对高碳酸血症与低氧血症的通气调节迟钝，这可能会延长撤机时间甚至造成撤机失败。一项小型临床研究发现，10 名机械通气患者中，微觉醒指数与非同步触发较高的患者其脱机失败者的比例增加。睡眠剥夺还会影响呼吸肌功能。尽管大多数报道称急性睡眠缺乏不影响呼吸肌的最大爆

发力，如肺活量与静态肺强度测定，但对呼吸肌群的持续性活动与耐力会产生负面作用。值得注意的是，上述大多数研究是针对健康人群的，这些结论是否适用于危重症患者还需进一步验证。

在未来的研究中，需要寻找更便捷、更准确的睡眠监测方法，同时需要进行多中心参与的研究，继续深入探讨危重症患者睡眠与睡眠呼吸障碍。应运用更多可能的实际干预措施促进危重症患者的睡眠，改进 ICU 的管理，从而改善 ICU 环境，改善机械通气过程的生理变异，必要时使用外源性褪黑素，限制使用已知的引起危重症患者发生睡眠障碍的药物，合理使用镇静药。

（刘建红）

参考文献

【1】 BERRY RB, BROOKS R, GAMALDO CE, et al. The AASM manual for the scoring of sleep and associated events: rules, terminology and technical specifications. Version 2.0[M]. Darien, IL: American Academy of Sleep Medicine, 2012.

【2】 ANDERSEN, JH, BOESEN HC, SKOVGAARD OLSEN K. Sleep in the intensive care unit measured by polysomnography[J]. Minerva Anestesiol, 2013, 79(7): 804-815.

【3】 MORGENTHALER TI, LEE-CHIONG T, ALESSI C, et al. Practice parameters for the clinical evaluation and treatment of circadian rhythm sleep disorders: an American Academy of Sleep Medicine report[J]. Sleep, 2007, 30(11): 1445-1459.

【4】 VAN DER KOOI AW, TULEN JH, VAN EIJK MM, et al. Sleep monitoring by actigraphy in short-stay ICU patients[J]. Crit Care Nurs Q, 2013, 36(2): 169-173.

【5】 GIMENEZ S, ROMERO S, ALONSO JF, et al. Monitoring sleep depth: analysis of bispectral index(BIS)based on polysomnographic recordings and sleep deprivation[J]. J Clin Monit Comput, 2017, 31(1): 103-110.

【6】 NIEUWENHUIJS D, COLEMAN EL, DOUGLAS NJ, et al. Bispectral index values and spectral edge frequency at different stages of physiologic sleep[J]. Anesth Analg, 2002, 94(1): 125-129.

【7】 ELY EW, TRUMAN B, MANZI DJ, et al. Consciousness monitoring in ventilated patients: bispectral EEG monitors arousal not delirium[J]. Intensive Care Med,

2004, 30(8): 1537-1543.

【8】 赵忠新, 吴惠涓. 心肺耦合技术在睡眠障碍临床诊断中的应用与评价[J]. 中华医学信息导报, 2017, 32(23): 20.

【9】 THOMAS RJ, WOOD C, BIANCHI MT. Cardiopulmonary coupling spectrogram as an ambulatory clinical biomarker of sleep stability and quality in health. sleep apnea and insomnia[J]. Sleep, 2017, 41(2): zsx196.

【10】 LIU D, YANG X, WANG G, et al. HHT based cardiopulmonary coupling analysis for sleep apnea detection[J]. Sleep Med, 2012, 13(5): 503-509.

【11】 冯晶, 吴惠涓, 王宗文, 等. 心肺耦合技术与多导睡眠图对睡眠呼吸事件判读的一致性分析[J]. 中华神经科杂志, 2017, 50(8): 606-612.

【12】 GEHLBACH BK, CHAPOTOT F, LEPROULT R, et al. Temporal disorganization of circadian rhythmicity and sleep-wake regulation in mechanically ventilated patients receiving continuous intravenous sedation[J]. Sleep, 2012, 35(8): 1105-1114.

【13】 GIRARD TD, JACKSON JC, PANDHARIPANDE PP, et al. Delirium as a predictor of long-term cognitive impairment in survivors of critical illness[J]. Crit Care Med, 2010, 38(7): 1513-1520.

【14】 KAMDAR BB, SHAH PA, KING LM, et al. Patient-nurse interrater reliability and agreement of the Richards-Campbell sleep questionnaire[J]. Am J Crit Care, 2012, 21(4): 261-269.

【15】 RITTAYAMAI N, WILCOX E, DROUOT X, et al.

Positive and negative effects of mechanical ventilation on sleep in the ICU: a review with clinical recommendations[J]. Intensive Care Med，2016，42（4）：531-541.

【16】ROCHE-CAMPO F，THILLE AW，DROUOT X，et al. Comparison of sleep quality with mechanical versus spontaneous ventilation during weaning of critically ill tracheostomized patients[J]. Crit Care Med，2013，41（7）：1637-1644.

【17】BIHARI S，MCEVOY RD，MATHESON E，et al. Factors affecting sleep quality of patients in intensive care unit[J].

J Clin Sleep Med，2012，8（3）：301-307.

【18】PISANI MA，FRIESE RS，GEHLBACH BK，et al. Sleep in the intensive care unit[J]. Am J Respir Crit Care Med，2015，191（7）：731-738.

【19】SCHWEITZER PK. Drugs that disturb sleep and wakefulness[M]//KRYGER MH，ROTH T，DEMENT WC. Principles and practice of sleep medicine. 5th ed. St. Louis：Elsevier Saunders，2011：542-560.

51

第五十二章　肺移植与睡眠呼吸障碍

第一节　肺移植与睡眠呼吸障碍概述

一、我国肺移植现状与睡眠呼吸障碍

在近 20 余年中，肺移植已成为国内外公认终末期肺实质与肺血管疾病的治疗手段。我国自 1979 年北京胸部肿瘤研究所辛育龄教授为 2 例肺结核患者行单肺移植术后，至 2004 年中国第一届肺移植会议在江苏无锡举行以来，我国肺移植工作得到了巨大的推动与发展。全国目前共有 40 多家医疗单位已获得肺移植资质，单肺、双肺及肺叶移植手术等均已成功开展。近年来抗排异与免疫调节治疗的发展延长了肺移植患者的存活时间。但与此同时逐渐引起诸多慢性医疗并发症，比如耐药菌感染、急慢性排斥反应、体重增加等。尽管抗免疫反应药物的大量使用可能是造成这些问题的重要因素，但目前尚无法避免使用这些药物。同时移植科与呼吸内科医师在临床工作中也发现，除了由抗免疫药物造成的直接影响之外，肺移植后体重增加等因素导致程度不同的睡眠呼吸障碍（sleep-related breathing disorder，SBD）。临床上 SBD 主要表现为上气道阻力增加、睡眠状态呼吸暂停与低通气。SBD 的主要病理生理变化是睡眠期间吸气动力不足或丧失而导致反复出现呼吸暂停或低通气所导致的低氧血症与 / 或高碳酸血症，以及睡眠结构的改变，进而引发高血压、糖尿病等多系统器官功能的损害与合并症。SBD 对于机体的影响主要体现在神经、精神状态的改变与对心、脑、肾等重要"靶器官"的持续性损害。

二、睡眠过程中呼吸的调控机制

呼吸是一个由多种机制控制的有自主性与节律性的运动。完整的呼吸调节系统包括中枢控制器、感受器与效应器三个部分。呼吸中枢负责整合、协调与全面控制呼吸周期并实现有效通气。通常呼吸的调控主要发生在觉醒期、NREM 睡眠期与 REM 睡眠期的转换过程中。与体内其他系统相似，睡眠时呼吸系统也会出现显著生理变化。不同睡眠时相对呼吸调节功能影响不同，虽然中枢化学感受器与外周化学感受器都能感受血液中二氧化碳分压变化，但其作用还是有所不同的。相对中枢化学感受器，颈动脉体化学感受器能更快感受二氧化碳分压变化。睡眠状态下神经活动的改变会影响化学敏感性，对于睡眠呼吸而言，由于睡眠时对呼吸阻抗的失代偿，睡眠状态下维持有效通气很大程度上依赖于化学感觉器的刺激，因而低氧与高碳酸的化学状态会维持睡眠中的通气状态。中枢二氧化碳分压调定水平的变化可直接影响呼吸运动的调控。在睡眠时相的转换中，尤其在 REM 睡眠时相，随着神经调节减弱、上气道塌陷、气道阻力增加，发生 SBD 时患者的气道阻力可远远高于正常人群，引发睡眠低通气与呼吸暂停。而关于睡眠时肺通气对于低氧反应是否变化还没有完全一致的看法，它有可能发生在中枢，也可能发生在外周化学感受器。在 NREM 睡眠中，低碳酸血症可能是最重要的通气抑制因素。另外，在睡眠状态下，上气道壁与肺顺应性及分布于肺、胸壁与上气道的机械感受器对于气道压力变化起着重要的调节作用，对呼吸调控也会产生一定的影响。如肺牵张感受器位于气管与细支气管的平滑肌内，当肺扩张牵拉呼吸道时，感受器放电增强，通过迷走神经的粗纤维传入延髓，反射性终止吸气，转为呼气，并使呼吸频率加快。通常是一种保护性反射。激惹感受器，位于气管、支气管与细支气管的黏膜上皮，是迷走神经的一些末梢；J- 感受器，位于肺泡毛细血管旁，是迷走神经无髓 C 纤维的一些神经末梢。当肺毛细血管充血、肺泡壁间质积液时受到刺激，冲动传入延髓，引起反射性呼吸暂停或者浅快呼吸。诸如肺移植手术过程离断了迷走神经胸支，是否会由此造成移植后相关 SBD，尚不得而知。而至今为止，国内外对肺移植后患者睡眠期呼吸生理变化的基础研究尚很少。

第二节　肺移植管理与睡眠呼吸障碍

一、肺移植的评估与术前、术后管理

肺移植是一种风险很大的治疗手段，为了患者能够获得更好的预后，移植前需仔细评估适应证、

禁忌证与供体标准。

根据国际心肺移植协会（the International Society for Heart and Lung Transplantation，ISHLT）关于肺移植受者选择的国际指南，肺移植的适应证主要为慢性终末期肺疾病，同时需满足以下基本条件：①如果不进行肺移植，2 年内因肺部疾病死亡的风险高于 50%；②肺移植后 90 日存活率高于 80%；③从综合医学的角度来看，移植后，移植器官保持 5 年以上功能的可能性高于 80%。国内江苏省无锡市人民医院肺移植中心提出的肺供体标准：①年龄＜50 岁，吸烟史＜20 包／年；②没有胸部外伤史；③持续机械通气＜1 周，在吸入气氧浓度（FiO_2）＝100%、呼气末正压（PEEP）＝5cmH$_2$O 条件下，PaO_2＞300mmHg；④胸片显示肺野相对清晰，支气管镜检查气管内相对干净；⑤痰培养未见异常。

肺移植绝对禁忌证包括：近期有恶性肿瘤史；难以纠正的心、肝、肾、脑等主要器官的功能不全，除非考虑进行联合器官移植；未控制的动脉粥样硬化性心脏病；急性重症疾病，如急性脓毒症、心肌梗死与肝衰竭等；难以控制的出血状态；移植前因毒性强与／或耐药病原体导致的慢性感染；存在活动性结核感染；严重胸壁或脊柱畸形，可能会在移植后引起重度限制性通气功能障碍；Ⅰ级或Ⅲ级肥胖（BMI＞35.0kg/m^2）；依从性差；存在精神或心理疾病，无法配合相关医疗与护理小组复杂的治疗；缺乏社会保障；功能状态差，术后康复能力差；长期不良嗜好，如酒精、烟草、大麻或其他非法物质依赖。当然，这些代表的是专家共识意见，在临床实践过程中，应仔细考虑每个患者的特殊性。

肺移植良好的围手术期管理能提高患者对手术的耐受性，特别是围手术期评估患者是否存在 SBD，注重对 SBD 的干预，能有效改善心血管与神经肌肉疾病对于移植手术效果的影响。而诸如慢性阻塞性肺疾病、重度肺纤维化等多种终末期肺部疾病都与 SBD 相关，术前 PSG 监测可协助判断睡眠期间是否存在 SBD 及其严重程度，评估是否需要进行围手术期通气支持。有研究显示，与无 SBD 的肺移植患者相比，对合并严重低氧血症的 SBD 患者进行有效的辅助通气治疗后，可有效地延缓睡眠相关呼吸衰竭与死亡的进展。对于移植后出现的 SBD 所造成的间歇性夜间低氧血症可能会促进移植后慢性并发症的发生、发展。加之术后患者需长期服用激素等抗排异药物治疗，易导致体重增加。因此长期随访观察这类患者的 BMI 并定期进行 PSG 监测，有助于及早发现术后 SBD 的发生，并通过及时有效的治疗尽可能减轻术后慢性并发症的发生与发展，努力改善移植后生活质量。

二、肺移植后免疫反应与睡眠呼吸障碍的关系

移植后免疫排斥反应是影响移植发展的重要原因，同时肺脏是暴露于环境抗原的器官，可吸入空气，肺移植后免疫反应与其他器官相比有其独特性，因此，了解肺移植后免疫反应机制与 SBD 的相关性，可为移植后免疫抑制剂的应用提供重要的依据。术后抑制排斥反应主要分为急性细胞排斥反应、抗体介导的排斥反应和慢性排斥反应。其免疫反应主要有：①固有免疫，其作用机制可能是通过活化 Toll 样受体与 Toll 样受体接头蛋白 MyD88 介导的信号途径，激活巨噬细胞、中性粒细胞和淋巴细胞等炎症细胞，多项研究指出肺泡巨噬细胞对调节肺固有免疫反应起到关键作用。肺移植后缺血再灌注损伤诱导炎症反应的发生及原发性移植体失去功能就与上述机制密切相关。②细胞免疫，肺移植受者 T 细胞可直接识别供者细胞的同种异体 MHC 分子肽段，供者也可识别受者的同种异体 MHC 分子肽段，受者 APC 甚至可提呈供者完整的 MHC-同种异体抗原复合物，供受者 T 细胞识别。识别 MHC 抗原后，T 细胞获得第二共刺激信号，继而导致 T 细胞增殖、活化。肺移植后主要的效应性 T 细胞亚群为 Th1 与 Th17 细胞亚群，其分泌的 IFN-γ 与 IL-17 进一步促进免疫反应。③体液免疫，肺移植后 B 细胞产生同种异体抗体，这类同种异体抗体主要针对 MHC 分子与次要组织相容性抗原，产生的抗体和供体抗原与补体因子 C1q 相结合，激活了补体。

缺血再灌注损伤、同种异体与固有免疫应答均可导致肺部组织损伤，从而释放出基质金属蛋白酶、炎症因子与其他介质开始组织修复过程。这一组织修复过程会使本来隐藏的自身抗原暴露于免疫系统，导致自身免疫反应的发生。Ⅴ型胶原就是组织修复过程中释放出的重要自身抗原。在肺组织中，Ⅴ型胶原主要表达于血管、支气管周边组织与上皮细胞，这些组织是发生慢性排斥的主要部位。Ⅴ型胶原能有效地将自身的分子表位隐蔽，免于免疫系统识别。而一旦肺组织损伤发生，这些抗

原蛋白表位就会暴露于免疫系统，发生自身免疫反应。肺部与污染空气直接接触，可能导致肺部免疫微环境的改变，引起系统性炎症等，发生慢性排斥。而 SBD 的特点是反复间歇性缺氧发作，导致线粒体功能障碍，诱发细胞应激，导致 NF-κB 介导的炎症反应活化，NF-κB 激活的产物包括 TNF-α、IL-6、IL-8 及细胞间黏附分子 -1（ICAM-1）升高。除激活 NF-κB 外，间歇性低氧也激活其他炎症转录因子，其中之一是激活蛋白复合物 -1（AP-1）。AP-1 由 c-Fos 蛋白与 c-Jun 蛋白组成。AP-1 驱动多种酪氨酸羟化酶基因的转录，其中包括儿茶酚胺合成的关键酶的基因。SBD 的炎症反应活化如 TNF-α 升高等会进一步增加肺泡上皮细胞促炎细胞因子与趋化因子的分泌，可能会加重移植后固有免疫等免疫反应。但是间歇性缺氧发作激活 AP-1，驱动儿茶酚胺合成的关键酶的基因转录，反复间歇性低氧血症、高碳酸血症与唤醒反应等激活外周感受器与交感神经，刺激机体分泌儿茶酚胺，儿茶酚胺又存在一定的免疫抑制效应。由此可见，对于移植后发生 SBD 者，应注重其与肺移植后所发生免疫反应的相关性，尚需要进一步探讨与研究。努力提高对其免疫反应影响的重视程度，对于围手术期的管理有重要意义。

三、肺移植后睡眠呼吸障碍的特点

多种肺部疾病终末期会出现 SBD，有研究提示肺移植受者术前 SBD 发病率较正常人群升高，在 30%～40%，但因样本量较小，且受到不同患者夜间需吸氧或使用呼吸机辅助通气等因素影响，肺移植术前发病率在不同研究中结果不同。肺移植术后患者呼吸困难等症状好转，生活质量很大程度上得到了改善，生存期明显延长。但是研究发现肺移植术后患者 SBD 患病率并没有得到明显改善，甚至较移植前患病率更高。国外有研究报道，在肺移植术前，SBD 的患病率是 38%，在肺移植术后 6 个月约为 86%、12 个月约为 76%；并且在没有免疫抑制药物剂量等影响下，随访 6 个月后发现发生 CSA 的患者数量明显增多。也有研究进一步调查了肺移植术后 SBD 的发展趋势及其特点，相关报道并不相同，Sommerwerck 等报道，不同状态患者肺移植术后 SBD 患病率在 49%～86%，且多为中重度，但提出需更大样本调查分析。而目前还没有观察肺移植术后更长时间的 SBD 发生情况及生存期的研究报道。

随着目前国内接受肺移植患者人数的逐年增多，对于肺移植术前、术后不同时期患者 SBD 的发生情况需进行更大样本与更长时间的跟踪研究。

四、肺移植后发生睡眠呼吸障碍的可能机制

肺移植后 SBD 的发生机制尚不明确，目前普遍认可的机制主要有以下几点：①肺移植受者大多为终末期肺疾病患者，包括由吸烟或 α- 抗胰蛋白酶缺乏导致的慢性阻塞性肺疾病、间质性肺疾病、囊性纤维化、肺动脉高压等，这些疾病本身及其致病因素均与 SBD 密切相关。这些患者的特征是都存在化学感受器敏感性、呼吸力学与呼吸肌功能的变化，通常需要呼吸机辅助通气治疗，肺移植后可能出现的通气控制减弱使得这些患者的这一特征更为明显。②有研究显示肺移植术后患者发生 SBD 是由于肺移植手术后慢性肺去神经支配所致，由于肺移植手术离断了迷走神经胸支，影响了胸壁机械感受器对于睡眠状态下的呼吸调控作用而造成 SBD。③移植后体重增加。研究发现肺移植后出现体重显著增加。有研究统计发现移植后 1 年患者体重平均可增加 10%。移植后体重增加由多种因素导致，考虑与移植后生活质量改善、疾病消耗减少及移植后相关药物的使用等原因相关。肥胖是 SBD 常见的致病因素，但是肺移植后患者虽然存在明显体重增加，但其 BMI 值通常低于肥胖的标准。因而，肺移植后体重增加与移植后发生 SBD 的相关性还需进一步探讨。而移植后药物的使用可能是导致体重增加与 SBD 的另一个因素，特别是糖皮质激素可能导致水钠潴留，脂肪重新分布，面部与颈部脂肪沉积，在这些特殊部位的脂肪沉积与 SBD 的发作或恶化相关，特别是 OSA。此外，糖皮质激素、环孢菌素在遗传易感个体中可诱导胰岛素释放受损与外周胰岛素抵抗。如果患者在移植时已经超重，则胰岛素释放与敏感性改变也可能会导致移植后的体重增加。④移植后呼吸控制的不稳定性。肺移植后由于传感器和效应器的物理分离可造成呼吸控制不稳定（高环增益）。而睡眠期间通气控制系统的敏感性或环路增益增加通常是导致 OSA 的主要表型特征。⑤肺移植后肺容积变化对上气道开放程度的影响。已有研究表明，肺容积的变化实质上可以改变临界闭合压（critical closing pressure，Pcrit），从而影响上气道的稳定性。而上气道稳定性又与呼气末肺

52

容积（end-expiratory lung volume，EELV）直接相关。EELV 可通过影响咽横截面积、咽扩张肌肌肉活动及上呼吸道径向牵引力影响上气道的开放。因而肺移植后发生的 EELV 的变化及 Pcrit 的改变可能导致 SBD。⑥肺移植手术造成的胸部疼痛可影响睡眠与呼吸运动，增加 SBD 的发病率，避免胸骨切开的微创手术可以减少疼痛相关问题，有助于早期移植后患者扩大胸腔，但目前暂时还没有研究探讨这个问题，还需要进一步的研究来探索这些问题的相互关系。

第三节　肺移植围手术期睡眠呼吸障碍的处理

目前在肺移植围手术期患者中，绝大多数移植科医师更注重于感染、免疫反应及相关血管疾病与精神性疾病的发生，而对于 SBD 这一潜在的致病因素，并未做深入研究。从长期看，对于可能存在 SBD 的肺移植患者，通过围手术期治疗对缓解其心血管与神经心理学相关疾病将产生积极的影响。通过近年来不同研究团队对肺移植围手术期患者进行 PSG 监测发现，睡眠呼吸紊乱现象在肺移植后非常普遍，尤其当发现已经出现体重增加现象时，PSG 监测应当是肺移植患者术前术后的常规检查。

对肺移植后发生的 SBD，治疗原则上除适当控制体重增加及个体化选择最低有效剂量的免疫抑制药物以外，仍应以无创正压通气治疗为主，然而在无创正压通气模式的选择、治疗时间等方面尚无相关指南可循。Kunos 等研究认为，肺移植后出现 SBD 是很常见的，并以 CSA 为主，推断可能与膈肌功能障碍与/或膈神经受损有关，经 BPAP（S/T 模式）呼吸机治疗是有效治疗手段。加拿大学者观察泼尼松的用量、体重增加与 SBD 发展间的关系，提出了对于肺移植术后患者皮质类固醇治疗中注重体重最小化的治疗策略可能会有效防止移植后的 OSA。而无创正压通气对于改善肺移植后 SBD 状态对其生存率的影响，目前尚无相关研究报道。

目前国内肺移植团队经临床观察发现，肺移植术后患者发生 SBD 多发生于移植后 1 个月左右，突出表现为 OSA 与夜间严重低氧血症。经 PSG 监测明确诊断后，常规予持续 BPAP 治疗后都能取得满意的治疗效果，但 1 年期以上有随访观察病例仍较少，无从评估病情的发展与治疗的依从性。对于肺移植后第 1～2 周发生急性肺水肿与呼吸肌无力的患者，由于呼吸肌做功增加，导致肺泡换气不足，易引起低氧血症与高碳酸血症，故常规予 BPAP 治疗，一方面可有效改善通气，减少急性二氧化碳潴留，缓解急性呼吸衰竭；另一方面可通过调节呼气末正压通气改善机体氧合。而持续气道正压通气治疗模式对于移植后 SBD 患者的疗效评估尚缺乏相关研究。

对于肺移植术后合并抑郁的患者，由于 REM 睡眠期肌张力降低易发生 SBD，抗抑郁药物可通过抑制 REM 睡眠，增强咽部肌肉神经支配功能而减少 SBD 的出现，其他相关药物治疗目前尚缺乏临床经验。而对于移植后出现 SBD 而接受悬雍垂腭咽成形术（UPPP）治疗者，国内外尚未见报道。

随着肺移植术的发展成熟，其术后生存期延长明显，但其长期生存率与其他器官移植受者相比仍较低。肺移植受者 5 年存活率是 54%，而心脏移植者 5 年存活率是 69%。对于生存期超过 5 年的受者，其高血压患病率为 81%，肾衰竭患病率为 53%，2 型糖尿病患病率为 40%，超过 25% 的患者存在代谢综合征。胃食管反流发病率也较高。以上这些并发症可能与移植后药物使用、体重增加等因素相关。而这些因素同时也与 SBD 的发生有非常密切的关系。因此，今后的研究应对肺移植患者进行长期追踪，进一步评估移植术后 SBD 的长期趋势及其除外体重等因素干扰后对生存率的影响，进一步探讨对肺移植后 SBD 患者如何选择最佳通气支持模式及其影响因素。

总之，由于 SBD 所导致的夜间间歇性低氧血症，可能造成肺循环与体循环障碍，长期可引起心脏、肝脏、肾脏及脑血管等多器官功能损害，这必将对肺移植围手术期患者的心肺康复及生存率造成严重影响。应呼吁更多的临床研究团队及肺移植围手术期管理团队提高对于 SBD 的认识。

（崔小川）

52

参考文献

【1】 WEILL D, BENDEN C, CORRIS PA, et al. A consensus document for the selection of lung transplant candidates[J]. J Heart Lung Transplant, 2015, 34(1): 1-15.

【2】 LANUZA DM, MCCABE MA. Care before and after lung transplant and quality of life research[J]. AACN Clin Issues, 2001, 12(2): 186-201.

【3】 MALOUF MA, MILROSS MA, GRUNSTEIN RR, et al. Sleep-disordered breathing before and after lung transplantation[J]. J Heart Lung Transplant, 2008, 27(5): 540-546.

【4】 KREISEL D, GOLDSTEIN DR. Innate immunity and organ transplantation: focus on lung transplantation[J]. Transpl Int, 2013, 26(1): 2-10.

【5】 ZHAO M, FERNANDEZ LG, DOCTOR A, et al. Alveolar macrophage activation is a key initiation signal for acute lung ischemia-reperfusion injury[J]. Am J Physiol Lung Cell Mol Physiol, 2006, 291(5): L1018-L1026.

【6】 GRACON ASA, WILKES DS. Lung transplantation: chronic allograft dysfunction and establishing immune tolerance[J]. Hum Immunol, 2014, 75(8): 887-894.

【7】 MCMANIGLE W, PAVLISKO EN, MARTINU T. Acute cellular and antibody-mediated allograft rejection[J]. Semin Respir Crit Care Med, 2013, 34(3): 320-335.

【8】 WEBER DJ, WILKES DS. The role of autoimmunity in obliterative bronchiolitis after lung transplantation[J]. Am J Physiol Lung Cell Mol Physiol, 2013, 304(5): L307-L311.

【9】 POYTON RO, BALL KA, CASTELLO PR. Mitochondrial generation of free radicals and hypoxic signaling[J]. Trends Endocrinol Metab, 2009, 20(7): 332-340.

【10】 DAI R, PHILLIPS RA, AHMED SA. Despite inhibition of nuclear localization of NF-kappa B p65, c-Rel, and RelB, 17-beta estradiol up-regulates NF-kappa B signaling in mouse splenocytes: the potential role of Bcl-3[J]. J Immunol, 2007, 179(3): 1776-1783.

【11】 SHARMA AK, FERNANDEZ LG, AWAD AS, et al. Proinflammatory response of alveolar epithelial cells is enhanced by alveolar macrophage-produced TNF-α during pulmonary ischemia-reperfusion injury[J]. Am J Physiol Lung Cell Mol Physiol, 2007, 293(1): L105-L113.

【12】 HERNANDEZ VOTH AR, BENAVIDES MAÑAS PD, DE PABLO GAFAS A, et al. Sleep-related breathing disorder and lung transplantation[J]. Transplantation, 2015, 99(9): e127-e131.

【13】 SOMMERWERCK U, KLEIBRINK BE, KRUSE F, et al. Predictors of obstructive sleep apnea in lung transplant recipients[J]. Sleep Med, 2016, 21: 121-125.

【14】 HERNANDEZ VOTH AR, BENAVIDES MAÑAS PD, DE PABLO GAFAS A, et al. Sleep-related breathing disorders and lung transplantation[J]. Transplantation, 2015, 99(9): e127-e131.

【15】 SOLER X, GAIO E, POWELL FL, et al. High prevalence of obstructive sleep apnea in patients with moderate to severe chronic obstructive pulmonary disease[J]. Ann Am Thorac Soc, 2015, 12(8): 1219-1225.

【16】 SHEA SA, HORNER RL, BANNER NR, et al. The effect of human heart-lung transplantation upon breathing at rest and during sleep[J]. Respir Physiol, 1988, 72(2): 131-149.

【17】 SINGER LG, BRAZELTON TR, DOYLE RL, et al. Weight gain after lung transplantation[J]. J Heart Lung Transplant, 2003, 22(8): 894-902.

【18】 HOPKINS PM, MCNEIL K. Evidence for immunosuppression in lung transplantation[J]. Curr Opin Organ Transplant, 2008, 13(5): 477-483.

【19】 AISHAH A, ECKERT DJ. Phenotypic approach to pharmacotherapy in the management of obstructive sleep apnoea[J]. Curr Opin Pulm Med, 2019, 25(6): 594-601.

【20】 OWENS RL, MALHOTRA A, ECHERT DJ, et al. The influence of end-expiratory lung volume on measurements of pharyngeal collapsibility[J]. J Applphysiol, 2010, 108(2): 445-451.

【21】 KUNOS L, KOVÁTS Z, MURAKÖZY G, et al. Severe mixed sleep apnea after bilateral lung transplantion in a cystic fibrosis patient: a case report[J]. Transplant Proc, 2011, 43(4): 1292-1293.

【22】 NARAINE VS, BRADLEY TD, SINGER LG, et al. Prevalence of sleep disordered breathing in lung transplant recipients[J]. J Clin Sleep Med, 2009, 5(5): 441-447

【23】 YUSEN RD, EDWARDS LB, KUCHERYAVAYA AY, et al. The registry of the international society for heart and lung transplantation: thirty-second official adult lung and heart-lung transplantation report--2015; focus theme: early graft failure[J]. J Heart Lung Transplant，2015，34（10）：1264-1277.

【24】 SAVIOLI G，SURBONE S，GIOVI I，et al. Early development of metabolic syndrome in patients subjected to lung transplantation[J]. Clin Transplant，2013，27（3）：E237-E243.

【25】 HARTWIG MG，DAVIS RD. Gastroesophageal reflux disease-induced aspiration injury following lung transplantation[J]. Curr Opin Organ Transplant，2012，17（5）：474-478.

52

第十篇

睡眠呼吸病学学科建设

第五十三章　睡眠中心的建立和管理及人员培训　520

第五十四章　睡眠呼吸障碍作为慢性病的管理新模式　525

第五十五章　睡眠及睡眠呼吸病学教育　536

第五十三章 睡眠中心的建立和管理及人员培训

进入 21 世纪以来，随着我国睡眠医学的迅速发展，亟须就睡眠中心的建立、管理与人员培训问题做深入探讨，并在此基础上出台一系列规章制度，规范睡眠中心建设。本章基于美国睡眠医学会（American Academy of Sleep Medicine，AASM）的相关认证标准与我国颁布的多项共识指南，就睡眠中心人员配置与培训、场地设置、病案质量管理，以及睡眠中心感染控制、应急措施等进行逐一阐述。

第一节 睡眠中心的建立和管理

一、睡眠中心人员设置

睡眠中心人员基本设置应包括睡眠中心负责人、睡眠医师、睡眠技师与技师长，条件许可的单位可设立呼吸与心理等专业治疗师。各级人员设置应遵守不同的职责要求与质量控制标准。

（一）睡眠中心负责人

睡眠中心负责人应具有良好的睡眠专业素养，熟悉基础睡眠生理，全面了解呼吸、循环、内分泌代谢和神经调控等系统的解剖生理知识，掌握多导睡眠图（PSG）常识、PSG 判读分析方法及相关的设备知识，建议由具有中级以上职称人员担任。除此之外，睡眠中心负责人还需完成下述职能：

1. 制定睡眠中心各项操作规程与工作细则。睡眠中心负责人要负责中心的质控与标准化建设，因而要制定各项指标的质控与完成指标的具体细则。如睡眠医师职责（门诊与住院），日间与夜间睡眠技师操作规程，技师长工作细则，院内感染与突发、应急事件处理规程，患者知情同意与人身安全规则，PSG 判读细则，气道正压通气（positive airway pressure，PAP）压力滴定与患者随访流程，PSG 设备使用保养与故障报修规程等。虽然目前已有大量有关 PSG 监测与判读的国际标准，但这些标准只是原则性指南，需将其细则化才能应用于临床实践中。因而中心负责人应根据本中心的具体情况制定详细的工作细则，使整个中心的工作规范化、流程化。

2. 制定与完善 PSG 监测与分析质量控制制度。PSG 监测与分析的质量控制为睡眠中心质控的核心。因而睡眠中心负责人应针对此制定良好的相关制度与考核机制。

3. 定期参加国内外学术会议，了解目前该领域最新科研动态、医疗进展与新技术、新项目，扩大本学科的诊疗范围，进行多学科合作，提高医疗质量、社会效益与经济效益。

4. 组织本地区学术会议与培训，介绍该专业的最新发展动态与技术应用。

5. 进行临床科研活动，收集睡眠中心必备文献与参考书籍，指导、培训本专业医技人员。

（二）睡眠医师

由于睡眠相关疾病分类涉及近百种，因而睡眠医学成为最大的交叉学科体系，与其相关的专业包括呼吸、神经精神、心血管、内分泌代谢、耳鼻喉头颈外科、口腔、儿科、减重外科与中医康复等，这就要求睡眠医师的专业拓展范围宽，学科建制广。一个综合睡眠中心的医师编制也应是多学科、多专业方向发展。因此，建议根据临床睡眠障碍的最常见类型配置相关专业医师，如呼吸、耳鼻喉、神经精神、口腔、中医、心理等专业医师，并在此基础上进行睡眠知识培训，多学科会诊观摩，增强综合知识技能训练。要求能够处理临床常见睡眠障碍，独立完成诊治过程，并承担相应的研究工作。由于睡眠障碍可致全身多器官、多系统并发症，睡眠医师对于相关常见病、多发病的处置需要有全面了解，更倾向于立足睡眠医学的全科医师发展方向，在此基础上增加相应的主要研究方向与临床特殊疾病的培训与拓展。

（三）睡眠技师

睡眠技师负责常规 PSG 监测、PAP 压力滴定、日间嗜睡程度与清醒程度检查及 PSG 判读分析等工作，协助相关医师进行正确的诊断与治疗。要求能自行解决与处理检查过程中的一些常见问题。虽然目前国内对睡眠技师还没有统一的学历与资格要求，也没有统一的考核认证标准，但是仍然建议根据睡眠技师的职能分为 I 级睡眠技师、II 级睡眠技师。

I 级睡眠技师是初级等级，可以独立进行 PSG 操作，熟悉操作原则与常见问题的处理，了解 PSG

分析方法；有足够的判定与交流技巧，能发现患者需要处理的问题。Ⅱ级睡眠技师主要复核与指导Ⅰ级睡眠技师的工作。进行 PSG 分析，能辨别伪迹或不明显的异常，能进行持续气道正压通气（CPAP）与双相气道正压通气（BPAP）操作，掌握心肺功能检查的正常值范围，了解 PSG 的基本运行原理。能对医师的治疗方案有适度的提示与反馈。

标准 PSG 监测要求有睡眠技师整夜值守，值班技师与患者的比例理想应为 1∶2 或 1∶3，即一位技师采用分屏监视同时观察 2～3 名患者的情况。条件许可时，除常规值班技师外，可设立备班技师，负责轮流替换值班技师，尤其在进行 PAP 压力滴定或发生意外情况时便于紧急处理。睡眠技师要详细准确地描述 PSG 监测全过程中的异常事件，给予实时观察记录笔记。笔记内容包括每半小时记录患者睡眠体位、睡眠分期、血氧饱和度、呼吸运动、脑电觉醒反应、治疗压力等变化情况与是否伴有睡眠异常行为等，其记录内容可成为临床医师解释、判定监测结果的重要临床依据。

参照美国注册 PSG 技师委员会（Board of Registered Polysomnographic Technologists，BRPT）制定的 PSG 监测前后与监测过程中工作内容，提出睡眠技师的工作职责。① PSG 监测前的准备工作：在行 PSG 监测前，睡眠技师必须提前到达睡眠监测室以保证有充裕的时间完成全部例行检查与准备工作，包括 PSG 定标、问卷填写与监测所需物品准备等。② PSG 监测过程中睡眠技师应密切观察并记录相关的生理指标与实际指标变化情况。③ PSG 监测过程中应注意观察可能需要采取相应措施的事件，如癫痫、严重的呼吸暂停 / 低通气、血氧饱和度急剧下降、严重的心律失常、二氧化碳潴留、猝倒与睡眠瘫痪、快速眼动（REM）睡眠期异常活动等。

睡眠中心应建立完整的睡眠技师操作流程（日间与夜间操作流程），睡眠技师按操作流程依次完成并确认后，才能开始实施 PSG 监测。监测过程中随时观察患者的状况，及时通过文字描述将所观察到的情况记录于夜间观察日志与 PSG 监测备忘系统中。对于 PSG 监测过程中出现的伪迹，应及时识别、干预纠正，并详细描述于观察日记中。若行 PAP 压力滴定，则应详细记录每一压力状况下患者的睡眠结构、持续时间、体位变化、呼吸频率、呼吸动度、动脉血氧饱和度（SaO$_2$）、心率（律）变化、每分通气量与漏气量等指标的变化情况，并对治疗过程中出现的问题及时予以解决。

夜间值班技师应详细书写夜间观察日志，与日间睡眠技师进行交接，提供日间技师判读 PSG 监测图谱的直接依据。日间技师在判读工作结束后，应在 PSG 监测报告中就夜间监测信号的质控情况作一描述，并给予相应的分析报告。睡眠技师必须接受严格、全面的培训，以确保获得翔实、准确、高质量水准的 PSG 监测资料，并保证患者的人身安全，同时建议 PSG 监测前医患双方签订知情同意书。

（四）技师长

技师长的职责在于接待患者咨询、随访已接受诊治的患者、受理来自院内外的 PSG 监测申请、组织 PSG 图谱判读与睡眠技师的轮值班、掌握质控标准（不同技师 PSG 监测与判读的异同性等）、负责仪器故障维修、归档病历、管理病案与日常消耗物资等。在随访工作中，技师长应承担睡眠中心随访患者工作进程的总体安排，了解随访患者目前的状况、治疗效果与相关的并发症及可能出现的问题，详细做好随访记录并预约患者的复诊时间。技师长需对患者观察或治疗过程中出现的问题随时做出反应与给予指导，并协助医师解决有关问题，提高 PAP 治疗的依从性。另外，技师长还需协助睡眠中心负责人完成相应的科研项目，负责调配研究项目的专业负责技师，掌控研究方案所要求的统一标准并适当优先安排参与研究项目患者的就诊与监测流程，归档整理研究病例。

技师长在整个睡眠中心的质控方面起重要作用，应定期组织技师观摩学习优秀的 PSG 监测图谱，进行疑难病例讨论，统一技师 PSG 判读标准，负责新技师的上岗培训，并定时向睡眠中心负责人汇报质控情况与存在的问题。

二、场地设置

睡眠中心内的房间设置应包括睡眠监测室、中心监控室、治疗观察室[接受多次睡眠潜伏时间试验（MSLT）与清醒维持试验（MWT）等日间检查或上气道微创手术治疗]、医师值班室、技师值班室、候诊和登记区（用来对患者行睡眠疾病基础教育、PAP基础知识教育与使用方法说明等）、示教室（交接班与病例讨论）与储存间等。

睡眠监测室应是独立床位设置，避免患者之间相互干扰影响。睡眠监测室需要满足三个条件：安静、遮光、恒温。因而监测室的墙壁与门窗隔音效

53

果必须好；要有具备良好遮光效果的窗帘与空调系统，最好设有淋浴，但不是硬性要求。AASM 认定睡眠疾病中心监测室须单间设置，一定预留足够用于急救的空间。可能情况下需配备供患者使用的衣橱、桌椅等，监测室内部装修应尽可能营造家庭氛围，减少医用检查设施的暴露（如急救设备等尽可能安置在床头柜或壁橱内）。在常规进行婴幼儿 PSG 监测的睡眠中心尤其需要注意这一点。婴幼儿患者睡眠监测室内还应设有陪护卧具。

PSG 中心监控室应设立局域网，保证实时监测的信息可传送到中心监控室、医师值班室与培训室（用于睡眠技师上岗培训与基础知识教育）内的电脑终端。布线较长很容易出现各种干扰，装修时除注意每根导线的良好绝缘外，还应该将所有导线集中于共同的绝缘管中，同时注意避开电源、电话等线路。中心监控室的周围环境应避免有高压线路与变压器等设施。

三、病案管理

PSG 资料的管理是睡眠中心管理中极为重要的环节。目前几乎所有睡眠中心仅使用数字化设备，只有少数兼有教学目的的中心可能仍然保留模拟信号检查设备。PSG 监测时，实测数据一般均同时储存于检查仪主机记忆卡及监测电脑的硬盘、外置硬盘或移动硬盘等。中心监控室还应该设置一台主机（host），用于储存来自各监视电脑的原始资料与分析后的资料，并将分析后的数据自动输入数据库中以便诊疗与总结时使用。因此，睡眠疾病中心应该保存所有原始记录资料与分析后资料备查备用。进入数据库的密码应由少数管理者（检查部门负责人）掌握；存于移动硬盘中的资料也应该妥善管理，避免资料流失。

除另行存档的 PSG 资料外，每份病历还应包括外院或院内检查申请单及外院转诊病情介绍、门诊记录、患者填写的各种问卷表、PSG 原始资料与打印图表、值班技师观察报告、分析技师技术报告、医师的临床报告与诊疗报告，以及相应其他实验室检查报告等。

四、感染控制

睡眠中心应该严格遵守医院的感染控制制度，需特别注意：①所有非一次性使用的表面电极、PAP 鼻面罩与管路应清洗消毒；②非一次性使用的

气流传感电极应用 75% 乙醇清洗后送消毒灭菌部门进行消毒／灭菌处理；③胸腹呼吸运动带、PAP 头带及下颌托带等应用清洗剂清洗，清水漂洗干净后干燥备用；④特殊电极，如食管内压、食管 pH 电极等应按照使用说明要求进行相应消毒／灭菌处理。

五、应急措施

睡眠中心的应急措施大体分为三部分：①工作人员定期进行心肺复苏（cardiopulmonary resuscitation, CPR）培训。②定期检查急救设施，确保其良好的备用状态，并保证所有工作人员能熟练使用。③制定详细的火警、自然灾害及犯罪对策，以及患者和工作人员疏散计划。这些对策与计划应该明确记录在睡眠中心的管理章程中，并且张贴于醒目处。

PSG 监测过程中，还需特别注意处理：①血氧饱和度持续性降低；②异常的睡眠行为；③突发事件如心律失常、心力衰竭、血压升高、突然窒息、心跳呼吸骤停、脑卒中、癫痫发作、肺动脉高压等应急状况的处理办法，需定期检查急救药品设备，随时处于可应用状态；定期进行急救技术培训。若患者出现紧急情况需要进行 CPR 时，PSG 监测记录应持续进行，直到进行电除颤前。电除颤前切记应将记录电极与记录仪主机分开。

第二节　睡眠医学专业人员的培养

睡眠医学教育应包括两部分三个层次。两部分指院校教育与医学继续教育；三个层次为医疗本科、医学研究生与专科规范化培训。本节叙述适应现阶段睡眠医学发展需要的睡眠专业医师与睡眠技师的培养。

一、睡眠专业医师的培训

目前临床睡眠医学的范围集中在近百种睡眠疾病的诊治，在这种背景下，睡眠专业医师的培养目标概括为两方面：一是临床睡眠医学知识与能力培养，掌握、熟悉或了解目前已确立的近百种睡眠疾病的诊治；二是掌握 PSG 监测与图谱分析知识、技能与相关理论基础。上述两个方面密切相关，相辅相成。

1. 临床睡眠医学　推荐临床医师阅读：《睡眠呼吸病学（第 2 版）》（即本书）、《睡眠障碍国际分类（第

3 版)》(ICSD-3)、《睡眠医学理论与实践》(PPSM)、全国高等学校教材《睡眠医学》(人民卫生出版社出版，赵忠新主编)。

《睡眠呼吸病学(第 2 版)》是目前该领域全中文版的一部权威性专著。书中详细介绍了睡眠呼吸障碍的发展史、基础理论、OSA、CSA、特殊人群的睡眠呼吸暂停与其他睡眠呼吸障碍性疾病，并就基础研究与相关问题做了深入探讨，是睡眠呼吸障碍中心临床医师必读的一部教科书。ICSD-3 介绍了有关近百种睡眠疾病基本特征、发病率、致病因子、临床特征、PSG 特征、诊断标准与鉴别诊断等内容。但 ICSD 为诊断工具书，其中不包括治疗内容。读者因此还需要进一步阅读 PPSM 相应内容以完善治疗学部分。PPSM 较为权威，从第 4 版开始明确分成基础与实践两大篇，包括睡眠神经生理学、睡眠呼吸生理学、睡眠循环生理学等基础睡眠医学内容与临床睡眠医学内容。读者除了可以阅读补充各睡眠疾病的治疗学内容外，还可以系统学习基础睡眠医学；同时可进入其主页阅读更新的内容，是了解睡眠医学各领域最新进展的有效途径之一。《睡眠医学》是我国首部此领域高等医药院校教材，集中国内外睡眠医学基础与临床研究进展，并参考国外优秀教科书，注重对睡眠医学基础理论、基本知识与基本技能的介绍，对睡眠呼吸障碍与其他睡眠期疾病的诊疗均做了详尽的介绍，内容新颖，实用性强。

除上述教材外，睡眠专业医师还应该对国内外，如中华医学会与 AASM 发布的各种临床检查诊疗指南有全面系统的了解，并不断追踪了解其更新内容，掌握最新动态。读者可以定期访问 AASM 网址关注最新信息。

2. PSG 技术与理论　睡眠医学临床实践中值得强调的另一点是睡眠专业医师应阅读 PSG 原始资料、全面分析原始 PSG 报告内容，结合其他临床资料来进行诊疗，同时指导技师的检查与分析。掌握 PSG 相关知识是睡眠医学专业医师培养的第一步，需全面了解与掌握以下内容：

（1）PSG 原理与目的：睡眠专业医师首先应对目前的睡眠检查手段有相对完整的了解，对各种检查的目的与局限性有明确认识。在此基础上根据临床判断决定对患者进行标准多导睡眠仪检查抑或便携式睡眠监测装置诊断、是否需要增加额外电极（如怀疑癫痫等）、是否需要采取分段监测（split-night）、

是否考虑标准多导睡眠检查结束后立即进行 MSLT 检查等。

（2）PSG 图谱分析：睡眠专业医师至少必须掌握成人睡眠分期、脑电觉醒反应事件、呼吸事件、肢体运动事件与心电事件分析；掌握发作性睡病、REM 睡眠行为障碍及睡惊症（sleep terror）等睡眠行为异常的 PSG 诊断标准；掌握睡眠癫痫的 PSG 表现等。

（3）与 PSG 检查与图谱分析相关的睡眠医学知识：详细了解 PSG 判读规则与其理论基础；了解国内外现有呼吸事件的判定标准；必要时需结合自身 PSG 装置特点制定本中心的判定规则；掌握幼儿呼吸事件判断标准；掌握针对患者感到不适与难以入睡的对策等。

二、睡眠技师的培训

专业 PSG 技师的培养是整个睡眠中心建设过程中很重要的一个环节。美国对从事基本的 PSG 监测的技术员的基本要求为中学或以上学历，持有 CPR 培训证书。但经 AASM 认定的睡眠中心的技师或检查部门负责人一般均持有专业注册多导睡眠技师（registered polysomnographic technologists, RPSGT）执照。日本已经实施睡眠医学学会认定睡眠实验室制度，申请学会认定的睡眠实验室必须有学会认定的睡眠专科医师与 PSG 技师。加拿大有自己的睡眠中心认证制度，但技师资格仍以 RPSGT 为主，很多技师为注册护士、注册呼吸治疗师等。

睡眠技师的培养从如下几个方面进行：

1. 与 PSG 监测及分析密切相关的睡眠医学与药物知识。

2. PSG 监测　①PSG 监测原理；②各种电极安装；③PSG 导联组合与参数设置；④记录伪迹辨认与纠正方法；⑤日间嗜睡检查方法。

3. PSG 分析　①睡眠分期；②睡眠相关事件的分析（脑电觉醒反应、呼吸事件、睡眠期各种行为异常症及肢体运动等）；③日间嗜睡检查的分析。

4. 治疗　①各种正压通气治疗的压力滴定；②夜间氧疗流量滴定。

5. 安全与应急措施（见本章第一节）　①患者安全与应急措施；②仪器设备的安全、保养与清洗、消毒。

（王菡侨）

53

参考文献

【1】 BERRY RB，BUDHIRAJA R，GOTTLIEB DJ，et al. Rules for scoring respiratory events in sleep: update of the 2007 AASM manual for the scoring of sleep and associated events. Deliberations of the sleep apnea definitions task force of the American Academy of Sleep Medicine[J]. J Clin Sleep Med，2012，8（5）：597-619.

【2】 SATEIA MJ. International classification of sleep disorders-third edition: highlights and modifications[J]. Chest，2014，146（5）：1387-1394.

【3】 MORGENTHALER TI，ARONSKY AJ，CARDEN KA，et al. Measurement of quality to improve care in sleep medicine[J]. J Clin Sleep Med，2015，11（3）：279-291.

【4】 中华医学会呼吸病学分会睡眠呼吸障碍学组. 对睡眠呼吸疾病实验室的建立和管理及人员培训的建议 [J]. 中华结核和呼吸杂志，2012，35（1）：19-22.

【5】 FISCHER J，DOGAS Z，BASSETTI CL，et al. Standard procedures for adults in accredited sleep medicine centres in Europe[J]. J Sleep Res，2012，21（4）：357-368.

【6】 AURORA RN，COLLOP NA，JACOBOWITZ O，et al. Quality measures for the care of adult patients with obstructive sleep apnea[J]. J Clin Sleep Med，2015，11（3）：357-383.

【7】 COLVIN L，CARTWRIGHT A，COLLOP N，et al. Advanced practice registered nurses and physician assistants in sleep centers and clinics: a survey of current roles and educational background[J]. J Clin Sleep Med，2014，10（5）：581-587.

【8】 COLVIN LJ，CARTWRIGHT A，FREEDMAN N，et al. Nurse practitioners and physician assistants are qualified to perform home sleep apnea test clinical evaluations[J]. J Clin Sleep Med，2018，14（2）：293.

【9】 ROSEN IM. Nurse practitioners and physician assistants are important to the sleep team[J]. J Clin Sleep Med，2018，14（2）：295.

【10】赵忠新. 睡眠医学 [M]. 北京：人民卫生出版社，2016.

第五十四章　睡眠呼吸障碍作为慢性病的管理新模式

第一节　患者教育及管理

睡眠呼吸障碍（sleep-related breathing disorder，SBD）中以 OSA 最为常见。未经治疗的 OSA 可影响心脑血管系统及代谢系统等，导致多种潜在后果与不良临床结局。尽管睡眠医学在近 20 多年来得到迅速发展，但 OSA 的临床诊治率仍很低，包括许多呼吸科医师在内的医务人员对此认识不足，缺乏应有的重视。加之本病诊断、治疗涉及一些特殊设备（如 PSG 监测、CPAP），而专业技术不足使得诊治受到一定限制，进而导致大量患者被误诊、漏诊或错失治疗良机。此外，另一个值得关注的问题是由于患者对疾病认识不足或依从性差而未得到长期、规范的治疗。

针对慢性病管理，最早由美国的 Leroy Hood 在 2017 年提出 P4 医学模式，四个 P 分别指预测（predictive）、预防（preventive）、个体化（personalized）与参与性（participatory），提供了更积极主动的慢性病管理方法，包括疾病预防、个性化精准医学和技术的使用与"组学"（例如基因组学、蛋白质组学与代谢组学等）的进步。Allan Pack 首次将 P4 医学模式引进睡眠呼吸障碍综合治疗领域，重点在于鉴别疾病的不同表型特征，进而基于表型特点来优化治疗与预防。个人健康管理是通过对个人或群体的健康状况、疾病风险监测、分析与评估，有计划地、持续地为其提供有针对性的健康干预措施、健康宣教、健康咨询服务，并追踪健康改善情况。同样，对于 OSA 患者，健康管理有助于提高患者对疾病的认识与治疗依从性，提供个性化治疗，从而改善患者健康状况、提高治疗效果，减少医疗资源消耗。

一、OSA 健康管理

（一）健康管理实践者

OSA 患者健康管理实践应由综合性专业团队开展，依托医院开展个人健康管理具有较多优势，如高端精密的医疗设备可提供更精确的健康检查与信息采集监测，各学科医疗队伍可提供更专业的健康分析与健康评估，更容易获取患者与家属的医疗信任等，并且能更好地干预与指导治疗 OSA 等慢性病。专业团队组成人员应包括护士、睡眠技师、全科医师与睡眠专业医师，除此之外，还应包括呼吸科、耳鼻喉科、口腔科与神经科、内分泌科、心血管等学科的医师组成专家团队。应注意到大多数 OSA 患者并非因为睡眠相关症状（日间嗜睡、夜间打鼾等）就诊，很大一部分可能因高血压控制欠佳、血糖管理等问题首诊心血管与内分泌代谢等相关学科，因此首诊医师必须掌握相关鉴别诊断能力，以利于早期识别 OSA，从而帮助进一步明确诊断。因此，OSA 健康管理实践者除睡眠相关医师外，应加强多学科联系与合作，综合管理，加强健康评估的全面性与专业性。

（二）健康管理方法

1. 加强宣教　普及对 OSA 基础知识的认识是健康管理的第一步，可通过电话、面对面、网络或电子邮件等方式进行，有助于提高患者对疾病危害和治疗重要性的认识，提高治疗依从性。具体方式包括：①通过各种媒体给予人们健康指导，强化 OSA 知识，如在患者出院前进行面对面宣教、印发 OSA 知识宣传单、通过健康类报纸刊登 OSA 知识与广播电视宣传等。②在医院、社区开展 OSA 专题健康讲座、医患沟通交流会等。③充分发挥移动医疗/远程医疗的优势，建立手机随访应用程序（App）、OSA 微信公众平台、病友微信群或论坛等。OSA 宣教应不止于对患者宣教，还应对患者家属普及相关知识，包括认识 OSA 早期临床表现与危害，以期改善患者对医疗干预依从性。一般而言，宣教强度或频率增加与改善 CPAP 依从性密切相关。

2. 建档立案与信息化管理　疾病早期筛查是健康管理的重要组成部分，可帮助实现疾病三级预防，阻止疾病的发生、发展或恶化。多数 OSA 患者可建立个人健康档案，并动态更新，将历次检查、诊疗情况、随访结果等集合起来，为健康管理实践者提供全面的时效性信息。虽然目前建档立案实现信息共享存在一定的困难，但是已有平台建设与数据挖掘的探索。将基于互联网平台的远程医疗（tele-medicine）系统应用于 OSA 患者的随访与健康

54

教育,将为日后的远程资源共享提供平台基础。此外,应鼓励 OSA 患者加强自我管理意识,主动建立真实详细的个人健康档案,如完善自我管理行为问卷与 Calgary 生活质量指数(sleep apnea quality of life index,SAQLI)评分记录健康情况,积极参与管理。

3. OSA 症状评估 由于夜间反复发生呼吸暂停、觉醒与微觉醒、睡眠片段化,正常的睡眠结构遭到破坏,睡眠质量下降,造成日间不同程度的嗜睡,对患者的日常生活、社会功能、工作效率与认知功能等方面都有不同程度的损害,使患者生活质量明显下降,甚至造成安全隐患。目前 OSA 病情的评估内容主要包括日间嗜睡、夜间睡眠结构与质量及日常生活质量。用于评估日间嗜睡情况的方法主要有 Epworth 嗜睡量表(ESS)评分与多次睡眠潜伏时间试验(MSLT),其中 ESS 评分因其简便易行,受到广泛应用,但其重在评估日间嗜睡情况,应结合患者睡眠质量与生活质量量表综合评估 OSA 病情。MSLT 用于测量睡眠潜伏期,虽然较客观,但开展受到一定的设备限制。夜间睡眠质量与日常生活质量主要采用 SAQLI 量表、睡眠功能后果问卷(functional outcomes of sleep questionnaire,FOSQ)、魁北克睡眠问卷(Quebec sleep questionnaire,QSQ)及36 项简明健康问卷调查(36-item short-form health survey scale,SF-36)等,它们从生理功能、生理职能、躯体疼痛、总体健康、活力、社会功能、情感职能与精神健康等方面对患者生活质量进行综合评估。睡眠评估作为个人健康管理的主要组成部分,拥有广泛开展与利用的空间。

4. 并发症的评估 OSA 患者由于机体长期缺氧、二氧化碳潴留、交感神经兴奋性增高、全身炎症反应与氧化应激反应增强等可引起全身多种靶器官的损害,包括心脑血管损害(如高血压、冠心病、复杂性心律失常与心力衰竭、脑卒中等)、2 型糖尿病与胰岛素抵抗、认知功能损害等。大量研究也发现,全身并发症发生率随 OSA 病情加重而增高。因此,对 OSA 患者的评估应包括上述并发症,存在并发症者更应积极治疗,包括无创正压通气。此外,长期评估除 OSA 相关症状外,应积极评估、管理、干预与随访血压、血糖、认知功能等指标,可尝试制定一套综合评估 OSA 方法以优化管理。

5. OSA 的预防与干预
(1)预防措施:广泛进行健康科普宣传,加强宣教,提倡健康饮食,坚持体育锻炼,严格控制体重,戒烟戒酒,改变熬夜、暴饮暴食等不良习惯等。健康管理人员应加强对患者的健康行为指导,包括饮食、日常健康行为及减重指导等,并尽可能提高患者自我管理效能。

(2)干预策略:①严格控制体重与减重,除加强体育锻炼、合理安排饮食等患者自我管理外,必要时可采取药物或手术协助减重。②内科治疗首选无创正压通气治疗,可有效改善 OSA 症状与并发症,是中重度 OSA 首选治疗方法。主要模式为 CPAP 与 BPAP,其可改善患者睡眠结构、减少日间嗜睡症状、提高认知功能、缓解情绪、提高生活质量与改善心血管疾病等结局指标,尽管如此,治疗依从性低仍然是目前临床的挑战之一,需采取相应措施提高依从性。③部分患者,如下颌骨后缩者,可选择口腔矫治器治疗。④极少数患者可能需要经充分评估手术指征后,行咽部与颌面部手术治疗,手术方式包括悬雍垂腭咽成形术与其改良术或下颌骨前徙术。⑤到目前为止,尚无可应用于临床的有效治疗药物的充分证据。OSA 是一种慢性疾病,体重与健康行为管理是需要长期坚持的项目,无创正压通气只是一种治疗手段,并不能完全治愈睡眠呼吸暂停,需患者坚持长期治疗,以及医患密切配合。

二、家庭无创正压通气(NIPV)的管理

随着对睡眠呼吸障碍认识的深入与诊疗技术的发展,NIPV 正逐渐从医院走向家庭并发挥着极大效能。家庭 NIPV 治疗成为一种居家治疗方式,患者与家属在家实施治疗,并一起成为疾病治疗与护理的主要提供者。本部分内容包括实施前准备、实施过程与长期随访等。

(一)家庭 NIPV 实施前准备

首先应由睡眠专业医师在与患者建立充分信任的基础上,与患者进行详细沟通,根据患者的病情与家庭经济状况协助患者选择合适的呼吸机。仔细阅读无创呼吸机的使用说明书,帮助患者了解机器的性能,熟悉机器的组成,教会患者与家属如何使用无创呼吸机。所有采取家庭 NIPV 的患者应首先在正规睡眠中心或睡眠实验室内,由呼吸睡眠专业人员帮助选择合适的 NIPV 模式、人机连接界面、进行压力滴定与确定参数设置,以保证家庭治疗的顺利实施。压力滴定后,患者带机回家进行长期家庭

治疗，应该每周对面罩、管路进行清洗，可采取含中性清洗剂的温水，洗后悬挂晾干，避免阳光直射导致管路硬化干裂。面罩管路每日摘戴时应检查是否受损，用湿布与中性清洗剂擦拭机器外部，检查滤膜是否被污物阻塞。对家庭治疗的早期应密切随访，了解患者应用的依从性与不良反应，协助其解决使用中出现的各种问题，必要时重新进行压力调定，以保证长期治疗依从性。

针对每一个进行家庭 NIPV 的患者，从试机、调试、戴机、随访到再住院，均应及时记录，必要时可专人进行管理。事实上，患者对无创呼吸机这一陌生的治疗手段必然存在疑问与顾虑，因此要求医师为患者详细介绍 NIPV 的有效性与必要性，帮助解答患者疑问、打消患者顾虑，同时告知患者无创呼吸机使用期间注意事项等，以提高治疗积极性与依从性，并叮嘱患者出现病情变化应该及时到医院就诊，以免延误诊治。

（二）家庭 NIPV 实施过程的问题与处理办法

家庭 NIPV 治疗过程中不良反应的发生率为 5%～15%，虽然多为短暂的、可逆的，但会影响疗效与患者的依从性，因此，及早发现并及时处理是保证治疗成功的重要环节。常见问题包括人机连接界面漏气、口干、鼻部不适、幽闭恐惧症、腹胀、压力不能耐受、入睡困难及噪声问题等，多可通过调整人机界面类型、头带与侧带佩戴松紧度，调整压力，积极治疗鼻塞、加强湿化、鼻腔局部喷吸用药，更换压力治疗模式，设置延时升压，更换体位，加强心理疏导等帮助解决相应问题。研究显示，临床医师根据开始治疗后第 1 周内的使用情况即可识别出不能长期规律应用 NIPV 治疗的患者，这是因为患者在这段时间的使用过程中遇到的问题多集中于不良反应，如果这些问题解决不好，必将影响疗效与长期应用。因此在最初 1 周内，可通过家庭现场指导、电话指导等方法进行详细的家庭指导，充分了解患者在使用过程中所遇到的困难，及时给予帮助，协助完成最初的治疗阶段（详见第六章第五节"睡眠呼吸障碍无创正压通气的临床应用"）。

（三）随访时间与内容

多项研究显示，OSA 患者在开始 CPAP 治疗的前 3 个月内中断治疗的比例最高，因此这一阶段非常重要。当患者购买了 CPAP 呼吸机开始家庭治疗后，医师应对患者进行密切随访。建议除开始治疗的第 1 周需随访外，在接下来的 1 个月内门诊随诊，

根据病情变化、动脉血气分析结果、内置软件与内置数据卡记录的应用情况动态调整呼吸机参数。

随访时应注意以下问题：①应用呼吸机过程中遇到哪些问题与不良反应？这些不良反应与问题对治疗的影响如何？这些问题解决得怎么样？②应用呼吸机的依从性，包括使用的频度与每晚使用的时间，可通过内置软件与数据卡查看 NIPV 的治疗模式、实际使用时间、残存 AHI、漏气量、潮气量与呼吸频率等指标以客观评价治疗的依从性与有效性。还可根据这些资料分析患者的睡眠信息，指导患者形成良好的睡眠习惯。对依从性欠佳的患者，应分析其原因，并有针对性地给予积极有效的帮助。③应用 CPAP 呼吸机后症状改善的情况，包括日间嗜睡与血压、血糖等合并症控制情况。如果患者日间过度嗜睡症状的改善不明显，且排除了治疗压力不够、依从性不好等原因后，则应该对病情进行客观再评价，鉴别是否合并其他导致嗜睡的疾病。解决好上述问题将增强患者对疗效的肯定与治疗信心，改善疗效和提高依从性。随后如果病情稳定应每 3 个月随访 1 次。除上述问题外，还应注意体重变化和主要靶器官损害情况，特别是无嗜睡症状的患者，有条件者应定期复查动态血压、超声心动图及糖化血红蛋白等。同时应定期检测呼吸机，并应用便携式血氧仪在家中进行整夜监测以评价夜间血氧饱和度的变化，以此来确定呼吸机疗效。如果随访期间患者情况改变（如体重明显下降）或者即使反复调整面罩之后仍有打鼾，则应考虑在睡眠实验室复查 PSG 监测及重新压力滴定。

（四）家庭支持

OSA 患者的特征性鼾声，可伴间歇暂停，严重影响家属的睡眠，多由家属首先发现。有研究指出，基于家属对患者的观察与描述的诊断其准确率很高，因此 OSA 的诊治离不开家庭支持。经 NIPV 治疗后患者家属首先感受到患者症状的改善（包括夜间鼾声消失、日间嗜睡减轻及工作效率提高等）。同时，如果患者未正确使用 NIPV 或应用过程中出现漏气、面罩脱落等问题，家属也能及时发现。因此，对于 OSA 来说，对家属进行健康教育与对患者的教育同等重要。第一，要让患者家属了解 OSA 的病理生理与危害，从而提高其对相关治疗重要性的认识。第二，要让家属了解 NIPV 治疗技术，包括原理、使用方法、日常维护，树立 OSA 是可以治疗的信念。第三，要使家属充分了解定期随访的重要

性,以督促患者复诊,特别是出现治疗相关问题与疗效不佳时,以免延误病情。因此,家人在长期治疗过程中可发挥更大的作用。

未来个人健康管理在越来越多的慢性疾病治疗中发挥作用。而对于 OSA,生活方式的改变、行为的调整、对疾病的有效自我管理成为影响治疗效果

的主要因素。因此,尽快建立适合我国 OSA 的健康教育模式,确立 OSA 疾病健康管理教育项目标准,为 OSA 患者提供科学合理的健康督促、治疗指导及人文心理关怀,对 OSA 防治、提高患者生活质量、控制医疗费用都具有现实意义。

(赵瑞 董霄松)

参考文献

【1】 PACK AI. Application of personalized, predictive, preventative, and participatory(P4)medicine to obstructive sleep apnea. A roadmap for improving care? [J]. Ann Am Thorac Soc, 2016, 13(9): 1456-1467.

【2】 MOHAMMADIEH A, SUTHERLAND K, CISTULLI PA. Sleep disordered breathing: management update[J]. Intern Med J, 2017, 47(11): 1241-1247.

【3】 中华医学会呼吸病学分会睡眠呼吸障碍学组. 家庭无创正压通气临床应用技术专家共识 [J]. 中华结核和呼吸杂志, 2017, 40(7): 481-493.

第二节 远程医疗系统

随着现代通信技术的发展,远程医疗的概念也逐渐被人们所熟知。在通信手段非常有限的时代,信件与电话等简单的通信手段承担了基本的非面对面医疗的任务,可以认为是远程医疗的雏形,但其传递的信息量较小,准确度也不高。随着互联网的迅猛发展,影像、成组数据等可以承载更多、更准确医疗信息的方法与介质也被陆续应用于远程医疗服务中,而智能手机等无线终端的使用使得远程医疗服务可以直接延伸至患者层面,而并不仅止于医疗机构,这使得远程医疗系统可以更为精确而方便地为偏远地区患者的就诊及慢性病管理提供高质量服务。

一、睡眠医学的远程医疗

睡眠医学的远程医疗系统是在远程医疗蓬勃发展的大背景下出现的,其技术要求和原则与远程医疗的总体要求和原则相同。2015 年,美国睡眠医学会(AASM)发布了关于远程睡眠医疗服务在睡眠障碍的诊断与治疗方面的意见书,用以规范远程睡眠医疗的发展与应用。该意见书指出,睡眠医学的远程医疗体系不应仅仅包含患者与睡眠医师,而应与医院诊疗一样,包含医疗技术和呼吸治疗人员及专业护理团队。因为目前绝大多数睡眠远程医疗相关的诊断与监测手段是由传统睡眠监测室诊断设备发展而来,故远程睡眠医疗的诊断标准与传统模式无异。

二、远程睡眠医疗相关方法与措施

在目前的条件下,阻塞性睡眠呼吸暂停综合征(OSAS)的诊断仍主要依靠 PSG 监测来实现,而PSG 需要在专业人士的协助下整夜进行,需要耗费大量的人力与物力;并且相对于庞大的患者群,睡眠专业相关的医疗机构与技术人员明显不足,这些因素使得临床上迫切需要一整套可靠、完整的远程医疗系统。

(一)诊断与监测

同其他许多远程医疗服务系统一样,远程睡眠医疗系统可充当患者与医师之间的桥梁,以实现患者远程就诊的愿望。通过交互式视频系统,患者与临床医师可以"面对面"地进行交流,完成病史采集等相关诊疗工作,在设备或医疗相关人员的帮助下,同样可以完成如视诊、听诊等简单的体格检查。相关研究对比了远程医疗与医院就诊两种医疗模式,结果显示远程医疗在疾病诊断的准确性、治疗的依从性及患者的满意程度方面并不亚于医院就诊。远程睡眠医疗明显提高了睡眠疾病相关医疗机构所覆盖的地域范围,也使相关工作人员的工作效率得以显著提升。

远程睡眠医疗系统的作用不仅体现在同其他远程医疗服务系统相似的方面,其在睡眠呼吸障碍(特别是 OSAS)的诊断与监测方面更具独特优势。目前临床上仍主要依靠对患者睡眠时的客观检查与参数进行分析得出诊断,而通过将监测设备简便化、智能化,则可以实现在睡眠实验室外甚至是医

疗机构外进行睡眠监测。目前可用于临床的睡眠监测设备有30余种，根据AASM的分类方法，这些设备大致可分为4类，其中第1类即为各大医疗机构所常用且被认为是OSAS诊断"金标准"的标准PSG监测设备，第2、3、4类均为便携式睡眠监测仪。第2类监测设备与PSG监测的指标相同，只是不需要在专业的睡眠实验室由技术员值守下进行；第3类监测设备同样不需要专业的睡眠实验室与技术人员值守，但其监测的指标至少包含2个呼吸运动相关参数，以及心电图与血氧饱和度；第4类检测设备一般仅记录1~2种参数，主要用于医疗机构外的监测。此外，也有研究者试图利用智能手机或简单配件实现部分睡眠参数（包括呼吸运动、鼾声等）监测，不过其效果可能需要进一步评估。

令人遗憾的是，虽然有研究认为远程睡眠医疗系统监测的可靠度并不比实验室内PSG监测差，不过，由于目前相关技术与操作质量的限制，便携式睡眠监测仪虽可以作为中重度OSAS的诊断手段，但对于轻度OSAS则可能存在假阴性的可能，进而导致漏诊，此时仍需要标准PSG监测。

此外，目前认为OSAS与糖尿病、心血管疾病、肥胖等疾病密切相关，因此，对于患者血压、血糖、体重、颈围等生理指标的监测也应成为远程睡眠监测体系的一部分。

（二）治疗

OSAS的治疗策略包括无创正压通气、行为治疗及口腔矫治器等，其中无创正压通气治疗居于首选地位，且以CPAP模式最为普遍。一般而言，规范且规律地接受无创正压通气治疗可使患者病情得到改善，降低发生并发症或合并症的风险。无创正压通气疗法有效与否与CPAP压力滴定和治疗依从性等因素关系密切，而远程睡眠医疗系统可在这些方面发挥重要作用。

CPAP压力滴定：设定理想的压力水平要求既可以消除各睡眠期与各种体位状态下所出现的所有呼吸事件并维持睡眠中血氧饱和度正常，又要使用较低的压力水平来减少患者的不适感以提高患者的依从性，也就是说，家庭治疗的理想压力水平是消除患者在各睡眠期与各种体位下所有呼吸事件的最低压力。患者CPAP压力经首次滴定后可进行长期家庭治疗。在家庭治疗过程中，需要定期随访，包括患者所接受的CPAP治疗压力、相关不良反应，并解决问题（详见第六章第六节"睡眠呼吸障碍无创正

压通气常见问题与处理"与第五十四章第一节"患者教育及管理"）。远程睡眠医疗系统也可以通过远程教育、远程数据追踪、自动反馈来提高患者CPAP治疗的依从性，以达到提高CPAP疗效的目的。

三、优势

（一）筛查与早期诊断

OSAS的主要危险因素包括肥胖、年龄、性别、上气道解剖异常、长期大量饮酒、长期大量吸烟与患有其他诸如心功能不全等相关疾病。而上述危险因素在住院接受治疗的心脑血管疾病与糖尿病等慢性病的患者中普遍存在，OSAS与这些疾病可相互促进，同时，治疗OSAS同样可延缓其所合并慢性病的进展，故在患有此类慢性病且存在OSAS危险因素的患者中进行OSAS筛查是十分必要的。远程睡眠医疗系统可将医疗机构中非睡眠专业病区或不具备睡眠数据分析能力的医疗机构中患者的睡眠数据上传至睡眠中心进行规范、系统地分析，对OSAS患者进行更为准确的睡眠呼吸障碍相关评估，以实现疾病早期诊断与早期干预。

（二）睡眠监测与疗效评估

OSAS作为慢性疾病的一种，其治疗效果在很大程度上取决于疾病管理的情况。远程睡眠医疗系统可以通过一系列简便易行的监测方法，长期监测患者的睡眠与治疗情况，并将其上传至睡眠中心，使得临床医师可以及时对疾病的治疗效果进行评估，并对可能出现的并发症与不良反应等情况进行早期识别和早期干预。

（三）CPAP治疗依从性的管理

OSAS患者的CPAP疗效与其依从性密切相关，只有规范且足够时长的CPAP治疗才可改善病情、延缓并发症的发生，故依从性问题在整个CPAP治疗中占据很重要的地位。CPAP治疗依从性问题自最早CPAP疗法应用于OSAS治疗时起便存在，并且一直困扰着医患双方。远程睡眠医疗系统同样可以在提高患者对CPAP等治疗依从性上发挥重要作用，尤其是在CPAP治疗早期即配合远程睡眠医疗系统，其对依从性的提高作用可能更显著。远程睡眠医疗系统可向患者提供多种远程支持，包括：①通过录制视频或在线答疑的形式提供完整而清晰的患者教育。②通过更为方便快捷的远程随访督导患者坚持规范的CPAP治疗，通过与患者的互动或激励效应来提高依从性。③结合各种便捷的睡眠监

54

测手段来发现患者在接受 CPAP 治疗时出现的问题及不良反应,并及时解决。此外,通过无线连接等手段,可使 CPAP 与睡眠监测等的数据上传至云端,通过特定的软件使患者可查看自身健康信息,提高患者对参与自身疾病管理的责任感,以达到提高 CPAP 依从性的目的,同时,患者对整个治疗过程的满意度也会有所提高。

(四)医疗资源

相较于其他医学学科,睡眠相关疾病的诊断与监测有其独特性,其依赖于睡眠监测等特殊手段,传统入院就诊的患者在进行 OSAS 等疾病的筛查与诊断时,受时间与空间限制非常明显:时间上,患者需进行整晚的睡眠监测,而当涉及 CPAP 压力滴定等治疗方案调整时,往往需更多夜晚的监测;空间上,由于传统的睡眠监测设备(如 PSG)本身难以移动,且使用过程也较为烦琐,因而一般需将其放置于固定的实验室中使用,患者需要前往固定地点或机构进行睡眠监测。另外,专业睡眠实验室建设及专业睡眠医学相关从业人员培养均需较高的成本。上述这些因素使得在目前情况下大规模建设睡眠中心存在着巨大困难。

远程睡眠医疗系统可以在一定程度上缓解上述因素所带来的困境。远程睡眠医疗所提供的远程监测与诊疗服务,可以使身处未设立睡眠中心的医疗机构甚至家中的患者,享受与入院诊疗相似的医疗服务。此外,远程睡眠医疗系统可在局部某地域形成以睡眠中心为核心、下级医疗机构(包括基层医院、养老机构等)为节点的睡眠医疗网络,下级医疗机构将收集到的患者的睡眠参数上传至远程医疗平台,专业的睡眠中心将数据汇总、分析,对于疑难病例,平台上各个睡眠中心间可以进行讨论、会诊,最终形成较为专业的诊疗意见反馈至下级医疗机构;如此一来,患者的检查时间与检查费用将会明显降低,也可减轻睡眠中心的接诊压力并提高基层医院的诊疗水平。

四、问题与思考

虽然远程睡眠医疗服务相较传统医疗服务有着许多优势,但受社会与其自身发展的限制,远程睡眠医疗服务仍存在许多问题亟待解决。

(一)监测手段的可靠性

目前的便携式监测(portable monitoring, PM),又称家庭睡眠监测(home sleep test, HST),或中心

外睡眠监测(out center sleep test, OCST)种类繁多,且设计与生产厂商之间并未形成统一的行业标准,故不同类型、不同厂家 PM 的可靠性仍需进一步验证。故而在目前情况下,PM 仍无法完全替代传统睡眠监测手段 PSG。

(二)提高依从性与获益

虽然有研究指出,应用远程睡眠医疗手段可改善患者接受治疗(尤其是 CPAP 治疗)的依从性,以提高疗效;但仍有部分研究指出,应用远程睡眠医疗系统使患者获益是有限的。例如,CPAP 并不能改善具有心血管疾病高危因素患者的血压情况,也有研究表明,远程睡眠医疗服务在提高 OSAS 患者 CPAP 治疗的长期依从性方面效果有限。在此情况下,可能需要更多与之相关的临床研究以帮助进行临床决策。

(三)系统性医疗服务体系

虽然 OSAS 的疾病诊断主要依靠睡眠监测,但作为慢性全身性疾病中的一员,其发生发展与多种慢性病相关,故单纯行睡眠呼吸监测可能无法满足对 OSAS 患者全面管理的需求。目前远程睡眠医疗的重心仍着重于睡眠相关的监测与治疗领域,对其他领域诸如血糖、血压等参数的收集、整合涉及较少,很难满足临床上对疾病全面管理的需求。另外,各医疗机构之间数据互通性较差,也使得远程睡眠医疗系统难以提供准确而全面的医疗服务。

(四)远程睡眠医疗服务体系建设

远程睡眠医疗系统在正常运行时与传统入院诊疗方式相比,医疗成本更低,因而很适合在经济发展相对落后的地区大力推进远程睡眠医疗系统建设。但远程医疗系统在建设时的前期投入较大,并且需要整合、联通大量医疗机构,达到数据共享,这可能会限制睡眠远程医疗服务系统在经济欠发达地区的开展。

(五)其他

远程睡眠医疗服务体系建设的其他问题,例如监测设备的行业规范、相关法律法规的制定、个人数据安全与隐私保护及医保政策等。

五、我国远程睡眠医疗系统现状与意义

由于我国国土面积大、人口数量多,且地域间经济发展较不平衡,特别是经济欠发达的农村地区与偏远地区占据了大部分,因此大力推行与发展远程医疗是十分必要的。目前我国很多医疗机构都已

开始尝试建立远程医疗服务体系，虽还存在不足，但相信在不久的将来，基于互联网技术与建设的共同推进，我国会建立起更为完整、规范的远程医疗服务体系。在这个大背景下，睡眠远程医疗系统也在快速发展，目前已有临床工作者应用远程医疗服务系统对 OSAS 患者进行监测、诊断、治疗与管理的尝试，并取得初步成效，可见远程睡眠医疗系统必将成为我国远程医疗服务体系中耀眼的一部分。

（薛健博　董霄松　韩芳）

参考文献

【1】 SINGH J，BADR MS，DIEBERT W，et al. American Academy of Sleep Medicine（AASM）position paper for the use of telemedicine for the diagnosis and treatment of sleep disorders[J]. J Clin Sleep Med，2015，11（10）：1187-1198.

【2】 ZIA S，FIELDS BG. Sleep telemedicine：an emerging field's latest frontier[J]. Chest，2016，149（6）：1556-1565.

【3】 RYAN S，DAMIEN S，VELASQUEZ SE. Experience with telehealth for sleep monitoring and sleep laboratory management[J]. J Telemed Telecare，2011，17（7）：346-349.

【4】 COMA-DEL-CORRAL MJ，ALONSO-ÁLVAREZ ML，ALLENDE M，et al. Reliability of telemedicine in the diagnosis and treatment of sleep apnea syndrome[J]. Telemed J E Health，2013，19（1）：7-12.

【5】 ISETTA V，NEGRÍN，MIGUEL A，et al. A Bayesian cost-effectiveness analysis of a telemedicine-based strategy for the management of sleep apnoea：a multicentre randomised controlled trial[J]. Thorax，2015，70（11）：1054-1061.

【6】 蔡佳慧，田国栋，张涛，等. 我国远程医疗法律与政策保障现状分析与建议 [J]. 中国卫生信息管理杂志，2011，8（4）：28-31.

【7】 翟运开，谢锡飞，孙东旭，等. 我国远程医疗发展的法律与医疗伦理的限制及其化解 [J]. 中国卫生事业管理，2014，31（11）：808-811.

【8】 李雪斐，拜争刚，姚倩，等. 中国远程医疗研究现状分析 [J]. 中国循证医学杂志，2013，13（10）：1194-1199.

【9】 BORSINI E，BLANCO M，BOSIO M，et al. "Diagnosis of sleep apnea in network" respiratory polygraphy as a decentralization strategy[J]. Sleep Sci，2016，9（3）：244-248.

【10】 ISETTA V，TORRES M，GONZALEZ K，et al. A New mHealth application to support treatment of sleep apnoea patients[J]. J Telemed Telecare，2015，23（1）：14-18.

【11】 CAMARA MA，CASTILLO Y，BLANCO-ALMAZAN D，et al. mHealth tools for monitoring obstructive sleep apnea patients at home：proof-of-concept[J]. Conf Proc IEEE Eng Med Biol Soc，2017，2007：1555-1558.

【12】 ROSEN CL，AUCKLEY D，BENCA R，et al. A Multisite randomized trial of portable sleep studies and positive airway pressure autotitration versus laboratory-based polysomnography for the diagnosis and treatment of obstructive sleep apnea：the home PAP study[J]. Sleep，2012，35（6）：757-767.

【13】 KOTZIAN ST，SCHWARZINGER A，HAIDER S，et al. Home polygraphic recording with telemedicine monitoring for diagnosis and treatment of sleep apnoea in stroke（HOPES Study）：study protocol for a single-blind，randomised controlled trial[J]. BMJ Open，2018，8（1）：e018847.

【14】 HWANG D，CHANG JW，BENJAFIELD AV，et al. Effect of telemedicine education and telemonitoring on continuous positive airway pressure adherence：the tele-OSA randomized trial[J]. Am J Respir Crit Care Med，2018，197（1）：117-126.

【15】 PÉPIN JL，TAMISIER R，HWANG D，et al. Does remote monitoring change OSA management and CPAP adherence? [J]. Respirology，2017，22（8）：1508-1517.

【16】 程蕾蕾，许凤，周光耀. 远程睡眠医疗在阻塞性睡眠呼吸暂停低通气综合征中的应用 [J]. 国际耳鼻咽喉头颈外科杂志，2017，41（2）：118-122.

【17】 中国医师协会呼吸医师分会，睡眠呼吸障碍工作委员会，"华佗工程"睡眠健康项目专家委员会. 成人阻塞性睡眠呼吸暂停低通气综合征远程医疗临床实践专家共识 [J]. 中华医学杂志，2021，101（22）：1657-1664.

54

第三节 睡眠呼吸障碍的分级管理

睡眠呼吸暂停其实是一种古老的疾病,但是睡眠呼吸病学却是一门新的学科,其在国外与国内分别成立于 20 世纪 70 年代末与 20 世纪 80 年代末。北京协和医院黄席珍教授是我国睡眠呼吸病学的奠基人与开拓者。中华医学会呼吸病学分会于 2000 年成立了睡眠呼吸疾病学组。学组成立后先后组织在国内若干省市进行 OSAS 流行病学调查,并于 2002 年制定并发表了我国第一个《阻塞性睡眠呼吸暂停低通气综合征诊治指南(草案)》,2011 年对此指南进行了一次全面的修订并公开发表,同期配发了两个相关的专家共识与建议。2009 年学组主持邀请了 62 名专家编写出版了我国第一部睡眠呼吸专著——《睡眠呼吸病学》(人民卫生出版社出版),之后多次举办全国性的睡眠呼吸科技大会、学术论坛、巡讲与专题会议,很大程度上促进与推广了我国睡眠呼吸病学的发展。然而我们必须看到目前睡眠呼吸病学所面临的困难。首先,OSAS 的诊断需要 PSG,而最常用的治疗方式为 CPAP,这一方面说明了 OSAS 诊断与治疗独具特色,要求很高,可谓阳春白雪;另一方面,这种特色势必会影响与束缚我国睡眠呼吸病学发展的速度与规模,致使大量患者得不到及时的诊断与治疗,特别是基层与农村的患者,严重影响他们的幸福与健康。

一、我国 OSAS 面临的挑战与基层现状

目前我国 OSAS 患病率大约为 4%,实际患病率不止 4%。同时还应看到随着肥胖人群的不断增多,患病率还会相应升高。OSAS 是一种全身性疾病,是多种慢性疾病的源头性疾病,同时还是引发猝死、造成交通事故的重要原因,因而是一个广泛的社会问题。为此,从 2009 年起,我们先后与多个相关学科制定了 OSAS 与心血管疾病、高血压、糖尿病及脑卒中等疾病诊治的专家共识。虽然这些共识的制定与宣传在很大程度上促进了睡眠呼吸病学的发展,提高了相关学科对于 OSAS 的认识,然而,多年来我们深切地感到上述共识的制定并没有从根本上改变我国睡眠呼吸病学发展的格局。

OSAS 是一种全身性疾病,常常会以呼吸系统以外的症状为首发表现,甚至成为主要症状。由于其他学科医师对本病缺乏足够的认识,因而常常会造成漏诊,丧失治疗良机,加之长期以来各大医院临床学科分科过细,科室之间沟通不充分,患者的转诊也不够流畅、快捷,这些都给 OSAS 的防治带来了很多不便。多年来我们不断地思考这些问题,为什么制定了那么多专家共识而相关学科的医师对睡眠呼吸障碍仍不够重视呢?经过实践与思考,我们认为现代临床医学分科越来越细,科室之间沟通不通畅,甚至造成壁垒,加之医疗改革后不同科室可能存在的竞争机制,这些都会严重地阻碍睡眠呼吸障碍与其他相关呼吸疾病之间的整合,影响 OSAS 的诊断治疗水平,所以,整合睡眠呼吸疾病与其他疾病是必然的发展趋势,必须努力冲破现代医学分科过细的桎梏。

同时,应当指出 OSAS 并非大城市人群特有的疾病,也就是说这种疾病并不专门青睐与惠顾城里人。目前在我国城乡基层,OSAS 亦是一种常见病、多发病。然而,由于所需设备的限制,目前只在大、中城市三级医院或部分二级医院能实现规范的诊断与治疗,结果使基层大量患者得不到及时有效的诊治,给人民健康造成了极大的危害与损失。同时由于长期以来相关的医学科普工作不够广泛与深入,迄今仍有许多人错误地认为打鼾不是病,不需要进行系统检查与治疗,甚至错误地认为打鼾是健康幸福的标志。相关管理部门对于本病也应有正确的认识与给予必要的重视。相形之下,在基层医疗机构工作的人不受专业分工的限制。他们每日接诊的患者可能涉及多种疾病,其中就可能包括了 OSAS,所以在基层工作的医师对于 OSAS 的诊治既有责任,又有得天独厚的优势,他们完全可以而且应当成为 OSAS 防控第一线的生力军。

二、慢性病防控与基层 OSAS 诊疗密不可分

慢性病目前已经成为严重威胁中国居民健康的重大公共问题,根据 2015 年发布的中国居民健康与慢性病状况报告,全国居民慢性病病死率为 533/10 万,每年因慢性病死亡的人数占总死亡人数的 86.6%,其中三大类慢性病(心脑血管疾病、癌症和慢性呼吸系统疾病)死亡人数占总死亡人数的 79.4%,慢性疾病负担占总负担的 70% 以上,可见慢性疾病已经成为威胁我国人口健康的主要原因与消耗医疗卫生资源的大户,为此我国已对城乡如何搞好慢性病防控做出了具体的战略部署。据报告目

前中国慢性病确诊患者已超过 2.6 亿人，还不算慢性呼吸疾病患者。据报告，高血压患者中合并 OSAS 的占 30%～50%，糖尿病患者中 23% 合并 OSAS，卒中患者中合并 OSAS 的为 50%～70%，因此目前认为 OSAS 是高血压、糖尿病、卒中的独立危险因素。长期以来我国高血压、冠心病、糖尿病与卒中有效防控的效果不理想，其中的原因有很多，我们认为至少包括以下两个原因：第一，忽视了与上述各种慢性病相关的独立危险因素——OSAS 的有效防控；第二，更重要的是，上述各种慢性病的防控需要建立起真正有效的分级医疗体系，不应完全依靠全国的大医院来承担各种慢性病的有效防控任务。

三、基层 OSAS 诊治指南

为了进一步提高广大医务人员与群众对于 OSAS 的认识水平、诊治水平，特别是提高基层医疗单位的诊治水平，国内部分呼吸病学专家与部分基层呼吸科医师共同讨论制定了《成人阻塞性睡眠呼吸暂停基层诊疗指南（2018 年）》（后文简称"基层版指南"），为在我国广泛实施睡眠呼吸暂停的分级医疗初步创造了良好的条件。整个指南具有以下特点：

1. 制定基层版指南的专家以中华医学会呼吸病学分会睡眠呼吸障碍学组部分成员为主，同时邀请了在基层工作多年的呼吸科医师，旨在使基层版指南更符合我国基层医疗实践。

2. 充分考虑到基层医疗条件与基层工作的各级各类医师的专业水平，基层版指南在相关术语中删除了基层医师比较难以理解且实践中可能较少应用的条目，包括呼吸相关觉醒反应、呼吸努力相关觉醒（RERAs）、呼吸紊乱指数、复杂性睡眠呼吸暂停综合征等。并提示基层医师在工作中如果对这些问题感兴趣或实践中遇到这些问题，可查阅中华医学会呼吸病学分会睡眠呼吸障碍学组的《阻塞性睡眠呼吸暂停低通气综合征诊治指南（2011 年修订版）》。

3. 考虑到基层医疗单位的工作条件，主要介绍了便携式监测（PM）设备，并将 PM 作为基层医疗单位诊断 OSAS 的主要手段。为了便于基层医师学习与应用，在指南附录中比较详细地介绍了 PM 的应用指征、非适应证、技术要求、方法学、报告评估。有条件的医师或准备将来开展此项工作的医师可以进一步学习这部分内容。

4. 对于 OSAS 的防控而言，准确的诊断是基础。基层版指南特别强调基层医师必须强化诊断意识，并提出应当考虑到 OSAS 的近 30 种情况。基层医疗单位的医务人员的工作不受专业分科的限制，每日接诊的患者可能患各种疾病，其中就包括了 OSAS，所以在基层工作的医务人员对于 OSAS 的诊断既有责任，又有得天独厚的优势。关键是医务人员对于本病要有充分的认识与足够的警觉性。建议临床工作中凡是遇到以下情况时均应想到本病：高度肥胖、颈部粗短、小颌畸形与下颌后缩、咽腔狭窄或扁桃体中度以上肥大、悬雍垂粗大、严重或顽固性鼻腔阻塞、睡眠过程中反复出现中重度打鼾并有呼吸暂停、晨起口干、日间嗜睡与难以解释的疲劳、难治性高血压、夜间心绞痛、不明原因的心律失常、顽固性心力衰竭、难治性糖尿病与胰岛素抵抗、卒中、夜间癫痫发作、老年痴呆与认知功能障碍、不明原因的肾功能损害、性功能障碍、遗尿、妊娠高血压、子痫、不明原因的非酒精性肝损害、儿童身高与智力发育障碍、顽固性慢性咳嗽与咽炎、不明原因的肺动脉高压与肺心病、继发性红细胞增多症与血液黏滞度增高、难治性哮喘、不明原因的白天低氧血症及呼吸衰竭等。这是本指南的一个要点，大家应反复学习，认真体会，并将其用于指导自己的医疗实践，在实践中不断丰富，使之更为全面与准确。

5. 由于大多数基层医疗单位缺乏 PSG 设备，所以此次制定的基层版指南中进一步完善了简易诊断的方法与标准。简易诊断方法与标准用于基层缺乏专门诊断仪器的单位，主要根据病史、体格检查、脉氧饱和度监测等，其诊断标准如下：①至少具有 2 项主要危险因素，尤其是表现为肥胖、颈粗短或有小颌或下颌后缩，咽腔狭窄或有扁桃体 II 度肥大，悬雍垂肥大，或甲状腺功能减退、肢端肥大症或神经系统明显异常；②中重度打鼾（打鼾程度的评价见《阻塞性睡眠呼吸暂停低通气综合征诊治指南（2011 年修订版）》）、夜间呼吸不规律或有屏气与憋醒（观察时间应不少于 15 分钟）；③夜间睡眠节律紊乱，特别是频繁觉醒；④日间嗜睡（ESS 评分 >9 分）；⑤SpO_2 监测趋势图可见典型变化、氧减指数（ODI）>10 次 /h；⑥引起 1 个或 1 个以上重要器官损害。符合以上 6 条者即可作出初步诊断，有条件的单位可进一步进行 PSG 或 PM 监测。

6. 治疗方面，鉴于目前国内外 OSAS 发展趋势，同时又考虑到基层的医疗条件,指南在 OSAS 治疗中将控制体重列为治疗的第一要素,为此专门参照我国的《中国成人肥胖症防治专家共识》制定了以饮食控制、加强锻炼为主,辅以用药与手术治疗的全方位减重策略。考虑到基层的实际情况,并详细介绍控制体重的相关技术。此外,指南简要介绍了体位性 OSAS 与侧卧位睡眠治疗,这一点在基层可能更适用些。体位性 OSAS 的定义是仰卧位 AHI/侧卧位 AHI≥2 者,或非仰卧位时 AHI 比仰卧位时降低 50% 或更多。建议这类患者首先使用体位疗法,侧卧位 AHI 与仰卧位 AHI 相差越大疗效越好。对于这类患者首先应进行体位睡眠教育与培训,尝试教给患者一些实用办法。现已研发出多种体位治疗设备,包括颈部振动设备、体位报警器、背部网球法、背心设备、胸式抗仰卧绷带、强制侧卧睡眠装置、侧卧定位器、舒鼾枕等,其疗效还有待今后进一步观察与评估。

需要注意的是,无论是在大城市三级医院还是在基层医疗单位,无创正压通气治疗都是最重要、最基本的治疗手段,详见《阻塞性睡眠呼吸暂停低通气综合征诊治指南(2011 年修订版)》与《阻塞性睡眠呼吸暂停低通气综合征患者持续气道正压通气临床应用专家共识(草案)》,可供大家参考。由于基层医疗单位既缺乏相应的治疗设备,又缺少专业技术人员的指导,所以如何在基层稳妥、安全地为 OSAS 患者进行无创正压通气治疗是我们最为关注的一个大问题,需要大家齐心协力共同探讨与总结提高。关于 OSAS 的健康教育,基层版指南中相关内容虽然只有短短的 3 行字,但是它涵盖了健康教育的方方面面,这个问题既是目前我们工作的弱点、难点,更是我们学科发展的重点,希望得到更多关注。

四、OSAS 患者诊治的双向转诊标准

基层医疗单位向上转诊的 12 条指征,即如果遇到以下情况建议向上级医院转诊以便确诊或治疗:①临床上怀疑为 OSAS 而不能确诊者;②临床上其他症状体征支持患有 OSAS,如难以解释的日间嗜睡或疲劳;③难以解释的日间低氧血症或红细胞增多症;④疑有肥胖低通气综合征;⑤高血压尤

其是难治性高血压;⑥原因不明的心律失常、夜间心绞痛;⑦慢性心功能不全;⑧顽固性难治性糖尿病与胰岛素抵抗;⑨脑卒中、癫痫、老年痴呆与认知功能障碍;⑩性功能障碍;⑪晨起口干或顽固性慢性干咳;⑫需要进行无创正压通气治疗、佩戴口腔矫治器、外科手术而本单位不具备专业条件。上述这些指征不一定十分准确与全面,大家今后在实践中可以不断实践、总结提高。

三级医院向下转诊的指征:凡经三级医院确诊的 OSAS 患者,并且已经为其制定出完整、规范的治疗策略,包括有效控制体重(明确目标体重与减重措施)、戒烟戒酒,适合于 CPAP 治疗的患者经过压力滴定确定理想的压力,并购置适宜的呼吸机,即可考虑转到相应的二级甚或一级医疗单位继续治疗。需要佩戴口腔矫治器与进行外科手术的患者应与相关医疗单位联系,将患者转诊到相关单位处理。

五、展望

诚然,切实做好我国的睡眠呼吸暂停分级医疗还有很多工作要做,首先需要制定一系列相关的政策。在我国基层有效地开展 OSAS 的诊疗工作,最重要的是建立适合于基层工作的诊疗体系,配置适合于基层的治疗设备,建立符合基层特点的工作流程。其次,更重要的是培养一大批能够长期坚持在基层工作又熟悉睡眠呼吸障碍诊疗技术的医疗队伍。目前,从基层医疗单位向上级医院转诊相对比较容易,但是各城市三级甲等医院已经人满为患,不堪重负,转上来的患者怕也难以承受;另一方面,三级甲等医院已经确诊并且制订出明确的治疗方案的患者想要转回基层则会面临很大的困难,需要基层医疗单位具有相应的技术力量、经验与设备条件,而这些问题目前尚难以在短期解决,所以未来的任务还十分艰巨。总之,基层医师对于 OSAS 的诊治既有重大的责任又有得天独厚的优势,他们完全可以而且应当成为防控 OSAS 第一线的生力军,所以我们的口号是以基层医师为主力军,以互联网 + 为助推器,努力打造我国 OSAS 的分级医疗体系,努力做好 OSAS 的分级医疗工作。

(何权瀛)

54

参考文献

【1】 上海市医学会呼吸病学分会睡眠呼吸疾病学组. 上海市 30 岁以上人群阻塞性睡眠呼吸暂停低通气综合征流行病学调查 [J]. 中华结核和呼吸杂志, 2003, 26 (5): 268-272.

【2】 刘建红, 韦彩周, 黄陆颖, 等. 广西地区打鼾及阻塞性睡眠呼吸暂停低通气综合征的流行病学调查 [J]. 中华流行病学杂志, 2007, 28 (2): 115-118.

【3】 马国强, 代国仪, 李继平, 等. 内蒙古东乌旗 20 岁以上牧区人群阻塞性睡眠呼吸暂停低通气综合征流行病学调查 [J]. 中华临床医学杂志 (电子版), 2010, 4 (7): 1070-1073.

【4】 李明娴, 王莹, 华树成, 等. 长春市 20 岁以上人群阻塞性睡眠呼吸暂停低通气综合征流行病学现况调查 [J]. 中华结核和呼吸杂志, 2005, 28 (12): 833-835.

【5】 张庆, 何权瀛, 杜秋艳, 等. 承德市区居民阻塞性睡眠呼吸暂停低通气综合征患病率入户调查 [J]. 中华结核和呼吸杂志, 2003, 26 (5): 272-275.

【6】 林其昌, 黄建钗, 丁海波, 等. 福州市 20 岁以上人群阻塞性睡眠呼吸暂停低通气综合征流行病学调查 [J]. 中华结核和呼吸杂志, 2009, 32 (3): 195-196.

【7】 中华医学会呼吸病学分会睡眠呼吸障碍学组. 阻塞性睡眠呼吸暂停低通气综合征诊治指南 (2011 年修订版) [J]. 中华结核和呼吸杂志, 2012, 35 (1): 9-12.

【8】 中华医学会呼吸病学分会睡眠呼吸障碍学组. 阻塞性睡眠呼吸暂停低通气综合征患者持续气道正压通气临床应用专家共识 (草案) [J]. 中华结核和呼吸杂志, 2012, 35 (1): 13-18.

【9】 睡眠呼吸暂停与心血管疾病专家共识写作组. 睡眠呼吸暂停与心血管疾病专家共识 [J]. 中华结核和呼吸杂志, 2009, 32 (11): 812-818.

【10】 中华医学会呼吸病学分会, 中华医学会糖尿病学分会. 阻塞性睡眠呼吸暂停与糖尿病专家共识 [J]. 中华结核和呼吸杂志, 2010, 33 (5): 326-330.

【11】 中国医师协会高血压专业委员会, 中华医学会呼吸病学分会睡眠呼吸障碍学组. 阻塞性睡眠呼吸暂停相关性高血压临床诊断和治疗专家共识 [J]. 中国呼吸与危重监护杂志, 2013, 12 (5): 435-441.

【12】 阻塞性睡眠呼吸暂停与卒中诊治专家共识组. 阻塞性睡眠呼吸暂停与卒中诊治专家共识 [J]. 中华内科杂志, 2014, 35 (8): 657-664.

【13】 何权瀛. 防治心脑血管疾病工作中应充分考虑睡眠呼吸障碍问题 [J]. 中华医学杂志, 2006, 86 (41): 2897-2898.

【14】 何权瀛. 从睡眠呼吸障碍研究进展看多学科交叉的重要价值 [J]. 中国实用内科杂志, 2007, 27 (16): 1247-1249.

【15】 何权瀛. 整合医学观念倡导睡眠障碍综合征的多学科协作 [J]. 中华结核和呼吸杂志, 2009, 32 (10): 721-722.

【16】 国家卫生和计划生育委员会. 中国居民营养与慢性病状况报告 [M]. 北京: 人民卫生出版社, 2015: 3-4.

【17】 阻塞性睡眠呼吸暂停低通气综合征诊治指南 (基层版) 写作组. 阻塞性睡眠呼吸暂停低通气综合征诊治指南 (基层版) [J]. 中国呼吸与危重症监护杂志, 2015, 14 (4): 398-405.

【18】 何权瀛, 陈宝元. 立足基层进一步推动我国睡眠呼吸病学的发展 [J]. 中华全科医师杂志, 2015, 14 (7): 489-490.

【19】 何权瀛, 陈宝元. 努力做好我国睡眠呼吸暂停综合征的分级医疗 [J]. 中华结核和呼吸杂志, 2016, 39 (12): 914-915.

第五十五章　睡眠及睡眠呼吸病学教育

经过几十年的发展，睡眠医学作为一门新兴的边缘交叉学科，已经由一个医学科学壁龛发展成熟为一门独立的学科体系。2005 年睡眠医学通过美国毕业后医学教育认证委员会（Accreditation Council for Graduate Medical Education，ACGME）与美国医学专业委员会（American Board of Medical Specialties，ABMS）认证，被确立为独立的学科，同年德国医师协会正式认定睡眠医学作为独立的医学专科。我国的临床睡眠医学起步于 20 世纪 80 年代，经过 40 余年的发展建设，目前全国有 2 000 余家医院建立了睡眠实验室或睡眠中心，主要分布在大型医学中心、省市级医院与部分区县级医院。鉴于临床医学的发展需求与我国睡眠医学的迅猛发展，2018 年国家学科认证委员会正式将睡眠医学认定为独立的学科建制。

睡眠呼吸障碍的诊疗是睡眠医学发展的重要驱动力之一。首先睡眠呼吸障碍人群患病率高，是一种具有多系统并发症的慢性全身性疾病，经过有效治疗可逆转异常的病理生理过程，改善预后，降低医疗费用。在国内外大多数睡眠中心，睡眠呼吸障碍患者占就诊患者的 80%，也是睡眠中心主要收入来源之一。同时睡眠医学是呼吸与危重症医学的重要组成部分，是建设立体交融的现代呼吸学科体系的需要。美国睡眠医学近 30 年来的快速发展，很大程度上归因于对睡眠呼吸障碍的认识与诊治水平的提高。睡眠呼吸医学已日益成为睡眠医学发展的重要驱动力，呼吸科医师在新兴的睡眠医学学科医师队伍中占比超过 70%。生理与病理状态下睡眠呼吸调控机制可影响原有呼吸系统疾病的严重程度与预后，睡眠呼吸障碍性疾病与多种呼吸系统疾病存在交互作用的病理生理机制。具有呼吸、循环生理背景知识的呼吸科医师，应承担起睡眠呼吸障碍的主要诊疗工作与睡眠医学人才的培训主力军职责。睡眠医学专业人才的规范化培养是睡眠中心、实验室生存与睡眠医学可持续发展的前提与保障。我国睡眠与睡眠呼吸医学的规范化教育培训尚处于起步阶段，学习借鉴欧美睡眠医学教育的历程与经验，对我国睡眠医学人才规范化教育培训会有诸多裨益。

一、国外睡眠医学教育

美国呼吸与危重症医学科（pulmonary and critical care medicine，PCCM）睡眠医学人才的培养分为两个层次，即 PCCM 专科医师规范化培训（后文简称"专培"）学员的睡眠呼吸医学教育与 PCCM 睡眠医学专科人才培养。

睡眠医学纳入美国 PCCM 专培项目，首先是临床实践的需要：生活方式的改变与超重人群的增加导致人群 OSAS 患病率不断攀升；公众对睡眠疾病与其危害性认知的提高导致睡眠呼吸障碍的诊治需求不断增加；同时对 ICU 患者睡眠质量与长度异常对疾病转归影响的认识均需 PCCM 专科医师掌握睡眠呼吸障碍的基本知识。美国 PCCM 专培学员的睡眠呼吸医学教育要求所有 PCCM 专培学员均需进行睡眠呼吸障碍基础知识的培训，培训目的在于掌握睡眠呼吸障碍的诊治，并可以将其他睡眠呼吸障碍患者正确转诊给相应的专科医师。经过此阶段培养的 PCCM 学员不能独立管理睡眠实验室。目前美国 PCCM 学员培训与认证已经演化为 PCCMs 体系，增加了睡眠医学（S）的相关内容，在认证考试中睡眠相关考题的占比达到 10%。

目前美国大多数 PCCM 专培项目中要求涵盖睡眠医学培训内容，包括在睡眠实验室或睡眠医学中心进行 1～2 个月轮转、在睡眠专科医师的指导下参加某些形式的睡眠临床实践，如参加睡眠门诊工作等。但各 PCCM 项目睡眠医学培训内容存在异质性，无标准的教学培训大纲。以妙佑医疗国际（原梅奥医学中心）PCCM 专培学员睡眠培训计划为例，具体安排为所有 PCCM 学员均需要在睡眠医学中心进行 1 个月全日制轮转，在睡眠专科医师的指导下参与睡眠门诊与病房会诊工作，参加睡眠医学讲座，在 PCCM 的第一年需承担每周半日的睡眠门诊工作。PCCM 专培学员需掌握的睡眠医学知识包括：掌握睡眠呼吸障碍危险因素、睡眠呼吸障碍与其他并发（伴发）疾病的关系；掌握睡眠病史采集方法与查体（初诊与随访，着重 CPAP 治疗，失眠与不宁腿综合征）；解读睡眠报告并据此制订睡眠呼吸障碍患者的诊治方案；解读夜间血氧监测报告并且

55

据此选择合适的睡眠监测方式与解决无创正压通气治疗相关问题；掌握睡眠相关问题的鉴别，转诊患者至相应的睡眠专业医师；掌握睡眠呼吸障碍患者监测结果解读、治疗获益与各种治疗手段的风险与获益。

PCCM 尤其是具有专业的睡眠医学实验室与睡眠医学专科医师的单位需同时承担睡眠医学专科人才培养。美国睡眠医学专业培训从建立到成熟的发展历程中某些方面值得我们学习与借鉴。

1988 年美国睡眠障碍联合会建立睡眠医学专科培训委员会，建立了包括临床、科研与睡眠技术相关内容的为期 1 年的睡眠医学专科培训计划，与此并存的另一种培训方式是"免修制度"，即 PCCM 专培或神经科专培中 6 个月的睡眠专业培训，可代替 1 年的睡眠专培。经过以上两种培训方式的学员均可以参加美国睡眠医学委员会（American Board of Sleep Medicine, ABSM）的认证考核，以 1995 年 ABSM 考试申请者为例，43% 医师以临床免修途径、30% 以 1 年睡眠医学专业培训途径，另 27% 以其他临床途径参加考试。2002 年通过 ABSM 认证的 2 324 名睡眠专业医师中，以呼吸科、神经科、精神科、儿科和耳鼻喉科专业背景的医师为主。

2003 年 ABSM 决定计划废除临床免修途径，即所有申请者均需在美国睡眠医学会（AASM）认证的睡眠专培项目中完成 1 年睡眠医学专培方可参加考试。2004 年美国 ACGME 建立了为期 1 年的睡眠医学培训项目，培训对象为完成住院医师阶段培训的内科学、神经科、儿科、耳鼻喉或心理科住院医师，AASM 逐步淘汰自己的认证作用。ACGME 睡眠医学专科培训计划对培训机构、人员与师资、专培学员资质要求、培训大纲（理论、实践、技术、诊断、治疗、人际交往及职业精神等）、学员、教员、培训项目的考评与学习和工作环境及待遇进行了详细的规定与要求。据此各个睡眠中心结合实际情况制定相应的培训计划，以妙佑医疗国际睡眠医学专培为例，培训计划安排包括睡眠中心门诊、院内会诊时间 7 个月，其中 6 个月为成人患者，1 个月为儿童患者；睡眠实验室 4 周，学习 PSG 分析、压力滴定等睡眠技术；神经生理实验室 6 周，学习脑电图分析，参加神经内科学术讲座与病例讨论；肺功能实验室 1 周；心电图室 2.5 天，耳鼻喉科、颌面外科、口腔科各 5 天，心理科 1 周；神经内科 4 天；科研时间 4 周。同时在学习培训的不同阶段，参照

ACGME 考评报告单，对学员进行睡眠理论、技术与临床诊治能力的多方面考评，填写睡眠医学专培学员考核手册。

完成以上为期 1 年的睡眠专培后，可申请参加美国睡眠医学执业认证考试。内容要求与分值权重分别为：正常睡眠与其变异 16%、生物节律睡眠觉醒异常 10%、失眠 17%、过度嗜睡 12%、异态睡眠 7%、睡眠相关运动异常 8%、睡眠呼吸障碍 20%、诊断评估工具 5% 与其他睡眠问题 5%。为适应不断增加的睡眠医学专业人才的需求与新信息技术和学习方式的变革，AASM 也在探讨睡眠医学人才培养的新途径，旨在将信息技术的进步引入睡眠医学人才的培训项目中，采取全日制或半日制灵活的培训方式，达到与现行 ACGME 睡眠专培同样的培训目标。AASM 已经开始指定专门委员会筹划建立两年、非全日制的培训计划，达到所有 ACGME 的培训要求，拓展目前的睡眠医学人才培训途径。

二、我国的睡眠医学教育

我国的睡眠医学同样起源于对睡眠呼吸障碍的认识，从 1986 年北京协和医院呼吸科的黄席珍教授建立国内第一个临床睡眠实验室开始，已经走过了 30 余年的历程。目前 90% 的三级甲等医院已经开展了睡眠疾病的诊疗工作，据不完全统计，运转较好的睡眠实验室 / 睡眠中心已经超过 1 500 家，少数医院已经成立了独立的睡眠医学科。我国睡眠呼吸专业医师数量不足，缺乏规范化的培训，医疗服务能力难以满足患者的需求，因此 PCCM 专科医师睡眠医学知识与技能的培养亟待加强。抓住国家专培的机遇，在构建我国现代呼吸病学体系的实践中加强睡眠医学学科建设恰逢其时。

睡眠医学为一个独立的学科建制，其教育涉及本科、研究生，以及毕业后教育等不同阶段。睡眠医学横跨各个学科领域，各专业医师在诊疗工作中无疑会遇到睡眠相关问题。在呼吸、神经、精神心理等各专科医师培训与考试中也涉及睡眠相关内容，因此有必要在医学生本科教学中纳入睡眠医学内容。本科生睡眠医学教育的目的在于了解：不良睡眠健康与行为对机体的危害，睡眠 - 觉醒的基本神经生理学基础与睡眠分期，睡眠呼吸异常与睡眠剥夺对机体的危害，常见睡眠疾病（睡眠呼吸障碍、失眠、生物节律异常等）的基本临床表现与诊断方

55

法。建议在医学本科生教学大纲中纳入睡眠医学内容,可以讲座形式为主,或同时增设专题讨论、临床见习与网上教学等多种形式灵活的教学方式。对于研究生阶段的睡眠医学教育,尤其是与睡眠疾病密切相关的学科,如呼吸科、神经科、精神心理科、耳鼻喉科、口腔颌面外科,需根据自身专业的特点,增加睡眠医学教育的相关内容,结合课题方向开展睡眠医学相关问题的临床研究。毕业后规范化培训阶段,建议设置 1～2 周的睡眠中心或睡眠实验室轮转,以进一步了解睡眠疾病的常规诊疗路径,对于有志于未来从事睡眠专业的医师可提供更多的睡眠医学学习机会,并鼓励参加临床科研工作。

睡眠医学专培是睡眠专业医师培养的主要途径。建议其培训对象主要是完成住院医师规范化培训并取得合格证书,拟从事睡眠医学专科临床工作的医师或需要进一步提升睡眠医学专业水平的医师。培训目标在于通过全面、系统、严格的理论知识与临床技能培训,使专培医师从经过规范化培训的内科住院医师成长为具有高素质的、合格的睡眠医学专科医师,能够独立完成睡眠呼吸障碍的基本操作与临床诊疗工作,同时具备良好的教学能力与临床科研能力。培训时间为 1 年(12 个月),以临床实践能力培训为主,同时接受相关科室的轮转培训,以及有关的临床科研与教学训练。培训内容包括睡眠医学临床诊疗门诊与 / 或病房的工作和睡眠监测中心进行 PSG 监测与无创正压通气治疗等技术培训,并安排一定的科研工作时间。要求涵盖全部睡眠疾病及与睡眠疾病相关的诊疗技术。同时包括职业精神、自我学习能力、人际交流能力等综合能力的培养。

三、现阶段睡眠呼吸医学培训

现阶段 PCCM 专科医师睡眠医学的培养主要依托于呼吸专科医师培训、呼吸专修班与睡眠呼吸专业单修三个培养体系。借鉴欧美相对完备的睡眠医学与睡眠呼吸专科医师培训体系,对于目前积极推进的 PCCM 专科培训体系中睡眠医学的培养主要分为两个层次。第一个层次是睡眠呼吸障碍的基础培训阶段,面对全部专培学员,要求了解睡眠生理基础知识、掌握睡眠呼吸暂停的诊断与治疗原则、掌握睡眠报告的基本判读。这一阶段培训主要是针对睡眠呼吸障碍的诊断与治疗,经过这一阶段培训的呼吸专科医师,可以参与睡眠呼吸障碍的临

床工作,但难以承担睡眠中心或睡眠实验室的主要诊疗工作。第二个层次即睡眠呼吸专业培训阶段,培训对象为有志于从事睡眠呼吸与睡眠专业的呼吸科医师,培训要求掌握相关的睡眠监测与治疗技术、掌握包括神经生理基础知识在内的睡眠生理知识体系。这一阶段培养内容需涉猎除睡眠呼吸障碍之外的其他睡眠疾病的诊治,经过这一阶段培训的呼吸专科医师可作为睡眠中心或睡眠实验室的主要负责医师从事诊疗工作。

PCCM 专培工作目前处于起步阶段,目前呼吸专修班是呼吸专科医师培训的一个历史阶段与另一种途径。在 1 年的专修阶段,根据学员的不同需求,安排在肺功能、气管镜室或睡眠室参观学习 1 个月时间,旨在了解睡眠呼吸亚专科的工作,为专修学员回归原工作单位后,制定包括睡眠呼吸障碍在内的学科发展布局与吸引后续睡眠呼吸单修人员做准备。同时也可以为呼吸学科带头人进行学科建设的调研提供机遇。

睡眠呼吸专业单修,是我国现阶段睡眠呼吸医、技队伍培养的重要途径,根据进修医师的不同睡眠医学背景与培训需求,采取分级灵活的培训方案。单修学员为有志或目前从事睡眠呼吸相关疾病诊治工作的呼吸、神经、精神心理、耳鼻喉、口腔、其他内科专业的临床医师。可以利用依托于不同学科的睡眠设施,完成 PCCM 专科医师睡眠医学培训的需求。2016 年中国医师协会呼吸医师分会发布了 PCCM 专科医师睡眠医学单修培训内容与细则的实行草案,对睡眠培训基地认证、睡眠医学单修医师与技术员培训要求进行了较为详细的界定。如何将 PCCM 睡眠医学单修与即将着手启动的睡眠医学专培进行有机的互补与结合是需要思考与讨论的问题。

PCCM 专科医师睡眠医学培养的落地实施涉及多个环节,包括:培训基地与师资的认证与动态考核;统一培训教材的编制;根据培训基地师资与进修培训人员背景和需求,采取学术讲座、病例讨论、实地操作、学术会议、网络继续教育等多种灵活培训方式;基地与学员双向评价机制;医师协会制定考核要求与规则,对培训合格人员的认证等多项工作。

睡眠医学作为一门交叉学科,突破了传统以单一学科划分疾病诊治的范畴,并且日益成为 PCCM 重要的临床与学术增长点之一。借鉴欧美国家睡眠

医学培养体系建立的经验，结合我国现有的医疗体系与 PCCM 学科现状，制定切实可行的睡眠医学培养路径、方案，将 PCCM 睡眠医学单修与即将着手

启动的睡眠医学专培进行有机的互补与结合，是一个需要深入思考、不断探索与亟待解决的问题。

（张晓雷）

参考文献

【1】 American Thoracic Society（ATS）. Curriculum and competency assessment tools for sleep disorders in pulmonary fellowship training programs[J]. Am J Respir Crit Care Med，2005，172（3）：391-397.

【2】 PEVERNAGIE D，STANLEY N，BERG S，et al. European guidelines for the certification of professionals in sleep medicine: report of the task force of the European Sleep Research Society[J]. J Sleep Res，2009，18（1）：136-141.

【3】 ACGME Program Requirements for Graduate Medical Education in Sleep Medicine. 2017 Accreditation Council for Graduate Medical Education（ACGME）[J/OL]. [2019-05-25]. https://www.acgme.org/

【4】 SHEPARD JW Jr，BUYSSE DJ，CHESSON AL JR，et al. History of the development of sleep medicine in the United States[J]. J Clin Sleep Med，2005，1（1）：61-82.

【5】 黄席珍. 睡眠呼吸障碍疾患诊治进展与国内 16 年来的经验 [J]. 中华结核和呼吸杂志，1998，8（8）：1-4.

【6】 韩芳，陈宝元. 全面认识睡眠呼吸疾病加强学科建设 [J]. 中华结核与呼吸杂志，2015，38（9）：641-642.

【7】 王辰. 建立 PCCM 专科培训体系：专培，专修，单修 [N]. 医师报，2017-03-16（21）.

55

第十一篇
睡眠呼吸病学研究与展望

第五十六章　睡眠呼吸暂停综合征动物模型的研究进展　542

第五十七章　慢性间歇性低氧的研究进展　547

第五十八章　睡眠片段化模型及应用进展　555

第五十九章　睡眠呼吸障碍遗传学研究　559

第六十章　睡眠呼吸障碍生物学标志物研究进展　564

第五十六章 睡眠呼吸暂停综合征动物模型的研究进展

阻塞性睡眠呼吸暂停综合征（OSAS）的基本病理生理特征是在睡眠中反复发生上气道部分/完全阻塞，导致低通气/呼吸暂停及间歇性低氧（intermittent hypoxia，IH）/高碳酸血症，呼吸努力与交感神经兴奋性增加，睡眠结构破坏；与心脑血管事件、代谢紊乱及神经认知功能障碍等疾病密切相关。迄今为止，尽管对 OSAS 的研究取得很大进展，但仍存不少困惑。例如，OSAS 是一种异质性疾病，不同个体间的临床表现与合并症并不相同，作为治疗"金标准"的持续气道正压通气（continuous positive airway pressure，CPAP）的疗效因依从性不高而受到限制，且尚无安全有效的药物治疗等。毋庸置疑，对发病机制了解不足限制了 OSAS 相关治疗的进展。而动物模型可复制与研究 OSAS 发病的病理生理过程，已成为探讨新疗法的基础。

一、建立 OSAS 动物模型应遵循的原则

动物模型的建立是指制备一种可重复且能标准化评估人类疾病病理生理学机制与治疗手段的动物。Dematteis 等认为 OSAS 模型至少应满足以下条件之一：同质（与人体疾病有相同病因或相同病理生理学机制）、可预测（对治疗的反应与人体相似）与同形（临床症状与人体相似）。大多数 OSAS 模型只能部分同形，即仅针对疾病的某一方面或多个方面。同时，开展动物研究还需遵守 3R 原则［3R 即 reduction（减少），replacement（替代）及 refinement（优化）］，以减少动物的使用，可应用细胞模型补充动物模型的不足。离体 OSAS 模型应用细胞系来研究 IH 所致变化，不过需要特殊设备来实现低氧复氧的重复。因此，尽管离体模型会被广泛运用，但动物模型的地位仍将不可取代。

二、OSAS 动物模型的类型

导致 OSAS 的关键机制是上气道在睡眠期间可塌陷性增加，这与解剖学方面及气道扩张肌的神经控制有关。在睡眠期间，反复发生的完全（呼吸暂停）或部分（低通气）上气道塌陷导致 IH 与睡眠片段化。呼吸暂停-低通气持续时间、反复出现的血氧饱和度下降程度与持续时间，均影响患者的日间

症状与疾病严重性。大多数动物与人体的实验研究均认为慢性间歇性低氧（CIH）是 OSAS 引发呼吸、心血管与脑功能障碍等的主要因素。因此，绝大多数 OSAS 动物模型为模拟 CIH 所致有害性损伤，这种模型为高频、慢性、轻至重度"适应不良型"IH。目前常用动物模型可分为自发性动物模型、诱发性动物模型与 IH 暴露模型。

1. 自发性动物模型 自发性动物模型也称天然动物模型。动物因存在先天发育畸形或本身固有的特点，导致其在睡眠期发生呼吸紊乱。如 Hendricks 等报道的英国牛头犬（English bulldog）是第一种自发性动物模型，不仅有明显异常的上气道解剖结构（软腭增大、口咽狭窄）与自发打鼾倾向，而且能在快速眼动（REM）睡眠期发生中枢性或阻塞性呼吸暂停，血氧饱和度下降至 90% 以下，是最接近人类 OSAS 的动物模型之一。Brennick 等报道的新西兰 Zucker 肥胖小鼠是一种多基因突变小鼠，主要表现为内脏与颈部脂肪增加，舌、软腭及侧咽壁体积增大，使得吸气过程中气道横截面积更小，这与 OSAS 相类似，并具有代谢综合征、瘦素抵抗的特征，可用来研究 OSAS 与肥胖及代谢障碍的相关性。Lonergan 等描述的肥胖小型猪，可用来研究肥胖者的 OSAS。国内柳广南等也曾报道，广西陆川县有一种雌性猪，体型极度肥胖，以腹部与颈部最为明显，存在上气道解剖异常并有着 OSAS 典型表现，适合开展 OSAS 研究。Carley 等报道一种可用来研究睡眠呼吸障碍与高血压相关性的自发性高血压 Sprague-Dawley 大鼠模型。此外，也有学者通过基因修饰来创造天然动物模型。Real 等通过敲除小鼠单胺氧化酶 A 基因来研究 5-羟色胺与 OSAS 的相关性；Nakamura 等应用促食欲素基因敲除小鼠来探讨促食欲素对呼吸的调控作用。尽管不同的自发性动物模型都具有 OSAS 表现，但呼吸暂停频率随着睡眠状态的不同而发生改变，这一点与人体类似；且 OSAS 表现因动物种类、品系及基因调控等不同而呈现多样性，有利于更深入研究 OSAS 的各个方面，并探讨可能的治疗手段。

2. 诱发性动物模型 通过实验手段（外科手术或机械）使动物模拟人体 OSAS 一个或多个特征。

为更精细地探讨 OSAS 的特征，研究者可以控制模型动物的条件，如年龄、性别、体重等。在动物的选择上，虽然尝试过多种 OSAS 大型动物模型，但大多数研究者应用啮齿类动物来探讨 IH 对心血管系统的影响。诱发性动物模型在各类研究中的大量使用也反映出当前尚缺乏理想的动物模型这一事实，而且也是各研究之间存在差异的重要原因。诱发性 OSAS 动物模型可分为诱发 IH 模型与气道阻塞模型。

3. IH 暴露模型　研究证实由呼吸暂停导致的 IH 是动物与人类交感神经活性过度活跃的主要刺激因素。因此，已经在动物模型与人体开发出多种 IH 方案来探讨 IH 对机体潜在影响的机制。由于更容易控制混杂因素，因此 IH 实验动物被广泛用于各种研究中。大多数实验方案都是将动物暴露于 IH 数日（10～40 日），即 CIH。然而不同的实验中，动物所暴露的条件存在较大差别，例如每次低氧-复氧循环的持续时间、每个循环中缺氧的严重程度、低氧暴露的时间（分钟、小时甚至年），这些因素在总体上影响 IH 对机体的影响（"有益"或"有害"影响）。同时应当意识到，IH 暴露模型并不能完全再现 OSAS 患者发生的所有病理生理变化，例如呼吸困难与在上呼吸道阻塞期间发生的高碳酸血症。

三、OSAS 动物模型的制作方法

（一）IH 暴露模型

IH 暴露模型不仅容易操作，而且能够模拟人类 OSAS 的一个重要方面，即睡眠中反复发生的低氧与复氧。根据物种不同，将动物戴上可通气的面罩（如小猪）或者置于特制的动物仓内（如大、小鼠）。在此情况下，动物间歇性吸入惰性气体（氮气）而造成低氧，交替呼吸氧气或者空气转为复氧阶段。如果在复氧阶段使用纯氧，需要严格控制气体流量以免吸入气氧浓度（FiO_2）超过 21%。由于受到动物仓容积与气体流量的影响，以致 IH 循环持续时间及 FiO_2 上升、下降的速率不同，这成为不同 IH 模型间存在差异的重要因素。

根据啮齿类动物的习性，IH 刺激通常在白天进行，IH 暴露时间各研究之间有所不同（从 4h/d 到 12h/d 不等）。IH 刺激频率与模式也不同，频率越高则循环周期越短，循环可达 60～120 次/h；低频率、长周期循环（6～10 次/h）则多用于大型低氧箱。IH 刺激不同，血氧饱和度下降程度也不同，模拟中、重度人体 OSAS 的动物模型应有较明显的血氧饱和度下降。暴露于 FiO_2 下降快、循环周期短的小鼠或大鼠的血氧饱和度大多为 60%～80%，而暴露于长循环周期的小鼠血氧饱和度大多在 83%～86%。因此，要建立不同程度的 OSAS 模型，需要选择合适的 FiO_2 与 IH 循环周期，以便能与人 OSAS 低氧（血氧饱和度下降）程度相比较。与人体相比，啮齿类动物呼吸频率更快、代谢率更高，因此在实验中，应合理设置 IH 循环周期，并应尽量限制低氧诱发的过度换气与低碳酸血症。

Almendros 等应用一种鼻罩来模拟上气道阻塞与血氧饱和度下降，鼻罩通过 2 根管道分别连通空气与氮气气源，由电磁阀控制管道的开放与关闭，以此来模拟气道阻塞与自由呼吸，IH 方案为 60 次/h，每次持续 15 秒，共 1 小时。Del 等将大鼠置于动物仓内，自由活动，每 5 分钟循环 1 次（5% 氧气 20 秒，空气 280 秒），12 次/h，8h/d，共 21 日。Cunningham 等在正式实验前将大鼠置入常氧动物仓中适应 4 日并记录基线数据，之后连续 7 日暴露于 IH，8h/d，FiO_2 在 105 秒内从 21% 降至 10% 并保持 75 秒，然后在 105 秒内上升至 21% 并保持 75 秒，每次循环 6 分钟，80 次/d。Reinke 等模拟严重 OSAS 患者的 IH，设计方案为每 60 秒循环 1 次，FiO_2 在 30 秒内由 21% 降至 5%，并在此后 30 秒内恢复至空气水平（FiO_2 21%），60 次/h，共 3 个月。Almado 等在动物仓内安装气体喷射器与传感器，以控制仓内 O_2、CO_2 浓度及温度、湿度。IH 方案为：常氧 5 分钟，100% 氮气 4 分钟使 FiO_2 从 20.8% 降至 6%，并保持 40 秒，再给予纯氧（FiO_2 100%）使 FiO_2 恢复至 20.8%，每 9 分钟循环 1 次，8h/d，共 10 日。

国内有关 IH 暴露模型的报道不少，天津、上海等多家单位均使用 IH 仓模拟 IH 暴露并开展相关研究，不过 IH 方案有所差异。王璋等选用 Wistar 雄性幼龄与老龄大鼠分别进行常压下 IH 处理，方案为低氧与常氧各 30 秒，1 分钟循环 1 次，8h/d；结果两组大鼠都逐渐出现典型 IH 所致组织损伤，且老年组损伤更大。卢继明等所设计 IH 周期为 180 秒，低氧与常氧时间各 90 秒，8h/d；低氧仓中 FiO_2 为 10.0%±0.5%。徐劲松等将 IH 与睡眠剥夺二者结合起来，在 IH 的基础上用多平台睡眠剥夺法进行睡眠剥夺，每日睡眠剥夺 22 小时，其中 IH 加睡眠剥夺 10 小时，单纯睡眠剥夺 12 小时，共 8 周，认为能更准确模拟人体 OSA 病理生理过程。李兵等以小型猪为实验对象进行间歇低压低氧处理3周,每日先以15～20m/s速率模拟上升至海拔(5 000±50)m高度(压力约53.9kPa,氧浓度10%～11.2%),6小时后再以10～15m/s速率下降至海平面高度。

IH暴露模型能模拟OSAS低氧-复氧及血氧饱和度变化等特征,并可发生间歇性呼吸短促这一呼吸事件(与IH后波动性过度通气一致)。自20世纪90年代初报道以来,此类模型已得到众多研究者的认可,并被广泛用来探讨OSAS发生机制与并发症等研究。许多研究表明,IH是OSA引发心脑血管并发症的最主要原因,也是相关合并症发生发展的主要病理生理机制。尽管这类模型在目前OSA研究领域应用最广泛,但尚存在一些缺陷,例如,由于并不存在上气道阻塞,此类模型并不能模拟人体OSA时所发生的呼吸暂停,以及对抗上气道闭塞而产生的呼吸努力进行性增加与胸膜腔内负压激剧变化,OSAS所特有的这种呼吸运动对心血管系统可产生巨大影响,包括改变心脏前后负荷与导致其他病理生理变化。此外,OSAS患者的呼吸暂停发生于睡眠期,而在觉醒/微觉醒时恢复;但啮齿类动物的睡眠类型与人体不同,前者为一天内间断出现多次睡眠-觉醒周期,以白天为主,而人体的睡眠则为连续7～8h/d、以夜间为主。为了最大程度地模拟人体OSAS模式,已诞生了一种只在睡眠时触发IH的自动控制系统,这更符合小鼠的睡眠生理,当然对此需要进一步研究。

另外一个值得重视的问题是动物的年龄,不同年龄组动物对IH的反应性与结局有所不同。有研究显示,老龄大鼠对CIH的易感性降低,原因可能是结构重塑,这种结构重塑改善了上气道肌对低氧的耐受性,并代偿了老龄动物与年龄相关的气道可塌陷倾向。这或许可以用来解释为什么部分老年OSAS患者的呼吸暂停低通气指数(AHI)不高或严重程度下降这一现象。

(二)气道阻塞模型

与便于操作、创伤小的IH模型不同,气道阻塞模型操作复杂、创伤大;但此类模型能模拟IH模型所欠缺的上气道阻塞、特征性呼吸运动变化与睡眠时相呼吸暂停,因而越来越受到重视。该方法对模型动物的基本处理是先切开气管,再插入能间歇性闭塞上气道的气管导管。主要适用于狗、羊、狒狒、小猪等大型动物,不过近年的研究表明类似处理同样可应用于大鼠。在这些模型中,当动物进入睡眠

时,会启动程序关闭气管切开部位的瓣膜来形成一定时间的上呼吸道阻塞;觉醒后瓣膜自动打开,气道重新开放。这种模型更接近OSAS对人体的影响,包括睡眠片段化、胸膜腔内负压、呼吸暂停与血氧饱和度降低等。

1. 侵入性气道阻塞法　Crossland等在自由活动的大鼠气管中长期植入气管导管(endotracheal tube,ET),这种ET是一种阻塞装置,由5cm长的硅胶管构成。硅胶管的一端封闭,近封闭端有一段5mm长的区域被拉伸至原来长度的2倍,以减弱管壁的强度;当硅胶管内的压力增加时,这段被拉伸区域的直径能增加至原来的3倍,从而阻塞气道。硅胶管开口端与一段长度为51cm的聚乙烯(PE)-50管相连,继而与程控活塞泵、压力传感器相连接以控制压力变化。当ET与液压系统保持完整时,ET可以持续稳定地阻塞气道10秒。显示屏可以显示ET内压力,并可定期监控睡眠周期中压力的变化。植入ET时,需在气管壁上开两个小孔,一个位于甲状软骨下两个软骨环处,另一个距第一小孔3个软骨环,阻塞装置自第一小孔插入、第二小孔出来。1周后即可开始实验,如果大鼠呼吸时有剧烈胸部活动,表明已成功阻塞气道,可以通过监测血氧饱和度、血气分析与气道压力来证实。在8小时睡眠周期中,设定呼吸暂停频率为30次/h,每次10秒,共4周。

Schoorlemmer等介绍了一种改良方法,通过向大鼠气管里植入一根套在坚硬特氟龙管内、可膨胀的ET来造成无痛性呼吸暂停。ET为长8cm、外径1.0mm、内径0.6mm的聚氨酯管,一端打结封闭。于特氟龙管上钻两个相距3mm、直径0.8mm的小孔,ET从一个小孔插入并从另一小孔伸出;ET不膨胀时对呼吸无明显影响。该装置可良好地控制呼吸暂停时间与频率。手术过程为:麻醉下分离胸骨舌骨肌,在第3～4软骨环之间切开气管与插入特氟龙管,再在第4、5软骨环间做一长3mm切口以引出ET管。ET的开口端放置于肩胛骨皮下,并与一L形不锈钢注射管相连。自皮下引出后,通过一装满水的PE-50管与100μl注射器相接,用来膨胀ET。回抽液体时,气道重新开放。通过螺纹管与注射器活塞来自动控制ET的膨胀与复原,以此造成间歇性呼吸暂停。大鼠能很好地耐受由这种装置所造成的每分钟6秒、4h/d、共4周的重复IH刺激。为了诱发睡眠相关的呼吸暂停,需同时在大鼠体内

安放脑电与肌电电极；正式实验时每日记录 4 小时脑电图与肌电图，在大鼠进入 REM 睡眠期时诱发呼吸暂停，当肌电活动增加到觉醒程度时，则终止呼吸暂停。为检验 ET 膨胀时大鼠能否出现类似人体 OSAS 时的呼吸运动，可同时将与压力传感器相连的压力导管插至纵隔，以监测胸膜腔内压变化。

国内徐斌等选取颈短粗、有肥胖倾向的小型猪为实验对象，将聚丙烯酰胺水凝胶注入双侧咽腭部与舌根部，造成上气道狭窄与模拟人体 OSAS 解剖特征。由于聚丙烯酰胺水凝胶对周围组织结构与神经传导功能无影响，只起到改变上气道解剖结构与阻塞上气道的作用，而不增加外来因素的干扰，从而能保证 OSAS 模型的单纯性与安全性。但因为无法形成 IH 状态，模型较为单一。

迄今为止，上气道阻塞模型是目前最接近人类 OSAS 效果的动物模型，不仅能诱发呼吸暂停、IH 及睡眠中觉醒，还能诱发与人体 OSAS 时相同的胸膜腔内负压变化。其缺陷是阻塞部位并非真正的上气道，不能模拟上气道阻塞时的病理变化；同时由于操作复杂与对动物的影响大，限制了此类方法的实际应用。

2. 非侵入性气道阻塞法 Ramos 等利用一种由两个室（分别匹配动物头部与躯干）组成的特制装置来模拟 OSAS 气道阻塞。头室的大小以大鼠在固定时的最小体积为标准，呈圆锥形。大鼠通过圆锥顶部带有阀门的孔进行呼吸，阀门内嵌流速计以监测大鼠呼吸。通过程序控制阀门的启闭来模拟气道闭塞：阀门打开时，空气从头室后方进入；关闭时，气流停止与头室封闭。每次阻塞 15 秒，60 次 /h，6h/d，连续 21 日。头室与传感器相连，以评估动物呼吸努力度与头室中 CO_2 浓度。通过监测大鼠尾动脉血氧含量来证实阻塞效果。此方法限制了大鼠活动，动物需要适应一段时间才能进入正式实验。

3. 其他模拟上气道功能障碍法 使大鼠上气道接受打鼾模式的震动刺激；向猴舌咽部注射液体胶原；通过改变猫睡眠时颈部弯曲度与体位来诱发可逆性气道阻塞等。尽管这些模型可复制 OSAS 部分甚至全部特征（IH、阻塞性呼吸运动、片段化睡眠），但明显受到动物大小、能利用的动物数量及副作用等因素的限制。

综上所述，动物模型在 OSAS 研究中起重要作用。在早期实验阶段，主要应用大动物模型来模拟上气道的神经、生理、机械等特征，虽然取得了丰硕成果，但并不能完全复制人体 OSAS 多器官功能障碍。随着对 OSAS 低氧 - 复氧特征研究的进展，不仅促进了啮齿类动物 IH 模型的发展，而且促进了从细胞、分子水平对低氧 - 复氧所致心脑血管系统及脏器损伤与重构的研究。

（胡克）

参考文献

【1】 PEPPARD PE, YOUNG T, BARNET JH, et al. Increased prevalence of sleep-disordered breathing in adults[J]. Am J Epidemiol, 2013, 177（9）: 1006-1014.

【2】 DEMATTEIS M, GODIN-RIBUOT D, ARNAUD C, et al. Cardiovascular consequences of sleep- disordered breathing: contribution of animal models to understanding the human disease[J]. ILAR J, 2009, 50（3）: 262-281.

【3】 HENDRICKS JC, KLINE LR, KOVALSKI RJ, et al. The English bulldog: a natural model of sleep- disordered breathing[J]. J Appl Physiol（1985）, 1987, 63（4）: 1344-1350.

【4】 BRENNICK MJ, PACK AI, KO K, et al. Altered upper airway and soft tissue structures in the New Zealand Obese mouse[J]. Am J Respir Crit Care Med, 2009, 179（2）: 158-169.

【5】 LONERGAN RR, WARE JC, ATKINSON RL, et al. Sleep apnea in obese miniature pigs[J]. J Appl Physiol（1985）, 1998, 84（2）: 531-536.

【6】 DAVIS EM, O'DONNELL CP. Rodent models of sleep apnea[J]. Respir Physiol Neurobiol, 2013, 188（3）: 355-361.

【7】 LEE EJ, WOODSKE ME, ZOU B, et al. Dynamic arterial blood gas analysis in conscious, unrestrained C57BL/6J mice during exposure to intermittent hypoxia[J]. J Appl Physiol（1985）, 2009, 107（1）: 290-294.

【8】 ALMENDROS I, MONTSERRAT JM, TORRES M, et al. Changes in oxygen partial pressure of brain tissue in an animal model of obstructive apnea[J]. Respir Res, 2010, 11（1）: 3.

【9】 CROSSLAND RF, DURGAN DJ, LLOYD EE, et al. A new rodent model for obstructive sleep apnea: effects on

ATP-mediated dilations in cerebral arteries[J]. Am J Physiol Regul Integr Comp Physiol, 2013, 305(4): R334-R342.

【10】 SCHOORLEMMER GH, ROSSI MV, TUFIK S, et al. A new method to produce obstructive sleep apnea in conscious unrestrained rats[J]. Exp Physiol, 2011, 96(10): 1010-1018.

【11】 RAMOS P, RUBIES C, TORRES M, et al. Atrial fibrosis in a chronic murine model of obstructive sleep apnea: mechanisms and prevention by mesenchymal stem cells[J]. Respir Res, 2014, 15(1): 54.

【12】 NEUZERET PC, GORMAND F, REIX P, et al. A new animal model of obstructive sleep apnea responding to continuous positive airway pressure[J]. Sleep, 2011, 34(4): 541-548.

【13】 XU LF, ZHOU XF, HU K, et al. Establishment of a rabbit model of chronic obstructive sleep apnea and application in cardiovascular consequences[J]. Chin Med J, 2017, 130(4): 452-459.

【14】 汤思, 周秀芳, 胡克. 阻塞性睡眠呼吸暂停动物模型的研究现状 [J]. 中华结核和呼吸杂志, 2016, 39(1): 54-58.

56

第五十七章　慢性间歇性低氧的研究进展

慢性间歇性低氧(chronic intermittent hypoxia, CIH)为 OSAS 的重要生理病理特征之一，是引起全身靶器官损害的关键环节。建立相关动物与细胞模型是研究 OSAS 靶器官损害机制的基础。相关动物模型在本书第五十六章已有详细介绍，本章主要阐述不同类型模拟 CIH 动物模型的评价，以及细胞模型的建立、应用及研究进展等。

第一节　慢性间歇性低氧动物模型的建立与评价

一、间歇性低氧(IH)暴露模型

间歇吸入低氧气体模型是目前应最用广泛的 CIH 暴露模型。1992 年 Fletcher 等首创间歇吸入低氧混合气体的大鼠模型，利用特殊装置使实验动物交替吸入低氧与常氧气体，实现体内周期性 SaO_2 降低(通常 <80%)与恢复，从而模拟 OSAS 患者夜间反复发生的缺氧再氧合过程。该模型优点为可方便快速地调节低氧程度、低氧持续时间及 IH 频率等参数，从而满足不同 IH 严重程度研究的需求。该模型还具有操作简单、无须限制动物饮食与活动及可同时进行较大样本量研究等优点。缺点是 IH 模式单一，不能完全模拟 OSAS 患者复杂多变的 IH 状态；亦不能模拟 OSAS 患者气道阻塞引起胸膜腔负压增加与反复微觉醒等过程；气体交换过程可能引起实验舱内氧浓度分布不均匀导致动物缺氧程度不均衡，从而影响实验结果。此外，气体脉冲引起的噪声可能干扰动物睡眠。因此，IH 气体模型需不断改进使其更符合 OSAS 患者的特征；同时监测动物脑电图，以探讨睡眠状态下 IH 的影响与相关机制；此外，还应尽量减少实验实施过程对动物的干扰。

二、自发性 IH 模型

自发性 IH 模型包括天然动物模型、体位诱导性猫模型、上气道胶原注射诱导间歇上气道阻塞模型。

1. 天然动物模型　例如英国斗牛犬软腭较长与口咽部狭窄，可引起睡眠期上气道反复阻塞与 IH；肥胖的尤卡坦猪存在睡眠期上气道阻塞致 IH；

新西兰肥胖小鼠睡眠期可自发地反复发生吸气相气流受限与呼吸活动增强，类似 OSAS 患者的睡眠期呼吸事件。该类模型模拟 OSAS 发病过程，主要用于发病机制研究。不过，由于动物成本昂贵，不同个体间 CIH 程度存在较大差异，因此难以进行较大规模研究。

2. 体位诱导性猫模型　类似体位相关的睡眠呼吸暂停低通气，从而引起 CIH，该模型还可致呼吸努力增加、胸膜腔内负压增加与觉醒增多、睡眠期改变等与 OSAS 相似的生理病理过程。然而，该模型装置较复杂，实验前还需进行睡眠剥夺且实验期间需限制猫的体位等，此外，该模型引起的氧合下降频率与程度多为轻度，很难用于研究重度 CIH 对机体的影响与机制。

3. 上气道胶原注射诱导间歇上气道阻塞模型　通过每 2 周在猴子悬雍垂、舌体与咽侧壁注射 1ml 左右液态胶原诱导睡眠期上气道阻塞。该模型可模拟上气道结构异常引起的 OSAS 间歇低通气与其相关觉醒、胸膜腔内负压增高与睡眠分期改变等 OSAS 相关病理生理改变。然而，已有研究未监测血氧饱和度水平，难以评估动物体内 IH 程度。此外，操作复杂、对动物具有侵袭性与成本高等缺点限制其广泛应用。

三、间歇通气阻断模型

间歇通气阻断模型在引起 IH 的同时可造成胸膜腔内负压增加与睡眠片段化，便于同时研究多种机制的影响。

1. 间歇通气阻断模型　20 世纪 80—90 年代的研究中将犬、羊、牛与猪等较大型哺乳动物麻醉后气管切开并植入人工管道或球囊，当脑电与肌电监测到动物处于睡眠状态时间歇关闭或打开气道内的人工管道或球囊，实现间歇通气阻断从而模拟 OSAS。之后，有研究将麻醉大鼠气管切开后植入并固定末端封闭的中空硅胶管，硅胶管外侧端与压力监测和供给系统连接。该类模型不限制动物活动，可快速有效地调节呼吸暂停低通气持续的时间、频率等参数。但操作复杂，需特殊装置，难以同时进行较大规模研究。

2. 特殊面罩通气阻断模型　将麻醉的 SD 大鼠戴上配备了两条通气管道的特殊面罩，其中一条与大气相通，另一条可供给空气流以避免重复呼吸。通过自动程控电子阀门调节通气与否，当两条管道均开放时大鼠可吸入空气，当两条管道皆关闭时能模拟上气道阻塞。已有研究应用该模型探讨 IH 下间充质干细胞在炎症反应与血管内皮损伤中的作用，以及对大脑氧分压的影响。该模型无须对大鼠行有创操作，可同时对较多动物进行研究。但该实验中大鼠处于麻醉状态，会对部分研究造成干扰，且难以进行较长时间的 IH 研究。

3. 头部密闭通气阻断模型　将 SD 大鼠头部置于与其大小相适应的圆锥形实验舱内，舱壁上装有压力与 CO_2 传感器，并设有时间依赖性调节的空气入口。当空气进入时舱顶部的阀门打开，以保证气体流通及舱内压力的平衡。通气阻断时，入口自动阻断气体供应并关闭舱顶部的阀门，使头部处于完全密闭的舱内。利用该模型建立单次阻断 5 秒、60 次 /h 的 IH，可引起 CO_2 水平显著增加及 SaO_2 周期性降低至 85%±1%。使用该模型的研究发现，21 日 CIH 处理可引起大鼠心房纤维化，而间充质干细胞移植可防止 CIH 诱导的心房纤维化。该类模型中大鼠无须麻醉与有创操作，但需限制其饮食与活动。

4. 上气道弹性膜通气阻断模型　将 SD 大鼠置于空气流通的实验舱内，在其上气道易塌陷部位置入特殊装置，并与电脑控制系统和压力供给系统连接。当程序指令给予压力时，可使上气道特殊装置内的弹性膜突出从而阻塞气道，当停止给予气流压力后弹性膜回到初始状态从而解除对上气道的阻塞。利用该模型建立单次阻断 15 秒、60 次 /h 的 IH 能周期性引起呼吸努力增加 3 倍左右及 SaO_2 周期性下降，目前该类 IH 模型仅用于研究 IH 对内皮功能的影响与机制研究。然而，该类模型装置复杂，而且存在对大鼠的侵袭性操作。

5. 口鼻气囊通气阻断模型　将小鼠麻醉后仰卧位固定于特殊装置，口鼻部正对弹性气囊，充气时气囊可紧贴小鼠口鼻部造成通气阻断，放气时解除阻塞。控制系统周期性给予气囊正压或负压使其充气与放气，造成小鼠间歇性通气阻断。该系统配备多个弹性气囊，可对多只小鼠同时进行 IH。单次阻塞 6 秒，120 次 /h 的 IH 可以引起胸膜腔内负压周期性增加（10.0±2.2）cmH_2O 与 SaO_2 周期性降低至 86.4%±1.9%，而单次阻塞 10 秒可使 SaO_2 降低至 76.6%±2.0%。但是，单次阻塞 8 秒或 10 秒可造成某些小鼠由于缺氧在实验过程中死亡或在 6 小时实验结束之后 SaO_2 不能恢复至正常水平。目前，尚缺乏应用该类 IH 模型进行 CIH 对机体的影响与相关机制的研究。此模型不仅能引起 IH，还能模拟上气道阻塞引起的呼吸努力增加与 CO_2 水平增加等过程，更接近 OSAS 病理生理过程。该模型也存在一定缺点，如头部密闭、特殊面罩，以及口鼻气囊通气阻断模型的阻塞部位为人工外气道，而非 OSAS 患者的上气道；大部分研究中实验动物需麻醉与有创操作；动物的活动与饮食受到限制，成本较高；实验设备要求较高与操作较复杂；不能进行睡眠监测与难以模拟长期的 CIH 等。

总之，间歇给予低氧气体的动物模型虽然不能模拟 OSAS 患者胸膜腔内负压增加及睡眠片段化等重要的病理生理改变，但目前应用最为广泛；自发性睡眠期 IH 模型是较理想的模型，但动物成本高，IH 程度难以控制，部分模型操作复杂与具有有创性，难以进行大样本研究；间歇通气阻断模型能模拟上气道阻塞引起机体 IH 与胸膜腔内负压等 OSAS 特征，但大多需麻醉，操作较复杂且为有创性，需特殊装置，限制动物饮食与活动。

（张秀娟　李庆云）

参考文献

【1】 HENDRICKS JC, KLINE LR, KOVALSKI RJ, et al. The English bulldog: a natural model of sleep-disordered breathing[J]. J Appl Physiol（1985）, 1987, 63（4）: 1344-1350.

【2】 LONERGAN RP, WARE JC, ATKINSON RL, et al. Sleep apnea in obese miniature pigs[J]. J Appl Physiol（1985）, 1998, 84（2）: 531-536.

【3】 BAUM DM, MORALES RODRIGUEZ B, ATTALI V, et al. New Zealand obese mice as a translational model of obesity-related obstructive sleep apnea syndrome[J]. Am J Respir Crit Care Med, 2018, 198（10）: 1336-1339.

【4】 YU MS, JUNG NR, CHOI KH, et al. An animal model of obstructive sleep apnea in rabbit[J]. Laryngoscope, 2014, 124（3）: 789-796.

【5】 LINZ D, HOHL M, KHOSHKISH S, et al. Low-level but not high-level baroreceptor stimulation inhibits atrial fibrillation in a pig model of sleep apnea[J]. J Cardiovasc Electrophysiol, 2016, 27(9): 1086-1092.

【6】 LAN XF, ZHANG XJ, LIN YN, et al. Estradiol regulates Txnip and prevents intermittent hypoxia-induced vascular injury[J]. Sci Rep, 2017, 7(1): 10318.

【7】 CHODZYŃSKI KJ, CONOTTE S, VANHAMME L, et al. A new device to mimic intermittent hypoxia in mice[J]. PLoS One, 2013, 8(4): e59973.

【8】 DOCIO I, OLEA E, PRIETO-LLORET J, et al. Guinea pig as a model to study the carotid body mediated chronic intermittent hypoxia effects[J]. Front Physiol, 2018, 9: 694.

【9】 LI C, LU J, ZHANG B, et al. Development of a novel chronic intermittent hypoxia chamber[J]. Sleep Breath, 2012, 16(1): 177-179.

【10】 DALMASES M, TORRES M, MRQUEZ-KISINOUSKY L, et al. Brain tissue hypoxia and oxidative stress induced by obstructive apneas is different in young and aged rats[J]. Sleep, 2014, 37(7): 1249-1256.

【11】 LIM DC, BRADY DC, PO P, et al. Simulating obstructive sleep apnea patients' oxygenation characteristics into a mouse model of cyclical intermittent hypoxia[J]. J Appl Physiol(1985), 2015, 118(5): 544-557.

【12】 CROSSLAND RF, DURGAN DJ, LLOYD EE, et al. A new rodent model for obstructive sleep apnea: effects on ATP-mediated dilations in cerebral arteries[J]. Am J Physiol Regul Integr Comp Physiol, 2013, 305(4): 334-342.

【13】 张秀娟, 李庆云, 许华俊. 睡眠呼吸暂停模式间歇低氧动物模型的建立及应用[J]. 中华结核和呼吸杂志, 2011, 34(10): 777-779.

第二节　慢性间歇性低氧细胞模型的建立与评价

细胞代谢与存活均需要氧，但并非所有细胞都具有氧感应性。氧感应细胞能感知氧分压的变化，提高氧运输到组织的能力，以维持氧的内稳态，保证细胞的基本代谢与基因转录。

一、细胞类型

不同组织的氧感应细胞对低氧具有一定的耐受能力，可使这些细胞在低氧状态下继续发挥氧感应的重要功能。氧感应细胞感应氧分压降低，通过电压敏感性通道产生跨膜离子传导的变化而发生去极化，可与某些信号事件相偶联。氧感应细胞通常含 Ca^{2+} 调节性旁路，低氧可以导致胞内 Ca^{2+} 浓度升高，激活 Ca^{2+} 依赖信号旁路。

用于间歇性低氧（IH）实验的细胞通常来自克隆的细胞系、人或动物组织细胞，模拟体内氧感应细胞在 IH 中的状态是研究 OSAS 多系统损伤机制的基础。常用细胞系有 PC12 细胞、海拉细胞、内皮细胞、血管平滑肌细胞、单核细胞、脂肪细胞等。克隆细胞通常在含有 5%～20% 胎牛血清、1% 青霉素/链霉素的培养基中培养 1～3 周，每 2～3 日更换 1 次培养基。从人或动物组织中采集的细胞需经过分离纯化后再进行实验，Chiu 等将 7 日龄的 SD 大鼠处死后，分离、粉碎其小脑组织，用 0.025% 胰酶消化后在含有 10% 胎牛血清的培养基中培养，用 10μmol/L 的阿糖胞苷处理 24 小时以杀死或抑制非小脑细胞的分裂增殖后，培养 6～7 日后使小脑颗粒细胞纯度大于 90% 再进行实验。IH 细胞实验通常将要研究的细胞经消化后铺在多孔细胞板中，调整细胞浓度至 $(5\times10^4)\sim(1\times10^7)$/孔，将细胞板放在培养箱内进行 IH 实验。

二、细胞造模方法

1. IH 细胞培养舱　IH 细胞实验一般采用特制的低氧培养舱，通过编写程序，控制两个混合气体钢瓶处出口阀门开闭，从而使培养舱产生 IH 的暴露环境。舱体容积通常在 3.2～16.5L，采用温控器、加热湿化器与微孔滤膜以保证培养舱的温度为 37℃、湿度在 45%～70%，CO_2 浓度控制在 5% 或 10%，培养舱中要求无菌环境，实验同时应用 O_2 分析仪、CO_2 监测器监测培养舱中的 O_2 与 CO_2。IH 的气体模式通常采用常氧气体与低氧气体交替，造成低氧/再氧合的循环模式。以低氧气体洗脱培养舱中的气体，即 IH 时段，后以常氧气体洗脱低氧气体，即再氧合时段，反复循环。洗脱时应注意气体流速，气体流速与舱体容积有关。冯靖等应用容积为 1.8L 的 IH 细胞培养舱，采用的气体洗脱流速为 0.083L/s，约 30 秒可将原舱体中的气体完全替换，Yuan 等应用 IH 细胞培养舱（约 16.5L），采用时间控制的螺线管阀门将气体流速控制在 2.4L/min（即0.04L/s），发现 45 秒即可达到 1.5% O_2 浓度，恢复 20% O_2 浓度则需 50 秒。气体流速越快，洗脱时间越短，从而能更有效模拟 OSAS。

气体模式：不同实验 IH 的频率设置及低氧气体的氧气浓度不同。低氧气体的氧气浓度通常在 0～10%，每次低氧时间在 15 秒至 24 小时之间，复氧浓度在 20%～21%，每次复氧时间在 45 秒至 24 小时之间，实验持续时间在 45 分钟至 7 日。目前细胞实验的 IH 模式大体分为 3 种。图 57-2-1 中 A 模式一次低氧时间通常在 15～30 秒，一次复氧时间通常在 15 秒至 10 分钟之间。Yuan 等将 PC12 细胞置于 20% O_2 4 分钟 /1% O_2 30 秒 IH 模式的环境中，研究发现经过 30 与 60 个 IH 周期处理，HIF-1α 蛋白水平明显增高；B 模式一次低氧时间为 2～30 分钟，一次复氧时间为 3 分钟至 1 小时。Han 等研究表明，IH 处理（20% O_2 5 分钟 /1% O_2 10 分钟）导致 EA.hy926 细胞（人脐静脉细胞融合细胞）IL-6、IL-8 水平升高，细胞凋亡与死亡率增加；图 C 模式一次低氧时间在 1～24 小时，一次复氧时间在 1～24 小时。陈伟等应用 21% O_2 24 小时 /1% O_2 24 小时的 IH 模式，研究发现 IH 组 VEGF 与 HIF-1α 的 mRNA 含量明显高于常氧组；目前较为常用的 IH 模式见图 57-2-1（A 与 B），但 C 模式多用于肿瘤细胞的研究。

2. IH 细胞培养基　由于氧气在水中的溶解率较低，采用培养环境内短时间的缺氧 / 复氧模式，培养液内氧浓度的同步波动较困难。此外，培养环境

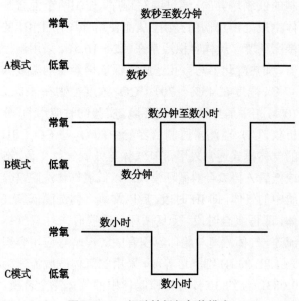

图 57-2-1　间歇性低氧气体模式

缺氧 / 复氧模式，单位时间内间歇性缺氧 / 复氧循环较少，难以模拟中重度 OSAS 的 IH 周期（AHI > 30 次 /h）。因此，有学者提出直接针对培养基内氧浓度波动的 IH 造模方法，以期建立迅速、准确、高频率的缺氧 / 复氧模型。2012 年，Tsapikouni 等设计了一种生物反应器，获得高频的 IH 细胞模型，以模拟重度 OSAS 的 IH 过程。该模型包括 3 个部分：①培养基预处理系统，通气管置于容器的底部，释放不同浓度的气体，预平衡培养基，形成缺氧或常氧培养基；②特殊的液体流动系统，管道的底部装有两个转向相反的微型"泵"，分别连接预平衡的培养基；③特殊的细胞培养器，细胞接种于 18mm 玻片后置于有孔的细胞培养皿上。交替开启微型"泵"后，缺氧或常氧培养基即可迅速充满培养细胞的周围。研究者发现，培养基内氧浓度由 20% 降至 5% 仅需 10 秒，且可通过调节微型"泵"的运转速度，实现不同的缺氧 / 复氧循环次数，最大可达 60 次 /h。

3. 培养细胞的缺氧 / 复氧模式　虽然不同浓度气体预平衡培养基的模式可以直接改变细胞生存环境内氧浓度，然而长期高频率的液流波动将产生流体剪切应力，从而形成培养细胞的机械性损伤。因此 Campillo 等提出直接针对细胞的缺氧 / 复氧模型。该模型包括 3 个部分：①透气的生物膜，一般为聚二甲基硅氧烷（PDMS），氧扩散速度约为 $3.5 \times 10^{-5} cm^2/s$，高于氧气在水中扩散速度；②胶原或明胶包被 PDMS 膜，有利于细胞贴壁于 PDMS 膜；③细胞底部的气体流通系统，周期性供应不同浓度的氧气，实现细胞的缺氧与复氧。

4. 模型评估　理想的 IH 细胞模型建立成功与否的评估是监测培养基中的氧分压（PO_2）。IH 细胞模型实验除了用氧气分析仪监测培养箱中氧气浓度变化，需同时采用溶氧电极或荧光淬灭血氧定量法监测培养基中的氧分压，但对于溶氧电极置于细胞培养基的深度尚无统一标准。研究显示，对培养基细胞层上方 1mm 处的氧分压进行监测发现在氧分压由 21% 瞬间降低至 1.5% 时，培养基底层氧分压大约需要 6 分钟达到相对稳态。因此，直接改变细胞培养基内氧浓度是最有效的 IH 细胞模型的方法。但是频繁更换细胞培养基将产生剪切力，虽然不同浓度气体预平衡培养基的研究表明，8 小时缺氧 / 复氧处理未发现其对细胞数量产生明显影响，但更长时间剪切力对细胞的影响尚未揭示。因此，高频率的缺氧 / 复氧模型的推广有待商榷。

此外，气体分布均匀、气体弥散时间缩短与减少培养基蒸发等相关问题亦是建立理想细胞模型的关键。目前模型仍存在一些不足，例如：①细胞培养基会存在蒸发导致培养基厚度改变，气体流动会进一步加重培养基蒸发，培养基厚度改变可使溶氧时间等细胞环境发生变化等；②细胞实验培养基由于缺乏红细胞的高携氧能力，细胞培养基的氧浓度低于人体与动物实验，无法达到完全模拟效应；③长时间 IH 实验需要更换细胞培养基，多数实验未详细描述培养基更换时间等，且细胞培养基更换导致 pH 等改变，从而对溶氧电极监测溶氧产生影响等。

（蓝孝斐　闫雅茹　李庆云）

参考文献

【1】 SETA KA, SPICER Z, YUAN Y, et al. Responding to hypoxia: lessons from a model cell line[J]. Sci STKE, 2002, 2002（146）: re11.

【2】 HAN Q, YEUNG SC, IP MS, et al. Intermittent hypoxia-induced NF-κB and HO-1 regulation in human endothelial EA.hy926 Cells[J]. Cell Biochem Biophys, 2013, 66（3）: 431-441.

【3】 CHIU SC, HUANG SY, TSAI YC, et al. Poly（ADP-ribose）polymerase plays an important role in intermittent hypoxia-induced cell death in rat cerebellar granule cells[J]. J Biomed Sci, 2012, 19（1）: 29.

【4】 WOHLRAB P, SOTO-GONZALES L, BENESCH T, et al. Intermittent hypoxia activates duration-dependent protective and injurious mechanisms in mouse lung endothelial cells[J]. Front Physiol, 2018, 9: 1754.

【5】 KYOTANI Y, OTA H, ITAYA-HIRONAKA A, et al. Intermittent hypoxia induces the proliferation of rat vascular smooth muscle cell with the increases in epidermal growth factor family and erbB2 receptor[J]. Exp Cell Res, 2013, 319（19）: 3042-3050.

【6】 WU J, STEFANIAK J, HAFNER C, et al. Intermittent hypoxia causes Inflammation and injury to human adult cardiac myocytes[J]. Anesth Analg, 2016, 122（2）: 373-380.

【7】 ZHEN YQ, WU YM, SANG YH, et al. 2, 3-Oxidosqualene cyclase protects liver cells from the injury of intermittent hypoxia by regulating lipid metabolism[J]. Sleep Breath, 2015, 19（4）: 1475-1481.

【8】 CAMPILLO N, JORBA I, SCHAEDEL L, et al. A Novel chip for cyclic stretch and intermittent hypoxia cell exposures mimicking obstructive sleep apnea[J]. Front Physiol, 2016, 7: 319.

【9】 CAMPILLO N, FALCONES B, MONTSERRAT JM, et al. Frequency and magnitude of intermittent hypoxia modulate endothelial wound healing in a cell culture model of sleep apnea[J]. J Appl Physiol（1985）, 2017, 123（5）: 1047-1054.

第三节　慢性间歇性低氧损伤机制的研究

OSAS 患者睡眠期反复出现的低氧与复氧过程[即慢性间歇性低氧（CIH）]是引起多系统功能异常的重要病理生理学基础。在过去 30 年里，大量针对 CIH 的研究揭探讨了 OSAS 多系统损伤及相关的炎症和氧化应激等机制。

一、CIH 与心血管疾病

（一）CIH 致交感神经兴奋

交感神经异常兴奋是 OSAS 合并高血压、心律失常的主要病理生理学机制之一。CIH 可通过影响外周化学感受器的活性与中枢神经系统的调控导致交感神经异常兴奋。低氧刺激外周化学感受器进而兴奋呼吸中枢，其中颈动脉体对低氧最为敏感。OSAS 患者在急性低氧刺激下肌肉交感神经活性（muscle sympathetic nerve activity, MSNA）与通气反应明显升高。CIH 增强颈动脉体对低氧的敏感性，使交感神经系统异常兴奋，这可能与 CIH 增强低氧对颈动脉体球细胞 TASK 样钾通道的抑制作用而促进球细胞的去极化相关。动物研究表明，CIH 暴露的大鼠在每次急性低氧刺激后颈动脉体感受器活性逐渐上升，且在终止低氧刺激后 60 分钟内颈动脉体感受器活性仍高于基线水平，提示 CIH 暴露下颈动脉体的化学反射性存在长时程易化，这或许能解释 OSAS 患者在白天低氧解除的情况下仍存在异常交感神经兴奋。CIH 致颈动脉体化学反射性增强的分子机制目前尚不明确，可能与颈动脉体线粒体呼吸链复合体I活性下降、氧自由基生成增加、内皮素 -1（ET-1）释放增加、内皮素受体 A（ETRA）表达增加、肾素 - 血管紧张素系统激活及 NADPH 氧化酶激活相关。

CIH 可作用于前扣带回皮质与岛叶皮质等调控交感神经系统的中枢区域。CIH 暴露后大鼠内侧前额叶皮质、前扣带回皮质与岛叶皮质中 c-Fos 表达增加，提示 CIH 可增强该区域神经元活性。静息功能 MRI 结果显示 OSAS 患者岛叶皮质与前扣带回、海马、延髓头端腹外侧与脑桥背外侧等区域的静息连通性增强。同时，OSAS 患者中延髓中缝、延髓头端腹外侧与脑桥背外侧 MSNA 相关活性改变，灰质密度增加，其机制可能是 CIH 促进星形胶质细胞激活，局部神经胶质递质释放，进而解除对延髓头端腹外侧等区域的抑制作用而增加静息 MSNA。此外，下丘脑室旁核（PVN）在维持心血管活动的动态平衡中起着关键作用，CIH 可降低下丘脑室旁核神经型一氧化氮合酶（nNOS）水平，减少一氧化氮（NO）合成而增强交感神经活性。CIH 还可促进 PVN 中 NADPH 氧化酶表达，增加活性氧（ROS）水平，诱导氧化应激与炎症反应并增强局部神经元活性，而脑室内注射超氧阴离子清除剂四甲基哌啶可逆转上述改变并降低 CIH 暴露大鼠交感神经活性。这些结果提示 CIH 可通过作用于中枢神经系统的多个区域而增强交感神经活性。

（二）CIH 与血管内皮功能障碍

CIH 可致内皮源性收缩血管因子 ET-1 与扩张血管因子 NO 表达失衡，进而影响血管收缩舒张功能。CIH 通过激活 RhoA/Rho 激酶 2（ROCK-2）/ 活化 T 细胞核因子 c3（NFATc3）通路诱发内皮细胞损伤，增加 ET-1 水平，降低内皮型一氧化氮合酶（eNOS）表达与 NO 水平，进而减弱乙酰胆碱诱发的血管舒张反应。CIH 还可增加内皮素受体 A（ETRA）表达而增加血管对 ET-1 反应性，并降低内皮素受体 B（ETRB）表达而减少 ET-1 清除与 NO 生成从而抑制血管舒张。CIH 可诱导血管内皮细胞凋亡，其可能机制包括抑制 Trx-1/Txnip 信号通路、激活线粒体凋亡通路、抑制内皮细胞自噬与激活 AngⅡ-PLC-IP3 通路诱导的内质网应激反应等。CIH 亦可通过诱导氧化应激与炎症反应而致血管内皮损伤。CIH 暴露小鼠主动脉组织氧化应激丙二醛（MDA）水平升高而抗氧化酶超氧化物歧化酶（SOD）活性降低。CIH

还可通过激活细胞外信号调节激酶（ERK）信号通路与核转录因子 -κB（NF-κB）信号通路来上调主动脉周围脂肪组织 IL-6 与单核细胞趋化蛋白 1（MCP-1）表达，应用 IH 暴露后脂肪细胞上清液刺激内皮细胞可增加其 NF-κB p65 核内移并上调 MCP-1 表达，提示 CIH 可诱导血管周围脂肪组织的炎症反应，进而促进炎症因子释放而导致血管内皮损伤。

二、CIH 与糖代谢异常

（一）CIH 与胰岛细胞功能障碍

CIH 暴露小鼠的胰岛细胞线粒体 ROS 水平升高，激素原转化酶 1（PC1）表达降低，导致前胰岛素原向胰岛素转化受抑制而降低胰岛中胰岛素水平。同时，胰腺细胞变形、萎缩且凋亡增加，胰腺组织中丝裂原活化蛋白激酶（MAPK）信号通路激活且其下游 IL-6、TNF-α 与 IL-1β 等炎症因子水平明显升高，提示 CIH 诱导的氧化应激与炎症损伤是导致胰岛细胞功能障碍的机制之一。另外，在 Tallyho/JngJ 糖尿病小鼠模型中，CIH 可通过诱导胰腺脂肪酸代谢紊乱，游离脂肪酸水平升高并促进长链脂肪酸生成而对胰腺产生毒性作用。

（二）CIH 与胰岛素抵抗

交感神经活性增强可通过促进糖原分解、糖异生与脂肪组织脂解作用，并抑制骨骼肌葡萄糖摄取来诱发胰岛素抵抗。CIH 是否通过增强交感神经活性来诱导胰岛素抵抗目前尚无定论。CIH 可升高空腹血糖，基于胰岛素稳态评估模型（homeostasis model assessment of insulin resistance，HOMA-IR）的胰岛素抵抗指数增加，促进基础肝糖原输出，上调糖异生过程中的关键酶磷酸烯醇丙酮酸羧化激酶（PEPCK）与葡萄糖 -6- 磷酸酶（G6Pase）表达，增加肝脏血管平滑肌的交感神经纤维数量，同时还抑制骨骼肌中胰岛素诱导的蛋白激酶 B（AKT）磷酸化，而双侧颈动脉体去神经治疗可有效逆转上述改变。但也有研究显示，使用神经节阻断药六甲双铵或双侧肾上腺髓质切除术并不能有效改善 CIH 诱导的胰岛素抵抗。

内脏脂肪组织的氧化应激反应、炎症反应与内分泌功能在胰岛素抵抗的发生发展中起到重要作用。CIH 诱导脂肪组织中巨噬细胞（ATM）线粒体呼吸链功能紊乱而增加 ROS 生成，并促进 ATM 向 M1 型促炎巨噬细胞极化，且 M1 型巨噬细胞数与胰岛素抵抗程度相关。CIH 暴露小鼠 HOMA-IR 与

57

胰岛素耐受试验(ITT)中血糖水平均高于对照组，CIH 上调内脏白色脂肪组织(vWAT)中真核起始因子 2a(eIF2a)磷酸化与激活转录因子 4(ATF4)表达，激活内质网应激反应，减少 vWAT 中调节性 T 细胞(Tregs)水平并增加巨噬细胞浸润，而生长停滞与 DNA 损伤诱导蛋白 45 及蛋白激酶 RNA 样 ER 激酶(PERK)单基因或双基因敲除可逆转 CIH 所致的损伤，提示 CIH 可通过激活 vWAT 内质网应激反应而诱导 vWAT 炎症反应与胰岛素抵抗。另外，研究还显示，CIH 可下调血浆与脂肪组织中脂联素水平，上调瘦素、抵抗素与丝氨酸蛋白酶抑制剂水平，提示脂肪组织内分泌功能紊乱也可能介导 CIH 所致的胰岛素抵抗。

此外，骨骼肌与肝脏也是发生胰岛素抵抗的重要器官，CIH 可诱导骨骼肌与肝脏中胰岛素抵抗，且与 HIF-α 通路和胰岛素信号通路调控异常相关。

三、CIH 与认知功能障碍

(一)CIH 与神经元细胞凋亡

研究显示，CIH 暴露动物模型中大脑皮质与海马区 ROS 生成增多，NADPH 氧化酶系统活化，硫氧还蛋白水平下调、环氧合酶 2(COX-2)/前列腺素 E_2(PGE$_2$)通路激活，内质网应激反应增强，CRP、TNF-α 与 IL-6 等炎症因子水平上调，同时神经元细胞凋亡显著增加，提示 CIH 可诱导大脑皮质及海马区等低氧敏感区域氧化应激和炎症反应而促进神经元细胞损伤与凋亡。

(二)CIH 与突触可塑性受损

大脑皮质与海马区突触传递效率异常亦是 CIH 致认知功能障碍的机制之一。海马区长时程增强(LTP)是学习记忆的重要神经生物学基础。兴奋性谷氨酸受体 N-甲基-D-天冬氨酸(NMDA)与 LTP 密切相关。CIH 可减弱海马 CA1 区神经元群峰电位(PS)的诱导与维持，抑制海马区齿状回兴奋性突触后电位(fEPSP)，其机制可能与 CIH 诱导海马 CA1 区 NMDA NR1 受体阳性的神经元凋亡和抑制齿状回颗粒细胞下层神经生成相关。也有研究显示，CIH 导致海马 CA1 区神经元突触前膜兴奋性传递增多，突触后膜谷氨酸受体表达增加，异常兴奋的 NMDA 受体可介导细胞内钙超载等产生兴奋性毒性作用，改变下游信号通路活性，抑制记忆相关蛋白脑源性神经营养因子(BDNF)表达，进而诱导神经元凋亡。

四、CIH 与肿瘤

Almendro 等首次在黑色素瘤动物模型中发现 IH 可促进肿瘤增殖与转移，随后多个研究亦证实 OSAS 样 IH 模式可促进肿瘤恶性行为。目前 IH 促肿瘤的相关机制可能包括 IH 诱发氧化应激损伤、免疫系统调节异常与促肿瘤血管生成等。

(一)CIH 与 DNA 损伤

反复低氧复氧可诱导大量 ROS 生成，进而直接损伤 DNA，同时抑制抑癌基因表达与 DNA 损伤修复通路而导致 DNA 异常复制。大量 ROS 还可损伤 NF-κB、AP-1 等信号转导因子功能而影响多个抗氧化应激与抗炎通路，进而加重氧化应激损伤。由于微环境血供不稳定等因素，肿瘤组织可长期暴露于 IH 环境中，合并 OSAS 可进一步加重肿瘤组织氧供的不稳定，进而加重肿瘤组织中 ROS 所致的 DNA 损伤而加速肿瘤进展。

(二)CIH 与免疫系统调节异常

免疫系统调节异常在肿瘤进展中起到重要作用。CIH 可诱导小鼠肺上皮 TC1 肿瘤周围脂肪组织中肿瘤相关巨噬细胞(TAMs)极化为 M2 型巨噬细胞并向肿瘤组织浸润。CIH 还促使 Tregs 与髓源抑制性细胞(MDSCs)被招募至肿瘤组织，减少肿瘤中 CD8$^+$ T 细胞，抑制细胞毒 T 细胞(CTLs)活性，从而抑制机体抗肿瘤免疫反应。在 CIH 暴露的 Lewis 肺腺癌(LLC1)模型中，COX-2 抑制剂塞来昔布可降低巨噬细胞与 LLC1 肿瘤细胞中 PGE$_2$ 表达，抑制 TAMs 向 M2 型极化，减少肿瘤组织 Tregs 与 MDSCs 浸润，并抑制肿瘤增殖，提示 CIH 可能通过激活 COX-2/PGE$_2$ 通路来影响肿瘤微环境中的免疫调节而促进肿瘤增殖与侵袭。另外，OSAS 患者中循环恒定自然杀伤细胞(iNKT)水平低下，且与 AHI、氧减指数(ODI)及血氧饱和度低于 90% 的总时间呈负相关，体外实验进一步证实低氧可诱导 iNKT 凋亡，提示 IH 可能导致 iNKT 功能异常而抑制其抗肿瘤作用。这些结果均提示 IH 可致机体免疫调节功能异常，改变肿瘤微环境而促进肿瘤进展，后续需进一步研究能否通过免疫干预来改善 OSAS 合并肿瘤的预后。

(三)CIH 与肿瘤血管生成

血管内皮生长因子(VEGF)通路是肿瘤新生血管形成的主要调控机制之一。临床研究证实，OSAS 患者中血清 VEGF 水平升高，且与夜间低氧相关。

在黑色素瘤小鼠模型与肾癌小鼠模型中，CIH可升高血浆VEGF水平，且与肿瘤组织血管密度和肿瘤间质血管内皮细胞密度呈正相关。研究还指出，IH可诱导巨噬细胞VEGF表达，但不能显著升高肿瘤细胞与血管内皮细胞中VEGF表达水平，提示IH可能通过促进肿瘤间质细胞如巨噬细胞等表达VEGF来促肿瘤血管生成，而非直接作用于肿瘤细胞或血管内皮细胞本身。VEGF受上游低氧诱导因子-1（HIF-1）调控。HIF-1α是HIF-1的活性亚基。皮肤黑色素瘤组织HIF-1α表达水平与夜间ODI相关。在HCT-116肠癌细胞中，IH暴露显著升高HIF-1α表达水平，同时可促进其下游糖酵解、细胞外基质重塑与血管生成相关基因的表达。

（四）CIH与外泌体传递

外泌体亦参与肿瘤进展。CIH暴露小鼠中提取的血浆外泌体可促进TC1肿瘤细胞增殖与迁移，并破坏血管内皮细胞屏障。这些外泌体多来自血小板、内皮细胞与单核细胞。外泌体miRNA与TC1肿瘤细胞mRNA表达谱的整合分析提示IH可致外泌体中11种miRNA表达变化而影响肿瘤细胞中相关信号通路如腺苷酸激活蛋白激酶（AMPK）通路与Hippo通路的活性，进而改变肿瘤与周围组织的信号转导而促进肿瘤进展。

（五）CIH诱导正常细胞癌变

CIH本身是否能诱导正常细胞癌变尚不明确。Teresa等将18月龄的Swiss CD1小鼠暴露于IH 3个月后发现重度IH组肿瘤发生率（即皮肤、肝脏与肺中至少有一个器官发生肿瘤）显著高于轻度IH与常氧组，其中肺癌发生率显著增加，但皮肤癌发生率并无差异，提示IH可增加衰老过程中肿瘤发生率，且不同组织器官对IH损伤的敏感性不同，相关机制仍有待进一步阐明。

（林莹妮　李庆云）

参考文献

【1】LI J, YANG S, YU F, et al. Endothelin-1 enhanced carotid body chemosensory activity in chronic intermittent hypoxia through PLC, PKC and p38MAPK signaling pathways[J]. Neuropeptides, 2018, 18(18): 30148-30143.

【2】SHARMA P, DONG Y, SOMERS VK, et al. Intermittent hypoxia regulates vasoactive molecules and alters insulin-signaling in vascular endothelial cells[J]. Sci Rep, 2018, 8(1): 14110.

【3】CHEN L, GUO QH, CHANG Y, et al. Tanshinone ⅡA ameliorated endothelial dysfunction in rats with chronic intermittent hypoxia[J]. Cardiovasc Pathol, 2017, 31: 47-53.

【4】LAN XF, ZHANG XJ, LIN YN, et al. Estradiol regulates txnip and prevents intermittent hypoxia-induced vascular injury[J]. Sci Rep, 2017, 7(1): 10318.

【5】王琼, 蓝孝斐, 周丽娜, 等. 间歇低氧致人脐静脉内皮细胞凋亡与线粒体细胞色素C释放的相关性[J]. 中华医学杂志, 2016, 96(30): 2385-2389.

【6】WANG Y, HAI B, NIU X, et al. Chronic intermittent hypoxia disturbs insulin secretion and causes pancreatic injury via the MAPK signaling pathway[J]. Biochem Cell Biol, 2017, 95(3): 415-420.

【7】SHIN MK, HAN W, BEVANS-FONTI S, et al. The effect of adrenal medullectomy on metabolic responses to chronic intermittent hypoxia[J]. Respir Physiol Neurobiol, 2014, 203: 60-67.

【8】GILELES-HILLEL A, ALMENDROS I, KHALYFA A, et al. Prolonged exposures to intermittent hypoxia promote visceral white adipose tissue inflammation in a murine model of severe sleep apnea: effect of normoxic recovery[J]. Sleep, 2017, 40(3). DOI: 10.1093/sleep/zsw074.

【9】KHUU MA, PAGAN CM, NALLAMOTHU T, et al. Intermittent hypoxia disrupts adult neurogenesis and synaptic plasticity in the dentate gyrus[J]. J Neurosci, 2019, 39(7): 1320-1331.

【10】ALMENDROS I, WANG Y, BECKER L, et al. Intermittent hypoxia-induced changes in tumor-associated macrophages and tumor malignancy in a mouse model of sleep apnea[J]. Am J Respir Crit Care Med, 2014, 189(5): 593-601.

【11】MARTINEZ CA, KERR B, JIN C, et al. Obstructive sleep apnea activates HIF-1 in a hypoxia dose-dependent manner in HCT116 colorectal carcinoma cells[J]. Int J Mol Sci, 2019, 20(2): 445.

第五十八章　睡眠片段化模型及应用进展

睡眠片段化（sleep fragmentation，SF）与觉醒的概念相互关联，频繁出现的觉醒导致睡眠的连续性被破坏或中断，出现多个持续时间较短的片段，形成睡眠片段化现象。觉醒是指多导睡眠图记录中在连续睡眠背景下出现的类似于醒觉状态的脑电、肌电频率与/或电压的改变，这种变化的程度较低且持续时间较短暂（3～14秒）。觉醒发生时仅能够在PSG上呈现特征性电生理参数的变化，而不发生行为学上的觉醒，即被监测者本身并没有明显的觉醒感觉。睡眠中频繁发生觉醒导致睡眠连续状态被破坏或中断，正常的由浅入深的睡眠转换被打乱，睡眠片段化的观察与记录主要依靠PSG技术。PSG记录的觉醒次数被认为是判断睡眠片段化程度的金标准。睡眠片段化指数（sleep fragmentation index，SFI）是指睡眠片段化总数与总睡眠时间之比，也可以作为判断睡眠总体质量的一项指标。随着对睡眠微结构的认识逐渐深入，目前认识到睡眠片段化不仅是一种最常见的睡眠病理形式，更有其独特的病理生理意义。很多睡眠期疾病均为睡眠片段化的诱因，如OSAS、周期性肢体活动障碍、纤维肌痛症等，睡眠片段化现象也可见于很多老年人的正常睡眠状态。

一、OSAS睡眠片段化与评估

（一）OSAS睡眠片段化

睡眠片段化是OSAS的一种特征性睡眠结构变化。OSAS患者呼吸事件结束通常由缺氧与呼吸努力导致大脑皮质形成一次觉醒，此时气道重新开放、呼吸恢复，患者得以再次入睡，入睡后再次发生呼吸暂停，形成反复出现觉醒的过程，频繁发生的觉醒过程破坏了睡眠连续性，形成睡眠片段化。与完全睡眠缺失或选择性睡眠剥夺等不同，睡眠片段化对睡眠的影响主要表现为反复出现的唤醒导致睡眠连续性中断，进而破坏睡眠的整体结构，睡眠中由浅入深的递进过程被打断。因此，片段化睡眠过程中总睡眠时间可能并不缩短，但NREM睡眠N1～N2期时间延长，N3期时间缩短。

研究证实，反复出现的片段化睡眠是引起OSAS患者日间过度嗜睡（excessive daytime sleepiness，

EDS）的最主要原因之一。睡眠与觉醒的调节过程是脑的高级功能，频繁发生的觉醒造成睡眠片段化，可能是刺激觉醒神经元损伤的重要病理过程。经过不同时间段的睡眠剥夺后，个体觉醒反应能力会明显降低并出现EDS。睡眠片段化现象可能是造成觉醒功能损伤的直接病理基础。

（二）睡眠片段化的评估指标

1. 觉醒指数（arousal index，ArI）　基于PSG的脑电觉醒反应的判定为常规项目，相应指标为ArI。脑电觉醒反应的定义为，脑电波频率的突然变化，可包括（变化至）θ波、α波与16Hz以上的脑电波（但不包括睡眠梭形波），判定规则中包括脑电觉醒反应前必须存在10秒或更长的（任何期）睡眠状态；脑电频率的变化必须持续3秒或3秒以上；判定REM睡眠期的脑电觉醒反应时，除了脑电图变化外，还必须同时存在颏肌肌电活动的增高。出现脑电觉醒反应的那些帧记录仍被判定为睡眠期，频繁的脑电觉醒反应并不会导致入睡后清醒（wake after sleep onset，WASO）增加，对睡眠效率的计算没有影响，但ArI可为睡眠效率指标的重要补充，反映了患者睡眠片段化的程度。迄今为止，在描述睡眠片段化时，ArI依然是最重要的指标。AHI与ArI呈正相关性，ArI随AHI升高而逐渐升高，提示随AHI升高，患者睡眠片段化程度越来越严重的倾向。

2. 脉搏传导时间（pulse transit time，PTT）　阻塞性呼吸暂停事件终止时的觉醒会引起显著而短暂的血压变化。而PTT指动脉压力波从主动脉瓣到达周围血管所需要的时间，是反映周围血管阻力与胸膜腔内压变化的无创指标。PTT是一种新的测量呼吸努力与觉醒的方法，可以检测与觉醒相关的血压变化，以此评估OSAS患者的觉醒。研究发现，PTT觉醒指数与EEG觉醒指数之间呈正相关，PTT觉醒指数、EEG觉醒指数分别与呼吸事件（AHI、ODI）之间呈正相关，可作为判断睡眠片段化的一项简单而准确的客观指标。

二、睡眠片段化对机体的影响

1. 睡眠期觉醒阈值增高　片段化睡眠剥夺后，受试者嗜睡程度明显增高，注意力与反应性降低；

受试者能够被唤醒的音量阈值随入睡后时间延长而逐渐升高。Phillipson 等在犬的研究中发现，片段化睡眠剥夺可以降低犬对低氧血症与高碳酸血症刺激的反应性，使其对低氧刺激的防御功能受到损害。另有研究提示，经过 48 小时片段化睡眠剥夺后，机体对吸气压力增加引起的觉醒反应也明显减低，尤其以 NREM 2 期与 REM 睡眠期的早期阶段最为显著。尽管其病理生理机制尚不完全明确，但这种保护机制的减弱可加重 OSAS 发病与缺氧相关损害。

2. 觉醒反应与维持能力受损　研究显示，片段化睡眠可明显损伤小鼠的觉醒反应能力与觉醒维持能力，后者可以在恢复睡眠后得到恢复，而觉醒反应能力不能得到完全逆转。

3. 日间过度嗜睡　研究明确了引起 OSAS 患者日间嗜睡的主要原因是睡眠片段化而非低氧血症。长期嗜睡影响个体认知功能与社会适应能力。夜间睡眠片段化次数增加可明显缩短 MSLT 中的入睡潜伏期，增加入睡次数，进一步证实睡眠片段化显著增加日间嗜睡程度。

4. 增加心血管疾病风险　对片段化睡眠剥夺后健康成人血压变化的研究显示，睡眠剥夺可影响正常入睡后血压在一定范围内逐渐下降的节律性表现。针对 3 种不同间隔频率（30 秒、1 分钟、2 分钟）的唤醒研究显示，唤醒越频繁则损害越严重，频繁出现的睡眠片段增多与心血管危险因素相关，觉醒指数与血栓前状态的标志物——血管性假血友病因子和可溶性组织因子呈明显正相关。可见，OSAS 患者心血管疾病风险增加不仅与低氧血症相关，也与睡眠片段化现象增多有关。

5. 认知功能障碍与痴呆　老年人群睡眠片段化很常见，往往导致生活质量下降与抑郁发生。睡眠紊乱如 OSA 与调节睡眠和昼夜节律的功能区退行性变是导致老年人睡眠片段化的重要原因。研究证实睡眠剥夺可导致认知功能受损及神经元退行性改变。美国 Rush 大学对芝加哥地区社区居民进行了一项队列研究（Memory and Aging Project），采用体动记录仪（actigraphy）记录 737 名非痴呆老年人群的睡眠结构。随访 6 年（平均时间 3.3 年）发现睡眠片段化程度与认知功能障碍发生和认知功能下降程度相关，睡眠片段化使老年人更易发生阿尔茨海默病（Alzheimer disease，AD）与认知功能障碍，发生率与认知功能的下降速度均增加。睡眠片段每增

加 0.01 个单位，相比于该研究的平均水平认知功能将下降 22%。进一步对其中的 141 名老年社区居民进行功能磁共振研究发现睡眠片段化程度与外侧前额皮质、额下回眶部等脑区的灰质容积缩小相关。Minakawa 等研究发现，睡眠片段化通过增加 AD 小鼠中 β- 淀粉样蛋白沉积，从而加重 AD 的进展，且 β- 淀粉样蛋白沉积程度与睡眠片段化具有正相关性。动物实验发现，睡眠剥夺后，大鼠的空间记忆能力下降；集中 - 转换能力明显下降，尤其目标外的集中 - 转换能力明显下降，易激怒，对刺激的恐惧感会有一定程度的下降。因此减少睡眠片段化有可能成为解决老年 AD 与认知功能障碍的一项新策略。有氧运动、规律的作息时间、普及睡眠知识、限制睡眠时间等可以降低老年人睡眠片段化。

6. 对心理与情绪的影响　睡眠片段化会引起注意力与警觉性的降低，睡眠片段化程度越高，注意力与警觉程度的测试成绩越差。OSAS 引起的 REM 期睡眠片段化会对空间导航能力造成损伤，其损伤程度与片段化程度正相关。睡眠片段化可增加老年人的负面情绪，导致抑郁，可能与长期睡眠片段化所致多巴胺能神经元功能损伤相关。

此外，睡眠片段化在调节疼痛感知中也起着重要作用，研究发现睡眠片段化增加年轻女性对疼痛（包括表浅与深部疼痛）的敏感性，能明显降低疼痛的阈值，但是不增加最大疼痛强度与疼痛次数，且与复发性急性疼痛相关的短期睡眠中断可能会增加未来慢性疼痛情况的风险，这一发现提示对慢性疼痛患者有效睡眠管理策略的必要性。

三、睡眠片段化研究模型

早在 1980 年，Phillipson 等采用每 150 秒给予持续 30 秒噪声刺激，制造犬的睡眠片段化模型，为避免形成对铃声的习惯化，研究者采用了给予 2～12 种常见噪声混合刺激的方法。经过一夜刺激后，犬出现明显的行为学改变，如倦怠、嗜睡与频繁小睡等现象，同时睡眠监测记录中显示犬入睡潜伏期明显缩短。据此，研究者认为睡眠片段化现象能明显增加犬日间嗜睡程度。由于模型使用大动物，较难进行饲养与睡眠监测，以及长期铃声刺激所致的适应性等问题，逐渐不再用于研究。

近年来，McGinty 等对以往使用的全睡眠剥夺或部分睡眠剥夺的模型加以改进，建立利用相对运动刺激的片段化睡眠剥夺模型。其主要原理是应用

58

特定的装置控制实验动物所处环境的某些特定位置进行独立运动，与整体部分形成相对运动，使实验动物不能持续保持静止状态，以干扰睡眠过程。具体的方式主要有放于鼠笼底部的传送带或以跑台（treadmill）为运动源的模型，或于鼠笼中部放置金属杆等模型。这类模型是目前研究大鼠片段化睡眠的主要模型。Tartar 等采用特定时间间隔（30 次 /h）给予机械运动的方法，制造大鼠片段化睡眠剥夺模型，并进行大鼠睡眠监测记录。结果显示，经 24 小时片段化睡眠剥夺后，记录到大鼠总睡眠时间轻度减少，总清醒时间增多，尤其是 REM 睡眠期比例显著减少（由 13% 减少到 3%）。

新近报道的光遗传学技术（optogenetic）模型主要原理是通过转基因技术将具有光敏感性的受体与可以表达特定分子的基因片段预先表达于动物的相应脑区，然后采用特定波长的激光刺激，诱发相应的基因表达，形成一种等同于内源性分泌方式但在时间与程度上可控的新型基因研究技术。Rolls 等采用间断给予激光刺激表达下丘脑分泌素 / 促食欲素的方法，建立新型睡眠片段化模型，并发现睡眠连续性破坏后，记忆的巩固过程受到明显影响。但是，由于激光长期反复刺激会产生热量，以及反复刺激的递质合成速率等问题，此方法目前尚不能在动物模型上进行长期干预研究。

Sinton 模型采用将小鼠连同鼠笼放置于摇床上，并在鼠笼顶部放有金属片，以摇床的运动与金属摩擦产生声音作为唤醒刺激源。李雁鹏等采用的片段化睡眠剥夺小鼠模型是在 Sinton 模型基础上的改进，不再使用其模型的噪声刺激，减少了应激源，效果更为单纯与明确。从睡眠结构图上看，基线时小鼠睡眠过程较为连续，每个睡眠 / 觉醒周期的时间持续 5~8 分钟，但片段化睡眠剥夺后明显缩短，且以 2 分钟为周期规律出现，提示刺激手段效果良好。从睡眠时间方面看，片段化睡眠剥夺后，小鼠总睡眠时间与总清醒时间同基线相比并无明显改变，但从睡眠到觉醒的转换次数、觉醒指数等体现唤醒过程的指标明显增加。更重要的是，长期效果的观察发现，在第 4 周仍能够达到制造片段化睡眠的效用，对于研究模拟片段化睡眠现象疾病的长期病理损伤具有重要意义。本模型采用的片段化睡眠指数为 30 次 /h，主要针对中重度 OSAS 的片段化睡眠程度进行模拟，是目前此类动物模型中较为通用的片段化睡眠模型。

四、睡眠片段化影响机体功能的神经生理机制

下丘脑外侧区（lateral hypothalamus，LH）是睡眠 - 觉醒调节的重要中枢。促食欲素（orexin）是下丘脑外侧区合成的一种神经递质，具有多种生理调节功能。作为睡眠 - 觉醒调节过程的一种关键递质，促食欲素可以直接控制个体的觉醒功能与行为过程，多种睡眠疾病都观察到其含量与信号功能的改变。研究发现 OSAS 患者血浆中促食欲素含量降低，在接受 CPAP 治疗后可以得到逆转。片段化睡眠剥夺后下丘脑促食欲素蛋白的表达量没有明显的改变，但具有活性的促食欲素能神经元数量减少，表明片段化睡眠现象可造成小鼠下丘脑促食欲素能神经元激活能力受损，后者可能是片段化睡眠导致觉醒功能损害的主要递质。

睡眠片段化现象对机体的影响与基底前脑水平作用相关。研究显示，睡眠片段化可以损害大鼠建立的长时程易化过程，且这一损害过程同腺苷 Al 受体的作用相关。在睡眠剥夺后注射腺苷 Al 受体拮抗剂，则长时程易化的损害部分能够得到恢复。推断睡眠片段化现象对机体产生影响，与腺苷受体尤其是 A1 受体介导部分特定脑区特别是基底前脑水平的某些作用相关。睡眠片段化的生理影响同睡眠一样，是一种全脑范围的影响，而非局限于皮质、海马或任何特定脑区，其机制也与神经递质、能量代谢及昼夜节律调节等过程密切相关，要解析其确切机制还有待于进行更深层次的研究。

其他因素在睡眠片段化所致损伤中也起重要作用。①增龄：睡眠质量及时间的急剧变化与年龄密切相关，随着年龄的增长，睡眠片段化增加。随着年龄的增加，体内激素水平发生变化，如 5- 羟色胺、褪黑素与促食欲素减少，夜间皮质醇分泌增加，均可导致睡眠片段化增加；随着年龄的增加，大脑结构与功能的改变，如昼夜节律波动幅度减少、清醒时间增加、睡眠时间缩短与睡眠片段化增多，觉醒活动神经元的数量减少与功能衰退也会使老年人难以维持睡眠与觉醒状态。睡眠片段化可诱导炎症反应，年龄与睡眠还通过神经免疫机制相互作用。研究发现，睡眠片段化可通过破坏老龄小鼠的血脑屏障，增加 TNF-α 向颅内转移，进而对中枢神经系统造成损害。②低体温：随年龄增加，老年人体温逐渐降低，低体温是老年人睡眠片段化增加的原因之

一。③睡眠相关的不良行为,如长期卧床、过度觉醒、安眠药或其他药物的使用等也会造成睡眠片段化。上床睡觉太早、长期卧床往往会提高睡眠片段化程度,进而造成睡眠质量下降,致使卧床时间增加与进一步的睡眠片段化。④基因:个体携带的特定基因会在老化过程中决定并促进睡眠片段化的发生。此外,老化过程中睡眠疾病引发呼吸事件亦促进睡眠片段化的发生。

(唐燕 高晓玲)

参考文献

【1】 SZOLLOSI I, JONES M, MORRELL MJ, et al. Effect of CO_2 inhalation on central sleep apnea and arousals from sleep[J]. Respiration, 2004, 71(5): 493-498.

【2】 李雁鹏. 片段睡眠现象对觉醒功能的影响及机制研究 [D]. 上海: 第二军医大学, 2012.

【3】 肖毅, 黄蓉, 钟旭. 阻塞性睡眠呼吸暂停低通气综合征患者睡眠片段的评估 - 脉搏传导时间微觉醒 [J]. 国际呼吸杂志, 2006, 26(9): 641-644.

【4】 MINAKAWA EN, MIYAZAKI K, MARUO K, et al. Chronic sleep fragmentation exacerbates amyloid β deposition in Alzheimer's disease model mice[J]. Neurosci Lett, 2017, 653: 362-369.

【5】 IACOVIDES S, GEORGE K, KAMERMAN P, et al. Sleep fragmentation hypersensitizes healthy young women to deep and superficial experimental pain[J]. J Pain, 2017, 18(7): 844-854.

【6】 TARTAR JL, WARD CP, MC KENNA JT, et al. Hippocampal synaptic plasticity and spatial learning are impaired in a rat model of sleep fragmentation[J]. Eur J Neurosci, 2006, 23(10): 2739-2748.

【7】 ROLLS A, COLAS D, ADAMANTIDIS A, et al. Optogenetic disruption of sleep continuity impairs memory consolidation[J]. Proc Natl Acad Sci USA, 2011, 108(32): 13305-13310.

【8】 LIM AS, KOWGIER M, YU L, et al. Sleep fragmentation and the risk of incident Alzheimer's disease and cognitive decline in older persons[J]. Sleep, 2013, 36(7): 1027-1032.

【9】 刘肖依, 高军, 雷旭, 等. 老化引起的睡眠片段化与其干预方法 [J]. 中国老年学杂志, 2018, 38(9): 2258-2263.

第五十九章　睡眠呼吸障碍遗传学研究

阻塞性睡眠呼吸暂停综合征（OSAS）存在明显的家族聚集现象与遗传倾向。研究报道，30%～40%的OSAS相关危险因素可以用遗传因素来解释，如上气道通气控制异常、肥胖、高血压、胰岛素抵抗等。现就OSAS研究的基因分子水平，总结如下。

一、OSAS家族聚集特性

OSAS有家族聚集倾向。研究显示，OSAS的一级亲属患病风险较一般人群高2.9～4倍。OSAS患者的亲属通常存在颅基底部前后径缩短、下颌后移、软腭长、舌体肥大、悬雍垂宽，表明OSAS患者的颅面结构与上呼吸道软组织结构具有遗传性。OSAS的家族聚集倾向可能与肥胖、上气道解剖特点、呼吸调节异常及内分泌代谢紊乱等因素有关。

二、表观遗传学

1. 颌面结构　OSAS患者的颅面部、上气道结构常存在异常。常见的颅面部结构异常包括颅基底部前后径缩短、颅底角减小、上下颌长度度短、位置后缩、Ⅱ类骨骼型、下颌平面陡、颏后缩等。颅底角减小使颅面部更靠近颈椎，减小了咽腔的骨架，颏后缩会使咽腔变小。OSAS患者上气道结构异常包括口咽部上气道间隙狭窄；软腭与舌体明显增大，重叠较多，且两者均较正常直立；口咽剩余容积较小，舌根部位置偏低。不管是骨性结构还是软组织结构异常，均可导致上气道狭窄，从而易引起OSAS。一些染色体缺失综合征通常包含小颌畸形，说明颌面部结构形态受多基因遗传影响。另外，下颌骨、腭骨先天畸形的产生则多与呼吸系统功能缺陷相关，表明颌面结构异常可能增加了OSAS的易感性。

研究发现，颌面结构异常与许多基因的变异相关。如生长激素基因、胶原蛋白基因、生长因子（GF）基因、视黄酸基因、*TNF-α*基因等，这类基因对OSAS发病的意义需进一步研究。

最近，基于3D表面图像基础上正常面部形态20个量化特征的全基因组关联分析（genome-wide association study，GWAS），到目前为止已经识别与在某些情况下复制，全基因组水平与颅底宽度、眼角宽度、鼻宽、鼻翼长度及上面部深度的显著相关

性，涉及基因*ACNA2D3*、*PRDM16*、*MAFB*、*PAX9*、*MIPOL1*、*ALX3*、*HDAC8*、*PAX3*与*PAX1*。有趣的是，许多新发现的区域含有已知在颅面发育中起作用的基因，或者在影响面部的罕见综合征中发生突变，这表明对与OSAS相关的特定颅面异常进行更大规模的研究可能会取得丰硕成果。

2. 呼吸调控　有研究表明，OSAS与呼吸调节异常有关，一般来说，低氧通气反应（hypoxic ventilatory response，HVR）与高碳酸通气反应（hypercapnic ventilatory response，HCVR）是反映呼吸调节的重要指标，并受pH、代谢率与年龄的影响。

睡眠时，上气道肌活动下降明显，超过了胸壁肌的下降幅度，引起上气道闭合。另一方面，睡眠时呼吸调节发生变化，如HVR或HCVR迟钝或增敏，促使呼吸调节不稳定，引发呼吸暂停等。此外，睡眠时机体对各种物理化学刺激的反应性降低，对呼吸阻塞的觉醒反应受损，延长了呼吸暂停时间。

Philipson等认为，OSAS患者异常通气反应不是反复呼吸暂停的病因，异常通气反应可能是低氧或睡眠片段化的结果。另外，Marcus等发现，儿童OSAS患者的HVR、HCVR均处于正常范围，成人OSAS患者HVR、HCVR的变化是获得性的。康健等探讨了呼吸调节异常是否是OSAS家族聚集性的原因，发现OSAS有家族聚集性，但这与遗传性呼吸调节异常无关，重度OSAS患者一级亲属的HVR、HCVR与对照组无明显差异，且与是否有OSAS无关。

研究表明，与呼吸调控相关的基因有瘦素基因、内皮素基因、*NOS*基因、血管紧张素转换酶基因、受体酪氨酸激酶基因等，其与OSAS发病的意义有待进一步研究明确。

3. 肥胖　肥胖是OSAS的主要危险因素，两者存在共同的发病因素。OSAS与向心性肥胖、高血压、2型糖尿病常交互发生，说明OSAS可能是由体脂分布异常、高血压、胰岛素抵抗的多基因共同调控的。肥胖引起OSAS的原因有颈部软组织区的脂肪堆积增加，咽腔外压增加，吸气时咽部易塌陷，睡眠时由于重力因素、肌张力下降等，口咽壁塌陷更易发生，进而出现低通气、上气道阻塞。另一方面，

肥胖使腹部脂肪堆积，腹内压增加，胸壁顺应性下降，呼吸肌收缩力下降，易引起肺部膨胀不全，仰卧位时加重，反复发生易形成 OSAS。

与肥胖相关的 OSAS 候选基因包括瘦素基因、$TNF-\alpha$ 基因、β_3-AR 基因、胰岛素生长因子基因、糖调节蛋白基因、葡萄糖激酶基因等。

目前关于 OSAS 的表观遗传学的认识有限，想要深刻地了解 OSAS 发生、发展规律，从而研发新的治疗方法与药物，需继续深入研究。

三、候选基因与 GWAS

候选基因法是选择那些在 OSAS 发生过程中起重要作用的中间表型的已知功能基因，将其作为候选基因，进一步明确这些基因及其多态性与 OSAS 的关联。目前关于 OSAS，研究较多的候选基因如下：

1. 人类白细胞抗原（HLA） HLA 是人类最复杂多态性的基因系统，不仅具有多个基因位点，且各基因位点均有众多的等位基因，不同个体对疾病易感性的差异很大程度上由遗传决定。日本 Takayuki 等发现 HLA-A2、HLA-B39 在 OSAS 患者中出现的频率较高，据此认为，遗传在 OSAS 的发展中起重要作用。土耳其学者发现 HLA-A28 抗原频率在 OSAS 患者中增高。然而，我国肖毅等发现，在 OSAS 患者与正常人中，HLA-DRB 基因频率大致相同。梁大华等发现 HLA-DRB3 基因频率在 OSAS 组患者中则明显升高。此外，HLA 还在与 OSAS 相关的其他病理生理过程中发挥作用。如 HLA-DR2 等位基因是发作性睡病与过度嗜睡的易感因素。究竟 HLA 系统在 OSAS 的发病中是否起作用，具体哪个等位基因起作用，还需进一步研究。

2. 肿瘤坏死因子 α（$TNF-\alpha$）基因 OSAS 患者日间嗜睡、夜间微觉醒次数多，这些均可引起机体 TNF-α 水平的改变。Riha 等发现 TNF-α 基因多态性的存在使血液中与 OSAS 发生相关的 TNF-α 水平升高。Bhushan 等发现印度肥胖 OSAS 患者 $TNF-\alpha(-308A)$ A 等位基因的频率较高，并且 TNF-α 水平与 OSAS 严重程度直接相关。朱琳琳等研究探讨了 TNF-α-308 位点基因多态性与 OSAS 的相关性，结果发现 GA 基因型、AA 基因型、A 等位基因为患 OSAS 的易感因素。Wu 等也评估 TNF-α 基因（308G/A）多态性与 OSAS 发病之间的关系，发现该基因多态性与 OSAS 易感性密切关系，且 A 等位基因较 G 等位基因致 OSAS 发病的风险更高。由于

炎症发生机制的复杂性，在 OSAS 的发病中，TNF-α 是否可以单独起作用有待进一步研究。

3. $IL-1\beta$ 基因 研究表明 $IL-1\beta$ 与嗜睡相关，并在调节睡眠中发挥重要作用，$IL-1\beta$ 基因可能是 OSAS 的候选基因，李南方等研究了 $IL-1\beta$ 基因多态性与 OSAS 的相关性，研究发现 $IL-1\beta$ 基因 rsl143633 位点的等位基因频率在总人群与男性人群中分布差异有统计学意义。总人群与男性人群中 CT 基因型的 AHI 值比 CC、TT 基因型高，而夜间最低血氧饱和度在 3 种基因型间有逐渐增高趋势（CC＞CT＞TT）。Logistic 回归分析显示在总人群与男性人群中 $IL-1\beta$ 基因 rsl143633 变异位点 CT 基因型是 OSAS 的危险因素。

4. 葡萄糖转运蛋白 4（GLUT4）基因 李南方等通过测序筛查 GLUT4 基因代表性变异位点，探讨了 GLUT4 基因多态性与 OSAS 引起的夜间低氧及相关炎症因子的关系。结果发现，OSAS 的夜间低氧与 GLUT4 基因单核苷酸多态性位点 rs5417 有关。rs5417 位点的 AA 基因型是低氧的独立保护因素。OSAS 导致的夜间间歇性低氧，通过调节细胞通路，可引起 GLUT4 基因表观遗传学的改变，并影响机体对低氧敏感的 MCP-1 与 CRP 的水平。

5. 瘦素与瘦素受体基因 瘦素是一种脂肪组织源激素，作用于中枢神经系统与外周组织中的相应受体，具有脂肪调节功能，可限制食物摄入、增加能量消耗。研究显示，OSAS 患者随着 AHI 的增加，瘦素水平呈递增趋势，病情越重，瘦素水平越高。瘦素浓度与 BMI、血清总胆固醇与低密度胆固醇、胰岛素抵抗及动脉血氧饱和度降低等密切相关。研究发现，OSAS 患者睡眠时通气反应下降，此时瘦素水平升高，其可阻止呼吸抑制，产生对机体的保护，由此，OSAS 本身可能是瘦素水平增高的重要原因。日本学者 Hanaoka 等报道了瘦素受体 ArgLys、Gln223Arg、656Asn、Lysl09 不同基因型在 OSAS 人群中的表达情况，发现野生型 Gln223Arg 与 Lys656Asn 等位基因单核苷酸多态性在轻度 OSAS 中的表达略高于健康人群。关于瘦素受体基因 Gln223Arg 多态性与 OSAS 发病的关系，报道不一，可能与地区、种族差异、样本选择等因素有关。韩林华等发现 OSAS 患者瘦素水平显著升高，且独立于肥胖因素之外，与颈围、腰臀比、AHI 及甘油三酯呈正相关，当合并肥胖时，血清瘦素水平显著升高，且与 BMI 呈正相关。另一项研究显示，血清瘦素水平由高到低依次是 OSAS 合

并肥胖患者、OSAS 患者、肥胖人群与体型健康人群。瘦素受体基因多态性与肥胖人群臀围增加可能有相关性。

目前对 OSAS 与瘦素受体基因多态性的研究较少，而这方面的研究有助于发现与 OSAS 发生有关的基因表型，有助于寻找 OSAS 的遗传标志与易感因素，为 OSAS 高危人群的筛查、诊断与治疗提供依据。

6. β_3- 肾上腺素受体（β_3-AR）基因 β_3-AR 是一种 G 蛋白偶联受体，主要分布于棕色脂肪组织。研究表明，β_3-AR 基因变异与肥胖有关，但肥胖人群中该基因的变异频率是否升高，各项研究结论不一。在肥胖与 OSAS 患者中，交感 - 肾上腺素能系统均能发挥一定作用，交感神经兴奋，儿茶酚胺分泌，与 β_3-AR 结合后可刺激机体棕色脂肪产热，从而消除过多体脂。故 β_3-AR 可能独立于肥胖之外，对 OSAS 患者的发病产生影响。

7. IL-6 基因 研究表明，脂肪代谢和能量消耗的水平与 IL-6 相关，IL-6 作为肥胖、代谢紊乱的常见危险因素，其水平升高可引起 OSAS 患者体重增加。Zhang 等发现 IL-6 基因启动子区（-G174C）位点的基因多态性可影响其基因表达。Larkin 等发现 IL-6 基因编码区的同义突变可降低 OSAS 的发病风险。据此，无论肥胖与否，IL-6 基因多态性均可影响 OSAS 的发病。

8. C 反应蛋白（CRP）基因 有研究发现，欧洲人群 CRP 基因（rs2808630）单核苷酸多态性与 OSAS 之间存在相关性。另有研究指出，IL-6 与 CRP 基因改变可影响儿童时期 OSAS 的发病率。Kaditis 等也发现，欧洲希腊人群 CRP 基因（1444C/T 与 1919A/T）多态性、IL-6 基因（-174G/C）多态性均可使人群中 OSAS 的发病风险提高，这些研究均提示 IL-6 和 CRP 基因变异体均与 OSAS 的易感性密切相关。

9. 内皮型一氧化氮合酶（eNOS）基因 OSAS 是高血压发生与发展的重要危险因素，可能是由于 OSAS 患者低氧血症等因素，导致血管内皮细胞功能受损，eNOS 基因突变，内皮细胞分泌 NO 等内源性舒血管物质减少所致。OSAS 患者清晨血中 NO 含量确实较睡前明显减少。一氧化氮合酶（NOS），尤其是 eNOS 是生成 NO 的关键酶。eNOS 基因多态性与高血压等的发病相关，eNOS 基因多态性可能通过遗传控制血浆 NO 水平，成为 OSAS 的候选

基因。一项儿童 OSAS 研究发现，与对照组相比，OSAS 组 eNOS 基因近端启动子区域 -171CPG 位点甲基化水平显著升高，提示 OSAS 与 eNOS 基因中的甲基化水平有关。

10. 血清素转运体基因（STG） 血清素又叫 5-羟色胺（5-HT），作为一种重要的神经递质参与多种内脏功能和生理功能的调节。5-HT 的灭活主要靠血清素转运体介导。血清素转运体由 STG 编码，Ylmaz 等研究发现，STG 多样性与 OSAS 的发病有关，特别是男性患者中。5- 羟色胺受体 2A 亚型 [5-HTR（2A）] 的 A1438G 位点 AA 基因型可能与 OSAS 的发病有关，A 等位基因可能是 OSAS 易感基因。荟萃分析显示，5-HTR 的 2A1438 位点 G/A 基因型中 AA 型使人体 OSAS 的患病风险增加，但这些基因产物是如何发挥作用的有待进一步明确。

11. 肾素 - 血管紧张素系统（RAS）基因 研究表明，与正常对照组相比，OSAS 患者血管紧张素转换酶（ACE）基因的等位基因 I 与 D 的分布频率有明显差异，等位基因型也有统计学差异，OSAS 患者的 ACEⅡ型与等位基因 I 频率明显增多。ACEⅡ型 OSAS 患者的临床表现也更严重，这提示等位基因 I 可能是 OSAS 的易感因素。然而，也有研究得出相反结论，认为等位基因 I 是 OSAS 的保护性因素，荟萃分析显示 ACE 基因 I/D 多态性与 OSAS 的发生和严重程度无关，提示 ACE 基因可能并非 OSAS 的遗传素。有关血管紧张素原（AGT）基因的研究显示，AGT 基因型中 T 等位基因携带者的 AHI、中心性肥胖的相应指标，均明显高于 T 等位基因非携带者，提示可能与 OSAS 的发病相关。

12. 组织纤溶酶原激活物抑制物 -1（PAI-1）基因 PAI-1 基因启动子 4G/5G 的多态性对调节该基因的表达有重要影响，研究显示，OSAS 患者具有较高的 PAI-1 mRNA 表达水平，其活性与含量也较高。在 PAI-1 4G/5G 基因多态性中，具有较高的 4G/5G、4G/4G 基因频率。

13. 胰岛素受体底物 -1（IRS-1） IRS-1 属细胞内血糖蛋白，在胰岛素信号通路中发挥重要作用，研究发现 OSAS 与 IRS-1 基因多态性的 972 密码子相关，特别是 Gly/Arg 或是 Arg 等位基因出现在相关的男性患者中频率较高。但该结论需进一步证实，以排除研究对象中糖尿病患者的影响。

14. 载脂蛋白 E（ApoE）基因 ApoE 基因有 3 个主要的等位基因 ε2、ε3、ε4。有研究发现，与健康

人相比，OSAS 患者等位基因 ε4 频率明显升高，升高水平与 OSAS 的严重程度呈正相关，*ApoE* ε4 可能是 OSAS 易感性的遗传因素。此外，亦有研究结果显示无关，研究提示 OSAS 的易感基因不是 *ApoE*，可能是另一种与其相近的基因——低氧诱导因子 -3（*HIF-3*），*ApoE* ε4 是否与 OSAS 易感性有关，目前尚不能证实。

15. NAD（P）H 氧化酶基因 NADH/NADPH 氧化酶是活性氧（ROS）的主要来源，ROS 产生过多在 OSAS 的发病中起重要作用。研究发现，OSAS 患者黄素细胞色素 b558 的 α 亚基（简称 *p22phox*）的 mRNA 表达明显升高，等位基因 T 的频率也升高，提示等位基因 T 可能是 OSAS 易感因素之一。Piérola 等发现，OSAS 患者 *p22phox* 基因 A930G 位点 G 基因可能增加了 OSAS 的易感性。关于 NAD（P）H 氧化酶基因多态性是否与 OSAS 易感性增加有关，有待进一步研究。

除上述基因外，尚有多种基因多态性与 OSAS 相关，然而它们是否是 OSAS 发病的主要遗传因素，还有待进一步明确。

16. GWAS Palmer 等首次应用全基因组扫描法对 OSAS 相关基因进行了定位研究，并探讨了其与肥胖的关系。研究发现，OSAS 发病的遗传基础存在种间差异，OSAS 与肥胖既有共同基因，又有各自的特定基因。

克利夫兰家庭研究，一项针对 OSAS 病例及其家庭成员与对照家庭的纵向研究，在白种人与非洲裔美国人中进行了 3 项 GWAS。与大多数其他常见复杂疾病的 GWAS 一样，在复杂多因素疾病的背景下，关联分析对基因发现的效力是不够的，其结果是不确定的。最近的全基因组研究克利夫兰家族的关联分析发现，血管生成素 2（*ANGPT2*）基因的多态性，一个调节血管与炎症反应的内皮因子，与反映 OSAS 严重程度的平均夜间血氧饱和度相关，*ANGPT2* 候选基因与其相关变异型的生物学 / 功能随访正在进行。

最近的一项研究报道了一项针对 12 558 名西班牙裔美国人祖先的 GWAS 研究，研究人员调查了许多与 OSAS 相关的表型特征，包括 AHI、平均血氧饱和度、平均呼吸暂停与低通气时间。AHI 与 G 蛋白受体基因（*GPR83*）的多态性有关，该基因在包括舌下核、迷走神经背侧运动核与孤束核在内的大脑多个区域表达。

国际睡眠遗传流行病学联盟（ISGEC）最近完成了计划中的一系列 OSAS 表型 GWAS 的第 1 个。ISGEC 通过对 9 个独立欧洲血统队列的病例与对照样本进行 GWAS，调查了中度 / 重度 OSAS 的风险，共调查病例组 8 336 例，对照组 76 663 例。为了检验肥胖与非肥胖患者 OSAS 风险之间的关系，研究人员对肥胖患者与非肥胖患者的 OSAS 风险进行了分层分析。研究结果已在国际科学会议上公布，但尚未发表。

OSAS 的发生、发展是由遗传基因与环境因素共同作用的，OSAS 是多基因遗传病，遗传基因是由多种基因通过复杂的相互作用导致的，OSAS 基因多态性的研究还需进一步开展。

四、个体化

研究 OSAS 的种族与民族差异可能有助于阐明该病的潜在遗传机制。尽管对非白种人 OSAS 的了解相对较少，但最新数据显示，某些种族的 OSAS 风险可能更高。克利夫兰家庭研究与圣地亚哥对老年人的研究数据表明，与白种人相比，非洲裔美国人的 AHI 水平更高。圣地亚哥的研究表明，与老年白种人相比，老年非洲裔美国人患 OSAS 的风险大约增加了 2 倍，而且他们的睡眠呼吸暂停也更为严重。在克利夫兰家庭研究中，种族差异在 25 岁以下的个体中最为显著（非洲裔美国人与白种人的 *OR* 值为 1.88），在 13 岁以下的儿童中甚至更高（*OR* 值 >3.0）。种族差异并没有被 BMI、酒精暴露或烟草使用的差异所解释，这表明种族差异可能是由于上气道解剖与可能的生理因素的差异造成的。非洲裔美国人的解剖危险因素似乎与上气道软组织增加有关。来自睡眠心脏健康研究（大于 6 400 例美国成人的多中心研究）的初步数据显示，美国原住民与西班牙裔美国人患睡眠呼吸暂停的风险可能会增加，部分原因可能是这些人群中存在肥胖问题。

来自国际研究的数据也为 OSAS 的种族与民族差异提供了证据。种族差异在多大程度上与肥胖或体内脂肪分布的差异有关尚不清楚。Baldwin 等人利用一家转诊诊所的数据报告称，与欧洲后裔相比，居住在新西兰的太平洋岛民与毛利人 OSAS 过多，且更为严重。这些种族效应归因于颈部大小与体重的群体差异。一项基于社区的调查显示，近 2 300 名新加坡居民在打鼾与睡眠呼吸暂停综合征（定义为呼吸暂停症状，伴有高血压或宽脖子）方面存在种族差异。在这个样本中，与马来人和印度人相比，中国人打鼾与睡眠呼吸暂停的发生率较低。在对肥胖与年龄进行调整后，印度人与马来人患睡眠呼吸暂停的概率分别为中国人的 3 倍和 2 倍。进一步确定环境或文化因素与遗传因素在多大程度上解释了这些差异，可以对 OSAS 的潜在致病机制提供更多的了解。

OSAS 是复杂的多基因遗传病，不同种族、不同人群的易感性存在差异，随着分子遗传学、生物信息学的快速发展与大样本研究的不断深入，不同人群中遗传候选基因与 OSAS 易感性的相关性将进一步明确，最终将揭示 OSAS 发生发展的分子机制，OSAS 患者的早期检出、预防与治疗将得到极大改善。

（刘霖　高莹卉　闫涵　韩芳）

参考文献

【1】　张晶晶，李南方，姚晓光，等. 白介素 -1 基因多态性与睡眠呼吸暂停综合征的相关性 [J]. 中国医学科学院学报，2014，36（2）：145-152.

【2】　薛天阔，朱雨岚. 阻塞性睡眠呼吸暂停综合征的表观遗传学研究进展 [J]. 中国综合临床，2018，34（2）：176-179.

【3】　王志华，刘辉国. 阻塞性睡眠呼吸暂停综合征炎症反应基因的研究进展 [J]. 中华结核和呼吸杂志，2016，39（4）：313-315.

【4】　MUKHERJEE S，SAXENA R，PALMER LJ. The genetics of obstructive sleep apnoea[J]. Respirology，2018，23（1）：18-27.

【5】　TANIZAWA K，CHIN K. Genetic factors in sleep-disordered breathing[J]. Respir Invest，2018，56（2）：111-119.

【6】　REDLINE S，TISHLER PV. The genetics of sleep apnea[J]. Sleep Med Rev，2000，4（6）：583-602.

59

第六十章 睡眠呼吸障碍生物学标志物研究进展

生物学标志物是指可以反映与评价正常生理过程、疾病状态与对治疗反应的客观指标。"理想"的生物标志物应需要具备以下特点：与疾病严重程度相关，存在治疗反应性，帮助评估疾病进展与治疗效果；敏感性与特异性高，有助于筛查与诊断；安全、简单、价廉，无明显性别或种族差异；结果易理解，便于直观判断。探索 OSAS 生物学标志物具有重要临床意义。第一，现有诊断"金标准"PSG 监测过程烦琐，耗费大量人力与时间，不能用于大规模流行病学调查、筛查等；且对于依从性较差的患者基本无法实施，如儿童、阿尔茨海默病、精神障碍患者等。第二，迄今尚缺乏病情评估、并发症易感性预警的简易指标。第三，这是实现个体化治疗的需要，随着对 OSAS 异质性与临床亚型的认识，需探索简易的方式如生物学标志物来辨识亚型。此外，CPAP 依从性差依然是临床医师面临的一大挑战，应用更方便、快捷、及时评价疗效的指标有助于自我动机强化，进而提高依从性，于此角度出发，生物学标志物无疑是最佳依据，可最终实现在睡眠呼吸暂停领域拥有像血压和血糖测定一样方便的指标。

一、OSAS 相关生物学标志物

近 20 年来，生物学标志物的研究多从睡眠呼吸暂停的发病机制、遗传因素及靶器官损害的病理生理机制出发，包括氧化应激与炎症、代谢调节异常机制等环节。研究涉及的样本来源有血清、呼出气冷凝液、尿液与唾液等。

（一）血清学与呼出气冷凝液指标

1. 氧化应激指标 慢性间歇性低氧（CIH）是 OSAS 重要的病理生理机制，其可诱发氧化应激反应，产生过量的活性自由基而破坏脂质、蛋白质与核酸等大分子，亦可降低机体抗氧化能力。脂质过氧化标志物、血清丙二醛（malondialdehyde, MDA）、硫代巴妥酸反应物质（thiobarbituric acid reactive substance, TBARS）、氮氧化物含量可用以评价 OSAS 患者氧化应激水平。OSAS 患者血浆硫氧还蛋白（thioredoxin, Trx）水平增高且与严重程度相关，CPAP 治疗 1 个月使其水平显著下降。8- 异前列烷（8-isoprostane, 8-iso）是脂质过氧化代谢特异性产物，其代谢不受食物中脂质摄入的影响，且结构稳定易被检测。OSAS 患者血清与呼出气冷凝液中 8-iso 水平升高并与 AHI 呈正相关，CPAP 治疗 3 个月后血清与呼出气冷凝液中 8-iso 水平均显著下降。羰基应激标志物晚期糖基化终末产物（advanced glycation end products, AGEs）反映 OSAS 的氧化应激与代谢异常，CPAP 治疗可降低其水平。缺氧与多种细胞因子可诱导基质金属蛋白酶（MMP）产生。OSAS 患者 MMP-9 含量与活性增加，CPAP 治疗 1 个月后 MMP-9 含量与活性均下降。还有报道显示经咽部手术治疗后的 OSAS 患者 MMP-9 浓度较术前降低。

2. 炎症指标 CIH 通过诱发氧化应激与交感神经兴奋等途径启动炎症反应，因此炎症指标成为 OSAS 相关生物学标志物研究的重点。研究表明，OSAS 患者血清 CRP、IL-6 与 TNF-α 水平显著升高，且与严重程度相关。亦有研究指出 IL-6 可能受肥胖因素影响，IL-6 水平仅在 BMI > 30kg/m^2 时与 OSAS 严重程度呈正相关。CPAP 治疗 6 个月时 TNF-α 与 CRP 均显著下降。目前认为 TNF-α 水平可有效反映成人患者的严重程度与 CPAP 疗效，但不能反映儿童患者的严重程度。超敏 C 反应蛋白（hsCRP）可用于儿童 OSAS 患者腺样体扁桃体切除术的疗效评估。术后血浆 hsCRP 水平联合术前 AHI 水平可预测腺样体扁桃体切除术后残余 OSAS。TNF-α 等促炎症因子可通过激活血管内皮细胞促进血管细胞黏附分子（vascular cell adhesion molecule, VCAM）的表达而诱导白细胞浸润。OSAS 患者可溶性血管细胞黏附分子 -1（sVCAM-1）及 E 选择素（E-selectin）升高，与氧减指数（ODI）呈正相关。血清单核细胞高密度脂蛋白比值（monocyte to HDL cholesterol ratio, MHR）在 OSAS 患者中增高，且与 AHI 呈正相关，与最低指脉氧饱和度（LSpO$_2$）呈负相关，可用于预测 OSAS 心血管风险。钙防卫蛋白（calprotectin）是一种主要来源于中性粒细胞与单核细胞的钙锌结合蛋白质，钙防卫蛋白与 OSAS 患者严重程度呈正相关，经 CPAP 治疗后显著下降。

3. 代谢性指标 目前认为，OSAS 与糖脂代谢紊乱存在双向影响，形成恶性循环，应及时纠正，必要时采取联合治疗方案。胰岛素抵抗指数（insulin resistant index，IRI）可用于评价胰岛素抵抗水平。研究证实，重度 OSAS 患者胰岛素敏感性明显降低。OSAS 患者中 IRI 水平升高，与严重程度相关，且独立于肥胖的干扰因素。OSAS 合并糖尿病患者糖化血红蛋白增高，且与 AHI 呈正相关，CPAP 治疗 3～5 个月可显著降低糖化血红蛋白水平。

关于 OSAS 与脂代谢异常关系目前尚无一致认识，有研究显示 OSAS 患者血清高密度脂蛋白胆固醇（HDL-C）与 AHI 呈负相关，且独立于年龄、BMI、糖尿病等干扰因素，CPAP 治疗 6 个月可显著增加 HDL-C 水平，不过也有研究并不认为 OSAS 是脂代谢紊乱的独立危险因素。因此对于 CPAP 治疗时间较短或治疗前血脂水平正常的 OSAS 患者来说，以血脂水平作为疗效评价指标似乎并不理想。此外，OSAS 患者载脂蛋白 A-Ⅳ（ApoA-Ⅳ）水平与 OSAS 患者严重程度相关，在 OSAS 患者心血管损伤中起一定作用。

乳酸与肝酶学方面，CIH 使腺苷三磷酸（ATP）生成减少或加速 ATP 降解，引起核酸嘌呤代谢紊乱，易导致高尿酸血症；组织缺氧可导致高乳酸血症。研究发现 OSAS 患者血清尿酸、乳酸水平较对照组均有显著升高，且与低氧严重程度相关。但 OSAS 患者晨起乳酸水平较睡前升高，而睡前与晨起的尿酸水平无明显差异，因此乳酸水平能更准确地评估 OSAS 低氧状态与氧化应激程度。顾晨鹃等研究发现，血清 γ- 谷氨酰转肽酶（γ-GT）水平与 ODI 独立相关。进一步亚组分析显示 OSAS 合并糖尿病组血清 γ-GT 水平高于不合并糖尿病组；高 γ-GT 组 OSAS 合并糖尿病的患病率高于低 γ-GT 组；逻辑回归分析示血清 γ-GT 水平升高是 OSAS 合并糖尿病的独立预测因子。因此认为，血清 γ-GT 水平与 OSAS 严重程度相关，并可作为 OSAS 合并糖尿病的独立预测因子。

脂肪因子方面，OSAS 患者常伴超重、内脏脂肪增多或肥胖，脂肪细胞亦可分泌炎性因子与脂肪因子，参与炎症、血管再生与动脉粥样硬化病理变化。瘦素（leptin）由脂肪组织分泌，通过作用于中枢神经系统与外周组织等途径实现糖脂代谢调控与能量代谢，OSAS 患者瘦素水平明显增高且存在瘦素抵抗，但 CPAP 治疗对其影响尚无一致结论。王彦等研究报道成年男性 OSAS 患者血清内脏脂肪素（viatin）水平随着疾病严重程度增加而升高，且在控制 BMI 与颈围因素后，内脏脂肪素水平与阻塞性呼吸暂停指数（obstructive apnea index，OAI）呈正相关。此外，有研究显示 OSAS 患者血清网膜素升高且与严重程度呈正相关。

4. 凝血 - 纤溶指标 CIH 可导致红细胞增多、血液黏稠度增加与血小板过度激活；交感神经活性增加亦促进血小板活化与聚集能力增加。研究发现，OSAS 患者纤溶系统失衡，组织型纤溶酶原激活物（tissue-type plasminogen activator, t-PA）活性下降而纤溶酶原激活物抑制物 -1（plasminogen activator inhibitor-1，PAI-1）活性增高，每日 PAI-1 的峰值与 OSAS 严重程度相关。纤维蛋白原是一种肝脏合成的急性期蛋白，高纤维蛋白原血症被认为是心脑血管疾病的独立危险因素。重度 OSAS 患者纤维蛋白原较轻度患者与正常对照组显著升高并与严重程度相关。另有研究发现，OSAS 患者晨起纤维蛋白原水平升高，CPAP 治疗可有效降低其水平。而高纤维蛋白原血症是心脑血管疾病的独立危险因素。

5. 激素水平 肽类激素促生长激素释放激素（growth hormone releasing hormone，GHRH）对认知功能的影响逐渐受到重视。基于 OSAS 患者 GHRH 可能受到睡眠结构与低氧的影响这一理论基础，徐家欢等比较了有无认知功能障碍的 OSAS 患者的 GHRH 水平，发现其与 OSAS 患者认知功能障碍相关，在一定意义上提示了 GHRH 可作为中重度 OSA 合并认知功能障碍的候选生物学标志物。

（二）尿液指标

尿液的取样与收集具有无创性与便捷性，因此在儿童中应用具有显著优势。Chihara 等发现重度 OSAS 患者尿液中脂质运载蛋白型前列腺素 D 合成酶（lipocalin-type prostagladin D synthase，L-PGDS）水平显著升高，CPAP 治疗 2 日可使其降至正常对照组水平。晨起尿液 L-PGDS 与 AHI 相关，可作为重症 OSAS 的预测指标。L-PGDS 为继发性肾损害的预测因子，与心血管疾病和睡眠调节有密切联系。氧化应激与炎症指标也同样受到关注，研究发现重度患者尿 8-iso-PGF$_{2\alpha}$ 水平显著升高，CPAP 治疗 6 个月可使其显著下降。鉴于其可预示 OSAS 严重程度，且儿童 OSAS 并发症少，因此可尝试用于儿童 OSAS 的诊断。近年来，蛋白质组学、基因组学与代谢组学等组学（omics）技术的应用拓展了探索生物学标志物的研究方法，应用蛋白质组学技术研究发现，尿液中激肽释放酶 1（kallikrein-1）、尿调节素、尿皮质素 -3（urocortin-3）与黏蛋白 -1（orosomucoid-1）诊断儿童 OSAS 的敏感度为 100%，特异度为 96.5%。因此，多个尿液指标联合可显著提高儿童 OSAS 诊断的特异度。此外，晨尿中去甲肾上腺素、肾上腺素、γ- 氨基丁酸水平监测与牛磺酸的整夜变化率用于诊断儿童 OSAS 的敏感度也较高。

（三）唾液指标

唾液取样方便且无创，多用于皮质醇增多症与糖代谢异常的诊断与评估。针对氧化应激与炎症指标的研究证实，OSAS 患者唾液中 TBARS、AGEs、果糖胺（fructosamine）等氧化应激相关指标经 CPAP 治疗后均可下降，并与治疗时间相关，其中唾液 AGEs 含量下降幅度显著大于血浆含量，TBARS 下降幅度则是血浆含量大于唾液，果糖胺含量下降仅存在于唾液中。唾液中髓过氧化物酶（myeloperoxidase, MPO）和 CRP 水平与 AHI 相关，可作为 OSAS 咽部炎症标志物。此外，OSAS 可致下丘脑 - 垂体 - 肾上腺轴功能紊乱，可表现为相关激素水平异常与 / 或昼夜节律紊乱。研究发现，中重度儿童患者晨起皮质醇较轻度患者和正常对照组显著下降，且与 ODI 和主观症状相关。腺样体扁桃体切除术可有效改善儿童患者的皮质醇水平异常。Yan 等研究显示晨起唾液中唾液淀粉酶水平与 OSAS 的严重程度及合并高血压相关，且夜间多汗组的唾液淀粉酶水平较高。Schmoller 等发现 CPAP 治疗 3 个月可降低重度患者夜间唾液皮质醇含量并升高午餐前水平，提示 OSAS 可提高皮质醇分泌的谷浓度，经 CPAP 治疗后逆转。

二、生物学标志物应用与未来

关于 OSAS 生物学标志物的诊断意义，Canto 等对 117 项研究进行综述，其中 9 项研究涉及诊断的特异度，范围为 45%～100%。IL-6 与 IL-10 有望成为成人 OSAS 诊断的较佳指标。而对于儿童来说，虽然大多数研究并未获得特异性生物学标志物，不过结合尿液检测的方法对儿童 OSAS 的诊断价值已初露端倪，多个尿液指标联合可显著提高 OSAS 诊断的特异度。可见，具有诊断价值的生物学标志物尚无定论，可能与以下因素有关，首先，由于 OSAS 常与多种疾病状态如肥胖、心血管疾病及糖脂代谢紊乱等并存，生物学标志物的变化势必受多因素影响，因此，同一类或某一个生物学标志物与疾病的关联及对治疗的反应性尚无一致结论；其次，目前仍缺乏生物学标志物与金标准 PSG 对比的分析研究，现有生物学标志物在筛查与诊断上是否优于 PSG 均无定论；此外，现有大部分研究并未评估其诊断的敏感度与特异度。不过，动态观察生物学标志物的变化用于评估 OSAS 病情变化、随访疗效与判断预后则更具临床意义。此外，生物学标志物还有助于识别 OSAS 的异质性、区分 OSAS 临床亚型、推进 OSAS 的精准诊断与个体化治疗。

需要注意的是，不同生物学标志物随疾病进展的变化幅度与对治疗的反应存在时间差异。新近我们提出判断疗效的生物学标志物具有时间相关效应，提出"三阶段"理论，选择生物学标志物应分为治疗早期、中期与长期选择的指标。早期指标包括夜间与日间症状，夜间缺氧与睡眠质量，生活质量等；中期可观察到炎症指标与氧化应激指标的改善；而血压的变化、已有的心功能损伤与内皮细胞功能的改善则需要很长的时间，属于长期指标。当然，关于各种生物学标志物的时间相关性尚需更多的研究来确定。

显然，生物学标志物研究仍面临很多挑战，不过组学技术的应用为探索与筛选生物学标志物提供了新的途径。此外，广义来讲，血压变化、视网膜病变程度、外周神经病变程度、血栓弹力图与无创动脉监测、血管内超声、骨密度等物理检查结果均可作为潜在生物学标志物进行研究。

（林莹妮　李庆云）

参考文献

【1】 ATKINSON AJ, COLBURN WA, DEGRUTTOLA VG, et al. Biomarkers and surrogate endpoints: preferred definitions and conceptual framework[J]. Clin Pharmacol Ther, 2001, 69（3）: 89-95.

【2】 李庆云. 慢性间歇低氧与氧化应激 [J]. 中华结核和呼吸杂志, 2009, 31（9）: 646-647.

【3】 顾晨鹃, 李敏, 李庆云, 等. 阻塞性睡眠呼吸暂停低通气综合征患者血清 γ- 谷氨酰基转移酶的变化及其预测意义 [J]. 中华结核和呼吸杂志, 2016, 39（8）: 592-597.

【4】 李庆云, 林莹妮. 阻塞性睡眠呼吸暂停低通气综合征认知功能障碍生物学标志物研究的新视点 [J]. 中华结核和呼吸杂志, 2018, 41（8）: 598-599.

【5】 李庆云，林莹妮. 探索阻塞性睡眠呼吸暂停低通气综合征生物学标志物的意义及现状 [J]. 中华医学杂志，2016，96（8）：593-595.

【6】 徐家欢，李文扬，金洪玉，等. 中重度阻塞性睡眠呼吸暂停低通气综合征患者血清促生长激素释放激素水平对认知功能的影响 [J]. 中华结核和呼吸杂志，2018，41（8）：606-610.

【7】 YAN YR，ZHANG L，LIN YN，et al. The association of salivary biomarkers with the severity of obstructive sleep apnea and concomitant hypertension[J]. Am J Med Sci，2019，357（6）：468-473.

【8】 LIN YN，ZHOU LN，LI QY. The choice of indicators for OSA treatment outcome evaluation: a matter of time-dependent response? [J]. Am J Respir Crit Care Med，2017，196（10）：1356-1357.

【9】 郭倩，李庆云，王彦，等. 阻塞性睡眠呼吸暂停低通气综合征患者载脂蛋白 A-Ⅳ水平的研究 [J]. 国际呼吸杂志，2011，31（15）：1149-1152.

【10】 王彦，张秀娟，李庆云. 动脉无创监测技术进展及其对 OSAHS 心血管损伤的评估 [J]. 中国呼吸与危重监护杂志，2010，9（3）：329-331.

【11】 GUO Q，WANG Y，LI QY，et al. Levels of thioredoxin are related to the severity of obstructive sleep apnea: based on oxidative stress concept[J]. Sleep Breath，2013，17（1）：311-316.

【12】 PILKAUSKAITE G，MILIAUSKAS S，VITKAUSKIENE A，et al. Vascular adhesion molecules in men with obstructive sleep apnea: associations with obesity and metabolic syndrome[J]. Sleep Breath，2014，18（4）：869-874.

【13】 叶亮，李敏，陈聆，等. 阻塞性睡眠呼吸暂停低通气综合征患者血脂及血液流变学的变化 [J]. 中华结核和呼吸杂志，2009，32（12）：926-930.

【14】 PAN W，KASTIN AJ. Leptin: a biomarker for sleep disorders? [J]. Sleep Med Rev，2014，18（3）：283-290.

【15】 BAGAI K，MULDOWNEY JA，SONG Y，et al. Circadian variability of fibrinolytic markers and endothelial function in patients with obstructive sleep apnea[J]. Sleep，2014，37（2）：359-367.

【16】 SHAMSUZZAMAN A，AMIN RS，CALVIN AD，et al. Severity of obstructive sleep apnea is associated with elevated plasma fibrinogen in otherwise healthy patients[J]. Sleep Breath，2014，18（4）：761-766.

【17】 CHIHARA Y，CHIN K，ARITAKE K，et al. A urine biomarker for severe OSA patients: lipocaline-type prostaglandin D synthase[J]. Eur Respir J，2013，42（6）：1563-1574.

【18】 CANTO GDE L，PACHÊCO-PEREIRA C，AYDINOZ S，et al. Biomarkers associated with obstructive sleep apnea: a scoping review[J]. Sleep Med Rev，2015，23：28-45.

【19】 DE LUCA CANTO G，PACHÊCO-PEREIRA C，AYDINOZ S，et al. Diagnostic capability of biological markers in assessment of obstructive sleep apnea: a systematic review and meta-analysis[J]. Clin Sleep Med，2015，11（1）：27-36.

60

【1】 中华医学会呼吸病学分会睡眠呼吸障碍学组. 阻塞性睡眠呼吸暂停低通气综合征诊治指南（2011 年修订版）[J]. 中华结核和呼吸杂志, 2012, 35（1）: 9-12.

【2】 中华医学会呼吸病学分会睡眠呼吸障碍学组. 对睡眠呼吸疾病实验室的建立和管理及人员培训的建议 [J]. 中华结核和呼吸杂志, 2012, 35（1）: 19-23.

【3】 睡眠呼吸暂停与心血管疾病专家共识写作组. 睡眠呼吸暂停与心血管疾病专家共识 [J]. 中华结核和呼吸杂志, 2009, 32（11）: 812-818.

【4】 中华医学会呼吸病学分会, 中华医学会糖尿病学分会. 阻塞性睡眠呼吸暂停与糖尿病专家共识 [J]. 中华结核和呼吸杂志, 2010, 33（5）: 326-330.

【5】 中国医师协会高血压专业委员会, 中华医学会呼吸病学分会睡眠呼吸障碍学组. 阻塞性睡眠呼吸暂停相关性高血压临床诊断和治疗专家共识 [J]. 中国呼吸与危重监护杂志, 2013, 12（5）: 435-441.

【6】 阻塞性睡眠呼吸暂停与卒中诊治专家共识组. 阻塞性睡眠呼吸暂停与卒中诊治专家共识 [J]. 中华内科杂志, 2014, 35（8）: 657-664.

【7】 阻塞性睡眠呼吸暂停低通气综合征诊治指南（基层版）写作组. 阻塞性睡眠呼吸暂停低通气综合征诊治指南（基层版）[J]. 中国呼吸与危重症监护杂志, 2015, 14（4）: 398-405.

【8】 American Acadamy of Sleep Medicine. International classification of sleep disorder[M]. 3rd ed. Darien, IL: American Acadamy of Sleep Medicine, 2014.

【9】 BERRY RB, ALBERTARIO CL, HARDING SM, et al. The AASM manual for the scoring of sleep and associated events: rules, terminology and technical specifications. Version 2.5[M]. Darien, IL: American Academy of Sleep Medicine, 2018: 8-61.

【10】 EPSTEIN LJ, KRISTO D, STROLLO PJ, et al. Clinical guideline for the evaluation, management and long-term care of obstructive sleep apnea in adults[J]. J Clin Sleep Med, 2009, 5（3）: 263-276.

【11】 KAPUR VK, AUCKLEY DH, CHOWDHURI S, et al. Clinical practice guideline for diagnostic testing for adult obstructive sleep apnea: an American Academy of Sleep Medicine clinical practice guideline[J]. J Clin Sleep Med, 2017, 13（3）: 479-504.

【12】 COLLOP NA, TRACY SL, KAPUR V, et al. Obstructive sleep apnea devices for out-of-center（OOC）testing: technology evaluation[J]. J Clin Sleep Med, 2011, 7（5）: 531-548.

【13】 中国医师协会睡眠医学专业委员会. 成人阻塞性睡眠呼吸暂停多学科诊疗指南 [J]. 中华医学杂志, 2018, 98（24）: 1902-1914.

【14】 中华医学会呼吸病学分会睡眠呼吸障碍学组. 睡眠呼吸疾病无创正压通气临床应用专家共识（草案）[J]. 中华结核和呼吸杂志, 2017, 40（9）: 667-677.

【15】 中华医学会呼吸病学分会睡眠呼吸障碍学组. 家庭无创正压通气临床应用技术专家共识 [J]. 2017, 40（7）: 481-493.

【16】 MCKIM DA, ROAD J, AVENDANO M, et al. Home mechanical ventilation: a Canadian Thoracic Society clinical practice guideline[J]. Can Respir J, 2011, 18（4）: 197-215.

【17】 QASEEM A, HOLTY JE, OWENS DK, et al. Management of obstructive sleep apnea in adults: A clinical practice guideline from the American College of Physicians. Ann Intern Med, 2013, 159（7）: 471-483.

【18】 BERRY RB, CHEDIAK A, BROWN LK, et al. Best clinical practices for the sleep center adjustment of noninvasive positive pressure ventilation（NPPV）in stable chronic alveolar hypoventilation syndromes[J]. J Clin Sleep Med, 2010, 6（5）: 491-509.

【19】 KUSHIDA CA, CHEDIAK A, BERRY RB, et al. Positive airway pressure titration task force of the American Academy of Sleep Medicine. Clinical guidelines for the manual titration of positive airway pressure in patients with obstructive sleep apnea[J]. J Clin Sleep Med, 2008, 4（2）: 157-171.

【20】 MORGENTHALER TI, AURORA RN, BROWN T, et al. Practice parameters for the use of autotitrating continuous positive airway pressure devices for titrating pressures and treating adult patients with obstructive sleep apnea syndrome: an update for 2007. An American Academy of Sleep Medicine report[J]. Sleep, 2008, 31（1）: 141-147.

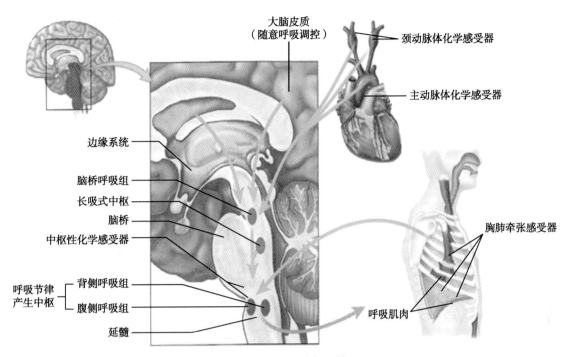

图 4-1-1 呼吸中枢调控

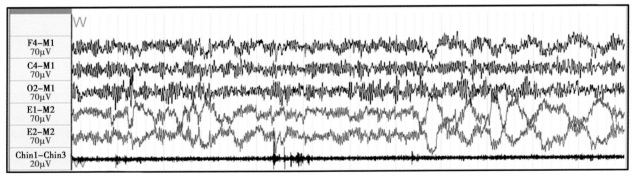

图 5-3-3 W 期

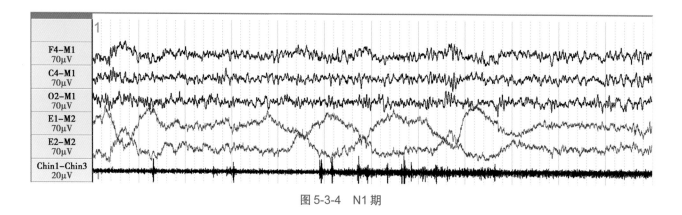

图 5-3-4　N1 期

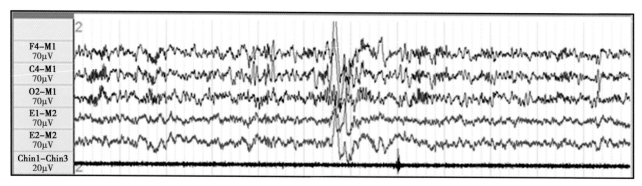

图 5-3-5　N2 期

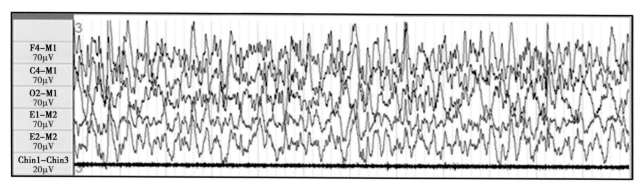

图 5-3-6　N3 期

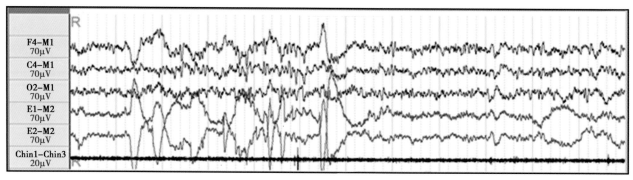

图 5-3-7　R 期

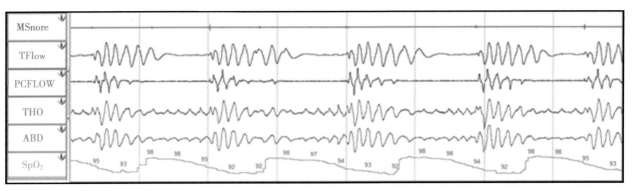

图 5-3-8　阻塞性呼吸暂停

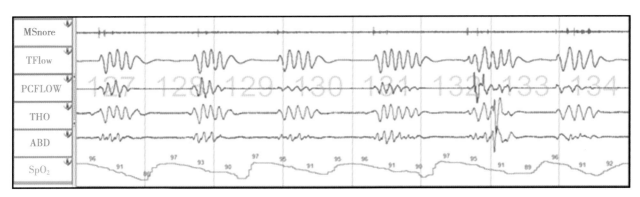

图 5-3-9　中枢性呼吸暂停

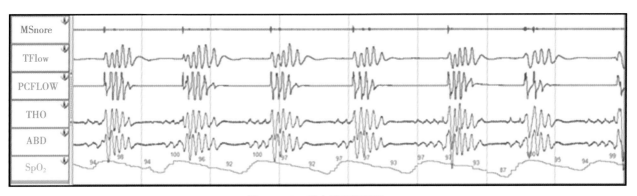

图 5-3-10　混合性呼吸暂停

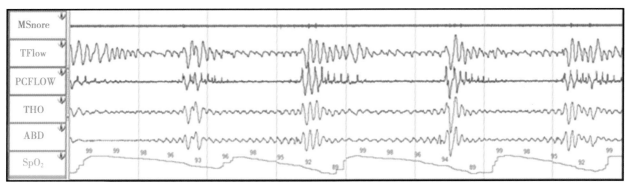

图 5-3-11　低通气

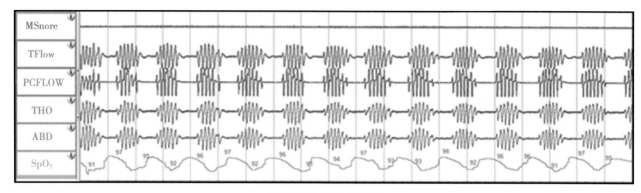

图 5-3-12　陈-施呼吸

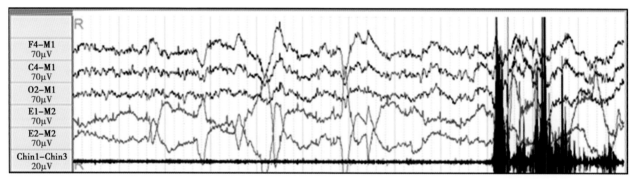

图 5-3-13　R期觉醒

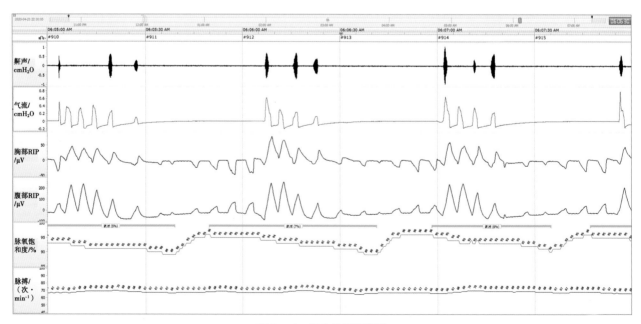

图 5-4-1　阻塞性呼吸暂停

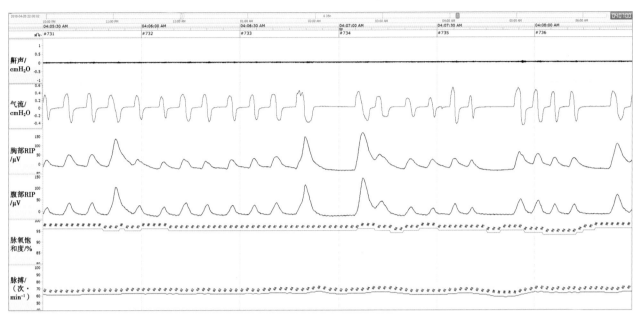

图 5-4-2 中枢性呼吸暂停

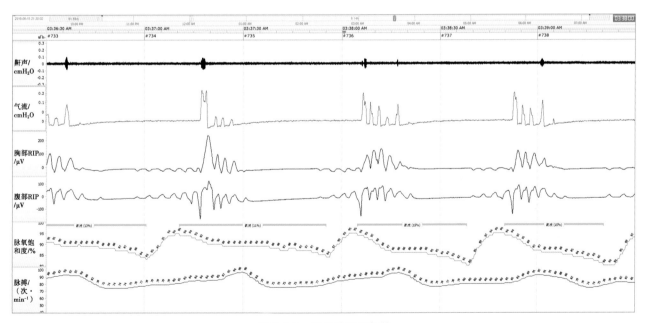

图 5-4-3 混合性呼吸暂停

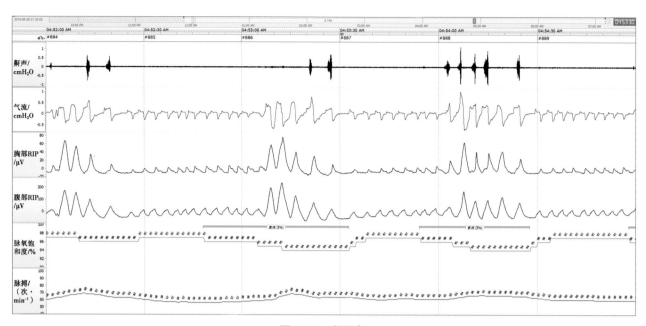

图 5-4-4　低通气

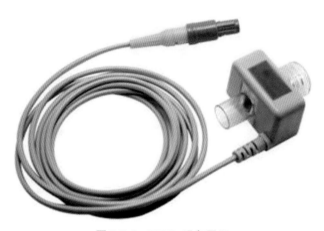

图 5-5-1　EtCO$_2$ 设备展示

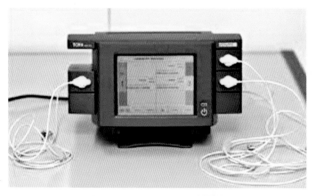

图 5-5-2　经皮 CO$_2$ 设备展示

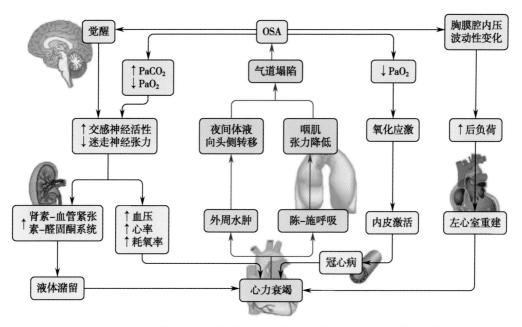

图 17-1-2　阻塞性睡眠呼吸暂停（OSA）与心力衰竭的病理生理学相关性

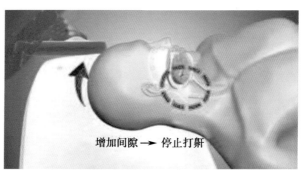

增加间隙 ➔ 停止打鼾

头部的侧转使得上呼吸道增宽

图 18-6-3　止鼾枕原理

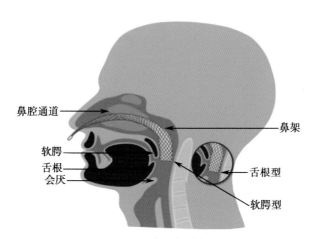

图 18-6-4　鼻咽部支架

鼻阻力塞治疗OSA

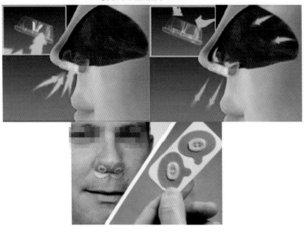

图 18-6-5　鼻阻力塞示意图

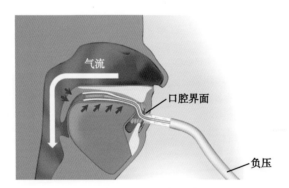

图 18-6-6　口腔负压治疗原理